中华影像医学

消化道卷

第3版

主　编　梁长虹　胡道予

副主编　张惠茅　李子平　孙应实

编　者（以姓氏笔画为序）

王秋实	华南理工大学附属广东省人民医院	张大明	中国医学科学院北京协和医院
王景宇	吉林大学第一医院	张红梅	中国医学科学院肿瘤医院
邓丽萍	浙江大学医学院附属邵逸夫医院	张晓燕	北京大学肿瘤医院
冯仕庭	中山大学附属第一医院	张惠茅	吉林大学第一医院
伍　兵	四川大学华西医院	周智洋	中山大学附属第六医院
孙应实	北京大学肿瘤医院	赵俊功	上海交通大学附属第六人民医院
李　欣	华中科技大学同济医学院附属协和医院	胡道予	华中科技大学同济医学院附属同济医院
李　震	华中科技大学同济医学院附属同济医院	姜慧杰	哈尔滨医科大学附属第二医院
李子平	中山大学附属第一医院	郭永梅	华南理工大学附属第二医院
张　欢	上海交通大学医学院附属瑞金医院	梁长虹	华南理工大学附属广东省人民医院

人民卫生出版社

图书在版编目（CIP）数据

中华影像医学. 消化道卷 / 梁长虹, 胡道予主编
. —3 版. —北京：人民卫生出版社，2019
ISBN 978-7-117-28904-7

Ⅰ. ①中… Ⅱ. ①梁…②胡… Ⅲ. ①影象诊断②消
化系统疾病－影象诊断 Ⅳ. ①R445②R570.4

中国版本图书馆 CIP 数据核字（2019）第 202022 号

| 人卫智网 | www.ipmph.com | 医学教育、学术、考试、健康，购书智慧智能综合服务平台 |
| 人卫官网 | www.pmph.com | 人卫官方资讯发布平台 |

中华影像医学·消化道卷
第 3 版

主　　编：梁长虹　胡道予
出版发行：人民卫生出版社（中继线 010-59780011）
地　　址：北京市朝阳区潘家园南里 19 号
邮　　编：100021
E - mail：pmph @ pmph.com
购书热线：010-59787592　010-59787584　010-65264830
印　　刷：人卫印务（北京）有限公司
经　　销：新华书店
开　　本：889×1194　1/16　印张：29
字　　数：898 千字
版　　次：2002 年 5 月第 1 版　　2019 年 10 月第 3 版
　　　　　2022 年 1 月第 3 版第 2 次印刷（总第 6 次印刷）
标准书号：ISBN 978-7-117-28904-7
定　　价：228.00 元
打击盗版举报电话：010-59787491　E-mail：WQ @ pmph.com
（凡属印装质量问题请与本社市场营销中心联系退换）

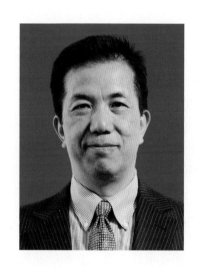

梁长虹

　　教授、博士生导师，华南理工大学医学院副院长、华南理工大学附属广东省人民医院影像医学部兼放射科主任，二级岗主任医师，享受国务院政府特殊津贴专家，国家重点研发计划项目（原"973"计划项目）首席科学家，广东省医学领军人才。在放射学界具有很高的学术地位及广泛影响力，担任亚洲腹部放射学会主席，中华医学会放射学分会第十五届、第十四届及第十三届委员会副主任委员，中华医学会放射学分会第十二届委员会常务委员及腹部学组组长，中国医师协会放射科医师分会第四届委员会副会长，第九届及第十届广东省医学会放射医学分会主任委员，广东省放射医师协会副主任委员，并担任多家核心期刊编委和审稿专家。

　　科研及创新能力强，主要研究方向包括腹部疾病和心血管疾病影像诊断、分子影像学研究及影像组学研究，获得国家重点研发计划项目、NSFC-广东省联合基金重点项目、广东省科技计划项目等国家级、省厅级课题 9 项；以第一作者和通讯作者在 *Journal of clinical oncology*（2016IF＝24.008）、*Circulation*、*Radiology* 等杂志发表 SCI 论文 50 余篇；以第一完成人获得广东省科技进步二等奖和三等奖各 1 项、广东省医药科技进步二等奖 1 项、广州市科技进步二等奖 1 项。所取得的研究成果得到了国内外放射学界的认可，多项研究成果在国内多家医院推广应用。

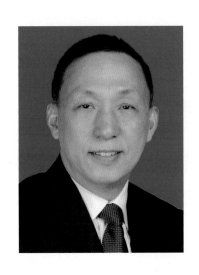

胡道予

医学博士、博士生导师、高教二级教授、主任医师，中华医学会放射学分会顾问委员会委员，中华医学会放射学分会腹部影像专业委员会顾问，中国老年病学会放射学分会副主任委员，中国医疗保健国际交流促进会放射学分会常务委员，湖北省医学会理事，湖北省医学会放射专业委员会主任委员，国家基金项目面上项目评委会名誉主任委员。《实用放射学杂志》编委，《中华放射学杂志》资深编委，《放射学实践》杂志主编，《临床放射学杂志》副主编，同济医院名医。

从事腹部影像诊断及介入放射学 36 年，两次以客座医师、高级访问学者身份赴德国学习三年。主要研究方向：腹部影像诊断。主持国家基金面上项目 4 项。承担国家"十五"攻关等重点项目 2 项。获多项湖北省、武汉市科学进步奖，获华中科技大学优秀教材一等奖等多项教学奖和省优秀硕士学位论文奖。主编、主译专著三部，副主编全国高等学校临床医学专业八年制教材《医学影像学》等三部国家级规划教材。以第一作者和通讯作者发表腹部影像诊断和介入放射学文章 200 余篇，其中一篇为新中国成立以来国内专家在 *Radiology* 发表的首篇封面文章并被 2014 年北美放射学会 100 年纪念展滚动播放。

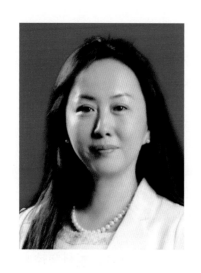

张惠茅

  博士、主任医师、教授、博士生导师，兼任中华医学会放射学分会常务委员，中国医师协会放射科医师分会常务委员，吉林省医学会放射学分会主任委员，中华医学会放射学分会医学影像大数据与人工智能工作委员会主任委员，中华医学会放射学分会腹部学组副组长，中国医师协会放射科医师分会泌尿生殖专业委员会主任委员。

  主要研究方向为腹部影像诊断和肿瘤分子影像诊断、医学影像大数据 AI 应用。近年来，已申请主持科技部国际合作、国家卫生健康委员会、国家自然科学基金等课题 22 项，累计可支配经费 1 300 万元。第一作者发表 SCI 论文 30 余篇。先后获得吉林省科技进步二等奖和自然科学学术成果奖三等奖各 1 项，吉林省教育厅和吉林大学医疗成果共 4 项。在吉林省中青年科技创新领军人才及团队项目中获得"吉林省结直肠癌影像医学研究创新团队"称号。

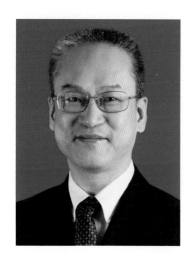

李子平

  教授、主任医师、博士生导师，中山大学附属第一医院医学影像科副主任、放射诊断专科主任，中华医学会放射学分会委员，中国医师协会放射科医师分会委员，广东省医学会放射医学分会副主任委员，广东省放射医师学会副主任委员。

  本科毕业后一直在中山大学从事医教研工作 35 年，曾获中山大学教学成果二等奖。擅长腹部疾病影像诊断，尤其是消化系统疾病的 CT、MRI 疑难病例诊断。曾获广东省科技进步三等奖；主持包括国家自然科学基金、广东省自然科学重点基金在内的多项科研基金；发表多篇包括 *Radiology* 在内的 SCI 收录论文。

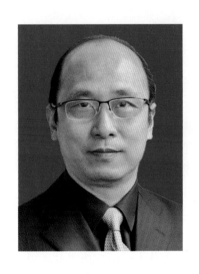

孙应实

　　主任医师、教授、博士生导师,北京大学肿瘤医院医学影像科主任,兼任中华医学会放射学分会腹部学组副组长,中国医师协会结直肠肿瘤专业委员会诊疗技术专业委员会主任委员,北京医学会放射学分会副主任委员。入选 2017 年北京市百千万人才工程、2012 年北京市 215 学科骨干培养计划。

　　从事医学影像工作 20 余年,掌握本专业国内外发展现状及发展趋势,在常见肿瘤的影像学诊断及疑难病例分析方面有丰富的临床经验,对结直肠肿瘤的 MRI、CT 诊断有较深的造诣。科研实力雄厚,在 *Radiology*、*Clinical Cancer Research* 等国内外期刊上发表论著 170 多篇。以第二完成人获得中国抗癌协会科技进步二等奖 1 项,北京市科学技术三等奖 1 项。主持多项国家自然科学基金、省部级重点课题等项目。

第 3 版修订说明

　　中华影像医学丛书是人民卫生出版社萃集国内影像医学一流专家和学科领袖倾心打造的学术经典代表作，其第 1 版和第 2 版分别代表了我国影像学界当时最高的学术水平，为国内医学影像学的学科发展、人才培养和临床诊疗水平的提升发挥了巨大的推动作用。作为医学的"眼睛"，影像学的发展除了需要专家经验的积累外，还有赖于科学技术的不断进步和影像设备的不断更新。该套丛书第 2 版出版以来，医学影像学又取得了更多的进展，人工智能也越来越多地应用于医学影像学，书中的有些内容已经落后于时代需要。此外，近几年来，书籍的出版形式也在从传统的纸质出版向纸数融合的融媒体图书出版转变。

　　正是基于上述分析，本次修订在第 2 版的基础上与时俱进、吐陈纳新，并以"互联网 +"为指引，充分发挥创新融合的出版优势，努力突出如下特色：

　　第一，权威性。本次修订的总主编由中华医学会放射学分会主任委员金征宇教授担任，各分卷主编由中华医学会放射学分会和中国医师协会放射医师分会的主要专家担任，充分保障内容的权威性。

　　第二，科学性。本次修订将在前一版的基础上，充分借鉴国内外疾病诊疗的最新指南，全面吸纳相应学科领域的最新进展，最大限度地体现内容的科学性。

　　第三，系统性。修订后的第 3 版以人体系统为基础，设立 12 个分卷，详细介绍各系统的临床实践和最新研究成果，在学科体系上做到了纵向贯通、横向交叉。

　　第四，全面性。修订后的第 3 版进一步发挥我国患者基数大、临床可见病种多的优势，全面覆盖与医学影像学诊疗相关的病种，更加突出其医学影像学"大百科全书"的特色。

　　第五，创新性。在常规纸质图书图文结合的基础上，本轮修订过程中将不宜放入纸质图书的图片、视频等素材通过二维码关联的形式呈现，实现创新融合的出版形式。同时，为了充分发挥网络平台的载体作用，本次修订将在出版纸数融合图书的基础上，同步构建中华临床影像库。

　　第六，实用性。相对于国外的大型丛书，该套丛书的内容以国内的临床资料为主，跟踪国际上本专业的新发展，突出中国专家的临床思路和丰富经验，关注专科医师和住院医师培养的核心需求，具有更强的临床实用性。

公众号登录 >>

扫描图书封底二维码
关注"临床影像库"公众号

点击"影像库"菜单
进入中华临床影像库首页

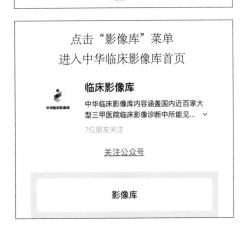

网站登录 >>

输入网址 medbooks.ipmph.com/yx
进入中华临床影像库首页

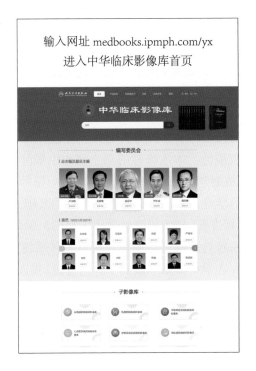

进入中华临床影像库首页

注册或登录

PC 端点击首页"兑换"按钮
移动端在首页菜单中选择"兑换"按钮

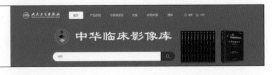

输入兑换码,点击"激活"按钮
开通中华临床影像库的使用权限

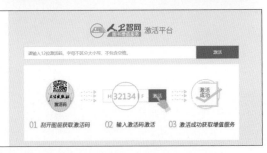

分卷	主编			副主编				
头颈部卷	王振常	鲜军舫		陶晓峰	李松柏	胡春洪		
乳腺卷	周纯武			罗娅红	彭卫军	刘佩芳	汪登斌	
中枢神经系统卷	龚启勇	卢光明	程敬亮	马林	洪楠	张辉		
心血管系统卷	金征宇	吕滨		王锡明	王怡宁	于薇	夏黎明	
呼吸系统卷	刘士远	郭佑民		伍建林	宋伟	陈起航	萧毅	王秋萍
消化道卷	梁长虹	胡道予		张惠茅	李子平	孙应实		
肝胆胰脾卷	宋彬	严福华		赵心明	龙莉玲			
骨肌系统卷	徐文坚	袁慧书		程晓光	王绍武			
泌尿生殖系统卷	陈敏	王霄英		薛华丹	沈文	刘爱连	李震	
儿科卷	李欣	邵剑波		彭芸	宁刚	袁新宇		
介入放射学卷	郑传胜	程英升		孙钢	李天晓	李晓光	肖恩华	
分子影像学卷	王培军			王滨	徐海波	王悍		

前　言

影像学的发展除了影像学专家经验的积累外，还有赖于科学技术的进步、影像设备的更新换代。在当前科技大爆炸的时代背景下，影像学发展日新月异，在消化道的影像检查和诊断方面表现尤为突出。尽管传统的胃肠钡剂造影检查仍然活跃在舞台上，但是，为了满足在精准医疗和个性化医疗方面不断提高的临床需求，断层影像检查技术及 CT、MRI 功能成像手段越来越多地应用于消化道病变的诊断及治疗评估中。如何在消化道影像学中合理、有效地使用各种检查技术，并掌握其影像表现，对满足临床需要及放射诊断医师知识更新均非常重要，因此，在《中华影像医学丛书》第 2 版的基础上，我们编写了《中华影像医学•消化道卷》（第 3 版）。

本书由总论和分论构成，总论主要介绍消化道的组织学、解剖学、检查方法、正常表现与基本病变影像学表现；分论以消化道疾病种类进行划分，对创伤性病变、消化性溃疡、炎症性病变、血管性病变、肿瘤、治疗后影像学表现与评价、急腹症、功能性疾病和其他疾病的综合影像学表现进行阐述和比较。本书在前一版的基础上，紧密结合各编委积累的丰富经验和诊断思路的同时，也充分借鉴了国内外消化道疾病诊疗的最新指南和参考文献，力图准确、科学而全面地表述消化道病变的影像诊断，是目前较为系统介绍消化道影像学的一本著作。本书的一大亮点是在出版纸质图书的基础上，充分发挥网络平台的载体作用，同步构建中华影像病例库，各编者单位提供了大量精彩纷呈的消化道病例，给广大医务工作者带来了一份视觉上的饕餮盛宴。由于《中华影像医学》是系列著作，故口咽和儿科消化道影像学分别在其他分卷中详述。

本书在总主编金征宇教授的关心支持下，汇集中华医学会放射学分会和中国医师协会放射科医师分会多位消化道影像学专家担任编委，学术地位及权威性毋庸置疑。

本书具有很高的科学性、创新性，很强的实用性和全面性，非常适合临床医学专业学生、影像医学专业各层次学生、从事消化道病变诊断及治疗的临床医师使用。

由于时间仓促，水平有限，本书在内容上难免出现疏漏，衷心希望广大同道及读者不吝批评指正。

梁长虹　胡道予

2019 年 6 月

目　录

第一篇　总　论

第二篇　分　论

第一篇

总　论

第一章 组 织 学

第一节 食 管

一、食管的发生

人胚胎第 4 周，食管很短，以后由于心脏位置下降，和颈部伸长，食管随之增长，食管腔面的内胚层最初分化为单层柱状上皮，接着细胞迅速增生，上皮增厚，一度使管腔闭塞，管腔又重新出现。

二、食管的一般结构

食管壁厚约为 4mm，食管收缩时，黏膜及黏膜下层共同突入管腔，形成多条纵行皱襞，因此，食管管腔横截面呈星状。食管壁具有消化管典型的四层结构（图 1-1-1-1）。

（一）黏膜

黏膜是消化管的最内层，也是消化管壁最重要的一层结构。

1. **上皮** 黏膜表面被覆复层扁平上皮，复层扁平上皮具有保护功能。在胃贲门处与胃黏膜上皮分界清楚，复层扁平上皮移行为单层柱状上皮，单层柱状上皮则以消化吸收功能为主。

2. **固有层** 固有层由致密结缔组织组成，富含血管和淋巴管及小的消化腺。胃肠道上皮和固有层

消化腺内尚有散在分布的内分泌细胞，其分泌物对胃肠功能起重要的调节作用。

3. **黏膜肌层** 为一薄层纵行的平滑肌束，自环状软骨附近开始，下行至贲门处逐渐增厚，至贲门处与胃的黏膜肌层相续。

（二）黏膜下层

黏膜下层为连接黏膜与肌层的疏松结缔组织，内含丰富的血管和淋巴管，还可见黏膜下神经丛及淋巴组织。黏膜下神经丛由副交感神经元和无髓神经纤维组合而成，支配和调节黏膜肌层与血管平滑肌的活动及黏膜腺的分泌。

（三）肌层

肌层可分为内环行、外纵行两层肌组织，食管上 1/3 肌层由骨骼肌组成，下 1/3 段由平滑肌组成，中 1/3 段由两种肌纤维组成。食管两端的内环行肌增厚，并构成近端食管上括约肌和远端的食管下括约肌。纵行肌层向下与胃的纵肌层连接。

（四）外膜

消化管壁的最外层为外膜，由疏松结缔组织构成，其内含较多纵行的血管、神经及淋巴管。在胃上方 2~3cm 处的食管外膜内含有大量的弹性纤维，将食管固定在横膈上。在其他部位，外膜较疏松，仅与周围组织相附着，并无固定作用。

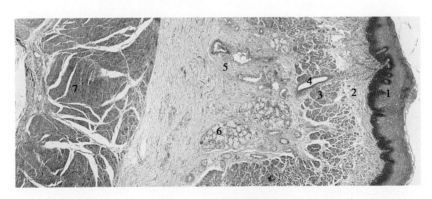

图 1-1-1-1 食管光镜像
1. 上皮；2. 固有层；3. 黏膜肌层；4. 食管腺导管；5. 黏膜下层；6. 食管腺腺泡；7. 肌层（内环行肌）

第二节 胃

一、胃的发生

胚胎第 4 周末，前肠尾段形成一个梭形膨大，为胃的原基，通过胃腹系膜和胃背系膜分别与胚体前壁和后壁相连。以后由于胃背侧缘发育较快，使胃体向背侧扩展，形成胃大弯。胃腹侧缘生长缓慢，形成胃小弯，并由腹侧转向右侧。由于胃背系膜发育较快，并向左扩展形成网膜囊和大网膜，使胃大弯由背侧转向左侧。胃腹系膜生长较慢，形成小网膜。由于肝发育快并固定于横膈偏右，将胃的头端推向左侧，又因十二指肠的固定，胃的尾端被固定于腹后壁上，以致胃的长轴由原来的垂直方向转变为从左上斜向右下的方位。

二、胃的一般结构

胃分为贲门、幽门、胃底和胃体四部分。胃的腔面有许多不规则的皱襞。当胃充盈时，皱襞消失（图 1-1-2-1～图 1-1-2-3）。

在组织学上，整个胃黏膜的结构模式是相同的。黏膜的表层含有胃小凹，由表面上皮内陷形成，黏膜深层含扭曲的腺体，其分泌物排入胃小凹底部。胃不同区域腺体层的功能和结构不同，这与大体解剖区域大致相对应，但不精确。

贲门黏膜邻近 GEJ（胃黏膜皱襞近端上界），该区腺体分泌黏液。从幽门向近端延伸的范围为幽门黏膜（有时称为胃窦黏膜），该区腺体也分泌黏液。该区呈三角形，沿胃小弯侧向近端延伸较长（长度 5～7cm），沿胃大弯侧延伸较短（长度 3～4cm）。在胃内其他部位（胃体和胃底），黏膜含特化的分泌酸和胃蛋白酶的腺体（泌酸黏膜）。

幽门腺黏膜和泌酸黏膜之间的组织学移行通常是逐渐过渡，而非陡然相接，两者之间有交界黏膜区（宽 1～2cm），呈混合性组织学表现。幽门区内也存在较宽的移行区，其内胃黏膜与十二指肠黏膜相混合。但在正常的食管下端非角化鳞状上皮与柱状上皮的转变非常突然，大体和镜下表现均是如此。

（一）黏膜

黏膜表面有许多浅小的凹陷，切片中呈漏斗形，称胃小凹（gastric pit），由上皮向固有层凹陷而成。每个胃小凹底有 1～7 条胃腺开口。

1. 上皮 胃腔表面覆以单层柱状上皮，上皮细胞胞质内含大量黏原颗粒，故称表面黏液细胞（surface mucous cell）。上皮细胞分泌物中富含中性糖蛋白，在上皮表面形成一层保护性的黏液膜，可防高浓度盐酸与胃蛋白酶对黏膜的消化以及食物对上皮的磨损。相邻柱状细胞在近游离面处形成紧密连接，起屏障作用。胃上皮 2～6 天更新一次，脱落的细胞由胃小凹底部和胃腺颈部的未分化细胞增殖补充。

2. 固有层 固有层内含有大量紧密排列的胃腺（gastric gland），其中有成纤维细胞、淋巴细胞、嗜酸性粒细胞、肥大细胞、浆细胞和平滑肌细胞等。胃腺按分布部位和结构的不同，分为胃底腺、贲门腺和幽门腺三种。

（1）胃底腺：数量最多，分布于胃底部和胃体部，属单管腺，基部常有分支，每个腺可分颈、体和底三部分。胃底腺由壁细胞、主细胞、颈黏液细胞、未分化细胞及内分泌细胞等组成。

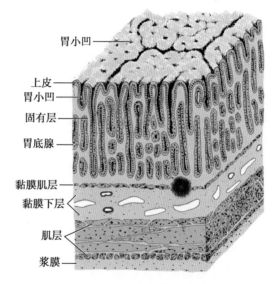

图 1-1-2-1 胃底与胃体立体模式图

胃小凹

上皮
胃小凹
固有层
胃底腺

黏膜肌层
黏膜下层

肌层

浆膜

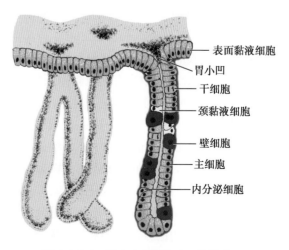

表面黏液细胞
胃小凹
干细胞
颈黏液细胞
壁细胞
主细胞
内分泌细胞

图 1-1-2-2 胃上皮与胃底腺立体模式图

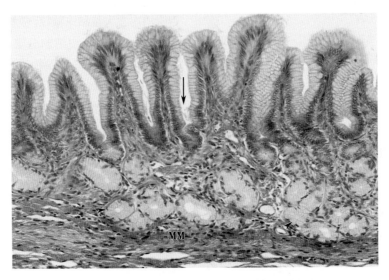

图 1-1-2-3 胃幽门光镜图(HE 染色 低倍)
长箭头示胃小凹;短箭头示幽门腺;MM. 黏膜肌

1) 壁细胞(parietal cell):又称泌酸细胞(oxyntic cell),主要分布在胃底腺的上半部。细胞较大,呈圆形或锥体形,常向基膜侧突出。核圆位于细胞中央,常见双核。

壁细胞的主要功能是分泌盐酸。盐酸能激活胃蛋白酶原,使之转变为胃蛋白酶,在酸性环境中可对蛋白质进行初步分解。盐酸还可刺激肠道的内分泌细胞分泌激素(促胰液素等),进而促进胰腺分泌,此外,还具有杀菌作用。

壁细胞还能分泌内因子(intrinsic factor)及组胺。内因子缺乏(如萎缩性胃炎时)可使维生素 B_{12} 吸收障碍,导致恶性贫血。

2) 主细胞(chief cell):又称胃酶细胞(zymogenic cell),主要分布于胃底腺的下半段,以腺底部最多。细胞呈柱状,核圆位于基底部,核上方胞质中含酶原颗粒。机体死亡后,细胞内分泌颗粒迅速溶解,故 HE 标本中的主细胞胞质呈空网状。主细胞分泌胃蛋白酶原,经盐酸作用转变成有活性的胃蛋白酶。

3) 颈黏液细胞(neck mucous cell):位于腺颈部,常夹在壁细胞间,数量少,细胞形态不规则,核扁圆,居细胞底部,胞质中也有大量黏原颗粒,细胞分泌酸性糖蛋白,对黏膜具有保护作用。

4) 未分化细胞:胞体较小,柱状,位于腺颈部和胃小凹底部,在 H-E 染色的切片中不易辨认。该细胞可不断分裂增殖,向表面迁移分化为胃黏膜上皮细胞,或向下迁移分化成胃腺的各种细胞。

5) 内分泌细胞:胃肠道内分泌细胞是分散在胃肠道上皮和腺上皮内的分泌肽类和 / 或胺类激素的细胞,其中尤以胃幽门部和十二指肠上段为多。因胃肠道黏膜的面积巨大,这些细胞的总量甚至超过其他内分泌腺细胞的总和。这些细胞的分泌物总称胃肠激素(gut horman),参与调节消化、吸收、分泌和物质代谢等活动。胃肠道内分泌细胞大多单个夹于其他上皮细胞之间,呈圆锥形或扁圆形,基底部附于基膜。

胃肠道内分泌细胞的分泌物可通过三种方式发挥作用:内分泌作用(激素释放到血液中,经血液循环作用于靶细胞);神经递质作用(分泌物作为神经递质来传递信息);旁分泌(paracrine)作用(分泌物到达上皮深部的结缔组织中,以扩散方式作用于邻近的细胞或组织)。

目前已知有十余种胃肠内分泌细胞,它们的分布和结构均有一定特点。

胃内含有多种激素分泌细胞。内分泌细胞分泌的激素或进入血液,或对局部存在的其他细胞进行调节(旁分泌作用)。除了上皮细胞中存在激素以外,胃壁及黏膜内的神经元和神经末梢中也可存在一些激素。内分泌细胞增生可分为五种生长模式:假性增生、增生、异型增生、微小浸润及肿瘤。

(2)贲门腺:位于胃近食管开口处宽 1~3cm 的窄小区域内,为单管或分支管状腺。腺上皮为黏液分泌细胞,分泌黏液和溶菌酶。贲门腺上皮内也有少量壁细胞。

(3)幽门腺:位于幽门部固有层内。此区的胃小凹较长,腺短而弯曲,腺腔大,分支较多。腺以黏液性柱状细胞为主,也有少量内分泌细胞,如 G 细胞分泌的胃泌素可刺激胃酸分泌,也有促进胃肠道黏膜生长的作用;G 细胞数量过多,可导致十二指肠溃疡。幽门腺除分泌黏液与溶菌酶外，尚分泌少量蛋白分解酶。

以上三种腺的分泌物混合组成胃液，成人胃液每天的分泌量为 1.5～2.5L。胃液的 pH 为 0.9～1.5，主要成分是盐酸和胃蛋白酶。若胃黏膜缺乏黏液的保护，胃蛋白酶在强酸(pH 4 以下)环境中则可消化黏膜组织。胃酸过多也易引起胃溃疡。

3. **黏膜肌层** 胃黏膜的黏膜肌层由内环和外纵两层平滑肌组成，并含有一些弹性纤维。细的平滑肌束也可穿入到固有层内，并终止于上皮基底膜，这在胃窦区最为明显。

（二）黏膜下层

黏膜下层位于黏膜肌层和固有肌层之间，有较粗的血管、淋巴管和神经。黏膜下层构成胃皱襞的轴心，由疏松结缔组织构成，其中可见许多弹性纤维。黏膜下层还含有动脉丛、静脉丛、淋巴管丛和 Meissner 自主神经丛。

（三）肌层

在经典解剖学教材中，胃的主要肌肉群称为肌层，但在北美习惯性称为固有肌层。

固有肌层由三层肌纤维组成：外层的纵行肌，内层的环行肌及最内层的斜行肌。外层肌纤维与食管的纵行肌相延续。内环层肌纤维在幽门口聚集形成一个明确的括约肌群，在此处，有结缔组织间隔将胃的内环层肌与十二指肠的环形肌完全分隔。斜行肌层位于环形肌内侧，此层不完整，在贲门区最为明显。

外膜为浆膜。

第三节 肠道及肛管

一、肠管、直肠和肛管的发生

人胚胎发育至第 3 周末，原始消化管（primitive gut）由纵行卷入胚体的卵黄囊顶部内胚层与脏壁中胚层共同形成，可分成前肠（foregut）、中肠（midgut）和后肠（hindgut）三部分，后肠末段膨大形成泄殖腔（图 1-1-3-1）。

十二指肠由前肠分化而来；小肠、盲肠、阑尾、升结肠和横结肠（右 2/3 部分）由中肠分化形成；横结肠（左 1/3 部分）、降结肠、乙状结肠、直肠和肛管上段由后肠分化而成。泄殖腔背侧肛膜破裂、肛凹加深形成肛管下段。

二、小肠的一般结构

小肠作为进行消化吸收的主要部位，十二指肠、空肠和回肠的管壁结构大致相仿，均为四层结构，即黏膜、黏膜下层、肌层和浆膜。各段小肠又分别具有相应的结构特征。

（一）黏膜

黏膜皱襞：位于小肠腔面并与管壁长轴相垂直，十二指肠末段及空肠头段最发达，回肠中段以下黏膜皱襞基本消失。

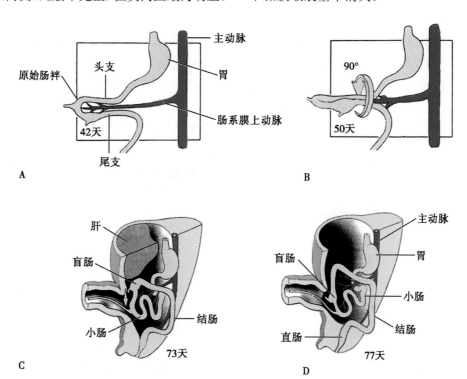

图 1-1-3-1 中肠祥的旋转示意图

黏膜表面绒毛：主要由上皮和固有层组成的，呈指状、圆锥形或叶片状的突起，长 300～500μm，分布在整个小肠的内表面，10～40 个 /mm²。十二指肠（图 1-1-3-2）和空肠起始部密度最大，十二指肠绒毛呈叶片状，空肠绒毛呈圆锥状，回肠绒毛细长呈指状。

环行皱襞、绒毛以及小肠柱状细胞表面的微绒毛，扩大了小肠的表面积 300～500 倍，达 200～400m²。

1. **上皮**　小肠上皮为单层柱状上皮，由吸收细胞、杯状细胞和内分泌细胞组成，小肠腺除上述细胞外，还有潘氏细胞及干细胞。

（1）吸收细胞：数量最多，呈高柱状、核呈卵圆形，位于细胞基部，胞质中含丰富的线粒体和滑面内质网。相邻细胞的侧面在近管腔处有连接复合体（由紧密连接、中间连接和桥粒形成），不仅有维系上皮完整性的作用，而且紧密连接形成一道屏障，既防止组织液通过细胞间隙溢至肠腔，又阻止肠腔内抗原物质自由通过细胞间隙侵入体内。细胞游离面有明显的纹状缘，电镜下为密集的微绒毛，每个吸收细胞有 2 000～3 000 根微绒毛。小肠上皮表面的微绒毛密度可达 2×10 个 /mm²，微绒毛根部的胞质内有终末网。微绒毛表面覆有较厚的细胞衣，为细胞内相嵌蛋白的外露部分，其中含磷酸酶、胰淀粉酶、双糖酶及氨基肽酶等，可促进食物的进一步分解和吸收。此外，微绒毛的膜上尚有某些特殊受体，有利于相应物质的吸收，如回肠的内因子受体有助于维生素 B_{12} 的吸收。

食物中的多糖和淀粉经唾液淀粉酶和胰淀粉酶水解成双糖类再由吸收细胞表面细胞衣中的双糖酶分解成单糖后而被吸收。蛋白质经胃蛋白酶和胰蛋白酶的作用，水解成多肽，再经吸收细胞表面细胞衣中的氨基肽酶分解成氨基酸后面被吸收。食物中的脂肪经胰脂肪酶消化，使三酰甘油水解成单酰甘油，脂肪酸及甘油，然后由小肠上皮细胞吸收进入胞质，在滑面内质网中单酰甘油和脂肪酸又重新合成自身的三酰甘油，它与粗面内质网合成的载脂蛋白结合成乳糜颗粒，经高尔基复合体，从细胞侧面释入细胞间隙，经基膜进入中央乳糜管。

（2）杯状细胞：散在分布于吸收细胞之间，杯状细胞的数量从十二指肠至回肠末端逐渐增多。电镜下，杯状细胞游离缘微绒毛短而稀疏，细胞核周及基质内含较多粗面内质网，线粒体散在此区，核上方高尔基复合体发达，顶部胞质充满黏原颗粒。杯状细胞分泌的黏液对肠道黏膜起润滑和保护作用。

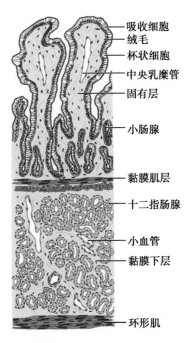

图 1-1-3-2　十二指肠模式图

（吸收细胞、绒毛、杯状细胞、中央乳糜管、固有层、小肠腺、黏膜肌层、十二指肠腺、小血管、黏膜下层、环形肌）

（3）小肠内分泌细胞：种类繁多。

D 细胞：分泌生长抑素，抑制其他内分泌细胞和壁细胞。

EC 细胞：分泌 5- 羟色胺及 P 物质，促进胃肠蠕动及胃液分泌。

ECL 细胞：分泌组胺，促进胃酸分泌。

G 细胞：分泌胃泌素，促进胃酸分泌、黏膜细胞增殖。

I 细胞：分泌缩胆囊素 - 促胰酶素，促进胰酶分泌、胆囊收缩。

K 细胞：分泌抑胃肽，促进胰岛素分泌、抑制胃酸分泌。

M0 细胞：分泌胃动素，参与控制胃肠的收缩节律。

N 细胞：分泌神经降压素，抑制胃酸分泌和胃运动。

PP 细胞：分泌胰多肽，抑制胰酶分泌、松弛胆囊。

S 细胞：分泌促胰液素，促进胰导管分泌水和 HCO_3^-。

（4）潘氏细胞：小肠腺特征细胞。分泌防御素和溶菌酶，灭杀肠道微生物。

（5）干细胞：位于小肠腺下半部。不断增殖、分化，补充其他细胞。

2. **固有层**　主要由疏松结缔组织构成，含有大量小肠腺，还有较多的淋巴细胞、浆细胞、巨噬细胞和嗜酸性粒细胞等，淋巴细胞可聚集形成淋巴组织，也可穿过黏膜肌层进入黏膜下层。在回肠，许多淋巴小结聚集形成集合淋巴小结。绒毛中央的固有层中含有丰富的有孔毛细血管,利于物质吸收。每小肠绒毛中轴的结缔组织内有1~2条纵行的毛细淋巴管,称中央乳糜管,其起始端为盲端,管壁由薄层内皮围成,无基膜,内皮细之间有较大的间隙,乳糜微粒等易进入管腔内。绒毛内还含有少量纵行的平滑肌纤维,可使绒毛收缩,利于物质吸收及淋巴与血液的运行,相邻绒毛根部之间的上皮内陷,伸入固有层中,形成肠腺。

3. 黏膜肌层 由内环、外纵两层平滑肌组成。黏膜肌的收缩可促进小肠的消化和吸收功能。

(二)黏膜下层、肌层和外膜

小肠黏膜下层为较致密结缔组织,含有丰富的淋巴细胞,可形成淋巴小结和集合淋巴小结。十二指肠的黏膜下层含十二指肠腺为复管泡状黏液腺,腺导管穿过黏液肌层,开口于固有层肠腺底部,十二指肠腺分泌富含碳酸氢盐的碱性黏液,可保护黏膜免受胃液和胰液的侵蚀。

小肠肌层,由内环和外纵两层平滑肌组成。

外膜,除十二指肠中段一部分为纤维膜外,其余均为浆膜。

三、大肠的一般结构

大肠包括盲肠、阑尾、结肠、直肠和肛管,主要功能为吸收水分和电解质,以及形成粪便。

(一)盲肠、结肠和直肠

三者组织学结构大致相同(图1-1-3-3)。

1. 黏膜 大肠腔面有半月形皱襞,无绒毛。黏膜上皮由单层柱状细胞及大量散在杯状细胞组成。杯状细胞分泌黏液,润滑黏膜。固有层内含大量直管状肠腺,较小肠腺直而长。腺上皮除柱状细胞和大量杯状细胞以外,在腺的底部有少量未分化细胞及内分泌细胞,无潘氏细胞。大肠黏膜固有层亦富有淋巴组织,淋巴小结通常可伸入黏膜下层。

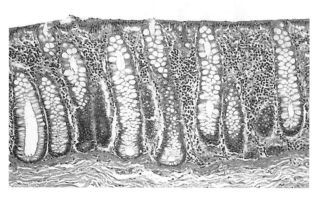

图1-1-3-3 结肠黏膜光镜像

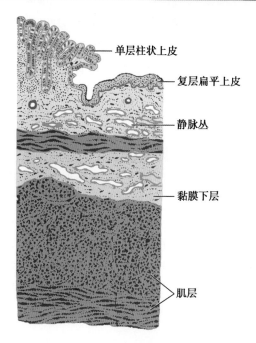

单层柱状上皮

复层扁平上皮

静脉丛

黏膜下层

肌层

图1-1-3-4 肛管齿状线部模式图

2. 黏膜下层 由结缔组织组成,内有小动脉、小静脉、淋巴管及脂肪细胞。

3. 肌层 包括内环、外纵两层。结肠的外纵肌集合成三条粗的纵带,称为结肠带,各带之间的纵行肌甚薄,常呈不连续状。外膜在盲肠、横结肠和乙状结肠为浆膜;升结肠和降结肠的前壁为浆膜,后壁为纤维膜;直肠上1/3段的全部和中1/3段的前壁为浆膜,其余部分为纤维膜。

(二)阑尾

阑尾为盲肠的蚓蚓状突起,管腔窄小而不规则,管壁的结构与结肠相似,但较薄;固有层和黏膜下层内富含淋巴组织,以致肠腺很少,黏膜肌不完整。肌层较薄,分内环和外纵两层,外膜为浆膜。阑尾是具有黏膜免疫功能的器官。

(三)肛管

齿状线(图1-1-3-4)以上肛管黏膜结构与直肠相似,主要为单层柱状上皮,至齿状线处黏膜上皮由单层柱状转变为轻度角化的复层扁平上皮;固有层内可见环肛腺和丰富的皮脂腺;固有层和黏膜下层内有丰富的静脉丛,该处易发生淤血而形成静脉曲张,故好发痔疮。

第四节 腹 膜 腔

腹膜腔(peritoneal cavity)为脏腹膜与壁腹膜互相延续、移行,共同围成不规则的潜在性腔隙。

腹膜腔的形成:体腔是介于体壁和内脏器官之

间的腔隙,包括心包腔、胸膜腔和腹膜腔,其内表面均衬有浆膜。体腔的发生和发育为胚胎内脏的发生、发育及位置变化等提供了适宜的空间,也对发育中的内脏器官具有保护作用。

体腔由早期胚胎的原始体腔(primitive body cavity)发育、演变、分隔而来(图 1-1-4-1)。人胚第 3 周末,第 1 对体节两侧的侧中胚层内出现一些分散的小裂隙。随着胚胎发育,这些小裂隙从胚盘头端向尾端逐渐增多,并扩大、融合,形成一对管状体腔,称体腔管(coelomic duct),又称胸膜管(pleural canal)。体腔管的出现将侧中胚层分为体壁中胚层和脏壁中胚层。体壁中胚层与外胚层相贴,构成体壁;脏壁中胚层与内胚层相贴,以后发育成内脏壁及系膜。

同时,胚盘头端生心区的中胚层内也出现许多小裂隙,并逐渐扩大、相互融合,形成围心腔(pericardial coelom)。由于胚盘头褶及侧褶的形成,围心腔由胚盘头端转移到前肠的腹侧,体腔管则移向胚体的背外侧。之后,左、右体腔管的头端与围心腔的背外侧互相连通,形成一个马蹄形的腔隙,称原始体腔,其头端横列部分为围心腔,以后发育成心包腔(pericardial cavity);两侧纵行部分为体腔管,以后发育成胸膜腔(pleural cavity)。体腔管的尾端向胚体尾端延伸,形成左、右初级腹膜腔(primary peritoneal coelom),并在卵黄蒂周围与胚外体腔相通。在肠袢从脐腔退回腹腔后,胚内体腔与胚外体腔完全分开。随着胚体的发育,卵黄蒂逐渐变细退化,中肠及后肠的腹系膜(图 1-1-4-2)也退化消失,左、右初级腹

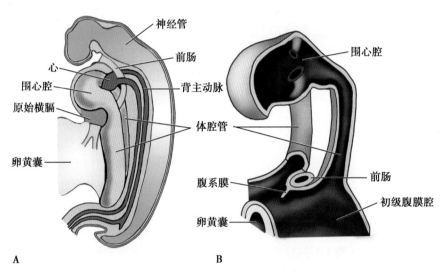

图 1-1-4-1 原始体腔形成示意图
A. 9 个体节期;B. 第 4 周胚

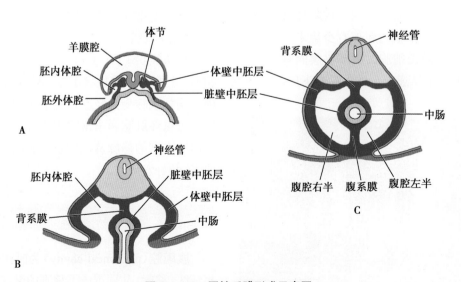

图 1-1-4-2 原始系膜形成示意图
A. 第 20 天胚胎;B. 第 25 天胚胎;C. 第 28 天胚胎

膜腔遂相通并不断扩大,发育成腹膜腔(peritoneal cavity)。至此,胚体内的原始体腔由相互连通的3个部分组成,即1个围心腔、1对体腔管和1个较大的初级腹膜腔。

(张惠茅　王景宇　邱　香　陈　新　冬　冬)

参 考 文 献

高英茂,李和,李继承.组织学与胚胎学.第3版.北京:人民卫生出版社,2016.

第二章 解 剖 学

第一节 食管和胃肠的解剖

一、食管

食管（esophagus）是一前后扁平长管状的结构，是肌性器官，是消化管各部最狭窄的部分，长约25cm。食管上端约平第6颈椎体下缘平面与咽相接，向下经上纵隔及后纵隔，穿过食管裂孔，其下端约平第11胸椎体水平，与贲门相延续。

（一）食管的分部及毗邻

根据食管全长，食管可分为颈部、胸部和腹部（图1-2-1-1、图1-2-1-2）。

1. **颈部** 颈部是指自食管起始端至平对胸骨颈静脉切迹平面的一段，长4.5～5.0cm。

食管前方借疏松结缔组织附于气管后壁上，其前壁与气管相贴，后面借疏松结缔组织与脊柱相连，两侧与甲状腺侧叶和颈部大血管相邻。

2. **胸部** 食管胸部长18～20cm，在纵隔内位于气管脊柱间，位于胸骨颈静脉切迹平面至膈的食管裂孔之间。分上、中、下3段。①胸上段：自胸骨柄上缘平面至气管分叉平面（距门齿约24cm）。②胸中段：自气管分叉平面至食管胃交接部全长的上半部（其下界距门齿约32cm）。③胸下段：食管胃交接部全长的下半部（其下界距门齿约40cm）。胸部食管其前方自上而下依次与气管、左主支气管和心包相邻，后与脊柱相邻，上部位于胸主动脉右侧，下部逐渐转向胸主动脉前方。

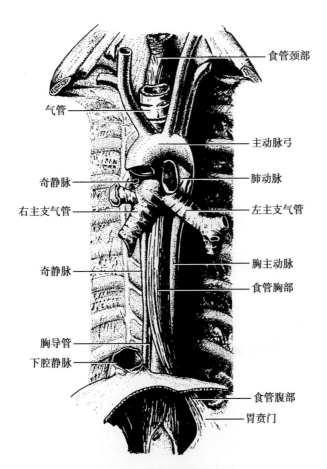

图1-2-1-1 食管前面的毗邻关系

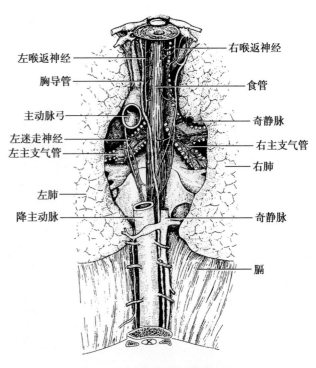

图1-2-1-2 食管后面的毗邻关系

3. 腹部 食管腹部最短,仅1～2cm,自食管裂孔至贲门。其前与肝左叶相邻。

(二)食管的狭窄

食管全长除沿脊柱的颈、胸曲相应形成前后方向上的弯曲之外,在左右方向上亦有轻度弯曲,但在形态上,食管最重要的特点是有三处生理性狭窄(图1-2-1-3):第一处狭窄位于咽与食管移行处,相当于第6颈椎体下缘水平,即食管入口处,是食管最狭窄的部位,食管异物多嵌于此处;第二处狭窄位于食管与左主支气管交叉处,约平第4、5胸椎体之间;第三处狭窄位于食管通过膈的食管裂孔处,约平第10胸椎水平,系由膈肌和膈脚的收缩形成的狭窄。这些狭窄是异物易停留的地方,也是食管癌的好发部位。另外,在X线检查时还可发现第四处狭窄,即主动脉弓向左后方横跨食管处,约平第4胸椎。

(三)食管的血液供应

食管的血液供应较丰富。

1. 动脉血供 ①食管颈段,动脉血供来源于左、右侧甲状腺下动脉;②食管胸部上段,指气管分叉平面以上的食管,其供血动脉主要为左右支气管动脉或主动脉弓的分支;③食管胸部下段,指气管分叉平面以下的食管,主要由胸主动脉发出的食管动脉供血。④食管腹部,供血动脉主要来自胃左动脉,其次为左膈下动脉分支。

2. 静脉引流 ①食管颈部的静脉:在食管的外侧缘,由食管周围的静脉汇集而成。②食管胸部的静脉:大部分引流入奇静脉及其属支。③食管腹部的静脉:血流为双向流动,向上注入奇静脉,向下最终注入门静脉。

二、胃

胃(stomach)是消化管各部中最宽大的部分,向上连接食管,下与十二指肠延续。成人胃的容量约3 000ml。同时,胃能分泌胃液和内分泌激素,具有收纳、搅拌和进行初步消化的功能。

(一)胃的位置及毗邻

胃的贲门和幽门的位置比较固定,贲门位于第11胸椎体左侧,幽门约在第1腰椎体右侧。胃大弯的位置较低,其最低点一般在脐平面。胃高度充盈时,大弯下缘可达脐以下,甚至超过髂嵴平面。胃底最高点在左锁骨中线外侧,可达第6肋间隙高度。

胃的位置常因体型、体位和充盈程度不同而有较大变化。通常,胃在中等程度充盈时,大部分位于左季肋区,小部分位于腹上区。胃前壁右侧部与肝左叶相邻,左侧部与膈相邻,被左肋弓掩盖。在剑突的下方,部分胃前壁直接与腹前壁相贴。胃后壁与胰、横结肠、左肾上部和左肾上腺相邻,胃底与膈和脾

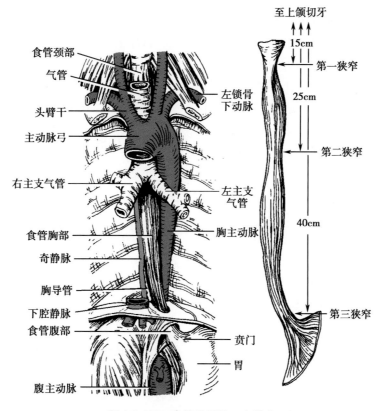

图1-2-1-3 食管位置及三个狭窄

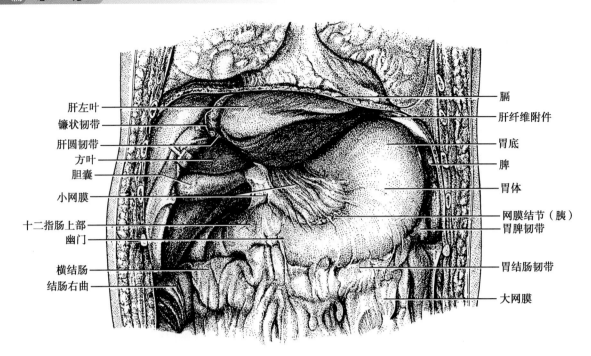

图 1-2-1-4 胃的位置及周围关系

相邻。胃壁的肌张力较低，在饱食后高度充盈的状态下，胃大弯的最低点可达髂嵴平面（图 1-2-1-4）。

（二）胃的形态和分部

胃的形态可受体位、体型、年龄、性别和胃的充盈状态等多种因素的影响。一般多成曲颈瓶状。

胃借助大、小弯分为前、后壁。胃小弯凹向右上方，其最低点弯度明显折转处称角切迹，胃的近端与食管连接处是胃的入口称贲门。贲门的左侧，食管末端左缘与胃底所形成的锐角称贲门切迹，胃的远端接续十二指肠处，是胃的出口称幽门（图 1-2-1-5）。

胃的分部：①贲门部，在贲门附近的区域，与其他部位无明显界限；②胃底，指贲门平面以上，向左上方膨出的部分；③胃体，指胃底与角切迹之间的部分；④幽门部，自角切迹向右至幽门（临床常称此部为胃窦），通常位于胃的最低部，幽门部的大弯

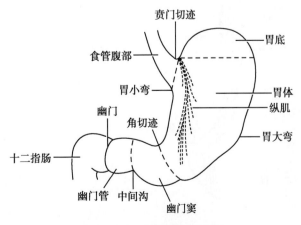

图 1-2-1-5 胃的形态及分部

侧有一不太明显的浅沟称中间沟，此沟把幽门部又分为近侧的幽门窦和远侧的幽门管。幽门管长 2～3cm，终于幽门。

（三）胃的血管

胃的动脉主要来自腹腔干的胃左动脉、肝总动脉及脾动脉。①沿胃小弯分布：胃左动脉（起自腹腔干）和胃右动脉（起自肝总动脉）；②沿胃大弯分布：胃网膜左动脉（起自脾动脉）和胃网膜右动脉（起自肝总动脉）；③胃底分布：胃短动脉（起自脾动脉）。

胃壁各部的浆膜下静脉，依据动脉的供血范围分为，①沿胃小弯汇集成胃左静脉和胃右静脉；②沿胃大弯汇集成胃网膜左、右静脉；③沿胃底汇集成胃短静脉，最终均直接或间接注入门静脉。

三、小肠

小肠（small intestine）是消化管中最长的一段，在成人长 4～6m，起于幽门，末端接续盲肠，分十二指肠、空肠和回肠三部。小肠除具有消化和吸收的功能外，还具有某些内分泌功能，因此，小肠是消化器官的最重要组成部分。

（一）十二指肠

十二指肠介于胃与空肠之间，全长 20～25cm，十二指肠是小肠中长度最短、管径最大、位置最深且最为固定的部分。十二指肠除始、末两端被腹膜包裹，较为活动之外，其余大部分均为腹膜外位器官，被腹膜覆盖而固定于腹后壁。因为它既接受胃液，又接受胰液和胆汁，所以十二指肠的消化功能十分重

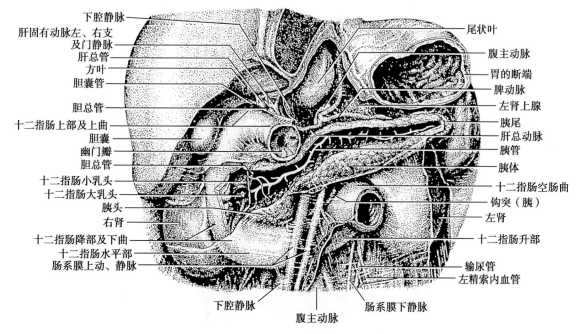

图 1-2-1-6　胰和十二指肠的结构及关系

下腔静脉、肝固有动脉左、右支及门静脉、肝总管、方叶、胆囊管、胆总管、十二指肠上部及上曲、胆囊、幽门瓣、胆总管、十二指肠小乳头、十二指肠大乳头、胰头、右肾、十二指肠降部及下曲、十二指肠水平部、肠系膜上动、静脉、下腔静脉、腹主动脉、肠系膜下静脉、尾状叶、腹主动脉、胃的断端、脾动脉、左肾上腺、胰尾、肝总动脉、胰管、胰体、十二指肠空肠曲、钩突（胰）、左肾、十二指肠升部、输尿管、左精索内血管

要。十二指肠整体上呈 C 形，包绕胰头（图 1-2-1-6），可分为上部、降部、水平部和升部。

1. **上部**　上部，是十二指肠的首段，起自胃的幽门，水平行向右后方，至肝门下方、胆囊颈的后下方，急转向下，移行为降部。上部与降部转折处形成的弯曲称十二指肠上曲。十二指肠上部近侧与幽门相连接的一段肠管，长约 2.5cm，其肠壁薄，管径大，黏膜面光滑平坦，无环状襞，临床常称此段为十二指肠球，是十二指肠溃疡及穿孔的好发部位。

2. **降部**　降部起自十二指肠上曲，垂直下行于第 1～3 腰椎体和胰头的右侧，至第 3 腰椎体右侧弯向左行，移行为水平部，转折处的弯曲称十二指肠下曲。该段系腹膜外位器官，而被固定于腹后壁。降部的黏膜形成发达的环状襞，其中内侧壁后份上有一纵行的皱襞称十二指肠纵襞，其下端的圆形隆起称十二指肠大乳头，为胆胰壶腹的开口处。在大乳头上方（近侧）1～2cm 处，有时可见到十二指肠小乳头，是副胰管的开口处。

3. **水平部**　水平部又称下部，为腹膜外位器官，起自十二指肠下曲，横过下腔静脉和第 3 腰椎体的前方，至腹主动脉前方、第 3 腰椎体左前方，移行于升部。肠系膜上动、静脉紧贴此部前面下行，在某些情况下，肠系膜上动脉可压迫此部引起十二指肠梗阻，临床上称此为肠系膜上动脉压迫综合征。

4. **升部**　升部最短，自水平部末端起始斜向左上方，至第 2 腰椎体左侧转向下，移行为空肠，其中部分为腹膜间位，其余为腹膜外位。十二指肠与空

肠转折处形成的弯曲称十二指肠空肠曲。十二指肠空肠曲的上后壁被一束由肌纤维和结缔组织构成的十二指肠悬肌固定于右膈脚上，十二指肠悬肌和包绕于其下段表面的腹膜皱襞共同构成十二指肠悬韧带，又称 Treitz 韧带，在腹部外科手术中，Treitz 韧带可作为确定空肠起始的重要标志。

（二）空肠和回肠

空肠和回肠上端起自十二指肠空肠曲，下端接续盲肠，空肠和回肠一起被肠系膜悬系于腹后壁，合称为系膜小肠，有系膜附着的边缘称系膜缘，其相对缘称游离缘或对系膜缘。

小肠系膜呈扇形，有长、短二缘，长缘附着于空肠和回肠的系膜缘，短缘则连于腹后壁，为系膜根。由于系膜长、短二缘相差悬殊，致使小肠在腹腔内构成盘旋迂曲的回环，称小肠袢（图 1-2-1-7）。

空肠和回肠的形态结构不完全一致，但变化是逐渐发生的，故两者间无明显界限。一般是将系膜小肠的近侧 2/5 称空肠，远侧 3/5 称回肠。从位置上看，空肠常位于左腰区和脐区，回肠多位于脐区、右下腹和盆腔内。从外观上看，空肠管径较大，管壁较厚，血管较多，颜色较红，呈粉红色，而回肠管径较小，管壁较薄，血管较少，颜色较浅，呈粉灰色，此外，肠系膜的厚度从上向下逐渐变厚，脂肪含量越来越多。肠系膜内血管的分布也有区别，空肠的动脉弓级数较少，直血管较长，而回肠的动脉弓级数较多，直血管较短。

此外，约 2% 的成人胚胎时期卵黄囊管未完全

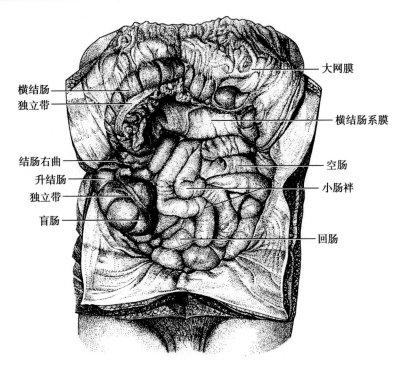

图 1-2-1-7 将大网膜及横结肠翻向上示小肠袢

退化消失，在距回肠末端 0.5～1m 处的回肠对系膜缘上，形成长约 5cm 的自肠壁向外突出的囊状突起，口径约与回肠相等，称 Meckel 憩室，Meckel 憩室易发炎或合并溃疡穿孔。

（三）小肠的血管

小肠的血供来自肠系膜上动脉，它是腹主动脉的第 2 个大分支。肠系膜上动脉自胰腺的钩状突部穿出，跨过十二指肠第 3 段，进入小肠系膜根部，然后分出右结肠动脉，回结肠动脉和 10～20 个小动脉分支。前 2 支动脉经腹膜后或系膜根部供应升结肠、盲肠及末端回肠。因此，当肠系膜上动脉损伤或栓塞时，随损害部分的高低可引起空肠、回肠、右半结肠的缺血坏死。

肠系膜上动脉及其分支位于小肠系膜内，形成吻合网（动脉弓），再由动脉弓分出直支到达肠壁内。小肠上部系膜动脉弓仅一个（初级弓），直支较长，周围脂肪较少，愈向远端小肠动脉弓愈多。在肠系膜缘，血管又再分支，肠管壁的血管与环形肌层平行走行，先后穿过浆膜，肌层和黏膜下层，主要的动脉分支与直支被破坏后，这些血管供应的肠管便易发生坏死。

小肠静脉的分布与动脉大致相同，最后汇合成为肠系膜上静脉，它与肠系膜上动脉并行，在胰颈的后方与脾静脉汇合形成门静脉，肠系膜上静脉损伤或发生栓塞时，也可致小肠静脉充血、坏死和腹膜炎。

四、大肠

大肠（large intestine）是消化管的下段，全长 1.5m，全程围绕于空、回肠的周围，可分为盲肠（包括阑尾）、结肠（升结肠、横结肠、降结肠及乙状结肠）、直肠（包括肛管）三部分。大肠的主要功能为吸收水分、维生素和无机盐，并将食物残渣形成粪便，排出体外。

除直肠、肛管和阑尾外，结肠和盲肠具有三种特征性结构，即结肠带、结肠袋和肠脂垂（图 1-2-1-8）。结肠带有三条，由肠壁的纵行肌增厚所形成，沿大肠的纵轴平行排列，三条结肠带均会聚于阑尾根部。结肠袋是肠壁由横沟隔开并向外膨出的囊状突起，这是由于结肠带短于肠管的长度使肠管皱缩所形成。肠脂垂是沿结肠带两侧分布的许多小突起，由

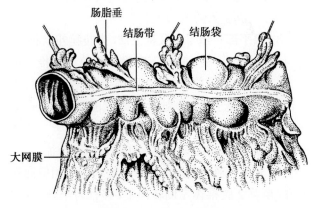

图 1-2-1-8 结肠的特征

浆膜和其所包含的脂肪组织形成。在正常情况下，大肠管径较大，肠壁较薄，但在疾病情况下可有较大变化。因此在腹部手术中，鉴别大、小肠主要依据大肠的上述三个特征。

（一）盲肠和阑尾

盲肠（caecum）是大肠的起始部，长6~8cm，其下端为盲端，上续升结肠，左侧与回肠相连接。盲肠位于右髂窝内，其体表投影在腹股沟韧带外侧半的上方，但在胚胎发育过程中，有少数情况由于肠管旋转异常，可出现异位盲肠，即可高达髂嵴以上，也可低至盆腔内，甚至出现于腹腔左侧。

一般情况下，盲肠属于腹膜内位器官，其各面均有腹膜被覆，因无系膜或仅有短小系膜，故其位置相对较固定。少数人在胚胎发育过程中，由于升结肠系膜不同程度保留，使升结肠、盲肠具有较大的活动范围，称移动性盲肠。这种情况可导致盲肠扭转的发生。另外，由于结肠系膜过长，在盲肠和升结肠后面，形成较深的盲肠后隐窝，小肠易突入，形成盲肠后疝。

回肠末端向盲肠的开口，称回盲口，此处肠壁内的环行肌增厚，并覆以黏膜而形成上、下两片半月形的皱襞称回盲瓣，此瓣的作用为阻止小肠内容物过快地流入大肠，以便食物在小肠内充分消化吸收，并可防止盲肠内容物逆流回小肠。在回盲口下方约2cm处，有阑尾的开口（图1-2-1-9）。

阑尾（vermiform appendix）是从盲肠下端后内侧壁向外延伸的一条细管状器官，外形酷似蚯蚓。其长度因人而异，一般长5~7cm，偶有长达20cm或短至1cm者。阑尾缺如者极为罕见。阑尾根部较固定，多数在回盲口的后下方约2cm处开口于盲肠，此口为阑尾口。阑尾口的下缘有一条不明显的

半月形黏膜皱襞称阑尾瓣（图1-2-1-10），该瓣有防止粪块或异物坠入阑尾腔的作用。阑尾尖端为游离盲端，游动性较大，所以阑尾位置不固定。

阑尾的位置主要取定于盲肠的位置，因此，通常阑尾与盲肠一起位于右髂窝内，少数情况可随盲肠位置变化而出现异位阑尾。尽管阑尾根部与盲肠的位置关系比较固定，但由于阑尾体和尖游动性较大，因此阑尾在右髂窝内，与回盲部的位置关系有多种，即可在回肠下、盲肠后、盲肠下、回肠前及回肠后位等（图1-2-1-11）。

（二）结肠

结肠（colon）是介于盲肠与直肠之间的一段大肠，整体呈M形，包绕于空、回肠周围。结肠分为升结肠、横结肠、降结肠和乙状结肠四部分。结肠的直径自起端6cm，逐渐递减为乙状结肠末端的2.5cm，这是结肠腔最狭窄的部位。

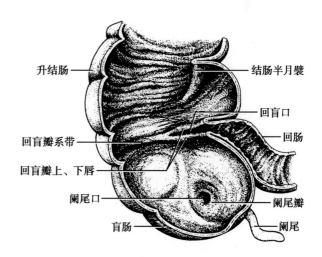

图1-2-1-10　回盲瓣及阑尾瓣

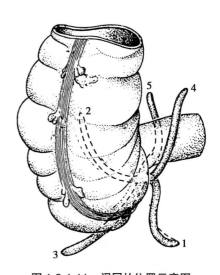

图1-2-1-11　阑尾的位置示意图
1. 回肠下位；2. 盲肠后位；3. 盲肠下位；4. 回盲前位；5. 盲肠后位

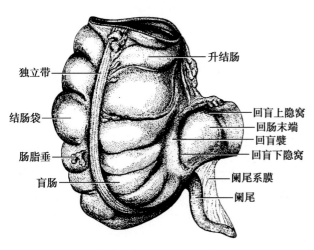

图1-2-1-9　盲肠及阑尾

1. **升结肠**　升结肠长约 15cm，在右髂窝处起自盲肠上端，沿腰方肌和右肾前面上升至肝右叶下方，转折向左前下方移行于横结肠，转折处的弯曲称结肠右曲（或称肝曲）。升结肠属腹膜间位器官，无系膜，其后面借结缔组织贴附于腹后壁，因此活动性甚小。

2. **横结肠**　横结肠长约 50cm，起自结肠右曲，先行向左前下方，后略转向左后上方，形成一略向下垂的弓形弯曲，至左季肋区，在脾脏面下份处，折转成结肠左曲（或称脾曲），向下续于降结肠。横结肠属腹膜内位器官，由横结肠系膜连于腹后壁，活动度较大，其中间部分可下垂至脐或低于脐平面。

3. **降结肠**　降结肠长约 25cm，起自结肠左曲，沿左肾外侧缘和腰方肌前面下降，至左髂嵴处续于乙状结肠。降结肠与升结肠一样属腹膜间位器官，无系膜，借结缔组织直接贴附于腹后壁，活动性很小（图 1-2-1-12）。

4. **乙状结肠**　乙状结肠长约 40cm，在左髂嵴处起自降结肠，沿左髂窝转入盆腔内，全长呈"乙"字形弯曲，至第 3 骶椎平面续于直肠。乙状结肠属腹膜内位器官，由乙状结肠系膜连于盆腔左后壁。由于乙状结肠系膜在肠管中段幅度较宽，所以乙状结肠中段活动范围较大，常成为乙状结肠扭转的因素之一，乙状结肠也是憩室和肿瘤等疾病的多发部位。

5. **结肠血管**　结肠的血供起于肠系膜上动脉的回结肠动脉、右结肠动脉和中结肠动脉，还有肠系膜下动脉发出的左结肠动脉及乙状结肠动脉。

结肠的静脉基本与动脉伴行。结肠左曲以上的静脉血分别经回结肠静脉、右结肠静脉和中结肠静脉汇入肠系膜上静脉，左曲以下的静脉则经左结肠静脉、乙状结肠静脉汇入肠系膜下静脉。结肠静脉最后均汇入肝门静脉。

（三）直肠及肛管

1. **直肠的形态**　直肠（rectum）是消化管位于盆腔下部的一段，全长 10～14cm（图 1-2-1-13、图 1-2-1-14）。直肠在第 3 骶椎前方起自乙状结肠，骶、尾骨前面下行，穿过盆膈移行于肛管。直肠上端与乙状结肠交接处管径较细，向下肠腔显著膨大称直肠壶腹。直肠内面有三个直肠横襞，由黏膜及环行肌构成，具有阻挡粪便下移的作用。最上方的直肠横襞接近直肠与乙状结肠交界处，位于直肠左侧壁上，距肛门约 11cm，偶见该襞环绕肠腔一周，致使肠腔出现不同程度的缩窄，中间的直肠横襞大而明显，位置恒定，通常位于直肠壶腹稍上方的直肠右前壁上，距肛门约 7cm，相当于直肠前壁腹膜返折的水平，最下方的直肠横襞位置不恒定，一般多位于直肠左侧壁上，距肛门约 5cm。当直肠充盈时，此皱襞常消失。

2. **直肠颈与固有肛管的周围结构及括约肌装置**　直肠颈及固有肛管周围被一组复杂的括约肌围绕着，通常被分为肛门内括约肌及肛门外括约肌两部分。

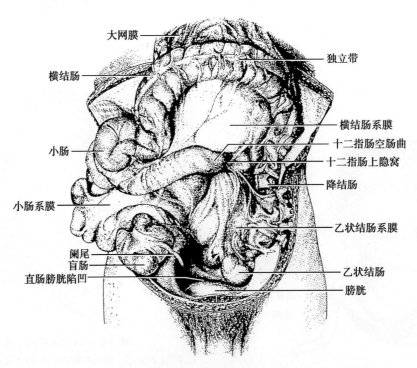

图 1-2-1-12　将横结肠翻向上，小肠反向右，示降结肠及乙状结肠

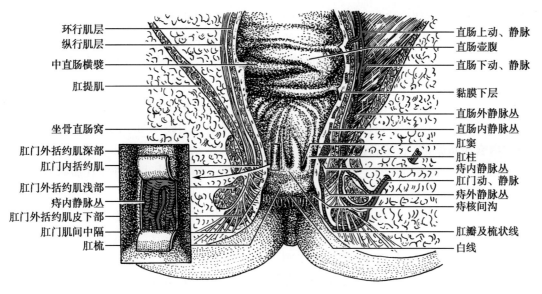

图 1-2-1-13　直肠的额状断面

肛门内括约肌：直肠壁的环形平滑肌层在直肠颈及固有肛管处增厚而成。

肛门外括约肌：围绕直肠颈的全长，常被分为皮下部、浅部及深部。

肛提肌：由骶尾肌和耻尾肌两部分构成。耻尾肌位于骶尾肌内侧。

肛提肌复合体：提肌角、肛门悬韧带、提肌裂隙和裂隙韧带构成，有固定直肠颈及肛管的作用。

联合纵肌：在直肠颈及固有肛管周围有内、中、外三层纵肌包绕。内层为平滑肌，是直肠纵肌层的延续；中层为骨骼肌，及肛门悬带，是提肌板的延续；外层为骨骼肌，是外括约肌尖顶衬纤维向下延伸的部分，以上三层纵肌共同称为联合纵肌。

3. 直肠的血供　直肠的血液供应较丰富。直肠上部由直肠上动脉供血；直肠颈及固有肛管部由直肠下动脉和肛动脉供血。

在直肠柱的上皮下及固有层内由两侧微血管结构，浅层者在上皮下为桥形毛细血管衬，深层为管径粗大而丰富的静脉丛，即痔内静脉丛。固有层内丰富的静脉丛，即痔外静脉丛。痔内、外静脉丛之间相互延续，管径粗细不均匀、走行迂曲，为痔形成的基础。

4. 肛管　肛管（anal canal）的上界为直肠穿过盆膈的平面，下界为肛门，长约 4cm。肛管被肛门括约肌所包绕，平时处于收缩状态，有控制排便的作用。

肛管内面有 6～10 条纵行的黏膜皱襞称肛柱。儿童时期更清楚，成年人则不明显，内有血管和纵行肌。各肛柱下端彼此借半月形黏膜皱襞相连，此襞称肛瓣。每一肛瓣与其相邻的两个肛柱下端之间形成开口向上的隐窝称肛窦，窦深 3～5mm，其底部有肛腺的开口。肛窦内往往积存粪屑，感染后易致肛窦炎，严重者可导致肛门周围胀肿或肛瘘等。

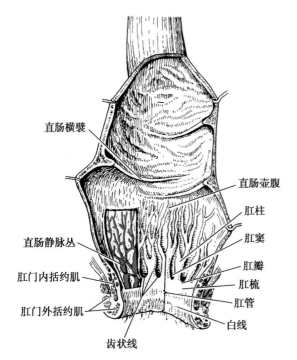

图 1-2-1-14　直肠和肛管的腔面的形态

第二节　腹膜腔解剖

一、概述

腹膜（peritoneum）为全身面积最大、分布最复杂的浆膜，由间皮细胞及少量结缔组织构成，薄而光滑。覆盖腹、盆腔壁表面的部分称为壁腹膜(parietal peritoneum)或腹膜壁层；覆盖腹、盆腔器官表面的部分称为脏腹膜(visceral peritoneum)或腹膜脏层。脏腹膜与壁腹膜互相延续、移行，共同围成不规则的潜在性腔隙，称为腹膜腔(peritoneal cavity)。腹膜腔是脏、壁两层腹膜之间相互移行围成的潜在性间隙，腹膜腔内有少量浆液，在脏器活动时可减少摩擦。男性腹膜腔为一封闭的腔隙；女性腹膜腔则借输卵管腹腔口经输卵管、子宫、阴道与外界相通。

腹膜除对脏器有支持固定的作用外，还具有分泌和吸收功能，正常情况下腹膜可分泌少量浆液，以润滑脏器表面，减少它们运动时的摩擦。由于腹膜具有广阔的表面积，所以有较强的吸收能力，在病理情况下，腹膜渗出增加则可形成腹水。

腹膜具有较强的修复和愈合能力，因而在消化道手术中浆膜层的良好缝合可使接触面光滑、愈合速度加快，且减少粘连，如果手术操作粗暴，腹膜受损则术后并发粘连。腹膜还具有防御功能，一方面其本身具有一些防御或吞噬功能的细胞，另一方面，当腹腔脏器感染时，周围的腹膜形成物尤其是大网膜可迅速趋向感染病灶，包裹病灶或发生粘连，使病变局限不致迅速蔓延。

二、腹膜与所覆被脏器的关系

腹盆腔器官根据脏器被腹膜(图 1-2-2-1～图 1-2-2-4)覆盖的情况可以分为 3 类：

(一)腹膜内位器官

这些器官几乎全部为腹膜所包被，如胃、空肠、横结肠、乙状结肠、脾、卵巢、输卵管等。

(二)腹膜间位器官

器官的大部分或三面均为腹膜所覆盖者，如肝、胆囊、升结肠和降结肠、子宫和膀胱等。

(三)腹膜外(后)位器官

器官仅有一面被腹膜覆盖，由于这些器官大多位于腹膜后腔，仅前被覆腹膜，故又称腹膜后位器官。如胰腺、十二指肠的降部和水平部、肾上腺、肾脏和输尿管等。

三、腹膜形成的各种结构

腹膜由腹盆壁内面移行于脏器表面或由一个脏器表面移行至另一个脏器表面的过程中，形成了网膜、系膜和韧带，它们不仅对器官起着连接和固定的作用，也是血管、胆管、淋巴、神经等出入脏器的途径(图 1-2-2-5)。

(一)网膜

1. **大网膜** 是由悬挂在胃大弯和近端十二指肠下方像围裙一样的双层腹膜组成的，下方覆盖着小肠，其上升和下降的部分相互融合形成一个四层含有血管脂肪的类似围裙的结构(胃结肠韧带)，其内有一个潜在的腔隙与小网膜囊相通。大网膜具有相当大的移动性，它既可以固定腹腔脏器，又可以限制病变扩散，但它也是肿瘤在腹膜腔内种植转移和感染扩散的常见部位。

大网膜主要由脂肪组织组成，此外还有一些细小迂曲的网膜血管。在 CT 上它表现为位于前腹壁下，胃、横结肠及小肠前方不同宽度的索条状脂肪组织。位于大网膜与其邻近软组织间的腹水使网膜看起来像一个单一的脂肪层，CT 上网膜内的软组织沉积物表现为无定形模糊束状、结节状或团块状。

2. **小网膜** 是一个由肝胃韧带和肝十二指肠韧带组成的联合体，它把胃小弯、十二指肠近端与肝连接在一起，覆盖在小网膜囊的前方。肝胃韧带内包含胃左血管和胃左淋巴结。肝十二指肠韧带，即小网膜增厚的边缘，包含有门静脉、肝动脉、肝外胆管及肝淋巴群。

3. **小网膜囊** 在胚胎发育过程中，随着胃肠道的发育、转位和肝脾的发育、移位，于上腹腔深部逐渐形成了一个由多种网膜、系膜和韧带构成的潜在腔隙，即网膜囊(又称小腹腔)。

解剖学常把网膜囊分为上隐窝、前庭、下隐窝及脾隐窝，依据是其组成腹膜形成的皱襞及与邻近脏器的相对位置，其中胃胰襞和肝胰襞将网膜囊分为上、下两部分。上部分包括上隐窝、前庭，下部分包括下隐窝及左侧向上方突出的脾隐窝。

小网膜囊的上隐窝包绕着肝尾状叶，它通过网膜孔与腹膜腔相通，通常将该孔称为 Winslow 孔。随着胃的旋转和大网膜的伸长，小网膜囊也开始伸展，在大网膜两层之间形成下隐窝。后来，随着大网膜各层的融合，下隐窝几乎消失。肝胃韧带在 CT 上可以识别，表现为肝胃之间一三角形含脂肪的区域。小网膜囊在正常情况下是塌陷的，因此其只有部分边界，比如胃后壁和胰体在 CT 扫描时可以看到。

网膜孔位于门腔间隙内，为一垂直窄隙，前方为肝十二指肠韧带游离缘，后方为覆盖下腔静脉和右侧膈肌脚的后腹膜壁层，其长径约 3cm，网膜孔在一般可容纳二至三个横指，上界为肝尾叶的尾状突，下界为十二指肠球部上缘。

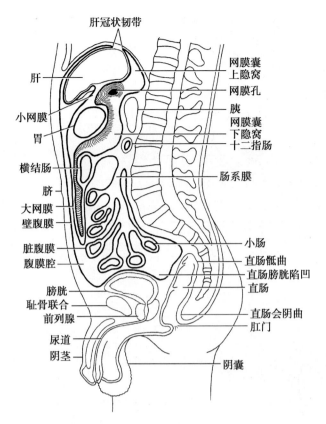

图 1-2-2-1　腹膜(正中切面，男，左侧观)

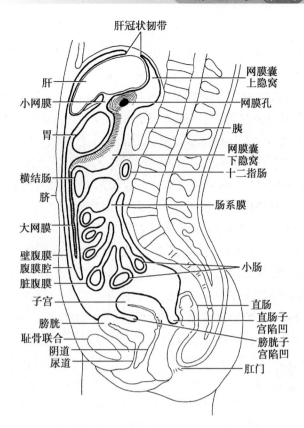

图 1-2-2-2　腹膜(正中切面，女，左侧观)

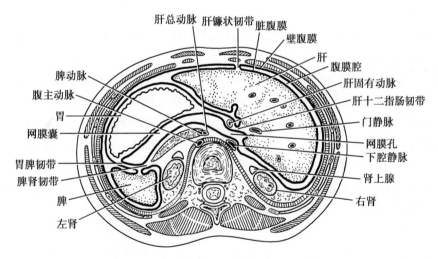

图 1-2-2-3　腹膜腔上部横断切面(平网膜孔)

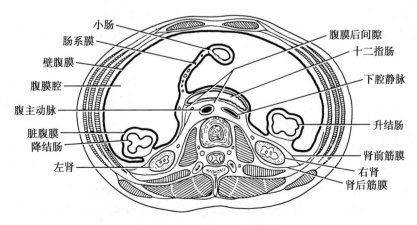

图 1-2-2-4　腹膜腔下部横切面

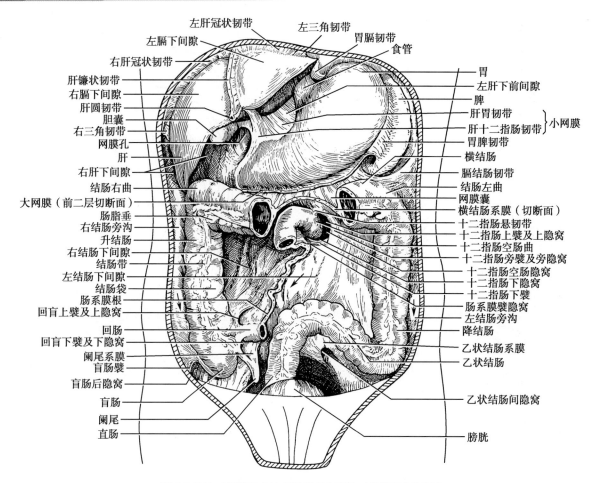

左肝冠状韧带　左三角韧带　胃膈韧带　食管

左膈下间隙

右肝冠状韧带

肝镰状韧带　　　　　　　　　　　　　　　　胃
右膈下间隙　　　　　　　　　　　　　　　　左肝下前间隙
肝圆韧带　　　　　　　　　　　　　　　　　脾
胆囊　　　　　　　　　　　　　　　　　　　肝胃韧带
右三角韧带　　　　　　　　　　　　　　　　肝十二指肠韧带　} 小网膜
网膜孔　　　　　　　　　　　　　　　　　　胃脾韧带
肝　　　　　　　　　　　　　　　　　　　　横结肠
右肝下间隙　　　　　　　　　　　　　　　　膈结肠韧带
结肠右曲　　　　　　　　　　　　　　　　　结肠左曲
大网膜（前二层切断面）　　　　　　　　　　网膜囊
肠脂垂　　　　　　　　　　　　　　　　　　横结肠系膜（切断面）
右结肠旁沟　　　　　　　　　　　　　　　　十二指肠悬韧带
升结肠　　　　　　　　　　　　　　　　　　十二指肠上襞及上隐窝
右结肠下间隙　　　　　　　　　　　　　　　十二指肠空肠曲
结肠带　　　　　　　　　　　　　　　　　　十二指肠旁襞及旁隐窝
左结肠下间隙　　　　　　　　　　　　　　　十二指肠空肠隐窝
结肠袋　　　　　　　　　　　　　　　　　　十二指肠下隐窝
肠系膜根　　　　　　　　　　　　　　　　　十二指肠下襞
回盲上襞及上隐窝　　　　　　　　　　　　　肠系膜襞隐窝
回肠　　　　　　　　　　　　　　　　　　　左结肠旁沟
回盲下襞及下隐窝　　　　　　　　　　　　　降结肠
阑尾系膜　　　　　　　　　　　　　　　　　乙状结肠系膜
盲肠襞　　　　　　　　　　　　　　　　　　乙状结肠
盲肠后隐窝
盲肠　　　　　　　　　　　　　　　　　　　乙状结肠间隐窝
阑尾
直肠　　　　　　　　　　　　　　　　　　　膀胱

图 1-2-2-5 　腹膜形成的各种结构（韧带、皱襞及隐窝等）

正常情况下，网膜囊呈一潜在的间隙，其内仅含少量浆液，CT、MRI 与超声对其均不显影，仅可根据组成网膜囊系膜、韧带内的血管影来大致推测网膜囊位置。

（二）系膜

（1）小肠系膜：是将空、回肠系连于腹后壁的双层腹膜结构，其附着于腹后壁的部分称肠系膜根，自第 2 腰椎左侧斜向右下方止于右骶髂关节的前方，长约 15cm。其附着于空、回肠的部分称系膜肠缘，与空、回肠等长。由于系膜根短而肠缘长，故呈折扇形。空回肠固有系膜活动性较大，有利于营养物质消化与吸收。空、回肠几乎完全被腹膜包绕，仅在肠系膜缘处无腹膜覆盖，此处肠壁与两层腹膜围成的一个三角形区域，称系膜三角，当进行小肠切除吻合术时应妥善缝合，以免形成肠瘘。

（2）横结肠系膜：是将横结肠系连于腹后壁的横位双层腹膜结构，其根部起自结肠右曲，向左跨过右肾中部、十二指肠降部、胰等器官的前方，沿胰前缘达到左肾前方，直至结肠左曲。横结肠系膜内含有中结肠血管及其分支、淋巴管、淋巴结和神经丛等。

（3）乙状结肠系膜：是将乙状结肠固定于左下腹的双层腹膜结构，其根部附着于左髂窝和骨盆左后壁。该系膜较长，故乙状结肠活动度较大，因而易发生肠扭转。

（4）阑尾系膜：将阑尾系连于肠系膜下方的三角形的双层腹膜结构，阑尾的血管、淋巴管及神经走行于系膜的游离缘。

（三）韧带

1. 胃的韧带

（1）肝胃韧带与肝十二指肠韧带：肝胃韧带连接肝左叶下横沟和胃小弯，肝十二指肠韧带连接肝门与十二指肠，共同构成小网膜，为双层腹膜结构。肝十二指肠韧带中含胆总管，肝动脉和门静脉。

（2）胃脾韧带：由胃大弯左侧部连于脾门，为双层腹膜结构，其上部内有胃短血管，下份有胃网膜左动、静脉。

（3）胃结肠韧带：成人大网膜前两层和后两层通常愈着，遂使前两层上部直接由胃大弯连至横结肠，形成胃结肠韧带。

（4）胃膈韧带：由胃底后面连至膈下，为双层腹膜结构，两层相距较远，使部分胃后壁缺少腹膜覆盖而形成胃裸区。全胃切除术时，先切断此韧带，方可游离胃贲门和食管。

（5）胃胰韧带是由胃后壁至胰头、颈或颈与体的移行部的腹膜结构，施行胃切除术时，需将此韧带切开并进行钝性分离，才能游离出幽门与十二指肠上部的近侧份。

2. 肝的韧带 除前面已叙述的肝胃韧带和肝十二指肠韧带以外，由腹膜形成的肝的韧带还有镰状韧带、冠状韧带和左、右三角韧带。

（1）镰状韧带：呈镰刀状，一端起于脐以上的腹前壁正中线稍偏右侧和膈下面的壁腹膜，另一端连于肝的膈面，借之将肝从外形上分为左、右两叶。该韧带的游离下缘肥厚，内含由脐至肝门的脐静脉索（由胚胎时脐静脉闭锁构成），又名为肝圆韧带。

（2）冠状韧带：位于肝的上面和后面与膈之间。由于上、下两层之间相距较远，故肝后面有一部分无腹膜覆盖，形成肝裸区。

（3）右三角韧带：是冠状韧带的右端，为一短小的 V 形腹膜皱襞，连于肝右叶的外后面与肠之间。

（4）左三角韧带：位于肝左叶的上面与膈之间，变异较多。

3. 脾的韧带

（1）胃脾韧带：如前所述。

（2）脾肾韧带：是从脾门至左肾前面的双层腹膜结构，内含有胰尾及脾血管、淋巴结和神经丛等。脾切除术时，剪开此韧带的后层才能使脾游离。

（3）膈脾韧带：由脾肾韧带向上延伸至膈，此韧带很短，有的不明显。

（4）脾结肠韧带：位于脾前端和结肠左曲之间，此韧带较短，可固定结肠左曲并从下方承托脾。脾切除术切断此韧带时，注意勿损伤结肠。

4. 十二指肠悬韧带 十二指肠悬韧带位于第 2 腰椎左侧的十二指肠悬肌和包于其下段外面的腹膜皱襞共同构成。腹膜皱襞跨于十二指肠空肠曲左缘和横结肠系膜根之间。韧带有悬吊固定十二指肠的作用，是空肠起点标志。十二指肠悬韧带位于十二指肠上襞右上方深部，由纤维组织和肌组织构成，从十二指肠空肠曲上面向上连至右膈脚，有上提和固定十二指肠空肠曲的作用，又称屈氏韧带，是区分上消化道和中消化道的标志。

四、腹膜腔的分区

腹膜腔借横结肠与横结肠系膜分为结肠上区与结肠下区。

（一）结肠上区

结肠上区又称膈下间隙，为膈与横结肠及其系膜之间的区域，由于肝的存在划分为肝上间隙与肝下间隙。

1. 肝上间隙 指肝膈面的腹膜与膈下面的腹膜之间的间隙。肝上间隙借镰状韧带分隔为左肝上间隙与右肝上间隙，后者位于镰状韧带右侧、右冠状韧带上层前方，前者位于镰状韧带左侧，左冠状韧带再将其划分为前、后两部，即左冠状韧带前层前方的左肝上前间隙和左冠状韧带后层后方的左肝上后间隙。冠状韧带两层间的裸区与膈之间称膈下腹膜外间隙，此间隙主要位于右肝的后方。

2. 肝下间隙 则指肝脏面的腹膜同横结肠表面的腹膜及横结肠系膜之间的间隙，亦借镰状韧带与肝圆韧带划分为左肝下间隙与右肝下间隙，前者再借小网膜分为左肝下前间隙与左肝下后间隙，左肝下前间隙介于肝左叶脏面腹膜与小网膜、胃前壁腹膜之间，左肝下后间隙即网膜囊，右肝下间隙亦称肝肾隐窝，介于肝右叶脏面腹膜与右肾、右肾上腺表面腹膜之间，上界为右冠状韧带之下层，通过网膜孔与左肝下后间隙交通，并可向下与结肠下区之右结肠旁沟相通，右肝下间隙在人体仰卧时是腹膜腔的最低部位，如腹膜腔内有积脓、积液应避免这种体位，以免脓液积聚于此隐窝。上述七个间隙中，任何一个发生脓肿时，均称膈下脓肿，其中以肝上、下间隙脓肿较为多见。膈下腹膜外间隙常为肝穿刺行肝内胆管造影术进针的部位。

（二）结肠下区

结肠下区为横结肠及其系膜与盆底上面之间的区域，包括左、右结肠旁沟与左、右肠系膜窦四个间隙。左结肠旁沟位于降结肠左侧壁脏腹膜与左侧腹壁的壁腹膜之间，其上方因有左膈结肠韧带而不与膈下间隙交通，向下则经左髂窝、小骨盆上口与腹膜腔盆部相交通。右结肠旁沟位于升结肠右侧壁脏腹膜与右侧腹壁的壁腹膜之间，因右膈结肠韧带发育差或缺失（不发育）而向上同肝肾隐窝交通，其下份亦经右髂窝和小骨盆上口同腹膜腔之盆部交通。左肠系膜窦为肠系膜根左层之腹膜同降结肠右侧壁腹膜之间的斜方形间隙，此窦上界为横结肠表面腹膜与横结肠系膜之左侧半，下界为乙状结肠及其系膜，后界为腹后壁之壁腹膜，向下与腹膜腔盆部相通，如有积液可沿乙状结肠向下流入盆腔。右肠系膜窦则位于肠系膜根右侧与升结肠左侧壁腹膜之间的三角形间隙，上界为横结肠及其系膜右侧半之腹

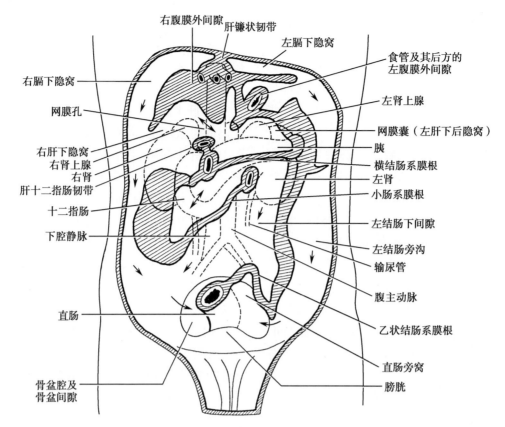

右腹膜外间隙　肝镰状韧带　左膈下隐窝　食管及其后方的左腹膜外间隙

右膈下隐窝
网膜孔
右肝下隐窝
右肾上腺
右肾
肝十二指肠韧带
十二指肠
下腔静脉
直肠
骨盆腔及骨盆间隙

左肾上腺
网膜囊（左肝下后隐窝）
胰
横结肠系膜根
左肾
小肠系膜根
左结肠下间隙
左结肠旁沟
输尿管
腹主动脉
乙状结肠系膜根
直肠旁窝
膀胱

图 1-2-2-6　腹膜和腹膜外位器官的关系及腹膜隐窝
箭头示引流方向，横线区示腹膜切断处

膜，后界亦为腹后壁壁腹膜，此窦下方有回肠末端相隔，故间隙内的炎性渗出物常积存于局部，向下不能直接通向盆腔。

五、腹膜陷凹及隐窝

（一）腹膜陷凹

腹膜凹陷是腹膜在盆腔器官之间形成的凹陷。

男性腹膜在直肠与膀胱之间形成的深窝，称为直肠膀胱陷凹，距离肛门约 7cm。

女性腹膜在直肠与子宫之间形成的深窝，称为直肠子宫陷凹，亦称道格拉斯（Douglas）腔，与阴道穹窿后部相邻，距肛门约 5.5cm，在膀胱与子宫之间形成浅窝，称为膀胱子宫陷凹。

（二）腹膜隐窝

在胃后方，十二指肠、盲肠和乙状结肠周围有较多的皱襞和隐窝，隐窝的大小、深浅和形态，个体间差异甚大，隐窝很深时，小肠可突入其中形成内

疝，常见的皱襞和隐窝有：十二指肠上襞，位于十二指肠升部左侧，相当第 2 腰椎平面，呈半月形，下缘游离，皱襞深面为口朝下方的十二指肠上隐窝，其左侧有肠系膜下静脉逐行于壁腹膜深面，此隐窝下方为三角形的十二指肠下襞，其上缘游离，此皱襞深面为口朝上的十二指肠下隐窝，盲肠后隐窝于位于盲肠后方，盲肠后位的阑尾常在其内。肝肾隐窝位于肝右叶与右肾之间，其左界为网膜孔和十二指肠降部，右界为右结肠旁沟，在仰卧位时，是腹膜腔最低部位，腹膜腔内的液体易积存于此（图 1-2-2-6）。

（张惠茅　王景宇　邱　香　陈　新　冬　冬）

参 考 文 献

1. 张朝佑. 人体解剖学. 第 3 版. 北京：人民卫生出版社，2009.

2. 柏树令. 系统解剖学. 第 8 版. 北京：人民卫生出版社，2013.

第三章 检查方法

第一节 食管和胃肠X线检查

一、X线片

X线检查所获得的图像是X线束穿透路径上不同密度和厚度的组织结构影像的相互叠加。这种叠加可使一些组织或病灶的投影因累积增益而得到更好的显示，然而也可使一些组织或病灶的投影被覆盖而较难显示或遮盖。急腹症时平片检查可以显示胃肠道积气、积液及管腔扩大等征象，因X线片检查简便、安全而有效，对于需要在短时间内明确诊断、不加重病情的急腹症患者而言，可列为检查方法。腹内器官组织及其内容物多为软组织密度，彼此间缺乏自然对比，因此腹部X线片因器官组织间密度对比差而提供征象较少，病情复杂者可以首选CT检查。胃肠疾病的X线检查必须引入对比剂，主要应用钡剂造影。胃肠道发生病理改变时，病变改变了正常胃肠道钡剂造影的密度，可以显示出平片所不能显示的异常X线征象。

在本节关于X线片的叙述中，主要涉及胃肠道的检查方法。而食管的X线片主要用于食管内异物的发现，但诊断阳性率较低，往往需结合CT检查或吞钡棉透视下动态观察，故此处不做详细介绍。

腹部仰卧位（正位）及站立前后位X线片：

腹部仰卧位及站立前后位片是胃肠道疾病摄片的基本体位，主要用于观察肠梗阻及消化道穿孔等急腹症情况。摄影时，仰卧位片应包括整个腹部（上缘包括剑突，下缘包括耻骨联合），中心线对准剑突与耻骨联合连线中点垂直射入，即脐下2cm，平静呼吸下屏气曝光。站立前后位摄影则应包括双侧膈顶部，中心线对准剑突与脐的连线中点垂直射入，平静呼吸下屏气曝光。正常标准片上腹盆腔内软组织及骨骼等影像清晰，层次分明。仰卧位片能清晰显示肾轮廓、腹脂线等，肠内一般无肠内容物，结肠袋显示清晰；站立前后片显示膈肌边缘锐利，胃内液气平面及可能出现液气平面（图1-3-1-1）。

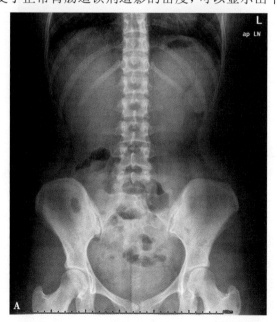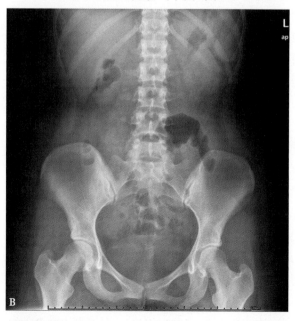

图1-3-1-1 正常腹部立卧位片
A.腹部站立前后位片，包括双侧膈顶部；B.腹部仰卧位片，下缘包括耻骨联合

当怀疑肠梗阻行腹部 X 线片摄影时，目的主要解决：①明确是否有肠梗阻；②如果有肠梗阻，应了解梗阻部位；③分析梗阻原因。

（一）腹部侧卧后前（水平）位 X 线片

腹部侧卧水平位片主要目的用于观察被检者病重不能站立，但被疑有肠梗阻或腹内游离气体的情况。摄影时，被检者左侧在下侧卧于摄影床上，身体矢状面与床面平行，影像接收板竖向置于被检者腹前且垂直于床面；投照范围应包括整个腹部（上缘包括剑突，右侧缘超出腹壁 4cm），中心线水平投射，经第 3 腰椎垂直射入。标准片显示腹部正位影像，腹腔若有游离气体，显示于肝与右侧腹壁之间，肠腔内气液平面显示清晰（图 1-3-1-2）。

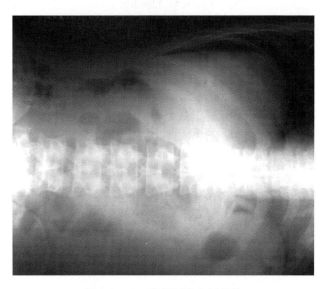

图 1-3-1-2　腹部侧卧水平位片
腹部左侧卧位水平投照，见肝右缘与腹壁间可见气体影

（二）腹部倒立正侧位 X 线片

腹部倒立正侧位片的目的是观察先天性肛门闭锁，测量直肠距肛门的距离。新生儿空气自口达到肛门 12～24 小时，因此出生后 20 小时左右是最佳摄影时间，此时空气进入直肠的盲端，将患儿倒立并靠近摄影架，并在肛门处放一金属作为标记。投照时中心线对准耻骨联合上缘垂直射入。图像显示腹部的空腔内有气体密度影，可见直肠盲端充气征象（图 1-3-1-3）。

二、钡剂造影检查

钡剂造影检查曾经是最常用的胃肠道 X 线造影检查方法，但其只能观察肠腔黏膜面的影像。随着 CT、MRI 扫描速度及分辨力的提高，CT、MRI 胃肠造影检查不但可以观察胃肠道黏膜面影像，还可以观察管壁和管腔外影像；同时能够更清楚显示肠腔黏膜面的纤维内镜特别是无痛性纤维内镜检查应用的日益广泛，胃肠道钡剂造影这种检查方法的临床应用已经逐渐减少。

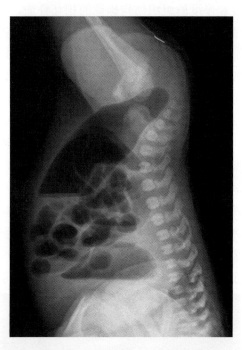

图 1-3-1-3　腹部倒立正侧位平片
直肠盲端气体，肛门金属标记物，可测量两者间的距离

（一）单对比造影

单对比造影或传统法钡剂检查是检查中只使用一种阳性对比剂——钡剂的造影方法。该法已应用近百年，至今仍有不少放射诊断医师仅用此法做胃肠检查，而不用双对比法，也可以对大多数胃肠病变作出诊断，特别在做上胃肠道检查时更是如此，这说明单对比造影仍有较高的实用价值。所以它应作为双对比造影的重要补充，而不应将其全部摒弃不用。

单对比造影使用的钡剂多为稀钡，钡剂性能要求不高，浓度在 25%～100%（W/V）；黏度在 100cPa·s 左右；具有较高的混悬性。单对比造影检查的方法、体位、程序等较少规范化，但却有较强的技巧性。黏膜像、充盈像、加压像和简单双对比像是单对比造影检查的基本技术。单对比造影检查的手法操作极为重要，是单对比造影检查的核心，只有通过熟练而灵巧的手法，才能充分体现单对比造影检查中的充盈像及加压像的长处。尽管双对比造影更能够显示胃肠黏膜的细节，但仍有必须重视单对比造影检查。年轻放射科医师学习胃肠钡剂造影检查时，应同时学习单对比造影和双对比造影检查两种方法和技术。

单对比造影检查前患者应禁止一切饮食至少 6 小时。检查前 3 天不服含有铁、铋、钙等不透 X 线元素的药物。做钡剂灌肠者需在检查前 1 天晚服轻泻剂（如 50% 硫酸镁 40ml 顿服），必要时可用清洁灌肠作肠道准备工作。

（二）双对比造影

1. 技术要点 双对比造影应按照下列技术要点，才能达到诊断的要求。

（1）腔内空虚：双对比造影应能显示或不遗漏 3～5mm 的微小隆起病变，而胃内残渣或结肠内粪渣的大小可与之相仿或更大。胃潴留液和结肠内较多的水分和黏液更不利于钡液的黏附，故上胃肠道检查前应嘱患者至少于 6 小时内禁饮禁食，钡灌肠前更应采取有效的肠道准备措施。

（2）流动、冲洗、涂布：流动指让患者转动躯体，改变体位，比如嘱患者从左向右再从右向左在检查床上 360° 旋转各 4～5 次，使钡液在腔内流动、冲洗的方法。反复多次的冲洗是除去黏膜表面黏液，使钡液得以良好涂布，形成连续、均匀、较薄的涂布层的方法，而流动则是实现冲洗和涂布的手段，也是从影像变化中寻找显示病变较佳体位的手段。

（3）分段（区）显示：在实际工作中，常不可能使整个器官（如胃、结肠）在一个体位的一张照片中全部呈现为双对比像。因此，如要不遗漏地显示检查器官的各个部位，就必须使器官的各部位依次分别成为双对比区并拍摄多张照片，称分段显示。下面所列的一些常规体位都是为了能够分段显示器官各部分的双对比区（图 1-3-1-4）。

（4）检查的持续时间：胃肠双对比造影每次检查持续的时间以 10～15 分钟为宜。时间太长可发生钡液的沉淀、皲裂而涂布不良，时间太短则可能疏漏病灶。胃癌的双对比钡餐造影普查按规定程序进行，需时较短，必要时应另行安排再次复查。

2. 质量要求 双对比造影检查胃时，患者需先服产气剂（产气粉 3g），用 10ml 温开水吞服后约可产气 300ml，使胃囊充气扩张。随即口服胃肠双对比造影专用的硫酸钡混悬液[浓度 200%～250%（W/V）] 200ml 左右，使钡剂在胃表面形成良好涂布，这样才能达到双对比造影的预期效果。应当了解，不合格的双对比造影不仅无用，且可导致漏诊、误诊。双对比造影的主要质量要求如下：

（1）双对比区：被检查的单个器官（如胃）应有 2/3 以上面积为双对比区，低洼积钡或钡池不应占有过多的投影面积。

（2）腔壁线：双对比区的器官线状轮廓称腔壁线。腔壁线应连续、无中断、均匀、清楚、纤细（宽度不大于 1mm）。腔壁线的这些条件是衡量双对比质量的首要标准。如同一器官腔壁线的粗细相差明显，或出现非病理所致的中断，均应视为不合格，不能据以诊断。

（3）腔壁扩张度：造影器官囊腔应由气体充分而适度地扩张。皱襞基本展平和钡液可在充分扩张的囊腔内随体位变化而自由流动是扩张适度的标志。

（4）微皱襞显示：微皱襞指胃小区和结肠无名沟等。因影响显示的因素较多，不应将此项作为判断双对比质量的主要标准。

（5）伪影：双对比区内应无或极少有气泡、钡液凝聚、皲裂、吻触等伪影。

（三）规范的食管及胃肠道造影

1. 上胃肠道造影 上胃肠道（upper gastrointestinal tract，UGI）造影包括食管、胃、十二指肠和范围不限的部分小肠以及咽造影。因这些器官的疾病常可同病多发或异病多发（如胃和十二指肠多发溃疡、多发癌，均可伴发胃炎和反流性食管炎），应当在一次造影中依次地、分别地、反复地予以观察。推荐以下双对比与传统法结合的方法作为常规性 UGI 造影程序。此程序又称多相法造影（multi-phasic barium study）。其方法和步骤如下：

（1）口服对比剂观察食管：UGI 造影前应常规作胸、腹部透视，须特别注意腹腔的异常液平和异常积气，包括膈下游离气体。患者口含产气剂 3～5g，用约 10ml 温水吞服，随即服双对比钡液[200%～250%（W/V）] 100～200ml。患者直立，在大口吞钡时于右前和左前斜位观察食管的双对比像和流动充盈像，并注意咽部有无漏溢、吸入和滞留。造影前肌注山莨菪碱 20mg 可使胃肠"低张"，有利于双对比像的维持，但观察胃肠动力功能时禁用。嘱患者口含杯中最后一口钡液约 20ml 于仰卧右前斜位时一口咽下，可初步观察食管蠕动和动力情况。

（2）仰卧正位胃体、窦部双对比像。

（3）仰卧右前斜位胃窦及幽门区双对比像。

（4）仰卧左前斜位胃体双对比像。

（5）仰卧头侧略抬高右后斜位贲门区双对比像。

（6）俯卧右后斜位或左后斜位胃体、窦部充盈像或双对比像。

（7）俯卧左后斜位或右前斜位十二指肠充盈像或双对比像。

（8）卧位检查时注意所见的近段小肠，常可提供小肠病变的重要信息，需要时加拍照片或另行检查。

（9）立位胃及十二指肠充盈像。患者直立后加服60%（W/V）的较稀钡液，使胃充盈至近贲门区，作各方向转动，观察除贲门区为双对比像外的胃和十二指肠的单对比充盈像，并在可加压区用压迫器或手在观察区加压和推移。

以上共11～15个体位，13～15次曝光摄片，约需用28cm×36cm（11×14）胶片5张。但应根据诊断需要，对体位和摄片张数勿作严格的限制。

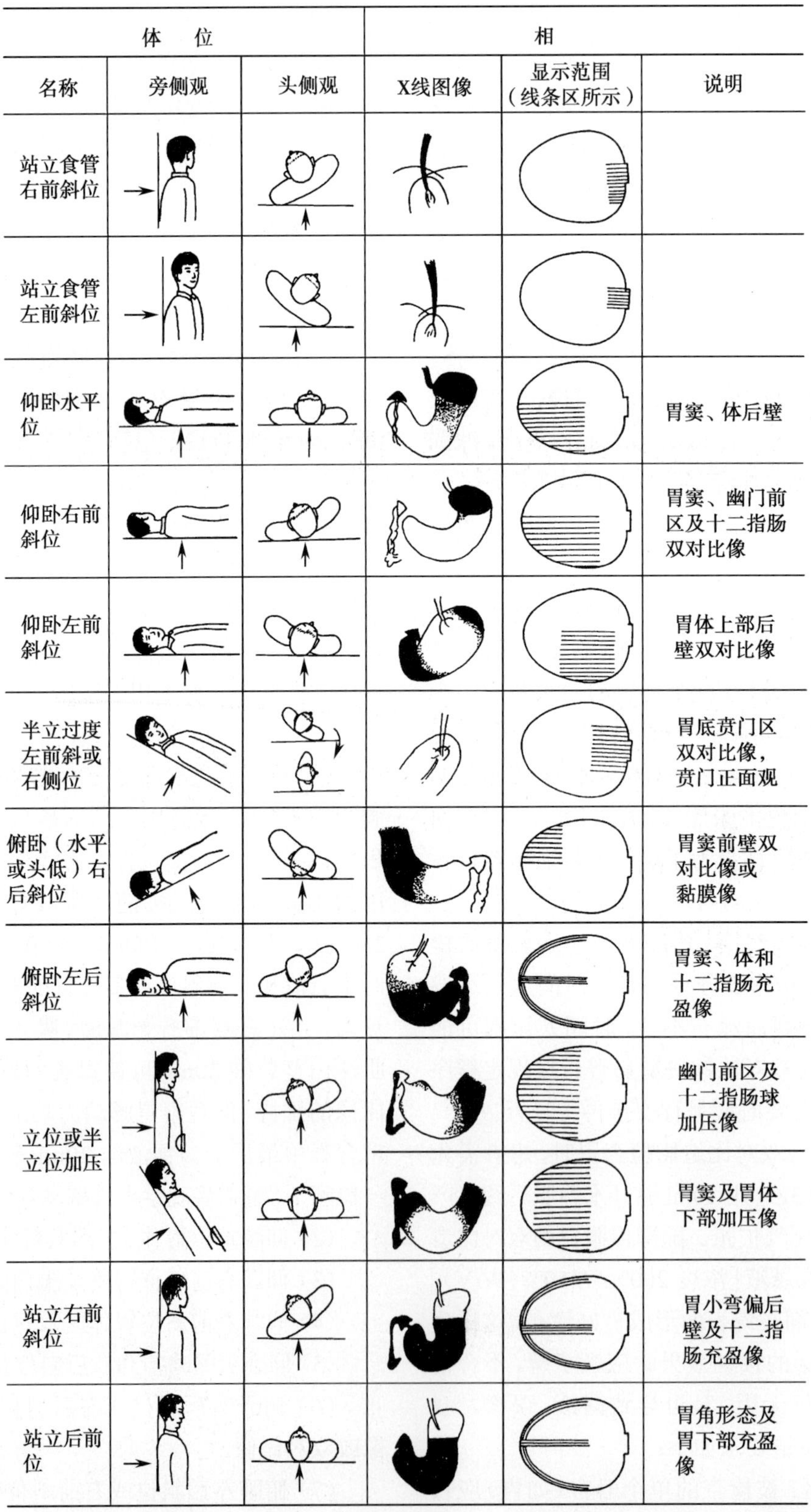

体 位			相		
名称	旁侧观	头侧观	X线图像	显示范围（线条区所示）	说明
站立食管右前斜位					
站立食管左前斜位					
仰卧水平位					胃窦、体后壁
仰卧右前斜位					胃窦、幽门前区及十二指肠双对比像
仰卧左前斜位					胃体上部后壁双对比像
半立过度左前斜或右侧位					胃底贲门区双对比像，贲门正面观
俯卧（水平或头低）右后斜位					胃窦前壁双对比像或黏膜像
俯卧左后斜位					胃窦、体和十二指肠充盈像
立位或半立位加压					幽门前区及十二指肠球加压像
					胃窦及胃体下部加压像
站立右前斜位					胃小弯偏后壁及十二指肠充盈像
站立后前位					胃角形态及胃下部充盈像

注：箭头示X线方向。"显示范围"图为沿胃大弯剖开观，图右侧为贲门，上部为胃前壁

图1-3-1-4 UGI多相钡检体位和显示范围示意图

2. 小肠造影

（1）口服法小肠造影：口服钡剂小肠造影由 Pansdorf 等在 1927 年创立。患者于检查前禁食一夜。在服用对比剂前常规拍摄腹平片。口服钡剂小肠造影检查通常在上胃肠道造影后立即让患者再服 300ml 以上低浓度（70% 左右，W/V）稀钡液使小肠完全充盈，在透视下仔细压迫以分开相互重叠的肠袢，并按顺序各部位摄片，在末段回肠、部分盲肠及升结肠显影后，才可结束检查。对比剂通过小肠进入结肠的正常时间在不同患者间变化很大，大部分是在口服钡剂后 1～2 小时，对小肠通过缓慢的患者进行检查时，在对比剂中可加入甲氧氯普胺（胃复安）或肌内注射新斯的明等药物，以增加小肠蠕动，缩短对比剂到达回盲部的时间。

1）单纯口服钡剂法小肠造影（small bowel follow through，SBFT）：单纯口服钡剂法小肠造影是一种独立于上消化道造影的检查方法，患者服用低浓度稀钡，使小肠有均匀一致的透光性，由于避免了气体和钡剂混合造成的人工伪影，使检查结果更为满意（图 1-3-1-5）。适应证：无特殊症状而临床怀疑有小肠病变的患者；患有食管、胃及十二指肠病变，导管插入困难或插管失败者；全身状况差，或患有心脏病等不能耐受插管者；需要了解小肠的位置、走行及功能状态者等。该方法的优点是简单易行，辅以压迫法检查，可以了解小肠的位置及走行，观察小肠的移动性，确定有无肠粘连，了解小肠的功能，可显示较为明显的隆起性病变和凹陷性病变。缺点是检查时间较长，小肠内钡剂充盈不良，肠袢相互

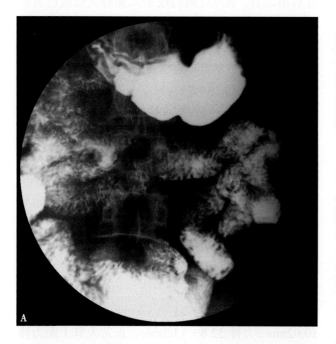

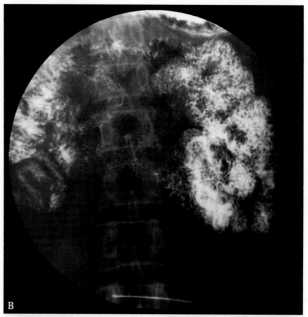

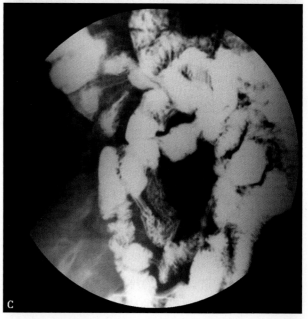

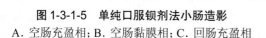

图 1-3-1-5　单纯口服钡剂法小肠造影
A. 空肠充盈相；B. 空肠黏膜相；C. 回肠充盈相

重叠,扩张性差,钡剂涂布不良,影响病变的观察,病变检出率不高,很难发现小的病变。

2)口服产气粉小肠双对比造影检查:该方法检查前1小时口服加快肠蠕动的药物(胃复安等),通过口服产气粉或将产气粉放入肠溶胶囊内口服,使小肠内产生气体,口服钡剂后形成双对比图像(图1-3-1-6)。该方法的优点是方法简便,患者容易接受,可较好地显示空肠双对比像,特别适用于空肠上段的检查,对病变的显示比单用口服钡剂小肠造影更敏感。缺点是进入小肠的气体量不足,对远段小肠病变的显示不如插管法小肠双对比造影准确,而且钡剂涂布不均匀。

3)口服钡剂结肠充气小肠造影(peroral pneumocolon):患者口服低浓度稀钡后,小肠分段摄片,当确认钡头通过回盲瓣后,立即给予肌内注射平滑肌解痉药物,后经肛门插管、注入空气,气体逆流进入末段回肠,显示小肠的双重对比影像。优点是对病变的显示比单用口服钡剂小肠造影更敏感,适用于末段回肠的检查。缺点是结肠充气使患者不适,而进入小肠内的气体量明显不足,充气的结肠影响对小肠图像的观察,且图像质量较差,对近段小肠病变的显示不如插管法小肠双对比造影准确。

(2)插管法小肠造影:灌肠法小肠造影(enteroclysis)是检查小肠较常用的方法。1929年,Pesquera首次经十二指肠导管注入钡剂进行小肠造影,1967年Bilbao和Dotter发明了B-D管。静脉注射甲氧氯普胺10mg或20mg后,将一个有导丝引导,前端带有气囊的导管经鼻腔或口腔插入胃,并在透视引导下插入近端空肠。导管的前端到达Treitz韧带下约5cm处,将气囊充气,以阻止钡液反流,然后将稀钡(18%~50%,600~1 000ml)快速灌入小肠,使小肠均匀一致充盈钡剂。

小肠钡剂灌肠检查的适应证:不完全性小肠梗阻,怀疑原发性或继发性小肠肿瘤,Meckel憩室,吸收不良和慢性原因不明的胃肠道出血(小肠动静脉畸形除外)等,口服钡剂小肠造影阴性,而临床高度怀疑小肠病变者,可用小肠钡剂灌肠造影。小肠钡剂灌肠的优点是可以明确显示黏膜皱襞的形态及肠管的扩张性,显示轻微的狭窄性病变,辅以压迫法可以显示溃疡、隆起性病变及瘘管等。检查时间短,一般在30分钟可结束检查。缺点是对微细病变的显示不满意。此外,幽门或十二指肠瘢痕的患者插管会遇到困难,大的滑动性食管裂孔疝或有手术史的患者,也可能影响导管的插入。

(3)小肠双对比造影(small intestinal double contrast radiography,SIDCR):小肠双对比造影是目前检查小肠疾病的最佳方法之一。造影前患者应该进行肠道准备,检查前三天食用少渣食物,检查前一天晚饭后服用泻剂,例如硫酸镁、甘露醇等,或于检查前5小时口服电解质洗肠液。造影当日禁食,消除患者紧张情绪。插管方法同灌肠法小肠造影,患者咽部局部麻醉后,经口腔插管到胃,患者采用右侧卧位,将导管插到胃窦幽门前区,然后患者采用右前斜位,并用手压迫胃窦大弯侧,将导管插

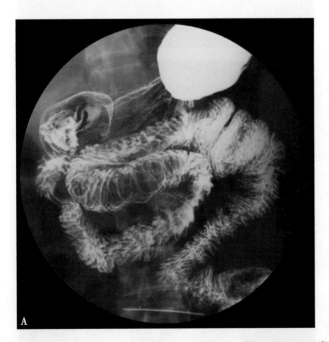
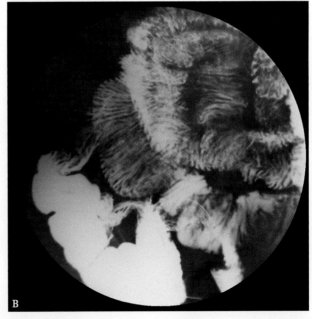

图1-3-1-6 正常小肠双对比造影
A. 口服产气法小肠双对比造影 空肠;B. 口服产气法小肠双对比造影 回肠

入十二指肠,导管前端到达十二指肠空肠曲或以下(图1-3-1-7)。用灌肠桶或注射器将钡剂灌入小肠。钡剂的浓度为50%～80%(W/V),一般为结肠造影浓度稀释1倍,用量为400～800ml,根据钡剂的型号进行调整。灌钡时在透视下观察并分段进行压迫(图1-3-1-8),当钡头到达回盲部时,注射山莨菪碱(654-2)或丁溴东莨菪碱(解痉灵)等平滑肌解痉药物,并注入空气800～1 200ml,以达到满意的双对比影像。充分变换体位,并分组进行摄片。

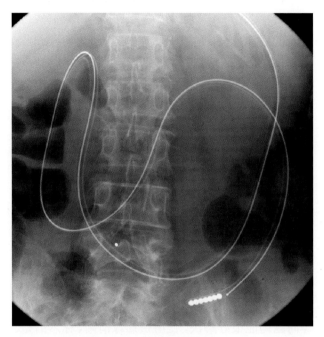

图1-3-1-7 将带有导丝的小肠造影导管插入到十二指肠空肠曲以下

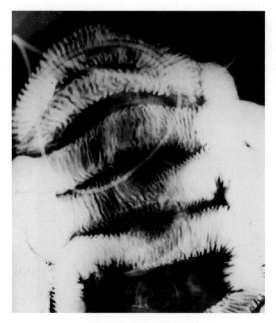

图1-3-1-8 小肠灌钡加压通过导管灌入钡剂,显示空肠黏膜皱襞

小肠双对比造影适用于一切临床怀疑小肠病变,并能耐受插管者。适应证:消化道出血,经其他方法检查除外食管、胃、十二指肠和大肠出血者;腹部包块,需要除外小肠肿瘤者;慢性腹泻、脂肪便者;原因不明的腹痛、腹胀者;原因不明的贫血、低蛋白血症者;原因不明的发热、消瘦者;临床怀疑小肠不完全性梗阻者;怀疑先天性小肠疾病者;胃肠道其他部位的病变,需要除外小肠受累者,例如胃肠道息肉综合征、结核、Crohn病等;全身性疾病需要除外小肠受累者,例如系统性红斑狼疮、进行性系统性硬化症、Behcet病、淀粉样变性、艾滋病等。

小肠双对比造影的优点是经导管注入稀释钡剂,在透视下辅以压迫,随着钡头观察整个小肠,钡剂可在短时间内充盈小肠,再由导管缓慢注入气体,使肠管充分扩张,不仅显示肠管轮廓,而且清晰显示黏膜皱襞及小肠病变,注射平滑肌解痉药物后,肠管的蠕动减慢或消失,可消除功能性因素对肠管的影响,从而可以更确切地显示器质性病变,易于发现小病变,特别是对小肠轻微狭窄和隆起性病变具有明确的诊断价值。缺点是不能了解肠管的功能状态,对小肠血管畸形等病变的诊断受到限制。

3. 结肠双对比造影

(1)检查前准备

1)肠道准备:为造影成功最基本的保证,要求达到无粪便残渣,无多余水分,无过多黏液分泌。使用的措施可概括为限食、饮水、服泻药或清洁灌肠。因清洁灌肠后肠道内多余水分在短时间内不能排空和吸收完全,影响钡剂均匀涂布,且增加了操作步骤,故目前多采用下行性清肠法,即限食、饮水加用泻药,不用清洁灌肠。如需采用清洁灌肠,必须在清洁灌肠后半小时到一小时再检查,此时结肠内多余水分已基本排空和吸收。限食一天即可,即造影前一天早餐、中餐半流质,晚餐流质,少渣饮食。饮水需大量,至少2 500ml,少于这个量不能起到冲洗肠管的作用。水在造影前一天分次饮完。容积性泻药如50%硫酸镁、甘露醇等效果好,可同时增强饮水的冲洗作用,夜间睡觉前服用,同时大量饮水,使肠道内容急剧增加,引起排便,像抽水马桶一样将肠道冲洗干净。

2)钡剂:用硫酸钡分颗粒均匀型和颗粒不均匀型。大肠是一个管道,不像胃那样是一个囊袋。为避免大颗粒过多沉积在大肠远段造成升结肠显影低淡,故最好选用颗粒均匀型硫酸钡。钡剂用量应适中,量太多钡池可掩盖细微病灶,量少则升结肠涂钡不足。原则是钡头应灌到脾曲。这时用钡量一般为100～140ml。钡剂浓度一般为110%～150% W/V（颗粒均匀型钡）。浓度太淡腔壁轮廓勾画不清，太浓则增加黏滞度。如肠道准备时做过清洁灌肠，可酌情用稍浓钡剂。

3）注射低张药物：现一般用山莨菪碱，该药5分钟起效，注射时机过早易致灌钡时结肠松弛扩张，影响肠管反射性收缩对钡剂的推进作用和注气推钡的效果；注射过晚则摄片时结肠仍达不到良好扩张，影响细节显示。合理时机是在灌钡前即刻注射，然后马上注钡，注气，旋转体位。5分钟左右钡头到达回盲部，低张起效，此时可开始摄片。

（2）双对比造影

1）灌钡：患者左胸部向下贴床面，右髋右膝稍屈，床面头低足高10°。此时降结肠、脾曲及左半横结肠位于最下方，易于钡剂顺势流注，可用较少的钡剂灌过脾曲。只要钡头越过脾曲，通过以后的注气和旋转体位，基本上能保证钡头到达回盲部。

2）注气与旋转体位：在灌钡完成以后，不经注气而单纯旋转体位不会使结肠内钡流前进很多。注气应根据气往高处走、钡往低处流的规律，采取正确的体位。患者左侧卧位时，注气只会使小肠内充气，而不会推动钡流前进。只有当右侧卧位头低足高时，注气才能推动钡流前进。注气后再使患者旋转3～4周（可根据情况头低足高或头高足低），钡头一般即可达回盲部。

3）摄片：应多次变换体位，将各段肠区分段充

分展开，构成良好的腔壁双对比像，先分段点片，再摄两张相反体位（仰卧和俯卧，或左侧位和右侧位水平投照）的大尺寸胶片。病变处既要有双对比像，又应包括充盈像（图1-3-1-9）。

4. 直肠排粪造影

（1）检查前准备

1）检查前一日做肠道准备，口服容积性泻药如50%硫酸镁、甘露醇，或检查前30分钟到1小时清洁灌肠以清除积粪。

2）检查前2～3小时服钡剂以显示小肠。

（2）对比剂：一般用浓度为75%～100%（W/V）的硫酸钡混悬液，制成半固态糊状钡剂。其配制方法是：用100%（W/V）硫酸钡混悬液150ml稀释在400ml水中，加热并逐渐与100g马铃薯淀粉混合，不断搅动以免成块，直至形成光滑稠厚的糊状对比剂，将其灌入300ml宽头注射器内，冷却变硬，近于固态。通过一个宽而短的肛管，用注射枪注入直肠内进行造影。这种对比剂有可塑性，其黏稠度与正常粪便相似，有利于观察排粪生理，但不能很好涂布黏膜。

（3）检查用设备

1）坐桶排粪造影：用坐桶很重要，是取得优质影像的关键因素之一。要求对桶壁的密度（阻挡X线材料）、升降、转动、测量尺、排出物的收集和卫生等问题均能很好解决，使所摄影像清晰、标志清楚、便于测量。

2）机器设备对排粪造影用机器的要求：X线管

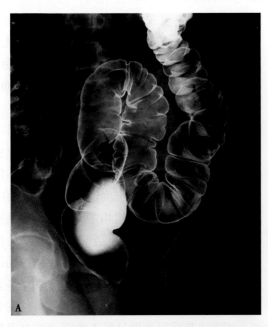
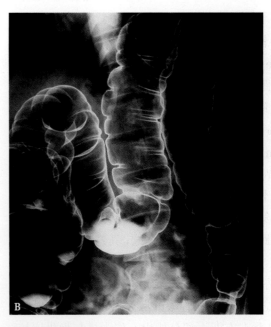

图1-3-1-9　正常结肠双对比造影影像
A. 结肠双对比造影　直肠、乙状结肠；B. 结肠双对比造影　降结肠、横结肠和升结肠

焦点 0.6～1.2mm，电压 90～115kV，胶片大小 25cm×30cm 或 20cm×25cm。在透视下选择性摄取点片，有条件的加录像更好。

（4）操作步骤：先行钡灌肠，一般灌至降结肠，需钡 300～400ml。如需同时检查大肠，则先查大肠后作排粪造影。拔管时留少许钡以显示肛管。患者坐在排粪桶上，调整高度使左右股骨重合，显示耻骨联合。即在躯干与下肢（大腿）成钝角的情况下，分别摄取静坐（rest）、提肛（lifting；肛门紧闭上提）、力排（defecation；用力排粪，肛门开大）时的直肠侧位相。力排包括开始用力时（初排）充盈像和最大用力黏膜像。有国外学者做强忍相（straining；向下作排粪动作，但肛门紧闭），因动作较难做，且诊断价值不大，现已弃用。注意照片要包括耻骨联合、骶尾骨和肛门。另外，还需加摄正位以显示直肠情况及其与小肠、乙状结肠的关系（图 1-3-1-10）。检查前一定要解释清楚，以取得患者的充分理解和配合；检查中要仔细，以摄取优质照片。否则，会得到假阴性结果。另外，还需尊重患者的排粪习惯姿势。

（5）测量

1）测量用具：用特制含角度仪、米尺、放大尺、缩小尺的四合一测量尺。由于该尺是经纬线互相垂直的坐标式的，测量时只需定点，无需画线和换算，即可得出实际数值，既快又准，用途广，使排粪造影诊断达到计量化标准。使得临床治疗和疗效观察判定有了量化依据。

2）测量项目（图 1-3-1-11）：①肛直角（anorectal angle，ARA）：测量 ARA 是用肛管轴线与直肠轴线或近似直肠轴线（按 Mahieu 提出的画平行于直肠壶腹部远端后缘，末端在耻骨直肠肌压迹处的线作为直肠轴线）的夹角。前者为前角，后者为后角，后角易画且准。肛直角反映盆底肌群主要是耻骨直肠肌的活动情况。②耻尾线肛上距（the distance between the anorectal junction and the pubococcygeal line，DUAC）：耻尾线为耻骨联合下缘至尾骨尖的连线，它基本相当于盆底的解剖位置。肛管上部即肛管直肠接合部，正常平静时刚巧位于耻尾线下缘 1cm 左右。肛上距为肛管上部中点至耻尾线的垂直距离。该点在耻尾线以上为负值，以下为正值。③乙耻距（the distance between the sigmoid colon and the pubococcygeal line，DSPC）和小耻距：即耻尾线乙状结肠距和耻尾线小肠距，分别为充钡的乙状结肠或小肠最下曲的下缘与耻尾线的垂直距离。同肛上距一样也是上为负下为正。④肛管长度（the length

of the anal canal，ACL）：为肛管上部中点至肛门的距离。⑤骶直间距（the distance between the sacrum and the rectum，DSR）：它为充钡的直肠后缘至骶骨前缘的距离，分别测量骶 2、3、4，骶尾关节和尾骨尖五个位置。⑥对各种异常分别作相应的测量。

5. 其他造影

（1）吞咽障碍的咽和食管动态造影：吞咽障碍的发病率日渐增加。这是由于老龄人口增加、影响正常吞咽的疾病及治疗措施（如气管插管、颈部放疗）增多等所致。在美国，养老院住院者中患吞咽障碍者达 50%，全国每年因噎呛致死者达万人。吞咽障碍的检查和治疗已成为现代医学中的一个新热点。咽和食管的动态造影被认为是吞咽障碍检查的"理想方法"和诊断的"黄金标准"。

1）动态造影：动态造影的主要方法是用 X 线录像或快速点片，对钡液通过时器官的动态变化加以记录。检查程序与要点①咽部检查：患者含钡液一大口（约 20ml），一次咽下，称"咽钡一口"。同时于正位、侧位及左前或右前斜位作 X 线录像或快速点片（图 1-3-1-12）。②食管检查：患者取仰卧右前斜位，于此位置分别吞钡 5 口，摄取点片或录像。注意须待"咽钡一口"的钡液完全通过食管后或虽未完全通过但食管已不再发生蠕动时，方可再作下一次吞钡，以免干扰前次吞钡引发的蠕动和动力。

2）咽双对比造影：咽双对比造影能全面了解咽解剖结构和病变的细节，可与纤维咽镜检查互为补充。检查要点①对比剂：用高浓度（250%，W/V）双对比硫酸钡制剂，有利于黏附。②程序及体位：患者口内含钡液一大口（约 20ml），尽可能一次全部咽下。咽钡后，在以下各体位，嘱患者依次用力高声发"E…""O…""A…"3 个长音，在发音时，分别摄取点片。发"E"音时，咽腔扩张最大，显示解剖和病变的细节最清楚，发"O""A"音时，可观察咽部有关结构位置的相应改变。摄片包括直立正侧位，摄片后嘱患者于此位置作不吞钡的吞咽动作（空咽），正常者会厌谿及梨状窝内存留的钡液空咽 3 次后应排空。③直立左前或右前 30°斜位，颈部较短者在此位置可清楚显示咽下部的情况（图 1-3-1-13）。

（2）胃肠手术后钡剂造影：因各种疾病而作胃肠外科手术者为数众多，其中多数需作影像学随访复查。胃肠术后的影像学检查包括 CT、超声、EUS、核素等，这些检查对腔壁外侵犯的范围和食团通过时间的判断有较大价值。但只有胃肠造影才能全面而清楚地了解术后胃肠解剖结构的变化和通过功能

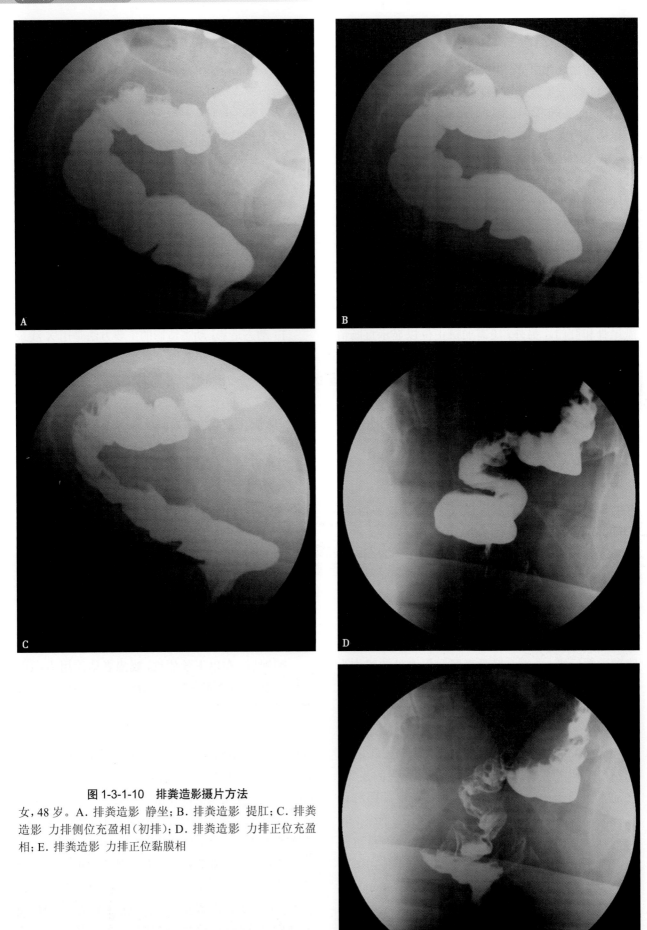

图 1-3-1-10 排粪造影摄片方法

女，48岁。A.排粪造影 静坐；B.排粪造影 提肛；C.排粪造影 力排侧位充盈相（初排）；D.排粪造影 力排正位充盈相；E.排粪造影 力排正位黏膜相

的改变。胃肠造影能够准确地查出各种术后并发症的有无及其发生的部位、性质和程度。

除怀疑胃肠穿孔时应采用有机碘水为对比剂外，胃肠道各器官均应采用钡剂作双对比和单对比结合的双相造影检查。双对比中较多的气体、较少的钡液可使囊腔充分扩张，有利于显示结构的细节，而且可减少由于钡液漏溢或通道堵塞而引起的副作用。对于诊断上有重要意义而造影进行时未能显示的某段肠襻（如 Billroth Ⅱ 术式的输入襻）可用手法推压促使显示。例如，输入肠襻综合征常由于输入襻过长、胆汁在其中淤积；或由于输入襻过短，胃残端收缩后使其在吻合口处扭曲；或输入肠段的位置低于输出肠段而吻合口又很宽大时；或输入肠襻在系膜间隙内被牵拉、压迫时；或输入肠段内有炎

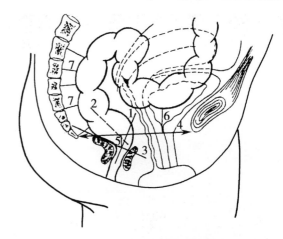

图 1-3-1-11　测量项目示意图

1. 肛管轴线；2. 直肠轴线；3. 近似直肠轴线；4. 耻尾线；
5. 肛上距；6. 乙耻距；7. 骶直间距

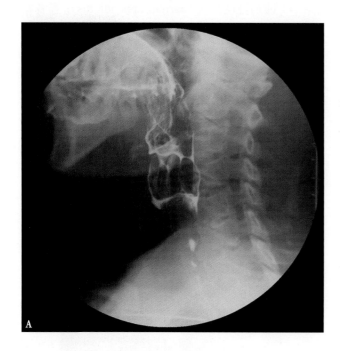

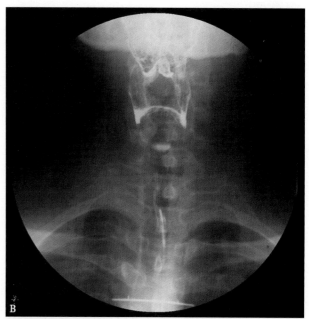

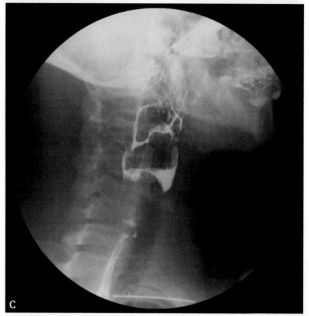

图 1-3-1-12　咽动态造影（吞咽时快速点片）

A. 咽动态造影（快速点片）侧位；B. 咽动态造影（快速点片）正位；C. 咽动态造影（快速点片）斜位

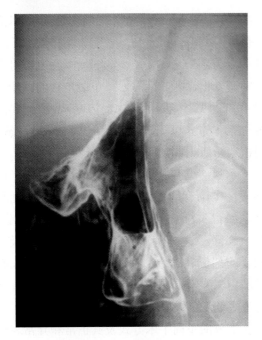

图 1-3-1-13 咽双对比造影

斜位片可见咽腔扩张，会厌豁、梨状窝显示清楚，咽壁有钡剂涂布

症、粘连、瘢痕时；这些因素，均可形成输入肠袢综合征。检查时，关键的输入肠袢常难显影，检查医师可用推压输出肠袢的方法，使钡液反流至输入袢，促使显示，才能得以诊断。怀疑有梗阻存在时，应采用插管法造影，造影后，尽量将对比剂抽出。

6. 钡剂造影的并发症和有关药物的毒副作用

胃肠道造影用的硫酸钡本身不溶于水，化学性能稳定，不被黏膜吸收，经过近百年的临床应用，为最理想的胃肠道对比剂。由于双对比技术发展的需要，对硫酸钡制剂的性能要求不断提高（包括高浓度、低黏度、贴附性、触变性、防腐性、抗凝聚性等），硫酸钡制剂的配方越发复杂，添加剂达 90 余种，有的可能引起过敏或毒副作用，其中最可能的致敏原是对羟基丙甲酸酯（methylparaben），它是一种防腐剂，在硫酸钡制剂中几乎都含有，只是含量多少不同。致敏原可循胃肠道黏膜或病变部位进入血液，引起肥大细胞、嗜碱性细胞脱颗粒（degranulation）及 IgE 致活等机制，导致变态反应（anaphylactic）。此外，硫酸钡制剂在胃肠道造影中，溢入喉、气管、支气管、肺，以及引起钡剂性肺炎、钡剂性阑尾炎、钡剂腹膜炎、钡入静脉等并发症也屡有报道。

（1）并发症：胃肠道钡剂造影的并发症并非少见，严重者可致死亡。

1）钡剂溢入气管、支气管、肺：食管、上消化道造影吞钡时钡剂溢入喉及气管，较常见，少量钡剂进入咽、喉、气管、支气管和肺，无关紧要，它会随着气管、支气管、咽部分泌的痰液、黏液排出体外。但大量钡剂溢入支气管和肺，会引起急性吸入性肺炎，钡剂会沉积在气管、支气管黏膜下、肺泡内和肺间质，进而形成肺纤维化改变。而大量钡剂吸入也可导致即刻窒息死亡，这多见于老年人和婴幼儿（图 1-3-1-14）。

2）胃肠穿孔：穿孔多因胃肠腔壁由于病变（如溃疡）或药物（如激素）变薄弱或钡检时推压过重所致，也可因钡灌肠器具插入肛门、直肠的方向、力度不当，钡液自穿孔处进入腹腔，需外科紧急救治。

3）梗阻或堵塞：不少患者（尤其是老年人、胃肠道功能减退者）胃肠道钡剂检查后，钡剂在结肠内形成干燥硬结的固体大块，排出困难，称钡堵塞。如肠道某处已存在狭窄，则此种钡块更可能在该处形成梗阻。

4）钡剂性阑尾炎（barium appendicitis）：患者常在钡剂检查 2 周后出现右下腹疼痛，伴恶心、呕吐，血液细胞学检查，白细胞增高。X 线或 CT 检查见阑尾有不透 X 线的钡剂。手术、病理证实阑尾腔内钡石堵塞伴发炎症表现。

5）钡剂腹膜炎（barium peritonitis）：钡剂腹膜炎与钡剂性阑尾炎、钡剂性肺炎一样，国外常有报道，它主要的临床症状是在钡剂胃肠道检查后 2 周内，出现腹痛、肌紧张、发热、白细胞增高等腹膜炎征象。

6）钡入静脉：钡入静脉（barium embolization, intravasation）多发生于钡灌肠时。钡微粒可在肠壁无穿孔的情况下经黏膜的薄弱缺损处进入盆腔静脉，并经下腔静脉进入右心，转而至肺动脉，引起肺

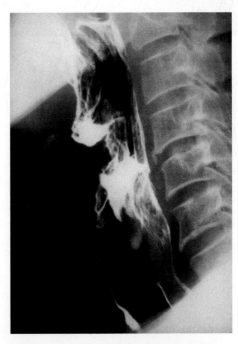

图 1-3-1-14 钡剂吸入喉前庭及气管

水肿，1μm以下的钡微粒可进入体循环，最后大量沉积在肝、脾等单核 - 巨噬细胞系统内，也可在脊柱椎体沉积。钡入静脉为极危险的并发症，患者可在数分钟内死亡，死亡原因系肺血管大量钡剂栓塞和肺水肿，其次是钡剂中的内毒素对心脏传导的抑制。钡入静脉的患者在CT下可发现在盆腔静脉、下腔静脉、心腔内有钡剂存在，以后还可在肺、肝、脾等脏器见到高密度的钡影，David用电镜和X线显微分析法证实钡微粒在这些脏器切除标本中的存在。有报道一例克罗恩病患者，做钡剂检查后发生钡颗粒进入门静脉。钡入静脉虽然发生率不高，但却有50%左右的死亡率。

（2）有关药物的毒副作用

1）硫酸钡过敏反应：医用纯净的硫酸钡本身不被胃肠吸收，不会产生过敏。极少数因钡剂造影发生的过敏反应很可能是因钡制剂（特别是双对比钡剂）内众多添加剂中的某种成分所致。最为常见的症状是自觉痒感、可出现荨麻疹或风疹，由于"胃肠荨麻疹"而可有腹部不适，也可表现为流涕、头晕、咳嗽等上呼吸道感染征象，最严重者可发生过敏性休克。

2）山莨菪碱毒副作用：山莨菪碱（anisodamine，654-2）为我国特有的抗胆碱药，作用类似于阿托品，但松弛胃肠平滑肌的作用远比后者强，"低张"作用最强时间在肌注后5～15分钟。出现严重毒副作用者极少。偶尔可出现的毒副作用有面红、视物模糊、心率加快、排尿困难等。因此，在做胃肠道钡剂造影检查前，若需要注射山莨菪碱时，一定要询问病史，颅内压增高、脑出血急性期、青光眼等患者禁用。

3）甲氧氯普胺的毒副作用：甲氧氯普胺（metoclopramide，胃复安，灭吐灵）通过阻滞多巴胺受体而具有较强的中枢性镇吐和促进胃肠排空的作用。在我国多被用于上消化道造影检查后还要作快速全胃肠道观察，或于上消化道造影检查前口服或肌注促使胃潴留液的排空。为此目的的剂量为20mg口服或肌注，较临床常用的一次剂量为大，但极少出现毒副作用。毒副作用的表现为昏睡、烦躁不安、双手颤抖、拖曳步态等锥体外系症状。此药禁用于普鲁卡因过敏、癫痫、胃肠出血、妊娠等患者，因此使用前，也一定要询问病史。

第二节　食管和胃肠CT检查

自1972年英国工程师Hounsfield在北美放射学会（RSNA）年会上向全世界宣布第一台EMI型CT扫描机研制成功以后，医学影像检查技术发生了革命性的进步。经过近50年的发展与完善，CT无论在硬件技术还是软件功能等方面均有了很大的提高，在许多临床应用上显示出明显优越性。与传统X线图像相比，CT图像的密度分辨率高、能够进行密度量化分析及多种后处理。而螺旋CT（spiral CT，SCT）的问世，大大缩短CT扫描时间，使CT检查越来越成为临床诊断不可或缺的重要技术手段。

螺旋CT包括单层螺旋CT和多层螺旋CT（multislice CT，MSCT）。螺旋CT扫描机采用滑环技术，球管与探测器系统在曝光的同时围绕人体单向连续旋转，同时检查床载被检查者单向连续移动，球管围绕被检查者旋转的运行轨迹成螺线形。螺旋CT采集的不是一个层面的数据，而是一个器官或一个部位的纵向连续的扫描数据，因而这种扫描方法又被称为容积扫描。对于连续容积扫描数据，可进行任意、回顾性图像重建、重组，无层间隔大小的约束和重组次数的限制，提高了后处理技术中多平面重组和三维成像图像的质量。螺旋CT机扫描速度较非螺旋CT机大幅度提高，一次屏气可完成规定区域的扫描任务，减少了呼吸伪影，避免层面漏扫。

多层螺旋CT除了具有单层螺旋CT的优点外，还有以下优点：①同层厚时扫描速度进一步提高。有利于进行血管检查、胸腹部检查和急、重症被检者的检查。②检测效率提高。X线利用率提高，一个器官或一个部位一次屏息下的容积扫描，不会产生病灶的遗漏。③CT图像质量提高；④图像后处理质量提高；⑤同层厚时X线剂量减少。

螺旋CT，尤其是多层螺旋CT扫描速度和图像质量的优势，使CT检查在食管和胃肠疾病的发现与诊断中越来越发挥其重要的作用，显著提高CT的应用价值。特别是在消化道肿瘤的诊断及分期，包括肿瘤的部位、大小、性质、向周围侵犯的情况、有无淋巴结转移以及远隔脏器转移、预后的估计和治疗后的随访等方面具有重要临床意义。但由于消化道的特殊性，在CT检查前应充分做好胃肠道准备工作。

CT检查包括普通扫描（即平扫，plain scan）、增强扫描（contrast enhancement，CE）、血管造影（computed tomographic angiography，CTA）以及灌注成像（CT perfusion，CTP）。CT普通扫描不用静脉注射增强对比剂，是CT扫描最基本的扫描方式。CT增强扫描是经静脉注射对比剂后的扫描，增加了器官组织间及组织与病变间密度的差别，更清楚地显示病变与周围组织间的关系及病变大小、形态、范围,有助于发现平扫未显示或显示不清楚的病变。

CT肠道造影(CT enterography,CTE)是目前临床常用的一种胃肠道CT检查方法,对小肠病变的诊断具有较高的敏感度和特异度。CTE使用大剂量对比剂充盈肠腔,并经多层螺旋行CT平扫及增强扫描,将图像进行后处理,多方位地显示肠腔、肠壁、肠外淋巴结、肠系膜、肠系膜血管以及毗邻结构等(图1-3-2-1),有利于多种肠道疾病的诊断,如炎症性肠病与肿瘤性病变。腹部CT和普通肠道造影能提供各自特有并互补的信息,而CTE同时具备了两者的优点,简便、易行,无明显并发症,图像直观,诊断符合率较高。CTE的主要不足之处是设备要求较高,有一定的辐射损伤,费用增加。

检查方法:

(一)腔内对比剂

胃肠是空腔器官,CT扫描前,应向腔内注入(口服或灌肠)对比剂。所用的对比剂一般根据密度分为以下两大类。

1.高密度对比剂　目前临床上广泛应用者为1%～3%的有机碘水溶液。亦可采用1%～2%的医用硫酸钡混悬液。高密度对比剂的优点是显示管腔形态清晰,尤其是在平扫时。缺点是:高密度对比剂易使肠腔内较小病变及胆总管末端内结石被掩盖;增强扫描后不利于观察肠壁强化情况;高密度的肠管也容易和强化的血管重叠而不利于腹部血管三维成像;高密度对比剂还会增加CT扫描的辐射剂量。

2.低密度对比剂　包括脂类对比剂、水样密度对比剂和气体对比剂。

脂类对比剂主要是12.5%～25%的乳化玉米油,对胃肠壁的显示率与水相类似,达95%左右,缺点是部分患者不易耐受,可出现恶心、呕吐、腹痛、腹泻等不良反应,使其临床应用受限。有学者

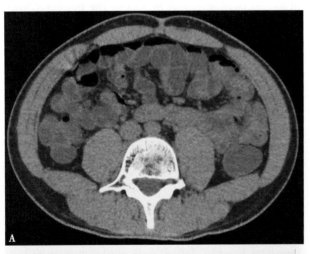
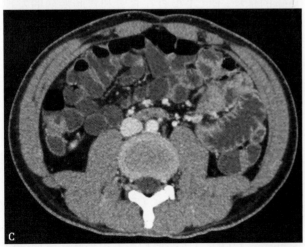
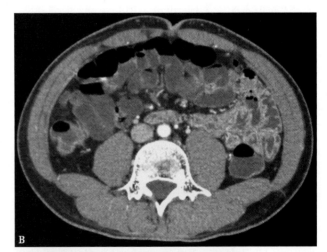
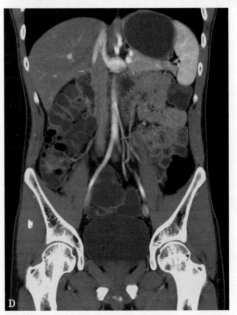

图1-3-2-1　正常肠道CTE表现

A.正常肠道CTE横断位平扫;B.正常肠道CTE横断位动脉期;C.正常肠道CTE横断位静脉期;D.正常肠道CTE冠状位动脉期

认为脂类对比剂在小肠的 CT 检查上较其他对比剂更佳。气体对比剂显示胃肠壁较高密度对比剂优越，但不及脂类和水对比剂，在中低档 CT 机上容易产生伪影。服用产气剂产生的气体可充满胃和小肠。结直肠 CT 检查时，可经肛门插管直接注入气体 800～1 000ml。

水样密度对比剂，如温开水或 2.5% 等渗甘露醇。其在显示胃肠壁病变上较高密度对比剂清楚，尤其对小的隆起性病变的显示，具有既经济又便利等优点。其优越性已被公认，应作为首选。由于温开水是低渗液体，难以大量口服并被消化道吸收，不能很好地充盈小肠，仅适合作为上消化道 CT 检查的口服对比剂。2.5% 等渗甘露醇，因其等渗、味甘，容易被患者接受，口服量可以比较大，加上等渗而不被消化道吸收，可以持续满意地充盈胃和全小肠。

（二）检查要求和步骤

1. 食管 扫描前应口含清水或 1.5% 泛影葡胺一大口或口服产气粉，大口一次咽下后使食管扩张时立即扫描。食管癌的患者扫描范围应向下至脐部，以显示肝及腹部淋巴结的转移情况。不服对比剂，食管不扩张，难以显示食管壁病变细节。

2. 胃和十二指肠 常规空腹 6～8 小时，检查前 15～30 分钟口服对比剂 300～500ml，必要时检查前再追加 200ml 使胃腔充分扩张。64 排以上螺旋 CT 不必使用低张药物消除消化道蠕动。一般仰卧位扫描，如显示胃窦或胃底可采用俯卧位及侧卧位，使病变部充盈对比剂。一般扫描范围自胸骨剑突至脐部，层厚 1mm，间隔 1mm。

3. 小肠 高密度对比剂在检查前 1～3 小时口服 600～800ml，再于检查前 10～15 分钟服 300～500ml，以保证小肠充盈良好。2.5% 等渗甘露醇在检查前 1 小时开始，每隔 15 分钟口服 400～500ml，总量 1 600～2 000ml。扫描范围自剑突下至耻骨联合上，但当病变部位明确时亦可做病变部位扫描。一般作仰卧位扫描，层厚 1mm，间隔 1mm。

4. 结肠和直肠 肠道准备后经肛门插管注入腔内对比剂，一般用 2.5% 等渗甘露醇 300～500ml。亦可在 CT 检查前 6～12 小时口服高密度对比剂 600～1 000ml。或者经肛管注入 800～1 000ml 空气或二氧化碳。检查前 1 小时喝水 300～500ml，使患者膀胱充盈。

（三）增强技术

食管及胃肠道 CT 增强检查常规应作团注法增强，最好用高浓度碘对比剂作双期增强扫描。

第三节 食管和胃肠 MRI 检查

磁共振成像（magnetic resonance imaging，MRI）技术是利用原子核在磁场内所产生的信号经计算机重建成像的一种检查技术。其基本原理是以不同的射频脉冲序列对生物组织进行激励，利用线性梯度对组织进行空间定位，并利用接收线圈检测组织的弛豫时间和质子密度信息。MRI 具有极好的软组织对比、多参数成像、多平面成像和无电离辐射等优越性，并可进行多种功能成像无创性提供人体的功能信息，已被广泛应用于临床，对医学界产生巨大影响。

随着 MRI 硬件设备和软件功能的不断发展和完善，尤其是快速成像序列和呼吸门控技术的研发与临床应用，使得 MRI 在腹部脏器的应用成为可能并不断进步创新。磁共振肠道造影（magnetic resonance enteroclysis，MRE）作为一种新兴的肠道影像学检查方法，在炎症性肠壁、消化道肿瘤及血管性病变的诊断方面的应用越来越广泛。MRE 通过向肠道内注入空气或口服 2.5% 甘露醇等对比剂，使肠腔扩张、肠壁组织拉伸，因此肠腔内、肠壁和肠腔外结构及病变得以清晰显示，成为肠道疾病，尤其是小肠病变定位与定性诊断的一种有效检查方法。

一、腔内对比剂

胃肠 MRI 检查，腔内需充盈对比剂，以下各种对比剂可供检查时选择。

1. 阳性对比剂 ①等渗甘露醇是目前临床最常使用的腔内充盈对比剂。它在胃肠腔中为液性信号，T_1WI 上呈低信号，T_2WI 上呈高信号。其优点是使用方便、价格低廉，缺点是有时在 MRI 图像上不易辨认、易腹泻。②Gd-DTPA 水溶液、枸橼酸铁铵水溶液是顺磁性对比剂，低浓度时在 T_1WI、T_2WI 上均呈高信号，使用浓度分别在 1.0mmol/L 及 2.1mmol/L 左右。

2. 阴性对比剂 阴性对比剂使胃肠腔在 T_1WI、T_2WI 上均呈低信号。①超顺磁性氧化铁微粒混悬液是较为理想的 MRI 胃肠对比剂。②全氟溴辛烷因价格昂贵而影响其应用。③硫酸钡混悬液采用颗粒粗细不均性硫酸钡，浓度一般为 155%～200%（W/V）。优点是口服后安全无毒，价格低廉。主要缺点是口感欠佳，大量服用有一定困难。

二、检查技术

食管位于胸腔纵隔内,检查方法与胃肠道不同,检查前准备相对简单,且食管疾病临床使用 MRI 进行诊断较少。故此处仅对胃肠道的检查技术进行叙述。

1. **检查前准备** 嘱被检者禁食 8～12 小时,检查前 6 小时口服泻药(复方聚乙二醇电解质散)清洁肠道,直至排出的大便为无色清亮无渣样便为宜,喝水期间指导患者踱步,以减轻腹胀不适感。检查前 1 小时,口服 2.5% 等渗甘露醇溶液 1 600～2 000ml,每次间隔 15 分钟服用 400～500ml。年老体衰患者及患儿可适当减少溶液量,以不引起呕吐为准。检查前 5～10 分钟臀部肌内注射山莨菪碱 10mg(前列腺增生、青光眼、肠梗阻等患者禁用)以降低肠壁张力,避免肠蠕动所致的伪影。检查前应训练被检者的呼吸与屏气,以取得检查时的良好配合,避免出现重复扫描及漏诊。

2. **扫描方案** 被检者常规取仰卧位;使用体部阵列线圈和脊柱表面线圈。常规行横断位和冠状位 T_1WI、T_2WI 屏气扫描,并行相应层面的脂肪抑制序列扫描。采用高压注射器静脉注射对比剂(如 Gd-DTPA),分别在对比剂注射前及注射后行多期动态增强扫描。增强扫描推荐使用横断位脂肪抑制 T_1WI 及冠状位脂肪抑制三维容积内插屏气 T_1WI 扫描,多方位显示病变,且可以任意层面重建(图 1-3-3-1)。

必要时可根据临床诊断需要行磁共振功能序列

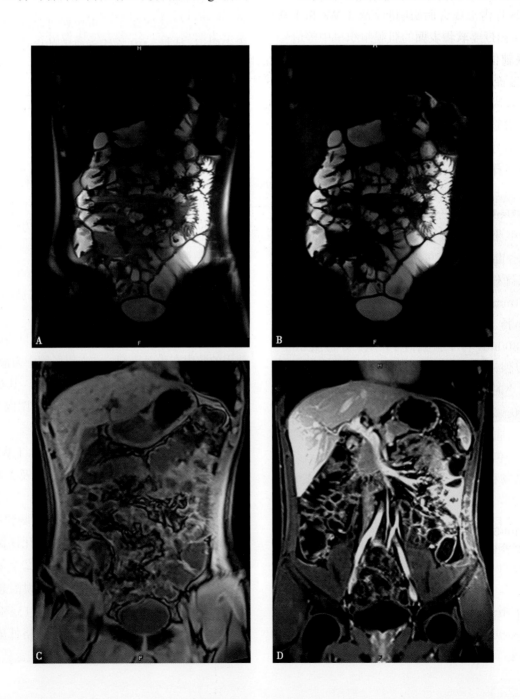

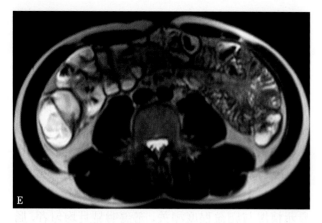

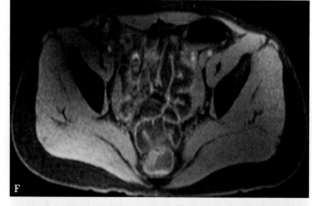

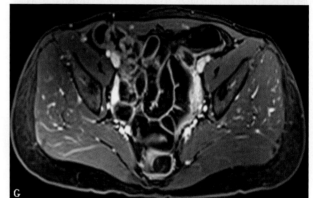

图 1-3-3-1　正常肠道 MRE 表现
A. 正常肠道 MRE 冠状位 T_2WI；B. 正常肠道 MRE 冠状位 T_2WI 压脂；C. 正常肠道 MRE 冠状位 T_1WI 平扫；D. 正常肠道 MRE 冠状位 T_1WI 增强；E. 正常肠道 MRE 横断位 T_2WI；F. 正常肠道 MRE 横断位 T_1WI；G. 正常肠道 MRE 横断位 T_1WI 增强

扫描，如扩散加权成像（diffusion-weighted imaging，DWI）、磁化传递成像（magnetization transfer imaging，MTI）。近年来研究表明，DWI 及 MTI 在诊断炎症性肠病，尤其是 MTI 在诊断克罗恩病肠壁纤维化中具有重要价值。

第四节　腹膜腔的影像学检查

在 20 世纪 70 年代以前，腹部常规 X 线检查中的平片、透视及腹腔空气造影等，是腹腔的主要影像学检查方法。超声、CT 应用于腹部影像诊断以后，常规 X 线检查的重要性已明显下降。但是腹部平片检查仰卧位加侧卧水平位，可以很好地显示腹内游离气体，从而可以诊断胃肠穿孔所致急性全腹膜炎、腹腔大量积液等腹腔病变，它仍是一种经济、简便、有效的检查方法。

20 世纪 70 年代以后，CT 扫描成为腹腔疾病的主要检查方法。一般采用平扫。为了了解腹膜病变性质及其与腹内脏器及腹膜后间隙的关系，也可做增强扫描。扫描范围宜从横膈至盆腔。扫描技术参数宜采用较宽的窗宽，通常对上腹部采用 150～250HU，下腹部采用 400～500HU，以利于显示腹膜及其内、外侧的脂肪结构，也利于区分脂肪与气体投影。此外，不断有人尝试，在做腹腔穿刺注入阳

性对比剂后，行 CT 扫描以了解腹腔病变。由于采用合适的调窗技术，尤其是使用较宽的窗宽，已可很好地区分腹膜增厚与腹液，因此该项有创性的检查并未普遍采用。超声具有经济、简便等优势，且可以显示腹腔积液及腹膜病变，因此应用也较普遍。

20 世纪 80 年代后期，MRI 也逐渐应用于腹部疾病。由于其扫描时间太长，虽然采用了呼吸门控、呼吸补偿等方式以提高图像质量，但至 20 世纪 90 年代以后，尤其是近年来，MRI 快速扫描序列的应用，腹部 MRI 图像质量得到明显提高，可以在屏气条件下，在短暂 10 秒左右时间内获得 12～16 层清晰的腹部解剖图像，加上 MRCP、MRU 等水成像技术及冠状位、矢状位扫描，使 MRI 的应用得到了很大的扩展，并展示了很好的应用前景。

第五节　急腹症的影像学检查

急腹症的影像学检查应采取迅速、不加重病情的方法作出诊断。

1. 腹部平片　这是最简便、安全而有效的方法，可列为首选。基本的照片包括仰卧和站立位照片。前者可观察胃肠内气体多寡、分布、有无异常致密 / 钙化阴影。站立位片观察腹内游离气体或肠内液平面。通常摄片前不宜灌肠，以免人为地增加肠内气、

液量。摄片前应排尿，以免膀胱内多量尿液仿如软组织影。有时心、肺疾病能引起急腹症的症状，故胸部摄片/透视宜作为常规。透视观察横膈运动也有助于腹部尤其是肝胆病变的判断。

2. 钡剂灌肠 若疑有结肠梗阻，可在腹部平片后作钡剂灌肠检查，检查前不必作清洁灌肠，灌肠压力应低。对肠套叠患者可作空气灌肠。

3. 碘液造影 此法主要用于较短时间内判断是否机械性肠梗阻及其程度。放置胃管抽净胃液，然后注入60%碘液（如泛影葡胺）60～100ml，采取上身抬高右侧卧位，以利对比剂进入小肠，注入对比剂后每隔1～2小时透视或摄片，观察碘剂到达部位。若疑胃十二指肠穿孔而平片阴性，碘液可能显出穿孔处。碘液的优点是：安全，不会加重肠梗阻，通过肠道迅速，正常人注药后1小时内可能到达大肠，可较快作出判断；若进入腹腔可被吸收。其缺点是显影不如钡剂清楚。

4. 口服钡剂造影 用于帮助判断小肠梗阻的有无和部位，常用较稀的钡剂，其方法与碘剂造影基本相同。钡剂的特点是：显影清楚，通过肠道慢，口服或注入后正常人3～6小时钡先端才到达大肠，耗时较多。钡剂不能应用于胃肠道穿孔或大肠梗阻患者，因钡会加重梗阻，若漏入腹腔能加重腹膜炎。

5. CT 近年来CT在急腹症中的应用及诊断取得良好效果。CT显示腹腔游离气体、肠壁气体和肠系膜静脉内及门静脉内气体优于腹平片。CT显示肠梗阻的位置和原因优于平片加碘液造影。CT诊断急性阑尾炎明显优于平片，其敏感性为87%～98%，特异性为88%～97%，准确性为93%～95%。CT平扫用于肾绞痛输尿管结石的准确性达97%，而泌尿系平片准确性只有74%。CT也有助于诊断腹腔内外出血。随着CT发展，新型CT辐射剂量明显减少，CT检查技术与常用者基本相同，CT也可作为急腹症检查的首选。急腹症CT检查常不加口服胃肠道对比剂，静脉增强有助于明确血管病变及病灶的血供情况，故通常做静脉增强检查。

6. 血管造影 若疑肠系膜血管病变引起急腹症，可作选择性腹腔动脉和/或肠系膜上、下动脉造影。

7. 胶囊内镜（capsule endoscopy，CE） 2000年由Given影像公司生产的胶囊内镜正式面世，次年被准许应用于临床。胶囊内镜主要由3部分组成：进入人体的胶囊，带有便携式硬盘的外部接收天线（数据记录仪套件）和配有专业软件的计算机工作站。患者吞服胶囊后，胶囊可借助肠道的自身蠕动使其平滑地通过消化道，并自然排出体外。每例患者可获得50 000张左右的图像，并被保存在与传感器相连的数据记录仪中，医师从记录仪中下载资料，转录到一个特定的计算机工作站，通过回放图像的专业软件，以1～25幅/秒可变速度进行演示，找出可能有价值的发现。不明原因的消化道出血是胶囊内镜的主要适应证。胶囊内镜的优点是操作方便，无创性，一次性使用，无污染，彩色图像清晰，对小肠病变诊断率较高。缺点是图像随机摄取，视野有限，可造成图像遗漏或失真，气泡、小肠液等均可影响图像质量，不能精确定位，不能进行活检和治疗，费用较高，肠道狭窄患者可使胶囊内镜滞留而需手术取出。

8. 双气囊小肠镜（double-balloon endoscopy，DBE） 2001年，由Yamamoto首次报道，2003年引入国内。整个内镜操作系统由主机、内镜、外套管和气泵四部分组成。重复充气、放气、滑行外套管和钩拉等动作，可使镜身缓慢、匀速地推进到深部小肠。小肠出血是最主要的适应证。双气囊小肠镜可在直视操作下观察病灶，通过活检对病变进行定性检查，但大多需静脉麻醉下进行，操作时间较长，需两位医师配合进行，有一定的不良反应发生率，且患者依从性较低。

（李子平　卢宝兰）

参 考 文 献

1. 谢敬霞. 消化道疾病影像诊断图谱. 天津：天津科技出版社，1998.

2. 章士正. 小肠影像诊断学. 北京：人民军医出版社，2006.

3. David H, Bruining E M, Zimmermann E V, et al. Consensus Recommendations for Evaluation, Interpretation, and Utilization of Computed Tomography and Magnetic Resonance Enterography in Patients With Small Bowel Crohn's Disease. Radiology, 2018.

第四章　正常表现与基本病变影像学表现

第一节　食管和胃肠钡剂造影正常与基本病变影像学表现

一、食管钡剂造影正常表现

（一）食管的X线形态

正常食管不能在X线片上显示，因为在静止期食管腔是关闭的，管腔内没有气体存在。只有当空气经咽部吞入，或自胃返入食管时，才能由气泡显示出部分食管腔，这种情况在婴儿及幼童中较常见。

食管上端与下咽部（即喉咽部）相连，下咽部为一较宽的腔道，下方构成两侧对称的一对梨状窝，正位充钡时于梨状窝的中心可见一圆形透光区，为喉头阴影，不可误为充盈缺损。侧位时两侧梨状窝重叠，前壁略向前方鼓出，前下方见环状软骨构成的浅切迹。两侧梨状窝在第5颈椎下缘处，即环状软骨下缘水平，向中心汇合呈一长约1cm的轻度环状狭窄段，即为食管的开端，也即食管的第一个生理狭窄，以在卧位时显示较佳。食管的第二个生理狭窄在主动脉弓和左主支气管压迹处。第三个生理狭窄相当于胃食管前庭段。

当吞咽大口钡剂后，食管腔充盈扩张，其管径一般自上而下逐渐增宽。因食管的管腔略扁，故在正位时其管径较侧位时略宽，而当它经过横膈裂孔时逐步转为侧位略宽，正位略狭。整个食管垂直向下，但不是笔直的，在正侧位上均可见其有自然弯曲度。在正位时，有两个凸面向左偏移的轻微弧度，第一个在颈胸段，第二个在食管中下段。在侧位时，食管随颈胸椎的曲度而自然弯曲。食管腔的边缘光滑，管壁柔软。

食管与纵隔内器官相邻，主动脉弓部、左侧主支气管及左心房紧贴于食管的左前方，所以在食管的左前缘造成三个正常的压迹，这三个压迹以在右前斜位时显示最明显。依次为：

1. **主动脉弓压迹**　相当于第4~5胸椎水平处，为一半月形的弧形压迹，压迹的深度随年龄而递增。此压迹在正位及侧位时亦可见，正位时位在食管的左缘，侧位时位在食管的前缘，其弧度均较右前斜位时为浅，正位时压迹的最凹点至主动脉球最外点的距离代表了主动脉弓的直径。

2. **左主支气管压迹**　左侧主支气管斜行跨过食管的左前方，紧接主动脉弓压迹的下方，食管的左侧缘见此压迹，在某些人于压迹相应部位的食管上，可见约1cm宽的斜行的模糊透光带。压迹的深浅程度变异较大，压迹的宽度与左主支气管倾斜的程度有关，其走行越垂直则压迹较狭而明显。有时压迹不呈圆弧形，而成为轻度成角的切迹状表现。一般在压迹的前方可以看到含气透光的支气管阴影。正常肺动脉不与食管相接触，当肺动脉增大时，可以通过左主支气管而间接压迫食管。在主动脉弓和左主支气管两个压迹之间，食管往往相对地膨出，钡剂通过稍潴留，这是正常现象，不要误认为是食管憩室等。

3. **左心房压迹**　相当于食管中下段，为一长而浅的压痕，在正位及左侧位时亦可见，在正位时其弧度的凹面向左。一般在儿童或深呼气时压迹比较明显，成年人或深吸气时不易见到，而狭长型心脏的人此压迹可以完全见不到。

食管少量充钡时（即部分排空后），管腔内显示出2~5条纵行的平行细条状透亮影（2mm宽），即为黏膜皱襞。这些皱襞在通过膈裂孔时聚拢，过了裂孔后又再分离，达贲门时又可聚拢。

食管双重造影相　食管明显舒展，低张后食管扩张度可增加一倍，两侧壁为纤细的轮廓线所勾画，中间为均匀极淡的钡剂涂沫，黏膜平整而无皱襞可见，偶而可见精致的横行条纹结构为黏膜肌层收缩所致。右前斜位食管前缘亦可见三处正常压迹。左前斜位在中段相当左主支气管起始处向上，食管前后壁之间见自前上向后下的斜行的钡线影(约 3cm 长),这是由于食管明显扩张紧贴于气道所致,并因食管充气而对照显示的(图 1-4-1-1)。

(二)食管蠕动和收缩的 X 线表现

与钡餐通过食管的速度、钡餐的厚薄,以及患者的体位等有关。由于吞咽动作和食管蠕动的推动力量,钡餐可在数秒钟之内通过食管进入胃部。食管的蠕动波表现为不断向下推动的环状收缩波,收缩波前方的食管舒张,以接纳收缩波送来的钡餐,收缩波后方的食管恢复静止状态。蠕动波以卧位显示为佳,因为钡餐的重力影响较小。原发蠕动的收缩波从食管入口开始,下行很快,达主动脉弓水平以后变慢。这是因为弓上段以上管壁为横纹肌,而以下为平滑肌,两者收缩速度不同所致。在立位时,加上重力的作用,钡餐下行较快,尤其在吞服稀钡餐时下行更快,因而蠕动波可能表现得不明显。个别人,一般为老年人,原发蠕动波可以中止在主动脉弓水平,需经几次吞咽动作后,蠕动波才下行至整个食管。原发蠕动未能将食管排空,而又未作第二次吞咽动作时,就出现继发蠕动。继发蠕动于主动脉弓水平开始,开始时可表现为一痉挛状收缩,将钡餐推向上、下,以后则与原发蠕动相似,将钡餐推送向下。随再次吞咽动作而来的新的原发蠕动,可以抑制正在进行的继发蠕动,使钡餐随新的原发蠕动下行。有时新的原发蠕动不能抑制继发蠕动,钡餐可停留在原发与继发蠕动波之间,引起这段食管的扩张,患者可感胸骨后不适或轻微疼痛。第三

收缩常见于主动脉弓水平以下的食管,可表现为食管边缘呈不均匀的波浪状或锯齿状,也可表现为一段食管呈痉挛性收缩,一般持续数秒至数分钟。逆蠕动表现为从梗阻部位开始的、将钡餐推向上方的蠕动波。

(三)膈壶腹、食管下括约肌和胃食管前庭段的 X 线表现

膈上 4~5cm 长一段食管,在蠕动波到达时,往往舒张、膨大呈壶腹状,最宽处可达 4cm 以上,但一般不超过 5cm。X 线诊断学上称此膨大部分为膈壶腹,以吸气或 Valsalva 呼气法时显示最为突出,这是正常的生理现象。膈壶腹一般只能暂时存在,即使吸气后持续屏气,膨胀部分也逐渐变成与其上方食管粗细相仿,同时钡餐向上反流。一般原发蠕动波到膈壶腹顶部为止,膈壶腹和舒张的胃食管前庭段连成一气,然后膈壶腹在数秒钟之内逐渐缩小以至消失,这时胃食管前庭还未收缩,钡餐通过胃食管前庭源源不断进入胃部。膈壶腹消失之后,胃食管前庭段才继之同时收缩,将胃食管前庭段内之钡餐推送入胃。有时钡餐不能完全推送入胃,部分又返回到胃食管前庭段以上的胸段食管,食管内钡餐停留在膈上 1~2cm 以上的食管内,而胃食管前庭段空虚或只有很少量钡餐夹在黏膜皱襞之间。有时原发性或继发性蠕动波不伴随胃食管前庭段舒张、开放,这种情况下随蠕动波到达所出现的膈壶腹,以上为萎陷状态的食管,以下为呈环状缩窄的萎陷之胃食管前庭起始部,在两端萎陷的对比之下,从而

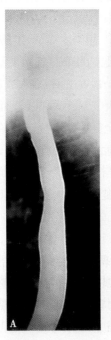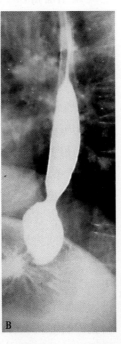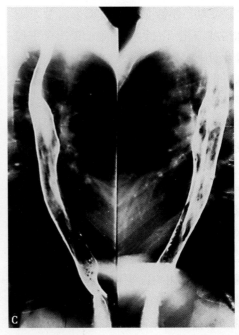

图 1-4-1-1 正常食管钡剂造影 X 线表现

膈壶腹显示得特别突出，呈圆形或椭圆形。这种膈壶腹下方的环状缩窄，在右前斜位相当于横膈平面之上约1～2cm处，我们和多数人的意见一致，称此为食管下端括约肌。腔内测压表明它是静止高压带的起始部，亦即食管的管状和囊状部分连接点，称为管前庭交界，在这一点上可形成A环。高压带的远端相当于胃悬系纤维的上界，亦即食管胃交接点。此处有不围绕整圈的横行皱褶，收缩时呈花瓣状，为贲门定位的标志，相当于B环所在处。一定比例的正常成人，在吞咽或食管扩张时，胃食管前庭可上移，形成≤1cm的、突入胸腔的、一时性的生理性疝，很快因膈食管膜的牵拉而消失复位。

二、胃钡剂造影正常表现

胃大部分位于左膈下，小部分位于肝脏下方。食管进入胃部的开口部位叫贲门。胃起于贲门，止于幽门。一般分为胃底、胃体和胃窦三部分。

胃底是指胃贲门水平线以上部分，立位时胃体上部及胃底常充有气体，称为胃泡。胃泡内充气少时，内壁显示为轻微的高低不平，为黏膜皱襞所造成，充气多时，由于黏膜皱襞变平，而较光整。以贲门为中心，半径大约2.5cm大小的一个圆形区域叫作贲门区。

胃轮廓的右缘为胃小弯，左缘为胃大弯。胃小弯向下行，然后转向右上，或略呈水平转向右方，转角处叫作角切迹或胃角。胃体为贲门至胃角的一段。胃窦为胃角至幽门管斜向右上方走行的部分。幽门为长约5mm的短管，宽度随括约肌收缩而不同，将胃与十二指肠相连。幽门近端3～5cm一段胃窦又叫作幽门前区。

立位时钡餐聚积在胃体和胃窦，与胃泡之间形成一液平面，在低张力胃幽门前区也积气，与钡餐之间也形成液平面。胃下部位置较卧位为低，随吞服钡餐的增多，胃大弯位置下降较明显，尤以张力较低的胃更明显，而胃小弯相对位置变化较小，胃小弯角切迹位置一般不低于髂嵴最高点之平面。仰卧位时，钡餐多数积于胃底，充盈较少时其轮廓上有排列较规则的齿状切迹，为黏膜皱襞所造成，随呼吸可以变化，表示是柔软的；钡剂充盈较多时，黏膜皱襞变平，胃底轮廓变得光滑。胃体部钡餐在那里不易停留，有时可以显示几条黏膜纹，有时呈空虚状态。胃窦有时充钡较多，显示其部分轮廓，有时充气较多形成双重对比。仰卧位时胃倾向于移向上腹部，因此低张力胃的胃体部扭曲向上，其大

弯侧可出现较大的切迹状凹陷；由于不出现其他位置，可以证明它不是异常。俯卧位时钡餐多聚集于胃窦和胃体，可以清楚地显示其轮廓。在钡餐充盈较少时还可见胃体的黏膜纹。胃底常积气，有时能够看到其内的黏膜纹；有时看不到，而只见零星散在的钡斑阴影。侧位显示胃的前后壁，一般都光滑整齐，胃底偏于后方，胃窦偏于前方，偶尔胃体后壁可见一个浅浅的胰腺压迹。

（一）胃的形状

与体型、张力及神经系统的功能状态有关，一般可分为四种类型，鱼钩型胃最常见。

1. **牛角型** 胃张力高，胃位置较高，大部分在脐上，呈横位，上宽下窄，胃角不明显，形如横牛角状。多见于矮胖体型者。

2. **鱼钩型** 胃张力及位置中等，胃角明显，胃的下级大致位于髂嵴连线水平，形如鱼钩。

3. **瀑布型** 胃底位于胃体的上后方，胃底宽大呈囊袋状向后倾，胃体较细小，胃泡大，张力高。充钡时，钡剂先进入后倾的胃底，充满后再溢入胃体，犹如瀑布。此型多见于胃场有器质性病变或功能性病变者。

4. **长型（无力型）** 位置、张力均较低，胃腔上窄下宽如水袋状，胃下极可位于髂嵴连线水平以下。见于瘦长体型者。

（二）胃的轮廓

胃壁是否光整与黏膜皱襞的走向有关，其走向与胃长轴方向平行的地方胃壁光整，不平行的地方随皱襞之弯曲而高低不平。所以胃体小弯的胃壁光滑整齐，胃底和胃体大弯的胃壁呈锯齿状高低不平，胃窦的胃壁在黏膜皱襞纵行时光滑，横行时呈3～6mm深的齿状切迹。

（三）胃的黏膜皱襞

黏膜像上，可见黏膜间沟内充以钡剂，呈致密的条纹状影。皱襞则显示为条状透亮影。胃小弯侧的皱襞平行整齐，多与长轴平行的纵行黏膜皱襞，一般可见3～5条，至角切迹以后，一部分沿胃小弯走向胃窦，一部分呈扇形分布，斜向大弯。胃体大弯侧的黏膜皱襞为斜行，横行而呈现不规则之锯齿状。胃底部黏膜皱襞排列不规则，似脑回状。胃窦部的黏膜皱襞可为纵行、斜行及横行，收缩时为纵行，舒张时以横行为主，排列不规则。正常黏膜皱襞宽度不超过5mm。胃黏膜皱襞肥厚、平坦、中断及破坏都是病变表现。

黏膜纹为黏膜皱襞所造成，形态因人而异、因

时而异,但仍有一定的规律性。

1. 黏膜纹的形态 胃底的黏膜纹排列不规则,弯弯曲曲,似脑回样。正常贲门区的黏膜纹可以与其邻近胃底和胃底上部的黏膜纹连成一片,没有特殊的标志。可呈下列三种形态之一。

(1)贲门口含有钡餐,表现为小的点状影,皱襞纹以它为中心略呈星状排列或放射状纠集。

(2)贲门上方可见一弧形或半环形黏膜纹,其下方为数条纵行的黏膜纹,贲门口不显示或显示为小的点状密度增高影。

(3)贲门口的周围有一数毫米宽的黏膜纹环绕着。贲门区向下,近小弯侧的黏膜纹,一般可见4～5条,与小弯平行,至胃角以后,一部分顺小弯走向转向胃窦,一部分呈扇形分布斜行向大弯侧。胃体近大弯侧的黏膜纹,不像近小弯的黏膜纹那样直而平行,而是弯弯曲曲,呈斜行或横行。胃窦在一般状态下,黏膜纹纵行、斜行、横行都有,但以纵行为主;在收缩状态下,都是纵行的黏膜纹;在舒张状态下,则有较多的横行黏膜纹。

2. 黏膜纹的粗细 黏膜纹的粗细,除受检查方法如充盈量不同、所加压迫不同等影响之外,一般主要受下列三个因素的影响

(1)胃黏膜层,特别是黏膜下层的厚度。

(2)胃黏膜肌层的张力。

(3)胃肌层的蠕动和张力。

三个因素虽然是同时起作用的,但在某一定条件下,可能主要由其中之一决定黏膜纹的粗细。一般黏膜层厚者,黏膜纹较粗,黏膜层达一定程度之后还会引起黏膜纹排列紊乱;黏膜层薄者,黏膜纹较细。在正常人,黏膜下层的血管,常因食物、情绪等因素的影响,所含血量常不同,可致黏膜下层厚度的变化。黏膜肌层的张力对黏膜皱襞的厚度影响很大,黏膜肌层收缩时黏膜皱襞则高而厚,舒张时则低而薄。肌层的环肌层收缩或蠕动波通过时,胃腔缩小部分皱襞纹呈纵向走行并变细;纵肌层收缩,环肌层舒张时,皱襞纹呈横向走行,并偏向粗一些。由于影响皱襞纹宽度的因素很多,所以变异较大,对于每一位患者须作具体的分析,结合临床症状和其他检查,全面考虑后再判断是否异常,不能机械地搬用测量数字。一般胃体大弯侧皱襞纹较小弯侧为宽,胃体、胃底黏膜纹较胃窦为宽。服少量钡餐(胃体积较小的约服5ml,胃体积较大者约服30ml)显示大弯黏膜纹所形成的锯齿状边缘,测量"锯齿"的高度,所反映的为大弯侧黏膜纹的厚度,正常为1cm左右,低于0.5cm或高于1.4cm为异常。近小弯侧和胃体中部的黏膜纹宽约0.5cm左右,最细者可细至0.3cm,最宽者可达0.7cm。胃窦的黏膜纹多数宽0.2～0.4cm,宽于0.5cm为异常。

胃的气钡双重造影显示胃整体的边缘形成了光滑连线的线条状影,其粗细、密度在任何部位均相同,无明显的突出与凹陷。气钡双重造影(图1-4-1-2),胃皱襞消失而显示出胃小沟和胃小区,胃小沟和胃小区显示黏膜皱襞的微细结构,是目前钡剂造影所能显示的胃部最小结构。在双对比造影下,胃小沟

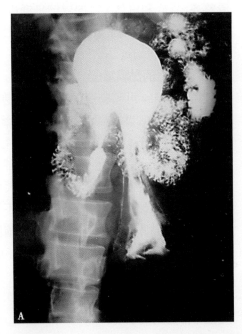
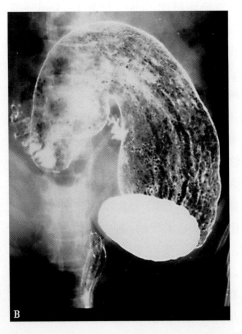

图1-4-1-2 胃造影正常X线表现

充以钡剂，而胃小区表面所涂钡剂相对薄，从而胃小沟显示为条纹状高密度影，由于胃小沟的刻划，胃小区显示为相对透光区。正常胃小区 1～3mm 大小，呈圆形、椭圆形或多角形大小相似的小隆起，其由于钡剂残留在周围浅细的胃小沟而得以显示，呈细网眼状。正常的胃小沟粗细一致，轮廓整齐，密度淡而均匀，宽约 1mm 以下，多出现在胃窦区。一般胃窦部的胃小沟较宽、较深，所以胃小沟和胃小区相对容易显示。胃底和胃体的胃小沟较浅，胃小区较低，所以显示较难。

目前判断正常和有炎症的胃黏膜的病理标准尚不一致。对无症状的健康人做胃镜和活检，常可发现黏膜浅层有较多炎症细胞浸润和淋巴滤泡增生，且这些变化随年龄的变化而加重和向深层发展。胃是一个开放性器官，经常受到外来或内在的物理、化学等因素的刺激。胃黏膜上皮细胞处在一个生长、移行、脱落的过程中。所以，不应将无腺体改变、只有黏膜浅表部分存在炎细胞判断为浅表性胃炎。此外，对只有浅层炎细胞浸润者作气钡双重造影，往往也不会有异常发现。正常胃小沟粗细比较均匀，但在两条以上胃小沟交界处可以略宽，一般胃小沟的宽度不超过 1mm。正常胃小沟的密度较淡且众多胃小沟之间的密度也相仿。胃小区可呈多角形、圆形、椭圆形或长条形。如长条形者只量其宽度，不量其长度，胃小区的大小常小于 3mm。

（四）胃的蠕动

胃的蠕动为肌肉有节奏地收缩运动，来源于胃壁肌层（主要是环肌层）的波浪状收缩，由胃体上部开始，有节律地向幽门方向推进，钡餐造影表现为不断向幽门端推进的环形收缩，波形逐渐加深，开始时波幅较浅较小，以后逐渐加深加大。蠕动波的开始及其深浅与胃的扩张状况有关，扩张愈快开始也愈快，扩张愈大蠕动波愈深。所以请患者较快的吞服几口钡剂，使胃较快扩张，就可以比较理想地观察胃的蠕动。正常人一般同时可见 2～3 个蠕动波，但在较短的时间内不出现蠕动波不能判断为异常。一般胃体大弯侧蠕动波的波幅比小弯侧深。胃窦区没有蠕动波，是整体向心性收缩，这里的环肌层呈扇形分布，两端各有一加强的肌束，使胃窦呈一细管状，将钡剂排入十二指肠；之后，胃窦又整体舒张，恢复原来状态。正常人的幽门处于开放状态。幽门呈开放状态时，钡剂不会源源不断地从胃部流向十二指肠。因为这时胃内容的排出主要取决于幽门两侧地压力，胃内压力大时钡餐才排入十二指肠。

一般用手法挤压增加胃内压力，或者俯卧位随钡餐的重力作用，以及随胃部蠕动、收缩均可见胃内钡餐进入十二指肠。往往蠕动波到达幽门后，随幽门地收缩，钡餐进入十二指肠。但不是每次胃窦收缩都有钡剂排入十二指肠。

胃体下来的蠕动波达幽门时，引起扇形分布环肌层两端的加强肌束首先收缩，随后整个幽门区的肌层同时呈向心性收缩。钡餐造影表现为蠕动波到达幽门区的近端之后，就不继续前进，而是继续加宽加深，同时十二指肠球和幽门之间的分界切迹也不断加宽，形成幽门小弯侧胃壁从蠕动到达前的向腔外膨出变成向腔内凹陷并缩短，对着大弯侧的两个收缩区。大弯侧的两个收缩区加宽、加深到一定程度之后，幽门区状似假憩室。这两个收缩区继续加宽、加深，再加以幽门区小弯侧胃壁也收缩，所谓的幽门道消失，幽门呈一细管状。然后幽门舒张呈原来状态。

胃蠕动波的多少和深浅与胃的张力有关。胃的排空一般为 2～4 小时，排空时间受许多因素影响，如食物的性质、形状和食物的量等，还与胃张力、蠕动、幽门功能和精神因素等有关。口服 200～400ml 稀钡餐，1.5～2 小时可以排空。由于排空时间的变异较大，所以 6 小时胃内钡餐残留达 20% 以上时才判断有幽门梗阻。

（五）正常儿童胃的影像表现

正常儿童胃的形状、大小、位置在不同年龄组差别较大。大部分新生儿、婴儿因胃与肠内大量充气在造影时显示胃的位置较高，呈横形，有的甚至像似横行大袋状。但随着改变饮食类型，胃肠道内气体逐渐减少，胃即不呈此型。学龄前后儿童与年长儿童胃的形状多逐渐与成人相似，大多数呈钩形。贲门平面在钩形胃通常被用作胃底与胃体的分界线，即贲门通常位于胃体垂直部小弯侧上端，与胃底的脊柱侧相邻，但若贲门异位则难以用作两部分的分界标志。

正常胃的上部在胃食管交界部相对固定，其下部由十二指肠第一段在腹膜后固定。除此之外，胃尚由肝胃韧带、肝脾韧带、胃膈韧带及胃结肠韧带与邻近的肝、脾、膈、结肠等器官相连。

在大部分正常儿童都可显示胃黏膜皱襞，并在胃底及大弯形成边缘性切迹即"胃皱褶"，但在新生儿、婴儿时黏膜皱襞多不显著。各个年龄组都可见正常胃蠕动协调地从胃体向胃窦推进，但胃窦及幽门区有时可显示肌肉痉挛，中断正常地蠕动波向前推进，胃的排空时间在儿童变化较大，在婴儿变化更大，一个正常婴儿因痉挛使对比剂在胃内潴留可达20~25小时之久。当受检儿局部未发现其他异常征象，又未发现相应临床症状时应密切观察其发展，不可轻易诊断为幽门梗阻。

三、小肠钡剂造影正常表现

（一）十二指肠正常钡剂造影

融合单对比和双对比造影技术在内的多相（包括充盈相、加压相、黏膜相和双对比相）胃肠道钡剂检查能满意地显示十二指肠各段的解剖部位、形态及其病理改变（图1-4-1-3），应是首选的检查技术。

1. 十二指肠第一段（球部） 充钡后呈边缘整齐的三角形或圆锥形，三角形尖称球尖，底边称球底。可分为前、后壁，大、小弯侧，及球底两侧与大小弯相接的转角称内外穹窿。球底中央为幽门管开口，球尖部的指向与体型及胃型有关，低张力者球尖向上，而高张力者则偏向后方呈水平走向。球部充盈满意时边缘饱满，光滑整齐。充盈不足时，轮廓可稍不规则。球被充盈后，在转向斜位时，可显示球部的前、后壁，此时球部形态可呈稍狭长的三角形，且有时可见左穹窿要高于右穹窿。十二指肠球部的形态与体型和充盈程度亦有关。牛角型胃，球呈较短、宽的三角形，纵轴趋向水平，球尖常指向后方，并常与胃窦部重叠，胃肠钡餐检查时须取右前斜位，甚至侧位才能将它们分开，显露球部真正形态。低张无力型胃，球呈较长、狭的三角形，纵轴走向垂直，球尖常指向头端，立位检查时易与胃窦部分开。但钡剂在球内易滞留在穹窿内，立位时可显示钡-液分层，甚至钡-液-气分层，使球部不能满意充盈，影响病变的显示和诊断。

球部黏膜相时可见数条与十二指肠长轴相平行的黏膜皱襞走向球尖部，在准备良好（肠腔被适当扩张、黏膜皱襞消失、表面黏液被清除）的双对比图像上，球部黏膜面可呈现有较小的、分布均匀的、圆形的稍透亮影，被称之为绒毛样。有时十二指肠球尖部黏膜皱襞可呈螺旋状排列，称球部假病变，不可误认作病变。双对比相时球部腔壁线呈纤细的白线，黏膜面呈磨玻璃状，穹窿角圆钝。幽门管开放时呈一小环影，闭合时呈一小圆形高密度影。球部与降部相接处有时尚可见一长短不一（长者可达4~5cm，且走向迂曲）的肠段，X线上称球后段。自球后段起黏膜皱襞成环行走向。

2. 十二指肠第二段（降部） 十二指肠经球部

和球后段后，向外下方移行于降部。十二指肠自第二段起，然后再经一弯曲向内，上移行至第三段。形成一个半环形（也称C形）的十二指肠圈。自十二指肠第二段起，其肠道黏膜纹相似或相同于小肠黏膜纹。十二指肠充盈后，两侧边缘呈对称的柔和的锯齿状，尤以外侧缘比较明显。充盈后肠道呈柔和的、对称的"花边"状；肠腔松弛时其黏膜呈羽毛状，或环形皱襞。肠壁收缩时则收缩段呈纵行皱襞。十二指肠球部以下肠段可见蠕动波自上而下推进。有时也可见逆向蠕动。低张双对比造影时，十二指肠管径增宽，比常规胃肠钡餐造影时所示的宽径要宽1/3~1倍。常规造影时，黏膜皱襞多呈羽毛状，而在低张状态下呈环形，或形如龟背壳花纹状，或两者兼有。并能较清楚地显示位于该段内的重要解剖结构

（1）岬部：位于十二指肠降段中部内侧的局限性突起，呈肩样，该处肠腔最宽，其下方是十二指肠壶腹。岬部常是十二指肠憩室的好发部位，也是寻找乳头的重要标记。

（2）壶腹部：在岬部的下方。它包括Vater乳头（胆总管和主胰管开口处形成的隆起），及其向下方延伸的数条斜行和纵行皱襞。若在切线位上乳头呈半圆形阴影，轮廓光整。乳头位置也有变异。双对比造影时乳头部可显示为1~1.5cm大小的椭圆形或圆形的光滑隆起。乳头大小变异很大，但通常直径不超过1.5cm，大于1.5cm者，一般认为有病理性扩大。围绕乳头还可显示斜行、纵行和帽状皱襞。纵行皱襞见于大多数患者中，位于壶腹以上部分为近侧纵行皱襞，以下者为远侧纵行皱襞，但近侧纵行皱襞变化也较多；斜行皱襞变化也较多；帽状皱襞（hooding fold）也在大多数患者中可见。

（3）直行部：十二指肠岬部下方的降段内侧部，长约数厘米，是纵行皱襞所在处。

（4）副乳头：有时在壶腹部上方十二指肠降段后壁上可见另一个较小的乳头状突起（直径<0.5cm），是副胰管的开口。副乳头一般仅为数毫米，常由于过小而在X线上不能显示。

3. 十二指肠第三、四段 呈水平走向的十二指肠第三段与呈上升走向的第四段常分界不清，肠黏膜纹也向小肠皱襞过渡。十二指肠末端急剧向下，向前并稍向左弯转与小肠相接处，形成十二指肠空肠曲。其位置和形态变化都很大。十二指肠水平段跨越脊柱时，可以形成压迹，尤其在瘦长的患者，不应误为病理性改变。

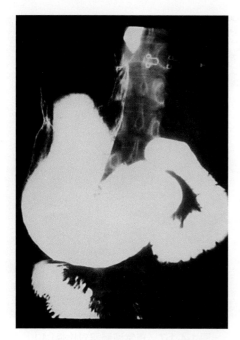

图1-4-1-3 十二指肠造影正常X线表现（俯卧位）

（二）空回肠正常钡剂造影

小肠的长度一般为2.5~4m，解剖长度可达5~6m，个体差异大，一般男性较女性长，体重者较体轻者长。正常时空肠多位于左上腹及中腹部，回肠多位于中下腹、右下腹及盆腔（图1-4-1-4），但由于肠系膜的长短和肠袢的活动度变异不少，且随着时间、体位和加压，其位置可有轻度改变。空回肠间没有明确的分界，其中约2/5为空肠、3/5为回肠，空回肠是逐渐移行的。小肠分组一般将十二指肠分为第1组；空肠上段为第2组，主要位于左上腹；空肠下段为第3组，主要位于中腹部偏上；回肠上段为第4组，主要位于中腹部偏下；回肠中段为第5组，主要位于右中腹部；回肠下段为第6组，主要位于盆腔内。

1. 空回肠的运动 也称为空回肠的推进性蠕动，在透视下表现为肠曲节段性的充盈和排空，使钡餐向远端推进。一般空肠的蠕动比较活跃而明显，使钡餐很快通过，回肠蠕动较弱而不明显，钡餐通过缓慢。除上述蠕动外，空回肠的分节运动表现为节律性的肠管收缩和舒张，使充钡的肠管呈节段状，钡餐可在肠管内摆动。在空肠，强烈的推进性蠕动易使分节运动被忽视，而在回肠收缩环的出现相对较为持续而明显。小肠的运动状况还受胃内钡量排出的影响，胃蠕动强烈，大量钡餐进入小肠时，小肠的蠕动也随之增强和活跃。空回肠的动力，也就是空回肠的通过时间，因人而异、影响因素很多，在判断时应全面考虑、密切联系临床。钡餐与食物通过的时间也不同，空回肠的动力与胃排空速度快慢也有关系。通常来讲口服钡剂检查时，钡剂可2~6小时通过小肠到达回盲部。如果钡剂到达盲肠时间少于2小时，为运动过快，如晚于6小时则为运动过慢。但如服用高浓度钡剂则通过小肠的时间要快得多。

2. 空回肠X线造影形态 小肠肠腔的宽度随不同检查方法而有所不同，从空肠至回肠管腔逐渐变细。口服常规硫酸钡液做检查时，随着小肠蠕动钡液被推送向前，肠曲被逐段显影，但肠腔并不一定被充分舒展、扩张，小肠的宽度是腰椎椎体的1/2，空肠为2.5~3cm，回肠为1.5~2.5cm。小肠钡灌肠时，肠壁伸展，空肠宽度为4cm，回肠为3cm。双对比造影时，肠管充气扩张，空肠宽度达4.5cm，回肠达3.5cm。两个相邻肠管之间的距离一般为2~3mm，但在肥胖者可能增宽。

空肠黏膜皱襞多而密集，垂直于肠管纵轴排列，呈围绕肠腔的环形皱襞，收缩时黏膜皱襞呈与长轴平行的细条状，充分舒张时可呈弹簧状，当钡餐主流已通过而黏膜面尚附着少量钡餐时，常表现为大小较一致的细小条状、分布均匀的钡影，少数也可表现为雪花状，皱襞间的距离为2~5mm，而且变化很大，可在1~10mm之间，皱襞宽度为1~2mm，高度为2~5mm（图1-4-1-5、图1-4-1-6）。回肠皱襞稀少而平坦，肠腔充盈常较饱满而黏膜纹不明显，偶见横行或纵行黏膜纹，差异是逐渐移行的，近空肠部分有时显示羽毛状，回肠末段则常显示纵行皱襞，

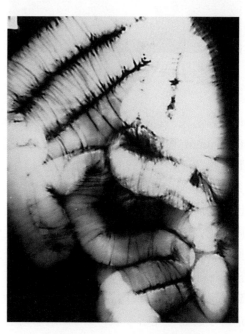

图1-4-1-4 正常小肠充钡影像

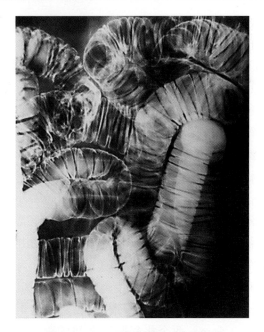

图 1-4-1-5 正常空肠双对比像（1）

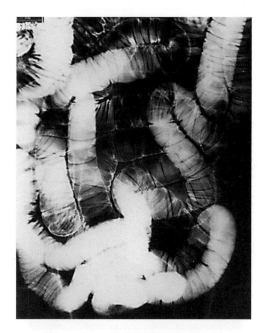

图 1-4-1-7 正常回肠双对比像（1）

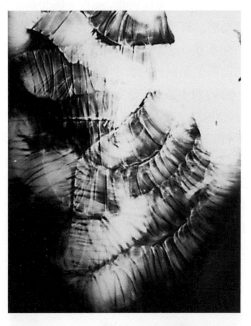

图 1-4-1-6 正常空肠双对比像（2）

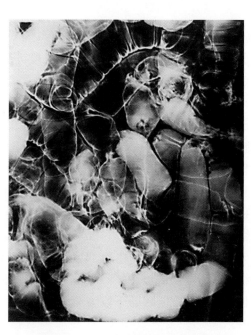

图 1-4-1-8 正常回肠双对比像（2）

加压时可以消失，回肠皱襞的宽度为 0.5～1mm，高度为 0.5～3mm（图 1-4-1-7～图 1-4-1-9）。小肠黏膜皱襞数目因人而异，皱襞的多少与肠腔张力、直径等有关。青年人高张力体型或小肠较短者，其黏膜皱襞也较多而密集。此外小肠黏膜皱襞还受肠腔内残存内容物及分泌液的影响，如肠液过多或有脂肪酸时则易产生絮凝现象。有时即使在同一个体位下，充盈不同量的对比剂亦有明显差异。正常小肠黏膜皱襞形态规则，粗细均匀，排列整齐。

正常小肠肠壁光滑柔软，双对比造影时腔壁线清晰锐利，在黏膜皱襞与肠管相交处，肠壁轮廓呈

小锯齿状，在肠管走行转折处可见圆形或半圆形轮廓线，光滑锐利。正常的小肠绒毛不能显示，如果出现绒毛，可能提示有病变。小肠绒毛是小肠黏膜表面肉眼可见的最小解剖单位，十二指肠和空肠上段最密集，至回肠则逐渐减少，表现为弥漫的直径 0.5～1mm 圆形规则的颗粒状透亮影，肠壁轮廓呈小针刺状。如果小于 0.3mm 则不能显示。在末端回肠，常可见到直径 1～2mm 的小类圆形颗粒影，为正常淋巴滤泡所致（图 1-4-1-10、图 1-4-1-11）。

在小肠双对比造影时，有时可见到大小不等、分布不均、位置及形态可变的透亮环状影，为气泡

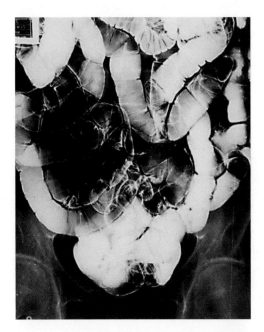

图 1-4-1-9　正常回肠双对比像，盆腔内小肠重叠

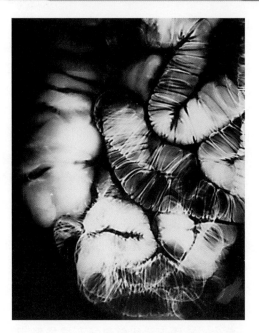

图 1-4-1-11　正常小肠双对比像，显示回盲部

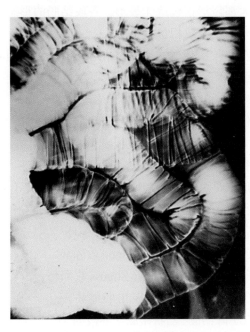

图 1-4-1-10　正常小肠双对比像，黏膜皱襞粗细均匀，光滑锐利

所致，边缘光滑锐利，相邻肠壁光滑柔软。在末段小肠可因肠管相互重叠，影响观察。可采用头低位进行检查。

四、大肠钡剂造影正常表现

（一）结肠的位置及变异

结肠、直肠共分六部分，盲肠、升结肠、横结肠、降结肠、乙状结肠和直肠。回盲瓣以下为盲肠，呈袋状，长 5～6cm，宽约 6cm。回盲瓣以上至肝曲为升结肠，长约 20cm。肝曲至脾曲为横结肠，长约

50cm。脾曲以下至髂嵴为降结肠，长约 25cm。髂嵴以下为乙状结肠，长约 40cm。再下为直肠，长约 12cm，直肠最宽处称壶腹部。结肠走行变异较多。盲肠常位于髂窝内，移动度多为 10cm 左右，长者可伸入盆腔，甚至到左下腹，胚胎期发育过程中如果下降受阻，则可位于右腰部，甚至在肝下。如肠道未旋转，则盲肠和整个结肠都位于脊柱左侧。升结肠的长短和走向随盲肠和肝曲的位置而有差异。较短的升结肠多沿右腹外方向上伸展，较长的升结肠上段则向内上方偏斜，跨过右肾和十二指肠降部的前方，或在肝脏的前或后缘越过，直达横膈的下方。结肠肝曲通常在肝脏外下缘。结肠过长者可向内上方移至第 12 胸椎右侧，甚至沿肝脏的前或后方（在肝前的居多），向上伸到膈下，成为间位结肠。横结肠略呈向下的弧形，中点在第 11 胸椎到第 3 腰椎水平，长者可达第 4、5 腰椎平面，甚至垂入盆腔。脾曲通常在左肋缘的外后方，达第 11 或 12 胸椎平面。结肠过长者可移向中线达第 11 胸椎左侧，或上升至左横膈外下缘。降结肠常沿左腹外方下降，少数可转向内方，沿乳中线越过左肾前方。过长的降结肠可弯曲折叠。乙状结肠长短及位置变异甚大，通常在第 4、5 腰椎到第 2、3 骶椎之间。长者可达脐部、甚至膈下。

（二）结肠的形态

结直肠钡剂造影检查有传统的单对比法和双对比检查法。前者以钡充盈相和黏膜相来发现和检查病变，后者则以双对比相作为观察和诊断疾病主要的手段。

1. 结直肠的单对比造影所见

（1）充盈相：在单对比检查时全结肠肠腔被自肛门注入的钡剂充满后，肠腔内压力迅速增高，可使结肠明显扩大和伸长，呈粗大的管状，边缘光滑，正常情况下钡剂充盈应是连续、不间断的，呈现为肠腔的"铸形"图像。直肠以上的肠管，特别是盲肠、升结肠和横结肠部出现结肠袋。这是一种特征性的表现，由于结肠内壁有一系列半月形黏膜皱襞向肠腔内伸出，将肠腔分成多个小袋，可增加黏膜面与肠内液体的接触面积，加速液体的吸收。在液体吸收过程中，黏膜皱襞的顶端可膨胀成小球形。应用 CT 检查也可见到黏膜皱襞。此外，在无黏膜皱襞处肠壁较薄而向外膨出。当结肠带向内压迫，又使肠袋分割成三串等距离的较小肠袋。由于投影时的重叠，在 X 线上往往仅显示两排袋形，只有在钡剂略少或在适当投照位置上才能显出三排肠袋。充盈相有利于发现结直肠腔内病变和受外来病变造成的影响。此外，充盈相还可观察结肠的蠕动、收缩、排出等改变，能对结直肠功能性病变作出判断。

（2）黏膜相：当肠道收缩，肠腔内钡液排出后，则可呈现出结肠黏膜相。钡剂大部排出后，肠内压力下降、肠腔变细，形成皱形的黏膜纹，大多不规则相互交错，具有规律的"花朵样"图案。盲肠、升结肠及横结肠的黏膜纹较显著，纵行黏膜纹多见于左半结肠及收缩部分，横行黏膜纹多见于形成肠袋的部分，杂以斜行的黏膜纹。盲肠黏膜纹的形态稍有不同，略呈螺旋形排列的倾向。结肠黏膜纹的变异很大，但正常时都是连贯完整、粗细相仿和边缘清晰的（图 1-4-1-12）。

2. 结直肠的双对比造影所见 由高密度钡剂和低密度空气两种对比剂形成的结肠双对比造影，对结直肠病变的诊断极为有用。在气钡双对比条件下，气体使肠腔适度膨胀，有利于腔内不同大小病变的显示；而注入空气后，结肠表面钡剂较薄，显示为一片密度均匀略为增高的区域，即半透明的毛玻璃样密度的黏膜面，以及由高密度钡剂勾出的连续、均匀、致密的腔壁线，都有利于黏膜表面微细病变的正面和切线位观察和确认。特别有助于早期病变的发现和诊断。因此，结直肠双对比检查应是结肠病变的主要影像学检查手段之一。

正常结肠在双对比造影时表现为肠壁轮廓清晰、腔壁线光整、连续，形态自然，并有特征性的结肠袋可见。结肠袋在双对比造影片上显示较浅，一般常见于升结肠和横结肠，降结肠、乙状结肠和直

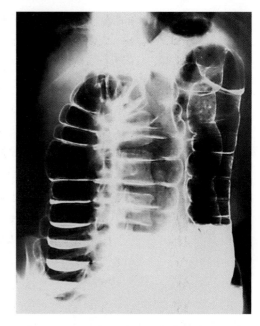

图 1-4-1-12 结肠造影正常表现（站立位）

肠则大都袋形很浅或无袋形。各段结肠的形态差异亦与充盈相大致相仿。

在结肠钡剂造影检查时常可见由结肠收缩和痉挛所引起的结肠生理性收缩环，应注意与病变引起的狭窄进行区别。一般结肠生理性收缩环有其固定的位置，形态光整、柔和，狭窄段长度不超过 2～3cm，呈对称性同心圆表现，其内黏膜纹完整，有正常纵行黏膜皱襞通过，狭窄段两端呈圆锥形，其直径与形态是可变的。常见的结肠生理收缩环有：

（1）盲肠与升结肠交界处的 Busi 收缩环

（2）升结肠近端的 Hirsch 收缩环

（3）横结肠中段的 Cannon 收缩环

（4）脾曲下方的 Payr-Strauss 收缩环

（5）降结肠下段的 Balli 收缩环

（6）降结肠、乙状结肠交界段的 Moultier 收缩环

（7）乙状结肠直肠交界处的 Rossi 收缩环

结肠收缩环的形成可能与纵行肌及横肌增厚有关，如 Busi、Hirsch 和 Moultier 收缩环；与肠壁神经丛（肠系膜上神经与下神经丛）交错分布、导致神经冲动不平衡有关，如 Cannon 收缩环；以及与神经反射有关者，如 Payr-Strauss、Balli 和 Rossi 收缩环。

在质量良好的双对比造影图像上，可在结肠的某些区域显示结肠黏膜的微细结构，它由轻微凹陷的无名沟及其间的无名小区构成，一般认为其形成与黏膜下淋巴组织的聚集有关。两者之中关键的是无名沟。微皱襞结构可显示结肠各段，但 90% 分布在横结肠以远的结肠（包括直肠）。尤以乙状结肠段为主，盲肠、升结肠出现率较低。无名沟亦称无

名线，表示黏膜面上的纤细沟纹。正常时结肠无名沟一般排列规则，形态自然，可表现为线型（平行于肠管横径排列，小沟之间间隔较为均匀）、网型（小沟排列可构成方形、圆和椭圆形、长方形或多角形的网格图案）、混合型（为线型和网型的交叉组合）。直肠和乙状结肠以网型和混合型居多，其他部位则多为线型和混合型。无名沟的宽和深一般为0.2～0.3mm，无名小区的宽度为0.7～1mm，长度因人而异。在形态规则的结肠腔壁线上有时可出现排列规则的小齿状结构，为正常无名沟在切线位上的表现（沟深平均值为0.36mm），这种小齿状结构的形态可随结肠的功能改变而变化，不要将其误认为小的溃疡。

尽管已有多篇有关无名沟的X线观察的文献报道，但其正常与病理间的特征性区别及其临床意义等方面的研究均不够深入和缺乏统一认识。Cole等的组织学观察已经发现结肠黏膜下淋巴组织聚集是呈间隔、散在分布的。通常在淋巴组织聚积处黏膜肌常变薄，甚至缺失。而黏膜肌的收缩可使该处表面黏膜变厚隆起。相反，黏膜肌缺失处则形成相对凹陷，即无名沟。因此，认为无名沟的产生是结肠黏膜下层正常结构和功能的反映。对结、直肠癌患者切除标本作病变邻近段黏膜和正常段黏膜进行对比研究，以及对结肠炎症性病变和结、直肠癌病变区的双对比造影显示的细节观察都确认病变区黏膜、黏膜下受损后可出现无名沟破坏、消失、小区增大、不规则等改变。这种病理变化即使在病变较早阶段或较小时就可能出现，提示对结、直肠无名沟的进一步探索是值得的。

文献报道，结肠无名沟的显示率可达90%，充分的肠道准备、适宜的钡剂浓度与熟练的造影技术可提高结肠微细结构的显示率。反之，由于术前准备工作不佳、操作不当或造影过程太长等，均可在双对比片上产生伪影，从而导致误诊。结肠双对比造影时容易产生伪影，必须加以认识。最常见的伪影是由粪渣引起的，其次钡剂絮凝、龟裂及气泡和吻触等也可造成伪影。粪渣可造成大小不等颗粒状透亮影，形态较不规则，且可随体位改变而移动、变形。但有时与肠黏膜黏附得很紧的小粪块，其上涂以钡剂后会酷似隆起性病变，应特别注意以免误诊。肠道内气泡所造成的伪影，一般易与隆起性病变鉴别，气泡所产生的环状影光整、纤细、呈圆形，周围常可见聚集的卫星状小气泡影，随体位变动由气泡造成的环状影也可发生移动和形态改变。如造影检

查时间过长，涂布于黏膜表面的钡浆中水分被结肠吸收，可出现龟裂和钡剂絮凝，其所形成的伪影常较锐利，一般不难与病灶进行鉴别，但出现龟裂和凝絮现象会影响小病灶的检出，故结肠双对比检查摄片应尽量在较短的时间内完成。结肠双对比造影时，如肠腔内充气不足或呈半收缩状态，相对腔壁面的接触可产生吻触伪影，然其可变的形态，有助于作出鉴别。

（三）回盲部的钡剂造影表现

口服钡剂X线造影检查和/或钡剂灌肠造影检查都可通过充盈相、黏膜相和双对比相来显示回盲部正常结构及其病变。

1. 末端回肠 充钡的末端回肠沿盆腔右缘呈浅平的反S形向右上走行，在进入结肠前常略增宽。收缩时表现为一段规则的纵行黏膜皱襞；扩张时皱襞变为浅而稀疏。

2. 回盲瓣 回盲瓣位于盲肠与升结肠连接处的内后壁。在盲肠的第一、二结肠袋之内。瓣膜关闭时，在侧面像上瓣唇间的钡剂纤细如鸟嘴状，而瓣唇本身显示为结肠肠腔边缘的压迹，呈反"3"字形，如突出的子宫颈状。正面观察，在充钡的结肠中呈乳头状或椭圆形的充盈缺损，边缘光滑，中央呈鱼口状，黏膜自中心开口处向四周放射，加压后显示更为明显。回盲瓣开放时，瓣腔增宽呈圆桶状，盲肠升结肠连接处的乳头状充盈缺损也随之消失。

回盲瓣的形态和大小受瓣唇的厚度和长度、检查时瓣膜的张力状态以及投照体位等多种因素的影响而有很大变化。Almin等对照106例同时做X线双对比造影和内镜检查的资料发现，91例（86%）能在X线造影时显示回盲瓣。其中回盲瓣呈圆形者71例（78%），三角形20例（22%）；其平均高度为1.7cm，平均宽度为2.8cm。瓣膜光滑的75例（85%），光滑而分叶者13例（15%）。二瓣唇对称者77例（88%），不对称者11例（12%）。所有在双对比检查中显示为正常者，内镜也都表现为正常。而2例被X线怀疑为肿瘤者，内镜检查1例为癌，另1例为绒毛状腺瘤。作者的结论是正常回盲瓣在双对比上可呈现为圆形、卵圆形或三角形结构，其最大高度近4.0cm，瓣膜可以很大、不对称或光滑分叶。如果瓣膜显示为增大、不对称、明显分叶、表面有结节者，应尽早做内镜活检。

3. 盲肠 盲肠位于右髂窝内，充盈后长5～7cm，宽约6cm。若其系膜较长，则活动度较大。胚胎发育过程中，若结肠下降或肠道旋转出现障碍时，则

可发生盲肠异位。盲肠和升结肠的黏膜皱襞多而密集。管腔为半月形皱襞分隔成多个结肠袋，升结肠的袋形最为明显。升结肠起始部，即升结肠与盲肠分界处，常可见到一个完整而明显的半月形皱襞，与回盲瓣相对，处于同一水平。在回盲瓣显示不明确时，常可参照这一半月形皱襞来确定盲肠的上界。

4. 阑尾 阑尾位于盲肠内下方，呈蚓状，长约5～10cm，宽数毫米。充盈满意时，粗细均匀、边缘光整，尖部大多指向后上方或盆腔。部分人在阑尾口部存在隆起的黏膜，表现为瓣样阴影。当阑尾腔内含有黏液或粪渣时，可出现负性阴影，不一定有病理意义。在触诊时，阑尾有一定的活动度。腔内钡剂常与盲肠内钡剂同时排空，也可滞留数日。

（四）结肠的功能表现

一般口服钡剂后1.5～3小时即可到盲肠，3～6小时到达肝曲，6～9小时达脾曲，24小时后大部钡剂排出体外。上段结肠基本排空，少量余留钡剂在降结肠以下的结肠内，2～3日后完全排清。

结肠的运动有肠袋搅动、逆蠕动和钟摆运动等。钡剂灌肠时可见到大段结肠的同时收缩，称为集团运动，常可伴有便意。

（五）直肠的形状与皱襞

直肠位于盆腔中线，一般长度为12～15cm。充盈时宽度可超过小骨盆腔的一半。双对比造影上是最好显示直肠的正常解剖结构的。在侧位片上通常能显示直肠的三条横行皱襞，称作Houston瓣，其中最大的一个又叫Kohlrausch皱襞。内镜和双对比检查时，都易将发生于该瓣膜后的小病变遗漏。当远端直肠部分萎陷时，Morgagni管也可被认识，表现在距直肠肛门连接2～3cm处、显示相对直行的2～4mm宽的皱襞。此外，正常的直肠黏膜呈光滑的、非羽毛状。侧位观察直肠后壁与弧形弯曲的骶骨间有<1.0cm的间隙，但在老年人其间隙可大至1～2cm，仍应认为是正常的。因为直肠远端向前、向下，故直肠乙结肠连接处常形成一锐角。无论是出于检查或治疗的目的，临床常需做经肛门插管。熟悉直肠乙结肠连接的解剖走行，避免造成不必要的医源性损害是有帮助的。

（六）直肠排便造影的正常表现

尚克中等对92例（男71例，女49例），年龄18～71（平均39.3）岁，且无排便异常者，先行钡剂灌肠检查，排除结直肠器质性病变后，做排粪造影。从获取的静坐、提肛、强忍、力排状态下的直肠侧位片上（图1-4-1-13），由特制的比率尺测量肛上距、乙

（小）耻距、肛管长度、骶直间距、直肠前突的深度长度、直肠内套叠的深度、厚度和套叠肛门距等。有关数据进行统计学处理，获得正常人排粪造影的参考值。

1. 肛直角（anorectal angle，ARA） 国外测量ARA是用肛管轴线与直肠轴线或近似直肠轴线（按Mahieu提出的划平行于直肠壶腹部远端后缘，末端在耻骨直肠肌压迹处的平行线作为直肠轴线）的夹角。前者为前角，后者为后角。后角易划且准，此文献采用的是后角。肛直角反映盆底肌群主要是耻骨直肠肌的活动情况，静坐和提肛时因耻骨直肠肌处于收缩状态，故ARA小；提肛时最小；力排时该肌放松而ARA增大。肛直角对诊断盆底痉挛综合征（SPFS）、耻骨直肠肌肥厚症（PRMH）和肛周瘢痕等有用，有助于对直肠癌根治术加臀大肌或股薄肌成形和括约肌间成形术后的功能判定。测量结果静坐101.9°±16.4°（62°～155°）；力排120.2°±16.7°（70°～173°）。力排与静坐差18.3°±16.5°（-19°～66°）。全组中男女间和各年龄组均无差异。但正常人肛直角力排较静坐增大，提肛时最小。

2. 耻尾线肛上距[the distance between the anorectal Junction（the upper part of anal）and the pubococcygeal line，DUAC] 耻尾线（pubococcygeal line，PCL）为耻骨联合下缘至尾骨尖的连线，它基本相当于盆底的解剖位置。肛管上部即肛管直肠接合部，正常平静时刚巧位于耻尾线下缘。肛上距为肛管上部中点至耻尾线的垂直距离。该点在耻尾线以上为负值，以下为正值。测量结果为男：静坐11.7±9.1mm，力排23±13.6mm。女：静坐15.0±10.02mm，力排32.8±13.3mm。正常人肛上距力排比静坐明显增大，女性明显大于男性。而且年龄越大，经产妇产次越多，肛上距越大。中国人肛上距的正常参考值为≤30mm；经产妇放宽至≤35mm。超过即为会阴下降（perineum descending，PD）。

3. 乙耻距（the distance between the sigmoid colon and the pubococcygeal line，DSPC）和小耻距 即耻尾线乙状结肠距和耻尾线小肠距，分别为充钡的乙状结肠或小肠最下曲的下缘与耻尾线的垂直距离。正常力排时应为负值。否则，即为内脏下垂（SP）。

4. 肛管长度（the length of the anal canal，ACL） 为肛管上部中点年肛门的距离。力排时正常平均值为37.03±6mm；男性：37.67+5.47mm>女性：34.33+4.19mm。

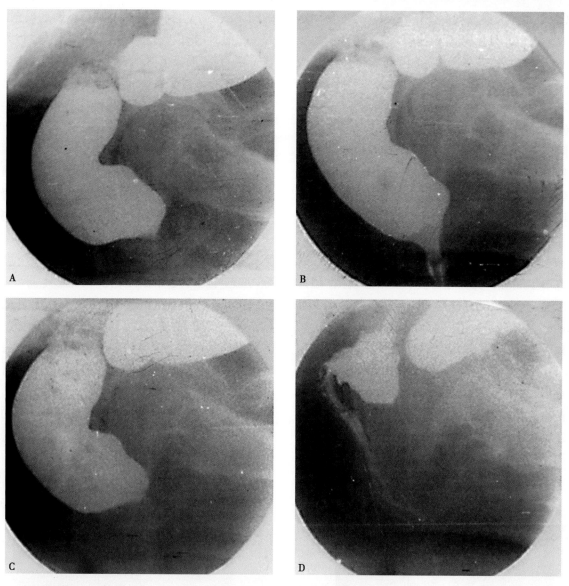

图 1-4-1-13　正常排粪造影
A. 静坐；B. 强忍；C. 提肛；D. 力排黏膜相

5. **骶直间距**（the distance between the sacrum and the rectum，DSR） 为充钡的直肠后缘至骶骨前缘的距离，分别测量骶 2、3、4、骶尾关节和尾骨尖五个位置。80%（92 例中）<10mm，5.71% >20mm，14.29% 为 11～20mm。因此，<10mm 为正常，而 >20mm 则应为异常。但因骶直间距受诸多因素影响，应结合临床，如为均匀性增宽可能无甚重要性。

6. **骶骨与骶尾曲率** 分别作第 1 骶椎至第五骶椎间和第 1 骶椎至尾骨尖间的连线，然后分别在骶骨曲度距各线最高处作一垂线，其各自的长度即为其曲率。正常时骶骨曲率约为 18mm，骶尾曲率为 34mm 左右。

总之，排粪钡剂造影正常 X 线所见，排出顺畅，往往 10 秒左右即大部分排出。将力排与静坐比较：肛直角应 >90°；肛上距增大，但不应 >30mm（经产妇不 >35mm）；肛管开大；直肠大部分排空或近于全排空，显示粗细均匀 1～2mm 的黏膜皱襞；耻骨直肠肌压迹消失；乙（小）耻距增大，但仍为负值。

五、胃肠造影的基本病变表现

钡剂造影勾画出的是胃肠道的轮廓、黏膜表面和内腔，而黏膜下层、肌层及浆膜等结构不能得到直接显示。CT、MRI 可以显示胃肠道管腔、管壁各层和腔外邻近器官、结构的改变，但对黏膜层的显示不如钡剂造影。当胃肠道病变引起黏膜和管腔改变时，可由胃肠道造影检查显示。胃肠道的炎症、溃疡、肿瘤可以造成其形态和功能等多方面的改变。

胃肠各器官造影的异常 X 线表现有其共性的表现，也有其各自的特殊表现。

（一）共性X线表现

胃肠造影能显示胃肠管腔内壁的结构性和功能性形态改变与病变。胃肠形态和功能的改变通过造影可以很好地反映出来。

1. 轮廓的改变

（1）隆起性病变：隆起指消化道管壁向管腔内的局限性突起，主要见于肿瘤性病变（如癌等）和一些非肿瘤性局限性病变（如炎性息肉等）。隆起致使消化道局部不能充盈钡剂，这时由钡剂勾画出的消化道轮廓形成局限性的内凹改变，称为充盈缺损（图1-4-1-14）。单发者常见的为息肉、平滑肌瘤等。多发结节状充盈缺损见于淋巴瘤、息肉综合征、淋巴滤泡增生症等。良性隆起性病变形态规则，边缘清晰，表面光滑，相邻肠壁柔软，恶性隆起性病态不规则，边缘不整，可呈分叶状，表面不平，可以显示龛影，良恶性龛影的鉴别见表1-4-1-1。

（2）凹陷性病变：凹陷指消化道管壁的局限或广泛缺损，常见于溃疡病、肠结核、胃肠癌等。黏膜缺损未累及黏膜肌层时称为糜烂，如缺损延及黏膜下层时则称为溃疡。在钡剂造影中，当黏膜面形成的凹陷或溃疡达到一定深度时可被钡剂填充，在切线位投照时，形成突出于腔外的钡斑影像，称为龛影或壁龛，在正面投影时则表现为类圆形钡斑。良、恶性凹陷各有特点。良性溃疡形态规则，边缘光滑，周围黏膜皱襞水肿消失或有放射状集中（图1-4-1-15）。恶性溃疡形态不规则，边缘不整，有"尖角征"，黏膜皱襞破坏消失，肠壁僵硬。

（3）憩室：是消化管壁局部发育不良、肌壁薄弱和内压增高致该处管壁膨出于器官轮廓外，使钡剂充填其内。憩室可发生于消化管任何部位，以食管、十二指肠降部、小肠和结肠多见，X线上表现为器官轮廓外的囊袋状突起，黏膜可伸入其内，可有收缩，形态可随时间而发生变化，与龛影不同。

（4）管壁增厚及管壁僵硬：多种疾病可引起消化道管壁的增厚，一般炎性疾患如Crohn病，可引起肠壁广泛增厚。管壁僵硬是指消化道壁失去正常的柔软度，形态固定，即使在压迫相中形态也无明显改变，受累段管壁蠕动波消失。

2. 黏膜和黏膜皱襞的改变 胃肠道黏膜的异常表现对早期病变的发现及鉴别诊断有重要意义。

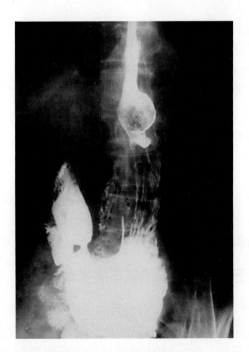

图1-4-1-14 隆起性病变表现

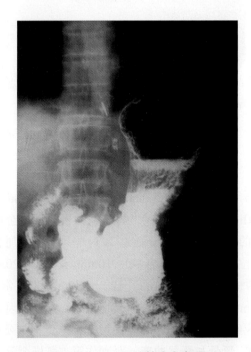

图1-4-1-15 凹陷性病变表现

表1-4-1-1 良恶性隆起的影像鉴别诊断

隆起	形状	边缘	基底部	表面形态	有无凹陷
良性	圆与椭圆形	光滑	与周围管壁呈钝角或为有蒂隆起	光滑或虽有轻微的凹凸，但程度细小且均匀	多为小而深的溃疡
恶性	不规则	不光滑	与正常管壁形成切迹	显著性凸凹不平，呈大小不均的大颗粒状或花瓣状	浅而大的溃疡

（1）黏膜破坏：表现为黏膜皱襞影像消失，代之以杂乱不规则的钡影（图1-4-1-16），主要由恶性肿瘤侵蚀所致。

（2）黏膜皱襞平坦：表现为黏膜皱襞的条纹状影变得不明显，严重时完全消失。造成这种表现的原因有二，一是黏膜和黏膜下层被恶性肿瘤浸润，其特点是形态较为固定和僵硬，与正常黏膜有明显分界，常出现在肿瘤破坏区周围。二是由于黏膜和黏膜下层的炎性水肿引起，与正常黏膜皱襞无锐利的分界而逐渐移行，常见于溃疡龛影周围。

（3）黏膜皱襞增宽和迂曲：是由黏膜和黏膜下层的炎性浸润、肿胀和结缔组织增生引起，表现为透明条纹影增宽，又称为黏膜皱襞的肥厚和肥大，常伴有皱襞的迂曲和紊乱，多见于慢性胃炎。黏膜下静脉曲张也表现为皱襞的增宽和迂曲。

（4）黏膜皱襞纠集：表现为皱襞从四周向病变区集中，呈放射状（图1-4-1-17）。常由慢性溃疡性病变产生纤维结缔组织增生而造成。有时硬癌的收缩作用也能造成类似的改变，但较僵硬而不均匀。

（5）胃小区和胃小沟异常：胃小区及胃小沟的异常在疾病的诊断中有较大的价值。中度和重度萎缩性胃炎，胃小沟增宽、密度增高，胃小区增大，且大小不均。炎性糜烂使胃小区和胃小沟破坏消失，有小片不规则钡剂存在其中。良性溃疡周围胃小区和胃小沟存在，但大小粗细不均。癌瘤局部胃小区和胃小沟完全破坏消失，其周围可见极不规则的沟纹。因胃小区和胃小沟并不是总能清晰显示，判断

时要慎重。根据国内学者对切除标本的测量，胃窦小沟的宽度为0.2～0.4mm，胃炎时可增宽至0.5～1.2mm；临床气钡双重造影的小沟影像有放大，正常可增宽至0.9mm，小沟影像较浅而均匀。异常小区分为增生、萎缩、糜烂和破坏。前两者为炎症，后两者为恶性表现。不见小区虽不能认为黏膜具有病变，但正常小区的出现可以排除弥漫型萎缩性胃炎，而大于3mm的不规则小区97%患有萎缩性胃炎，与胃镜符合率达98%。胃体近侧小区≥4mm时提示有胃酸分泌亢进，出现此种小区时患有胃或球部溃疡者达65%。球部溃疡时小区≥4mm者约74%。但小区大小与胃炎类型无关。胃癌起源于黏膜，癌发生后，作为黏膜状态的主要标志的小区能最早在造影检查中表现异常。

3. 管腔大小的改变

（1）狭窄：超过正常范围的持久性管腔缩小为狭窄。炎症性纤维组织增生所造成的狭窄，范围多较广泛或具有分段性，边缘较整齐。癌瘤造成的狭窄范围多较局限，边缘多不整齐，且管壁僵硬，局部常触及包块（图1-4-1-18）。外在压迫引起的狭窄多在管腔的一侧，可见整齐的压迹或伴有移位。先天性狭窄边缘多光滑而较局限。肠粘连引起的狭窄形状较不规则，肠管的移动度受限，甚或互相聚拢。痉挛造成的狭窄，形状可以改变，痉挛消除后即恢复正常。

（2）扩张或扩大：超过正常限度的持久性管腔增大为扩张或扩大。胃肠扩张多由于远侧有狭窄或

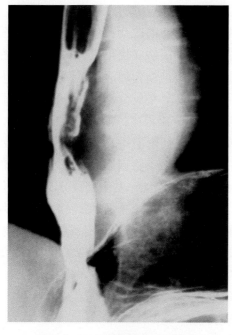

图1-4-1-16　黏膜破坏造影表现

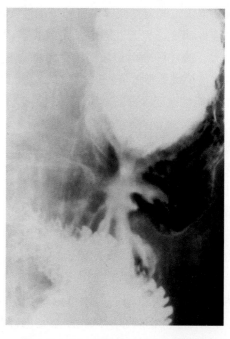

图1-4-1-17　黏膜皱襞纠集造影表现

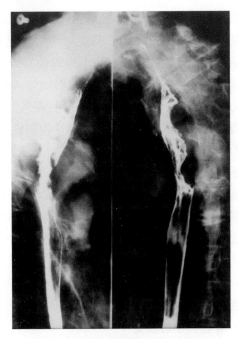

图 1-4-1-18 管腔狭窄造影表现

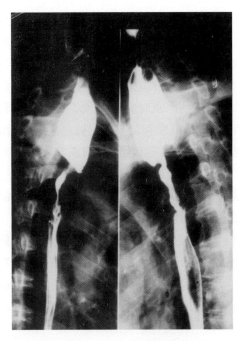

图 1-4-1-19 管腔扩张造影表现

由于紧张力降低,常累及较长范围(图 1-4-1-19)。由梗阻引起的管腔扩大常有液体和气体的积聚,并有蠕动增强,例如幽门梗阻和肠梗阻。由于紧张力降低引起的管腔扩大没有通过障碍,也有液体和气体积聚,但蠕动减弱。发现管腔扩张伴蠕动增强时,应注意显示狭窄的部位、程度、范围等,以明确诊断。

4. 位置及可动性改变 病变的压迫和推移可改变胃肠的位置。推移常使某处比较"拥挤",而另处又比较空虚。压迫常使胃和肠管出现弧形压迹,多可扪及肿物。粘连和牵拉除造成位置改变外,还常引起可动性受限。先天性异常可以使胃肠位置改变,例如盲肠位置过高或过低等。胃肠可动性受限主要见于粘连性病变。先天性固定不良或腹水,肠管可动性加大。腹腔肿瘤可造成对消化道的压迫移位,局部消化道形成弧形压迹,被推移的部分肠管聚集。

5. 功能性改变 胃肠器质性病变常有功能性改变,包括张力、蠕动、排空和分泌功能等改变,但功能改变也可单独存在。胃肠道的各种器质性和功能性改变均可导致胃肠道功能的异常。

(1)张力的改变:胃肠有一定的张力,维持管腔的正常大小,犹如一个弹性口袋具有一定的松紧度一样。张力由神经系统调节和平衡。迷走神经兴奋使张力增高,交感神经兴奋或迷走神经麻痹使张力降低。张力高使管腔缩窄、变小,而张力低则使管腔扩大。引起张力改变的原因可以是神经反射性的,也可以由于局部刺激所致。痉挛是局部张力增高,多为暂时性。

(2)蠕动的改变:蠕动增强表现为蠕动波增多、加深和运行加快。蠕动减弱表现为蠕动波减少、变浅和运行缓慢。与正常运行方向相反的蠕动为逆蠕动,可能出现在梗阻区的上方。胃肠的麻痹可使蠕动消失,肿瘤浸润使局部蠕动消失。

(3)排空功能改变:排空功能与张力、蠕动、括约肌功能和病变本身有关,胃的排空时间为 2～4 小时,小肠排空时间约为 9 小时,超过上述时间而仍有钡剂潴留则称为排空延迟。口服甲氧氯普胺(胃复安)或肌注新斯的明常可缩短排空时间,胃肠运动力增强则表现为排空时间缩短,如服钡后 2 小时即抵达盲肠则意味着运动力增强。

(4)分泌功能的改变:胃分泌增加造成空腹状态下胃液增多,在站立位可见胃内液面,为空腹潴留。可见钡剂不能均匀地涂在胃壁上而呈絮片状下降和不均匀分布。小肠分泌增加使黏膜皱襞模糊或使钡剂分散在分泌液中,呈不定形的片状影。大肠分泌增多时,钡剂附着不良,肠管的轮廓显示不清或在黏液中呈现线条状钡影。胃肠分泌功能的改变常与疾病有关,胃溃疡:常引起胃分泌增加,使胃液增多,立位透视可见液平面,服钡后钡不能均匀涂布在胃壁上,吸收不良综合征时肠腔内分泌物增加,黏膜纹理增粗模糊,钡剂易凝成絮片状,过敏性结肠炎的患者,肠腔内有大量黏液存在,服钡后表现为细长或柱状影,结肠黏膜面钡剂附着不良,肠管轮廓不清。

6. 胃肠手术后改变 胃肠手术常需将胃肠某一

器官的小部分、大部分甚至全部予以切除，并与其他胃肠囊腔的切口作不同形式的吻合（图1-4-1-20～图1-4-1-23），如端端吻合（胃肠切除处的末端与另一切除处食管下段及全胃切除，下段空肠与食管做端端吻合，上段空肠与下段空肠作端侧吻合的末端）或

端侧吻合（末端与另一管腔侧方的吻合）。手术后的胃肠位置及其解剖关系与手术前大不相同。不了解各种手术方式形成的不同解剖变化，就很难对手术后的病变作出诊断。因患者或申请检查的临床医师常常不知道或未能提供手术的情况，故放射科医生对各种手术方式可能发生的解剖变化应很熟悉，才能根据造影所见，判断手术的可能种类和方式。

手术的部位和范围。如胃次全切除、右半结肠切除等。①吻合的部位、方式，吻合口的宽度和通畅度。如胃窦与空肠的端端吻合。②切除后缝合、重建的部位。③输入肠袢与输出肠袢的位置及其与胃吻合的部位。④造影剂通过各部位的时间，有无异常潴留。⑤有无异常隆起、异常凹陷、狭窄、造影剂外溢等情况。

各部位的不同手术方式及其正常和异常表现有关情况参见各示意图。

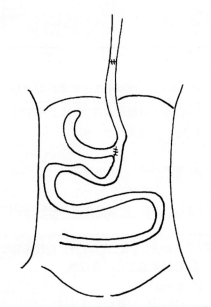

图 1-4-1-20　食管下段和贲门癌手术示意图

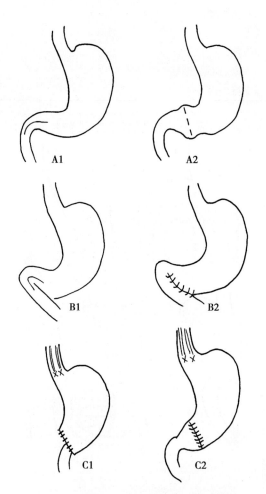

图 1-4-1-21　胃、十二指肠溃疡的幽门成形术

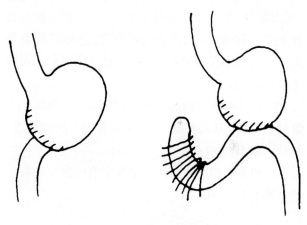

图 1-4-1-22　胃大部切除手术示意图

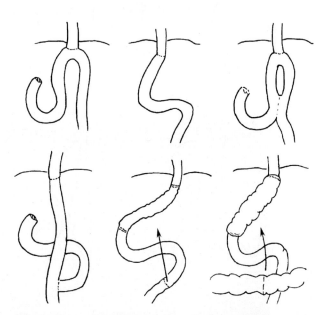

图 1-4-1-23　全胃切除术后食管下端与空肠或结肠吻合重建的各种方式

表 1-4-1-2 食管的术后并发症

早期常见	早期不常见	晚期常见	晚期不常见
吻合口或接拢线漏溢	气胸	吻合口狭窄	排空延迟
吻合口狭窄	纵隔气肿	吸入	食管气管瘘
胃和十二指肠无张力	脓胸	肿瘤复发	吻合口或接拢线漏溢
吸入（吞咽物入气道）	声带麻痹	胃食管反流及其继发改变	
胃食管反流	乳糜胸		
	代食管的结肠缺血		

（1）食管手术后：因癌肿作食管下段切除常同时将胃上部切除，将胃下部经膈裂孔拉至胸部，与食管下端做端端吻合或端侧吻合，称食管胃低位吻合术。食管中段和下段切除，胃上部可切除或不切除，将胃拉至胸部更高位置与食管吻合，称食管胃高位吻合术。食管下段切除与切断的空肠上段做端端吻合，连接十二指肠的空肠段与连接至食管的空肠上段做端端吻合，称食管空肠吻合。将两端切除（保留血管）的一段结肠拉至胸内，上下端分别与食管上段和胃吻合，代替切除的食管，称结肠代食管术。食管的术后并发症，按发病的早晚和常见程度见表 1-4-1-2。

（2）胃和十二指肠手术后：胃和十二指肠手术数量多，手术方式大都在 Billroth 基础上加以修改，参见示意图 1-4-1-24。

胃和十二指肠术后并发症发生的机会和种类较多。见表 1-4-1-3。

表 1-4-1-3 胃和十二指肠术后并发症

食管动力失常，手术时组织和损失，迷走神经切断术后
手术时组织和损失，迷走神经切断术后
食管炎
胃食管反流，碱性反流、消化道插管
排空障碍
胃淤积、小肠动力减损、倾倒综合征、麻痹性肠梗阻、粪石
胃炎、残胃溃疡
技术因素（手术指征、方式、医师经验、缝线未吸收等）、分泌功能亢进（胃泌素瘤等）、碱性反流
肿瘤（复发、残胃癌）
吻合口漏溢或肠穿孔（形成脓肿或瘘道）
肠梗阻（因水肿、溃疡等致吻合口狭窄、肠脱垂和套叠、粪石）
胃空肠结肠瘘
空肠炎
代谢失常
精神因素（幻觉、溃疡综合征等）
营养支持失误

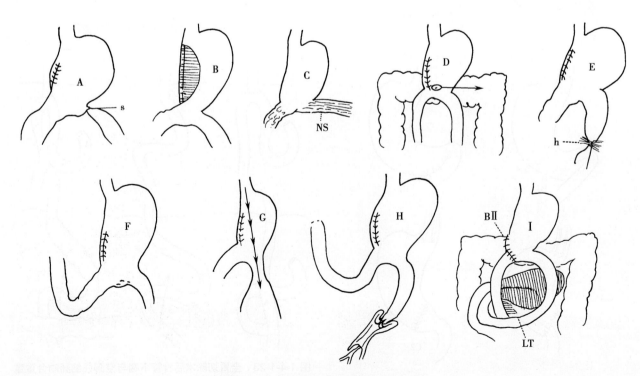

图 1-4-1-24 胃手术后各种并发症示意图

（3）结肠术后：结肠手术主要有肠切除术和肠造瘘术。根据病变的部位，可能为右半结肠切除，回肠与横结肠做端侧吻合；也可能为左半结肠切除，横结肠与乙状结肠做端端吻合；另一种可能是做病变肠段切除后，将未切除肠段的两残端互相吻合（图 1-4-1-25～图 1-4-1-28）。

肠造瘘术用于解除结肠梗阻或建立新的排粪口（人工肛门），结肠术后造影的气钡造影剂可经口、经肛门或经瘘道口进入。口服法可了解重建肠道的解剖概况和通过功能。灌肠法易于识别吻合口和较短的盲袢。

（二）双对比造影异常 X 线表现

本节将论述常见的、具有重要诊断意义的双对比造影异常 X 线表现。为叙述和理解的方便，我们可将双对比中病变显示的可能情况比喻为"字"（病变）与"纸"（病变邻接区）的关系。在双对比中，仅

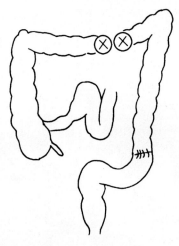

图 1-4-1-27 乙状结肠切除一段后端端吻合，行横结肠改道造瘘术示意图

横结肠有排粪口和排黏液口

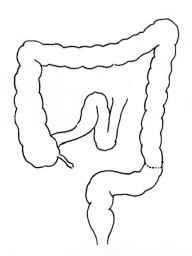

图 1-4-1-25 乙状结肠一段切除，未切除肠段做端端吻合示意图

缩短的结肠及吻合口可有或无造影异常表现

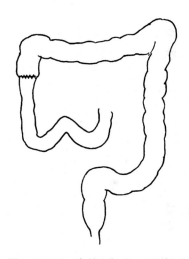

图 1-4-1-28 右结肠切除，回肠与升结肠吻合示意图

有 3 种使病变（"字"）显示的可能情况："白纸黑字"、"黑纸白字"或"字旁镶边"（在"字"与"纸"同色时）（图 1-4-1-29）。

1. 潮礁现象 位于钡池中或邻近钡池的隆起病变，在卧位垂直投照时能否显示及显示的清晰程度常随钡池的深浅而不同；类似潮水（钡剂）涨落与礁石（隆起）显露程度的关系，称为潮礁现象。此现象是显示近地壁低小隆起最清晰、最可靠的征象。根据积钡区钡液的不同深度和隆起顶部距离钡液表面的大小（即该处钡液厚度的正值或负值），潮礁现象可表现为 4 个相（图 1-4-1-30～图 1-4-1-34）。

（1）高潮相：钡液较深，隆起被较多量钡液淹没，不能显示。

（2）中潮相：隆起被少量钡液淹没，但可透过钡液隐约看到较黑色的病变影像。

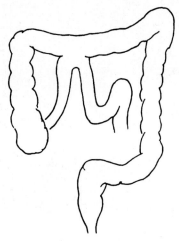

图 1-4-1-26 横结肠与回肠侧侧吻合示意图

口服造影时右侧结肠较难充盈

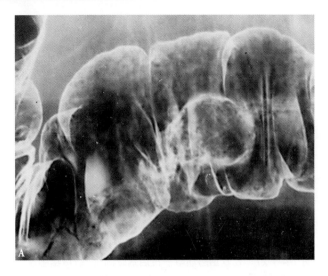

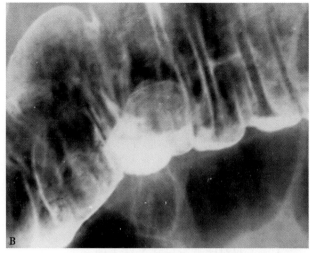

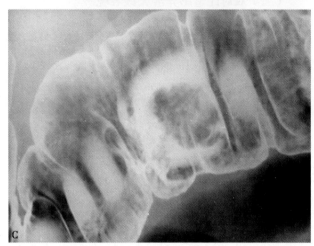

图 1-4-1-29 结肠息肉

在双对比中显示为 3 种可能的情况：A."黑底黑字，字旁镶边"；B."黑纸白字"；C."白纸黑字"

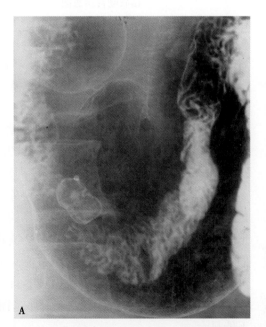

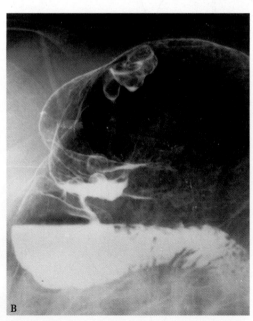

图 1-4-1-30 胃前壁多发息肉

A. 远地壁垂直投照，呈局限增白影伴悬滴；B. 水平投照；见 4 层涂钡腔壁、环圈、悬滴等多种表现 4 个相。低小的隆起在低潮相时显示最为清楚

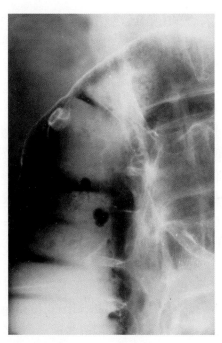

图 1-4-1-31 升结肠低小息肉
右中部 2 个在低潮相表现清楚，左上的 1 个呈倒置皇冠样

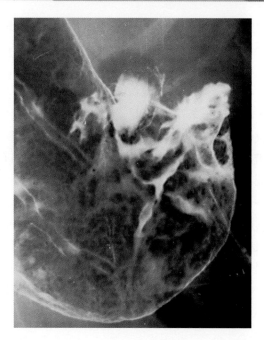

图 1-4-1-33 示代表前壁黏膜皱襞的轨道征图

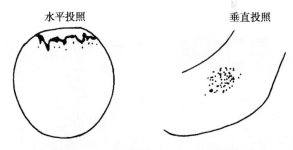

图 1-4-1-34 雾滴征原理及表现示意图

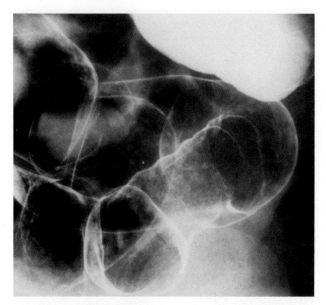

图 1-4-1-32 乙状结肠非全周性癌
示雾滴征、多边征及上侧腔壁内方的线样征

（3）低潮相：钡液更浅，隆起的顶部露出于钡液平面之上，呈深黑色，与周围白色钡影对比鲜明。

（4）落潮相：隆起周围无流动的钡液积聚，仅有很薄的钡液黏滞层。如无其他征象出现，病变很难显示。

远地壁隆起（低垂）的癌肿表面较周围钡层稍厚，表现为白雾状影。癌肿表面凹凸不平，滞留的钡液厚薄不等，致白雾状影不均匀，伴有多数大小不等的不规则悬滴。癌肿表面的结节及坏死缝隙中存在的角隅积钡，表现为针芒状。

低潮相相对显示低小隆起病变的能力最好，故将潮礁现象作为显示近地壁病变的主要手段。双对比钡剂检查中，转动患者的体位，使观察区内的钡液由浅变深，再由深变浅，即可依次显示高、中、低各潮相，在最适宜的低潮相时，可以显示其他相中难以显示的低小隆起，包括较大的胃小区。

隆起病变在 4 各相中的表现，可根据隆起本身的可见程度分别称为礁见征和礁露征，分别相当于中潮相及低潮相。

潮礁现象有时也称为堤坝现象或隆起边缘现象，至钡液受隆起侧壁阻挡，在该处不能流动，类似堤坝对水的阻挡作用。此两名称对隆起位于钡池或钡洼之旁，仅侧壁的一部分与后者接触，未能形成完整的潮礁表现者更为适用，可据此判断隆起的存在（图 1-4-1-42）。

2. 坑穴现象 溃疡、憩室等所有凹陷病变，均可视为坑穴。卧位垂直投照时，位于近地壁的凹陷病变（坑穴），由于形态的不同和穴内积钡多少的不同，可分为 3 个相。

（1）满穴相：穴内积满钡液，穴旁为落潮相，穴壁不能显示。

（2）浅穴相：穴内有积钡，但未达穴口高度。

（3）空穴相：穴内无积钡。

3. **靶征** 圆形的隆起病变如边缘光整，其中央部位有一较圆的脐样凹陷时，在落潮相时的表现与射击用的靶环的靶心相似，为良性隆起病变的有价值征象。

以下病变可出现靶征：

（1）平滑肌瘤、神经源性肿瘤：常单发、肿瘤较大，因中央部有坏死，故靶心较白（积钡较多），靶区较黑（积钡较少）。

（2）疣状胃炎（糜烂性胃炎、鹅口疮样溃疡）：常较小，直径 5mm 左右，常在同区多发，靶心略白，较模糊。

（3）早期 Crohn 病的口疮样溃疡。

（4）远地壁带蒂息肉：可呈双环征，加之中央的悬滴，更符合靶的形象。

4. **远地壁影像的特点与价值** 在胃肠道各种造影检查中，甚至在各系统各种造影检查中，就其影响因素之多，影像表现之复杂多变而言，远地壁的影像大概可居首位。钡液涂布远地壁后经常能形成与近地壁重叠的影像。远地壁影像常较淡、较模糊，其低垂滞钡的表现（悬滴等）可在一定范围内随某一体位时间的持续而发生改变。远地壁影像有重要诊断价值，特别在某些部位（如胃前壁）较难在近地壁形成良好双对比像时（图 1-4-1-30、图 1-4-1-33、图 1-4-1-35～图 1-4-1-41）。

几个重要的远地壁征象有定位、定壁、定性价值的几个远地壁征象的名称和形成机制如下。

（1）局部均匀增白征（localized homogeneous whitening sign）：表现为界限清楚的局部均匀增白，常伴单个规则的悬滴，代表良性隆起病变，最多见于息肉。

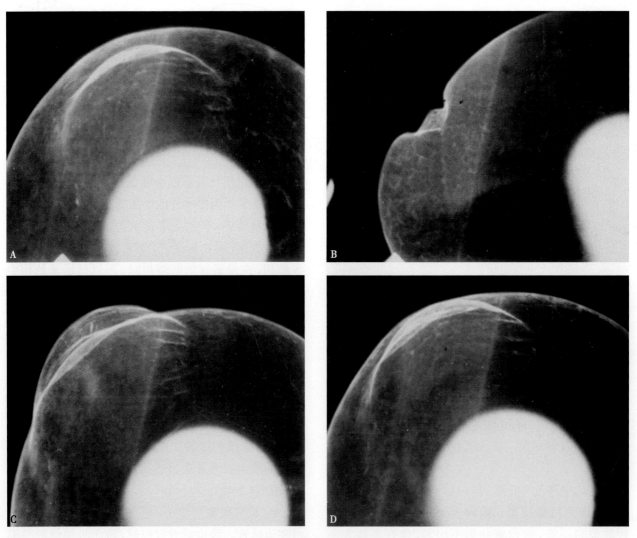

图 1-4-1-35 模型实验
示多边征形成机制。囊腔左上侧壁与远地壁连接处附近腔壁因"浸润"而不能同幅扩张。B 为水平投照，ACD 为不同程度转动时的垂直投照图

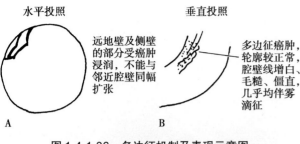

图 1-4-1-36　多边征机制及表现示意图

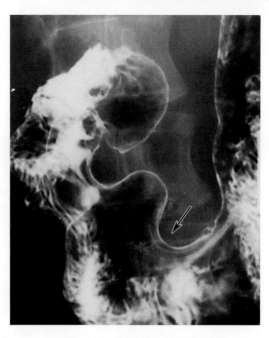

图 1-4-1-39　胃小弯角切迹附近癌
示多边征（箭）伴雾滴征，勿误认为蠕动；并可见与胃窦大弯侧重叠的十二指肠憩室影

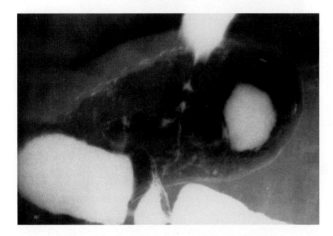

图 1-4-1-37　胃体、底部小弯侧浸润型癌
示多边征及高度增厚的腔壁

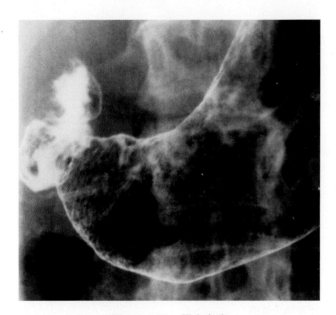

图 1-4-1-38　胃小弯癌
呈多边征的白、毛、僵表现

（2）线样征：线样征（linear sign）指粗糙、浓白、少弯曲的线段状影，可出现在双对比区的任何处，代表癌肿的侧壁。多边征的某些"边"实际即为线样征构成。

（3）轨道现象、导向线：胃和结肠的黏膜皱襞位于远地壁时常呈两条互相平行的白色细线，为远地壁皱襞低垂的 2 个侧面（竖板）的投影，称轨道现象（rail track）。它常在胃的中部出现，一般长度 10cm 左右。病变附近黏膜皱襞的纠集、中断、破坏等情况，在双对比片中常能清晰显示，时诊断主要依据之一。皱襞本身因低垂滞钡而较邻区稍白，常跨越钡注，形成重叠白线，与近地壁本身较黑，其旁常邻接钡注的表现不同。此外，无论在远地壁或近地壁，皱襞均可向病变方向纠集，常可据以发现病变，称导向线（guide line）。

（4）杂乱雾滴征（雾滴征）：因癌肿表面常为不规则结节状或小坏死区，因为在远地壁时其下方积留钡液的厚度及所形成的白雾状影也不均匀，与息肉下方的均匀白雾状影不同。此区内的悬滴也常为多个，且大小不一，形态不整，像水蒸气在容器玻璃顶盖下方凝集的不规则雾滴，称为雾滴征。

雾滴征（fogging sign）表现为在有边界或无清楚边界的局限范围内出现杂乱雾滴状和破碎网格状的不均匀增白影，代表远地壁高低不平、有不规则结节和小坏死区并伴有多数小裂隙的癌肿表面，是癌肿的特征性表现，在胃和结肠癌肿中的出现率可高达 96%。

（5）腔壁多边征（多边征）：多边征（multiple mural sign）双对比中胃肠腔壁线，正常时为一条光整、柔软、连续、均匀的细线。当腔远地壁的一部分（偶尔可为近地壁一部分）与其相邻侧壁的一部分，均受

63

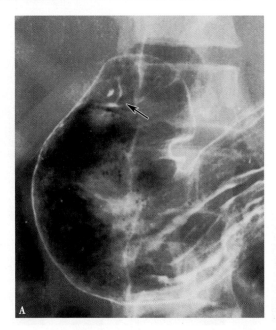
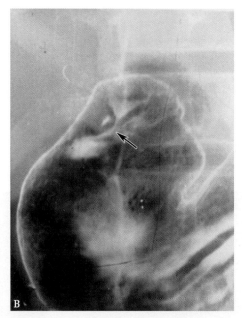

图1-4-1-40 胃窦近大
弯侧异位胰腺
其隆起的近小弯侧边缘（箭头）可借竖板字旁镶边（A）、堤坝（B）现象清晰显示，隆起的中部可见胰腺管开口的凹陷

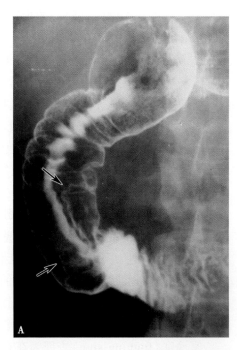
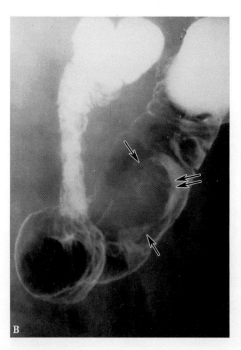

图1-4-1-41 十二指肠降段腺癌
箭头示肿瘤的范围，双箭头示堤坝现象。A. 仰卧位；B. 俯卧位

癌肿浸润，导致顺应性、柔软性或弹性降低，在双对比造影充气扩张时，既不能与相邻的正常腔壁作同步、同幅的扩张，在垂直投照时，即出现与原腔壁线平行的另一条或多条线或变，称为腔壁多边征或多边征。

为癌肿同时累及远地壁和侧壁的各一部分时的特征性表现，在胃和结肠的出现率达97%。

（6）公牛眼征（bull's eye sign）：指较大、较明显、较柔软（无僵硬、粗糙）的隆起，其中央伴有边缘清楚的较大、较深的溃疡（坏死组织脱落所致），状如突出的牛眼，多为恶性黑色素瘤转移至胃肠道的表现，也可为原发于胃肠道的伴有中心溃疡的肉瘤等。

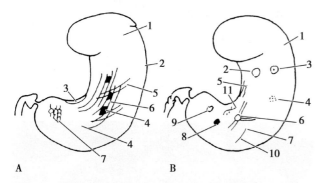

图 1-4-1-42 胃部双对比仰卧位常见现象或征象模式图
A. 正常表现：1. 钡池；2. 腔壁线；3. 皱襞吻触；4. 钡注；
5. 轨道现象（远地壁皱襞，"跨过"钡池）；6. 近地壁皱襞（"堤坝作用"邻界钡注）；7. 胃小区（放大）。B. 病变表现：1. 钡池；2. 近地壁隆起（低潮相）；3. 环圈征（远地壁息肉，白雾状影伴悬滴）；4. 雾滴征（远地壁癌肿）；5. 多边征（"白、毛、僵"征）；6. 环圈征（远地壁溃疡，内缘模糊，皱襞纠集"跨过"钡注）；7. 钡注；8. 近地壁溃疡（满穴相）；9. 近地壁溃疡（空穴相，穴壁征示小弯侧癌变）；10. 重叠白线（远地壁隆起的侧壁）；11. 线样征（远地壁隆起的侧壁）

（张惠茅 王景宇 邱 香 陈 新 冬 冬）

参 考 文 献

1. 尚克中，陈九如. 胃肠道造影原理与诊断. 上海：上海科学技术文献出版社，1995.
2. 陈星荣，陈九如. 消化系统影像学. 上海：上海科学技术出版社，2010.

第二节 食管和胃肠 CT 正常与基本病变影像学表现

随着 CT 技术的不断提高与完善，多排螺旋 CT 在食管和胃肠道疾病检查中的应用也日渐增多。多层螺旋 CT 因为具有良好的密度分辨率和空间分辨率，因此可直接显示消化道壁增厚或肿块情况，显示其范围及厚度，更能显示周围脏器受侵的程度、范围以及脏器和淋巴结的转移情况，为临床治疗提供极有价值的资料，有助于临床医师选择和制订治疗方案。

一、食管和胃肠 CT 正常影像学表现

（一）食管正常 CT 表现

颈段食管基本位于中线处，其前方有喉和气管，其前壁贴附于气管后壁，40% 的正常人可引起气管后壁内凹，两者之间无分界；其后方为脊柱，之间为椎前筋膜和颈长肌；两侧可见甲状腺两侧叶的后缘，在甲状腺下极以下水平，食管两侧有颈动脉鞘，周围有脂肪组织充填。在仰卧位的 CT 图上，颈段食管内不含气体。

胸段食管走行于气管左后方。胸上段食管位于中线左侧，其前壁与气管后壁紧密相连，气管后壁与食管相邻处通常是扁平的；其后方为胸椎及椎前筋膜；左侧为左锁骨下动脉，右侧隔以少量脂肪与右侧纵隔胸膜相邻；食管与气管两侧有喉返神经，CT 不能显示。胸中、下段食管从主动脉弓水平向下逐渐前行走行于降主动脉右前方，约在第 8、9 胸椎水平跨过降主动脉，向左下行入膈肌；其前方自上而下，有主动脉弓、气管、左主支气管及左心房，食管与左心房和主动脉弓之间有少量脂肪间隙，分界较明确；其后方仍为脊柱；右侧与纵隔胸膜相邻，其右后方有奇静脉；其左后方为降主动脉；食管跨过降主动脉与左侧纵隔胸膜相贴。下胸段食管位于中线，但穿过膈肌裂孔前逐渐前移。

腹段食管进入膈肌向左侧走行，几乎是横行与胃底相连续（图 1-4-2-1）。腹段食管外周有腹膜覆盖；其前面和右侧有肝左叶；后方有膈肌脚和降主动脉；左侧与胃底和脾脏相邻有韧带或膈脚环绕。肝静脉韧带是识别胃食管连接处的重要标志。

颈段食管呈冠状位扁平形软组织密度结构；胸段食管呈圆形软组织密度结构；腹段及胃食管交界区呈椭圆形，由于其走行与横轴位扫描方向一致，有时可呈不规则形软组织肿块样结构，易误诊为肿瘤。

颈段食管腔正常一般不含气，胸段食管约 63% 食管腔内可见气体影，但无液平面。如食管腔内显示液平面或管腔直径大于 10mm 则为异常，提示下段有梗阻情况。通常有 40%～70% 的人 CT 检查时食管含气，正常的食管内气体位置居中。

食管壁是由黏膜、黏膜下层、肌层和外膜层组成，CT 平扫不能区分各层。食管壁的厚度与食管腔的扩张程度有关，扩张良好的食管壁厚度为 3～5mm，当超过 5mm 时，无论扩张如何一般可视为异常。在 CT 增强扫描时，食管的黏膜可以呈线样强化。食管壁呈软组织密度，因其周围有一层脂肪组织包绕，因而 CT 能清晰显示食管断面的形态及与其邻近结构的关系。

（二）胃正常 CT 表现

胃在充分充盈时 CT 图像显示胃壁厚度均匀，胃壁的厚度正常在 2～5mm，一般不超过 5mm。虽有个体差异，但均在 10mm 以下（图 1-4-2-2）。胃黏膜皱襞因展平而不被显示或仅见到小的锯齿状影。正常情况下，胃底及胃食管交界部的胃壁较厚，约 38% 的正常人胃食管交界处的胃壁明显增厚，或显示为肿块样，这是由于小网膜囊远端食管纤维和膈筋膜

融合造成的。充盈不足时，胃壁厚度可≥10mm，胃黏膜可显示为较大锯齿状影，甚至可显示为胃壁不均匀增厚或相互重叠，在 CT 图像上可误认为病理改变，此时应补充胃内对比剂或改变体位（左侧卧位或俯卧位）扫描，以及做延迟扫描可帮助鉴别诊断。如胃内食物残留或阳性对比剂与水混合不均匀时易误诊为胃内包块。胃底常见气 - 液面，能产生线状伪影，必要时可采取侧卧或俯卧位检查。

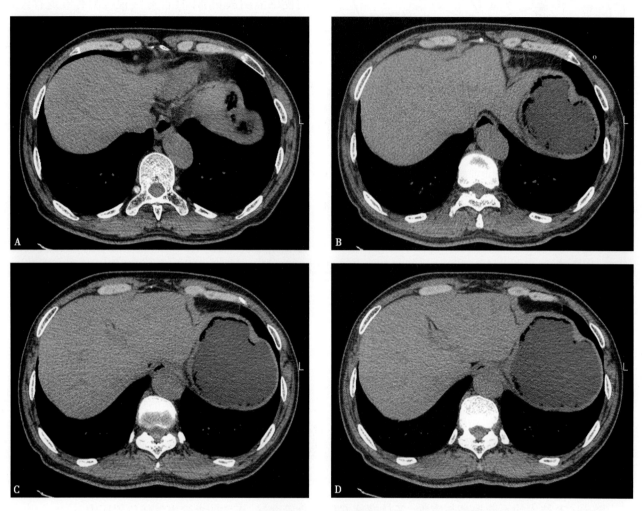

图 1-4-2-1 正常食管
CT 检查图像，正常食管（连续层面 A～D），横膈水平食管向左走行经贲门进入胃底

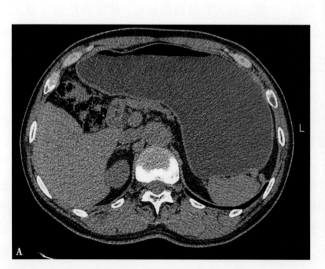

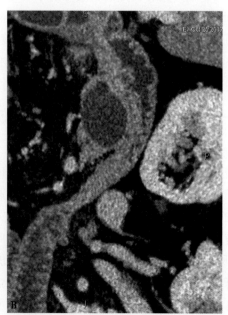

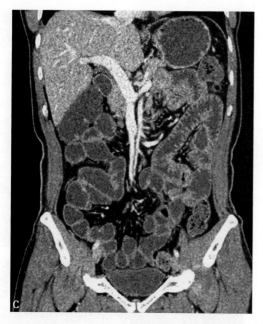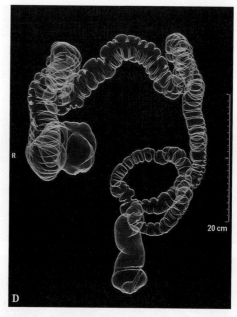

图1-4-2-2　正常胃、十二指肠、小肠、大肠CT图像

正常胃在充分充盈时CT横轴位图像（A），正常十二指肠在充分充盈时CT多平面重建后图像（B），
正常小肠在充分充盈时CT冠状位图像（C），正常大肠充气时CT空气投影成像（D）

CT可显示胃和周围脏器的毗邻关系（图1-4-2-3）。胃底的左后方为脾脏，内侧为左膈肌脚，右前方是肝左叶，胃体及胃窦后壁小网膜囊及脂肪层与胰体、胰尾前缘相邻，当胃空虚呈收缩状态时，与胰体尾之间可以看到小肠肠管影。正常情况下胃腔形态及大小变化较大，且与肝脏、脾脏的大小和位置有关。胃和胆囊、横结肠及结肠肝、脾曲也有相邻关系。在肥胖患者由于腹腔内脂肪较多，胃与周围脏器的解剖关系更易显示。胃的韧带主要有肝十二指肠韧带、胃结肠韧带、胃脾韧带和肝胃韧带。肝十二指肠韧带内有门静脉、肝固有动脉、胆总管和淋巴结等。肝胃韧带内有胃左动脉、胃右动脉分支，胃冠状静脉及淋巴结等。这些解剖结构在CT增强扫描上易于鉴别。

（三）十二指肠正常CT表现

十二指肠上部位于腹腔内，降段位于腹膜后肾前旁间隙内，位置较固定，CT易于检查。十二指肠肠壁厚度与小肠相同（图1-4-2-2）。

十二指肠与许多脏器相邻，和胰腺关系尤为密切，十二指肠降段在胰头右侧，水平段及升段位于胰腺下方、腹主动脉前方及肠系膜血管后方。球部和降部位于胆囊和肝脏内侧，后方隔下腔静脉与右肾及肾上腺相邻，结肠肝曲及其系膜居降部之前。胆总管跨过十二指肠球部后方沿降部内缘下行至Vater壶腹。一些正常变异或先天性异常可能与主要病变相混淆，如降部内侧憩室含有气体可误诊为

肠穿孔，小肠先天性旋转不良在未充盈对比剂时，可误认为肿瘤性病变。

（四）小肠正常CT表现

小肠在腹腔内游离分布，充盈良好正常的小肠肠腔宽度不超过3cm，肠壁厚度不超过3mm，回肠末端肠壁厚度可达5mm。小肠黏膜皱襞在CT图像上不易显示，肠腔内一般无液平。小肠系膜内有大量脂肪组织。通常空肠位于左上腹，回肠位于右下腹。CT图像往往难以判断具体为哪一段肠祥（图1-4-2-2）。

（五）大肠正常CT表现

结肠和直肠内因含粪便气体以及结肠袋的存在，在CT图像上易与小肠区别。肠壁外脂肪层较厚，CT图像显示清晰，轮廓光滑，边缘锐利。结肠在扩张状态下肠壁厚度一般小于5mm（图1-4-2-2）。正常情况下直肠壁较结肠壁稍厚，超过5mm为异常。升结肠和降结肠在腹膜后位于腹腔两侧，位置较固定，有肾前间隙内的脂肪包绕，往往显示得比较清楚。横结肠通过横结肠系膜悬挂于腹腔内，位置变化较大，瘦弱者可位于盆腔内。结肠旋转不良可致盲肠高位。结肠可位于肝脏和膈肌之间，形成间位结肠，肾切除后结肠可位于肾窝内。直肠壶腹部位于盆腔出口正中水平，位置较固定，因周围筋膜内脂肪较多而显示清楚。CT检查时，肠道清洁很重要，以免将肠内容物误认为肠内肿块。

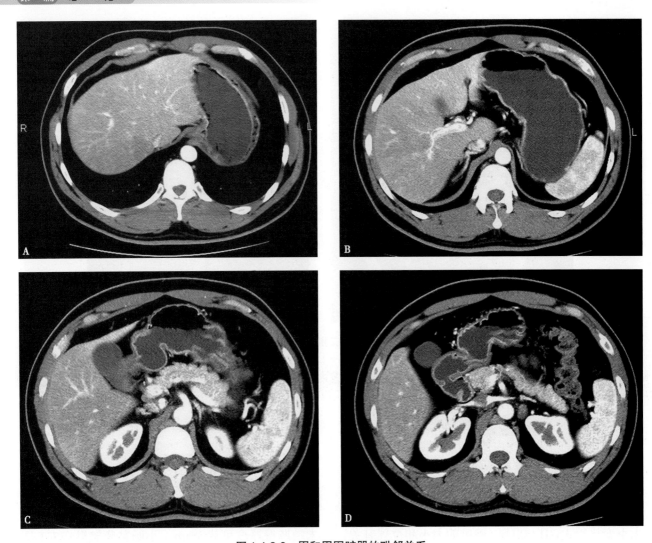

图 1-4-2-3 胃和周围脏器的毗邻关系
A～D. CT 检查图像。胃和肝左叶关系（A），胃和脾脏关系（B），胃和胆囊关系（C），胃和胰腺关系（D）

二、食管和胃肠道 CT 基本病变影像学表现

（一）食管疾病的 CT 基本病变影像学表现

1. 食管管壁增厚 食管壁厚度超过 5mm，为管壁增厚。引起食管管壁增厚的疾病较多，需要结合其他影像学综合分析判断。管壁增厚，根据累及周长的范围分为偏心性增厚和向心性增厚。偏心性管壁增厚是指食管一侧壁的局限性增厚，常伴有管腔狭窄，位于肿块的一侧，常见于食管平滑肌瘤、食管息肉、增生型食管癌及食管外病变侵及食管壁。全周性的向心性增厚是指病变侵犯食管的全周，厚薄可以不均匀，多伴有管腔的向心性狭窄，多见于食管癌、食管静脉曲张、食管炎症或瘢痕（图 1-4-2-4）。

2. 食管腔内异常 部分食管病变或异物可以在食管腔内占据一定的空间，形成食管腔内的肿块或团块。部分横断面上可见到肿块或团块与食管内壁之间有一定的间隙。增强扫描食管腔内的肿块有或无强化，多见于息肉。CT 轴位图像及多平面重组图像可清晰显示食管异物在腔内的形态。

3. 食管管腔改变 食管管腔可狭窄或增宽，正常静息状态下的食管管腔呈左右扁平状。气管隆嵴以上层面食管腔内多可见有一定量的气体，中下段出现概率低，管腔难以显示，管腔狭窄判断较困难，可通过食管管壁的增厚程度间接推断，亦可通过近段食管的扩张程度，加以判断。引起食管狭窄的疾病较多，常见有食管肿瘤、食管炎症、贲门失弛缓症等。食管扩张指食管管腔宽度超过 2cm，常见于狭窄食管前端，可以根据腔内气体对比测量出管腔的大小（图 1-4-2-5）。

4. 食管周围脂肪层消失 正常情况下食管周围存有脂肪层，部分患者可显示食管周围脂肪间隙。当病变侵犯到肌层以外时，食管周围脂肪层消失。需要说明的是食管周围脂肪线的存在，可以排除食

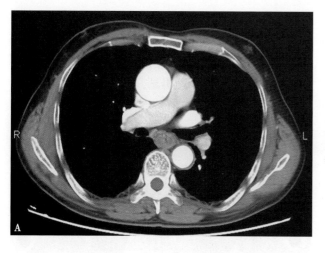

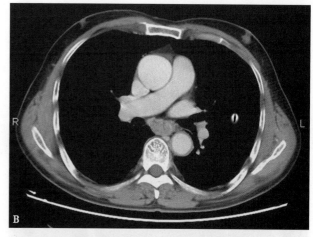

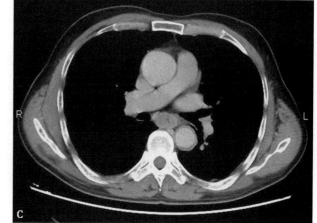

图 1-4-2-4 全周性的向心性增厚

A～C. CT 增强扫描，动脉期（A）、门脉期（B）、延迟期（C）示食管癌表现为食管全周性的向心性增厚，管腔狭窄，增强后食管壁强化不均

管病变的壁外浸润，但无脂肪线不表示有浸润，引起食管周围脂肪消失的常见疾病有食管癌、食管良性溃疡穿孔、食管结核病等。

5. 食管邻近器官的浸润 食管与纵隔内一些器官相毗邻。上纵隔内食管与气管后壁和左主支气管的后壁相贴，不能单凭脂肪层消失而认为有肿瘤浸润，只有当病变局部脂肪层消失，而上下层面的脂肪层仍然存在时，才能够判断是癌肿浸润，在中下纵隔、食管与心包、食管与降主动脉间亦是如此。气管、支气管受侵时，食管肿块侵入气管、支气管，使气管和支气管移位，管腔受压变形，管壁增厚等，特别是在吸气时表现更明显。尽管食管与降主动脉位置关系密切，但食管癌较少累及降主动脉。

6. 淋巴结转移 食管恶性肿瘤可以引起局部淋巴结转移。由于食管黏膜及黏膜下层有丰富的淋巴管网，且食管外缺少浆膜，因此恶性肿瘤易引起局部淋巴管转移，使局部的淋巴结肿大。CT 对于发现肿大淋巴结较容易，但判断是否有淋巴结转移则较困难，特别是临界大小的淋巴结。一般把食管周围及纵隔其他部位的淋巴结直径超过 15mm 作为判断淋巴结转移的标准。直径在 5mm 左右发生转移

的淋巴结并不少见。炎性疾病也可以引起淋巴结肿大，其形态扁平。边缘模糊的淋巴结，转移的可能性较小。相反肿大淋巴结呈球形、类圆形，边缘锐利者转移的可能性较高。淋巴结中心坏死呈低密度者，应首先考虑转移。此外要注意淋巴结的引流途径，特别是食管下段的病变，除要注意纵隔食管周围淋巴结外，还要注意膈下有无淋巴结转移。

7. 远处转移 和其他的恶性肿瘤一样，食管恶性肿瘤也可发生远处转移，特别是肝和肾上腺。对于食管壁增厚，临床怀疑食管恶性肿瘤的患者要注意有无远处转移。当发生肝脏、肾上腺及双肺转移，转移灶又无特异性，无法与其他部位原发灶发生的转移瘤区别时，应结合食管造影、病理活检来综合判断。

（二）胃肠道疾病的 CT 基本病变影像学表现

1. 胃肠道管壁改变 CT 断面图像，能清晰地显示出胃肠道管壁增厚征象，为判断病变存在及其性质提供了主要依据。一般认为胃壁超过 10mm、小肠壁超过 5mm 为管壁增厚；大肠壁超过 5mm 为可疑增厚，超过 10mm 可确定为异常增厚。

（1）感染性疾病：大多数肠道感染性疾病 CT 特征表现为对称性、环状肠壁增厚，通常不超过 15mm。

然而,在慢性感染性疾病如 Crohn 病可表现为非对称性的肠壁增厚(图 1-4-2-6)。肠壁增厚的程度主要依赖的是肠壁各层受累的程度。肠壁的增厚主要是由于肠壁各层发生一系列的病理改变引起,除来源于血肿或脂肪堆积的部分病例,CT 常难以明确原发病因。感染过程的阶段也可能会影响肠壁增厚的程度,一般在疾病的急性阶段较慢性阶段更重,因在急性阶段黏膜水肿较明显。

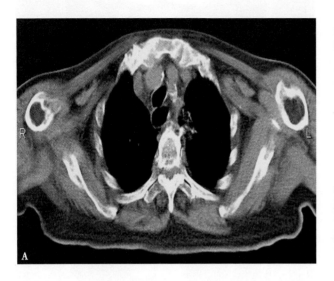

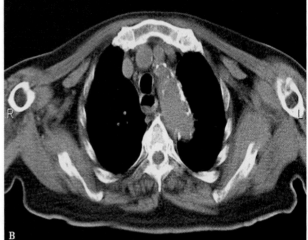

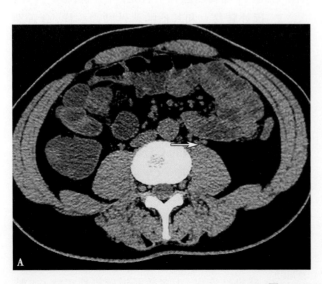

图 1-4-2-5 食管扩张
A~C. CT 检查图像,显示胸上段食管扩张(A、B),其内见液平,其下段食管狭窄(C)

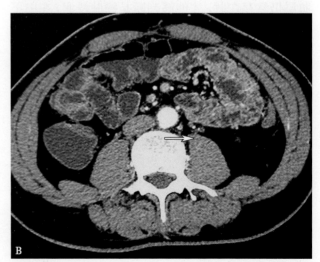

图 1-4-2-6 Crohn 病
A、B. CT 检查图像,CT 平扫(A)、增强扫描(B)显示 Crohn 病空肠及部分回肠肠壁非对称性的肠壁增厚

观察受累肠段的长度和多发性特征有助区分感染、肿瘤及血管性疾病，并能缩小感染性肠病鉴别诊断的范围。通常在感染的急性阶段，受累肠段的长度常较肿瘤性疾病长，但较血管性疾病短。然而在慢性阶段当狭窄和纤维增生时，受累肠段变短而类似肿瘤多发性病灶最常见于感染性疾病。然而，淋巴瘤、转移性肿瘤以及血管性疾病如血管炎也可为多灶性。

受累肠段与正常肠段之间的移行带对区分感染性疾病与肿瘤性疾病意义重大。突然中断的移行带是肿瘤性疾病的特征性改变，锥型改变多见于感染性疾病。

（2）肿瘤性疾病：在 CT 的特点是偏心或非对称肠壁增厚或肠壁肿块（图 1-4-2-7）；肠壁增厚常常超过 15mm。然而，肠壁环周型增厚也能见于淋巴瘤或转移肿瘤等。肠道受累的长度常较短。多灶性受累常见于淋巴瘤、脂肪瘤和转移瘤（图 1-4-2-8），病变与正常肠道之间的移行段多为突然性。

（3）血管性疾病：肠系膜缺血的常见病因包括血栓栓塞、肠梗阻、肿瘤血管炎、感染性肠疾病、创伤以及放、化疗后。血流低灌注状态是肠缺血最常见的原因。血管性疾病的特点是环周型肠壁增厚，厚度常小于 15mm，肠系膜静脉阻塞引起的肠壁增厚较动脉性缺血更为明显。然而肠缺血不都表现为肠壁增厚，可为正常表现，当受累肠段坏死时肠壁可变菲薄甚至不可见。由于肠壁黏膜下层水肿或出血，肠壁增厚常表现为"靶征"或"双晕征"。虽然"靶征"或"双晕征"是非特异性的，但在肠系膜缺血者仔细观察此征可能有助于判定胃肠道有无不可复性的改变。"靶环征"的外层弥散性中断或不连续多提示不可复性改变。"靶征"或"双晕征"可能有助于区分是否肠缺血起源于血栓栓塞或血管炎，在血管炎患者有更多更清晰的分层，可能是与其黏膜下层水肿液或出血有更多聚集有关。缺血肠段可出现肠壁内气体，然而肠壁内气体亦可见于肺疾患、消化性溃疡以及肠梗阻等患者。与感染性或肿瘤性肠病相比，血栓栓塞性疾病的肠壁缺血最具特征性的 CT 征象之一是节段受累呈连续性分布，肠壁的缺血通常沿肠系膜血管分布。与之相对，非节段性多灶受累是多发性血栓栓塞、血管炎和/或放化疗后肠系膜缺血的特征性改变。虽然由血栓栓塞引起的肠系膜缺血受累肠段通常较长，但其长度依赖于肠系膜血管受阻的水平；当近侧主支被阻塞时可能较长，当壁内段阻塞时受累肠段非常短。

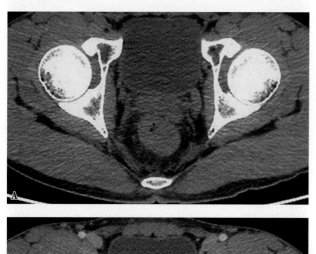
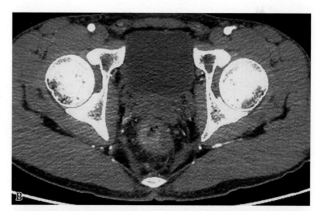
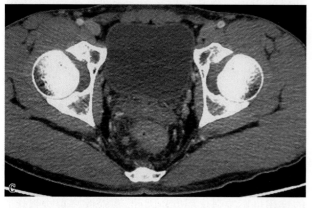
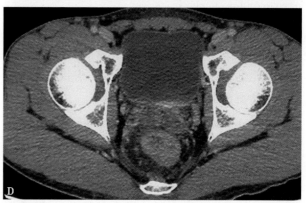

图 1-4-2-7　直肠癌
A～D. CT 检查图像，平扫（A）、动脉期（B）、门脉期（C）、延迟期（D）示直肠肠壁非对称性增厚，周围脂肪间隙模糊，周围多发淋巴结

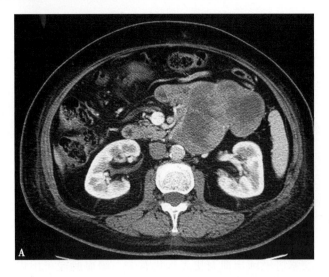

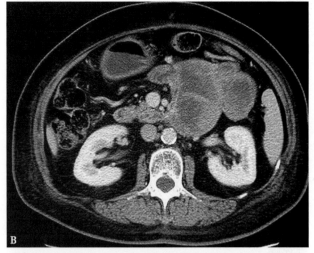

图 1-4-2-8 小肠淋巴瘤

A～C. CT检查图像,动脉期(A)、门脉期(B)、延迟期(C)显示小肠内多发肿块,肿块边缘强化,其内稍低密度区三期未见强化

2. 软组织肿块

（1）肿块形态：不同疾病可显示腔内肿块或腔内外肿块。良性肿瘤常有光滑的边界，而恶性肿瘤呈分叶状、不规则和锐利的边界，向外浸润并形成腔外肿块，有时还可见表面有不规则溃疡。肿块直径少于 2cm 在 CT 上可能漏诊。外生性生长为胃肠道间质瘤淋巴瘤和转移性黑色素瘤常见生长方式，而腺癌很少如此（图 1-4-2-9）。

（2）肿块内部结构：肿块内含有脂肪是脂肪瘤或脂肪肉瘤的特征性征象。当肿瘤内部出血，多考虑胃肠道间质瘤和转移性黑色素瘤。肿块内的钙化最常见于黏液腺癌以及胃肠道间质瘤，也见于神经源性肿瘤，良性肿瘤和腺癌或放、化疗后的淋巴瘤。

（3）肿块发生的部位：小肠腺癌 42% 发生在十二指肠，超过 35% 的累及空肠的近侧；淋巴瘤在儿童和青年主要累及回肠区；90% 的黏液肿瘤位于回肠；恶性基质瘤在空回肠的发生率相同，结肠为胃肠道间质瘤少见部位；大多数脂肪瘤位于回肠或回盲瓣。

3. 增强扫描

（1）感染性疾病：虽然在各种感染性肠疾病肠壁增厚的程度有些不同，但单纯肠壁增厚程度不能作为确定特异性诊断的指征。肠壁的强化类型较增厚程度更有诊断意义。肠壁增厚可显示为均匀性或不均匀强化而出现"双环征"或"靶征"（图 1-4-2-10）。其机制是黏膜下水肿液、出血、淋巴或脂肪的堆积。此征的出现一般认为标志着非肿瘤性疾病，多出现在各种感染和血管性病变，尤其是慢性炎症，然而也可见于肿瘤性疾病。

（2）肿瘤性疾病：增强扫描有助于肿瘤定性及范围的确定。肿块的强化依赖于促结缔组织增生反应、肿瘤血管及坏死的程度。硬化型胃癌常排出一种促结缔组织反应物质，在黏膜下层产生丰富的纤维化，增强后明显强化。相反，淋巴瘤因不排出促结缔组织增生反应物质而少有强化。细胞内外黏液素的堆积也影响强化程度。因此，黏液腺癌很少强化。

（3）血管性疾病：血管性疾病的增强类型具有特征性，在强化早期缺血肠段无或仅轻微强化，在

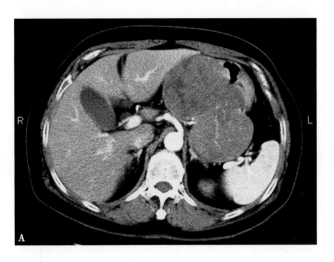

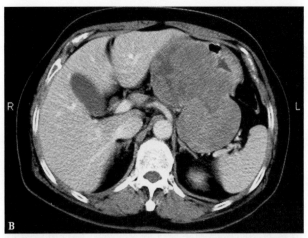

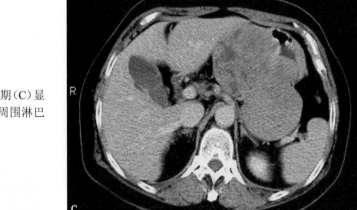

图 1-4-2-9 外生性生长
A～C. CT 检查图像，动脉期（A）、门脉期（B）、延迟期（C）显示胃淋巴瘤外生性混杂密度肿块，胃腔明显受压，周围淋巴结肿大

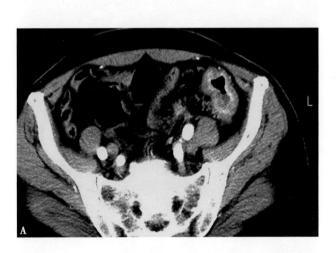

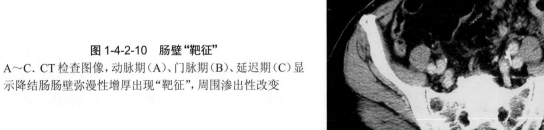

图 1-4-2-10 肠壁"靶征"
A～C. CT 检查图像，动脉期（A）、门脉期（B）、延迟期（C）显示降结肠肠壁弥漫性增厚出现"靶征"，周围渗出性改变

强化末期受累肠段可有延迟强化。强化类型主要据缺血肠段的灌注情况而定,在肠系膜静脉阻塞的静脉回流延迟及动脉痉挛继发动脉血流供应减慢是延迟强化的原因,这种缺乏强化或轻度的强化被认为是区别单纯性与绞窄性肠梗阻最有价值的征象之一(图1-4-2-11)。

4. 胃肠道周围及系膜网膜的改变 胃肠道CT检查的优势在于能很好地观察肠周间隙、系膜及网膜的改变。周围脂肪层存在与否是判断肿瘤有无向浆膜外浸润和是否与周围脏器粘连的重要指标。一般认为脂肪层清晰是良性病变征象。恶性肿瘤浸润可致周围脂肪层显示模糊、消失,但这种改变也见于炎性病变。

(1)感染性疾病:比如急性阑尾炎、肠脂垂炎和憩室炎。当CT发现阑尾直大于6mm或密度增高,周围脂肪浸润,阑尾结石钙化可确诊急性阑尾炎。在缺乏阑尾壁异常增厚或阑尾周围感染征象时,阑尾结石、钙化或气体没有临床意义。仅出现阑尾周围感染性改变,而不伴阑尾异常或结石是提示性而非特异性的征象,可见于其他疾病。肠脂垂炎是一种少见的腹膜内感染疾病,CT有确诊意义,包括结肠旁卵圆形病灶伴脂肪模糊、脏腹膜增厚和肠脂垂周围脂肪条带影,其他CT征象有邻近壁腹膜增厚及结肠壁局部增厚。憩室炎起源于憩室穿孔伴有肠壁、肠周围腹膜感染。CT诊断性征象包括结肠周围感染、水肿的存在,表现为区域性的线条影或有憩室穿孔部位邻近结肠周围脂肪密度模糊样增高。在更严重病例可有结肠周围蜂窝织炎或脓肿。临床上区分憩室炎与结肠癌对选择适宜的临床治疗方法至关重要。在溃疡性结肠炎,CT有助于确定骶骨前间隙增宽原因是脂肪堆积,或是感染浸润直肠周围脂肪,亦或直肠壁的增厚。

(2)肿瘤性疾病:CT常难以明确肠壁侵犯长度,但胃周、肠周改变的观察却是临床胃、结直肠癌分

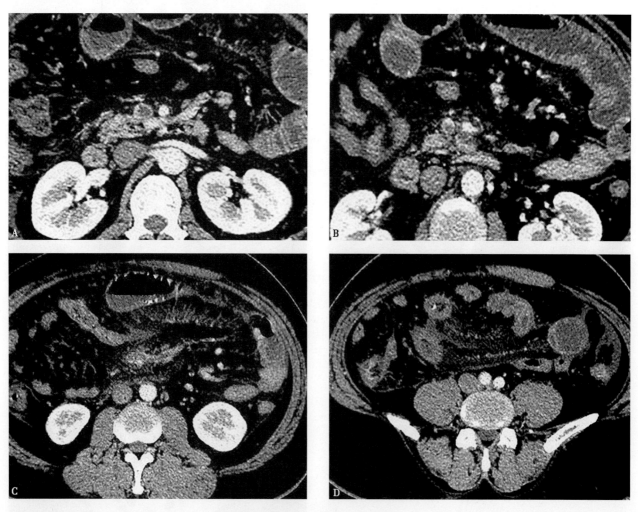

图1-4-2-11 肠系膜上静脉血栓

A～D. CT检查图像,显示连续不同层面肠系膜上静脉血栓,肠壁轻度强化,腹腔肠管局限性扩张,其内积液、积气,血管边缘模糊不清

期的基础。肿瘤的边缘常较炎性病灶更为锐利,当肠壁外缘不规则或存在肠周或胃周脂肪层出现条带影,提示肿瘤的扩展超过了胃肠壁(图1-4-2-12)。然而CT征象对分期价值有一定限度,因为CT并非敏感得足以检测到镜下的脂肪侵犯,因此,肠壁上锐利的边界且无邻近脂肪中的带状影表现并不能排除肿瘤已侵犯肠壁外。另外,CT诊断癌瘤样病灶较有特异性,表现为肠系膜脂肪中线样或弧线样条影。以原发性肿块为中心放射状向移位且成角的肠曲伸展,主要累及网膜和肠系膜的肿瘤包括腹膜癌瘤病、淋巴瘤病、假性黏液瘤或间皮瘤,常表现为网膜增厚,多发的腹膜腔内分隔状囊样病灶呈扇形分布于肝和脾的表面。

(3)血管性疾病:弥漫性肠系膜密度增高和血管充血是血管性疾病的特异性表现。肠系膜静脉、门静脉阻塞或压力增高引起肠系膜血流流出受阻。相反,肠系膜动脉阻塞为流入受阻而不显示系膜充血。然而,在大多数流出不畅的病例将出现肠系膜或/和腹膜后的侧支循环。CT尚难以区分系膜血管的增加是充血亦或是丰富的侧支循环建立。因此,如果发现肠系膜血管数量增加、管径增大或肠系膜变模糊时,应仔细地观察有无肠系膜血管血栓栓塞以及能否排除晚期肝硬化性门静脉高压。

5. 邻近脏器浸润 胃肠道恶性肿瘤侵及邻近组织及脏器时,CT可显示异常征象。如胃体上部肿瘤多向腹主动脉及其分支周围、脾门浸润(图1-4-2-13);胃角及幽门部肿瘤易浸润肝门及胰腺。结肠癌可直接侵犯胃、胰腺等,乙状结肠及直肠癌尚可侵犯膀胱、精囊、子宫、附件及盆壁肌。

6. 淋巴结转移 淋巴结大小是诊断转移的重要标准,多数文献以淋巴结直径10mm作为阈值。CT对直径小于5mm的淋巴结,检出率不足30%,10～15mm淋巴结,CT检出率大于90%。正常大小淋巴结可有转移,而肿大淋巴结也可为炎性反应所致,CT检测淋巴结转移的敏感性和特异性偏低。小于10mm淋巴结易与肠管或血管影等混淆,10mm以上尤其融合成团者易检出。转移性肿大淋巴结可呈等密度,也可呈低密度,增强后呈均匀或环形强化。因肿瘤部位不同可表现不同部位淋巴结转移征象。如食管癌、胃癌常转移到纵隔淋巴结、脾门淋巴结、肝门淋巴结、主动脉旁淋巴结等。

7. 远处转移 CT检查可显示胃肠道恶性肿瘤远隔脏器转移征象。如胃癌、结肠癌的肝转移等。消化道癌的主要转移途径为肝脏的血行转移、淋巴结远处转移和腹膜腔种植转移,其他脏器的远处转移相对少见,螺旋CT对全腹部扫描可及时发现转移情况。肝转移癌平扫为低密度,增强后边缘环形强化。腹膜转移CT表现为网膜、系膜脂肪密度增高、模糊,腹膜增厚,腹壁结节,网膜饼状改变及腹水等。螺旋CT对肝转移的准确性较高,主要是因为螺旋CT增强时肝脏强化效果好,且无运动伪影干扰;螺旋CT多期增强,可排除其他肝实质病变,特异性增高。淋巴结远处转移的螺旋CT准确性高,因为肿大的淋巴结容易与相邻的明显强化的大血管区分开。腹膜的种植转移灶较小时,CT往往难以检出。

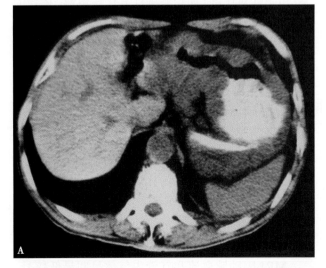
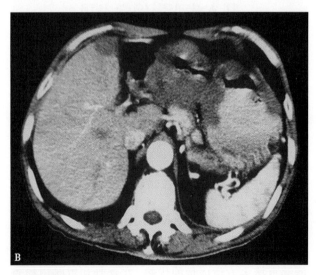

图1-4-2-12 脂肪间隙消失

A～B. CT检查图像,平扫(A)显示胃窦癌,胃窦壁不规则增厚,后壁与胰腺间脂肪间隙消失,胃窦腔狭窄,增强后(B)显示病变组织侵犯胰腺,肝脏前缘见一结节转移灶

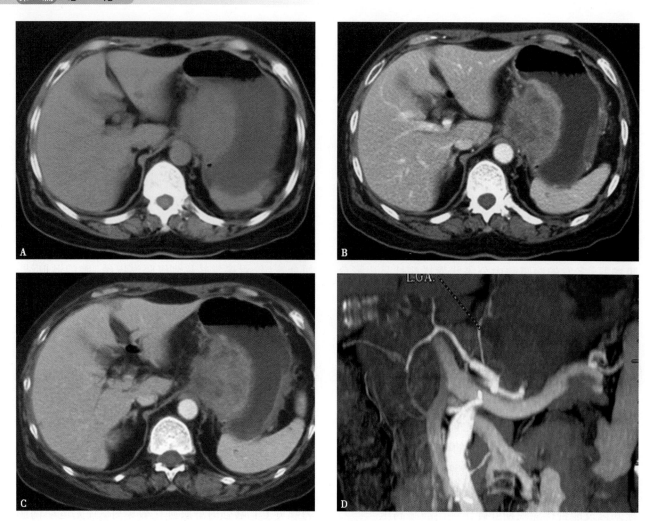

图 1-4-2-13　贲门胃体癌

A～D. CT 检查图像，平扫（A）、动脉期（B）、延迟期（C）、血管后处理（D），显示胃左动脉包绕贲门胃体癌，远端进入贲门胃体癌

（姜慧杰　胡鸿博　梁宏伟）

第三节　食管和胃肠 MRI 正常与基本病变影像学表现

　　近年来，MRI 新技术为食管和胃肠道影像学的发展带来了新的契机，主要表现在快速图像采集技术提高成像速度，减少运动伪影；梯度场性能的提高和线圈技术的发展显著提高图像信噪比和空间分辨力；结合 MRI 固有的多角度、多方位及多参数成像方式和高软组织分辨力及无辐射损伤等优势，使之逐渐成为评价食管和胃肠病变的强大工具。

一、食管和胃肠 MRI 正常影像学表现

　　MRI 凭借其软组织分辨力高、无辐射损伤以及能够直接多方位成像的优势，在食管和胃肠道检查中的应用越来越广泛。如同 X 线钡剂造影检查，为了获得高质量的 MRI 图像，常需行 MRI 造影检查。

造影检查时，根据对比剂在 T_1WI 所致的信号强度变化，可分为阴性对比剂（如硫酸钡、甘露醇、气体等）和阳性对比剂（如超顺磁性氧化铁溶液、稀释的钆剂等），引入的方法包括口服法和经导管灌注法。

　　正常食管和胃肠道 MRI 造影表现取决于对比剂类型和选择的成像序列。在 T_1WI 或 T_2WI 上，食管和胃肠道壁在腔内低或高信号对比剂的衬托下能够清楚显示。与 CT 检查不同，食管和胃肠道 MRI 检查在显示食管和胃肠道管壁组织学分层上更具优势，能较好地显示肠壁各层的组织结构。此外，当应用 T_2WI 阴性对比剂时，还可同时行 Gd-DTPA 增强检查，能够观察胃肠道壁及其病变的强化表现，有助于病变的检出和诊断。

（一）食管正常 MRI 表现

　　MRI 因动脉血流和气管内气体呈明显低信号，食管在低信号的胸主动脉、左心房、气管及高信号脂肪的衬托下，形态显示多较 CT 清楚。

食管入口处及周围组织、结构主要由诸多的肌肉、韧带、腱膜、软骨、脂肪等软组织构成，缺少自然对比，常规 X 线检查借助钡剂的涂抹，可观察咽、食管腔壁的形态，对黏膜下及深层组织内的观察，与咽喉镜一样，无能为力。MRI 具有软组织对比分辨率高，又有多方位、多序列成像的优点，可以清晰地显示咽 - 食管连接及周围组织结构的形态。头颈部矢状面的成像，咽 - 食管连接和周围组织如软腭、舌、会厌、喉、咽后壁的显示十分重要，它能显示咽食管连接的全貌及与周围组织、结构的关系。横断面和冠状面图像有利于病灶上、下和左、右间的对比。咽 - 食管连接在 MRI 正中矢状面图像上位于第 4、5 颈椎的前面，在低年龄中，T_1WI 和 T_2WI 图像上咽 - 食管连接均为信号均匀的中等信号，但随着年龄增加，软骨内形成含脂肪髓腔，故 T_1WI 和 T_2WI 图像均呈高信号，软骨表面的肌膜组织呈中等信号。

1. **横轴位**　食管多呈圆形或类圆形，少数呈三角形，多见于心脏层面。T_1WI 上呈中等或低信号。40%～60% 因管腔内气体而中心出现圆形、类圆形或三角形明显低信号区；T_2WI 和脂肪抑制 T_2WI 食管为中等信号，食管黏膜可显示位于中央区的圆点状或环行线样高信号，管腔内气体仍表现为中央区

明显低信号。纵隔内血管和气管 T_1WI 和 T_2WI 均呈明显低信号（图 1-4-3-1）。

由于食管走行扭曲，并有周围组织影响，在 MRI 的一个层面上显示全段食管尚不可能，但可较好地显示食管上 1/3 段和下 1/3 段。正常食管壁厚度为 3mm，食管壁的信号强度与胸壁肌肉相似。

2. **矢状位**　与横轴位相同，食管 T_1WI 上，多呈中等信号，管腔内气体表现为沿食管中走行的明显低信号条带；T_2WI 和脂肪抑制 T_2WI 上，食管壁亦多为中等信号，部分食管黏膜可显示位于中央区的条带状高信号，若含气体则显示管腔中心明显低信号条带，两侧并行的线样高信号（图 1-4-3-2）。此外，还可以进行吞水 MRI 食管造影，此项技术主要基于快速成像以最大限度地减少运动伪影的干扰。水对比剂具有长 T_2 的组织特性，在本序列 T_2WI 成像上为明显高信号；多方位成像可充分显示病灶与食管的关系（图 1-4-3-2）。

（二）胃正常 MRI 表现

MRI 对胃底贲门部及胃体部的后壁显示较好。胃壁信号强度近乎于肌肉信号强度，其外缘光滑，内面粗糙，厚薄较均匀（图 1-4-3-3）。在离体样本上进行的实验性研究，通过使用体内或体外线圈技术

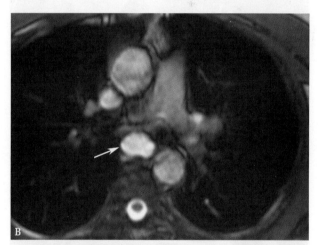

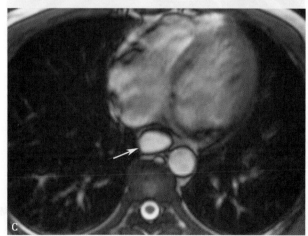

图 1-4-3-1　正常食管 MRI 横轴位 T_2WI 图像
A～C. MRI 检查图像，显示上胸段（A）、中胸段（B）、下胸段食管（C）

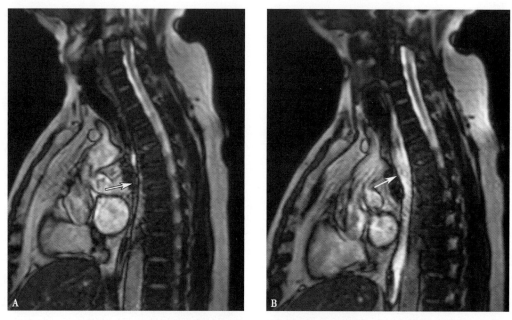

图 1-4-3-2　正常食管 MRI 矢状位 T₂WI 图像

A～B. MRI 检查图像，显示矢状位常规 MRI（A）、吞水 MRI 食管造影（B）

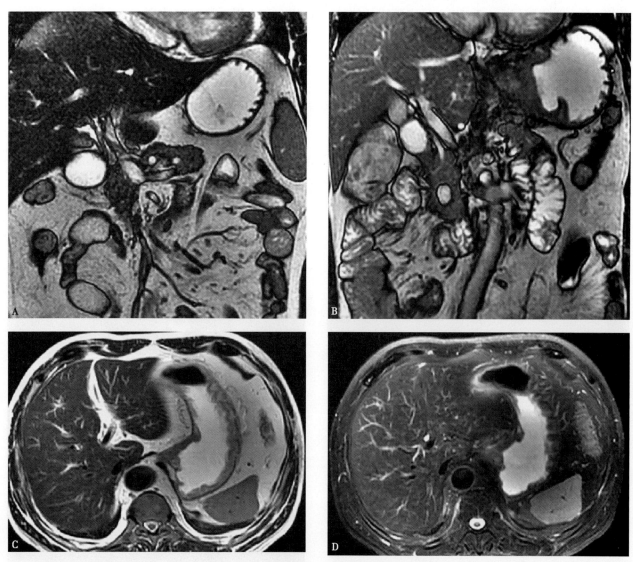

图 1-4-3-3　正常胃 MRI 冠状位和横轴位图像

A～D. MRI 检查图像，冠状位 FIESTA 图像（A、B），横轴位 FIESTA 图像（C、D）

能在 T_1WI 和 T_2WI 序列上始终显示三层到五层的胃壁结构。固有肌层可以表现为低信号强度的单层，也可以表现为三层：内环肌层（低信号强度），高信号的结缔组织和外纵肌层（低信号强度）。

由于 MRI 可作冠状位和矢状位扫描，因此，它对胃及邻近脏器的关系显示较好。成像方位的选择需联合病变所处部位、形态及浸润范围而定，由于胃走行迂曲，建议成像时最少要各有一组横轴、冠状及矢状位的屏气快速序列图像，以保证病变形态的清晰显示，利于从三维角度对病变范围进行评价，准确测量病变胃壁的厚度。

由于所处位置的特殊性，胃 MRI 检查受到毗邻脏器及自身生理特点的影响，主要包括：①呼吸运动及心脏、大血管搏动，产生运动伪影，导致图像的模糊。②胃肠道自身蠕动引起运动伪影，导致病变显示的模糊。③胃腔内气体导致磁敏感伪影干扰图像的显示，当有气液平存在时尤为明显。④胃壁厚度、形态受到充盈度影响变化较大，当信号差异不明显时，可能导致假阳性或假阴性诊断。⑤胃周解剖结构较为复杂，脏器众多，影响病变鉴别及侵犯范围的判断。⑥胃走行迂曲，在胃角及胃窦容易因部分容积效应或切面成角影响成像及厚度判断。⑦胃的淋巴引流途径复杂，分站众多，以 MRI 目前的分辨力尚难较好满足淋巴结检出的要求。

但是胃 MRI 也存在独特优势：①胃存在天然分层结构，可作为 MRI 判断病变侵犯深度的依据，辅助评价癌肿分期；②胃壁外侧为脂肪，内侧为胃

腔内的水或气体，可产生良好对比衬托胃壁显示；③胃处于腹腔中部，可避免体周梯度场不稳定造成的干扰；④胃周脂肪可衬托淋巴结的显示，丰富的血管可作为淋巴结分组的标志；⑤ MRI 的多参数、多序列成像，提供多种对比，丰富了信息量；⑥脂肪浸润、腹膜转移及肝转移的高敏感性，使 MRI 对胃部病变的外侵情况具有更高的判断能力。

（三）十二指肠正常 MRI 表现

在不服用对比剂、空腹情况下，轴位平扫时，T_1WI 十二指肠肠腔呈低信号，肠壁呈等信号，可见黏膜皱襞，肠壁外脂肪呈高信号；T_2WI 肠腔呈显著高信号。肠壁呈等信号，锯齿状黏膜皱襞较 T_1WI 显示更加清楚，肠壁外脂肪呈高信号；在 MRCP 图像上，由于采用了压脂技术，十二指肠图像类似钡餐造影，黏膜皱襞高度为 1.8～5.0mm。皱襞宽度为 0.8～2.1mm，皱襞间距为 1～8mm，肠腔宽度为 1.9～2.8cm（图 1-4-3-4）。

由于十二指肠球部和胃窦部在前后位上重叠，在冠状位上十二指肠球部常不易分辨，斜位扫描有助于显示球部。十二指肠乳头位于十二指肠内侧壁，邻近肠道蠕动伪影可影响该部位疾病的观察，因而在显示乳头时使用低张剂尤为重要。使用低张剂后，十二指肠肠腔扩张度 >2cm，肠壁平坦、黏膜呈羽毛状，十二指肠乳头位于肠壁内侧，呈软组织信号，在轴位最佳成像十二指肠乳头最大径 <10mm，增强扫描渐进性强化，程度较周围黏膜强化明显（图 1-4-3-4）。

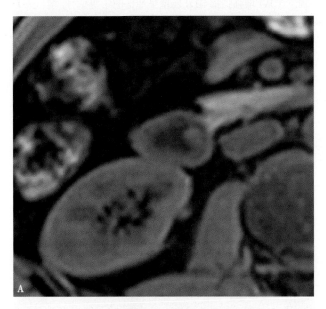
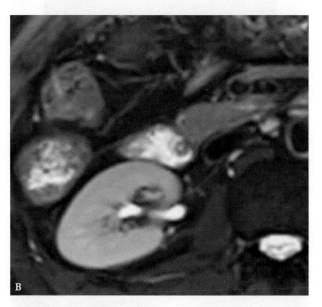

图 1-4-3-4 正常十二指肠及十二指肠乳头 MRI 横轴位图像

A、B. MRI 检查图像，横轴位 T_1WI 脂肪抑制序列（A）、横轴位 T_2WI 脂肪抑制序列（B），能清晰显示十二指肠肠壁及十二指肠乳头

（四）小肠正常 MRI 表现

正常空肠直径为 15～28mm，回肠直径 12～25mm，黏膜宽 1.8～2.5mm，肠壁厚 2.0～3.0mm。正常肠壁在 T_1WI、T_2WI 均呈中等信号，增强后中等均匀强化而显示更加清楚，水成像是肠腔在 T_1WI 呈低信号，在 T_2WI 呈显著高信号，类似于小肠 X 线钡剂造影。在注气灌肠时，肠壁被抑制的周围脂肪低信号与肠腔气体的无信号清楚衬托为光整连续的中等信号，厚度为 1～3mm，增强后呈中等均匀强化，黏膜皱襞被展平而显示不清。空肠黏膜皱襞相对较多，与小肠长轴呈垂直排列，呈"弹簧"样改变，回肠黏膜皱襞相对较少，与小肠长轴呈垂直或斜向排列，自近段回肠至远段回肠，其黏膜皱襞逐渐减少，终末回肠几乎没有皱襞可见（图 1-4-3-5）。

（五）大肠正常 MRI 表现

横轴位上，直肠、乙状结肠及回盲部易于显示，冠状位上则可观察到横结肠和升、降结肠，而矢状位则利于观察直肠的全貌。同时，结肠 MR 水成像技术的应用，解决了结肠全貌显示的问题，可与钡灌肠相媲美。在 T_1WI 上，肠黏膜呈等低号，在 T_2WI 肠黏膜呈稍高信号。因有肠外脂肪的衬托，浆膜层在 T_1WI、T_2WI 上均呈低信号。肌层在各序列上均呈稍低信号。各层结构信号均匀，境界清晰。肠黏膜显示情况与充盈程度相关，充盈明显且均匀者，肠壁黏膜光整。充盈不佳时，肠壁黏膜呈粗大锯齿状，并可见结肠袋显示。增强扫描时，黏膜呈轻度均匀性强化，肌层与浆膜层无明显变化（图 1-4-3-6）。

由于结肠黏膜在 T_1WI 呈低信号，T_2WI 呈稍高信

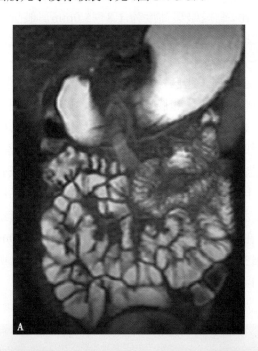

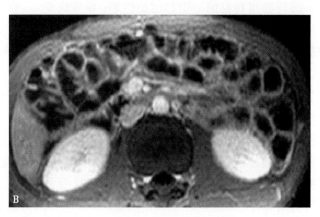

图 1-4-3-5　正常小肠 MRI 冠状位和横轴位图像
A～B. MRI 检查图像，显示小肠冠状位 SSFSE 序列 T_2WI（A）、横轴位 T_1WI 增强扫描（B），肠壁呈菲薄的中等信号，增强扫描后中等均匀强化

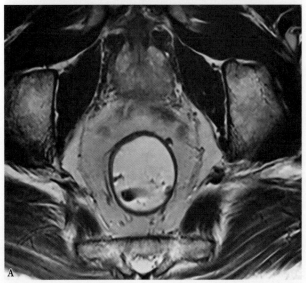

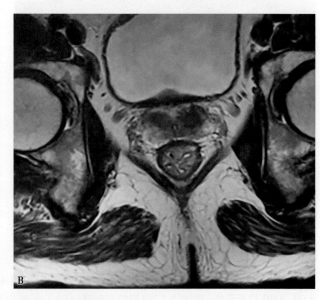

图 1-4-3-6　正常直肠 MRI 横轴位图像
A、B. MRI 检查图像，显示横轴位 T_2WI 中段直肠（A）、横轴位 T_2WI 下段直肠（B）

号，可早期发现黏膜下病变；肌层及浆膜层在 T_1WI、T_2WI 均呈低信号，对于判断病变的侵犯深度及程度有很大的帮助；T_1WI 增强前后扫描，可对正常肠壁的增强前后信号动态变化作出正确的评价；T_2WI 则有利于肠壁各层解剖结构的显示，结合横断位、冠状位和矢状位，可显示肠腔各段正常的走行，作出正确的定位诊断；T_1WI 序列，在浆膜层及浆膜层与邻近脂肪间隙显示上有独到之处，对于判断病变侵犯深度有很大的帮助；T_1WI 序列上，在盆腔脂肪信号的衬托下，直肠显示清晰，与周围组织分界明确；并可了解骶骨情况及骶前脂肪间隙情况。SPIR 序列上，肠外脂肪被抑制，肠腔与肠外脏器的分界更为清晰，减少了磁敏感性伪影，突出了肌层的信号变化，也有利于病变侵犯程度的判断；而磁共振结肠水成像这一新技术的应用，解决了以往磁共振只能显示肠腔某一节段的弊端，很好地显示了结肠的全貌，可基本替代钡灌肠。有利于病变部位的确定。

二、食管和胃肠 MRI 基本病变影像学表现

（一）食管疾病的 MRI 基本病变影像学表现

MRI 有很高的软组织对比，T_2WI 上可以将食管壁清晰地分层，矢状面成像可以观察食管长轴并可参照颈椎或胸椎椎体对肿瘤发生节段清晰定位。在食管癌的诊断方面其成像质量已经明显优于 CT，随着食管内表面线圈的应用和动态 MRI 成像技术的开展，MRI 在食管病变的诊断中必定会显示出更大的优势。

环状软骨后区咽部、颈段食管的正常形态及肿瘤侵犯病理形态，咽、食管交界处黏膜外两侧对称的脂肪间隙的破坏对肿瘤性病变的诊断具有重要意义。胃镜检查明确了食管黏膜情况后，临床医生更加关注食管壁间及周围的情况。而食管造影难以明确判断食管壁间肿瘤性病变还是外压性改变。另外，平滑肌瘤中少数以向腔外生长为主，易被误认为外压性改变。因此，MRI 检查是极好的进一步检查手段，尤其是对位于主动脉弓水平和气管隆嵴水平病变的检查更重要。食管癌 T 分期主要依据肿瘤对食管壁各层及其周围组织的侵犯程度。在常规 T_1WI 上，食管壁各层间 T_1WI 信号相近，均呈中等信号，因此难以区分食管壁各层，不利于食管癌 T 分期。常规 T_2WI 存在扫描层厚较厚、层面空间分辨率低等缺点，也难以达到 T 分期目的。而 HR T_2WI 层厚较薄，层面空间分辨率高，能较好地对食管壁各层及其周围组织进行描述，有利于食管癌 T

分期的判断。磁共振采用 HR T_2WI 扫描，能区分食管壁的主要结构，包括：黏膜层（中等信号）、黏膜下层（高信号）、固有肌层（低信号），能很好地评估 T 分期。MRI 在食管癌的术前分期、术后随访中的价值已经被认可，对食管肿瘤的筛查、食管功能障碍的诊断价值也在研究中。

1. **食管移位** 食管局限性向一侧偏移，多伴有局限性食管边缘模糊，多见于食管平滑肌瘤、食管囊肿和食管周围占位性病变，包括淋巴瘤、淋巴结转移瘤、神经源性肿瘤、肺癌纵隔浸润、气管囊肿和肿瘤、主动脉瘤、脊椎病变以及左房增大。

2. **食管扩张** 食管管壁变薄，管腔扩张，多伴有液气平面和 / 或液液平面。液气平面，气体在上，呈明显长 T_1、短 T_2 信号；液体在下，为长 T_1、长 T_2 液体信号。液液平面，液体在上，为长 T_1、长 T_2 液体信号，食物残渣在下，呈长 T_1、不均匀略长 T_2 信号。食管扩张常见于食管癌、贲门失弛缓症、先天性食管狭窄和良性食管狭窄。贲门失弛缓症食管扩张范围广，下端近贲门，几乎累及食管全长，未扩张段食管无管壁增厚和肿块。食管癌因发生部位不同，扩张范围不一，但远侧未扩张段食管均有管壁增厚和肿块。先天性食管狭窄和良性食管狭窄扩张范围不一，但远侧未扩张段食管无管壁增厚和肿块。

3. **食管管壁增厚** 偏侧或断面全部食管壁增厚，T_1WI 为中等信号，T_2WI 和脂肪抑制 T_2WI 多为高信号。上下局限性管壁增厚，常见于食管癌（图 1-4-3-7）。

4. **食管肿块** 围绕食管四周或局部，呈中等 T_1、长 T_2 信号，多见于食管癌（图 1-4-3-8）。肿块较大，局限于食管一侧并伴有食管移位，T_1WI 和 T_2WI 上信号强度均与胸壁肌肉相似，多为平滑肌瘤；T_1WI 呈低信号或高信号，T_2WI 为高信号，边缘光整，多为食管囊肿。含气体或液气面的较小肿物，多见于食管憩室，好发生于食管中上段。食管下段一侧含液气面的肿块，多为食管裂孔疝。位于食管后方的肿块，除食管本身病变外，亦可为脊椎肿瘤、结核、化脓性感染以及胸腹主动脉瘤或破裂出血。胸腹主动脉瘤多呈流空低信号，破裂出血随病程进展出现短 T_1、长 T_2 信号。

5. **食管边缘模糊** 即食管周围正常脂肪间隙消失，多同时伴有异常软组织信号影，多见于淋巴瘤、淋巴结转移、肺癌和气管恶性肿瘤侵犯食管或食管癌侵犯周围组织。左心房、气管或主动脉与食管分界模糊，亦见于少数正常人，尤其为消瘦者（图 1-4-3-8）。

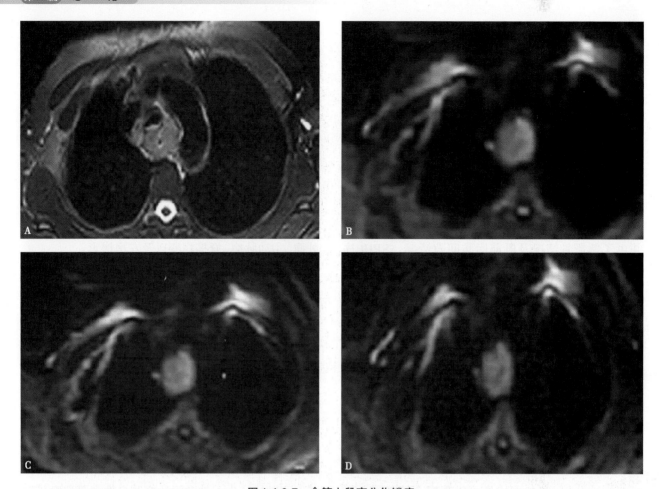

图 1-4-3-7 食管上段高分化鳞癌

A～D. MRI 检查图像，T$_2$WI 显示食管上段管壁不规则增厚，管腔明显狭窄（A），DWI 显示病灶呈明显高信号，肿瘤浸润管壁全层，浆膜面光滑（B～D）

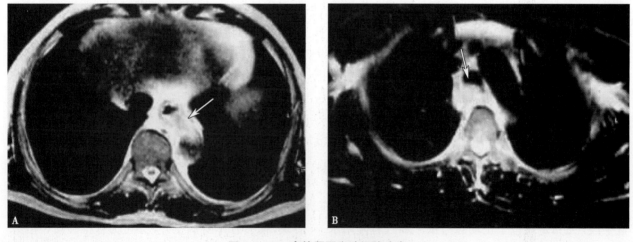

图 1-4-3-8 食管周围脂肪间隙消失

A、B. MRI 检查图像，显示 T$_2$WI 横轴位食管癌肿块侵犯主动脉壁（箭头），肿块与主动脉壁之间的高信号脂肪线消失（A），T$_2$WI 横轴位食管癌侵犯气管后壁结构（箭头），肿块与气管之间的高信号脂肪线消失（B）

（二）胃肠道疾病的 MRI 基本病变影像学表现

随着 MRI 设备和扫描技术的改进，克服了胃肠蠕动产生的伪影。多序列、多方位增强前后扫描，可清晰显示胃肠壁各层结构及信号变化，对于胃肠疾病的诊断提供了可靠的依据。而胃肠壁各层结构信号的差异，可判断肿瘤病变的侵犯深度和程度，提出正确的肿瘤分期，为临床手术方案的选择提供可靠的根据。因此，在胃肠疾病的应用上有很好的前景。

1. **胃肠道管壁增厚** 胃肠道管壁增厚是指胃肠壁内炎症或肿瘤细胞浸润，伴黏膜下充血肿胀或结缔组织增生。MRI 图像上增厚的胃肠壁可以信号均匀，也可呈分层样改变，信号不均匀，为病变的检出及其性质的判断提供了重要依据。

（1）感染性疾病：小肠炎性病变由于肠壁炎性充血、水肿，MRI 表现为肠壁增厚，充盈良好的肠管肠壁厚度 >4mm，增强后较邻近正常肠壁强化增加，水肿严重的肠壁因黏膜下层水肿明显而强化减弱呈相对低信号，肠壁表现为分层的"靶征"，该表现有别于肿瘤浸润引起的肠壁增厚。Crohn 病其影像表现为病变肠壁节段性增厚，强化增加，并且具有以肠系膜侧为重的偏心性特点，部分病变肠壁增厚可不明显，亦无肠腔狭窄，但肠壁强化已较邻近正常肠壁明显增加，以肠壁增厚 >4mm、强化信号比值 >1.3 为诊断标准（图 1-4-3-9）。中度炎症肠壁比正常和重度炎症的肠壁强化更明显，因为中度炎症的血管通透性比正常和重度炎症的血管通透性更大。肠壁强化程度和系膜侧淋巴结增大及系膜血管增多是判断炎症性肠病活动性的重要指标。溃疡性结肠炎急性期由于黏膜和黏膜下层肿胀，使 T_1WI 和 T_2WI 均呈高信号，DWI 呈明显高信号，T_1WI 呈高信号可能与溃疡性结肠炎黏膜溃疡形成后出血，含有高铁血红蛋白有关，慢性期结肠壁在 T_1WI 和 T_2WI 成像上均呈低信号，DWI 呈等信号或略高信号（图 1-4-3-10）。

（2）肿瘤性病变：胃癌引起局限性和广泛性胃壁增厚，向腔内外生长，形成不规则隆起肿块，呈等 T_1、稍长 T_2 信号，平均厚度 16mm（图 1-4-3-11）。小肠腺癌引起肠壁增厚，管腔狭窄呈向心性环状或偏心不对称狭窄，同时伴管壁僵硬、蠕动消失，易导致近端肠梗阻，增强后肿瘤组织明显强化，无分层征象，

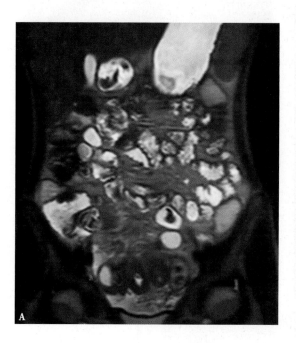

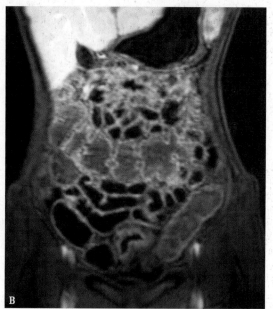

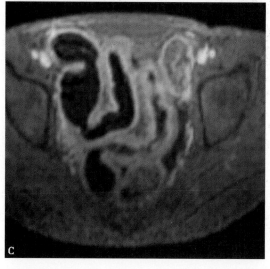

图 1-4-3-9 Crohn 病

A～C. MRI 检查图像，显示冠状位 T_2WI 脂肪抑制序列（A）、冠状位 T_1WI 脂肪抑制序列增强扫描（B）、横轴位 T_1WI 压脂增强扫描（C），骨盆内回肠肠壁弥漫性增厚，强化明显

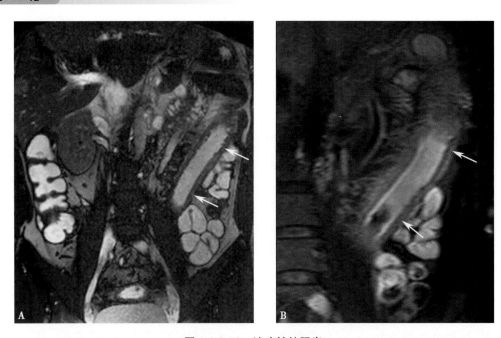

图 1-4-3-10 溃疡性结肠炎

A、B. MRI 检查图像，显示冠状位 bFEE 序列（A）、冠状位 T_2WI（B），左结肠肠壁弥漫性增厚伴有肠壁水肿

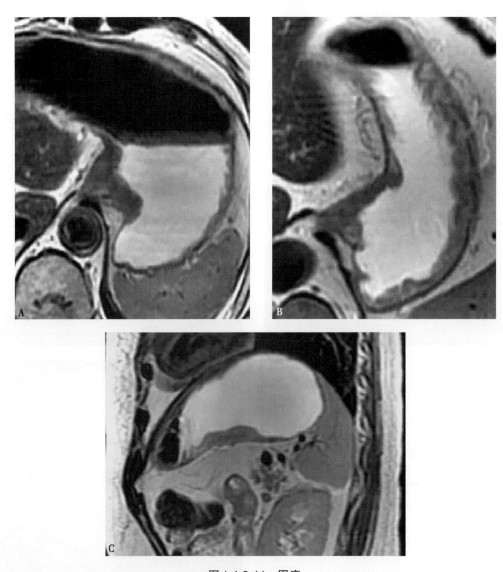

图 1-4-3-11 胃癌

A～C. MRI 检查图像，显示横轴位 T_2WI（A、B）、斜矢状位 T_2WI（C），胃壁增厚，全层呈均匀信号，局部形成向腔内生长不规则隆起肿块，呈等 T_1、稍长 T_2 信号

范围局限,较易诊断。小肠淋巴瘤与乳糜泻相关,MRI 征象与其部位、大小、累及小肠范围有关,小肠偏心性肿块,长节段环管壁增厚及血管瘤样溃疡伴邻近淋巴结肿大,通常不伴有肠梗阻,中等强化,增厚肠壁轮廓平滑,肠腔呈动脉瘤样扩张(图 1-4-3-12)。结直肠癌表现肠壁不规则局限性或弥漫性增厚,肠腔环形或不规则狭窄(图 1-4-3-13)。

2. **肿块** 不同疾病可显示腔内肿块或腔内腔外肿块。良性肿块如食管平滑肌瘤常呈半椭圆形偏心性,表面光滑;而恶性肿块多为不规则形状,向外浸润并形成腔内外肿块,有时还可见表面有不规则溃疡。

不同病理分型、分化程度的肿瘤性病变其临床病理学特点不同,预后也因此而异,比如胃癌在 T_2WI 表现为等高、等、等低或混杂信号,等信号居多(图 1-4-3-14)。T_2WI 能在一定程度上反映肿瘤病理组织学的构成。黏液腺癌的间质中含有较多的黏液湖,因此,黏液腺癌及含有黏液腺癌成分的混合癌在 T_2WI 多呈等高信号,而当肿瘤纤维结缔组织较丰富时,T_2WI 易呈等低信号。DWI 上胃癌表现为高或稍高信号,DWI 通过检测人体组织中水分子扩散的状况,间接反映组织微观结构的变化,分化程度低的肿瘤,癌细胞密度大,排列紊乱,细胞间隙减小,导致水分子弥散受限,DWI 呈高信号。

MRI 显示良恶性结节或肿块样病变具有较高的敏感性,通常需要在增强序列中观察。研究表明,MRI 可以检出 >15mm 的结节样病变,但对 5~10mm 的病变检出率相对较低,对 <5mm 的病变是无法检出的。小肠良性肿瘤及新生物包括小肠息肉、腺瘤、脂肪瘤及血管瘤,小肠恶性肿瘤包括腺癌、类癌及淋巴瘤。MRI 不仅可以发现病灶,观察病灶信号改变及强化程度判断其组织起源,而且可以显示并发肠梗阻、窦道、瘘管、淋巴结及远处器官改变。比如,脂肪瘤好发部位为远端小肠,起源于黏膜下层,伴发肠套叠或出血,T_1WI 及 T_2WI 高信号,压脂像呈低信号。血管瘤由毛细血管及海绵状血管组成,伴急性或慢性出血,MRI 表现为黏膜下层息肉样肿瘤,呈层状或结节状显著强化。腺癌是最常见的小肠原发肿瘤,累及范围短,导致部分或完全性肠梗阻,MRI 征象包括环形病灶,偏心或全管壁不规则增厚,中等强化,淋巴结、肝脏及腹膜转移(图 1-4-3-15)。间质瘤多数向肠管外生长,MRI 可检出 <1cm 的小肠间质瘤,肿瘤与肠壁相比呈等 T_1 长 T_2 信号,边缘光滑,信号均匀,较大肿瘤囊变坏死区呈长 T_1 长 T_2 信

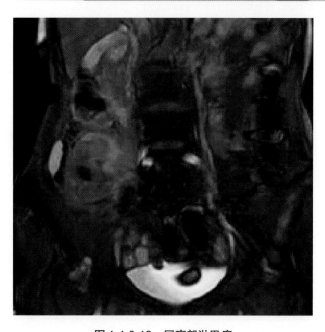

图 1-4-3-12　回盲部淋巴瘤
MRI 检查图像,显示冠状位 T_2WI 脂肪抑制序列,回盲部不规则形等高信号,邻近之肠管无扩张

号,肿瘤内出血依据血肿的时期不同而信号各异,但对瘤内钙化的显示不如 CT;在压脂增强后显著强化,在低信号的肠腔和被抑制的肠管外脂肪的对比下肿块显示非常清楚,而无肠梗阻表现。

3. **周围脂肪层及肠系膜改变** 周围脂肪层存在与否是判断肿瘤有无向浆膜外浸润和是否与周围脏器粘连的重要指标。一般认为脂肪层清晰是良性病变征象。恶性肿瘤浸润可致周围脂肪层显示模糊、消失,但这种改变也见于炎性病变。如果炎症累及肠管周的脂肪和系膜,局部在脂肪抑制的 T_2WI 上信号增高,边缘模糊,肠管结构不清,或可见长 T_1 长 T_2 信号的脓肿形成。有研究表明,胃肠道肿瘤表现与感染性病变对病灶周围的肠系膜浸润在 MRI 上难以区别,这可能与 MRI 对由肠道感染性病变引起的周围肠系膜浸润与由肿瘤引起的周围浸润难以明确区别有关。

4. **邻近脏器浸润** 胃肠道恶性肿瘤侵及邻近组织及脏器时,MRI 可显示异常征象。如肿瘤浸润到直肠周围脂肪,则会导致其外壁轮廓粗糙不规则,从而出现直肠周围不均匀信号,提示肿瘤已侵犯浆膜层。

5. **淋巴结转移** MRI 图像可见肿大的淋巴结呈类圆形、类椭圆形软组织信号结节影。因肿瘤部位不同可表现不同部位淋巴结转移征象。如食管癌、胃癌常转移到纵隔淋巴结、脾门淋巴结、肝门淋巴结、主动脉旁淋巴结等。

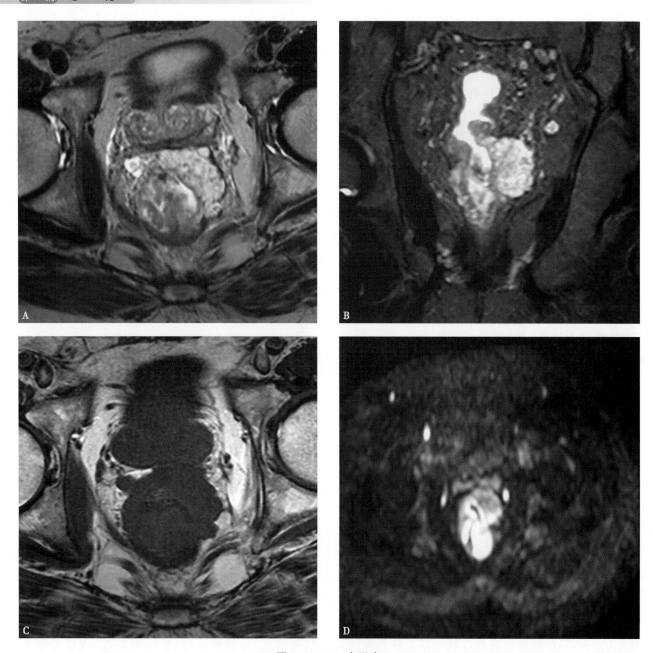

图 1-4-3-13 直肠癌

A~D. MRI 检查图像，显示横轴位 T_2WI（A）、冠状位 T_2WI 脂肪抑制序列（B）、横轴位 T_1WI（C）、DWI（D），直肠肠壁明显增厚，局部凸起呈长 T_1 长 T_2 信号，DWI 序列呈弥散受限信号，直肠占位突破直肠肌层，向直肠系膜生长

对于肿瘤患者，判断淋巴结转移与否对临床准确分期、制订治疗计划及判断预后尤为重要。影像学判断良、恶性淋巴结通常以淋巴结的大小、形态、分布，淋巴结门的改变，有无中心坏死，包膜外侵袭以及增强扫描改变等作为参考标准。通常认为恶性淋巴结径线更大、形态更圆并成簇分布、淋巴结门消失、内部坏死较多见，包膜外脂肪间隙可见异常结构，但这些形态学改变敏感性和准确性均不高，且缺乏客观定量指标，因此对肿大的非转移性淋巴结以及小淋巴结中的微转移灶的检出有很大的局限性。在实际工作中，应用最多的就是凭借径线大小

判定是否为转移性淋巴结，常规认为短径大于 1cm 的淋巴结更可能为转移性淋巴结。与恶性肿瘤相关的淋巴结不仅仅是转移性淋巴结，还包括正常淋巴结和反应性淋巴结，其大小上有较多重叠，所以以淋巴结大小判定为转移与非转移性淋巴结尚有待进一步研究。部分径线较大的淋巴结影像学表现符合非转移性淋巴结（DWI 图为低信号，ADC 值无明显减低），而部分径线较小的淋巴结影像学表现符合转移性淋巴结（DWI 图为高信号，ADC 值减低），说明单纯以径线判定是否为转移性淋巴结存在较大误差。恶性病变组织细胞增殖迅速，细胞密度增高，细

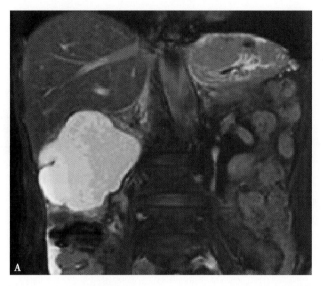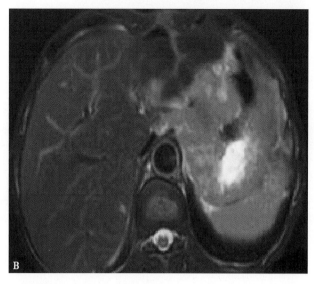

图 1-4-3-14　贲门癌

A、B. MRI 检查图像，显示冠状位 T_2WI 脂肪抑制序列（A）、横轴位 T_2WI 脂肪抑制序列（B），胃底贲门区一团块状稍高信号，形态不规则，相应胃腔狭窄

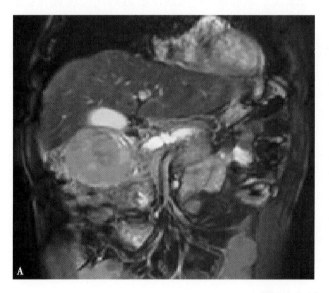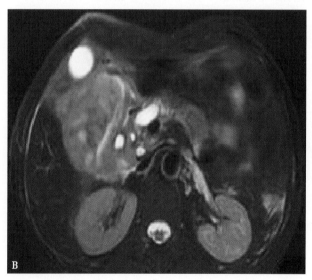

图 1-4-3-15　十二指肠癌

A、B. MRI 检查图像，显示冠状位 T_2WI 脂肪抑制序列（A）、横轴位 T_2WI 脂肪抑制序列（B），十二指肠肿块呈团块状高信号，邻近肠管受压变窄，近端肠管明显扩张，周围见类似破布状高信号

胞外间隙缩小，同时由于生物膜结构的阻挡和大分子蛋白的吸附作用在一定程度上限制了水分子的扩散，导致 DWI 影像上信号增高、ADC 值降低，从而可与良性病变鉴别，也为鉴别诊断良恶性淋巴结提供了新的思路。DWI 在良、恶性病变的鉴别及判断淋巴结转移中广泛应用。通过 ADC 值测量的定量分析有助于鉴别诊断良恶性淋巴结（图 1-4-3-16）。

6. 胃肠肿瘤术后复发　MRI 对胃肠肿瘤术后复发的检查效果优于 CT 检查，因 CT 检查中纤维化或瘢痕组织的密度与肿瘤不易区分。在 MRI 上，纤维化或瘢痕组织与复发的肿瘤组织信号不同，呈低信号，尤其在 SE 序列 T_2WI 时更明显。

7. 肠梗阻　MRI 能够清楚地显示梗阻的部位、范围，并能较准确地判断梗阻的性质，因此，对肠梗阻患者，MRI 能为临床提供较准确的影像资料，指导临床采取适当的治疗措施及避免盲目的剖腹探查手术。

肠梗阻明显的患者可直接利用梗阻肠腔的液体作为肠道的天然对比剂，行肠磁共振水成像。梗阻扩张的肠袢和萎陷肠袢之间的移行带为梗阻部位。

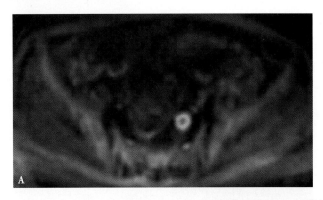
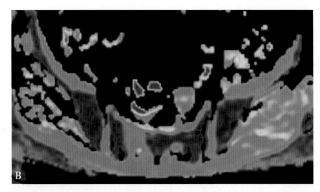

图 1-4-3-16 乙状结肠癌转移性淋巴结

A、B. MRI 检查图像，显示 DWI（A），淋巴结呈高信号，其内可见低信号，ADC 图（B），淋巴结呈相对低信号，平均 ADC 值为 $1.09 \times 10^{-3} mm^2/s$，rADC 0.96

高位小肠梗阻主要通过 CT 扫描评价其梗阻原因，而 MRI 在评价低位小肠梗阻原因方面有重要作用。根据不同情况，口服一定量的对比剂可以清晰显示小肠近端扩张肠袢及梗阻点，更主要的是寻找梗阻原因，包括肠粘连、肿瘤、炎症性病变、肠套叠、肠扭转、绞窄性疝等。

良性梗阻的特点为局部无肿块，黏膜或肠壁呈弥漫性强化；恶性梗阻常常可见肿块和局限性肠壁增厚，在 Gd-DTPA 增强后，梗阻部位的肿瘤范围和形态显示得更加清楚，有利于良、恶性梗阻的鉴别。

粘连性肠梗阻：多见于小肠梗阻，梗阻部位的肠腔无器质性病变。肿瘤性肠梗阻：梗阻部位肠道局部管壁不规则增厚，同时具有肠梗阻影像特征及肿瘤相关征象，移行段呈"肩样征"，狭窄段呈"线样征"，管腔偏心性狭窄，黏膜破坏；MRI 上清晰显现局部软组织肿块，对比剂注射后病灶中度强化；诊断时需要注意腹膜结节、腹腔积液、网膜增厚等征象，必要时进行增强扫描获取准确信息。其他病因：胆石及粪石的 T_1WI 边缘壳样高信号，内部及周边呈等低信号，T_2WI 呈不规则的低信号，可见"焦炭征"（胆石及粪石呈不规则形低信号，在周边高信号积液的衬托下呈"焦炭"样表现）；肠扭转的冠状位轴位显示较佳，系膜呈"旋涡状"聚集；肠套叠的轴位显示可见"弹簧"状，冠状位显示可见"袖套"状，肠套叠可因回盲部多发脂肪瘤所致，冠状位上可见套入的肠管和脂肪瘤（图 1-4-3-17）。

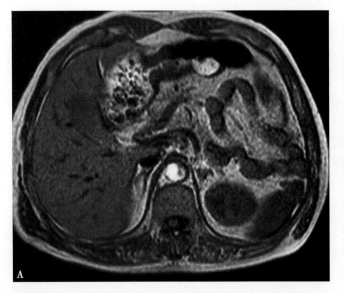
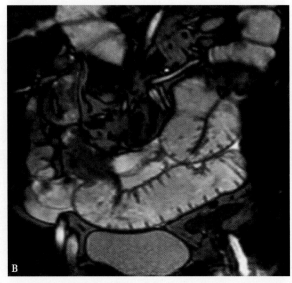

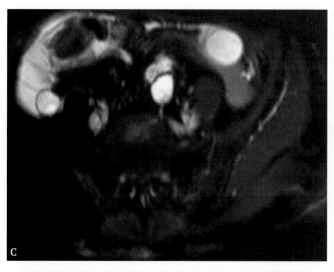
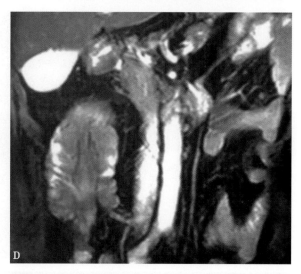

图 1-4-3-17　肠梗阻

A～D. MRI 检查图像，T₁WI 轴位（A），显示结肠癌性肠梗阻移行段呈"肩样征"，近侧梗阻肠管内积粪；BTFE 序列冠状位（B），显示小肠癌所致管腔狭窄，近侧小肠梗阻积液；T₂W-SPAIR 轴位（C），显示小肠肠管内低信号粪石呈"焦炭征"；冠状位 T₂WI（D），显示肠套叠的部位及肠管

（姜慧杰　胡鸿博　梁宏伟）

第四节　腹膜腔正常与基本病变影像学表现

腹腔表面被覆着薄而光滑的浆膜即腹膜，覆盖在腹壁的部分称为壁腹膜，覆盖在腹腔脏器的部分称为脏腹膜。腹壁与脏器之间的腹膜或者脏器间的腹膜称为韧带；与胃大、小弯连接的腹膜称为网膜；由腹壁至肠管的双层腹膜皱襞称为肠系膜。网膜和肠系膜内含有众多的血管、淋巴管、淋巴结、神经、脂肪及结缔组织。腹膜折叠形成大网膜和小网膜，腹膜内液体的自然流动性决定了进入腹膜腔内的液体的蔓延路线，也决定了腹腔内疾病的扩散路线。网膜既是限制疾病蔓延的分界线，又是疾病扩散的通道，它常被感染、炎症、肿瘤、血管性病变及外伤等疾病所侵犯。影像技术是评估腹膜疾病的主要诊断方法，这些疾病大部分都表现为非特异性临床特征。

一、腹膜腔正常影像学表现

（一）X 线检查

由于腹腔内的解剖间隙属于潜在的间隙，通常腹膜壁层与脏层多相互贴近，当腹腔积气或积液时，才可使诸间隙因气体或液体充填而得以显示。因此，腹部平片，就腹腔和腹膜而言，所能显示的正常影像学表现是相当有限的。

对于腹腔，腹部前后卧位片上，一般仅可显示腹腔两侧胁腹部的腹膜，它因有外侧的腹膜外脂层

及内侧的结肠壁上的脂肪组织相比衬，而且又恰好处于 X 线投射的切面上，故可显示，呈 1～2mm 厚的软组织密度影。除腹部的腹膜以外，在脏器、肌肉周围脂肪的比衬下，肾周、腰大肌、腰方肌以及盆壁闭孔内肌、肛提肌的内缘，也可在腹部正位平片上显示，但体型偏瘦的个体，因缺乏脂肪比衬，前述征象表现较差。

（二）CT 检查

CT 检查时，可显示腹部的横断剖面、矢状剖面、冠状剖面以及三维的影像（包括重建影像）。正常壁腹膜和脏腹膜均不能直接识别，但其被覆于腹壁内面和脏器表面，从而能显示其光滑整齐的边缘。网膜、系膜和韧带内有丰富的脂肪组织及血管、淋巴结，而表现为脂肪性低密度并内夹杂血管和小结节状影，还可根据其部位，推测所代表的解剖结构；增强 CT，可见其中血管发生明显强化。正常情况下，无论平扫或增强扫描，多不能确定网膜、系膜和韧带的边界。

由于正常情况下，腹壁内侧的腹膜与相邻的脏器大多相互紧贴而且缺乏比衬，因此不能很好地显示腹腔潜在的解剖间隙。腹腔积液将潜在的解剖间隙充填，因而是后者很好的显示剂。为了便于显示和描述腹腔内不同解剖间隙的解剖组成，我们常借用弥漫性腹腔积液病例（尤其是在无腹膜粘连或增厚的情况下）的 CT 扫描图像来加以说明（图 1-4-4-1）。

（三）MRI 检查

MRI 检查，腹膜、系膜、网膜和韧带的表现类似

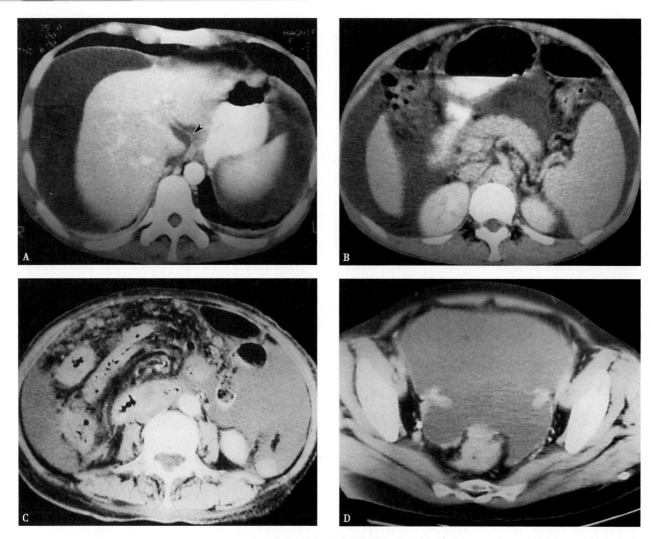

图 1-4-4-1　腹膜腔结构

A～D. CT检查图像。上腹腔积液（通过网膜囊上隐窝平面）（A）：箭头示小网膜其后方围绕肝尾叶，有网膜囊上隐窝积液，其前方为左肝上后间隙部分积液，此外，有右肝上间隙及脾周围间隙积液；上腹腔积液（通过胰腺平面）（B）：肝右叶下份的外侧为右肝上间隙积液，内侧为右肝下间隙，胰腺前方与胃及胃脾韧带之间为网膜囊下隐窝积液；下腹腔积液（C）：显示左、右结肠旁沟积液及左结肠下间隙积液，此外，大网膜上有多数结节，为转移结节；盆腔积液（D）

CT检查，但在影像学表现形式上有所不同。主要差别在于它所显示的是解剖结构在MRI不同扫描序列中的信号强度，而CT是组织密度。系膜、网膜和韧带内脂肪在 T_1WI 和 T_2WI 上均呈高和较高信号，且在压脂检查时转为低信号，其内血管多呈流空信号。另外，由于MRI可直接显示矢状面、冠状剖面（CT为重建图像），因而有更大的优势。

二、腹膜腔基本病变影像学表现

（一）腹部平片的异常表现

1. 腹膜腔积气　正常时，腹膜腔内无气体，病变可致其内含气，称腹膜腔积气，也称气腹。常见于胃肠道穿孔，也可为腹部术后合并感染。

（1）游离气腹：各种原因导致腹腔内积气且随体位改变而移动，称为游离气腹。立位透视，气体

可上浮到膈与肝或胃之间，显示为透明的新月形气体影；（图1-4-4-2）侧卧水平位投照，气体则游浮到靠上方侧腹壁与腹内脏器外壁之间；仰卧前后位时，气体浮聚于腹腔前方，也可使居前方的肝镰状韧带和脏器外壁得到显示。常见于胃肠穿孔、腹腔术后或合并感染。

（2）局限性气腹：指腹腔内气体局限于某处，且不随体位改变而移动。例如在右侧肝肾隐窝（如消化道穿孔）、相邻肠管间（如严重肠粘连）、右侧回盲部（坏疽性阑尾炎形成局限性包裹）、肠管浆膜下层（肠管气囊肿）均可出现局部积气征象。

2. 腹膜腔积液　正常时，腹膜腔内可有少量液体，当病变导致腹膜腔内有明显液体时称为腹腔积液，即腹水。各种不同的病因如感染、外伤、肝硬化、低蛋白血症等均可导致腹膜腔积液，简称腹水。

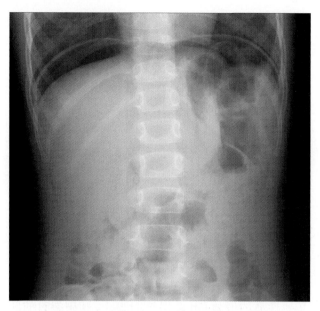

图 1-4-4-2 游离气腹
X线检查图像,显示双膈下游离新月形气体影

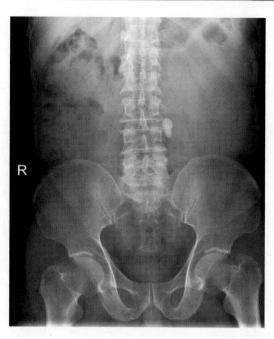

图 1-4-4-4 输尿管结石

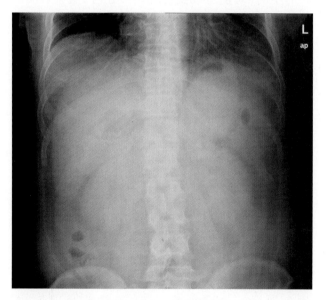

图 1-4-4-3 腹腔积液

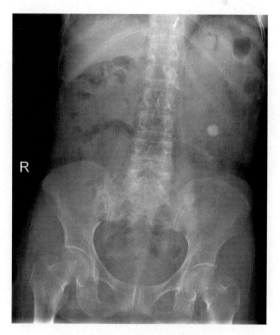

图 1-4-4-5 腹腔内淋巴结的钙化

（1）腹腔积液在腹腔内坠积于低处（图 1-4-4-3）。仰卧位时,以盆腔和上腹腔的肝肾隐窝最低,其次为两侧结肠旁沟。大量腹水时,胀气的肠曲浮游于腹中部。

（2）肠曲间也可有腹水,仰卧位片上,表现出肠间隙加宽,但改变为侧卧水平位投照时,因肠曲之间的腹水流向近地侧,其肠间隙相对变窄,且近地侧腹部密度显著增高。这种可变性肠间隙宽度征象,可帮助判断有无腹水存在及大致估计积液量。

3. 腹膜腔内高密度影 主要为阳性结石（图 1-4-4-4）、钙斑（图 1-4-4-5）和异物（图 1-4-4-6）。

（1）阳性结石:常见于泌尿系结石、阑尾粪石,阑尾粪石常呈分层同心环状,居右下腹。

（2）钙斑:常见于腹腔内淋巴结的钙化、胎粪性腹膜炎、扭转的卵巢畸胎瘤等。

4. 腹壁异常 包括腹脂线异常、腹壁软组织肿胀、组织间积气和腹壁肌张力异常等。

（1）炎症或外伤使脂肪组织发生充血、水肿、坏死和出血等,致使腹脂线增宽、透明度下降,甚至消失;此外,还可使腹壁软组织增厚,密度增加和向外突出。

（2）腹壁软组织间积气,可源于腹膜后或腹膜间位空腔脏器向腹膜外破裂;也见于开放性腹壁损伤。

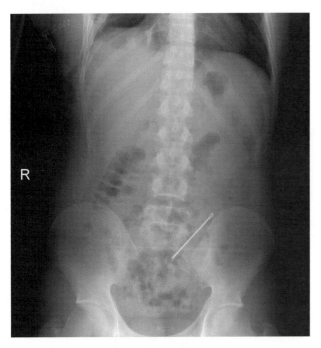

图 1-4-4-6　金属异物

（二）腹膜腔 CT 和 MRI 的异常表现

1. 平扫表现

（1）气体及液体积留：腹腔积气在 CT 上表现为气体样低密度，在 MRI 上表现呈无信号。腹腔积液在 CT 和 MRI 上分别呈水样低密度影和信号强度改变，MRI 检查依其信号强度区分浆液性还是血性积液。少量腹腔积液 CT 上就可以显示，腹膜腔内见水样密度影，可以局限性包裹，密度较高时应考虑是否为脓肿，脓肿周围腹膜一般增厚；腹腔内感染或肠道穿孔时腹腔内可见积气，常常伴有积液，术后短期内腹腔内积气为正常表现，一般在一周内吸收，CT 检查可发现腹部的积气、积液，并准确定位和相对量化（图 1-4-4-7）。脏器挫裂伤出血常混有其他性质的液体（肝破裂时的胆汁、胰破裂时的胰液、肾破裂时的尿液），再加上从出血到 CT 扫描时间的不同，可能造成损伤处及腹腔内、腹膜后间隙液体有不同的 CT 值。腹主动脉破裂后外溢血液可

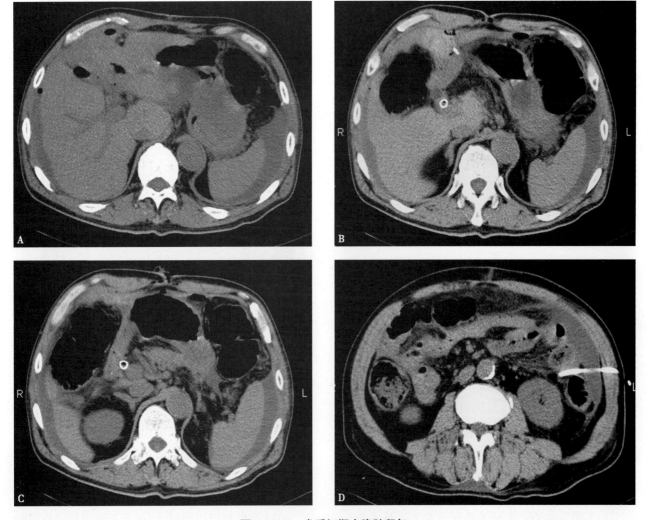

图 1-4-4-7　术后短期内腹腔积气
CT 检查图像，腹部术后（连续不同层面 A～D）显示，腹腔积气，腹腔异常高密度影（引流管影）

产生不同程度的腹膜后脏器推移表现（主要是肾、胰、十二指肠降部等）。

（2）异常高密度灶：腹内结石、钙化淋巴结、部分肿瘤的钙化，以及高密度的异物（图1-4-4-8）。

（3）腹膜腔和腹膜后各间隙、腹壁的肿块：判断肿块与空虚的消化道的关系、肿块的位置与起源，以及其与周围脏器的关系等。

（4）腹膜增厚：正常时腹膜一般不显影。腹膜增厚可为均一增厚或结节状增厚，前者常见于结核性腹膜炎和急性胰腺炎等，后者多为腹膜原发或继发肿瘤。腹膜增厚，常同时伴有腹腔积液；其中结节性增厚的腹膜呈软组织密度，增强检查显示增厚的腹膜发生强化，在腹腔积液的对比下，显示更为清楚。

（5）腹腔肿块：腹腔肿块可位于腹膜、网膜和系膜上，往往与肠道或脏器关系密切，CT扫描特别是增强扫描可以通过肿块的形态、密度判断肿块是囊性或实性，也可初步判断肿块是良性或恶性。

（6）网膜和系膜异常：网膜和系膜较常见的异常是炎性病变造成的水肿；炎性肉芽肿或肿瘤浸润、转移所形成的结节或肿块，多发结节也可相互融合而形成较大肿块。此外，系膜常见的异常还有淋巴结炎性或肿瘤性增大；偶尔还可见系膜病变所致的钙化。CT检查均可发现这些异常，其中CT检查效果较好，MRI对发现钙化不敏感；增强检查还可进一步显示结节或肿块的细节以及强化程度，有助于病变定性诊断。上述腹膜、网膜、系膜及韧带的异常表现常复合存在，致影像检查呈不同形式的组合表现。

2. 增强表现

（1）肠系膜的异常：肠系膜脂肪密度增高，血管边缘模糊不清，血管拉长、增粗、异常走行、集中，血流灌注延迟，甚至闭塞（图1-4-4-9）。

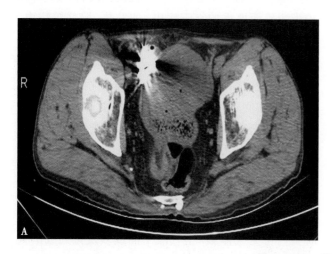
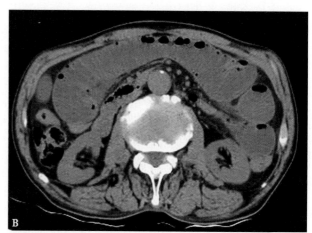

图1-4-4-8 盆腔高密度异物

A、B. CT检查图像，显示盆腔右侧小肠内不规则高密度影（A），伴高位肠梗阻（B）

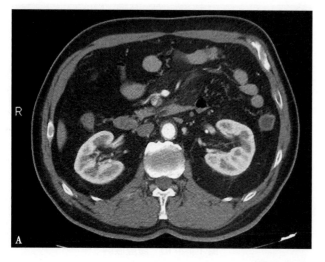
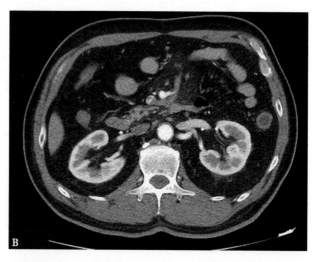

图1-4-4-9 肠系膜的异常

A、B. CT检查图像，显示肠系膜血管边缘模糊不清（A），周围脂肪间隙模糊（B）

（2）腹膜结构的异常：当腹膜炎症及脓肿形成时，可以显示腹膜增厚，密度增高等改变，并可以根据脓肿的部位，结合病史，明确原发性病变；并可显示网膜、韧带、筋膜等的异常改变。

三、腹膜腔基本病变影像学诊断思路

（一）肠系膜或大网膜实性肿块

网膜及肠系膜实性肿块一般原发性较少，而继发性多见，肿瘤性病变多于非肿瘤性病变。肿瘤性病变中来源于间叶组织的最常见，其次是神经源性肿瘤；恶性肿瘤（淋巴瘤除外）的比例大致相同（表1-4-4-1）。各种病变的影像学表现较为复杂，但是仍然有些病变存在较为特异性的影像学表现，通过影像学检查即可作出准确的诊断。

网膜及肠系膜实性肿块的影像诊断应针对临床的需要，作出定位诊断、定性诊断和定量诊断，对于恶性肿瘤还应尽可能作出影像分期。

定位诊断：首先要确定病变的位置，病变起源于肠系膜/网膜，还是起源于肠系膜/网膜的腹壁、腹膜后或邻近网膜/肠系膜的肠管等结构。腹壁肿瘤可见病变与腹壁相连、分界不清，肠系膜及肠管向内移位；肠系膜肿瘤多与腹壁之间有明确的脂肪组织间隔，病变周围肠管向四周移位。肠系膜肿瘤与腹膜后肿瘤的鉴别有时存在困难，腹膜后肿瘤多与腹膜后结构（肾脏、输尿管、胰腺、肾前静脉、腹主动脉及肠系膜血管等）关系密切、分界不清，若此类结构出现受压向前移位时则考虑病变起源于腹膜后。

定性诊断：要判断是肿瘤性病变或非肿瘤性病变，是良性还是恶性。非肿瘤性病变常见的有肠系膜淋巴结结核、肠系膜脂膜炎等；肿瘤性病变较多，区分原发性肿瘤或继发性肿瘤是首要的，继发性肿瘤多见于直接侵犯、腹腔种植及血行与淋巴道转移，其中直接侵犯主要来源于肠道肿瘤，血行转移通常来源于腹部肿瘤或是全身系统性病变的局部表现。

表 1-4-4-1　肠系膜或大网膜实性肿块分类

分类	肿瘤性	非肿瘤性
常见	淋巴瘤、淋巴结转移、淋巴管瘤	感染性淋巴结增生、肠系膜血肿、硬化性肠系膜炎
不常见	硬纤维瘤、间皮瘤、平滑肌瘤	网膜血肿、脾种植、结核性腹膜炎
罕见	肠系膜浆液性乳头状癌、肠系膜肉瘤、孤立性纤维瘤、炎性假瘤	复发性结节性非化脓性脂膜炎

（二）肠系膜或大网膜囊性病变

肠系膜或大网膜囊性病变可以真正起源于此处，如肠系膜囊肿、皮样囊肿等。亦可因腹腔其他病变造成腹膜粘连，形成包裹性积液，如小网膜积液类似腹膜的囊性肿块，此类病变有胰腺炎、穿孔性胃溃疡、腹膜炎、恶性肿瘤腹膜转移等。继发囊性肿瘤，如卵巢囊腺癌等的腹膜转移灶可以表现为囊性肿块。胰腺假囊肿也是较常见的腹部囊性病变。

肠系膜或大网膜囊性病变发病率较低，以良性病变多见，较常见的有腹腔包裹性积液、腹腔脓肿和胰腺假囊肿，肠系膜囊肿、囊性淋巴管瘤，皮样囊肿和假性黏液瘤等较少见。

肠系膜或大网膜囊性病变，首先要辨别病变的位置，如网膜、腹膜腔等，有助于缩小病变诊断与鉴别诊断的范围。然后密切结合临床病史，进一步区分病变是否属于炎性病变，如腹膜炎性包裹性积液、腹腔脓肿、胰腺假囊肿等，一般腹腔炎性病变均有较为明确而严重的临床病史，如发热、腹痛等病史；否则需要考虑腹膜转移，任何腹膜恶性肿瘤均可能导致包裹性腹水，以胃肠道、子宫或卵巢来源的肿瘤腹膜转移灶尤为常见。最后，需要考虑一些少见的病变，如腹膜假性黏液瘤、肠系膜囊肿等。

炎性病变以腹腔脓肿影像学表现为例，其 CT 表现取决于其发生的部位及形成的阶段。脓肿早期 CT 平扫表现为低密度软组织块影，边缘模糊，增强扫描无强化。当脓肿坏死液化后结缔组织增生包绕，平扫时脓肿中央为低密度，CT 值与水近似，有时其内可见气体影，呈气液平面或多发排列成串气泡影，提示为产气杆菌感染所致或脓肿与肠道相通（图1-4-4-10）。脓肿周边密度略高，边缘尚清，增强

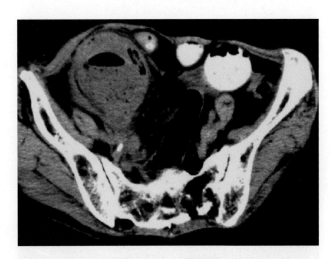

图 1-4-4-10　腹腔脓肿
CT 检查图像，显示脓肿中央为低密度，其内可见气体影，呈气液平面改变

扫描可见环形强化；邻近脏器和周围结构受压。膈下脓肿时胸腔内可见反应性胸水，脓肿增大可侵蚀横膈破入胸腔出现脓胸、肺脓肿或支气管胸膜瘘。在 MRI 表现，由于 MRI 对水肿或渗液的显示敏感，MRI 显示病灶的部位与分布比 CT 更有优势，脓肿液化坏死后，病灶中央表现为液体信号，即呈长 T_1、长 T_2 信号影。增强扫描病变周边呈环状或不规则形强化表现。

肿瘤性病变以腹膜假性黏液瘤影像学表现为例，其在 CT 表现上为均匀低密度肿块，CT 值与水近似或略高，呈多囊状，有明显分房和厚度不一的囊壁，有的病灶边缘见钙化。在 MRI 上多表现为囊状长 T_1、长 T_2 信号，内见分隔（图 1-4-4-11）。

（三）腹腔含脂肪病变

脂肪组织 / 成分在影像学检查，特别是 MRI 上可以准确辨别，有助于病变的诊断。病变内脂肪可分为细胞外脂肪和细胞内脂肪，细胞外脂肪 CT 上表现为负值密度，CT 值 -10HU 以下，CT 对其检测极其敏感；MRI 上 T_1WI 呈明显高信号，T_2WI 呈中等程度高信号，脂肪抑制序列病变信号明显减低，因此 MRI 对于脂肪组织的检测十分敏感、特异性高。细胞内脂肪肉眼不可见，CT 值为正值，因此常难以正确判断其存在。而病变内脂质成分在 MRI 同相位像上呈等或稍高信号，在反相位像上信号明显衰减，因此 MRI 同反相位成像判断病变内是否存在细胞内脂质成分的敏感性和特异性较高。病变中出现脂肪组织 / 成分的原因主要包括：①自身即含有成熟脂肪细胞，如脂肪瘤、脂肪肉瘤（图 1-4-4-12）、畸胎瘤等；②网膜成分，包括肝脏包膜假脂瘤、肝胆术后网膜充填、先天变异、病变脂肪变性或脂肪浸润。

腹腔内含脂肪性病变较少见，主要包括硬化性肠系膜炎、网膜梗死、肠脂垂炎、肠系膜纤维脂肪增生、肠套叠和皮样囊肿等。胃肠道脂肪瘤、回盲瓣脂肪瘤浸润及恶性畸胎瘤转移等较罕见。

腹腔内含脂肪性病变亦应首先定位，确定病变是否单纯起源于肠系膜 / 网膜，进而确定与邻近肠管或实质脏器有无关联。若病变位于肠腔内，可能诊断有肠套叠、肠道脂肪瘤；当出现在回盲部肠腔内时还需要考虑回盲瓣脂肪瘤浸润的可能性。若病变位于肠系膜，较常见的病变是硬化性肠系膜炎，其常包绕肠系膜血管，有时伴有肠系膜淋巴结肿大。如果病变位于结肠旁，并且病变较为单一、局限，则需要考虑网膜梗死、肠脂垂炎等，前者常发生于升结肠周围，病变范围较大；后者常邻近降结肠或乙状结肠，多呈卵圆形，病变较小，边缘有高密度的薄壁、中心有斑点状血管影。

（四）腹腔积血

腹膜血管丰富，具有吸收和渗出的功能，上腹部腹膜对于腹腔内液体和毒素的吸收能力最强，盆腔较差。腹腔积血常见于腹部创伤（脾、肝脏、肠道及肠系膜等创伤）、手术并发症、凝血功能异常、卵巢囊肿破裂、异位妊娠破裂或动脉瘤破裂等；亦可见于肝腺瘤、肝细胞肝癌等肿瘤性出血或单核细胞增多等引起的脾破裂。

影像检查中发现腹腔出血时，首先要了解病史，询问是否近期有外伤史、手术史、进行抗凝治疗或妊娠等。因为这些病史可能引导我们迅速找到腹腔出血的原因、缩小出血点的范围。

腹部外伤所致的腹腔出血，重点寻找损伤的腹腔脏器，脾破裂、肝破裂是最常见的腹腔积血的原

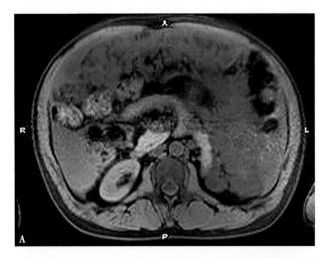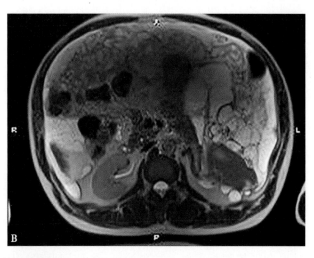

图 1-4-4-11 假性黏液瘤
A、B. MRI 检查图像，轴位 T_1WI 脂肪抑制序列（A）、轴位 T_2WI（B）显示囊状长 T_1、长 T_2 信号，内见分隔

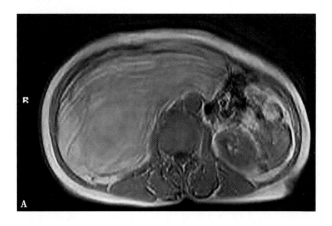

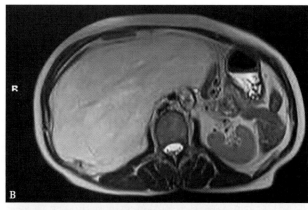

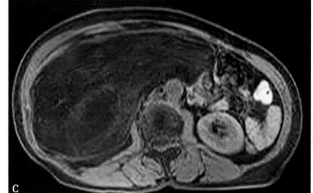

图 1-4-4-12 脂肪肉瘤

A~C. MRI 检查图像，轴位 T_1WI（A）、轴位 T_2WI（B）、轴位 T_1 脂肪抑制（C）显示腹腔偏右侧巨大短 T_1 长 T_2 信号病变，脂肪抑制系列呈低信号

因。若腹部碾压伤或钝性创伤可造成肠道和肠系膜损伤。进一步寻找出血点，"哨兵血块征"是一个十分有价值的征象，增强后持续性的造影剂外漏是出血点较为直接的证据。在肠道损伤中十二指肠和空肠近段是常见的损伤部位，肠壁增厚、肠系膜返折处的三角形积血常提示肠道或肠系膜来源的出血。

非创伤性腹腔积血可以是自发性的，也可以是医源性的。自发性腹腔积血可以来源于肿瘤相关性出血、卵巢囊肿破裂出血、异位妊娠破裂出血及动脉瘤破裂出血等。肿瘤相关性破裂出血较少见，主要是肝细胞肝癌或肝腺瘤破裂出血，前者常发生于肝硬化或乙肝的患者，增强后病变有较典型的"快进快出"的表现；后者多发生于有口服避孕药史的女性。肿瘤平扫密度/信号近似于肝实质，增强后动脉期较明显、均匀强化，静脉期近似于肝实质。卵巢囊肿破裂出血较少见，多为育龄期妇女，常出现下腹部疼痛，出血主要围绕在子宫、附件周围。异位妊娠常发生于育龄期妇女，常有停经史、HCG水平明显升高。医源性腹腔积血常有较为明确的病史，如手术史、抗凝治疗史。凡是通过腹腔的手术均可以引起腹腔积血，包括 Whipple 手术、脏器或肿瘤切除手术等，即使经皮穿刺或血管腔内介入术有时也会引起腹腔积血。抗凝治疗，如使用肝素、华法林等容易发生出血，但是进入腹腔的较少。

CT 影像中，腹腔血肿呈圆形、类圆形或不规则形肿块影。血肿的密度取决于出血的时间，急性期新鲜出血 CT 上表现为高密度影，CT 值可达 70HU以上；但随着时间的推移，血肿逐渐吸收，血肿向亚急性和慢性转变，血肿的 CT 值也逐渐降低；亦即血肿由高密度向稍高密度过渡，继而呈等密度再转变为低密度，在这个渐变的过程中，密度可不均匀。血肿与邻近器官组织分界不甚清楚。慢性血肿增强扫描可见较明显环形强化。可见腹腔积液征象，空腔脏器穿孔所致者可见腹腔及腹膜后气体密度影（图 1-4-4-13）。腹腔内出血的多少常与内脏损伤严重性和临床治疗的功效密切相关。腹腔积血首先位于出血源附近，并沿腹腔内通路引流至腹腔最低位。由于自体凝血机制，常于出血源周围形成血凝块而呈高密度，CT 值较高，平均约 60HU。因其最靠近出血源的位置，故亦称之为"哨兵血块征"，该征象是提示附近存在脏器损伤或在多发脏器损伤中邻近区域损伤最严重，且具有较高的敏感性和特异性，尤其是对肠和肠系膜损伤。未能凝集的血液可与腹膜刺激产生的渗出液相混合，流至腹腔较低位，表现为远离出血点的较低密度的液体影，常滞留在道格拉斯窝和肝肾隐窝处。

MRI 影像中：腹腔内血肿的信号随时间演变，MRI 表现较为复杂。急性期血肿主要为脱氧血红

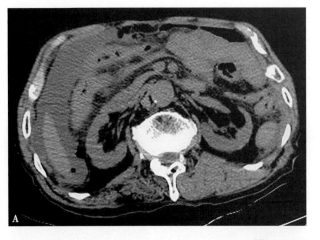
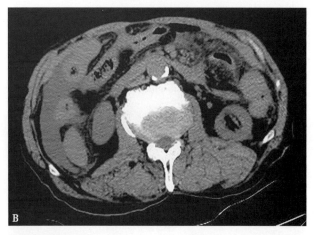

图 1-4-4-13　腹膜腔血肿

A、B. CT检查图像，显示左下腹系膜区腹腔血肿及腹腔积液（A），腹腔多发游离气体（B）

蛋白，血肿在 T_1WI 呈等信号，T_2WI 呈低信号。这是因为铁在红细胞内外分布不均造成了磁化率的不均，局部磁场不均匀而引起质子去相位，并非是脱氧血红蛋白的顺磁作用，故只缩短了 T_2 时间而不影响 T_1 时间。亚急性期血肿随着时间的推移，红细胞逐渐破裂以及脱氧血红蛋白转变成高铁血红蛋白，血肿的 T_1 时间变短，T_2 时间延长，血肿在 T_1WI 和 T_2WI 上均渐呈高信号，但 T_1WI 上信号变化早于 T_2WI 上信号变化。慢性期血肿逐渐液化，呈长 T_1 长 T_2 改变，且在 T_2WI 上血肿外周形成低信号的含铁血黄素环，具有一定的特征性。

（五）肠系膜浸润

肠系膜为腹腔内的重要结构之一，主要有小肠系膜和结肠系膜，此外还有阑尾系膜和卵巢系膜、输卵管系膜等。除含脂肪组织外，还含血管、神经、淋巴等组织，可发生多种原发性和继发性病变。由于肠系膜含脂肪组织多，CT 图像所见正常肠系膜脂肪和皮下脂肪及腹膜后脂肪密度相同。病理状态下，肠系膜密度增高，形成一种特定的 CT 征象，有学者称之为"云雾状肠系膜征"或"浸润性肠系膜征"。此征象是腹部疾病的一种早期表现，对于其早期诊断及预后评价具有重要的意义。

云雾状肠系膜征的疾病很多，包括各种腹腔炎症、发生于腹膜的各种肿瘤、肠系膜区域的血管性病变以及外伤。

云雾状肠系膜征仅是一种影像表现，当在影像检查中发现该征象时应进一步追查引起的原因。首先要区分是否为肿瘤性病变，肠系膜原发肿瘤、腹腔脏器肿瘤侵犯肠系膜或转移性肿瘤均可引起云雾状肠系膜征。原发恶性间皮瘤常呈不规则浸润，

多数肿瘤沿腹膜表面生长，并有大量纤维增生，使系膜增厚，卷曲成块状，肠系膜血管僵硬，呈星状放射排列。肠系膜转移瘤，多为胃癌、肝癌和卵巢癌腹腔内种植而累及小肠系膜、横结肠系膜和乙状结肠系膜或网膜；CT 表现为肠系膜、网膜上孤立或多发软组织结节，可有不同程度融合形成肿块，邻近脂肪不同程度密度增高，称为"网膜饼征"或"污垢征"。若云雾状肠系膜征为非肿瘤性病变引起，则需要仔细寻找原发病因，是炎症、血管性病变，还是全身性疾病的一种腹部表现。

炎症引起的云雾状肠系膜征可呈节段性改变，也可呈弥漫性改变，各种腹腔感染均可导致。肠系膜的炎症常继发于腹腔脏器的感染，如急性胰腺炎、坏疽性胆囊炎、阑尾炎、肠炎憩室炎及胃十二指肠穿孔等。在胰腺炎患者，外溢消化酶沿小网膜囊、肾前间隙蔓延至小肠系膜和横结肠系膜，可呈弥漫性改变。结核性腹膜炎 CT 表现为不同程度的肠系膜浸润，肠系膜轻度受累时表现为线状的软组织条影，或肠系膜脂肪密度轻度增高；较严重时表现为软组织密度肿块，淋巴结增多、增大，并有肠粘连和高密度腹水的表现（图 1-4-4-14）。局灶性炎症如肠炎、憩室炎、阑尾炎常累及局部肠系膜。

血管病变，如门静脉栓塞、肠系膜上动静脉栓塞及脉管炎、布 - 加综合征、下腔静脉阻塞、绞窄性肠梗阻等，所引起的云雾状肠系膜征常呈局限性，CT 见肠系膜密度增高，与其内血管边界显示不清；CT 增强扫描示肠系膜血管密度减低、充盈不佳或血管腔变细时，可作出肠系膜血管血栓或栓塞的诊断。

全身性疾病，如血清蛋白减少症、肝硬化、肾病、心衰等引起的云雾状肠系膜征，其朦胧状态由

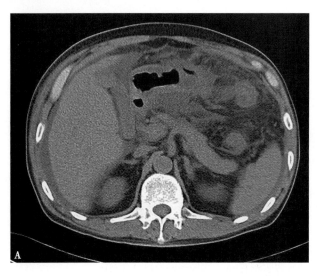
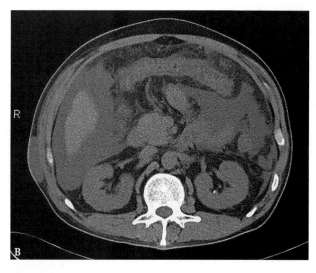

图 1-4-4-14　腹腔结核

A、B. CT 检查图像，腹部不同层面显示腹膜弥漫性增厚，左上腹为著，腹腔积液

基部向根部蔓延，直至肠系膜上动静脉的起始部，并且常伴皮下组织水肿和腹水。其中肝硬化引起者最常见，机体内水钠潴留、呈高水容量状态是肠系膜水肿的主要原因。肠系膜水肿表现多种多样，可为弥漫浸润性，也可为边界清楚的节段性水肿，还有的呈肿块状，是肝硬化重要间接征象。

（六）腹水

正常情况下，人体腹腔内有少量液体，对肠道蠕动起润滑作用。任何病理状态下导致的腹腔内液体量增加，即称为腹水。腹水常在腹腔内较低位置集聚。当人体处于直立位时，由于受重力的影响，腹水特别容易流向人体立位时腹膜腔的最低洼处，即子宫膀胱直肠间隙。仰卧位时，腹水常积存在结肠旁沟，肝和脾的后缘周围。腹水优先积聚于右侧，因右侧结肠旁沟比左侧深、宽，以利于积液在右肝间隙和右髂窝之间通过右侧结肠旁沟流动。中等量腹水可进入肝膈间隙或脾膈间隙；大量腹水时腹腔游离肠管会向中央聚拢，一般为小肠肠管，腹水位于肠管周边，同时小网膜囊内充满液体。CT 可以对腹水的多少进行粗略的评估：微量、少量腹水的定义是总量 <50ml，微量为占 1 个间隙，厚度 <1cm；少量为占 1～2 个间隙，厚度 1～2cm；中量为总量 50～300ml，占 3～4 个间隙，厚度 2～4cm；大量腹水的定义是总量 >300ml，占 4 个以上间隙，厚度 >4cm。

腹水的影像诊断一般较容易，<500ml 的腹水超声即可检出，对于少量腹水的检查 CT 的灵敏度不及超声。但是，对于腹水性状及腹水原因的进一步辨别，超声的价值不及 CT、MRI 等，对于血性腹水的诊断 CT、MRI 较为敏感，对于漏出性或渗出性

腹水，有时难以辨别。影像检查发现腹水时，首先要判断是否为血性的，因为血性腹水常提示临床病情较为紧急、危重，尤其要排除大血管、脏器等破裂出血。其次，要观察腹膜的情况，是否存在腹膜增厚的情况，是局限性增厚，还是广泛性增厚。化脓性腹膜炎和结核性腹膜炎是最常见的腹膜增厚的原因，CT 表现为广泛的腹膜增厚。腹膜原发性肿瘤，例如腹膜间皮瘤常可见结节样或肿块样腹膜增厚；腹腔转移瘤也可见到腹膜种植性肿块。最后，观察腹腔其他部位是否存在异常表现，如淋巴结增大、门静脉增宽等。肝硬化低蛋白血症、肾病综合征低蛋白血症、肿瘤性高消耗性低蛋白血症、门静脉高压性静脉回流障碍、布-加综合征或肝脏肿瘤引起的下腔静脉狭窄或闭塞、肾功能不全或有心功能不全造成的体循环体液潴留，均可引起腹腔液体漏出；腹腔内空腔或实质器官肿瘤、炎性反应、缺血等均可造成腹腔液体渗出。排除肝硬化、门静脉高压、低蛋白血症、心脏、肾功能不全等引起的腹水原因后，肿瘤是最常见引起腹水的原因，寻找原发肿瘤有助于明确腹水的原因。

（姜慧杰　胡鸿博　梁宏伟）

参 考 文 献

1. Court L E, Tucker S L, Gomez D, et al. A technique to use CT images for in vivo detection and quantification of the spatial distribution of radiation-induced esophagitis. Journal of Applied Clinical Medical Physics, 2013, 14（3）: 4195.

2. Giganti F, Ambrosi A, Petrone M C, et al. Prospective comparison of MR with diffusion-weighted imaging, endo-

scopic ultrasound, MDCT and positron emission tomography-CT in the pre-operative staging of oesophageal cancer: results from a pilot study. British Journal of Radiology, 2016, 89 (1068): 20160087.

3. Trilisky I, Dachman A H, Wroblewski K, et al. CT Colonography with Computer-aided Detection: Recognizing the Causes of False-Positive Reader Results. RadioGraphics, 2014, 34 (7): 1885-1905.

4. Elibol F D, Obuz F, Sökmen S, et al. The role of multidetector CT in local staging and evaluation of retroperitoneal surgical margin involvement in colon cancer. Diagnostic & Interventional Radiology, 2015, 22 (1): 5.

5. He B, Gong S, Hu C, et al. Obscure gastrointestinal bleeding: diagnostic performance of 64-section multiphase CT enterography and CT angiography compared with capsule endoscopy. The British Journal of Radiology, 2014, 87 (1043): 20140229.

6. Hasbahceci M, Akcakaya A, Memmi N, et al. Diffusion MRI on lymph node staging of gastric adenocarcinoma. Quantitative Imaging in Medicine & Surgery, 2015, 5 (3): 392.

7. Mentzel H J, Reinsch S, Kurzai M, et al. Magnetic resonance imaging in children and adolescents with chronic inflammatory bowel disease. World Journal of Gastroenterology, 2014, 20 (5): 1180.

8. Kijima S, Sasaki T, Nagata K, et al. Preoperative evaluation of colorectal cancer using CT colonography, MRI, and PET/CT. World Journal of Gastroenterology Wjg, 2014, 20 (45): 16964.

9. Hallinan J T, Venkatesh S K. Gastric carcinoma: imaging diagnosis, staging and assessment of treatment response. Cancer Imaging the Official Publication of the International Cancer Imaging Society, 2013, 13 (2): 212-227.

10. Pongpornsup S, Neungton P, Chairoongruang S, et al. Diagnostic performance of multidetector computed tomography (MDCT) in evaluation for peritoneal metastasis in gastric cancer. Journal of the Medical Association of Thailand = Chotmaihet thangphaet, 2014, 97 (8): 863-869.

11. Levy A D, Shaw J C, Sobin L H. Secondary tumors and tumorlike lesions of the peritoneal cavity: imaging features with pathologic correlation. Radiographics A Review Publication of the Radiological Society of North America Inc, 2009, 29 (2): 347.

12. Wasnik A P, Maturen K E, Kaza R K, et al. Primary and secondary disease of the peritoneum and mesentery: review of anatomy and imaging features. Abdominal Imaging, 2015, 40 (3): 626-642.

13. 宋军伟, 李晓景, 张玉军, 等. 多层螺旋 CT 小肠造影对小肠疾病诊断价值的研究. 医学影像学杂志, 2017, 27 (6): 1119-1122.

14. 金汉葵, 王新正, 张凯, 等. 探讨 MR 2D FIESTA 序列在胃肠道病变的诊断价值. 中国 CT 和 MRI 杂志, 2013, 11 (1): 114-116.

15. 采用双源 CT 虚拟平扫技术代替常规平扫行 CT 腹膜腔成像的可行性. 中华放射学杂志, 2017, 51 (1): 33-37.

16. 李文华, 杨仁杰, 王现亮. 食管影像学. 2 版. 北京: 人民卫生出版社, 2013.

17. 郑穗兰, 刘斌. MRI 诊断与临床. 体部. 合肥: 安徽科学技术出版社, 2014.

18. 郭启勇. 临床影像诊断丛书 消化系统影像学诊断手册. 南京: 江苏凤凰科学技术出版社, 2014.

19. 李文华, 杨仁杰, 王现亮. 食管影像学. 2 版. 北京: 人民卫生出版社, 2013.

20. (荷) 斯道柯. 胃肠道 MRI 诊断学. 周智洋, 译. 北京: 人民卫生出版社, 2011.

第二篇

分　论

第一章 创伤性病变

第一节 食管破裂

【临床概述】

食管破裂（esophageal rupture）是指食管透壁性的损伤。常见病因包括：①医源性损伤；②自发性食管破裂；③外伤；④食管异物；⑤食管内在疾患，如肿瘤、憩室、贲门失弛缓症和溃疡等。由于食管下段主要由平滑肌组成，肌纤维纵向排列，薄弱，且无浆膜层，周围为疏松结缔组织，缺少支撑，当食管内压增大时可导致食管纵向全层撕裂，引起食管破裂。自发性食管破裂（spontaneous rupture of esophagus）又名 Boerhaave 综合征，是指非外伤性的食管透壁性破裂，非透壁性损伤称为食管撕裂（esophageal tear），可由各种原因引起的腹压突然升高，挤压胃部使食管腔内压力骤然增加而导致食管肌层及黏膜破裂。发生在食管胃连接处或靠近贲门部的黏膜撕裂伤，也称马魏氏撕裂或马魏氏综合征，各种原因所致的剧烈呕吐均可发生这类损伤，以过度饮酒后发生为多见，有时也可发生在长时间打嗝、咳嗽、癫痫发作、大便过度用力、分娩及腹部钝伤后。外伤性食管破裂，可由锐器直接损伤，也可因腹内压及胃内压骤升导致胃内容物短时大量涌入食管，或大量高压气体瞬间进入食管，使食管内压力骤升，与食管外的胸腔负压造成巨大的压力阶差，导致食管破裂。医源性食管破裂常在内镜操作不当时发生，主要是应用硬质食管镜，在食管狭窄及贲门失弛缓症患者中使用探子、球囊扩张等造成。异物主要是造成食管穿孔（esophageal perforation），常由鱼骨、肉骨、枣核等尖锐异物所致。食管本身病变如癌肿、肿瘤放疗后、溃疡等也可造成食管穿孔，导致食管气管瘘或大血管的破溃。

器材损伤所致的食管破裂或穿孔，患者在接受检查或器材治疗后即可出现胸骨后或背部疼痛，严重者可出现发绀和休克；吞咽异物后出现的食管穿孔，有误咽异物病史，可发生在误咽后几周才出现症状，可有胸背疼痛、发热、白细胞升高等；外伤性穿孔常有明确的外伤史，但多部位外伤的患者因伴有其他脏器损伤常易忽略食管损伤；自发性食管穿孔破裂损伤少见，常发生在剧烈呕吐和咳嗽后，主要表现为胸骨后下方及上腹部剧痛，伴呕血。

急性食管破裂表现为典型的呕吐、胸痛和皮下气肿三联症，如食管破裂穿孔后不及时处理，消化液、胃内容物、微生物可通过裂口外溢进入纵隔或腹腔，造成感染，感染穿破纵隔胸膜进入胸腔，导致一侧或双侧液气胸，可发生胸腔急性化脓性感染、脓毒血症、感染性休克等严重并发症；食管气管瘘常常引起严重的肺部感染，食管破溃到主动脉，常引起大出血，导致死亡。

自发性食管撕裂经保守治疗后，可造成食管壁内血肿，多数患者可在 48～72 小时内自行停止出血，对大量出血不止的患者可行介入治疗或外科修补手术。

食管破裂病死率较高，迅速准确的诊断，是成功救治的关键，明确诊断后尽早行食管裂口修补术，不宜行食管破裂修补术者，可行破裂段食管切除、食管胃吻合术。

【影像学表现】

多数食管破裂、撕裂和穿孔可通过内镜确诊，内镜可以清楚显示穿孔的部位、大小，显示异物的位置，但有扩大食管损伤的风险。

X 线片是急诊首选的影像学检查方法，简便快捷，但不能确诊。食管破裂 X 线征象可概括为：①纵隔气肿及皮下气肿；②纵隔增宽及纵隔内液气平面；③胸腔积液；④液气胸；⑤肺不张和肺炎，上述征象缺乏特异性，无法明确诊断。对于怀疑颈段食管破裂或穿孔患者，颈椎正侧位检查有一定意义，颈段食管穿孔后约 1 小时可在后前位和侧位平片上显示颈部皮下气肿，气体可沿筋膜从颈部进入纵隔导致纵隔气肿，颈部侧位片可显示椎体前间隙增宽和气管前移；约90%的胸段食管破裂在胸部平片上有异常表现，主要是纵隔影增宽和纵隔气肿，纵隔积气表现为沿左侧主动脉弓和降主动脉及右侧沿右心缘和升主动脉缘分布的条状透亮气体影，气体可沿筋膜向上进入锁骨上区域，在颈部形成皮下气肿，70%~90%的胸段食管穿孔可伴有胸腔积液或液气胸。

X线食管造影检查是临床确诊的主要检查方法，对于怀疑食管破裂患者X线造影应选用可吸收的碘液（如泛影葡胺），不提倡使用钡剂，碘液吸收迅速，不会加重纵隔或胸腔炎症，对于重症患者，不会产生误吸窒息风险，但碘密度低，排空迅速，黏膜

涂布差，显影质量不如钡剂。食管破裂造影的直接征象就是对比剂的外溢，通过显示对比剂外溢，能明确食管裂口的部位及对比剂的流向，但对较小瘘口有时不易显示。

CT检查能弥补食管造影的不足，CT能显示破裂区食管周围脂肪间隙浑浊、微小气泡和积液，薄层CT重建可能显示食管壁的微小破口、显示瘘管、显示食管损伤的程度，有无壁内或壁外血肿形成，新近的血肿CT表现为平扫密度较高，无强化的包块，如增强扫描显示对比剂外渗，提示活动性出血的存在，同时可清晰显示纵隔、胸腔及肺部感染的程度，指导临床合理选择手术或综合治疗方案（图2-1-1-1~图2-1-1-5）。

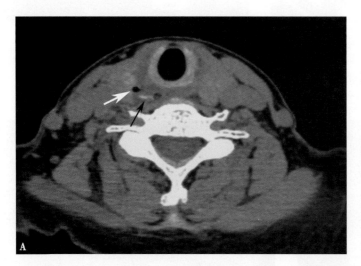
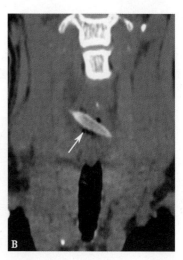

图2-1-1-1　食管上段异物伴穿孔

女性，71岁，枣核食管嵌顿1天，A为CT横断位图像，B为冠状位重建图像，显示食管上段枣核样高密度异物（细箭所指），食管旁软组织水肿伴小气泡（粗箭所指），提示异物穿破食管壁

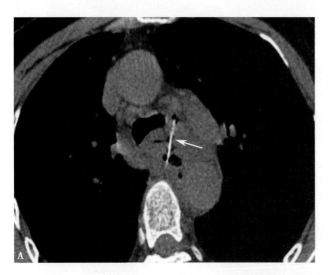
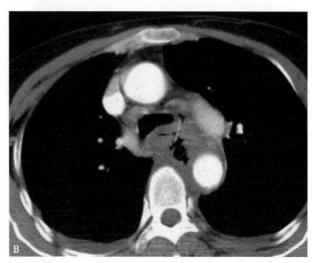

图2-1-1-2　食管中段异物伴穿孔

女性，59岁，鱼刺食管嵌顿3天，A为CT平扫图像，B为CT增强图像，显示食管中段鱼刺样异物（箭头），食管旁组织水肿伴不规则气体影，异物一端紧邻主动脉弓

【诊断】

胃镜显示破口及食管造影显示对比剂外溢可以确诊,口服亚甲蓝后胸腔积液蓝染亦可确诊。

【鉴别诊断】

主要是临床症状的鉴别诊断,包括消化性溃疡穿孔、心肌梗死等。

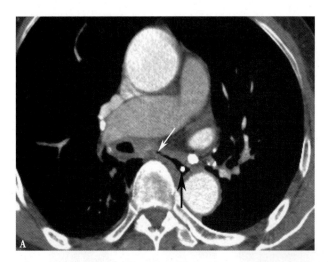
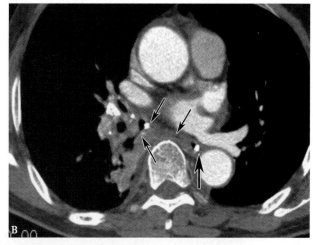

图 2-1-1-3 食管支气管瘘

男性,78 岁,食管支气管瘘,A、B 为上下层面 CT 增强扫描图像,显示食管内胃管留置(粗箭所指),食管右侧壁与右下肺段支气管经瘘管相通,薄层 CT 重建显示细微瘘管(细箭所指),伴右下肺炎

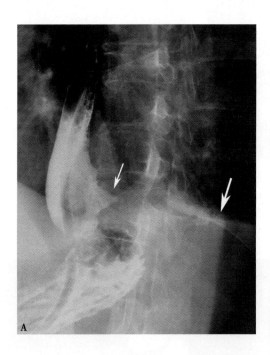

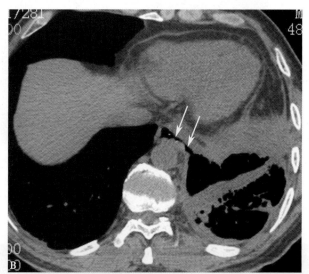

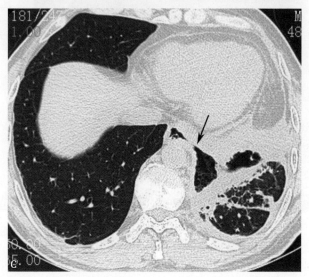

图 2-1-1-4 食管胸腔瘘

男性,57 岁,剧烈呕吐至食管胸腔瘘,A 为口服碘液食管造影图像,显示食管下段对比剂经破口(细箭所指)外溢至左侧胸腔(粗箭所指),B、C 为 CT 图像,显示食管下段破口(箭头所指),胸腔积液(脓胸)伴肺部感染

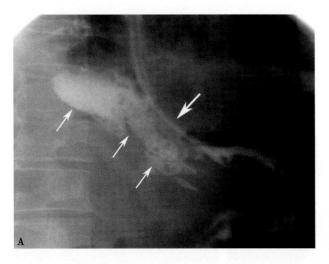

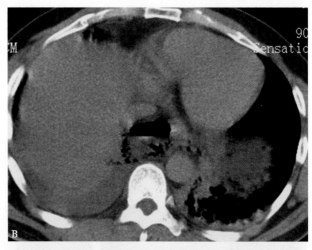

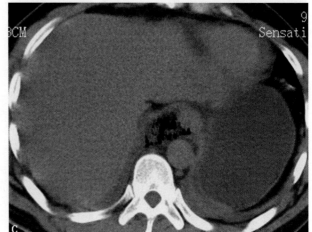

图 2-1-1-5 自发性食管破裂

男性，38 岁，酒后剧烈呕吐至食管下段破裂，A 为口服碘液食管造影图像，显示食管下段大片对比剂外溢（细箭所指），食管内胃管留置（粗箭所指），B、C 为 CT 图像，显示食管周围后纵隔内大量气体伴胸腔积液

1. **溃疡病穿孔** 腹部 X 线立位平片检查显示膈下游离气体，而不是纵隔气肿。

2. **自发性气胸** 表现为气胸或纵隔气肿，CT 检查可显示肺大疱，食管未见异常。

3. **急性肺栓塞** X 线片显示肺斑片状浸润，肺不张，胸腔积液，肺动脉 CTA 检查显示动脉充盈缺损。

4. **纵隔肿瘤** CT 显示肿瘤内无气体，食管受推移表现，并且症状出现时间长。

5. **纵隔脓肿或肺脓肿** CT 在鉴别脓肿原因上有一定帮助，薄层重建及窗宽、窗位调节有利于显示食管的微小破损，食管造影显示黏膜完整亦可帮助排除食管病变。

（邓丽萍）

第二节 消化道异物

【临床概述】

根据异物在消化道内嵌顿的部位不同，称为食管异物或胃、肠异物。食管异物多见于儿童，大多数为吞入硬币、小玩具等，成人则多因不慎吞入食物中的鱼刺、禽骨、肉骨或假牙，也有自残者有意吞咽利器或通过肛门插入异物。食管异物容易嵌顿在食管的生理狭窄和正常压迹部位，如近环咽部、主动脉弓压迹、左支气管压迹和横膈食管裂孔处等。80%～90% 的消化道异物可不经处理而自行排出，10%～20% 则需到医院通过器械取出。异物主要嵌顿在食管，少数嵌顿在胃或肠腔，胃腔异物主要嵌顿在胃窦、而肠腔异物主要嵌顿在小肠内。锐利和大的异物可损伤食管壁、胃壁或肠壁、甚至肛管壁，引起继发感染和穿孔。

食管异物最常见的症状为异物梗阻感、吞咽困难及疼痛，疼痛多发生在异物部位，一般都有比较明确的异物误吞病史，鱼刺、碎骨片常容易扎入食管入口近环咽部，一些患者对食管异物未予重视，常在出现明显并发症时如纵隔感染、食管穿孔等才来就诊；胃内异物多无明显症状，可有上腹不适和疼痛感，胃肠异物穿孔后常表现腹膜炎征象，异物长期嵌顿在某部可引起溃疡出血，尖形异物则可直接刺破黏膜引起出血，出现便血或呕血征象，少部分胃肠道异物患者无明显异物吞食史，表现为腹痛而就诊。

绝大多数异物可自行排出，对于不易排出的食管、胃、十二指肠异物可通过内镜取出；少数伴有并发症、较大异物患者需手术取出。有时食管异物可发生于食管狭窄和食管癌患者，因此应在取出异物后，因进行复查以除外其他病变。

【影像学表现】

影像学检查主要包括 X 线摄片、胃肠造影及 CT 检查。

较大的不透 X 线异物在常规摄片中即可发现，X 线片显示异物为高密度影，并可判断异物的形状、

大小和位置（图 2-1-2-1）。由于食管横径较大，停留在食管内异物如钱币在正位上呈片状圆形影，在侧位呈扁平条状影，而棒状异物停留在食管内其长轴常与食管长轴一致。对于碎骨、鱼刺等较小的异物，常规 X 片常无异常发现，需口服稀钡棉絮混合浆液进行造影检查，异物可挂住含钡的棉絮，出现钩挂现象而明确诊断，并指导内镜治疗（图 2-1-2-2）。CT 密度分辨率高、检查速度快、直观、图像清晰，而广

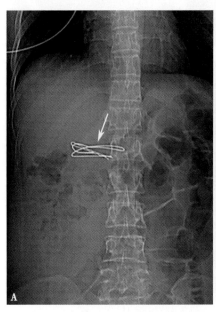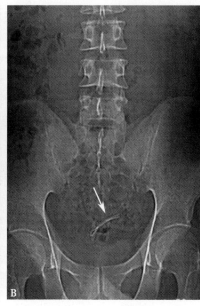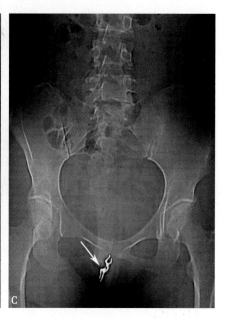

图 2-1-2-1 消化道异物

不同患者 CT 定位图，显示胃肠道内不同形状的高密度异物影，A 为胃内发夹，B 为回肠细针，C 为肛管假牙

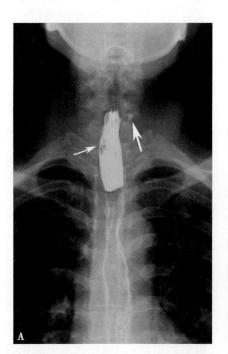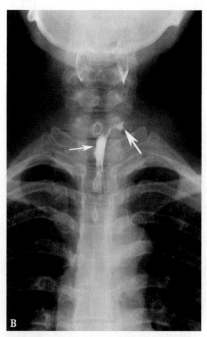

图 2-1-2-2 食管异物

女性，38 岁，鱼刺食管嵌顿 1 天，A 为口服钡棉混合浆液造影图像，显示钡剂停留于食管上段（细箭所指），食管旁少量钡剂外溢（粗箭所指），B 为 A 检查吞饮清水后图像，显示局部钡棉钩挂征象（细箭所指）

泛用于消化道异物检查，CT 对消化道异物检出敏感性高，通过多平面重建技术可获得任意平面和 3D 影像，清晰地显示异物的位置、形态、大小、周围毗邻关系，显示异物所致食管、胃肠壁损伤程度及并发症如脓肿、纵隔炎、腹膜炎等，3D 重建能清晰显示异物与周围脏器和血管的关系，为治疗方案的制订起到了决定性的作用（图 2-1-2-3～图 2-1-2-5）。

消化道异物损伤后感染所致的局部炎症和脓肿在 CT 上主要表现为损伤部位食管或胃肠壁增厚，周围脂肪渗出、密度增高、边界不清，如脓肿形成则表现为坏死液化的无强化低密度区及周围脓肿壁的环形强化，如穿孔则可在病灶区域及其附近见到气泡或游离气体（图 2-1-2-6）。

【诊断】

异物吞咽史，影像学检查发现消化道内异物，可以明确诊断。

【鉴别诊断】

主要是并发症如纵隔炎、脓肿及腹膜炎病因的鉴别诊断，CT 显示异物可以明确病因。

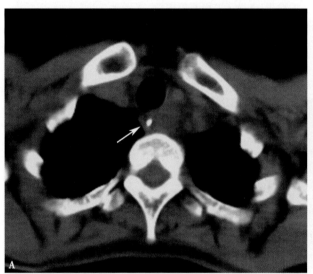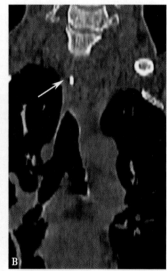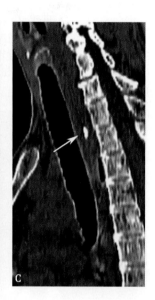

图 2-1-2-3　食管异物

女性，46 岁，鸡骨食管嵌顿 8 天，CT 平扫图像及冠状位、矢状位重建图像，显示食管上段小块高密度异物（箭头），食管周围结构清晰

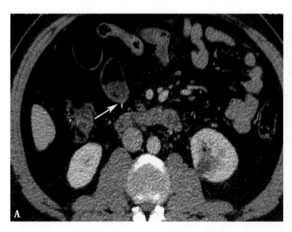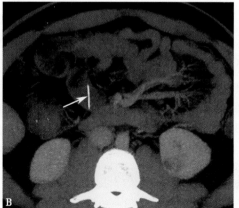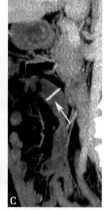

图 2-1-2-4　回肠异物

男性，40 岁，无异物吞史，腹痛行 CT 排查，A 为 CT 横断位图像，B、C 为 MIP PRV 重建图像，显示回肠鱼刺样异物，局部突出于肠壁之外（A 细箭所指），周围脂肪结构清晰，手术所见异物为牙签，突破肠壁

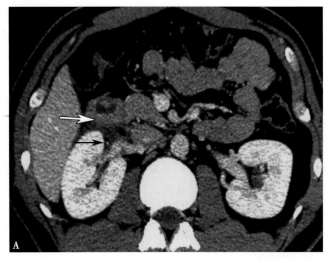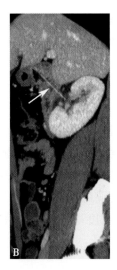

图 2-1-2-5 十二指肠异物

男性，40 岁，无异物吞史，右腰部疼痛 2 天行 CT 检查，A 为 CT 横断位图像，显示十二指肠壁增厚，强化明显（粗箭所指），右肾门脂肪间隙模糊，细箭所指为异物尖端，B 为 PRV 重建图像，显示鱼刺样异物（箭头所指），穿透十二指肠后壁，突破肾前筋膜，直至肾门，紧邻肾静脉，手术所见异物为牙签

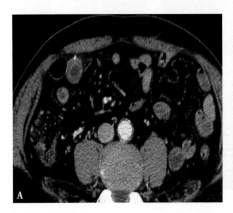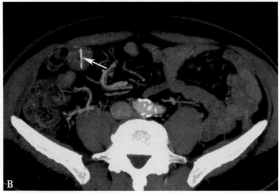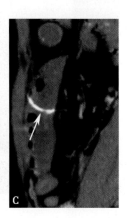

图 2-1-2-6 回肠异物

男性，80 岁，腹部疼痛 1 天，A 为 CT 横断位图像，显示回肠壁增厚，局部异物突破肠壁（细箭所指），伴肠壁增厚，呈"靶征"强化，周围系膜浑浊，提示局部系膜炎症，B、C 为 MIP PRV 重建图像，显示回肠鱼刺样异物

（邓丽萍）

参 考 文 献

Young CA，Menias CO，Bhalla S，et al. CT Features of Esophageal Emergencies. Radiographics A Review Publication of the Radiological Society of North America Inc，2008，28（6）：1541-1553.

第三节 小肠及肠系膜损伤

【临床概述】

腹部钝挫伤、穿透性损伤均可导致小肠及肠系膜损伤，以穿透性损多见。小肠是最常见的损伤部位。肠系膜损伤可引起明显的失血或血管损伤狭窄伴血栓形成，导致肠缺血和坏死。小肠和肠系膜损伤的主要原因是交通事故，其次是被攻击和从高处坠落。剪切伤、直接暴力伤、破裂伤是小肠及肠系膜钝性损伤的主要机制；直接暴力伤外来压力压迫肠道导致肠袢被挤压于固定结构上而受损，最常见于脊柱；减速伤主要见于较固定的 Treitz 韧带悬吊水平空肠段及邻近回盲部的回肠段，容易发生肠撕裂、肠系膜撕裂和肠系膜血管中断，可导致随后的肠缺血和梗死。破裂伤见于肠腔内压力突然升高而导致肠穿孔、破裂，易发生在有肠梗阻或克罗恩等疾病的肠管。

肠壁严重损伤是指肠壁完全撕裂或不完全撕裂（撕裂累及浆膜并延伸到黏膜，但黏膜并未真正累及）；肠壁轻微损伤包括血肿和仅限于浆膜的撕裂。肠系膜严重损伤包括肠系膜出血活跃、肠系膜破裂，而孤立性肠系膜血肿、局灶性肠系膜挫伤则被认为是肠系膜轻微损伤。肠壁延迟性损伤如缺血、坏死和穿孔，主要继发于肠系膜血管损伤后，这种类型的损伤在最初的扫描中不易发现。肠、肠系膜损伤的延迟诊断只要 8 小时，就可能导致严重的并发症和高死亡率，这主要与出血、腹膜炎和脓毒症有关。

【临床特点】

大多数钝性肠道损伤在 72 小时内就会出现临床症状，如发热、心动过速、白细胞计数上升、进行性加重腹痛或腹膜炎症状等。但是典型的腹膜炎临床症状出现较晚（可能数小时后才出现），尤其是外伤性小肠穿孔，而重大创伤、神经损伤、药物等可掩盖或减轻相关症状。

【影像检查方法及优选】

对怀疑有腹部创伤的患者，其检查方法包括 X 线检查、腹部超声、腹腔灌洗及 CT 检查。多层螺旋 CT 被认为是评价腹部创伤的首选影像学方法，其检测肠和肠系膜损伤的敏感性及特异性优于其他检查，并有助于对需要外科手术的患者和保守治疗的患者进行分诊；此外 CT 血管造影被认为是诊断肠系膜血管损伤首选检查方法。X 线检查主要用于检查确定肠穿孔的存在。超声创伤评估（FAST）其首要的目的是寻找腹腔积液，但对可疑腹部钝性创伤的早期检查作用有限。虽然诊断性腹腔灌洗检查腹腔出血的敏感性高，但对腹膜后脏器的外伤性穿孔缺乏敏感性。

【影像表现】

1. X 线检查有助于确定肠穿孔的存在，但不能确定其部位和原因，影像检查的目的是主要是确认有无腹腔游离气体。当腹腔游离气体存在时，立位腹平片或透视下可见膈下弧线形透亮带；当较多气体出现时，卧位片上出现双壁征、镰状韧带征、倒 V 征、脐尿管征等则提示腹腔游离气体存在。此外还可观察肠管张力及大小的情况。但 X 线提供价值有限。

2. CT 对于评估钝性和穿透性损伤中的肠系膜和肠损伤起着至关重要，也是最主要的检查方法，其主要征象如下（图 2-1-3-1）。

（1）肠壁连续性中断：肠壁连续性中断是诊断

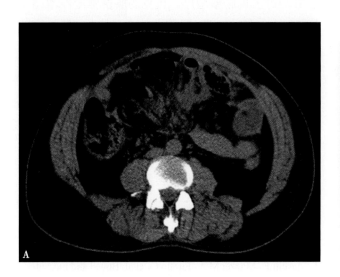
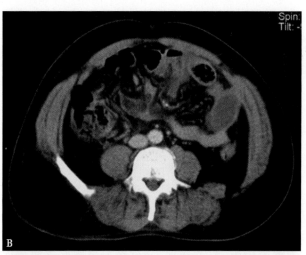
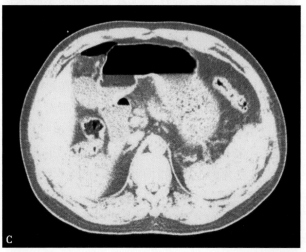

图 2-1-3-1 小肠穿孔、肠系膜挫裂伤
A～C. CT（平扫＋增强）示肠系膜及邻近肠壁片状积血，肠系膜脂肪间隙模糊，肠壁肿胀、强化程度降低，腹腔内见游离气体影，腹腔散在积血

肠外伤最具特异性的征象,CT 表现为肠壁不连续,可见小破口,破口周围可见内容物漏出,通过 CT 重建后能更清楚的显示;若破口较小或者破口处肠壁肿胀则难以发现。肠内对比剂可经破裂口溢出肠壁外。但该特征敏感性低,这与大多数情况下肠壁破口小和肠壁非全层破裂有关,且多数情况下 CT 不能直接发现,只能通过手术发现。

(2)腹腔积气:腹腔内游离气体是肠破裂重要征象,游离气体可位于中腹的前腹壁下或上腹的肝左叶前方,还可滞留于肠系膜返折间或隐窝内,但腹腔游离积气并不只由肠穿孔引起,还可能由气胸、胸腔置管或膈肌损伤引起。腹膜后的游离积气通常表示腹膜后邻近肠管的损伤。利用肺窗或骨窗有助于观察腹腔少量积气。

(3)肠壁增厚、异常强化:在正常情况下,小肠肠壁厚度一般不超过 3mm。若小肠壁厚度超过 3mm,局部不均匀增厚,内可见斑点状高密度影,且注射对比剂后未出现正常小肠黏膜细线样的连续强化,而出现肠段异常强化,则提示肠壁损伤。肠段异常强化可增强、减弱甚至无增强;强化增强被认为是在缺血后再灌注损伤的背景下,对比剂渗漏增多所致;肠壁强化减弱甚至局灶性缺乏则提示缺血或坏死。弥漫性肠壁增厚不应与外伤性肠损伤相混淆,当弥漫性小肠壁增厚超过 10mm 时,无论是否伴有低灌注,都应视为休克肠的征象;且休克肠亦会出现异常强化即较长肠段的黏膜均匀强化。

(4)血管损伤:肠系膜血管离断,主要表现为肠系膜走行区域大片状高密度影,边界不清,增强后可显示肠系膜动脉离断,血管内对比剂外渗,这型患者临床症状严重,往往伴有大量腹腔积液或积血;有时还会出现肠系膜血肿、血栓、肠系膜血管串珠样改变,为肠系膜损伤的特征性表现。肠系膜脂肪密度不均匀、轻度增高,该征象对诊断肠系膜损伤具有高敏感性,但非特异性,可能是由于肠系膜小出血所致。CT 血管造影被认为是诊断肠系膜血管损伤首选检查方法。

(5)腹腔积液:腹腔积液是肠管损伤最敏感的征象。若积液密度接近水样密度,提示胆囊、小肠、膀胱及乳糜池等来源;若不能明确其来源时,最大可能为小肠损伤。肠系膜及肠管损伤可致肠系膜间积液,呈三角形,尖端指向肠系膜根部。当腹腔积液为低密度时,应怀疑存在肠壁损伤。典型的腹腔积血密度较高,CT 值为 45HU 甚至更高。相比腹腔积液,腹膜后积液能够更大程度地定位于损伤部位

附近。但在穿透性创伤中,腹腔积血可能是由于腹壁或腹膜的损伤或腹膜外血液漏出所致。

除了以上征象外,临床上还会出现其他影像征象,如肠系膜局灶性或区域性小片模糊影或积液,可有小到中等大小的淋巴结增生,不仔细观察往往易漏诊;此外腹部外伤还可合并其他脏器损伤,如肝脏破裂、脾脏破裂等。

【诊断要点】

腹部 X 线检查提示腹腔内游离气体,CT 提示肠壁连续性中断、腹腔内游离气体、肠壁增厚及异常强化、肠系膜血管异常等影像表现,结合临床外伤病史等,可提示肠系膜及肠壁损伤的诊断;当未观察到以上征象时肠系膜脂肪密度增高、系膜间积液及腹腔积液等征象有助于提示诊断。

【鉴别诊断】

主要与能够导致腹腔内积液、积气、肠壁增厚的疾病相鉴别。

1. 腹腔内游离气体 需要与气胸、胸腔置管或膈肌损伤等异位来源空气相鉴别。

2. 肠壁增厚 肠道疾病、"休克肠"、输液后遗症等均可出现肠壁增厚。休克肠肠壁弥漫性增厚超过 10mm,有时扩张,肠腔液体含量增加,但无腹腔游离积气,且结合临床病史有助于诊断。

3. 腹腔积液 游离积液可以是生理的,也可以是病理性的。在绝经前的妇女中,少量的盆腔内游离液被认为是生理的,且可能有出血成分。腹腔游离积液可能是尿液、胆汁、淋巴液等。肝脏和脾脏损伤比肠系膜损伤更常见,且常产生出血性积液。因此腹腔积液并非肠道及肠系膜损伤特征性表现。

(伍 兵 刘 丹 方 鑫)

参 考 文 献

1. Iaselli F, Mazzei M A, Firetto C, et al. Bowel and mesenteric injuries from blunt abdominal trauma: a review. Milan: La Radiologia Medica, 2015, 120(1): 21-32.

2. Bates D D, Wasserman M, Malek A, et al. Multidetector CT of Surgically Proven Blunt Bowel and Mesenteric Injury. Oak Brook: Radiographics A Review Publication of the Radiological Society of North America Inc, 2017, 37(2): 160092.

3. Khan I, Bew D, Elias D A, et al. Mechanisms of injury and CT findings in bowel and mesenteric trauma. Oxford: Clinical Radiology, 2014, 69(6): 639-647.

4. Jaiswal N K, Dhurve A, Jambilkar S S. Isolated Pancreatic Transection in a Case of Blunt Abdominal Trauma. New

Delhi: Indian Journal of Surgery, 2013, 75（1）: S106-S107.

5. Virmani V, George U, Macdonald B, et al. Small-Bowel and Mesenteric Injuries in Blunt Trauma of the Abdomen. Ottawa: Canadian Association of Radiologists Journal, 2013, 64（2）: 140-147.

6. 哈里斯, 威廉. 实用急诊医学影像学. 沈阳: 辽宁科学技术出版社, 2016.

第四节　腹　壁　血　肿

【临床概述】

腹壁包括前腹壁、侧腹壁及后腹壁, 腹壁血肿虽不常见, 但可能危及生命。腹壁外伤、医源性损伤、系统性抗凝等均可致腹壁血肿。腹壁血肿是由于腹壁血管破裂或腹直肌纤维撕裂所致。腹前壁血肿通常发生于腹直肌。血肿的形状取决于它们的位置。在弓形线之上, 血肿通常是卵形的, 其最大长度沿上下轴, 由于白线的存在, 血肿不延伸过中线。在弓形线下方, 血肿最大长度沿横轴, 因为没有白线, 血肿可延伸到中线, 血肿可向前下延伸至膀胱前间隙, 当大量出血时可造成盆腔脏器受压。

【临床特点】

主要临床症状包括腹痛、腹壁瘀斑、腹壁肿块等, 严重情况下甚至会出现血流动力学损害的迹象, 如果血肿位于肌肉和腹膜中间, 还会产生严重的腹膜刺激。

【影像检查技术与优选】

CT 平扫即可很好地显示血肿的部位、范围及其与周围组织的关系, 是诊断急性腹壁血肿首选检查方法, 增强扫描可帮助鉴别出血是否为活动性。超声通常也被认为是腹壁肿块的首选检查方法。平片检查价值有限, 个别病例也采用 MRI。

【影像表现】

1. X 线检查　提供价值有限, 后前位片不能清楚显示腹直肌情况, 侧位片可见腹直肌鞘内的急性血肿表现为前腹壁肿块, 或腹直肌影扩大。慢性血肿的骨化表现为在扩大的腹直肌的阴影中出现一种薄壁、贝壳状、广泛的钙化。

2. CT 检查　CT 有助于准确诊断, 并能评估血肿的程度和活动性出血的存在。腹壁血肿主要表现随时间变化而不同, 急性期表现为均匀高密度, 或中间为高密度区, 周围为低密度区。随着时间延长, 血凝块逐渐溶解、血红蛋白逐渐被破坏分解, 亚急性期、慢性期时血肿逐渐转为等密度与低密度。在增强 CT 上可能表现为对比剂外溢。亚急性期血肿增强扫描呈环形强化。当血肿完全液化时呈低密度, 增强扫描无强化（图 2-1-4-1）。

3. MRI 检查　MRI 上的表现取决于出血的阶段。急性期可于 T_1 加权像呈等 / 低信号, T_2 加权像上为低信号, 亚急性期时 T_1 加权像及 T_2 加权像上均显示为高信号, 而慢性期 T_1 加权像及 T_2 加权像则均表现为低信号, 并且在 T_2 加权像上见血肿周围软组织肿胀。

【诊断要点】

临床病史提示外伤、医源性损伤、凝血功能障碍等病史, 伴有皮下淤血、腹壁局部疼痛伴肿块形成等。CT 有助于准确诊断, 并能评估血肿的程度和活动性出血的存在。也可采用超声检查协助诊断。

【鉴别诊断】

1. 腹壁肿瘤　腹壁肿瘤少见, 如脂肪瘤、脂肪

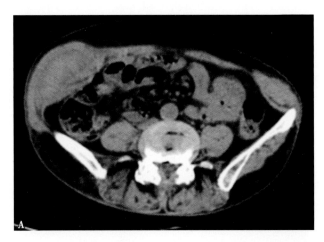
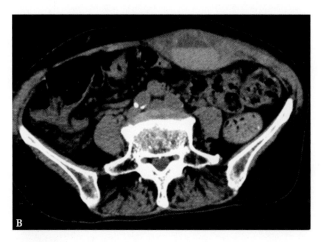

图 2-1-4-1　腹壁血肿
A. CT 平扫示右侧腹内斜肌与腹外斜肌间一大小约 5.3cm×2.3cm 梭形肿块影, 呈梭形, 呈中间密度稍高, 周围密度稍低, 周围脂肪间隙不清; B. CT 平扫示左下腹壁内一梭形肿块影, 内见液 - 液平, 周围脂肪间隙清

肉瘤、硬纤维瘤、转移性肿瘤等。腹壁脂肪瘤是最常见的良性肿瘤，通常是无痛的，表现为可移动的浅表肿块。25%的病例可见浅表神经疼痛、压痛和压迫；在CT上呈脂肪密度。脂肪肉瘤常含有不同组织学成分，如脂肪、黏液、纤维组织成分密度，且以儿童和老年人多见；肿瘤组织成分比例不同，CT上其密度也不同。硬纤维瘤多发生于年轻的妊娠妇女，与以前手术治疗、创伤、雌激素治疗等有关，好发于手术瘢痕上。病变形成的时期不同，其MRI信号不同。腹壁转移性肿瘤多由肿瘤直接蔓延所致，可发现原发肿瘤灶。

2. **腹壁脓肿**　在CT上，急性期脓肿表现为腹壁增厚，皮下脂肪密度增高，肌间隙模糊，壁腹膜增厚。脓肿形成期见病灶内见低密度的液化坏死区，脓肿腔可内见气体影及液平面。增强扫描未液化坏死部分见不同程度强化，液化坏死部分不强化，脓肿壁呈明显环形强化。慢性期脓肿密度增高，密度较均匀，周围可见纤维条索，可与腹腔内结构如网膜、肠管反生粘连，有的甚至类似肿块。可出现典型的临床炎症体征，如疼痛、水肿、红斑和可触及的肿块。

（伍　兵　刘　丹　方　鑫）

参 考 文 献

1. 孙占国，黄书然，陈月芹，等. 腹部CT平扫对急性腹直肌鞘血肿的诊断价值. 临床放射学杂志，2015，34（3）：406-410.

2. Davis BS，Dunn DP，Hostetler VC. Beyond hernias：a multimodality review of abdominal wall pathology. Br J Radiol，2017，90（1069）：20160719.

3. Virmani V，Sethi V，Fasih N，et al. The abdominal wall lumps and bumps：cross-sectional imaging spectrum. Canadian Association of Radiologists Journal，2014，65（1）：9-18.

4. Dhaliwal J K，Garmel G M. Image diagnosis：abdominal wall hematoma. Permanente Journal，2012，16（2）：58.

5. Nourbakhsh E，Anvari R，Nugent K. Abdominal wall hematomas associated with low-molecular-weight heparins：an important complication in older adults. Am Geriatr Soc，2011 Aug；59（8）：1543-1545.

6. Smithson A，Ruiz J，Perello R，et al. Diagnostic and management of spontaneous rectus sheath hematoma[J]. Amsterdam：Eur J Intern Med，2013，24：579-582.

7. Bashir U，Moskovic E，Strauss D，et al. Soft-tissue masses in the abdominal wall. Clinical Radiology，2014，69（10）：e422-e431.

8. Ahn S E，Park S J，Moon S K，et al. Sonography of Abdominal Wall Masses and Masslike Lesions：Correlation With Computed Tomography and Magnetic Resonance Imaging. J Ultrasound Med，2016，35（1）：189-208.

第二章　消化性溃疡

消化性溃疡（peptic ulcer，PU）是指胃肠道黏膜被自身消化而形成的溃疡，是一种全球性常见病，人群中患病率高达5%～10%。可发生在任何年龄段，胃溃疡（gastric ulcer，GU）多见于中老年人，十二指肠溃疡（duodenal ulcer，DU）多见于青壮年人。临床上十二指肠球部溃疡发病率多于胃溃疡，两者比值约为3∶1，均好发于男性。随着对消化性溃疡的病因、发病机制和检查诊断技术的深入研究，及治疗消化性溃疡有效药物的迅速开发和广泛应用，消化性溃疡的发病率有逐渐下降趋势，其严重并发症的发病率也有所降低。

溃疡形成因素复杂，其中酸性胃液对黏膜的消化作用是溃疡形成的基本因素，酸性胃液接触的任何部位，如食管下段、胃、十二指肠、胃肠吻合口附近、空肠以及含有胃黏膜的Meckel憩室都可发生，其中95%发生在胃和十二指肠。消化性溃疡发病的主要机制是胃酸及胃蛋白酶的侵袭作用与黏膜的防御能力间失去平衡，胃酸对黏膜产生自我消化的结果。常见病因包括：①幽门螺杆菌（Hp）感染和非甾体抗炎药（NSAIDs）服用是损害胃十二指肠黏膜屏障，导致消化性溃疡发病的最常见病因。胃溃疡患者的Hp感染率最高达80%左右，十二指肠球部溃疡为90%～100%。在长期服用NSAIDs人群中，有10%～25%的患者发生溃疡；②胃酸过度分泌，超过黏膜的防御作用，也是导致消化性溃疡的原因之一；③其他与消化性溃疡相关的因素还包括：应激、吸烟、长期精神紧张、进食无规律等。随着分子生物学的发展，人们从分子机制探讨消化性溃疡病因的研究也越来越多，近年研究认为消化性溃疡是由于内源性缩血管因子（如内皮素）与扩血管因子（如一氧化氮）失衡，消化道黏膜微循环调节障碍，黏膜血流减少所致。尽管胃溃疡和十二指肠球部溃疡同属于消化性溃疡，但胃溃疡在发病机制上是以黏膜屏障功能降低为主要机制，而十二指肠球部溃疡则是以高胃酸分泌起主导作用。

临床表现主要为上腹部疼痛，具有反复性、周期性及节律性特点。上腹痛可以是钝痛、灼痛、胀痛、剧痛或饥饿样不适；病史可达数年或十余年，发作期可为数周或数月，缓解期亦长短不一；部分患者表现出进餐节律性腹痛，如饥饿痛或餐后痛，腹痛可被抑酸或抗酸剂缓解，部分病例仅表现腹胀、厌食、嗳气、反酸等消化不良症状，发作时剑突下可有局限性压痛，缓解后无明显体征。

典型的溃疡大体观呈圆形或卵圆形，边缘整齐，底部平坦，深浅不一，浅者仅累及黏膜下层，深者可达肌层或浆膜层，切面呈漏斗状或潜掘状，溃疡表面常覆以纤维素性膜或伴化脓而呈灰白或灰黄，溃疡周围黏膜皱襞呈轮辐状向溃疡处集中。镜下，活动性溃疡的底部由表面至深层分四层：①渗出层：由急性炎性渗出物如中性粒细胞和纤维素等构成；②坏死层：由坏死的细胞、组织碎片和纤维蛋白样物质构成的凝固性坏死；③肉芽组织层；④瘢痕层，瘢痕层内可见中、小动脉管壁增厚、管腔狭窄及血栓形成。

胃、十二指肠溃疡包含几种特殊类型的溃疡：①穿透性溃疡（penetrating ulcer）：溃疡较深，穿透胃、肠壁全层，被邻近的组织和器官所阻隔，不与腹腔相通，形成包裹或与邻近器官发生粘连甚至穿透邻近器官；②胼胝性溃疡（callous ulcer）：溃疡周围伴有大量的纤维组织增生；③多发性溃疡：胃内同时发生两个或两个以上的溃疡，可在同一部位或距离较远，以胃体部多见；④复合性溃疡：胃及十二指肠同时发生溃疡；⑤巨大溃疡：直径大于2cm的溃疡，常见于有NSAIDs服用史及老年患者，巨大胃溃疡并不一定都为恶性。

消化性溃疡常见并发症包括：①出血：消化性溃疡是上消化道出血中最常见的病因，约占所有病因的50%，消化性溃疡侵蚀周围或深处的血管时，可导致不同程度的出血，表现为黑便或呕血；②穿孔：当溃疡向外发展，穿透胃、十二指肠壁浆膜后，消化液和食物残渣漏入腹腔引起弥漫性腹膜炎，出现突发剧烈腹痛，腹壁压痛、反跳痛，穿孔可被邻近实质器官包绕，形成慢性穿透性溃疡；③幽门梗阻：多由十二指肠球部及幽门管溃疡引起，溃疡愈合后可消失，也可因瘢痕收缩或与周围组织粘连呈持续性梗阻，需手术治疗；④癌变：溃疡由良性演变为恶性的概率很低，估计小于1%胃溃疡有可能癌变，而十二指肠球部溃疡一般不发生癌变。

消化性溃疡治疗的目标是去除病因、控制症状、促进溃疡愈合、预防复发和避免并发症发生。药物治疗是主要的治疗手段，消化性溃疡药物治疗经历了 H_2 受体拮抗剂、PPI（使 H^+-K^+-ATP 酶失去活性）和根除 Hp 三个里程碑式的发展，使溃疡愈合率高达 95% 左右，外科手术大幅度减少。外科手术治疗主要用于：①大量出血经药物、胃镜及血管介入治疗无效时；②急性穿孔、慢性穿透溃疡；③瘢痕性幽门梗阻；④胃溃疡疑有癌变时。减轻精神压力、停服不必要的 NSAIDs 药物、改善进食规律、戒烟、戒酒及少饮浓咖啡等预防溃疡的发生和复发。经正规抗溃疡治疗而溃疡仍未愈合者称为难治性溃疡（refractory ulcer），消化性溃疡病死率小于 1%，主要是老年患者死于大出血和急性穿孔等严重并发症。

第一节 胃 溃 疡

【临床概述】

胃溃疡（gastric ulcer）是一种常见的胃肠道疾病，好发于中青年人群，大多数为良性，约 70% 以上由幽门螺杆菌感染所致，其余的主要原因包括使用非甾体类抗炎药（NSAIDs）、酗酒等，使用类固醇、遗传因素、情绪压力、吸烟都可引发胃溃疡。胃溃疡大多为单发，少数为多发性溃疡，溃疡可发生在胃的各个部位，最好发于胃小弯、角切迹附近，多发者常见于胃窦部，胃底部少见，发生于胃底的溃疡需警惕恶变的可能，胃溃疡发生恶变，多见于老年人群。

临床表现主要为上腹部疼痛或不适，疼痛多在餐后 1/2～1 小时出现，持续 1～2 小时后逐渐缓解，至下次进餐前疼痛消失，表现为进食 - 疼痛 - 缓解节律，伴有恶心、呕吐、嗳气、反酸等症状，若伴发穿孔引起腹膜炎可出现剧烈疼痛，如临床出现腹痛、心跳过速和腹壁强直三联征时要高度怀疑溃疡穿孔，

若伴发出血，出现呕血或黑便，部分患者可无任何疼痛症状，仅在发生急性穿孔或出血时才发现，出现幽门梗阻时呕吐症状明显。

溃疡起自胃黏膜层，逐渐向下侵犯黏膜下层、肌层至浆膜层，胃壁溃烂，形成深浅不一的缺损。溃疡多呈圆形或椭圆形，大小在 5～10mm，溃疡口部光滑整齐，底部平坦或高低不平，底部由肉芽组织构成，覆以灰黄色渗出物，溃疡邻近组织存在不同程度的炎症细胞浸润、纤维组织增生和水肿，并逐渐向外移行至正常胃壁，由于大量纤维组织增生，溃疡周围的黏膜形成皱襞向溃疡呈放射状纠集，纠集的黏膜皱襞直达溃疡口部，溃疡可累及血管，导致出血，侵及浆膜层时引起穿孔，愈合期溃疡，瘢痕形成。

【影像学表现】

胃溃疡的影像检查方法主要包括胃镜、X 线造影检查、CT、超声，各种检查方法各具优势及缺点。

胃镜可准确了解胃溃疡的大小、位置、形态，出血、穿孔以及溃疡的活动期还是静止期，根据溃疡的大体形态可以大致了解良性还是恶性，可直视下刷取细胞或钳取组织得到病理，对消化性溃疡作出准确的诊断，同时对幽门螺杆菌的进行检测，判别无幽门螺杆菌的感染。胃镜应用广泛，确诊率高，是临床诊断胃溃疡的首选方法，同时胃镜还可对溃疡进行止血治疗。

X 线气钡双重造影检查能直观显示溃疡的部位、大小、周围黏膜皱襞情况，通过多体位、多时相观察，评估胃蠕动状态，X 线气钡双重造影检查方法简便易操作，患者无明显不适感，是临床发现和诊断胃溃疡常用方法之一。溃疡造影的影像表现分直接征象和间接征象，直接征象即龛影（niche），为溃疡达到一定深度，造影时钡剂填充其内，切线位观察，龛影呈乳头状、半圆形或锥形凸出于胃内壁轮廓之外；正面观察，龛影的轮廓锐利，呈圆形或椭圆形钡斑。胃溃疡大小多在 2cm 以内，常见 0.5～1cm，气钡双重造影及局部加压易显示浅小的溃疡（图 2-2-1-1），龛影的轮廓光滑整齐，底部平整或略不平，溃疡与胃壁的连接部，即龛影口部有一圈黏膜水肿形成的透明带，为良性溃疡的特征，依其范围可称为：①黏膜线（Hampton 线）：为龛影口部一条宽 1～2mm，光滑整齐的透明线；②项圈征：为龛影口部宽 0.5～1cm，边界光整的透明带，形如颈部带有一根项圈；③狭颈征：龛影口部明显狭小，使龛影犹如具有一个狭长的颈。此外，溃疡的纤维组织

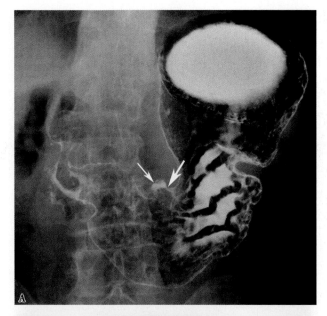
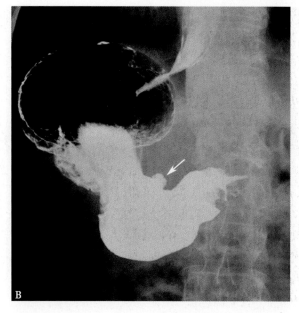
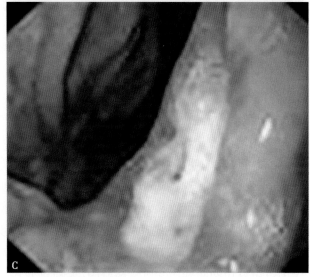

图 2-2-1-1 胃溃疡

男性，67 岁，胃角溃疡，A、B 为上消化道气钡双重造影检查图像，A 为黏膜相，B 为充盈相，细箭头所指为凸出于胃轮廓之外的龛影，粗箭头所指为项圈征，C 为胃镜图像

收缩，可使其周围黏膜皱襞向溃疡呈放射状纠集，纠集的黏膜皱襞外宽内窄、排列均匀，如车辐状直抵龛影口部边缘，亦为良性溃疡的征象之一（图 2-2-1-2）。胃溃疡的间接征象为由溃疡所致的功能性和瘢痕性改变，无特异性，胃溃疡引起的功能性改变包括胃壁痉挛收缩、分泌增加、蠕动增强或减弱等，胃小弯处的龛影，在大弯的相对处可出现较深的痉挛切迹，犹如一手指指向龛影，称为指状切迹，主要是由于溃疡累及胃环肌引起胃壁痉挛性或瘢痕性收缩所致；溃疡所致胃分泌增多时，胃内的滞留液使得局部钡剂涂布不良，可出现液平面；胃蠕动可以增强或减弱，张力增高或减低，排空加速或减慢，龛影部位常出现固定的局部压痛，随溃疡好转，这些功能性改变好转或消失。慢性溃疡造成的瘢痕性改变可导致胃变形或狭窄，小弯侧溃疡可使胃小弯缩短，贲门与幽门靠近；胃体中部呈环形狭窄时形成葫芦胃或沙漏胃；幽门处的瘢痕收缩可引发幽门狭窄，严重时形成幽门梗阻。

穿透性溃疡和胼胝性溃疡是胃溃疡常见的特殊类型。穿透性溃疡的龛影深而大，深度和大小均可超过 1cm，形如囊袋，口部透明宽大，狭颈征多见。胼胝性溃疡常较大，可达 1.5～2cm，但较浅，一般不超过 1cm，龛影口部完整，有一圈较宽的透明带，边界清楚而整齐，口部周围常伴有黏膜皱襞纠集。几乎所有的良性溃疡（>95%）在药物治疗后 8 周内愈合，可不残留任何 X 线造影征象。愈合的溃疡有时也可见到残留的中央凹陷伴有周围黏膜纠集。

多排螺旋 CT 的广泛应用，在显示溃疡病灶本身及整体评估中具有较高价值。CT 不仅能够显示溃疡部位的胃壁结构改变，而且还能对壁外邻近脏

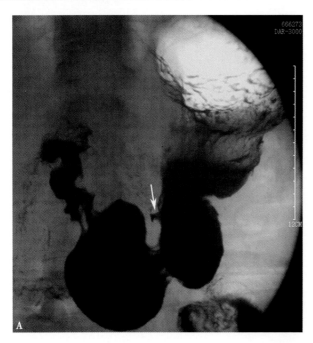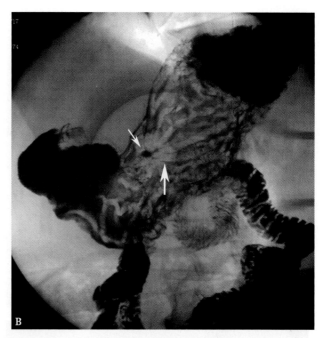

图 2-2-1-2 胃溃疡

男性，70 岁，胃小弯溃疡，A、B 为上消化道气钡双重造影检查图像，A 为充盈相，细箭头所指为凸出于胃轮廓之外的龛影狭颈征，B 为黏膜相，细箭头所指为钡斑，粗箭头所指为黏膜皱襞放射状纠集到龛影口

器组织进行全方位评估，在发现溃疡及鉴别良恶性溃疡起较重要作用。CT 显示溃疡局部胃壁增厚，强化的胃壁黏膜层于溃疡边缘处中断，黏膜下层水肿增厚，较深的溃疡向腔外突出形成囊袋样结构，甚至穿透浆膜层，溃疡口部胃壁可有环形隆起，邻近脂肪间隙内可见渗出。MPR 能多平面显示溃疡病灶局部胃壁增厚，黏膜下层水肿，溃疡口相对光整，溃疡底强化较弱（图 2-2-1-3、图 2-2-1-4），而胃癌溃疡底则强化较明显。CT 仿真胃镜技术（virtual gastroscopy，VG）能够评估黏膜的改变，所获得的形态改变信息类似传统胃镜，因此，VG 的良恶性溃疡诊断原则可借用胃镜下溃疡病的诊断原则，良性胃溃疡的 VG 表现包括形态圆形或类圆形，光滑规整，轮廓规则，底部平坦，黏膜呈放射状向龛影集中；而恶性胃溃疡的 VG 特征为形状不规则、边缘成角，底部不平坦，边缘不对称，球根状扩大，黏膜皱襞中断。CT 在显示溃疡急性并发症时具有较高价值，胃溃疡的主要并发症包括出血、穿孔、梗阻。溃疡穿孔时，胃壁连续性中断，伴腔外气体，穿孔后气体首先分布在穿孔附近，再分布于各间隙。胃前壁穿孔多为急性穿孔，游离气常位于膈下及前腹壁下，X 线立位片显示膈下游离气体，胃肠内容物溢入腹腔，导致急性腹膜炎，腹腔积液，腹腔内脂肪间隙呈模糊、密度增高及条絮状渗出（图 2-2-1-5）；后壁穿孔多为亚急性和慢性穿孔，内容物及气体先进

入小网膜囊，X 线立位平片一般不显示膈下游离气体，胃内容物渗出较少，局部包裹。胃溃疡出血，内镜检查可以立即明确诊断和止血治疗，但有些患者情况不允许行内镜检查或出血量大内镜无法作出明确诊断，CT 检查可以显示胃肠腔内较高密度的新近出血，对比剂增强扫描可以显示活动性出血导致的对比剂持续外渗。CT 血管造影（CT angiography，CTA）可以帮助明确病变血管和原因，是血管介入栓塞治疗前重要的检查方法。

超声能对胃部进行多角度、多体位、多切面的显示，观察胃的整体结构、病灶的大小及邻近器官情况，并能了解胃蠕动状态，检查方便、快捷，但常规超声成像质量极易受胃肠道内气体干扰，腹壁厚度也会影响超声波的穿透能力，从而影响对溃疡病灶的观察。胃肠超声造影检查是一种新型的超声检查方法，通过造影剂充盈胃腔，消除胃肠腔内气体、内容物等对超声波的干扰，使声束能顺利穿透，从而使胃肠壁结构及其病变能更加清晰的显示，提高病变的检出率和准确性。

【诊断】

慢性病程、周期性的发作、节律性上腹痛是消化性溃疡的重要病史，胃镜检查可以确诊。X 线气钡双重造影检查显示龛影，CT 显示胃黏膜中断，均提示溃疡存在，再根据溃疡及周围的形态改变，鉴别良恶性。

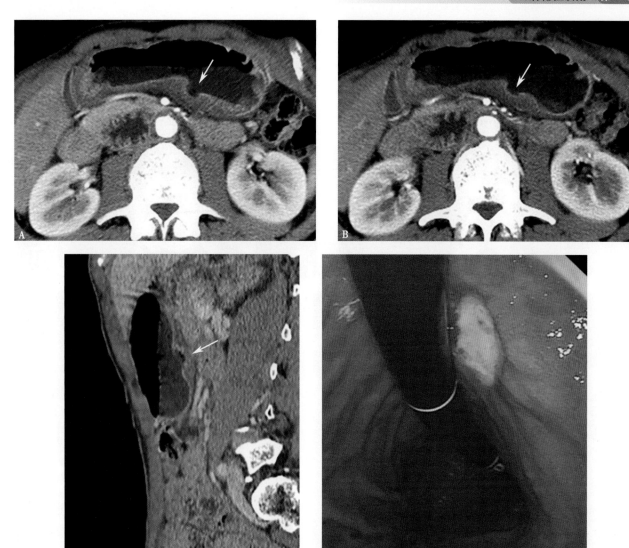

图 2-2-1-3 胃溃疡

男性，52 岁，胃体下部后壁溃疡，A、B 为 CT 增强扫描上下层面图像，C 为 MPR 重建图像，显示溃疡病灶（箭头所指）局部胃壁增厚，黏膜中断，溃疡口黏膜规整，溃疡底强化较弱，未见明显强化增厚区，D 为胃镜图像

【鉴别诊断】

胃溃疡大多数为良性，小于 1% 可有癌变，胃溃疡恶变发展到后期，与溃疡型胃癌的表现一样，统称为恶性溃疡，常大于 2cm，对于有胃溃疡的中老年患者，当溃疡迁延不愈时，需要警惕恶性溃疡的发生。

1. **胃溃疡恶变** 溃疡病变发展到一定阶段，在良性溃疡的基础上出现下列改变：①龛影周围出现小结节状充盈缺损，形似手指压迹的"指压征"或"尖角征"；②周围黏膜呈杵状增粗或中断、破坏；③龛影不规则；④治疗过程中龛影持续增大，均提示溃疡恶变。

2. **恶性溃疡** X 线造影良性溃疡与恶性溃疡的鉴别，应从龛影形状、位置、边缘、大小，龛影口部及周围黏膜皱襞情况、邻近胃壁柔软度和蠕动等方面综合鉴别（图 2-2-1-6～图 2-2-1-7），详见表 2-2-1-1。

恶性溃疡 CT 增强扫描表现为溃疡处胃壁较邻近胃壁明显强化，溃疡底壁增厚强化，溃疡周围强化的胃壁黏膜层不规则，如出现胃周脂肪侵犯，淋巴结肿大或转移征象，支持胃癌诊断（图 2-2-1-8）。

表 2-2-1-1 良恶性溃疡 X 线造影的鉴别诊断要点

	良性	恶性
龛影形状	圆形或类圆形，边缘光整	不规则
龛影位置	突出胃轮廓外	位于胃轮廓内
龛影口部与周围	黏膜水肿形成黏膜线、项圈征、狭颈征等，黏膜皱襞纠集达到龛影口部	指压征、尖角征，不规则环堤，黏膜中断破坏
邻近胃壁	柔软有蠕动	僵硬、蠕动消失

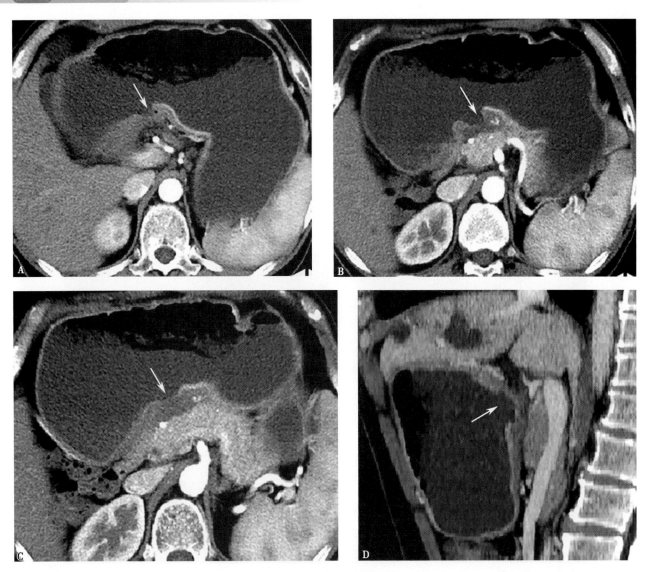

图 2-2-1-4　胃溃疡

男性，46 岁，胃窦小弯侧溃疡，A～C 为 CT 增强扫描上下不同层面图像，D 为 MPR 重建图像，显示溃疡病灶（箭头所指）局部
胃壁增厚，黏膜下层水肿增厚呈低密度，黏膜强化中断，溃疡口黏膜规整，溃疡底未见明显强化

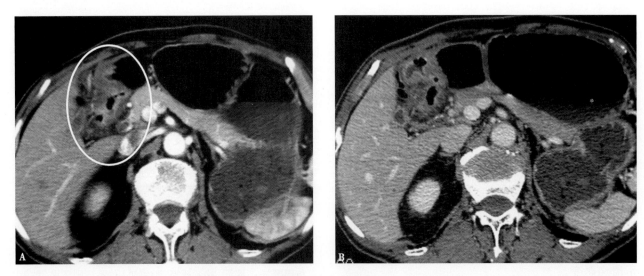

图 2-2-1-5　胃溃疡

女性，80 岁，胃窦前壁溃疡患者 CT 增强扫描上下不同层面图像，胃窦、幽门形态改变，壁增厚，黏膜强化明显，黏膜下层水
肿，周边脂肪间隙不清

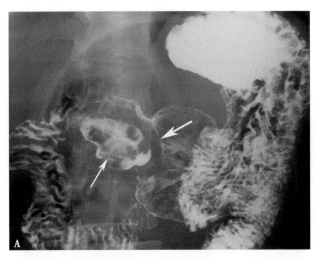
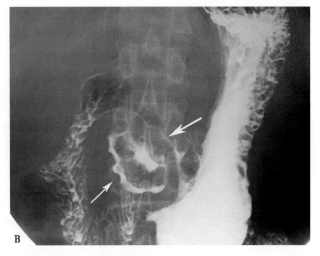

图 2-2-1-6 恶性溃疡（1）

男性，46 岁，胃窦恶性溃疡患者上消化道气钡双重造影检查图像，显示胃窦部巨大腔内龛影，龛影形态不规整，底高低不平（充盈缺损及钡斑，细箭所指），龛影口水肿带明显呈环堤状，黏膜皱襞中断于此（粗箭所指）

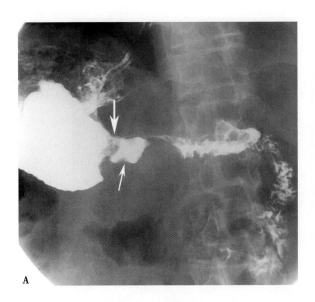
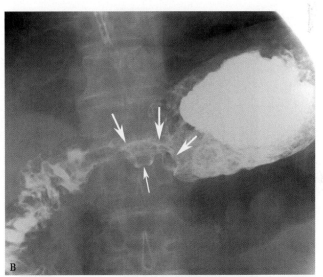

图 2-2-1-7 恶性溃疡（2）

男性，47 岁，胃窦恶性溃疡，A、B 为上消化道气钡双重造影检查图像，C 为 CT 增强扫描图像，显示胃窦部不规则腔内溃疡，边缘呈角（A、B 细箭头），溃疡周围黏膜破坏（A 粗箭头），不规则环堤和黏膜中断（B 粗箭头），CT 显示局部胃壁增厚伴强化明显，溃疡底壁强化，溃疡口边缘黏膜不规则（细箭头），伴周围淋巴结肿大（粗箭头）

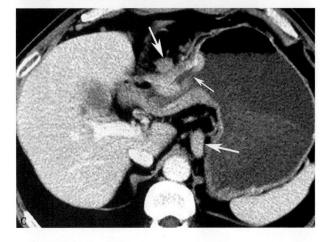

同胃镜一样，单纯地观察溃疡的形态、大小、周围黏膜纠集来判断溃疡的良恶性准确率有限，研究发现慢性胃溃疡癌变最初是由溃疡周边黏膜开始，因此胃镜活检时更应多取溃疡周边的组织。

3. **憩室** 胃憩室多位于胃底后壁，呈囊袋样向腔外突起，黏膜线完整直达憩室内，周边无水肿（透明带）、胃壁增厚、脂肪间隙渗出等炎症反应征象（图 2-2-1-9）。

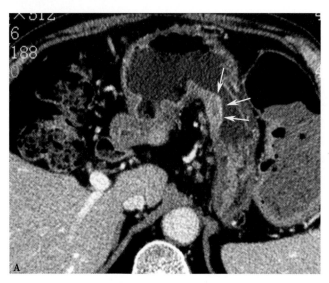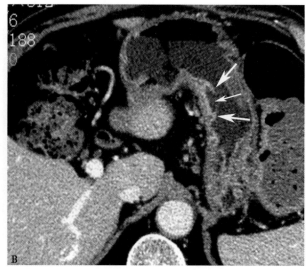

图 2-2-1-8　胃癌伴溃疡

男性，72 岁，胃体小弯侧腺癌患者增强 CT 扫描图像，A 箭头所指为病变处胃壁局限性增厚伴强化明显；B 为不同层面图像，细箭头所指为病变溃疡处，溃疡口不规整（粗箭头），溃疡底肿瘤组织强化明显

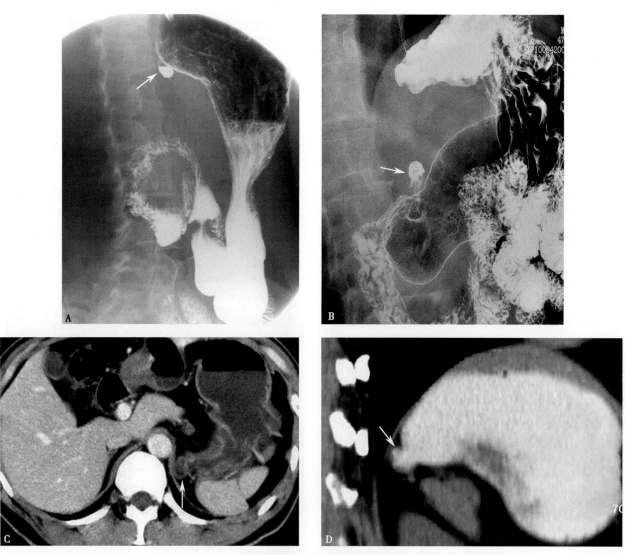

图 2-2-1-9　胃憩室

不同患者胃憩室图像，A. 上消化道气钡双重造影检查图像，显示胃底局部向腔外囊袋样突起，边缘光滑，憩室内钡剂充盈呈气液平面；B. 上消化道气钡双重造影检查图像，显示胃窦近幽门处局部囊袋状突起，颈长，周边无透亮带；C、D 为同一患者 CT 图像，C 为增强扫描图像，胃底后壁局部囊袋状突起，与胃壁相续，周围软组织清晰，D 为口服阳性对比剂后 CT 扫描冠状位重建图像，显示阳性对比剂充填憩室内

第二节　幽门管溃疡

【临床概述】

幽门管溃疡（pyloric channel ulcer）是指发生在幽门管的溃疡，少见。幽门管溃疡常引起邻近胃和十二指肠的变形，而误认为是胃幽门前区或十二指肠球部溃疡。幽门管溃疡浅小，直径多小于 1cm，一般不深入肌层，常位于幽门管的小弯侧或后壁。幽门的持续痉挛、炎性肿胀或瘢痕收缩，常导致幽门狭窄和梗阻，出现呕吐。幽门梗阻时最典型的表现是"呕吐宿食"，呕吐后症状改善。

【影像学表现】

X 线气钡双重造影时，切面观呈一突出的龛影，正面观为一充钡的小圆点，其直径一般仅数毫米。溃疡邻近肌层的持续痉挛和瘢痕收缩，使幽门管弯曲成角，少数幽门管溃疡，因幽门周围粘连的牵拉，造成幽门闭锁不全，而非幽门狭窄和梗阻。

幽门梗阻（pyloric obstruction）为幽门溃疡的并发症，幽门管溃疡引起的幽门痉挛及溃疡周围组织的炎性水肿造成暂时性幽门梗阻，溃疡愈合后，瘢痕收缩或周围组织粘连可引起持久性的器质性幽门狭窄。幽门梗阻的 X 线表现与梗阻程度有关，开始蠕动活跃，之后蠕动逐渐减少，随着梗阻的加重，胃扩张明显，胃内大量滞留，立位可见胃内液平，胃排空延迟。

第三节　十二指肠溃疡

【临床概述】

十二指肠溃疡（duodenal ulcer）发病率较胃溃疡高，最好发于十二指肠球部，可发生于各年龄层，男性多于女性。十二指肠溃疡的发生与患者胃酸分泌异常、幽门螺旋杆菌感染以及胃黏膜功能性降低密切相关。十二指肠溃疡 90% 发生于球部后壁或前壁，约 10% 发生于十二指肠球部以远，称为球后溃疡（postbulbar ulcer），最常发生于降部近段的内侧壁、十二指肠大乳头上方。十二指肠溃疡可多发，发生于一侧，或同时发生于球部前、后壁，称对吻溃疡（kissing ulcer）。多发的十二指肠溃疡需考虑 Zollinger-Ellison 综合征、巨细胞病毒感染、淋巴瘤等。十二指肠溃疡易复发。肝硬化时，由于胃肠黏膜产生的胃分泌刺激物因肝功能减退而作用增强，使胃酸分泌过多，常引起十二指肠溃疡。

十二指肠溃疡主要症状是空腹痛，疼痛多在餐后 3～4 小时出现，持续至下次进餐，进食后可缓解，可出现夜间痛，呈疼痛 - 进食 - 缓解节律，后壁穿透性溃疡，疼痛可涉及背部。当溃疡发生并发症时，可出现呕咖啡样物、黑便、梗阻、穿孔等相应的临床表现，球后溃疡是上消化道出血的常见原因之一，溃疡急性期水肿痉挛或慢性期瘢痕可导致十二指肠梗阻，出现饭后恶心、呕吐。

十二指肠溃疡多呈圆形或椭圆形，较小，直径通常小于 1cm，一般为 3～5mm，溃疡周围充血水肿，邻近组织炎性改变，伴纤维组织增生，瘢痕收缩可致球部变形和黏膜纠集，溃疡加深时，前壁者易穿孔，后壁者易出血。十二指肠溃疡愈合时，溃疡变小变浅，黏膜可恢复正常，若溃疡遗留瘢痕或慢性溃疡则会引起球部变形、狭窄，功能失常。

【影像学表现】

同胃溃疡一样，胃镜是十二指肠溃疡最主要的检查和诊断方法。

X 线气钡双重造影是十二指肠溃疡的检查方法之一。十二指肠球部腔小壁薄，溃疡易造成球部变形，十二指肠球部溃疡的主要征象是龛影和球部变形，也可出现激惹、压痛、伴发胃窦炎等其他征象。龛影是十二指肠溃疡的直接可靠征象，因球部溃疡大都在后壁或前壁，多显示于正位像，表现为球部类圆形或米粒状钡斑，边缘光滑整齐，周围常有一圈透明带，或放射状黏膜皱襞纠集，切线位上球部溃疡呈凸出腔外的小锥形、乳头状或半圆形龛影（图 2-2-3-1～图 2-2-3-3）。许多球部溃疡不易直接显示龛影征象，而表现为球部变形，主要是由于瘢痕收缩、黏膜水肿和痉挛所致，球部失去正常的三角形而表现为山字形、三叶形或葫芦形等（图 2-2-3-4）。此外，球部溃疡还可表现十二指肠球部"激惹征"即钡剂到达球部后不易停留而迅速排空，主要是由于球部炎症刺激痉挛所致。同时，还可出现幽门痉挛、开发延迟及胃分泌液增多，球部固定压痛等征象。十二指肠球部可因反复发生溃疡，瘢痕收缩而形成假性憩室。

十二指肠溃疡是消化系统常见病，在进行上腹部 CT 检查的患者中常可遇到，CT 检查时应用胃肠道低张药物及胃肠道对比剂的充分扩张，有利于发现胃肠道病变。十二指肠溃疡较小，直径通常小于 1cm，CT 图像较难显示黏膜缺损凹陷这一直接征象，十二指肠管壁水肿增厚、管腔狭窄僵硬、球部形态失常、周围脂肪组织内出现条索状渗出影以及与邻近

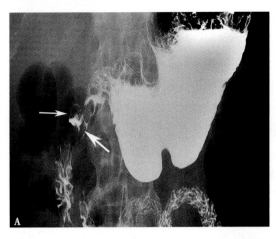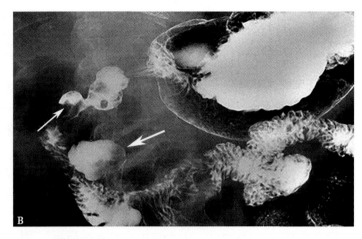

图 2-2-3-1 十二指肠球部溃疡

男性，50岁，十二指肠球部溃疡患者上消化道气钡双重造影检查图像，A显示向腔外凸出的乳头状影（细箭所指），及周围水肿增粗的黏膜（粗箭所指），B显示龛影内钡斑（细箭所指），另显示十二指肠降部较大憩室（粗箭所指）

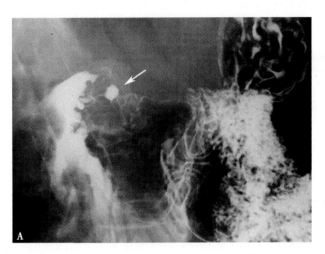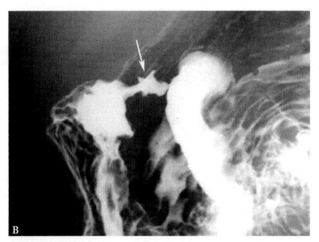

图 2-2-3-2 十二指肠球部溃疡

男性，59岁，十二指肠球部溃疡患者上消化道气钡双重造影检查图像，A为黏膜相显示圆形钡斑（细箭所指），B为充盈相，显示十二指肠球部变形，正常三角形消失（箭头所指）

组织粘连等征象常提示溃疡可能，由于溃疡的炎性水肿，增强扫描时溃疡活动期表现为黏膜强化明显，黏膜下层水肿增厚、强化弱或不强化，使肠壁呈分层改变，周围邻近脂肪间隙模糊或粘连（图 2-2-3-5、图 2-2-3-6）。十二指肠溃疡发生穿孔时可见局部小气泡或积液积气，球部后壁穿孔气体和积液可进入小网膜囊，降部溃疡穿孔气体可位于右肾旁前间隙、右肾周间隙内。

【诊断】

根据典型临床表现即可作出初步诊断，内镜和X线造影检查能明确诊断，根据X线造影显示龛影和球部持续变形可作出十二指肠溃疡的诊断。

【鉴别诊断】

1. **十二指肠炎** 可出现球部痉挛与激惹征，但是无龛影，也无持续存在的球部变形。

2. **十二指肠憩室** 呈凸出的囊袋样改变，以降部内后壁多见，憩室边缘多光滑整齐，肠壁黏膜延伸至憩室内，持续观察憩室内对比剂可随肠壁蠕动而排空，CT上常显示含气囊腔（图 2-2-3-7）。

3. **恶性肿瘤** 常伴有黏膜中断、破坏征象及向腔外、周围组织蔓延侵犯的征象（图 2-2-3-8）。

4. **胆囊炎和胰腺炎** CT在诊断十二指肠溃疡时须同胆囊炎和胰腺炎波及十二指肠进行鉴别。十二指肠溃疡，病变以十二指肠为中心，十二指肠改变较明显，可累及相邻的胆囊或胰头，而胆囊炎或胰腺炎时，胆囊和胰腺及其周围的改变明显，十二指肠改变相对较轻。

临床上消化性溃疡还包括以下两种比较特殊类型的溃疡：①卓林格-埃利森综合征（Zollinger-Ellison syndrome）是一种由胃泌素瘤（gastrinoma）

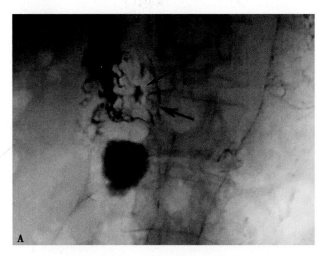

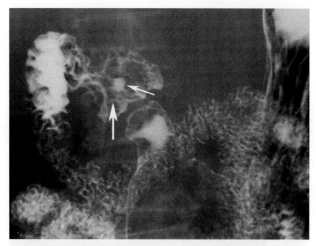

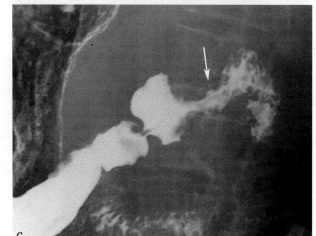

图2-2-3-3　十二指肠球部溃疡

女性，70岁，十二指肠球部溃疡患者上消化道气钡双重造影检查图像，A、B为黏膜相，显示圆形钡斑（细箭所指），及周围黏膜水肿透亮带伴黏膜皱襞纠集到龛影口（粗箭所指），C为充盈相，显示十二指肠球部变形，正常三角形消失（箭头所指）

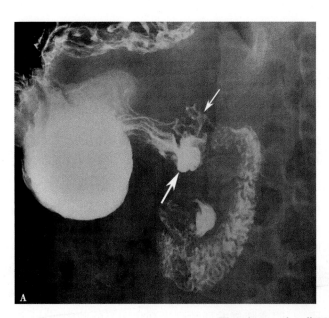

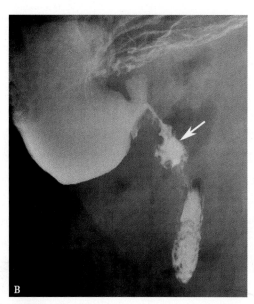

图2-2-3-4　十二指肠球部溃疡

男性，49岁，十二指肠球部溃疡患者上消化道气钡双重造影检查图像，A、B显示十二指肠球部变形，及钡斑（A粗箭所指）

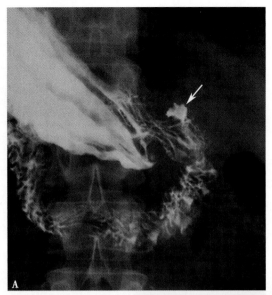
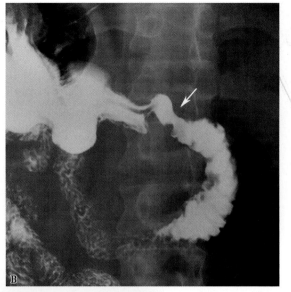
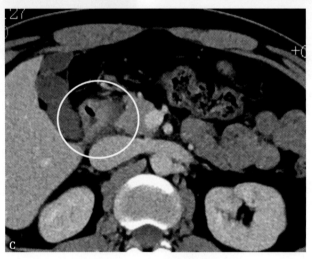

图 2-2-3-5　十二指肠球部溃疡

男性，39 岁，十二指肠球部溃疡，A、B 为上消化道气钡双重造影检查图像，显示十二指肠球部变形，及钡斑（箭头所指），C 为 CT 增强扫描图像，显示十二指肠壁明显增厚，周围间隙模糊不清（圆圈所包含）

引起的消化性溃疡，亦称为胰源性溃疡。临床上以高胃酸分泌，血促胃液素水平高，多发、顽固及不典型部位的消化性溃疡和腹泻为特征。胃液素瘤是一种胃肠胰神经内分泌肿瘤，肿瘤通常较小，肿瘤病理性地分泌大量促胃液素，刺激胃酸过度分泌，导致严重而顽固的溃疡，多数溃疡位于十二指肠球部和胃窦小弯侧，其余分布于食管下段、十二指肠球后及空肠、胰腺等非典型部位，往往一个部位有多个溃疡，对正规抗溃疡药物疗效差，在病理检查除外胃癌时，应考虑 Zollinger-Ellison 综合征。此外，由于大量酸性胃液进入小肠，脂肪酶在酸性环境中失活，脂肪不能充分分解，吸收障碍，导致严重腹泻。X 线造影检查可以发现多发性胃肠道溃疡，溃疡位置不典型，胃、十二指肠和近端空肠内可有大量胃液积聚，黏膜皱襞明显增粗、肥厚，胃肠黏膜的改变不单纯是由炎症水肿造成，更主要的是壁细胞因长期刺激而极度增加所致。对严重的顽固性及复发性溃疡伴胃酸分泌显著增加、胃肠黏膜明显肥厚者，应考虑本病的可能性。行 CT、血管造影或选择性门静脉胃泌素检测可协助诊断。约 90% 的胃泌素瘤分布于"胃泌素瘤三角（gastrinoma triangle）"内，即以胆囊管与胆总管交汇处为上点，十二指肠第二、三部分接合部为下点，胰腺颈体接合部为中点所围成的三角形区域。如临床怀疑胃泌素瘤时，行 CT 及 MRI 增强扫描，可以在十二指肠、胰腺或胰周发现数毫米强化明显的肿瘤病灶，而帮助诊断及指导治疗（图 2-2-3-9）。②梅克尔憩室溃疡（Meckel's diverticulum）系胚胎早期卵黄管部分或全

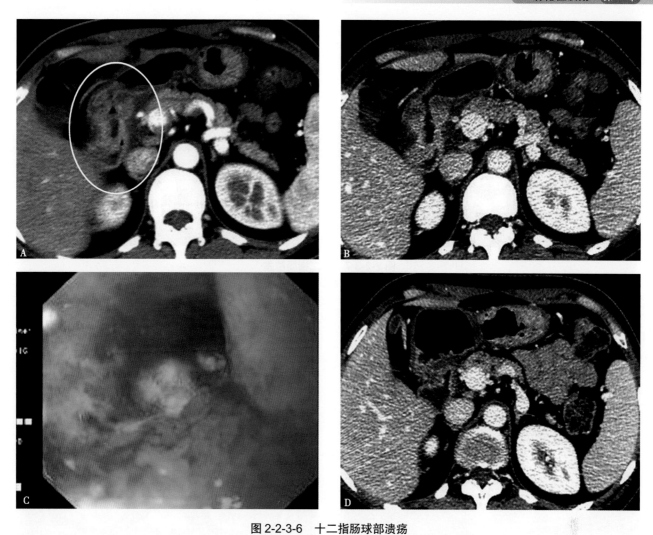

图 2-2-3-6　十二指肠球部溃疡

女性，49 岁，十二指肠球部溃疡，A、B 为 CT 增强扫描图像，十二指肠球部形态改变，壁增厚伴强化明显，周围渗出、间隙模糊不清，C 为胃镜图像，D 为治疗后复查 CT 图像，显示十二指肠壁增厚明显改善

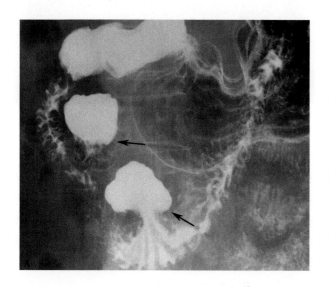

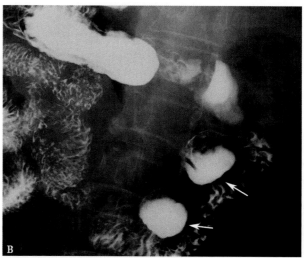

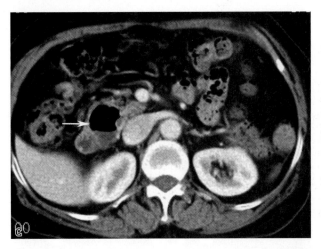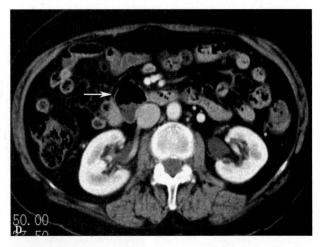

图 2-2-3-7　十二指肠憩室

女性，71 岁，十二指肠多发憩室，A、B 为上消化道气钡双重造影检查图像，显示十二指肠降部及水平部起始端两处囊袋状突起，边缘光滑，肠壁黏膜向憩室内延伸，邻近肠壁黏膜未见异常改变（箭头所指），C、D 为不同层面 CT 增强图像，显示十二指肠旁囊状结构，内含气液平面（箭头所指）

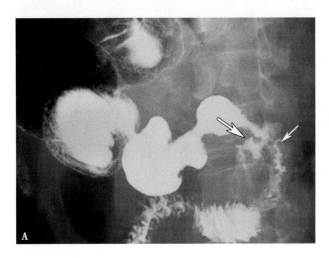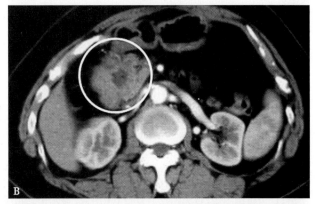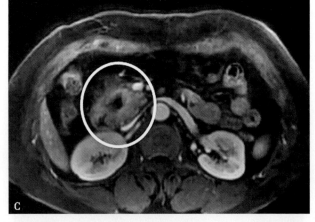

图 2-2-3-8　十二指肠腺癌

女性，60 岁，十二指肠降部溃疡型腺癌，A 为上消化道气钡双重造影检查图像，显示十二指肠降部黏膜破坏，管腔狭窄（细箭所指），肿瘤破溃形成溃疡向腔外突起，溃疡底不规则（粗箭所指），B 为 CT 增强扫描图像，C 为 MRI 增强扫描图像，显示十二指肠降部壁不规则增厚，伴液化坏死，边缘与周围组织分界不清

部不能退化遗留的一种小肠发育畸形。Meckel 憩室为一盲囊，起自回肠远段，距回盲部 40～100cm，位于肠系膜对侧，人群发生率约为 2%。憩室内常伴有异位胃黏膜或胰腺组织，与正常胃黏膜一样具有分泌胃酸和胃蛋白酶，引起憩室炎、溃疡和出血等并发症。Meckel 憩室本身可无任何临床症状，临床上往往因并发症的发生而就诊，Meckel 憩室并发症表现多种多样，肠套叠、肠梗阻、消化道出血、憩室炎及弥散性腹膜炎等多见。CT 对 Meckel 憩室炎具有较高的诊断正确率，在 CT 影像上，发炎的 Meckel 憩室表现为不同大小的盲袋，壁增厚伴周围肠系膜炎性渗出，发炎的 Meckel 憩室与发炎的阑尾相似，唯一不同的是 Meckel 憩室附着于回肠远段而非盲肠（图 2-2-3-10）。

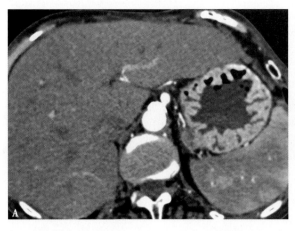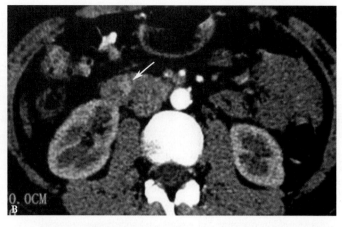

图 2-2-3-9 十二指肠神经内分泌肿瘤，G2

女性，29 岁，反复胃出血 6 个月，A 显示胃黏膜粗大，B 为增强动脉期图像，显示十二指肠降部内侧壁动脉期明显强化小结节，边缘欠光整（箭头所指）

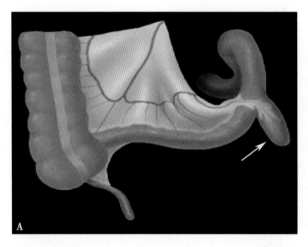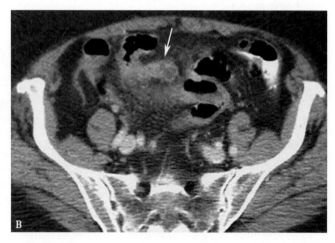

图 2-2-3-10 Meckel 憩室

A 为 Meckel 憩室示意图，箭头所指为 Meckel 憩室；B 为 CT 增强图像，箭头所指为 Meckel 憩室，憩室壁增厚，周围脂肪间隙模糊，提示憩室炎

（邓丽萍）

参 考 文 献

1. Baghdanian AH，Baghdanian AA，Puppala S，et al. Imaging Manifestations of Peptic Ulcer Disease on Computed Tomography. Seminars in Ultrasound，CT and MRI，2018，39（2）：183-192.

2. Dickerson BA，Ott DJ，Chen MY，et al. Peptic Ulcer Disease：Pathogenesis，Radiologic Features，and Complications. Academic Radiology，2000，7（5）：355-364.

第三章　炎症性病变

第一节　食　管　炎

一、反流性食管炎

【临床概述】

反流性食管炎又称消化性食管炎，是目前临床常见疾病，也是食管最常见的炎症性病变。含胃酸和胃消化酶的胃液反流入食管，对食管的鳞状上皮发生消化作用，从而引起炎症。胃镜是诊断该病的主要手段。反流性食管炎的发生与胃食管反流的频率和持续时间、反流物的量及作用力、食管黏膜内在的抵抗力等多种因素有关。反流性食管炎早期黏膜充血水肿，然后出现表面糜烂和浅小溃疡，病变主要发生在食管下段，范围可自数厘米至十几厘米，至后期炎症可深达肌层，引起黏膜下层纤维组织增生，纤维收缩、增生及瘢痕的形成可造成食管管腔的狭窄、缩短等。

临床主要症状为胸骨后和心窝部烧灼痛及反胃等，常在向前弯腰和躺下时加重；某些患者可出现上腹部或右上腹的疼痛，同溃疡病和胆囊炎的临床表现类似。

【影像学表现】

在影像诊断方面，食管钡餐造影透视及点片摄影仍然是诊断该病的重要方法。主要 X 线表现有：①食管下段痉挛性狭窄，管壁可光滑，亦可呈锯齿状，但食管管壁柔软，扩张性良好；②气钡双重造影像上，见局部食管黏膜面粗糙伴颗粒状隆起，少数患者可出现小溃疡；③卧位可见胃食管反流征象，有时可见食管裂孔疝；④部分患者晚期可形成器质性狭窄，食管短缩等征象（图 2-3-1-1、图 2-3-1-2）。

二、腐蚀性食管炎

【临床概述】

临床上目前较为少见，由于这类患者常因管腔

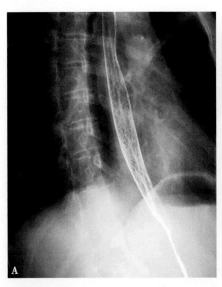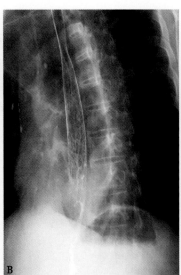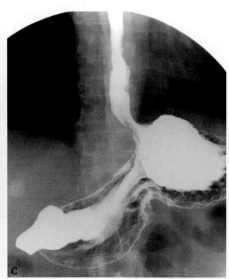

图 2-3-1-1　反流性食管炎

A、B. 食管中、下段黏膜增粗，钡剂涂布呈颗粒状，食管管壁柔软，扩张性良好；C. 局部食管黏膜面粗糙伴颗粒状隆起，可见胃食管反流征象

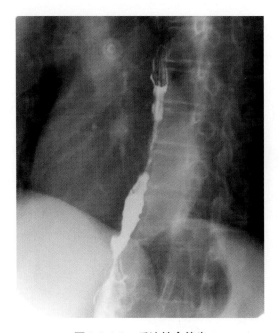

图 2-3-1-2　反流性食管炎
食管壁欠光整,可见呈锯齿样改变的形态特征,但食管管壁
还是柔软的

狭窄导致胃镜操作难度较大,因此食管造影仍是重要检查方法。常见病因是吞服强酸、强碱等化学腐蚀剂所致的食管损伤和炎症。一般都有吞服化学腐蚀剂的病史,早期可出现中毒症状,患者有吞咽疼痛和吞咽困难,同时伴有咳嗽、发热等呼吸道吸入感染症状,后期再度出现吞咽困难并逐渐加重。

【影像学表现】

由于患者常常有较大的并发感染、瘘等风险,建议一般用碘水行食管造影检查。早期或轻度者受损段食管狭窄,痉挛,黏膜不易显示、管壁可光整;广泛烧伤见食管多处不规则狭窄,壁毛糙不整、粗细不均、黏膜紊乱、破坏;严重者可形成漏斗状或呈盲端闭锁(图 2-3-1-3、图 2-3-1-4)。

三、巴瑞特食管

该疾病较为罕见,Barrett 1950 年首先描述了食管远端正常鳞状上皮被柱状上皮所代替的现象,为异位于食管的胃上皮发生类似胃消化性溃疡的一种少见病。食管钡餐双对比造影半数以上患者可见到胃食管反流,同时大部分患者存在滑动性食管裂孔疝。此外,食管黏膜增粗、不规则,气钡双对比造影可见网状结构,其上有狭窄段。单发较大龛影,长轴与食管一致,口部可出现狭颈等表现(图 2-3-1-5)。

四、食管克罗恩病

【临床概述】

克罗恩病为原因不明的胃肠道慢性炎症性病变,可累及胃肠道各个部位,累及食管少见。该疾病临床上发病率低,常常和结核等难以鉴别。回结肠克罗恩病患者中食管受累者较少,通常是在小肠及结肠克罗恩病后发生,也可同时发生,单独发生于食管的克罗恩病相当少见。

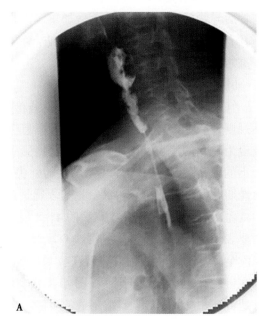
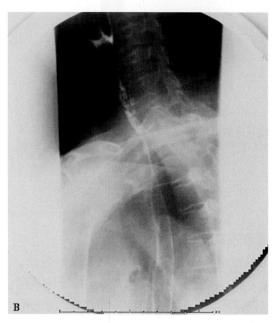

A　　　　　　　　　　　　B

图 2-3-1-3　腐蚀性食管炎
食管上端管壁不规则狭窄,壁毛糙不整、粗细不均

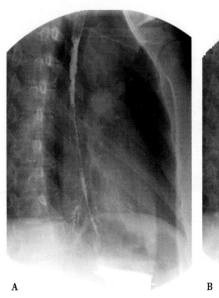
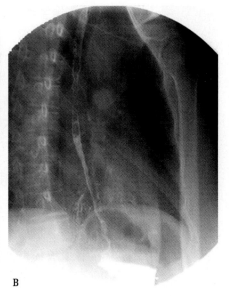
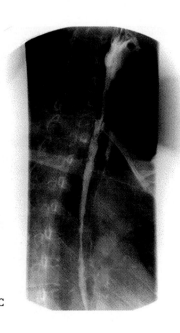

A　　　　　　　　　　　B　　　　　　　　　　　C

图 2-3-1-4　腐蚀性食管炎
食管壁粗细不均，管壁显示僵硬、毛糙

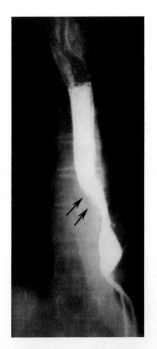

图 2-3-1-5　巴瑞特食管
食管下段近胃食管连接段 2 个小的凸向腔外的溃疡，呈小乳头状，其下方食管有一较短的轻度狭窄，可见反流性食管炎的征象

【影像学表现】

食管钡餐双重造影目前仍然是重要的方法。X 线表现常见有食管狭窄及窦道形成，有深浅不同的鹅口疮样溃疡，以上表现无特异性，确诊需内镜病理活检（图 2-3-1-6）。

五、放射性食管炎

【临床概述】

放射性食管炎是胸部及头颈部恶性肿瘤患者接受放射治疗时出现的剂量限制性反应，是以照射野内正常食管黏膜发生充血、水肿、糜烂或炎性渗出性改变甚至溃疡，在其基础上可合并感染为特征的一种疾病。由于目前放疗技术的进步，这类疾病发生率明显降低，临床上常常表现为吞咽困难伴疼痛、胸骨后异物感、烧灼感且进食后加重。其临床表现不具有特异性，没有特效的治疗方法，且可以引起严重的并发症。

【影像学表现】

气钡双重造影可见受累食管黏膜颗粒状，边缘不规则，扩张度下降，可伴有溃疡。在急性期主要表现为多发的浅表性溃疡，在双对比造影上常表现为小的很浅的钡斑影，有时可呈粗的针尖状表现。急性期过后在钡剂造影时最常见的表现是食管蠕动的减弱，一般发生在接受放疗后的 4～8 周。慢性期主要表现为食管的狭窄，通常狭窄段边缘光整，狭窄段至正常段逐渐移行，范围较广，长约数厘米，偶尔在慢性期也可出现小溃疡，呈小齿状表现，应注意是否有并发放疗后食管瘘形成的可能。

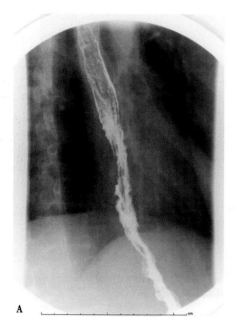
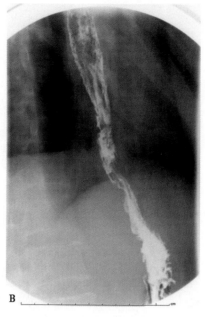
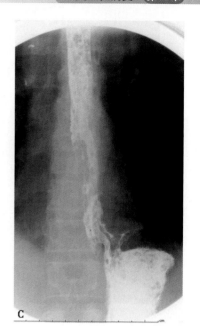

图2-3-1-6 食管克罗恩病
管壁粗糙,钡剂涂布不均,食管局部狭窄

（胡道予 李 震 母函林）

第二节 食 管 脓 肿

【临床概述】

食管脓肿常由食管壁损伤后并发感染引起,形成食管周围局限性脓肿或壁内脓肿。食管脓肿大多源于异物损伤,特别是由于动物骨头嵌留在受损食管管壁处引起感染,临床表现除异物及感染的症状外,与食管脓肿所在部位有关。颈上段食管周围脓肿波及喉咽而有不同程度呼吸困难,若脓肿较大,可压迫喉前庭而致急性喉阻塞;颈下段食管周围脓肿常有颈部疼痛、肿胀、活动受限等症状;胸段食管脓肿不仅可造成纵隔感染,还可累及邻近气管和主动脉发生穿孔,其中累及主动脉相当凶险。食管脓肿患者常表现为吞咽疼痛、不适及异物感,伴白细胞升高和发热,多伴有异物摄入病史。

【影像学表现】

食管脓肿多发生于食管上中段,口服对比剂后表现为食管黏膜下边界较清楚的类圆形肿块,需警惕,疑有食管穿孔时不宜用钡剂。对于颈段食管周围脓肿,X线片上多可见椎前软组织影增厚,有时亦可伴液平面或气泡。存在纵隔脓肿时,胸片征象可出现纵隔增厚、气管变窄前移亦或被推向一侧等。脓肿病灶内的液性坏死 CT 呈低密度,磁共振信号长 T_1 长 T_2 改变,结合病史一般不难诊断(图2-3-2-1、图2-3-2-2)。

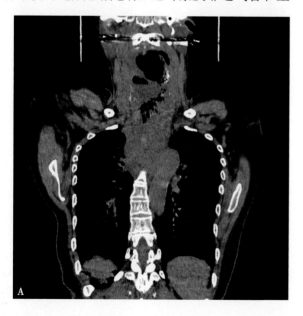
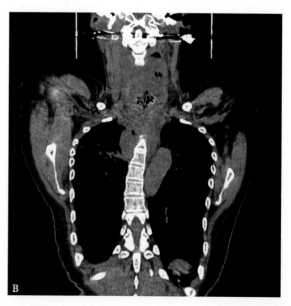

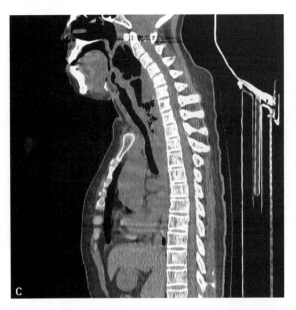

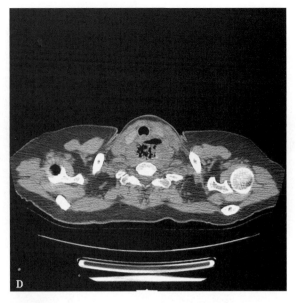

图 2-3-2-1 食管脓肿

气管隆嵴水平以上食管走行区域内可见含气混杂密度影,边界欠清,内可见不规则高密度影,向上达口咽水平,主支气管受压稍向右侧移位

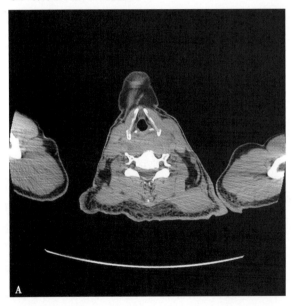

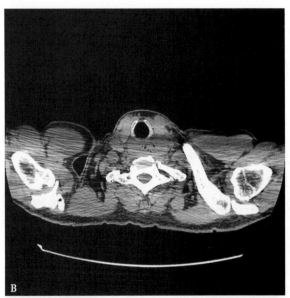

图 2-3-2-2 食管脓肿

颈部食管区域团状混杂密度影,B 可见点状积气,食管显示欠清

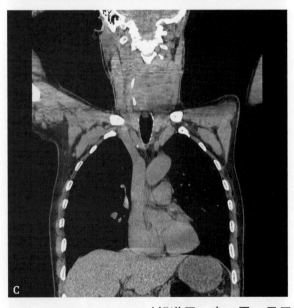

(胡道予 李 震 母函林)

第三节 胃 炎

【临床概述】

胃炎是指各种不同原因所致的胃壁（主要是指黏膜层）的炎性病变。根据炎症主要侵及的部位和范围，可分为弥漫性胃炎和局限性胃炎。根据起病的急慢和组织病理的变化，可分为急性胃炎和慢性胃炎。

一、急性胃炎

急性糜烂性出血性胃炎最常见为药物（如非甾体抗炎药 / 氟尿嘧啶 / 氯化钾等）所致的急性胃黏膜损伤，此外酒精和应激状态也是重要的致病因素。临床症状起病急，表现不一，在 X 线上影像学表现根据疾病严重程度而大相径庭，轻者一般无阳性影像征象。CT 增强图像上局部黏膜线样强化，部分患者呈现黏膜轻度水肿（图 2-3-3-1）。

急性化脓性胃炎又称急性蜂窝织炎性胃炎，是一种由化脓性细菌感染所致的胃壁急性化脓性炎症。常见致病菌有溶血性链球菌、葡萄球菌、肺炎球菌等，酗酒、异物、低胃酸、胃溃疡或肿瘤等均可为诱因，致病菌通过血液、淋巴道途径进入胃壁致病。临床常出现发热、寒战等全身性中毒症状，患者病情危急，预后差。X 线片不典型，上消化道胃肠造影可示胃皱襞增厚、消失，胃壁僵硬，类似皮革样；壁内脓肿形成时，见胃局部充盈缺损或胃腔狭窄表现。CT 表现胃壁明显增厚，可见壁内脓肿形成，但黏膜层仍保持相对完整。

气肿性胃炎是化脓性胃炎的罕见型，大多继发于胃的严重损害，由产气致病菌引起，非感染性胃黏膜破损，气体积聚于胃壁内也可造成气肿性胃炎。CT 检查见增厚的胃壁内多发积气。

二、慢性胃炎

慢性胃炎病因不明，通常按 Schindler 分类法，分为浅表性、萎缩性和肥厚性三种，X 线检查难以作出与病理分类完全一致的诊断。慢性胃炎的病程迁延，大多无明显的症状。部分患者可有消化不良的表现，包括上腹饱胀不适、无规律性腹痛、嗳气、反酸、恶心、呕吐等，并无特异性。一般来讲，胃壁发生炎性改变时 CT 常对应有胃壁的均匀增厚，密度减低或正常，增强扫描病变区域黏膜层及肌层的明显连续性线性强化，及黏膜下层强化程度较弱，呈现"三明治"样改变，亦可出现均匀一致性强化（图 2-3-3-2）。

浅表性胃炎中轻度者在胃镜和造影片上均不能观察出来，中、重度者可有以下改变：①胃小区扩大：若大多数胃小区直径在 1~2mm，而局部区域有 3mm 以上者，可视为有诊断意义的异常胃小区；②胃小区中央钡斑点出现，称"靶征"，代表胃小区顶部存在糜烂；③胃小沟密度增高，因黏膜水肿胃小区相对高度升高致胃小沟相对变深。

萎缩性胃炎多由浅表性胃炎发展而来，占慢性胃炎的 11.5%~50.5%。病理上分三型：即萎缩性胃炎、萎缩增生性胃炎和肠上皮化生，多数情况三者

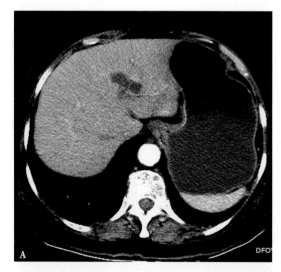
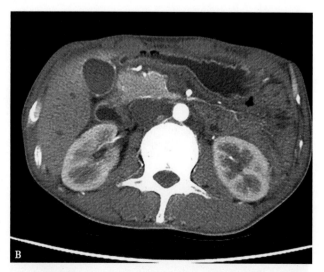

图 2-3-3-1　急性胃炎
A. 胃小弯近贲门处见线样强化；B. 胃体黏膜层强化明显，呈线样改变

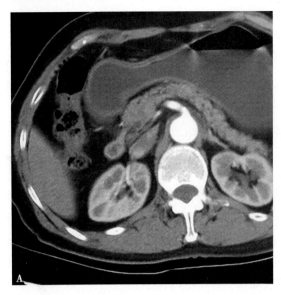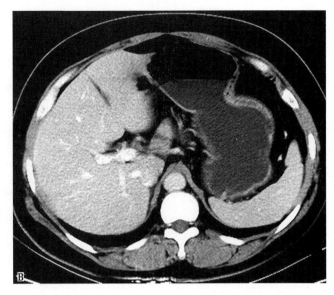

图 2-3-3-2 慢性胃炎
增强扫描可见黏膜层及肌层的明显连续线性强化、黏膜下层强化程度较弱的"三明治"样改变

共存，以胃窦部改变最明显。X线表现常有胃小区缩小或扩大，大小不均；胃小沟增宽，超过1mm，显示模糊、毛糙；胃窦狭窄，失去圆隆外观，张力高，间隙痉挛；胃窦黏膜增粗或粗细不均及走行迂曲；多发增生性息肉等。浅表性胃炎在向萎缩性胃炎转变过程中的黏膜皱襞改变在CT上可显示为黏膜皱襞宽度增大，峰端变高、变尖，相邻两个黏膜峰之间的距离增大（图2-3-3-3）。胃窦痉挛狭窄和黏膜增粗应与胃窦浸润癌鉴别。前者低张造影狭窄可以扩张，局部柔软，黏膜仍有连续性可变性，其狭窄呈逐渐移行等特点，均与浸润癌有所不同。

肥厚性胃炎是胃黏膜表层炎症的同时，伴有黏膜内腺体增生、肥大。X线表现：①黏膜相显示皱襞宽度和高度均明显增加；②双对比相见粗大皱襞形态固定，走向迂曲，不消退；③充盈相胃轮廓呈波浪状（图2-3-3-4），CT常表现有胃皱襞增粗增大，增强扫描可见黏膜层明显连续线性强化，亦可出现均匀一致性强化，浆膜面光滑或毛糙，胃周脂肪间隙正常。

三、胃黏膜巨大肥厚症

最先由Menetrier于1888年报道，以胃黏膜皱襞明显粗大、腺体异常肥大、低胃酸和低蛋白血症为特征，目前病因不明，又称为曼内特尔病（Menetrier's disease）。多见于中老年人，男性较女性多。X线表现可分为局限型和弥漫型，以后者多见，表现为黏

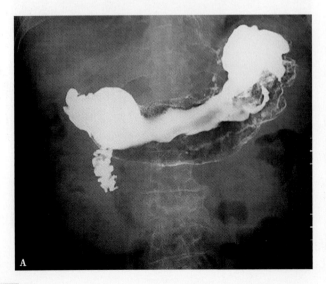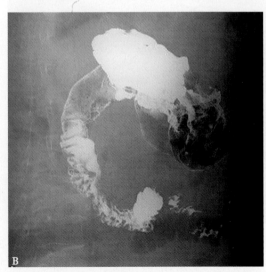

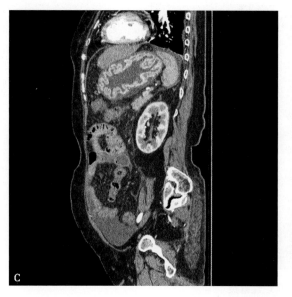
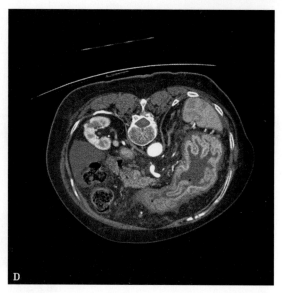

图2-3-3-3 萎缩性胃炎

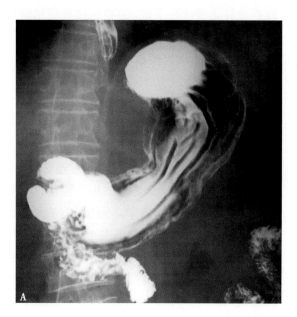
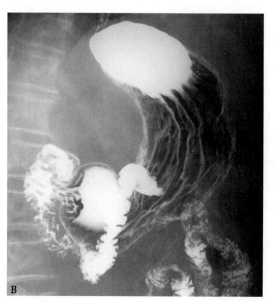

图2-3-3-4 肥厚性胃炎

膜皱襞特别粗大、扭曲紊乱和息肉样变化。胃腺增殖或胃固有腺萎缩，被覆上皮增殖。病变的范围可较局限也可累及全胃，一般认为本病多发生在胃底、胃体部，以大弯侧为主，偶见胃窦部病变。本症与一般胃炎相同之处为黏膜皱襞特别粗大、紊乱，与恶性肿瘤不同之处为黏膜形态可变，以及胃壁柔软。本症局限于胃底部者需与静脉曲张区别，后者多与食管静脉曲张并存，并有门脉高压病史。

四、糜烂性胃炎

糜烂性胃炎为胃黏膜表层的炎性组织缺损，分为平坦型和隆起型，以后者多见，亦称疣状胃炎。X线表现：①平坦型较难显示，在双对比相上表现为斑片状浅淡影，边缘不清，胃小区结构模糊或消失，糜烂境界不清，周围无黏膜纠集；②隆起型表现为多发的直径5～10mm的圆形透亮区，中心部有点状钡斑，为中心糜烂凹陷的投影，称为"靶征"，在黏膜皱襞上呈串珠状，排列成行，多聚集于胃窦部（图2-3-3-5）。

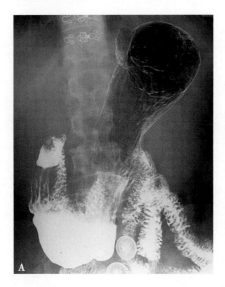
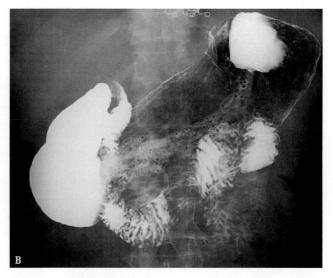

图 2-3-3-5 糜烂性胃炎

（胡道予 李 震 母函林）

第四节 十二指肠炎

【临床概述】

十二指肠炎性病变有原发和继发之分，原发亦称为十二指肠炎或非特异性十二指肠炎，继发则是一些特异性疾病导致的十二指肠炎症性病变，如结核、寄生虫或克罗恩病等。十二指肠炎可常年发病，无明显季节性，其发病特点和临床表现缺乏特异性；与慢性胃炎可有相似临床症状，主要表现为上腹部疼痛、恶心、呕吐、呕血和黑便；也可表现为类似消化性溃疡的症状，和十二指肠溃疡不易相互区分，表现为周期性及规律性的上腹痛，进食及解痉药可缓解，在有糜烂时亦可出现上消化道出血，甚至出血量较大。只单纯靠临床症状很难明确诊断，内镜检查是其主要诊断手段，必要时尽可能结合病理检查结果。内镜检查表现为黏膜充血、水肿、糜烂、出血，但无溃疡，活检提示肠道绒毛上皮变性、扁平，黏膜层及黏膜下层炎症细胞浸润。

【影像学表现】

十二指肠球部、降部及乳头等各部位均可发生十二指肠炎，常与慢性胃炎、慢性肝炎、肝硬化、胆道疾患或慢性胰腺炎并存。X 线表现多种多样，但特异性较差，常易误诊为十二指肠溃疡。大部分病例有激惹现象、持续痉挛，不能很好充盈，易于排空。十二指肠球部变形，形态不固定，加压时形态可变，黏膜增粗、紊乱。充盈相时加压球内密度不均，但无龛影或固定畸形，低张造影球部黏膜可呈网格状（图 2-3-4-1）。除此之外，十二指肠邻近病变常引起十二指肠炎的发生（图 2-3-4-2、图 2-3-4-3）。

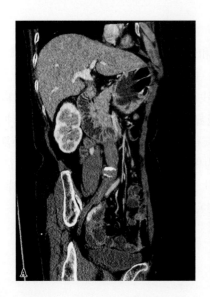
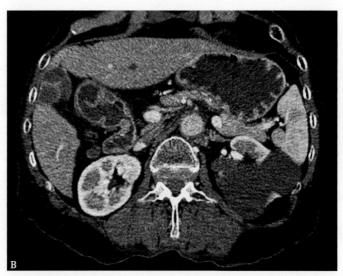

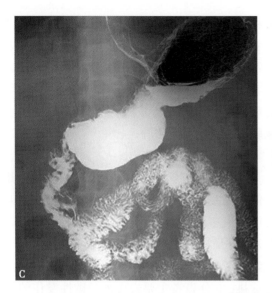
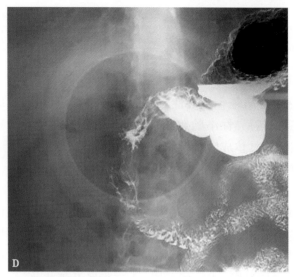

图 2-3-4-1　十二指肠炎

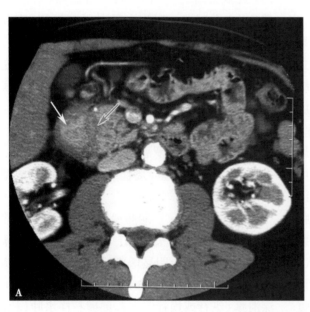
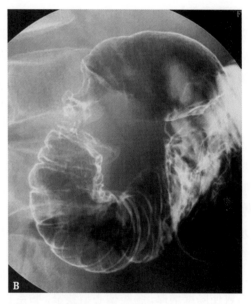

图 2-3-4-2　沟槽状胰腺炎所引起的十二指肠炎 I
明显增厚的十二指肠壁（白箭）及 groove 区域低密度肿块（灰箭）；胃肠造影示肠腔狭窄

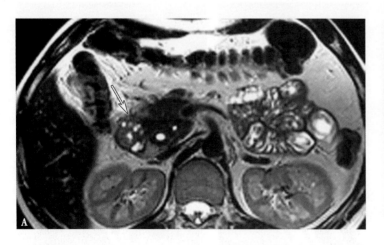
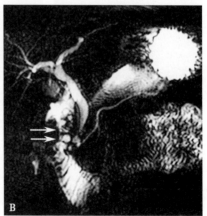

图 2-3-4-3　沟槽状胰腺炎所引起的十二指肠炎 II
轴位 T_2WI（A）、MRCP（B）见 Groove 区域及十二指肠壁囊变，及十二指肠降部狭窄

（胡道予　李　震　母函林）

第五节 克罗恩病

【临床概述】

克罗恩病是一种慢性非特异性肠道炎症性疾病，又称非特异性小肠炎，节段性肠炎或局限性肠炎，该病的具体成因机制尚无统一的认识，伴随着国人生活环境、饮食习惯、作息等诸多方面的改变，我国近年来克罗恩病的发病率呈上升趋势。克罗恩病虽然病因不明，但普遍认为与遗传、免疫、感染等方面均有一定关联。常以黏膜、肠壁和周围系膜的肉芽肿性炎症为特征，最好发于回肠末端，小肠中段及右半侧结肠，也可侵犯胃、十二指肠及消化管道的其他任何部位。

【病理特点】

克罗恩病为贯穿肠壁各层的增殖性病变，肠系膜和局部淋巴结亦可受到侵犯。病理变化的过程主要为炎性水肿、溃疡形成、肉芽组织增生及大量纤维化。在早期，肠管出现黏膜充血、水肿，肠壁各层增厚，形成以淋巴细胞浸润为主的肠壁全层炎症，淋巴管扩张，淋巴滤泡增生；病变进一步发展后形成溃疡，溃疡散在分布，大多呈纵行裂隙状，深者可穿破肠壁形成瘘道。在纵横交叉的溃疡之间，内镜下可见克罗恩病肠壁呈"铺路卵石"，这是由于黏膜下层水肿和细胞浸润形成的小岛突起，加上溃疡愈合后纤维化和瘢痕的收缩，使黏膜表面似卵石状。后期，病变部位大量纤维化，受累肠段浆膜纤维素性渗出致使肠壁增厚，肠腔偏心型狭窄，肠系膜、腹膜粘连可形成不规则肿块。病变呈局限节段性，多发者呈跳跃性分布，在长短不一的狭窄肠管之间有正常的肠管相间，为本病极具特征性的表现。晚期患者可出现窦道和瘘管，形成结肠结肠瘘、结肠膀胱瘘或结肠-阴道瘘等。直肠、肛门部受累者可出现肛周及直肠周围脓肿。

【临床特点】

本病在西方国家的发病率较高，在国内其发病率低于溃疡性结肠炎，可发生于任何年龄，但主要以年轻人多见，有时也可见于儿童。发病可以是急性，也可呈慢性表现。本病的临床表现多样，部分患者类似急性阑尾炎样发作，即下腹部疼痛伴有轻度发热；部分患者主要表现为间歇性发作的腹痛腹泻，且多呈渐进性加重；可伴有低热、贫血、便血、消瘦、食欲减退、脂肪痢、腹块及瘘管等；直肠累及时有里急后重表现；此外，关节、皮肤、眼、口腔黏膜、肝脏等肠外损害亦可合并存在；出现不完全性肠梗阻症状时常提示肠管狭窄。本病的临床表现与并发症关系密切，时常反复发作，迁延不愈。

【影像学表现】

总的来说，克罗恩病影像学上大致分为：急性炎症型、纤维狭窄型、瘘管或窦道/穿孔形成型及修复或再生型等。

急性炎症型：早期肠壁病变程度较轻，常有浅表性溃疡，黏膜皱襞稍增厚或扭曲（水肿），需注意的是，早期肠壁无明显增厚，肠壁黏膜充血，明显强化（图2-3-5-1、图2-3-5-2）；炎症型重度改变可见较深溃疡（纵行或横行溃疡）、鹅卵石样水肿、梳齿征，

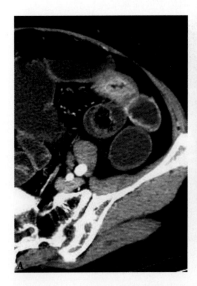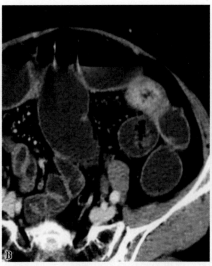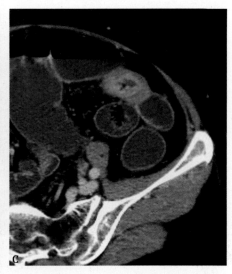

图2-3-5-1 克罗恩病

克罗恩病早期肠壁无明显增厚，肠壁黏膜充血，明显强化；未增厚的肠壁异常明显强化较肠壁增厚及溃疡等能更敏感发现早期炎性病变

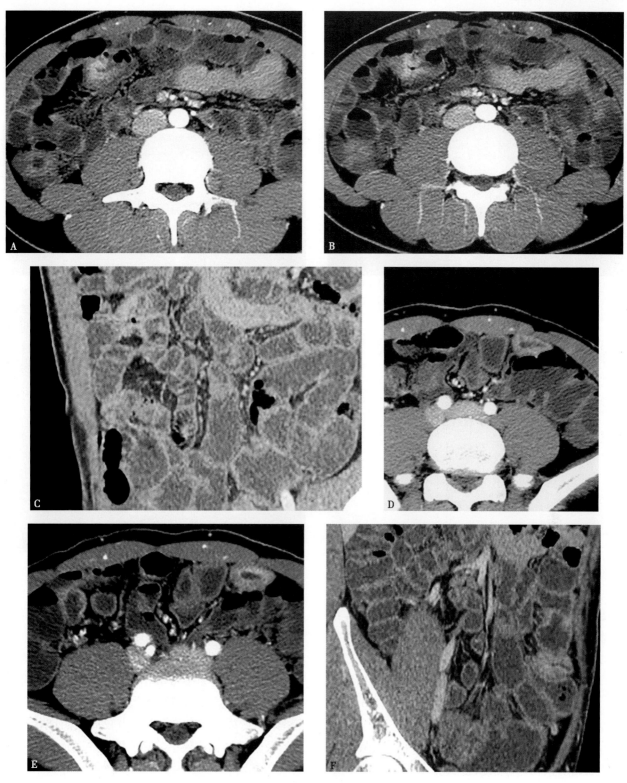

图 2-3-5-2 克罗恩病早期局部改变

同时肠壁明显增厚（分层、靶征），有时伴有肠壁痉挛所导致的肠梗阻存在（图2-3-5-3）。

纤维狭窄型：轻度狭窄的肠腔稍变窄，狭窄前方肠腔稍扩张，肠壁稍增厚，无肠壁水肿（图2-3-5-4）；重度狭窄的肠腔明显变窄，狭窄前方肠腔明显扩张，

肠壁增厚形成软组织密度改变，亦无肠壁的水肿改变（图2-3-5-5）。

瘘管或窦道/穿孔形成型：肠壁的裂沟实质上是贯穿性溃疡，使肠管与肠管、肠管与脏器或组织（如膀胱、阴道、肠系膜或腹膜后组织等）之间发生

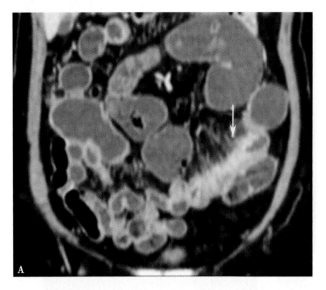

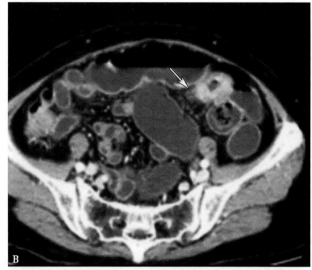

图 2-3-5-3 克罗恩病急性炎症型

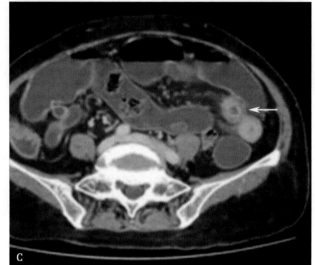

粘连和脓肿，并形成内瘘管。如病变穿透肠壁，经腹壁或肛门周围组织而通向体外，即形成外瘘管（图 2-3-5-6、图 2-3-5-7）。

修复或再生型：肠壁黏膜萎缩，再生性息肉形成，同时肠腔稍变狭窄，无肠壁水肿（图 2-3-5-8、图 2-3-5-9）。

1. 气钡双重造影 早期由于肠内分泌液增多，使肠腔轮廓模糊。黏膜损害表现为典型的"鹅口疮祥"溃疡，由小的类圆形钡点，伴周围透亮的晕影组成，这种溃疡呈孤立散在分布。它可在短期内发生变化，或进展或消退，可发展为纵行或横行溃疡。纵行与横行线状溃疡在 X 线上表现为条纹状影，多发生于肠系膜附着侧（系膜缘），与结肠带平行。裂隙状溃疡为克罗恩病中的深在溃疡，其深度常超过 3mm，在切线位上可见溃疡呈尖刺状突出。由于溃疡之间残存黏膜水肿隆起和肉芽组织增生，在 X 线上表现为呈连续的、大小不等之类圆形隆起，如卵石状外观，故称之为"卵石"状黏膜，在双对比相上可清晰显示，因克罗恩病中出现率较高，为本病颇具特征的征象（图 2-3-5-11、图 2-3-5-12）。另外在克罗恩病中也可伴发多数散在的炎性息肉样影。随着病变的发展，肠壁的炎性增生和严重的纤维化使肠壁增厚，造成肠腔狭窄，表现为较局限的环状狭窄和累及较广的管状狭窄。克罗恩病的肠道病变特点表现为非对称性及非连续性，此外，常有狭窄肠袢系膜缘侧收缩，而其相对游离缘侧的肠壁在增厚的皱襞之间向外突出，形成假憩室样改变。在 X 线上狭窄段管腔常表现为偏心性、僵直的细线状钡影，长度自 1 厘米至数厘米不等，称为"线样"征，在末端回肠见到典型的线样征也是本病的特征性征象之一。小肠的狭窄可单发，抑或多发，多发者常呈跳跃性分布，因病变区呈不连续的节段性跳跃分布，钡剂排空迅速，在病变段肠管反复出现激惹征象，故称为"跳跃征"（图 2-3-5-10）。狭窄段近侧肠管常有程度不同的扩张和蠕动增强,有时还可出现逆蠕动,在肠管狭窄与增厚的区域常可触及索状物或肿块。

当发生于肠壁的溃疡穿透肠壁全层后,常可形成瘘道。脓肿、粘连均为克罗恩病中常见的并发症,表现为与肠管纵轴垂直的细而长的钡影,其形态常

不规则,有时可与附近肠曲沟通,形成肠曲间瘘道。溃疡穿孔后也可形成脓肿,表现为肠曲附近的肿块影,有时钡剂还可进入脓肿内。在双对比造影图像上肠曲间粘连主要表现为肠曲形态僵硬、固定、推动度减少。

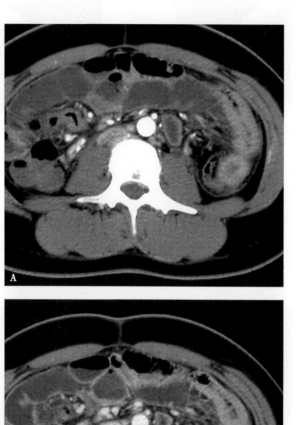

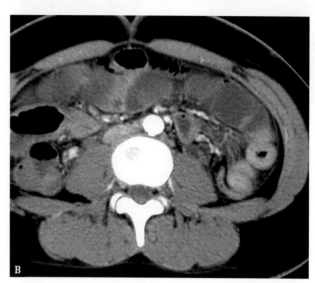

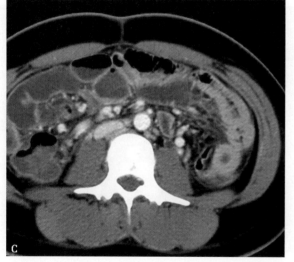

图 2-3-5-4　克罗恩病纤维狭窄型:轻度

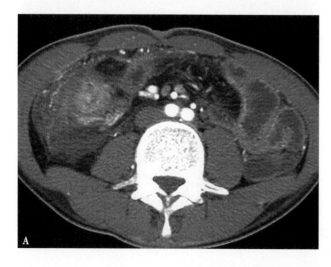

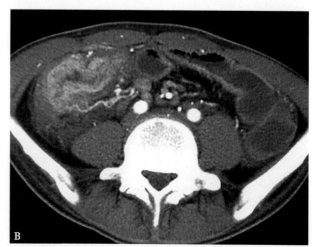

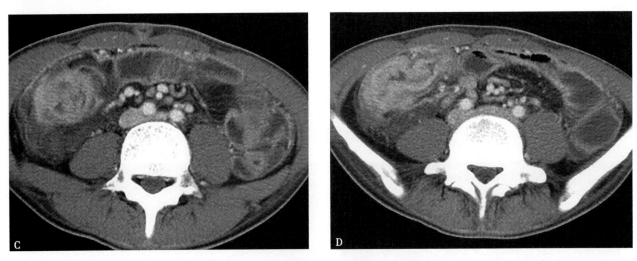

图 2-3-5-5　克罗恩病纤维狭窄型：重度

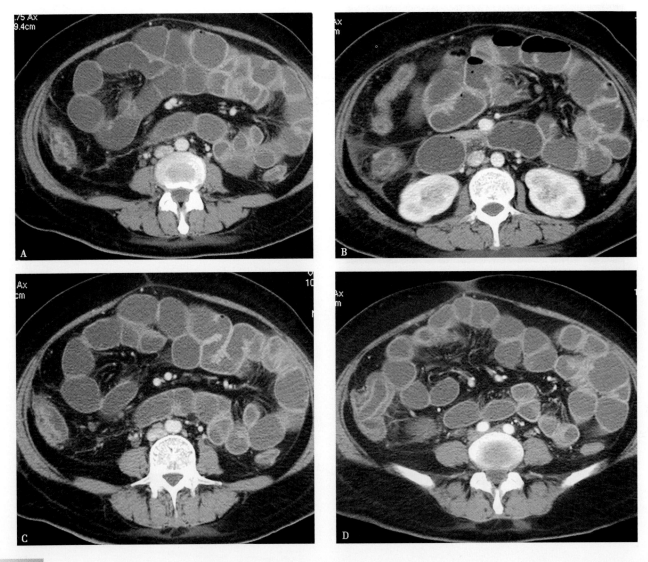

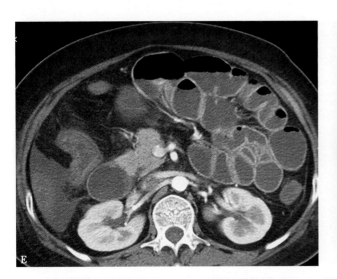
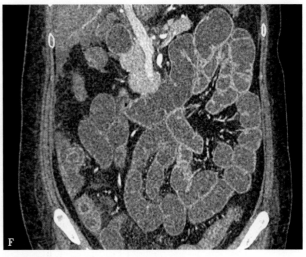

图 2-3-5-6　克罗恩病窦道形成型

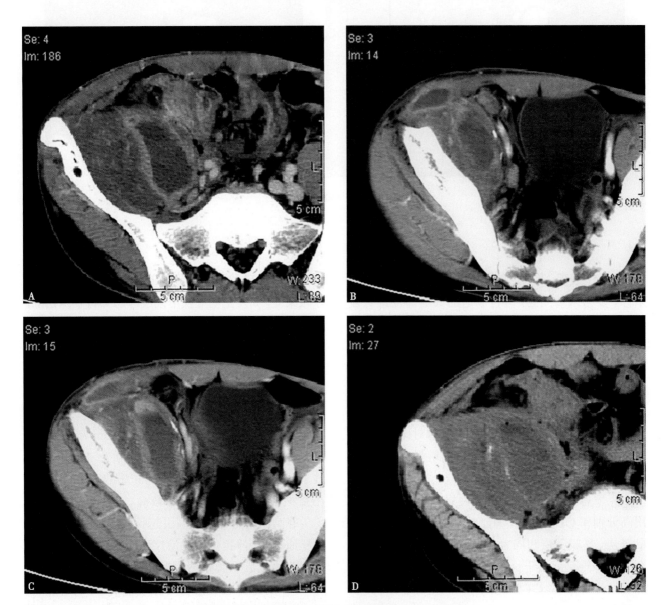

图 2-3-5-7　克罗恩病肠道瘘管或窦道/穿孔形成型

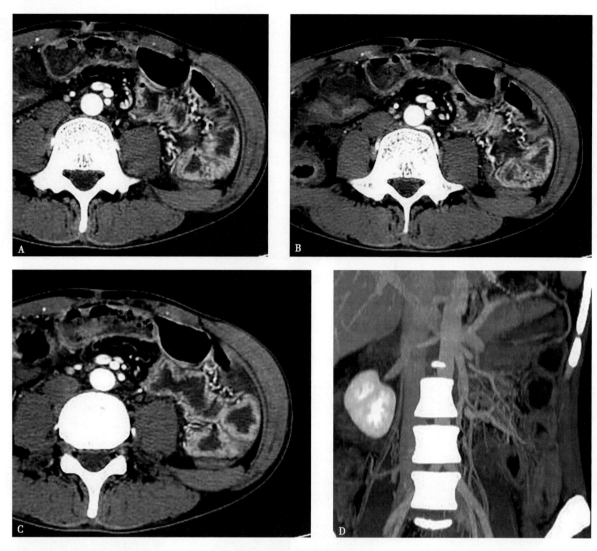

图 2-3-5-8　修复或再生型

2. CT 表现　CT 上克罗恩病的主要表现为肠壁增厚，多为末端回肠，但胃肠道的其他部位也可被累及。急性期病变时，如同溃疡性结肠炎一样，出现"靶征"或"晕征"（图 2-3-5-13）。病变段肠管形成多层结构，位于中心的肠腔由一圈软组织密度组织（黏膜层、固有层、增生的肌层）相包绕，外围以低密度环（水肿或者脂肪变性的黏膜下层），其外侧再由软组织密度组织（固有层）包绕。注射对比剂后，炎症的黏膜和浆膜将出现不同程度的增强，强化程度与病变的发展有关。

克罗恩病的肠壁水肿和炎性病变是可逆的。利用高分别率 CT 机扫描，如能对肠壁进行分层，分清黏膜层、黏膜下层和固有层者，则可提示尚未发生全层的纤维化。对于长期病程的克罗恩病患者，肠腔已发生纤维化，CT 上无法分辨肠壁各层结构，成为均匀密度、增强后明显均匀性强化的增厚肠壁，

则提示病变已发生不可逆转的纤维化改变，药物治疗效果差，如发生明显狭窄则应考虑外科手术切除。克罗恩病所造成的肠系膜炎性浸润及脂肪纤维化增生使系膜肥厚，肠间距增大，肠系膜的 CT 值明显增高。增强扫描时扩张的系膜血管增多，小动脉被拉直，沿肠壁呈"梳样"征（图 2-3-5-14～图 2-3-5-17）。

肠系膜也可见淋巴结增大（图 2-3-5-15），值得注意的是克罗恩病淋巴结最大可达 3cm，呈良性特征，中心液化坏死少见，但一般仅为 3～8mm，如超过 1cm 时则应警惕合并淋巴瘤和癌的发生，因两者在克罗恩病的患者中发生率较高。

蜂窝织炎是克罗恩病引起肠系膜肿块的又一个重要原因，一般抗生素的治疗可使其完全消退。CT 表现为靠近肠系膜或网膜脂肪内密度不均匀肿块。约 20% 的克罗恩病患者可出现脓肿，一旦病情发展，脓肿可穿破邻近器官和肠道。20%～40% 的患

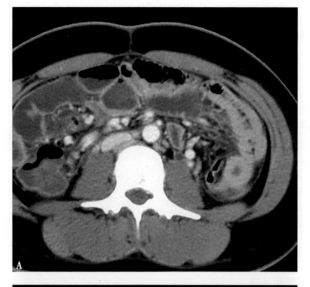

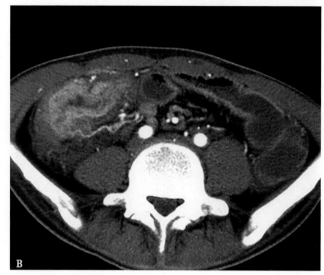

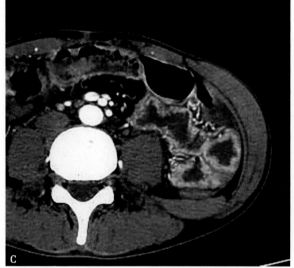

图 2-3-5-9　克罗恩病纤维狭窄、修复、再生型

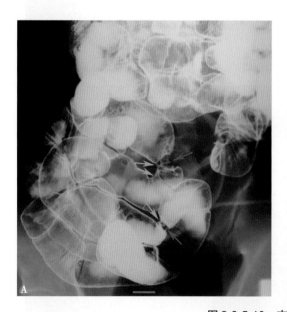

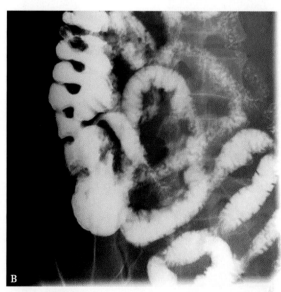

图 2-3-5-10　克罗恩病 X 线跳跃征

跳跃征：病变区呈不连续的节段性跳跃分布，钡剂排空迅速，在病变段肠管反复出现激惹征象

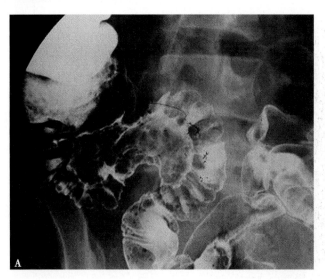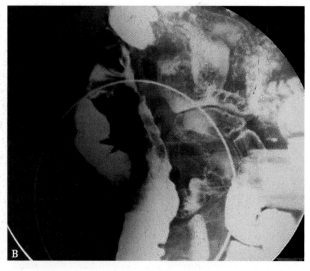

图 2-3-5-11　克罗恩病 X 线

A. 纵形溃疡，Crohn 病的特征性表现：溃疡长轴与肠管长轴平行，周围黏膜皱襞向龛影集中；B. 鹅卵石征：纵形溃疡与裂隙状溃疡之间黏膜下层肉芽组织增生产生卵石状充盈缺损

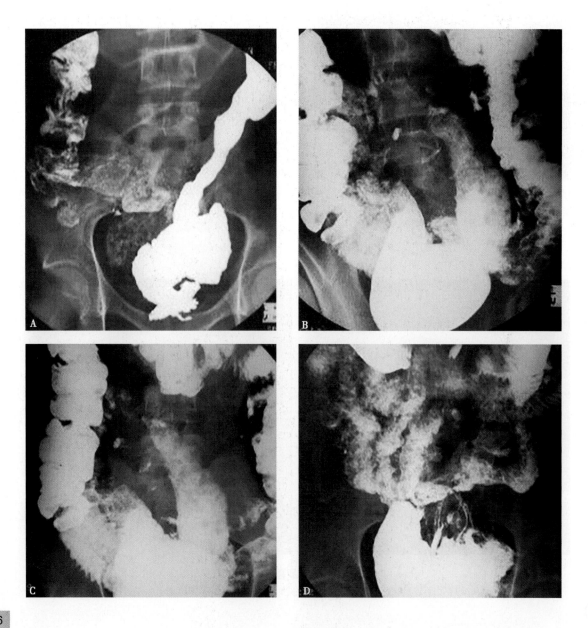

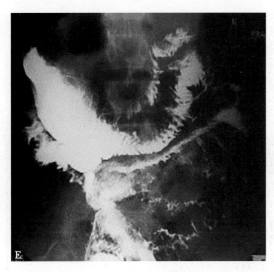

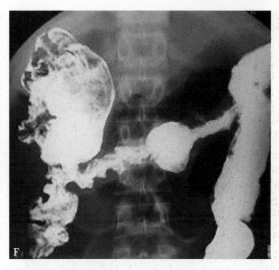

图 2-3-5-12　克罗恩肠病气钡双重造影表现

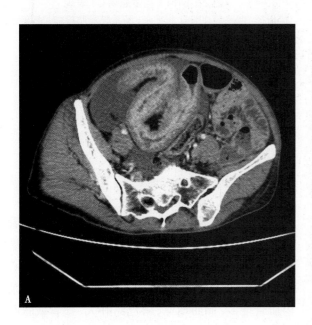

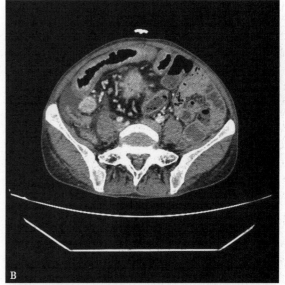

图 2-3-5-13　克罗恩病 CT 表现

克罗恩肠壁增厚,成"靶征"样改变

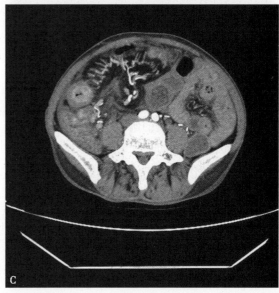

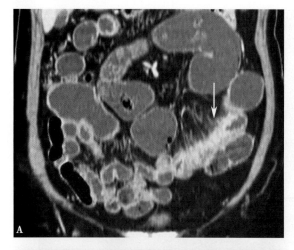

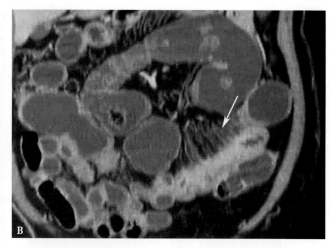

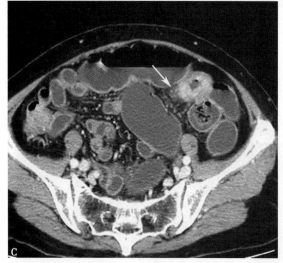

图 2-3-5-14　克罗恩病 CT 表现

梳齿征:肠系膜血管迂曲扩张、肠系膜脂肪模糊、密度增高

者会出现窦道和瘘管。克罗恩病的腹腔脓肿较难被临床确认和诊断,超声和 X 线检查也只能间接反映其存在可能,而 CT 则可以直接地显示脓肿的范围和位置,从而为穿刺引流提供不可缺少的信息。

3. **MRI 表现**　在克罗恩病诊断中,MRI 凭借其多层面成像和良好的软组织分辨率等特点,对克罗恩病的多种病理改变和并发症的发现和定位有其优势。随着屏气动态增强脂肪抑制序列的出现,使 MRI 能评价肠壁病变侵犯的深度及范围,有报道认为肠壁强化的程度与克罗恩病炎症的侵犯程度成正比。这是由于有炎症改变的肠壁毛细血管通透性增加,使对比剂进入的量也增加(图 2-3-5-18)。

克罗恩病的 MRI 表现主要是肠壁增厚、肠壁强化和肠周改变。大多数活动期克罗恩病的异常肠段在 T_1 相表现为与腰大肌相同的等信号或稍低信号,T_2 相则为等信号或稍高信号。肠壁厚度超过 4mm,肠壁强化增加和肠系膜内血管增多,均为提示克罗恩病处于活动期的鉴别征象。此外,静脉注射钆剂

后肠壁的层状强化形式也具有很高的特异性,表现为黏膜和浆膜增强明显,而介于两者之间的肌层则无明显强化。大多数克罗恩病的肠壁增厚是偏心性的,可伴有肠腔狭窄或消失。肠周改变包括肠系膜内血管增多、脂肪增厚、淋巴结肿大、瘘管或脓肿形成。肠系膜内血管增多表现为小肠的供应血管突出或扩张。若有导致邻近肠曲分离或移位的脂肪增加,则可提示存在着脂肪增厚,活动期克罗恩病肠周脂肪的改变可由肠周脂肪水肿和感染而引起。淋巴结肿大是指肠系膜内淋巴结直径大于 5mm 或在后腹膜直径大于 1cm 者。淋巴结肿大、瘘管和脓肿形成等改变,只见于克罗恩病的活动期,但出现概率并不高。克罗恩病特征性的肠壁异常如肠壁增厚、线状溃疡和卵石样改变可在 MRI 小肠钡灌,特别是在 true-FISP 序列上准确地显示(图 2-3-5-18~图 2-3-5-20)。

【鉴别诊断】

1. **溃疡性结肠炎**　溃疡性结肠炎通常从累及直

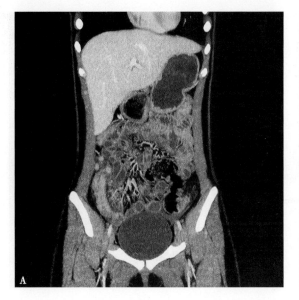

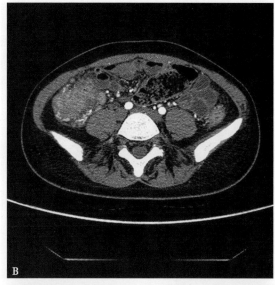

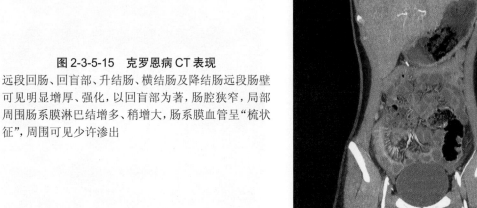

图 2-3-5-15 克罗恩病 CT 表现
远段回肠、回盲部、升结肠、横结肠及降结肠远段肠壁可见明显增厚、强化，以回盲部为著，肠腔狭窄，局部周围肠系膜淋巴结增多、稍增大，肠系膜血管呈"梳状征"，周围可见少许渗出

肠和左半结肠开始，病变一般呈连续状态，但如直肠段正常，同时有明显的小肠病变，且病变呈跳跃式及不对称性特点，则常为克罗恩病；克罗恩病易累及末端回肠，但大多数发生在左半结肠的溃疡性结肠炎，其末端回肠 X 线表现多为正常；少数溃疡性全结肠炎患者可发生结肠 - 回肠反流，使病变累及末端回肠，但溃疡性肠炎引起肠腔狭窄较轻，受累回肠也较短，且无窦道形成；临床上溃疡性结肠炎中几乎均存在直肠出血，克罗恩病中却很少见；病变肠段呈颗粒状黏膜伴有小的溃疡，多为溃疡性结肠炎；克罗恩病中其肠壁可有明显的增厚，溃疡性结肠炎所累及的肠壁一般仅有轻度增厚。克罗恩病 CT 检查可发现瘘道、脓肿及肠系膜的异常改变等。

2. **肠结核** 肠结核与克罗恩病都好发于青壮年，最常累及小肠、回盲部乃至结肠，都呈炎性肠病，部分 X 线特征相似，如管腔狭窄、跳跃征等，应特别

注意两者的鉴别。小肠低张双对比造影及加压法可提供良好的黏膜像，在鉴别诊断上具有重要的价值，具体地：①克罗恩病小肠系膜侧损害严重，对侧缘损害较轻或未受累，早期更明显，加之痉挛收缩，于对侧缘出现假憩室样改变，而肠结核即使早期也表现为环绕管腔全周性侵犯；②克罗恩病具有节段性特征，即病变之间存在正常肠段，该正常肠段因相连的病损肠段狭窄进而继发性扩张，病变与正常组织之间分界清楚，相对地，肠结核的病变为连续性、移行性；③克罗恩病的纵行溃疡常伴横行裂隙，加之肉芽组织增生呈现"卵石征"，另一方面，肠结核少有纵行溃疡，结核肉芽肿多数较大，肠结核的痉挛、激惹征象更明显；④克罗恩病较肠结核更易发生穿孔，形成瘘管或窦道；⑤克罗恩病的回盲瓣受累率远远低于肠结核；⑥临床上克罗恩病常易复发，体内少有结核病灶，肠结核慢性起病，伴有其他

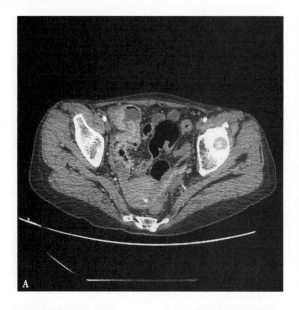

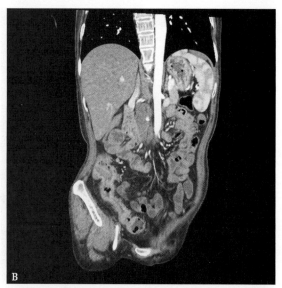

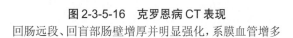

图 2-3-5-16　克罗恩病 CT 表现
回肠远段、回盲部肠壁增厚并明显强化，系膜血管增多

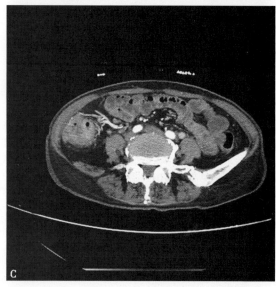

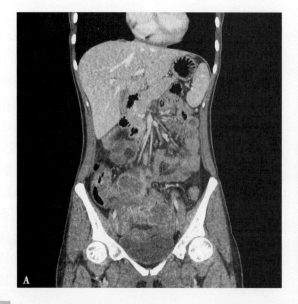

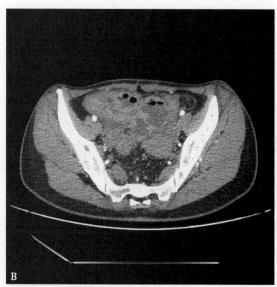

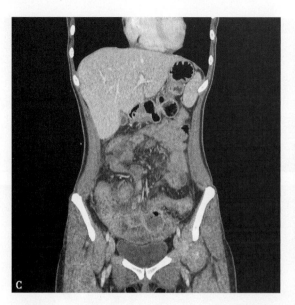
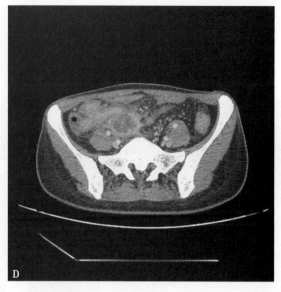

图 2-3-5-17　克罗恩病 CT 表现

结直肠、阑尾、远段回肠肠壁广泛增厚水肿，黏膜强化明显，浆膜面模糊毛糙，局部右下腹回肠远段排列紊乱，相互粘连，肠间小积气，另外可见肠系膜淋巴结增多增大

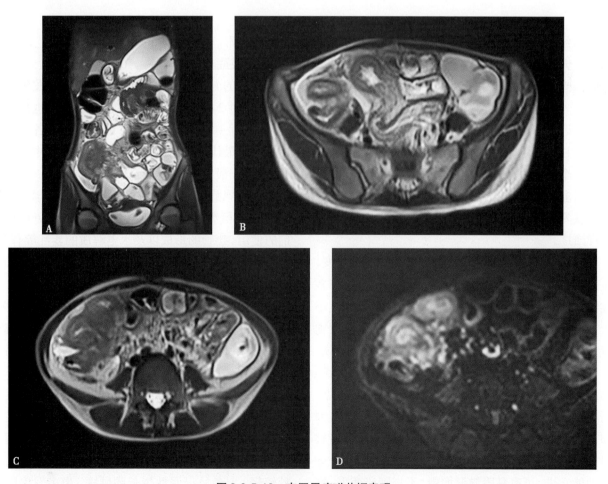

图 2-3-5-18　克罗恩病磁共振表现

回肠远端、回盲部肠管壁明显增厚，以回盲部及末段回肠为著，DWI 上可见明显高信号

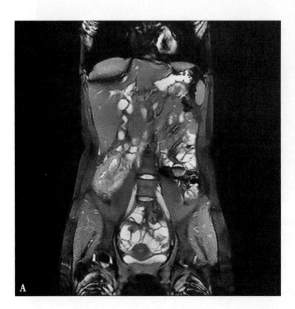

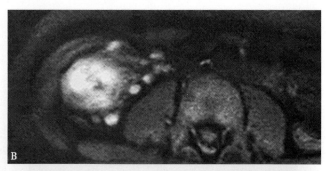

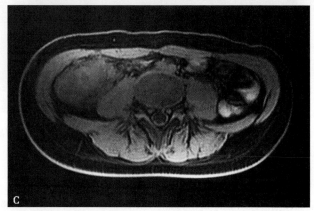

图 2-3-5-19　克罗恩病磁共振表现

末端回肠及升结肠起始段管壁可见不均匀增厚，在 DWI 上呈高信号，以系膜侧为主，并可见线样长 T_2 信号突向肠壁（与图 2-3-5-15 为同一患者）

脏器的结核病灶，抗结核药物疗效显著；⑦部分病例最终仍需病理鉴别，克罗恩病肉芽肿为非干酪性，而肠结核为干酪性肉芽肿。

3. 小肠恶性淋巴瘤　其发病年龄及部位与克罗恩病相近，多发小息肉样充盈缺损可被误认为卵石征，应注意鉴别。恶性淋巴瘤多数病史较短（大多数在 3 个月以内），单独侵犯小肠多见，淋巴瘤的充盈缺损多较大（可大于 5cm），其表面常伴溃疡形成，管腔狭窄不明显，病变段管腔甚至可扩张，而无裂隙样溃疡。

4. 小肠息肉　起源于小肠黏膜的隆起性病变，可有炎性息肉、腺瘤性息肉等。炎性增生性息肉多发常见，数个至数十个，直径多不超过 1cm，高度小于 5mm，腺瘤性息肉直径多大于 10mm，基底较宽或带蒂，一般呈圆形或椭圆形边缘光滑的充盈缺损，息肉处黏膜皱襞展平，也有表面不光滑呈颗粒状。小肠息肉周围的黏膜皱襞正常为两者重要鉴别点，而克罗恩病自黏膜下层开始累及肠壁全层，在典型卵石征周围黏膜病变广泛，可有纵行裂隙样及横行溃疡分布。克罗恩病黏膜水肿、炎性细胞浸润及分泌功能亢进，可有黏膜皱襞增粗、不规则或变平，钡剂涂布不均致肠壁模糊不清，而小肠息肉不伴有分泌功能异常，钡剂黏膜涂布均匀。

【并发症】

肠外的并发症不少见，约有 1/4 患者发生。除肠坏死（图 2-3-5-21）外，肝脏的脂肪变性也是其中之一，可呈弥散性或局灶性，形态和大小各异，CT 诊断应是最佳的非创伤性手段。肝脓肿可由克罗恩病造成，一般出现在患病已久的患者中。

克罗恩病还可并发髂腰肌脓肿、胰腺炎、肾脏结石和肾积水等，这也许与激素的治疗、免疫抑制剂的使用、瘘管的形成以及水电解质的紊乱等有关。克罗恩病其他肠外表现多样，如口腔溃疡、皮肤结节性红斑、关节炎、眼病等。

克罗恩病的钙化与局部钙盐及磷酸盐沉积有关，同时坏死细胞蛋白质分解产生的黏蛋白对钙盐沉积产生重要作用，推测与胰腺炎钙化相似，对有钙化者应警惕恶变可能（图 2-3-5-22）。另外，克罗恩病可发生癌变，随病程年限而增加，其中发病持续时间、病变累及范围、家族史以及是否伴发原发性硬化性胆管炎都是癌变的相关危险因素。克罗恩病的患者发生大肠癌的概率也高于普通人群，其发病年龄较轻，大多呈浸润性生长的硬癌，患多发癌的概率也高，应警惕其发生癌变的可能（图 2-3-5-23）。

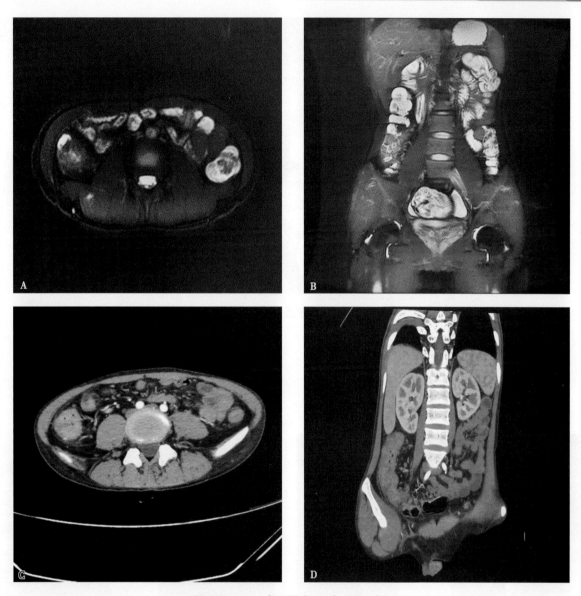

图 2-3-5-20 克罗恩病 CT 与 MRI 对比

回盲部及部分升结肠管壁增厚，克罗恩肠病 CT 与 MRI 表现

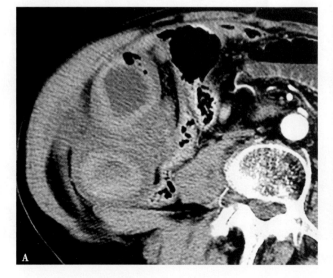

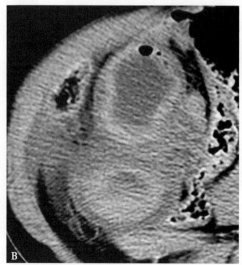

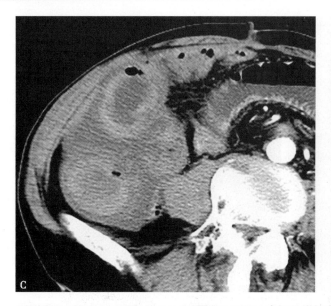
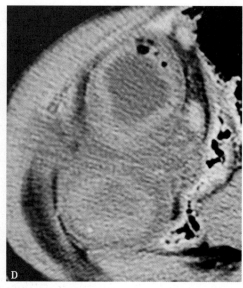

图 2-3-5-21 克罗恩病并发症：肠坏死

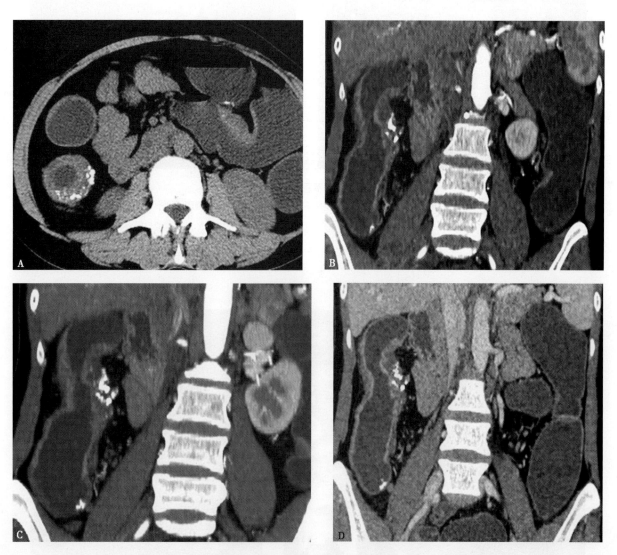

图 2-3-5-22 克罗恩病：多部位不同病变、钙化

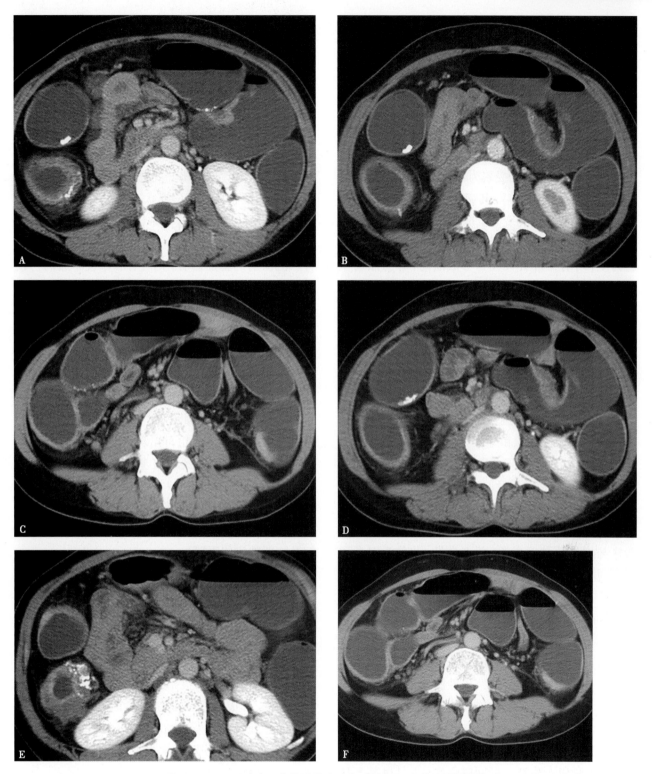

图 2-3-5-23　回盲部、升结肠黏液腺癌，降结肠、乙状结肠慢性炎

（胡道予　李　震　母函林）

第六节　肠　结　核

【临床概述】

肠结核是结核分枝杆菌引起的肠道慢性特异性感染疾病，多继发于肺结核，常与腹膜结核和肠系膜淋巴结结核同时存在，是最常见的肺外结核病之

一。本病好发于青壮年，女性稍多于男性。肠结核一般都由人型结核分枝杆菌引起，偶有因饮用带菌牛奶或乳制品罹患牛型结核者。腹部结核感染途径多种，病菌可经口腔随痰液直接侵入肠黏膜，引起肠结核；也可作为全身粟粒性结核的一部分，通过血行播散或女性生殖道结核蔓延，引起腹膜结核和肠系膜淋巴结核。多年来，随着对肺结核病治疗的

改善、卡介苗的预防接种、牛奶的消毒以及对克罗恩病的普遍认识，肠结核已不是十分常见。

【病理特点】

肠结核病理上常分为溃疡型和增殖型，以前者多见，实际上常很难区分。因回盲部有丰富的淋巴组织，为肠结核最好发的部位，占消化道结核的60%～80%，其次是空、回肠、结肠，可单发或多发呈跳跃式分布，回盲瓣受累为本病的重要特征。

结核菌侵入肠道后，其病理变化随人体对结核分枝杆菌的免疫力与变态反应的情况而定。当感染菌量多，毒力大，机体变态反应强时，病变往往以渗出为主，可有干酪样坏死并形成溃疡，称为溃疡型肠结核。溃疡型结核早期是肠壁集合淋巴结和孤立滤泡受侵，以后融合成干酪样病灶，黏膜糜烂和溃疡形成，溃疡可向下侵入黏膜下层、肌层，甚至浆膜面。

若感染较轻，机体免疫力（主要是细胞免疫）较强时，病变常为增生型，以肉芽组织增生为主，增殖型结核初期为局部充血、水肿之后黏膜下层可产生大量结核性肉芽组织和纤维增生，使黏膜隆起呈大小不等的结节，甚至形成肿块突入肠腔内，致使肠壁增厚、肠腔狭窄；波及回盲瓣后，造成回肠梗阻，狭窄近段的回肠扩张；波及肠系膜后，使邻近的肠管粘连成团，形成结核性脓肿及肠瘘。实际上兼有溃疡与增生两种病变者，并不少见，此称为混合型或溃疡增生型肠结核（图2-3-6-1）。

严重腹部结核可导致梗阻、肠穿孔、出血及腹膜炎等严重并发症。肠系膜淋巴结核常与肠结核同时存在，多见于青、少年。病理上肿大的肠系膜淋巴结大、小不一，数目不等，可互相融合成团，并有干酪样变，破溃后可引起结核性腹膜炎；亦可与附近肠管、腹膜和大网膜粘连成块；病变愈合后常发生钙化。

在病理上，结核性腹膜炎可分为三型，即腹水型、粘连型和干酪型。可同时存在，也可以某一种形式为主：①腹水型，腹腔内浆液性渗出液伴有腹膜上散在的粟粒结节，随着病变进展出现纤维组织增生，可致腹膜增厚，结节增大；②粘连型，腹腔内无或少有渗出液，而有较多纤维素，导致腹膜与小肠、肠系膜广泛粘连，形成肿块；③干酪型，在腹内粘连基础上，于粘连肠曲间有较多的干酪样病灶，形成局限性积液或干酪性脓肿，侵蚀肠壁、胆道壁等形成内、外瘘。

因肠结核的临床表现欠典型，无明显特异性，因此临床上不易早期、准确作出诊断。

【临床特点】

多数起病缓慢，病程较长，大多数肠结核患者缺乏特异性临床表现，主要临床表现在以下几个方面。

1. **腹痛** 因病变常累及回盲部，故疼痛最常见于右下腹，也可在脐周，常因进食而诱发，疼痛大都为钝痛或痉挛痛，如并发肠梗阻或穿孔，则疼痛较为剧烈；增生型肠结核并发肠梗阻时，腹痛主要为绞痛，并有肠梗阻的相应症状。

2. **腹泻与便秘** 腹痛常伴随腹泻，大便次数增多，每日数次至数十次，呈半成形或水样黏液便，如有广泛溃疡的重症患者，则可有脓血便。腹泻与便秘交替，被认为是肠结核的典型症状，腹泻数日后继而转为便秘循环交替。腹泻是溃疡型肠结核的主要症状之一。

3. **腹部肿块** 肠壁局部增厚形成肿块，右下腹境界不清，较固定，多为增殖型肠结核，或溃疡型伴局限性腹膜炎，或肠系膜淋巴结结核者。

4. **全身症状** 除此之外，低热、盗汗、食欲不振、体重下降等全身症状也可出现；溃疡型肠结核常有结核毒血症，增殖型肠结核多无结核中毒症状，病程较长，全身情况较好。

5. **其他** 结核性腹膜炎患者的腹部触诊时，可有典型的"揉面感"；肠系膜淋巴结结核患者，有时可扪及腹部肿块伴压痛。

【影像学表现】

1. **X 线** X 线检查对于肠结核的诊断具有决定性的意义。不具有肠梗阻者，多以钡餐造影检查为主，辅以钡剂灌肠造影检查。肠结核的 X 线表现随病理类型不同而异（图2-3-6-2、图2-3-6-3）。

（1）溃疡型肠结核：以肠壁集合淋巴结和淋巴滤泡受侵，形成干酪样病灶，随后溃破而形成溃疡为特点。X 线可见多发小溃疡，表现为管腔轮廓不光滑呈毛刺状，各种形态、大小不同的溃疡：点状、袋状、全周性形成"面"状。

溃疡型肠结核因炎症及溃疡刺激，肠管刺激性增高出现激惹现象，在回盲部尤为明显。当钡餐检查时钡剂行进至回肠末段见钡剂迅速进入升结肠，如同跳跃状在回肠末段及盲肠不停留瞬即通过，盲肠痉挛收缩变形，因此常见到末段回肠的一部分充盈不良，或只有少量钡剂充盈呈细线状，或完全没有钡剂充盈，而其上、下肠管充盈如常。这种征象称为"跳跃征"，是溃疡型肠结核的典型表现。此时病变肠段若能充盈（如钡灌肠），管腔尚能扩张，但

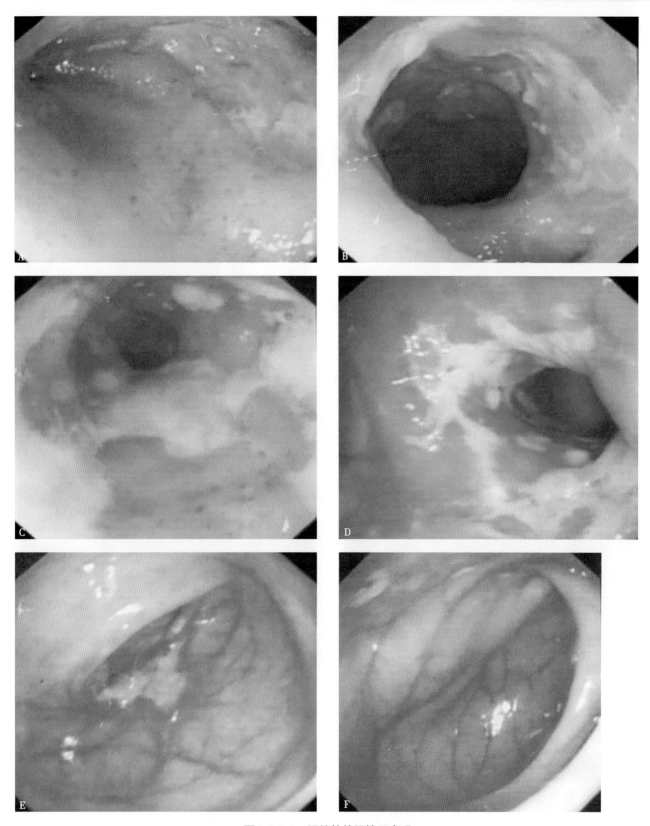

图 2-3-6-1 肠结核的肠镜下表现

黏膜皱襞紊乱，溃疡使肠壁呈锯齿状，表现为黏膜皱襞增粗，钡剂涂布不良。

病变可自回盲部向上、下蔓延，累及升结肠或更远结肠或回肠。病变形态可逆，治疗后好转，激惹征象可消失，结肠袋形恢复正常。表浅溃疡不易

看到龛影，深溃疡在充盈相上可看到多数针头或绿豆大小的龛影突出到结肠肠腔外；溃疡穿破形成瘘管，钡剂排泄到瘘管时有造影剂外溢现象。病变后期因大量纤维组织增生使管壁增厚，管腔不规则狭窄、变形，形态较固定，其近段肠管淤积、扩张。

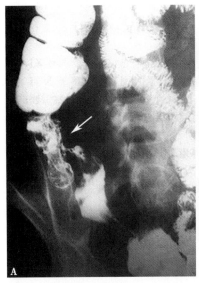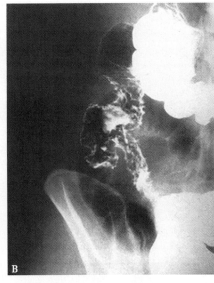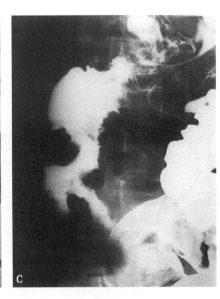

图 2-3-6-2 肠结核 X 线表现
回盲瓣开大，盲肠、升结肠变形、缩短，回盲部肠管狭窄

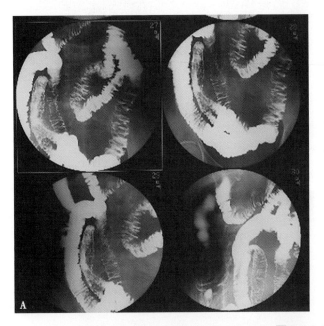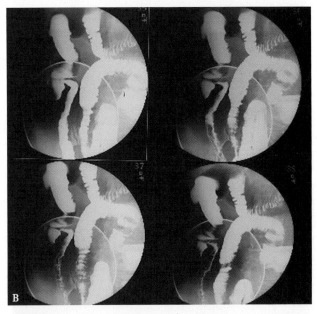

图 2-3-6-3 肠结核

（2）增殖型肠结核：干酪样病变很少，而以大量肉芽组织增生为其特点。回盲瓣常受侵犯，表现为增生肥厚，使盲肠内侧壁凹陷变形。增殖型肠结核病变也常位于回肠末段、盲肠和 / 或升结肠，黏膜上有息肉样增生，结肠壁增厚，肠腔变小，X 线表现为受累肠段狭窄、缩短和僵直，黏膜皱襞紊乱、消失，常见多数小息肉样充盈缺损，激惹征多不明显。结肠系膜受累引发纤维收缩后，盲肠及末端回肠即被挛缩、牵拉而上移，回盲部位置升高远离髂窝，呈现为小盲肠，并使末端回肠、回盲部和升结肠肠管排成一直线，称为"一字征"。由于纤维组织增生，局

部粘连，使肠道动力减低，表现为蠕动减弱，排空延迟，回肠呈现淤积现象。形成肠瘘后可见钡剂自瘘口向肠管外溢出。

（3）混合型肠结核：混合型肠结核则兼具上述两型的表现。

2. CT 表现 CT 除了可以显示肠壁的改变，包括溃疡、肉芽肿以及炎性息肉，同时可显示增大的淋巴结和腹水的存在；CT 还可显示一些肠结核时并不常见的伴发改变，包括弥漫性结肠炎、肝曲远端结肠炎以及肿瘤的发生等（图 2-3-6-4～图 2-3-6-7）。

（1）肠壁增厚、肠腔狭窄：病变可以仅累及回盲

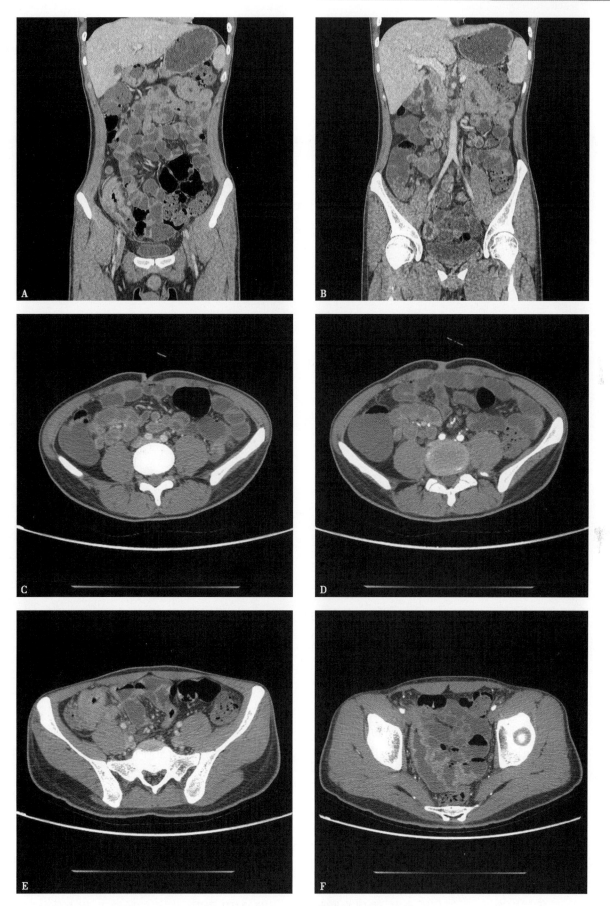

图 2-3-6-4 肠结核

回肠末段、阑尾、结肠肝曲、横结肠及乙状结肠多处肠壁节段性增厚，强化明显，以末段回肠为著；肠系膜淋巴结增多、增大，增强环形强化，回盲部系膜淋巴结明显，多个肿大淋巴结聚集呈花环状强化

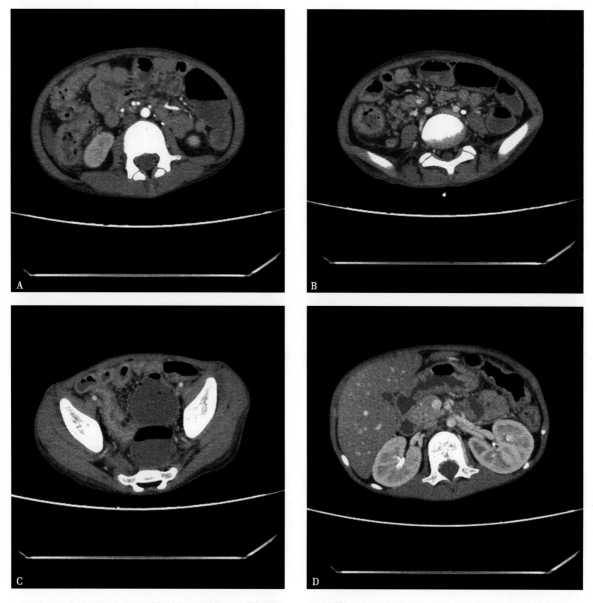

图 2-3-6-5 肠结核

末段回肠,回盲部至降结肠管壁增厚,黏膜强化,肠管部分呈痉挛改变,浆膜层毛糙,周围脂肪间隙模糊,可见渗出及多发小血管、小淋巴结影

部,也可以回盲部为中心,累及邻近结肠及末段回肠。肠壁多为连续性增厚,受累肠段范围较长;同时肠壁呈环形增厚,系膜缘和游离缘均受累,少数见盲肠内侧偏心性增厚;部分患者回盲部可发生肿块,边界不规则。增强后肠壁可呈分层强化,也可均匀一致强化;慢性期回盲部肠管呈不规则狭窄,肠管呈锯齿状改变;回盲瓣挛缩变形,回盲瓣口张开,与盲肠呈直线改变。

(2)肠管周围改变:肠管周围渗出,表现为脂肪密度增高;可有结核性腹水,腹水因蛋白质含量高而密度增高,小肠肠管常呈粘连成团;慢性期肠管周围可有纤维脂肪增生,与周围肠管间距增宽。

(3)多发淋巴结肿大:淋巴结多发钙化,并呈干酪样坏死,增强扫描呈环形强化,为结核最为特异性的表现。

(4)当口服对比剂 CT 扫描时,回盲部、盲肠和升结肠常不能满意充盈,而由于横结肠未受病变影响,却能良好充盈。

(5)肠外结核表现可能伴有肺结核和其他肠外结核。

3. MRI 表现 增厚的肠壁 T_2 相上呈分层改变,黏膜层和浆膜层呈低信号,黏膜下层水肿而呈高信号,黏膜层多发凹凸不平溃疡改变。慢性期回盲瓣挛缩变形,回盲瓣口张开。肠壁异常强化常表现为

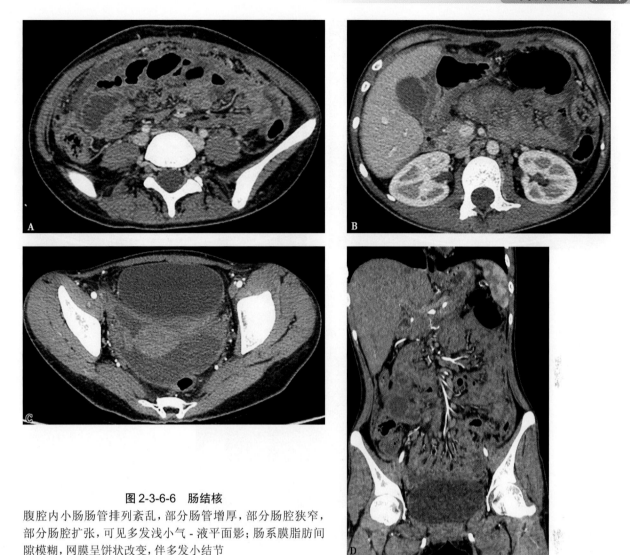

图 2-3-6-6　肠结核

腹腔内小肠肠管排列紊乱，部分肠管增厚，部分肠腔狭窄，部分肠腔扩张，可见多发浅小气-液平面影；肠系膜脂肪间隙模糊，网膜呈饼状改变，伴多发小结节

受累肠段增强扫描较正常肠段强化增加，亦有分层状改变，黏膜层和浆膜层异常强化呈高信号，黏膜下层水肿，强化减弱而呈相对低信号。此外，淋巴结呈干酪样坏死，增强扫描时，增生肿大淋巴结环形强化为结核最为特异性的表现，且较 CT 显示更清晰。

【鉴别诊断】

1. **克罗恩病**　两者有时需要依靠病理判断，无干酪样病灶为区别于结核的要点。克罗恩病好发于回肠及右半结肠，好发部位与肠结核类似，都属炎性疾病，应注意鉴别。克罗恩病病变呈节段性和跳跃性是其特点，结核病变多见与回肠末端与盲肠，或连同升结肠受累，多呈连续性。克罗恩病多见纵行裂隙样溃疡，而肠结核的溃疡见到龛影者较少。克罗恩病病变常肠腔一侧性分布，病变境界较清楚，小肠系膜则损害严重，游离缘常有假性憩室现象，而结核病变多侵犯肠腔四周。克罗恩病肠壁增厚较

为明显，病变的范围较前者短，典型黏膜铺路石状改变有较大的鉴别诊断价值，而结核病变以回盲部为中心，肠壁多为轻度增厚，病变累及范围多较长。克罗恩病回盲瓣一般不受累，而结核病变受瘢痕影响，回盲瓣亦可明显缩窄或明显增宽。结核病变肠管对称性狭窄较多，而克罗恩病易发生瘘道和肠梗阻。克罗恩病无肺结核或肠外结核病史，病程一般更长，不经抗结核治疗可出现间断缓解，同时粪便及其他体液及分泌物检查无结核菌。

2. **溃疡性结肠炎**　多侵犯左侧结肠，右侧结肠及回肠少见，肠结核多侵犯右侧结肠和回盲部。溃疡性结肠炎溃疡细小呈锯齿状，较弥漫，结肠结核溃疡不常见且局限；溃疡性结肠炎多见假性息肉，形状不规则，结肠结核的增殖型肉芽肿局限且较光滑。结肠结核后期，可有右侧结肠肠管狭窄、变形和短缩改变，而溃疡性结肠炎则因纤维瘢痕形成，成"铅管样"改变。

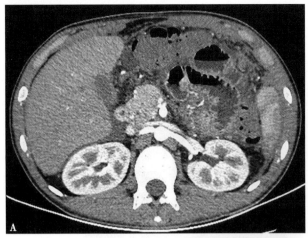
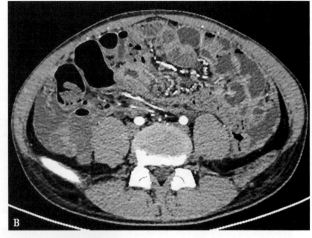
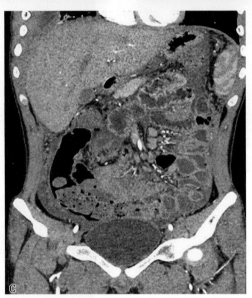

图 2-3-6-7 肠结核
部分肠管壁增厚,肠腔狭窄;大网膜增厚;腹盆腔多发积液

3. **结肠癌** 发生于盲肠的癌肿需与回盲部增殖型肠结核相鉴别,结肠癌多为移行段较短的充盈缺损,呈蕈伞状或环形肿块,形状不规则,且多有明显的黏膜破坏。肠结核病变与正常结肠的移行段较长,境界不清,增殖型肉芽肿相对光滑,肠结核影响到结肠系膜时可出现盲肠上移及回肠随之上移,并向盲肠靠拢现象均为结肠癌所不具有的征象。结肠癌发病年龄多为 40 岁以上中老年人,无长期低热、盗汗等结核毒血症及结核病史。在临床上结肠癌的发病率较肠结核高。

4. **阿米巴或血吸虫病性肉芽肿** 肠阿米巴或血吸虫病可形成肉芽肿病变,在鉴别诊断上应注意。该类疾病无结核病史,脓血便较常见,粪便中发现有关的病原体,结肠镜检查常可证实诊断,相应的特异性治疗有效。

(胡道予 李 震 母函林)

第七节 溃疡性结肠炎

【临床概述】

溃疡性结肠炎是一种病因和发病机制尚未完全明确的非特异性炎症性疾病,主要侵犯直肠及结肠,是病程反复发作病情轻重不等的肠道弥漫性黏膜炎症。Samuel Wilks 在 1859 年首次描述该病,目前溃疡性结肠炎尚未发现明确的单一致病因素,其发病机制可能与遗传易感人群肠道环境的改变相关。不同地区溃疡性结肠炎发病率并非一致,在发达国家及地区更为多见,美国、北欧和其他西方国家的溃疡性结肠炎发病率要高于亚洲、南欧及非洲地区,此外,近年来我国溃疡性结肠炎发病率逐年升高。溃疡性结肠炎在临床诊断上尚无相应的金标准,目前主要综合肠道镜检、临床表现和组织病理学分析来判断。该病好发于青壮年时期，亦可见于其他年龄段，流行病学表明男女性别与发病无关。溃疡性结肠炎疾病活动期与缓解期交替反复，病程甚至可长达数十年，严重降低生活质量，其发病可与许多环境因素相关，比如生活饮食方式、吸烟与否、阑尾切除术、居住地环境、卫生状况、职业以及精神压力等。

【病理特点】

溃疡性结肠炎病变多累及左半结肠，也可遍及全部结肠，少数可累及距回盲瓣 10cm 内的回肠及回盲部。病变主要位于黏膜层，也可深达黏膜下层，严重者可侵及肌层和浆膜层，主要见于中毒性扩张型溃疡型结肠炎。病变部位结肠无光泽，失去伸展性，结肠袋消失。肠壁的厚度可因水肿、脂肪沉着、肌层增生等原因显得增厚，但在急性暴发型和中毒性巨结肠，肠管由于扩张而使肠壁变薄，容易穿孔，在浆膜面可见小血管充血迂曲。在黏膜面上可见多数不规则的浅而小的溃疡形成，残留黏膜形成炎性息肉，炎性息肉多呈圆形或棒形，或在肠管黏膜表面形成分支的丝状息肉，有时高起黏膜表面形成黏膜桥。末段回肠可有表浅性黏膜炎症，又名回流性回肠炎。组织学检查可见本病为渗出性质，黏膜渗出及水肿为主要改变，随着时间推移，结肠出现变形、僵硬、变短及狭窄现象。溃疡性结肠炎的纤维化改变不甚显著，肠管狭窄及缩短主要是由于肠壁肌层肥大增生所致。局部淋巴结常非特异性炎性肿大。

本病属慢性非特异性炎症，病理组织学方面的改变并不特殊。镜下表现主要是黏膜弥漫性病变、充血水肿以及浅表糜烂和溃疡形成。非活动期的黏膜呈重度慢性炎症表现，杯状细胞减少，腺上皮间中性粒细胞浸润、陷窝脓肿形成是本病特征。活动期病理组织学的特征有：①黏膜细胞虽正常，但排列不规则，陷窝数较少，既有瘢痕化又有基底膜肥厚；②杯状细胞增多；③黏膜下呈纤维化过程加重，可见淋巴管扩张。病变早期黏膜的细微变化，肉眼和内镜观察尚不能发现时，扫描电镜检查即可见陷窝开口扩大，周边细胞融合，细胞和陷窝结构破坏。

【临床特点】

多数起病缓慢，病程可为持续或活动期与缓解期交替的慢性过程。起病急骤者少见，病情发展快，全身中毒症状严重，并发症多见，死亡率高。主要临床表现为黏液脓血便与腹泻，患者可存在腹部疼痛并在便后缓解的临床特点，亦有部分患者伴有关节、皮肤、眼睛及肝胆系统等部位的肠外损害，常见

并发症包括下消化道大出血、中毒性巨结肠、结直肠癌病及肠穿孔等。

1. **大便变化** 黏液血便、血便、水样便、黏液便、稀便等粪便性状的异常极为常见。尤其是血便，几乎是必有的或唯一的症状，轻者每日 2～3 次，重者每 1～2 小时排便一次。5% 左右的患者可有便秘，这种情况多见于直肠炎型病例，因便时带血，常易误诊为痔出血。

2. **腹痛** 腹痛轻型及缓解期患者可无此症状。一般腹痛只是轻度或中度，多为痉挛性痛，常局限于左下腹或下腹部，亦可遍及全腹。在重症患者，病变侵犯达浆膜时，可引起持续性剧烈腹痛。

3. **胃肠道症状** 重症患者有食欲减退、上腹饱胀不适、恶心、呕吐等症状。

4. **全身表现** 轻者常不明显，重症时可有发热、心率加速、衰弱、消瘦、贫血、失水、电解质平衡失调和营养障碍等表现。

5. **精神神经症状** 约有少数患者情绪不稳定，抑郁失眠以及自主神经失调等。

6. 轻者除下腹部可稍有压痛外，无其他体征，重型和暴发型病例可有腹部压痛、反跳痛及肌紧张，部分病例可触及乙状结肠和降结肠。

【影像学表现】

1. **X 线** 通过结肠气钡双对比造影，对溃疡性结肠炎的诊断、病变严重程度评估有一定的帮助，但需注意的是，疑有中毒性巨结肠时，应谨慎灌肠检查。黏膜面多发小溃疡和小息肉形成是溃疡性结肠炎气钡双对比造影检查的重要特异征象。溃疡性结肠炎早期在 X 线上主要表现为黏膜水肿，可见结肠无名沟和无名小区变得模糊和粗糙。以后则出现颗粒状或砂粒状黏膜，在结肠黏膜上呈现许多细小分布较均匀的斑点状密度增高影，正常结肠黏膜背景影消失（图 2-3-7-1）。随着病变的进展，结肠黏膜表面发生多数表浅溃疡。一般来讲，溃疡性结肠炎的表现可分为急性期、亚急性期和慢性期。

（1）急性期：①炎症引起动力异常，表现为痉挛和激惹现象，严重时一段肠管可细如绳，称"绳样征"；②急性期黏膜分泌大量黏液、渗出物和血液，而使钡剂出现絮状形态；③多发溃疡在充盈相表现为结肠外壁边缘锯齿状改变，排空相黏膜上有许多小刺征，双对比像多发溃疡内存积钡剂如小钡斑改变；④溃疡性结肠炎急性暴发时由于肠内大量分泌物及弥漫溃疡致结肠外形模糊不清，当溃疡较大时结肠外缘变为不规则的锯齿状，有时出现向外突出的领

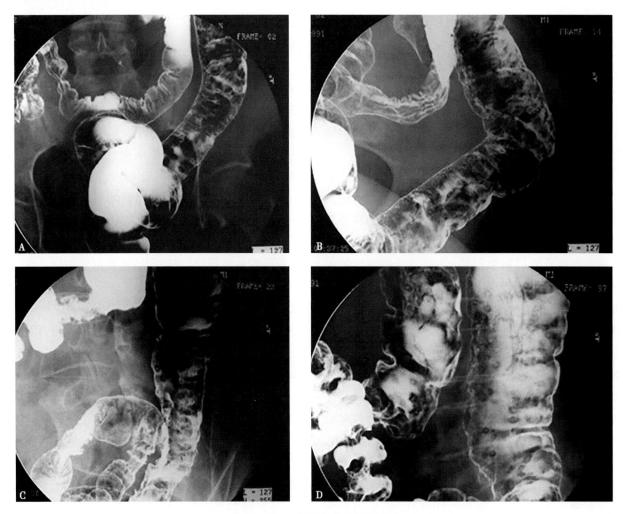

图 2-3-7-1　溃疡性结肠炎（早期）

扣状或 T 形溃疡，这是由于溃疡较大融合且穿至肠壁所致；当溃疡继续进展，炎性水肿黏膜残余形成假性息肉状表现；⑤黏膜水肿明显时则呈粗大的颗粒状，形成对称的、一致的隆起状缺损，在肠外缘呈现花边状或指印状外缘。

（2）亚急性期：溃疡继续发展，炎性反应和增生开始出现。①黏膜的颗粒状、结节状及息肉状改变更为明显；②当溃疡较深且广泛时，肠外形不规则，有时类似肿瘤的表现，有时炎性息肉密集一处类似绒毛型肿瘤；③结肠袋形病变轻时可正常，严重时变形、粗大、不规则甚至僵直；④肠管僵直、肠腔狭窄随炎症进展而逐渐加重。

（3）慢性期：此期主要病理变化为上皮再生、假息肉形成及肌层肥大增生。结肠变短，结肠袋消失，肠腔变细如僵直的管型。如病变累及全部结肠，可见肝脾曲屈度减小、下降平直等现象。溃疡性结肠炎反复发作后，可出现结肠袋消失和直肠瓣变浅，结肠管腔的变窄和缩短，乙状结肠和结肠脾曲可有相

当的缩短，并出现骶前间隙增宽，其宽度超过 1.5cm。

（4）病变发展至晚期有少部分的患者出现狭窄改变，一般较为局限，肠段柔软、逐渐变细，较少引起梗阻。发生于远端结肠的狭窄常常是可复性的，而近端结肠不可复性的狭窄应高度怀疑肿瘤的存在。

2. CT 检查　溃疡性结肠炎早期病变在 CT 上难以显示，当疾病进展到一定程度时，黏膜溃疡才能在 CT 上加以反映。随着疾病的进展，严重的黏膜溃疡可形成假性息肉，当该种息肉足够大时则 CT 可见。CT 扫描后的三维图像重建对溃疡性结肠炎的肠壁增厚、肠管缩短、肠腔狭窄、肠袋变浅（消失）等病理形态改变的显示更为清楚。

慢性溃疡性结肠炎患者主要 CT 表现为肠壁增厚以及管腔狭窄，典型的表现为"靶征"或者"晕征"，由三层结构组成，内层为强化的软组织影，对应黏膜层、黏膜固有层及增生的黏膜肌层，外层软组织影强化较前减弱，对应固有肌层，中间密度最低，属于水肿或者脂肪变性的黏膜下层，此外，"靶征"也可见

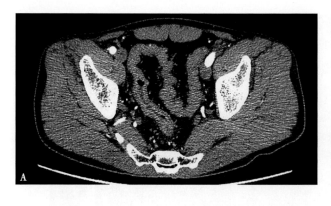

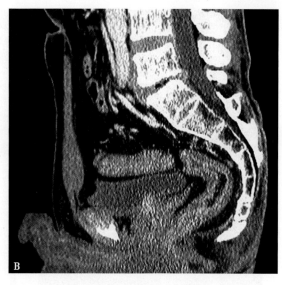

图 2-3-7-2 溃疡性结肠炎 CT 表现
直肠及乙状结肠管壁均匀性增厚强化

于克罗恩病、缺血性或放射性肠病等，并非溃疡性结肠炎所特有。值得注意的是，溃疡性结肠炎肠壁固有肌层、浆膜层较少有炎症累及，故受累肠壁浆膜面尚完整、光滑，因此，均匀、对称以及浆膜面光滑的增厚肠壁是诊断溃疡性结肠炎较为重要的征象之一，有助于鉴别诊断（图 2-3-7-2～图 2-3-7-6）。

此外，肠系膜和直肠周围间隙可出现脂肪浸润及纤维化，肠系膜及腹膜后淋巴结可见增大。中毒性巨结肠的患者 CT 检查常有肠壁增厚、穿孔和积气等改变。

3. **MRI 检查**　MRI 扫描表现为 T_1WI 及 T_2WI 上低信号增厚的黏膜和黏膜下层，T_2 弛豫时间的缩短主要由于该组织内严重的出血性改变。注射对比剂后，肠壁的增强程度与病变的严重程度呈现正比关系。

【鉴别诊断】

1. **结肠克罗恩病**　两者的不同点在于克罗恩病是节段性而非连续性分布，病变分布不对称，一般直肠不受累；克罗恩病的溃疡多为纵行，炎症改变的黏膜上呈"卵石状"改变，在晚期有瘘道形成是非常显著的特点。

2. **肠结核**　肠结核的好发部位为回盲部及盲升结肠，左侧结肠尤其是直肠与乙状结肠很少受累；病变发展趋向不同，肠结核由回盲部→盲肠升结肠向下发展，而溃疡性结肠炎由直肠→乙状结肠→降结肠向上发展；病变范围肠结核是不连续的，溃疡性结肠炎则为连续性；肠结核可见肠管环形狭窄、黏膜集中、瘢痕收缩，溃疡性结肠炎则肠管徐细短缩、结肠袋消失、僵硬如管状，有炎性假息肉形成。

3. **家族性息肉综合征**　为种族遗传性疾患，无

结肠炎改变，除多发大小不一的息肉，肠管管径、结肠袋、结肠外形均正常。

4. **结肠癌**　溃疡性结肠炎亚急性和慢性期均有炎性增生和上皮再生，形成黏膜结节状改变，当溃疡较深且广泛时，肠外形不规则，类似肿瘤的表现。有时炎性息肉密集一处类似绒毛型肿瘤，且溃疡性结肠炎仍有极少数发生癌变，需要与结肠癌相鉴别。结肠癌一般好发年龄比溃疡性结肠炎大，好发于 50～60 岁，结肠癌病灶多单发，多发少见，并且病灶局限，与周围肠管分界清楚，癌肿以外肠管多数正常。溃疡性结肠炎发病年龄相对较轻，癌变部位可为多发，病变弥漫，与正常肠管分界不清，多在近侧结肠发生癌变，癌变病灶扁平，在组织学上多为分化不良的癌，不似一般的结肠腺癌特点。

【并发症】

溃疡性结肠炎如不能及时确诊、及时处理和积极治疗，可引起许多并发症。

1. **结肠癌**　溃疡性结肠炎患者发生肠道癌变概率高于普通人群，其发病年龄较普通大肠癌较早，大多呈浸润性生长，息肉状生长的较少，多发癌的概率也高于正常人。因此对溃疡性结肠炎和克罗恩患者应警惕其发生癌变可能。

2. **中毒性巨结肠**　此为最严重的并发症之一，常伴有明显的临床症状，如中毒症状、腹胀腹痛、肠鸣音减弱或消失，有反跳痛，常易并发穿孔，在慢性期发病率较低。中毒性巨结肠是由于炎症波及结肠肌层及肌间神经丛，以致肠壁张力急剧下降，呈节段性麻痹，肠内容物及气体大量积聚，肠腔扩张，肠壁菲薄，常累及横结肠、乙状结肠，也可累及全结肠。放射学检查主要依靠腹部平片，钡剂灌肠有穿

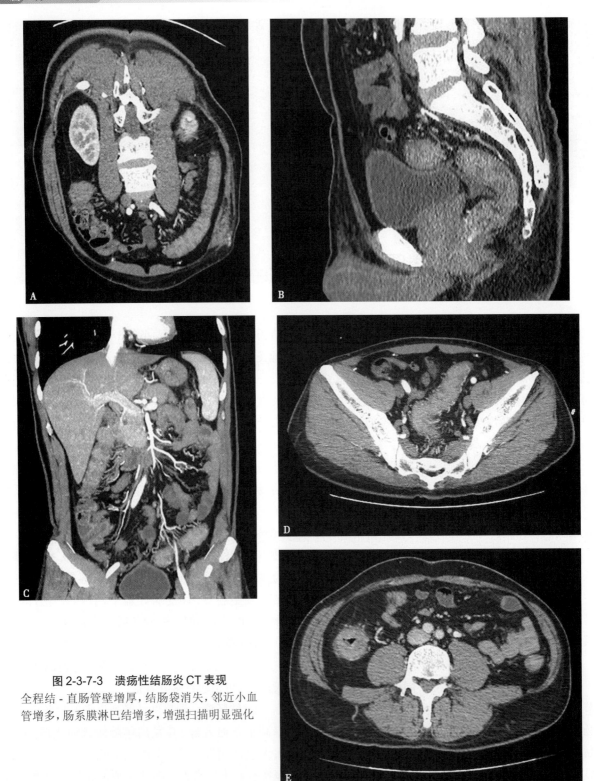

图 2-3-7-3　溃疡性结肠炎 CT 表现
全程结 - 直肠管壁增厚,结肠袋消失,邻近小血
管增多,肠系膜淋巴结增多,增强扫描明显强化

孔风险,务必警惕。在腹部平片上见结肠管径超过
5.5～6.5cm,内含气体,扩张的结肠外缘不规整,因
各层均有炎症和多数假息肉形成所致,常有坏死,
但无梗阻。应注意观察有无气腹,同时观察充气充
液的结肠袢,其内液平面常数目较少而液面较宽大。
另有些病例表现为暴发型急性溃疡性结肠炎,结肠
扩张不严重,但全结肠有连续性充气现象,为中毒

性巨结肠的另一种表现。

3. **硬化性胆管炎**　原发性硬化性胆管炎也是溃
疡性结肠炎的常见并发症之一。CT 和 MRI 能安全、
无创地显示胆管及整个胆道系统,显示胆管主干的
增厚(是向心性的,抑或是不对称的),观察硬化性
胆管炎并发症(门静脉高压、肝硬化以及合并肿瘤)
的发生。

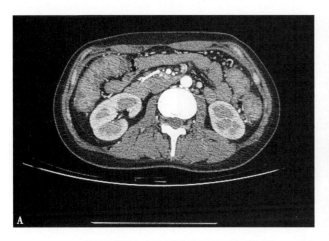
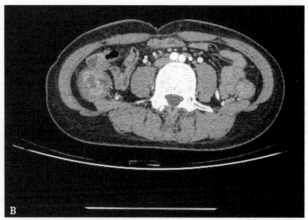
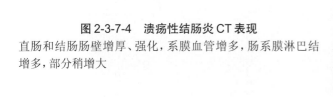

图 2-3-7-4 溃疡性结肠炎 CT 表现
直肠和结肠肠壁增厚、强化,系膜血管增多,肠系膜淋巴结
增多,部分稍增大

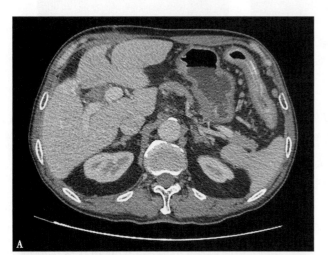
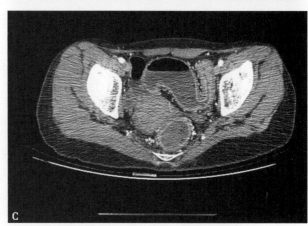
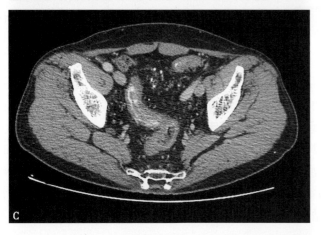

图 2-3-7-5 溃疡性结肠炎 CT 表现
直肠、乙状结肠、降结肠及横结肠肠壁水肿增厚

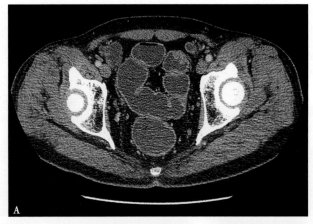

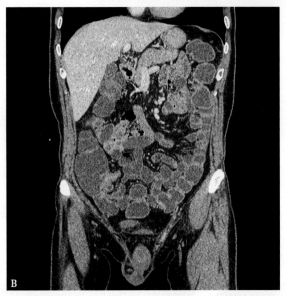

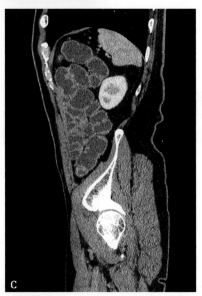

图2-3-7-6　溃疡性结肠炎CT表现
直肠管壁均匀性增厚,增强可见均匀强化,全结肠管壁稍增厚,增强可见强化

　　4. 良性狭窄　溃疡性结肠炎良性狭窄的发生率为7%～10%,多发生于长期的重型病变。良性狭窄的特点是结肠局限性僵硬,中心对称性管腔狭窄,狭窄与正常肠管之间移行段呈渐变性,狭窄段长短不一,自十几毫米至数厘米,可单发或多发。

（胡道予　李　震　母函林）

第八节　缺血性结肠炎

【临床概述】

　　缺血性结肠炎多见于老年人,系由于肠道供血不足或回流受阻导致肠壁缺血性损伤所引起的急、慢性炎症性病变。临床上,因肠道、血液循环系统及肠道相关血管等方面所导致的缺血性肠炎较多,如肠系膜血管病变、血液循环系统异常及各种原因引起的肠灌注不足或回流受阻,均可诱发该病。缺血性结肠炎可发生于结、直肠任何部分,以降结肠、

乙状结肠较为多见。急性肠缺血多为一过性,也可进展为肠壁溃疡、穿孔或持续性肠缺血。慢性肠缺血者黏膜萎缩伴纤维组织和肉芽组织增生。大多数患者临床发现并无主要肠道大血管的闭塞,因而,发病原因主要多源于小血管病变和低血流状态。本病常在一些疾病基础上发生,最多见于心脑血管疾病,如高血压、冠心病、动脉粥样硬化等,也可见于胶原血管疾病、特发性淋巴细胞性静脉炎、淀粉样变性等。动脉硬化导致缺血性结肠炎的原因可以是结肠血管内部阻塞或动脉粥样硬化斑块的栓塞。该病由于早期缺乏特异性临床表现或被原发疾病的表面现象所掩盖,误诊率高。

【临床特点】

　　常将缺血性结肠炎作如下分类:①暂时可逆型:肠缺血累及黏膜或黏膜下,轻者仅见黏膜水肿、苍白伴点状小出血灶,通常数周内可恢复正常。中度缺血损害至较深的肌层时,完全恢复或需要数周

至数月时间。②慢性型：侵及黏膜、黏膜下层及肌层，可因某节段肠壁纤维化或结肠炎而导致肠腔狭窄。③急性爆发型：病情重，缺血损害肠壁各层，常致穿孔或死亡。

缺血性结肠炎的临床症状和体征均无特异性，临床表现视潜在病因、缺血的严重性、缺血范围、缺血性损害的发展速度，以及肠壁抵御细菌入侵的能力而异。腹痛是最常见症状，部位和程度不定，可位于脐周围或全腹部绞窄性疼痛，逐渐固定于左下腹部，进食后疼痛加重，此外还可有厌食、恶心、呕吐和／或腹胀、腹泻、里急后重感以及黏液血便等，严重者出席腹膜炎或休克等临床表现。体检偶可在左髂窝触及"肿块"，肛指检查指套带有血迹。实验室检查血白细胞增高，大便常规可见红、白细胞，隐血试验阳性。

【影像学表现】

近年来，DSA、CT、MRI、US 等影像技术的发展为肠缺血的诊疗提供了更方便、有效的途径。然而缺血性结肠炎的诊断主要依赖临床表现，在影像学检查中能发现的直接表现较少。

1. **X 线** 腹部平片可显示肠淤胀伴肠襻增厚，腹腔游离气体、肠壁间积气常提示穿孔或结肠梗死的发生。若肠系膜上动脉梗死，右侧结肠明显；若梗死发生在肠系膜下动脉则左侧结肠症状明显。

钡剂灌肠时，于缺血性结肠炎早期受累肠管痉挛、收缩，正常肠袋消失。病变进展时则因受累肠管黏膜下水肿、黏膜下出血而增厚，出现典型的"指压迹征"和"横嵴征"，血肿排出，肠壁黏膜形成溃疡，钡剂灌肠显示龛影形成（图 2-3-8-1）。严重的缺血性结肠炎在病变痊愈时大多留有瘢痕，部分可造

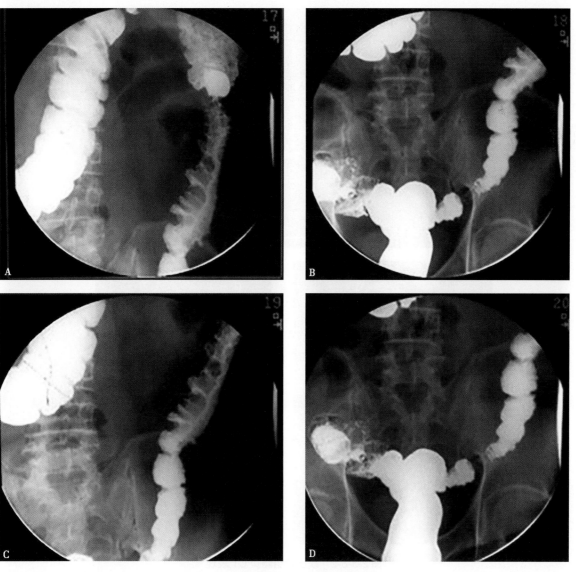

图 2-3-8-1　缺血性结肠炎

成肠管变形、变窄,这种狭窄边缘一般较光整,狭窄段与正常肠管平滑相接。修复愈合期肠壁纤维化使肠壁的系膜侧变平直、僵硬,在肠系膜对侧出现囊袋状突起如假憩室状,继续进展肠管呈长管状向心性狭窄。缺血坏死性结肠炎病情发展迅速,有逆转可能或停留在某个阶段。

2. CT 检查　CT 横断面扫描对诊断急性系膜性肠缺血有重要价值,能直接显示缺血肠段所呈现的局灶性或节段性肠壁增厚、黏膜下水肿及出血。常见由外环的浆膜层、中间的水肿带和内环的黏膜肌层组成的"靶"征,由存在于肠壁间小气泡或条状积气所构成的"肠壁内气囊肿"征,由存在于肠系膜静脉或门脉的肝内分支的少量气体形成的"门静脉积气"征,以及由肠系膜脂肪水肿、增厚造成的"缆绳"征等急性肠缺血的病理表现。尽管肠壁增厚在缺血

性结肠炎和可恢复的肠系膜梗死中均有极高的发现率,但在肠系膜梗死患者中却不多见。肠壁增厚也是急性肠缺血,最缺乏特异性的 CT 征象之一,因它亦可在多种非肠缺血性结肠炎时,由于黏膜下出血、炎症和 / 或表面感染,观察到明显的结肠壁增厚(图 2-3-8-2～图 2-3-8-5)。

3. MRI 检查　MR 成像时间较长一般不作为急诊检查方法。磁共振成像对血管成像作用更大,尤其是对于肾功能相对受损的患者更为适用,MRA 不需要进行穿刺和插入导管,利用流空效应和组织信号的不同可显示肠系膜动、静脉主要及主要分支的解剖,但对判断血管狭窄程度有一定的假阳性率。此外,MRI 与 CT 表现相似,可显示结肠壁水肿增厚。

总的来说,动脉血管造影对本病诊断价值不大。CT 及 CTA 检查可观察肠系膜动脉主干及其二级分

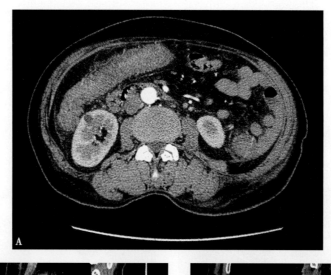

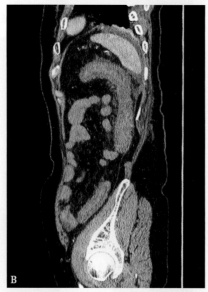
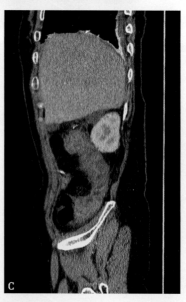

图 2-3-8-2　缺血性结肠炎 CT 表现
升、横及降结肠肠壁明显增厚,伴黏膜下水肿,浆膜层模糊毛糙

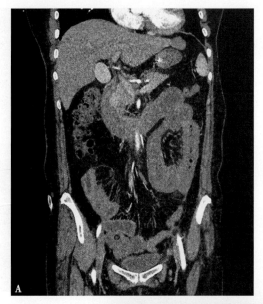
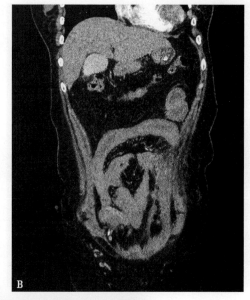
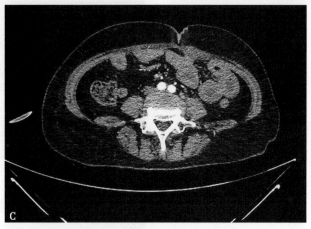

图 2-3-8-3 缺血性结肠炎 CT 表现
空肠肠壁水肿增厚，局部黏膜模糊，黏膜下见少许气体影

支的解剖情况，适用于病情危重，不能耐受侵入性检查者，也可用于缺血性结肠炎的初步筛查。但 CT 及 CTA 检查观察肠系膜动脉三级以下分支的结果不可靠，炎症性肠病、消化道肿瘤等 CT 检查也可出现下肠壁增厚、肠腔狭窄等表现，且 CTA 未发现肠系膜动脉血栓及狭窄时不能排除缺血性结肠炎的诊断。因此，临床不能仅依据 CT 及 CTA 检查结果诊断缺血性结肠炎，需联合结肠镜检查明确诊断。结肠镜检查是诊断缺血性结肠炎的可靠方法，可确定病变部位、范围、发展阶段，并提示预后。

【鉴别诊断】

1. **溃疡性结肠炎** 以青壮年多见，多有慢性腹泻及反复发作史，病变部位以左半结肠为多，直肠多受累，亦可弥漫性分布，X 线无指压痕征，病变部位与非病变部位界限不清。

2. **克罗恩病** 以中青年发病最多，有慢性腹痛、腹泻或便血史，常合并有关节炎、结节性红斑等肠外系统损害，病变多累及小肠，回肠末端及结肠。X 线呈节段性、跳跃式改变，可见纵形龛影，无典型的指压痕征。

3. **细菌性肠炎** 发病于任何年龄，大便培养提示病原菌，抗生素治疗有效，X 线病变部位与非病变部位界限不分明。

4. **肠结核** 有肺结核或淋巴结核史，伴有全身中毒症状。X 线病变好发于回盲部，以增殖型为主，溃疡多呈圆形、椭圆形或不整形。病理示干酪性肉芽肿。

5. **结肠癌** 常有无痛性黏液血便，X 线病变范围短，黏膜破坏，肠管狭窄，形态固定，短期复查无可逆性变化。

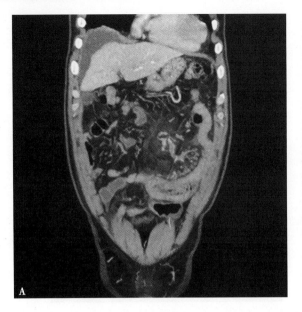

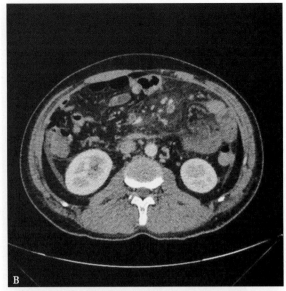

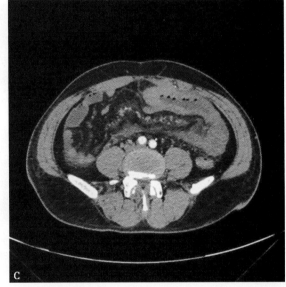

图 2-3-8-4 缺血性结肠炎 CT 表现
门静脉主干及肠系膜上静脉内多考虑栓子形成；左侧
中下腹部空回肠肠壁增厚，部分肠壁强化减弱

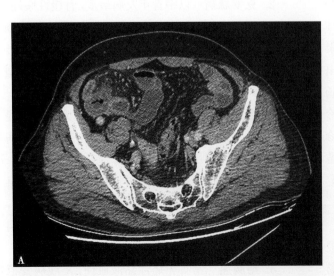

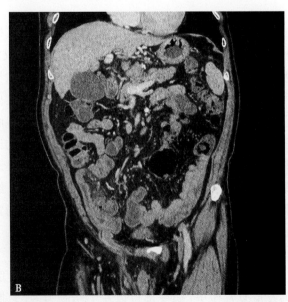

图 2-3-8-5 回盲部肠管增厚水肿

（胡道予 李 震 母函林）

第九节 放射性肠炎

【临床概述】

放射性肠炎是腹盆腔肿瘤放疗治疗后的常见并发症，由于较大剂量的放射线治疗所致，发生于治疗结束后数周、数月，个别在数年以后。病理上分为急性期病变、亚急性期病变以及慢性期病变。放射性肠炎的发生与放射剂量相关，大辐射剂量或短时间内的放射治疗或大范围放射治疗导致放射性肠炎较高的发生率。其病理改变是组成微循环血管的动脉内膜炎，导致肠壁进行性缺血、黏膜下层纤维增生等一系列改变。另一方面，接受放射线照射后肠道上皮的分泌功能下降，同时肠上皮干细胞的分裂受阻及上皮细胞凋亡增加，当肠道上皮完整性被破坏后，易与肠道细菌及抗原接触，炎症加重，进一步引起上皮细胞的损伤。此外，辐射可干扰肠道菌群的繁殖，导致肠道菌群失调，加重放射性肠炎的症状。

【临床特点】

根据发病时间、病情缓急不同，一般将放射性肠炎分为两种：①发生在放疗期间或之后较短时间内为急性放射性肠炎；②持续 3 个月以上，或放射治疗结束 6 个月以上始有显著症状者，均提示病变延续成为慢性放射性肠炎。

放射性肠炎病理改变主要为肠黏膜和血管结缔组织受到损伤。组织学显示黏膜萎缩、固有膜和黏膜下层血管可能扩张，而且黏膜下层、肌层、浆膜层斑片状纤维化。急性病变在照射期即可发生，上皮细胞变性脱落，毛细血管扩张，肠壁充血水肿。亚急性病变在照射后 2～12 个月发生，黏膜下小动脉内皮细胞肿胀，形成闭塞性脉管炎，黏膜下层纤维增生，平滑肌透明变性。急性和亚急性病变最终使受累肠黏膜糜烂、溃疡，肠壁增厚挛缩，肠腔狭窄，肠系膜缩短僵硬，肠壁穿孔或瘘管形成，成为慢性病变。急性期肠道毒性越重，后期肠道损伤的风险越高，但发生后期损伤的时间和急性病变无明确关系。

放射性肠炎早期可有类似溃疡性结肠炎的腹泻、便血与黏液便，同时还有里急后重、腹痛和腹胀。急性胃肠道症状多在停止治疗数周内自行缓解。晚期效应可发生于治疗后多年后，引起受累肠管的糜烂、溃疡、肠壁增厚、狭窄和瘘管形成，临床表现常为便秘和不全性肠梗阻，同时常有肉眼可见的便血、粪形变细、排便困难等。患者普遍有吸收

不良和营养不良，严重者可出现肠梗阻、肠穿孔、脓毒血症以及多器官功能障碍综合征等，严重影响治疗的顺利进行，降低患者生存质量。轻者症状可耐受，重者症状持续时间长，并可能发展为直肠狭窄或形成肠瘘。

【影像学表现】

1. 气钡双重造影 钡剂灌肠是评价放射性肠炎较好的影像学手段。典型征象是肠壁（黏膜）增厚、黏膜皱襞消失、出现溃疡、肠腔狭窄、肠曲粘连、窦道或瘘管形成。早期表现为肠曲固定、黏膜粗乱，局部痉挛，可有多数溃疡，呈刺状突起。晚期见受累结肠外形不整及狭窄，狭窄与正常肠段分界为移行性，固定稍僵直，但有一定扩张性。厚度超过 2mm 时则应考虑有黏膜增厚，但与克罗恩病的肠黏膜融合成不规则增厚不同，其增厚的肠黏膜仍是平直的。肠腔狭窄也是特征性表现之一，狭窄段可以是一短段或几个厘米长。狭窄的近端扩张是梗阻存在的征象。由于对系膜缘的肠道和肠系膜的炎性粘连，改变黏膜走向，出现黏膜皱褶成角和扭曲。当黏膜皱襞完全消失时，肠管失去正常的外形特征。当许多无肠管外形特征的肠段相互粘连成团，肠道内的钡液也聚集成特殊的"钡池"样表现。窦道和瘘管是手术后并发症，钡剂检查时能清晰显示。放射性结肠炎的钡剂灌肠表现虽无特异性，但与其他结肠炎不同之处是放射性肠炎的病变范围与照射野有关，结合放疗病史一般不难作出诊断。

2. CT 检查 CT 表现有肠壁增厚，出现靶征、肠腔狭窄、不全性肠梗阻、穿孔或窦道形成，常伴有肠系膜水肿（图 2-3-9-1、图 2-3-9-2）。靶征结构代表黏膜下水肿和急性炎症致黏膜明显强化，而肠壁均匀增厚更多是慢性、治愈纤维化阶段的特征。此外，还可见肠曲呈肿块样聚集，肠襻粘连。病变较重时增强扫描肠壁分层强化方式消失，而呈均匀一致强化或中度强化改变。

3. MRI 检查 急性期表现为照射野的小肠肠壁明显水肿增厚，T_2 相见分层，黏膜层和浆膜层低信号，黏膜下水肿而呈高信号；增强扫描部分可见分层状强化，黏膜层和浆膜层明显强化，黏膜下层弱强化。受累肠段的张力减退以及肠腔积液扩张。慢性期表现为肠腔狭窄，管壁僵硬，肠管位置相对固定，肠管周围由于纤维组织增生而导致肠管间距增宽，肠管间可互相粘连呈角，常伴有不全性肠梗阻改变。照射野内小肠可形成瘘管，表现为盆腔内液体积聚，瘘管壁明显强化（图 2-3-9-3、图 2-3-9-4）。

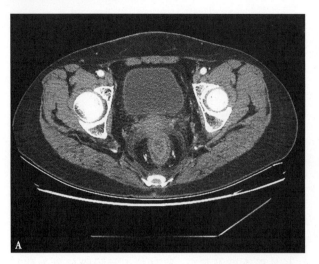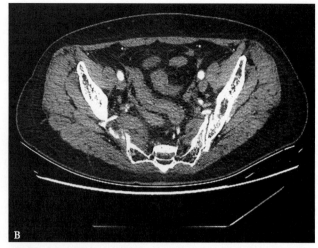

图 2-3-9-1　放射性肠炎 CT 表现

阴道壁、直肠、乙状结肠肠壁增厚，周围系膜增厚

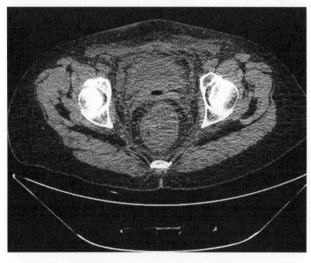

图 2-3-9-2　放射性肠炎 CT 表现

直肠壁均匀增厚，腹腔及盆腔筋膜增厚

【鉴别诊断】

1. **假膜性肠炎**　患者无放射性物质照射史，多于病前使用广谱抗生素，一般多在抗生素治疗过程中开始出现症状，少数患者可于停药 1～10 天后出现，大便培养为难辨梭状芽孢杆菌。

2. **急性缺血性肠炎**　多发生于年长者或口服避孕药妇女，临床表现为突发腹痛和便血，结肠镜检查可见病变肠段黏膜的充血水肿、糜烂及出血，多为一过性，少数可遗留肠管狭窄。

本病的影像表现虽无特异性，但只要结合临床有放疗病史，在明确照射部位及剂量之后，结合与照射野相关的病变分布范围，以及与放疗密切相关的发病时间，诊断是比较容易的。

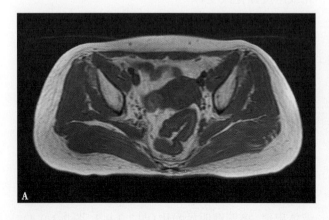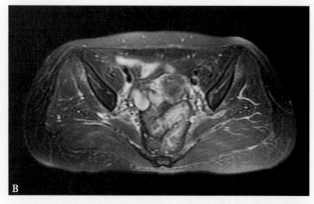

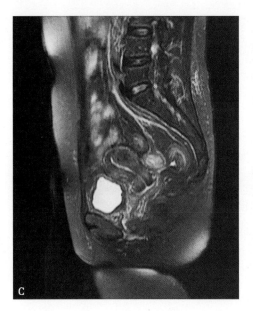

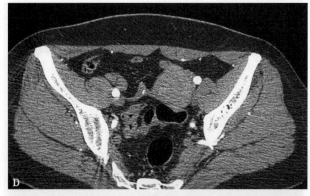

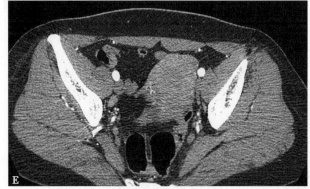

图 2-3-9-3　放射性肠炎（放疗前）

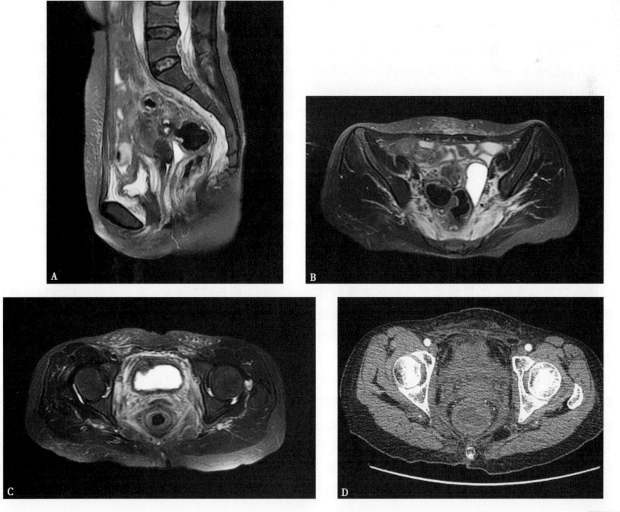

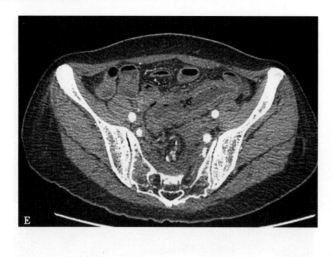

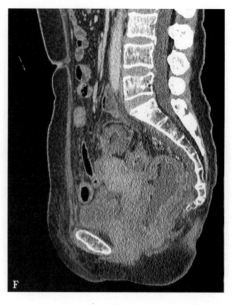

图 2-3-9-4 同图 2-3-9-3 患者，放射性肠炎（放疗后）

（胡道予 李 震 母函林）

第十节 嗜酸性粒细胞胃肠炎

【临床概述】

嗜酸性粒细胞胃肠炎是一种自限性疾病，慢性反复发作，用激素治疗有效。该病临床少见，发病率低，性别、各年龄段发病率无显著差异。嗜酸性粒细胞胃肠炎的病因尚不清楚，但一般认为与外源性或内源性变态反应以及免疫功能障碍有关。部分患者有过敏性疾病史，如支气管哮喘、过敏性鼻炎、药物过敏史，部分患者的症状可由某些食物如牛奶、蛋类、海鲜等诱发。病史对本病诊断有一定的提示作用。受累肠道发生于消化道任何部分，主要多见于胃窦部及近段小肠。

组织学上，胃肠道管壁内血管周围包绕大量的嗜酸性粒细胞，肠壁各层均可受累，肠壁水肿，有时见巨噬细胞和纤维化，通常无坏死，溃疡罕见。临床可根据以下表现支持嗜酸性粒细胞胃肠炎的诊断：①存在胃肠道症状；②胃肠道壁活检标本嗜酸性细胞增多；③除外其他引起嗜酸性粒细胞增高的疾病，如寄生虫感染等。嗜酸性粒细胞浸润侵犯胃肠道部位、程度不同，相关临床症状也有所不同。根据嗜酸性粒细胞肠壁主要浸润部位，分为黏膜病变型、肌层病变型和浆膜型。浸润黏膜为主的嗜酸性粒细胞胃肠炎是最常见的一型，临床特征常有恶心、呕吐、腹痛、便血及间隙性腹泻等，此外因吸收不良、蛋白质丢失引起的体重减轻、IgG 水平降低等。浸润肌层为主时胃肠壁肌层增厚，临床上可因胃肠腔狭窄出现梗阻症状。浆膜浸润为主较为少见，常见有腹痛、腹胀，胸腹水化验呈嗜酸性粒细胞增多，同时该型血象中嗜酸性粒细胞增高程度最为显著。

【影像学表现】

嗜酸性粒细胞胃肠炎各临床亚型影像学特点不同。浸润黏膜为主，多见于胃窦部病变，钡餐检查示胃广泛充盈缺损，黏膜皱襞增粗、结节样改变；小肠病变段黏膜皱襞增厚、变直，轻度僵硬，但无黏膜的破坏、溃疡及结节形成。浸润肌层为主时受累胃肠壁明显增厚、僵硬，伴有肠腔狭窄，亦多好发于胃窦部；受累小肠可见表现为阶段性肠壁增厚、肠腔狭窄。浆膜浸润为主的嗜酸性粒细胞胃肠炎常有不同程度的黏膜或肌层病变，此外可见特征性的胸腔积液、腹腔积液和淋巴结增大，在 CT 上易于显示。临床上亦可出现混合型的表现，这可能是嗜酸性粒细胞累及胃肠道各层，其影像表现重叠存在的缘故。

1. 小肠 X 线钡剂造影 X 线钡剂造影有如下表现。

（1）钡剂涂布不良：由于肠壁炎症导致水分吸收减少或分泌增加，肠腔液体增多，钡剂涂布不良，呈斑片状或雪花状。

（2）黏膜皱襞增粗：黏膜皱襞水肿，有的呈不规则结节状，肠管边缘呈锯齿状。

（3）小肠动力改变：早期动力加速、排空快，晚期动力减慢，小肠张力减低，管腔扩张。

（4）肠壁增厚使肠间距增宽，肠腔广泛狭窄，近端肠管扩张，肠系膜淋巴结肿大压迫肠壁呈"指压迹样"改变。

2. **CT 表现** 嗜酸性粒细胞胃肠炎常有如下 CT 表现(图 2-3-10-1～图 2-3-10-5)。

(1)胃肠道分层状水肿增厚,黏膜皱襞粗大:这

主要与黏膜水肿、嗜酸性粒细胞的浸润、肌纤维束的肥大和纤维化有关。由于黏膜下层疏松,水肿最明显,增厚最严重,因而 CT 扫描增强后强化减弱而

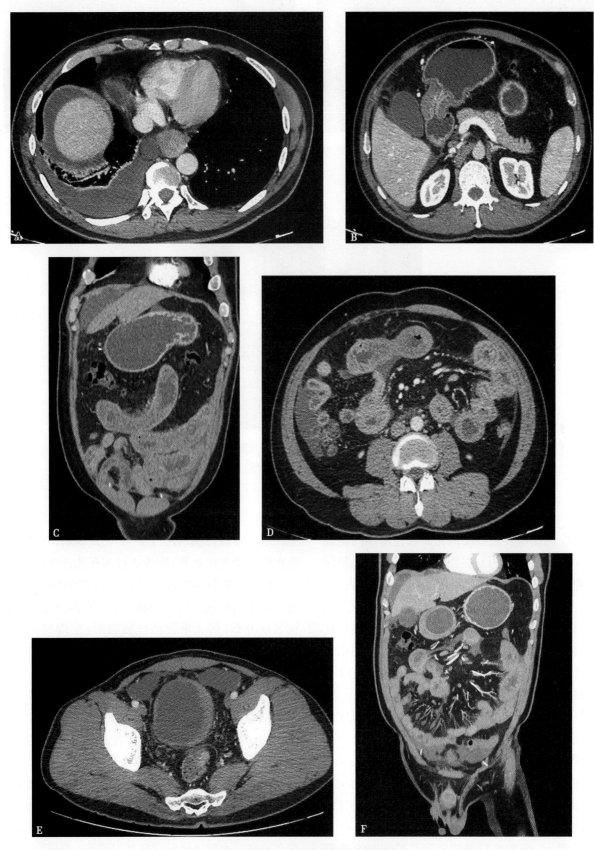

图 2-3-10-1 嗜酸性粒细胞胃肠炎

食管下段,胃体及窦部、十二指肠、小肠肠管壁增厚,以近段肠管为明显,膀胱壁部分均匀增厚,腹膜后及肠系膜淋巴结增多

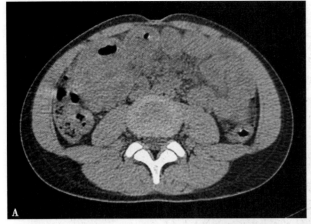
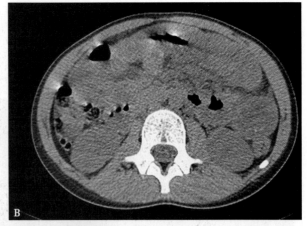
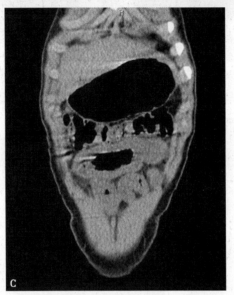

图 2-3-10-2 嗜酸性粒细胞胃肠炎
小肠肠管明显管壁增厚，以空肠显著

呈低密度，黏膜层及浆膜层因充血强化增加而呈高密度。在 CT 上表现为与层面垂直的肠段肠壁呈环形的"靶征"，与层面平行的肠段肠壁呈纵行的"轨道征"。黏膜皱襞由于水肿而变得粗大，水肿严重者甚至呈结节状、假息肉状及葡萄状，这种表现在空肠最具特点，表现为粗大黏膜皱襞内充盈的水呈"蜘蛛足"样浸润。受累肠管的系膜缘和游离缘一致，通常在受累的胃肠道上呈连续性分布。

（2）肠腔狭窄可伴梗阻：为嗜酸性粒细胞浸润肌层的表现，表现为肠腔狭窄，僵硬甚至胃出口及小肠梗阻。肠腔狭窄但未出现梗阻提示狭窄主要与炎性痉挛有关。小肠张力减低，肠腔积液扩张，这主要是由于肠壁的炎症导致水分吸收减少及消化液分泌增加。

（3）腹水：嗜酸性粒细胞浸润浆膜层时会出现嗜酸性无菌性腹水，一般为少量腹水，大量腹水少见。这种嗜酸性腹水经过 1～2 天短期随访会发现，腹水量波动变化显著，则为支持本病的诊断依据。

（4）肠系膜多发淋巴结肿大：为肠系膜淋巴结炎性增生的表现。增大的淋巴结沿系膜根部血管呈辐射状分布，肿大淋巴结呈椭圆形，呈均匀中等强化，也可环形强化。环形强化提示坏死性嗜酸性肉芽肿。

【鉴别诊断】

1. 自身免疫性血管炎 主要包括系统性红斑狼疮、贝赫切特综合征及干燥综合征等。病理上表现为自身免疫复合物广泛沉积于小动脉、小静脉和毛细血管，引起纤维素样坏死性血管炎，小血管壁增厚、坏死、血管狭窄、闭塞、血栓形成及小血管出血，同时伴有黏膜下层及浆膜血管明显增生、增多、扩张和充血。血管炎通常广泛累及小肠，引起空回肠、十二指肠或伴有结肠、直肠壁水肿增厚。肠系膜脂肪肿胀,密度增高,肠系膜淋巴结肿大。通常还伴有多系统的病变,包括心包积液、胸腔积液、腹水、肝脾肿大以及肾盂积水等表现。

2. **缺血性肠病** 通常患者年龄较大,且多有冠心病、糖尿病和高血压病等心脑血管病史。多发生在左半结肠,表现为肠壁淤血、水肿增厚、肠系膜分

支小血管增粗、聚集。

3. **高嗜酸性粒细胞增多症累及胃肠道** 高嗜酸性粒细胞增多症是一组嗜酸性粒细胞持续高度增生,并伴有多种器官损害疾病的统称,特征是周围血嗜酸性粒细胞增多以及组织中嗜酸性粒细胞的浸润。多数患者发病原因不清。累及胃肠道时,和嗜酸细

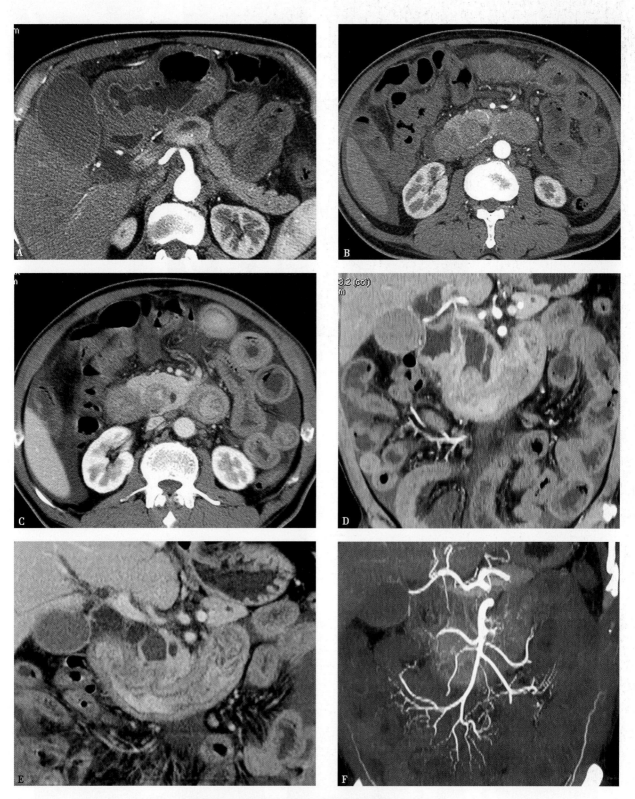

图2-3-10-3 嗜酸性粒细胞胃肠炎及其特征性表现

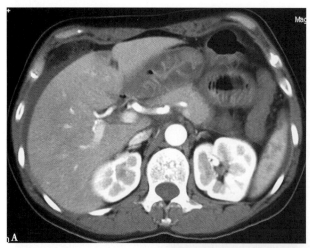
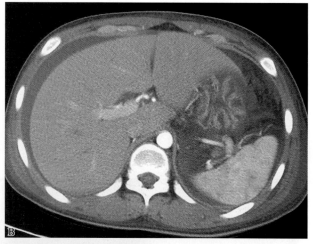

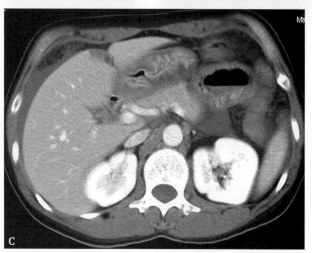

图 2-3-10-4　嗜酸性粒细胞胃肠炎

胃肠道分层状水肿增厚，黏膜皱襞粗大

胞性胃肠炎的 CT 表现类似，但前者表现为外周血嗜酸性粒细胞大于 $1.5 \times 10^9/L$ 持续 6 个月以上，通常伴有多个靶器官的损害，例如心脏、皮肤以及神经系统的损害等。

4. 胃窦癌　累及胃窦的嗜酸性粒细胞胃肠炎需与胃窦癌鉴别。胃窦癌患者的胃窦壁黏膜明显破坏，壁僵硬，蠕动消失，临床有梗阻表现，与嗜酸性粒细胞胃肠炎表现为胃壁肿胀、黏膜粗大不同。

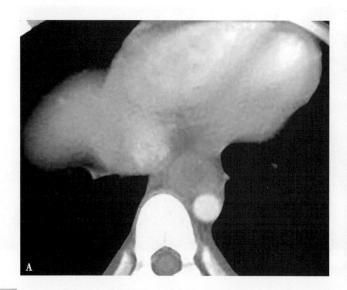
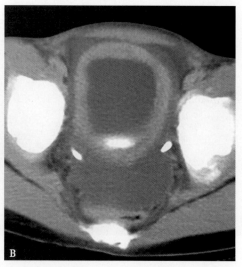

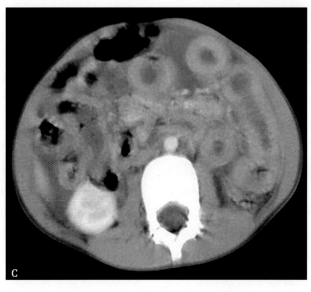

图2-3-10-5 嗜酸性粒细胞胃肠炎

（胡道予　李　震　母函林）

第十一节　系统性红斑狼疮性胃肠炎

【临床概述】

系统性红斑狼疮，又简称SLE，是一种自身免疫介导的以免疫性炎症为突出表现的弥漫性结缔组织病，病因目前尚不明确，可累及骨肌系统、肾脏、中枢神经系统、胃肠道系统、心肺和血管，以中年女性多见。SLE可以累及消化系统的任意部位，部分SLE患者以急性或隐匿性腹痛就诊。SLE相关的蛋白丢失性肠病、胰腺炎、阑尾炎、胆囊炎等均可引起腹痛症状。SLE累及肠道引起狼疮性肠炎，其发病机制有：①血管炎，SLE形成的自身免疫复合物广泛沉积于小动脉、小静脉和毛细血管，引起纤维素性坏死性血管炎；②肌源性损害，SLE可引起内脏平滑肌损害，即肌炎；累及肠管导致肠壁张力减低，蠕动减弱，肠管扩张；累及泌尿系引起两侧肾盂、输尿管扩张、积水，膀胱扩张；狼疮性膀胱炎也可引起膀胱壁增厚，膀胱容积缩小；③神经源性损坏，SLE可引起肠壁自主神经损坏，导致肠管扩张，蠕动减弱，形成麻痹性肠梗阻。小肠缺血、出血、溃疡、坏死甚至穿孔是常见并发症。60%腹痛症状的SLE主要是由肠系膜血管炎引起，以突发的、剧烈弥漫性腹痛为主要表现，其中系统性红斑狼疮活动指数分数大于8的患者更易发生肠系膜血管炎。

【临床特点】

本病青年女性患者占多数，临床表现复杂且缺乏特异性，病程迁延反复，激素治疗后通常可好转。

SLE患者常常出现发热，在鼻梁和双颊部呈蝶形分布的红斑是SLE特征性的改变。血清中出现以抗核抗体为代表的多种自身抗体和多系统累及是SLE的两个主要临床特征，可累及骨骼、肾脏、神经、血液、呼吸、消化等多个系统。

部分SLE患者以消化道症状首次就诊，临床无特异性，容易误诊为炎症性肠病或因假性肠梗阻而行不必要的剖腹探查。可出现恶心、呕吐、腹痛、腹泻或便秘，其中以腹泻较常见，可伴有蛋白丢失性肠炎，并引起低蛋白血症。活动期SLE出现肠系膜血管炎，其表现类似急腹症，甚至被误诊为胃穿孔、肠梗阻。当SLE有明显的全身病情活动，有胃肠道症状和腹部阳性体征（反跳痛、压痛），除外感染、电解质紊乱、药物、合并其他急腹症等因素，应考虑本病。SLE还可并发急性胰腺炎。SLE常见转氨酶增高，仅少数出现严重肝损害和黄疸。

【影像学表现】

肠系膜血管炎所致的缺血性肠病，肠壁水肿及增厚，具有累及范围大、均匀对称性、多节段性特点，而且会累及胃、十二指肠、结肠及直肠，并且累及血管，以肠系膜上动脉受累为主。CT上为肠壁及肠系膜的改变，表现在多节段性肠壁增厚、肿胀，肠管呈靶征、双晕征；另外，肠系膜血管充血、水肿，增粗，呈现出"梳状征""栅栏征"，肠系膜血管的"梳状征"或"栅栏征"可能是SLE相关性肠系膜血管炎的早期征象。患者表现为肠道不同程度异常改变，受累肠道以小肠为主。①肠壁情况：肠壁增厚、肿胀，呈"靶征"和"双晕征"；"靶征"是指肠壁黏膜层和浆肌层强化，黏膜下水肿呈稍低密度，形似靶环得名；"双晕征"是指只有浆膜层强化，黏膜层和肌层呈相对低密度。②肠壁气肿：表现为肠壁囊样积气症，肠壁肌层内可见小泡状气体密度影。③肠系膜改变：肠系膜局部脂肪密度升高，肠系膜血管增多、增粗者，肠系膜呈"梳状征"或"栅栏征"（图2-3-11-1～图2-3-11-6）。

此外，肠外表现常有腹膜后淋巴结肿大、腹腔积液、胸腔积液等。和诸多疾病的影像学诊断一样，SLE相关性肠病的确诊需要结合病史及临床，尤其是免疫学指标。SLE常常侵犯泌尿系统引起狼疮性肾炎、输尿管炎和膀胱炎，导致肾盂、输尿管积水，膀胱扩张。膀胱炎亦可表现为膀胱壁增厚，膀胱缩小。

肠壁囊样积气症是系统性红斑狼疮的少见并发症，病因可能源于肠系膜血管炎及大剂量激素治疗，受累区域与受累肠系膜血管的分布一致。影像表现为肠壁增厚，增厚肠壁内可见囊泡样气体密度影，

该征象亦可见于小肠梗阻、小肠炎症及缺血，在结缔组织病中以系统性硬化最好发（图2-3-11-7）。

小肠假性梗阻通常与泌尿性并发症比如肾盂输尿管积水、间质性肾炎等并发，推测是平滑肌的失动力表现。发生机制可能由系统性红斑狼疮引起内脏平滑肌损害，累及小肠平滑肌导致肠管动力减弱，肠壁张力低下，肠腔明显扩张，同时累及泌尿系引起双侧肾盂、双侧输尿管扩张，膀胱扩张；另一方面系统性红斑狼疮可引起肠壁自主神经功能损坏，导致肠管、蠕动减弱，肠腔扩张的麻痹性肠梗阻表。CT表现为小肠广泛扩张、积气、积液，无器质性梗阻病变存在。小肠假性梗阻的广泛小肠扩张及积气、积液多合并泌尿系受累，在多数情况下可以与肠穿孔、肠扭转等急腹症相鉴别（图2-3-11-8）。

【鉴别诊断】

SLE的发病机制可能为肠壁血管炎、肌炎和神经源性损害，引起肠壁缺血水肿、肠壁扩张、肠系膜

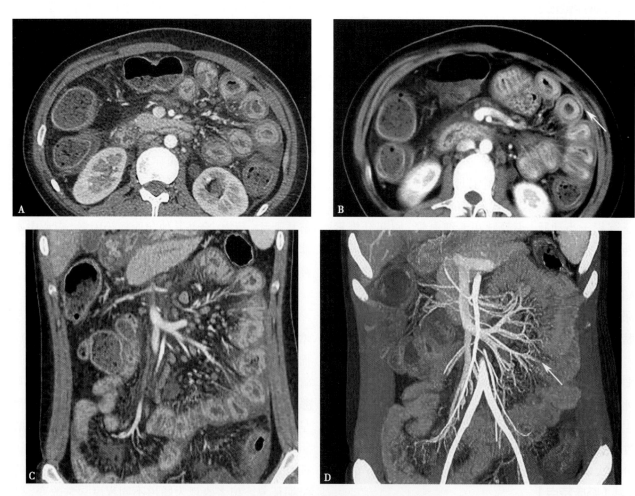

图2-3-11-1　狼疮肠系膜血管炎所致缺血性肠病
A、B. 动脉期及门脉期黏膜增厚强化，黏膜下水肿呈低密度形成的"靶征"；C. 肠系膜淋巴结明显增多；D. 肠系膜上动脉分支血管增多、增粗

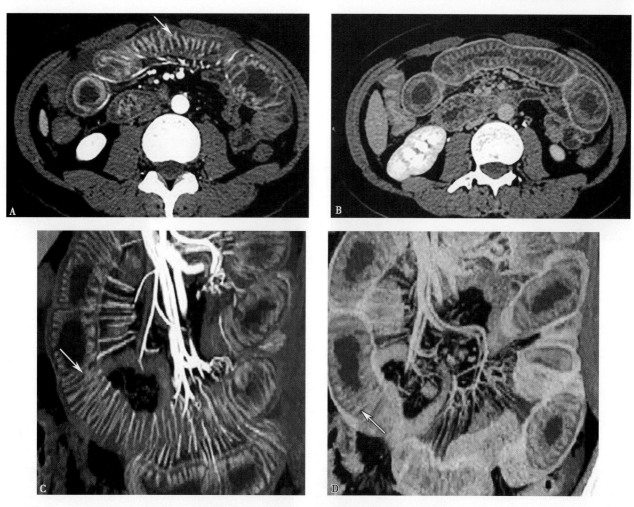

图 2-3-11-2　狼疮肠系膜血管炎所致缺血性肠病
肠系膜血管"梳状征""栅栏征"，并可见肠腔广泛扩张、肠壁明显增厚

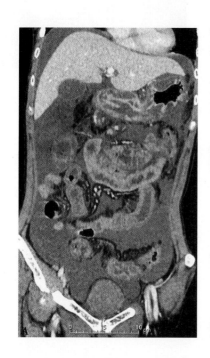

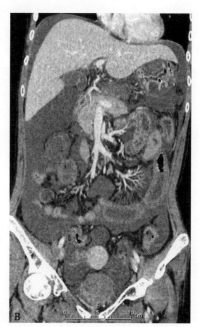

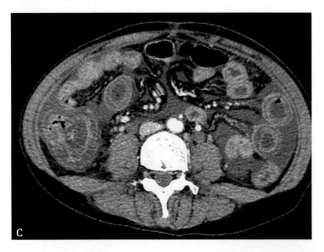
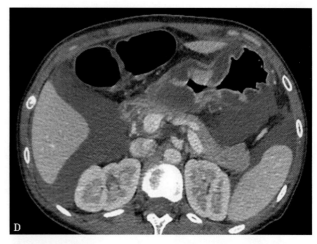

图 2-3-11-3 系统性红斑狼疮性胃肠炎

小血管充血、系膜脂肪水肿浑浊。有 SLE 病史,根据上述表现,容易诊断为 SLE;无 SLE 病史,以消化道症状就诊的患者,广泛的尤其伴有胃窦、十二指肠和直肠这些少见部位的肠壁缺血水肿及肠管扩张而无梗阻部位,肠系膜小血管充血,须考虑血管炎引起的缺血性肠病。若同时伴有泌尿系统损害和腹水,尤其要考虑 SLE。

SLE 血管炎引起的缺血性肠病与常见的肠系膜血管栓塞或血栓形成引起者有所不同,血管栓塞或血栓形成常不引起胃、十二指肠和直肠缺血,因

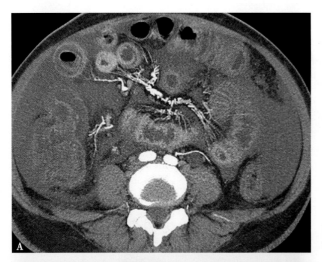
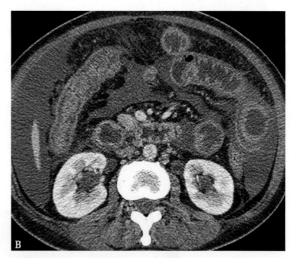
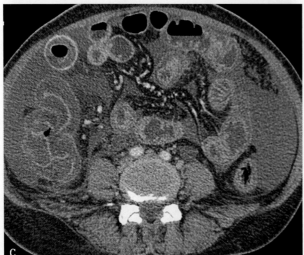

图 2-3-11-4 系统性红斑狼疮性胃肠炎
A. 肠系膜血管增多;B、C. 受累肠壁增厚、肿胀,呈靶征样改变

为这些部位有两支或两支以上不同来源的血管供血。血管炎可累及多支不同起源的血管,这些少见部位在 SLE 也可发生缺血,引起相应肠壁或胃壁水肿、增厚,这是血管炎较特异的征象,但不能肯定为 SLE。因为巨细胞动脉炎、结节性动脉炎、Wegener 肉芽肿、贝赫切特综合征、糖尿病、风湿性血管炎等也可引起小血管炎而累及胃肠道。

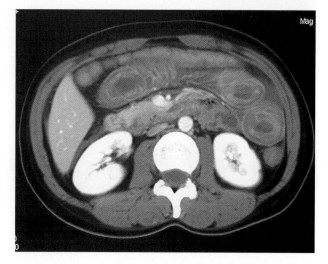

图 2-3-11-5　水肿、靶征

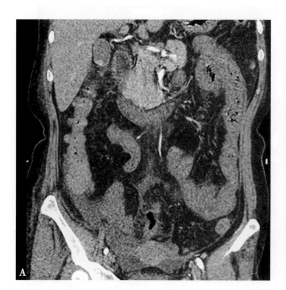
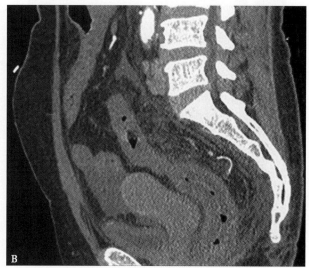

图 2-3-11-6　SLE 肠病肠壁增厚

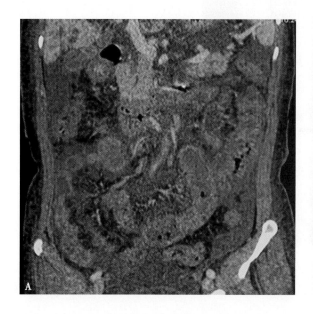
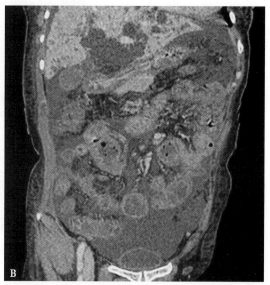

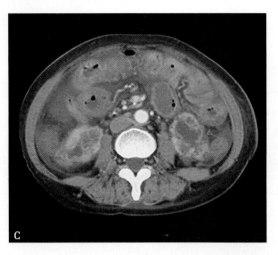

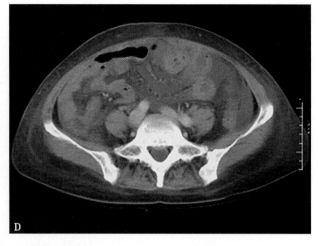

图 2-3-11-7　肠壁囊样积气症
肠壁增厚，增厚肠壁内见囊泡样气体密度影

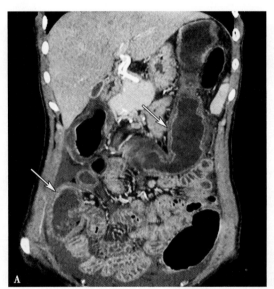

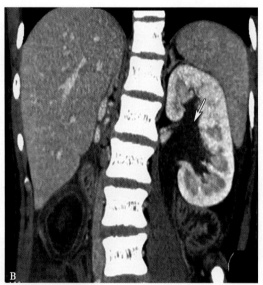

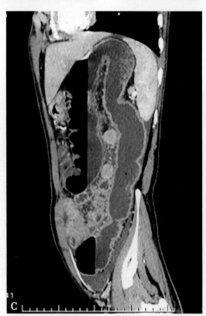

图 2-3-11-8　小肠假性梗阻

（胡道予　李　震　母函林）

参 考 文 献

1. Otaki F, Iyer PG. Best of foregut: esophagus, stomach, and duodenum. Gastrointest Endosc, 2017, 85（1）: 48-54.

2. Sipponen P, Maaroos HI. Chronic gastritis. Scand J Gastroenterol, 2015, 50（6）: 657-67.

3. Rathi P, Gambhire P. Abdominal Tuberculosis. J Assoc Physicians India, 2016, 64（2）: 38-47.

4. Park JH, Peyrin-Biroulet L, Eisenhut M, et al. IBD immunopathogenesis: a comprehensive review of inflammatory molecules. Autoimmun Rev, 2017, 16: 416-426.

5. Uppal V, Kreiger P, Kutsch E. Eosinophilic Gastroenteritis and Colitis: a Comprehensive Review. Clin Rev Allergy Immunol, 2016, 50（2）: 175-188.

6. Katsanos KH, Voulgari PV, Tsianos EV. Inflammatory bowel disease and lupus: a systematic review of the literature. J Crohns Colitis, 2012, 6（7）: 735-742.

第十二节 中毒性巨结肠炎

【临床特点】

中毒性巨结肠（toxic megacolon）以全结肠或节段性结肠非梗阻性扩张（直径＞6cm）合并全身中毒症状为特征。是许多结肠炎的罕见但潜在危及生命的并发症，起病骤然，发展急速，如不及时诊断和治疗，其预后凶险，病死率可高达20%。

中毒性巨结肠炎大多继发于炎症性肠病，如急性暴发性溃疡性结肠炎，或慢性溃疡性结肠炎急性发作患者，也可见于各种感染性结肠炎、缺血性肠炎等。其确切发病机制尚不清楚，多认为主要病因是严重的结肠炎性病变累及肠壁全层，导致暴发性结肠神经肌肉功能丧失，引发快速广泛的结肠扩张。

临床在腹泻、脓血便或血便同时，出现腹痛和腹胀及急性中毒症状，要考虑到本病的可能，宜尽早行实验室及影像学检查。查体时可发现体温升高，心跳过速，低血压，腹部膨隆，有压痛和触痛，当伴有腹膜炎时还有腹肌紧张和反跳痛，听诊时肠鸣音减弱或消失。常见并发症包括穿孔，脓肿形成及腹膜炎。

诊断主要通过病史、体格检查和腹部平片。目前大多仍采用 Jalan 等所提出的诊断标准，即：①X线腹部平片证实结肠扩张，直径至少大于6cm；②以下4项：发热（体温＞38℃），心率＞120次/min，WBC＞

10.5×10⁹/L 以及贫血中，至少具备其中3项；③除上述表现外，至少还有以下1项：脱水、意识改变、电解质紊乱、低血压。

【病理特点】

病理表现为结肠全层急性炎症反应，可见大面积黏膜剥脱及肠壁水肿，裂隙样深在溃疡及炎性细胞浸润。

【影像学表现】

X线腹部仰卧位和卧位平片是首选影像学方法，临床怀疑患者可每12～24小时重复检查。CT可以明确其病因，判断疾病的程度和范围，并有助于发现并发症。钡灌肠有导致肠穿孔风险，是禁忌证。

1. **腹部平片** 主要表现为积气扩张的结肠（＞6cm），以横结肠扩张明显；因为全层结肠炎症，常合并结肠袋消失；可能出现腔内软组织肿块表现，如"黏膜岛"或"假息肉"表现，提示黏膜严重破坏；同时需注意观察并发症表现，如腹腔内游离气体。

2. **CT** 可以清楚地显示结肠扩张，积气，积液（血），合并肠壁增厚，水肿，结肠袋扭曲，消失，结肠壁不规则结节状轮廓，同时能较好显示肠周脓肿或气腹（图2-3-12-1）。

【诊断要点】

1. 广泛的结肠扩张。

2. 结肠袋消失，腔内软组织假肿瘤样表现。

3. 典型临床全身中毒症状。

【鉴别诊断】

1. 梗阻性结肠扩张，如肿瘤，扭转等，常可发现原发病相应影像学表现，鉴别不难。

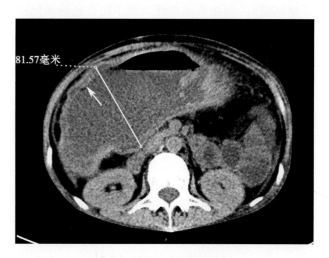

图 2-3-12-1 中毒性巨结肠
CT显示横结肠明显扩张，约8.1cm，积气，积液，肠壁增厚，水肿，结肠袋消失，结肠壁不规则结节状轮廓（白箭）

2. 其他引起结肠扩张的疾病，如先天性巨结肠、慢性便秘等，这些疾病不会出现全身中毒症状，可与中毒性巨结肠相鉴别。

（李　欣　周承凯　雷　萍）

第十三节　急性阑尾炎

【临床特点】

急性阑尾炎（acute appendicitis）是外科最常见的急腹症之一，可发生在任何年龄，以 10～40 岁者居多。急性阑尾炎最典型临床症状为转移性右下腹痛，可见于 60%～70% 的患者，即初期多为上腹部或脐部隐痛，6～36 小时后可变为持续性腹痛并转移至右下腹部。典型体征为右下腹麦氏点压痛和反跳痛。实验室检查提示白细胞特别是中性粒细胞增高。依据这些典型临床表现和实验室检查可确诊。

但我们需注意，急性阑尾炎的临床表现是高度可变和不可靠的，约 1/3 患者，特别是幼儿及老年人中，临床表现常不典型，仅表现为非特异性消化道和全身症状，如厌食、恶心、呕吐、腹泻、发热等，白细胞也可能不会升高。盲肠位置、阑尾方向及与腹膜关系的变异也会常会导致阑尾炎症状不典型。对这类难以明确诊断者，或伴有并发症，或须与其他急腹症进行鉴别患者，需行影像学检查。CT 是最常用和最具价值的影像检查方法，薄层扫描和多平面重建有助于阑尾显示。在儿童或腹腔脂肪较少成人，常首选超声，对于孕妇，MRI 是推荐的影像学手段。

【病理特点】

大体病理表现为阑尾扩张并内腔脓液，伴或不伴阑尾结石，阑尾周围粘连。镜下特征包括阑尾壁白细胞浸润，黏膜溃疡，坏疽，可发生局限性坏死和穿孔，阑尾周围肠系膜和网膜软组织炎症，脓肿形成。

【影像学表现】

1. X 线片上，5%～10% 的阑尾炎患者可见到阑尾钙化粪石影，表现为密度较高的圆形或环状阴影，常可分层，大多为单发，数毫米至数厘米大，但需注意粪石也可见于无症状阑尾中；由于炎性浸润，阑尾区局限性密度增高；阑尾周围形成脓肿时表现为软组织肿块，其内可见小气泡影或在立位时有液平面，邻近回肠和盲肠肠祥受压移位，反射性淤胀积气，右侧腹脂线及右侧腰大肌边缘模糊，脊柱可向右侧弯。罕见腹腔游离气体。

2. 急性阑尾炎可有下列 CT 征象　①异常阑尾：阑尾增宽直径≥7mm，阑尾周围炎，表现为脂肪间隙模糊，可局限或弥漫成为蜂窝织炎样肿块，增强扫描，阑尾壁增厚，明显强化；出现阑尾结石比例高于 X 线（24%）。②阑尾周围脓肿：表现为中心为液体密度的团块影，壁厚而边界不清，可出现积气或液气平面，此时阑尾可出现或显示不清。③此外，可见小肠扩张，盲肠和末端回肠壁增厚，腹腔积液等继发征象（图 2-3-13-1～图 2-3-13-4）。

【诊断要点】

1. 阑尾增粗，周围脂肪间隙浑浊，壁强化，阑尾粪石。

2. 阑尾周围脓肿形成。

【鉴别诊断】

结合临床表现及 CT 检查阑尾区的炎性征象，急性阑尾炎的诊断不难。当 CT 发现阑尾周围炎或脓肿而未发现异常阑尾或阑尾粪石时，应注意要结合临床资料及其他影像征象，除外如盲肠憩室炎、结肠结核、盆腔炎、异物穿孔、盲肠癌穿孔、肠克罗恩病、妇产科疾病等。

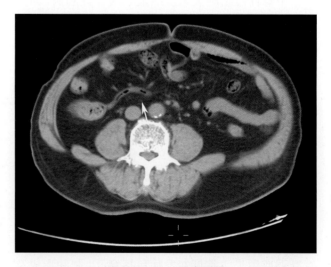

图 2-3-13-1　正常阑尾
正常阑尾宽度小于 7mm，壁不厚，邻近脂肪间隙清晰

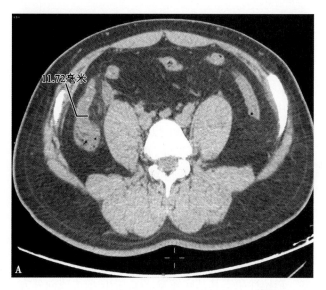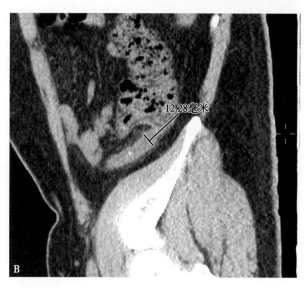

图 2-3-13-2 阑尾周围炎
A. 横断位，B. 矢状位。阑尾增粗，大于 7mm，其内可见小钙化粪石，邻近脂肪间隙不清

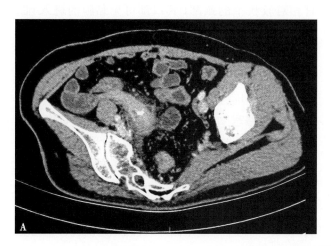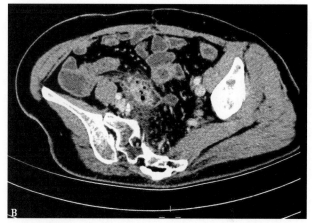

图 2-3-13-3 阑尾炎，阑尾穿孔
A. 阑尾增粗，大于 7mm，其内可见粪石，邻近脂肪间隙不清；B. 偏上层面，阑尾穿孔，阑尾周围可见小气泡

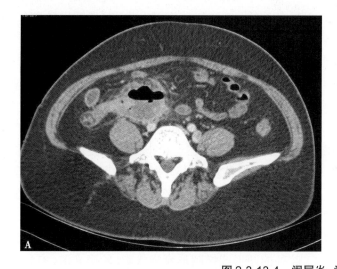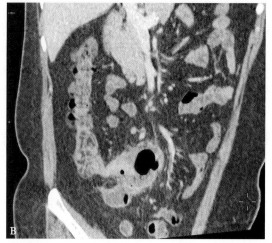

图 2-3-13-4 阑尾炎，阑尾周围脓肿
A. 横断位，B. 斜冠状位。阑尾远段显示不清，可见厚壁脓肿，其内液平，邻近脂肪间隙不清，可见小淋巴结影

（李 欣 周承凯 雷 萍）

第十四节　胃肠道憩室及憩室炎

胃肠道憩室（gastrointestinal diverticulum）是指与消化道腔相通的局部囊袋状突出，可见于全消化道，以结肠最为常见、十二指肠次之，胃憩室最少见。多个憩室同时存在称为憩室病（diverticulosis）。单纯憩室或无症状憩室病，无需治疗。有症状或并发症（最常见为憩室炎和出血）时需要治疗。本节中，我们拟先对不同部位胃肠道憩室进行概述，后阐述憩室炎。

一、胃肠道憩室

【临床特点】

憩室的病因尚不完全清楚。先天因素包括先天畸形，某些肠壁上的薄弱点，如肠系膜血管进入肠壁处或胆总管、胰管穿越肠壁处等。后天因素包括纤维粘连牵拉、肠腔内压增高、高脂低渣饮食、肠壁退行性变等。

胃肠道憩室有真性和假性两种，真性憩室包括肠壁各层，如先天性憩室、炎症粘连形成的牵引性憩室等，大多数食管、胃及小肠憩室属于真性憩室。某些真性憩室在形成初期憩室壁含有肌层，随着憩室的增大，憩室壁可以没有或几乎没有肌层。假性憩室只有黏膜和黏膜下层，是黏膜通过肌层某个薄弱点向外突出而形成的，大部分结肠憩室均为假性憩室。还有一种罕见憩室向胃肠道壁内膨出，位于胃肠壁内，由胃、肠壁全层组织所覆盖，多见于胃及十二指肠，称为腔内憩室。

大多数憩室患者没有明显的临床症状，少数患者根据憩室部位不同，可表现为某些非特异性的临床表现。如食管憩室可出现胸骨后疼痛、吞咽梗阻和不适感；胃憩室可表现为上腹不适、进食后饱胀、嗳气、恶心、呕吐等；小肠憩室可表现为上腹不适、脐周隐痛等；结肠憩室可表现为便秘、腹泻、腹痛、腹胀等。当发如憩室炎、憩室溃疡、出血等并发症时，可出现相应的症状。

【病理特点】

憩室大体病理表现为向腔外突出的囊袋样突起，镜下则表现为肠壁全层疝出或黏膜通过肌层的缺损疝出。

【影像学表现】

憩室或憩室病，推荐钡剂造影，绝大多数病例可清楚显示。有并发症，如憩室炎时，推荐 CT 检查，同时可以判断病变范围及并发症的有无。活动性出血者可作血管造影明确诊断。依据憩室发病部位，影像学各有特点，分述如下：

1. **食管憩室**　根据发病部位，分为咽食管憩室、食管中段憩室和膈上食管憩室。

咽食管憩室（Zenker 憩室）通常为内压性憩室，典型表现为第 6 颈椎平面、咽食管交界部的食管后壁囊袋状突出，憩室开口对准咽部，巨大的憩室可将食管推移向前，引起食管梗阻（图 2-3-14-1A、B）。咽食管憩室也可发生在侧壁和前壁，但比较少见。

食管中段憩室最为多见，多数发生在食管相当于气管分叉上下平面，可为牵拉性憩室或内压性憩室。牵拉性憩室其基底较宽，尖端指向前方或前外方，略呈帐篷状或略呈三角形的突出影（图 2-3-14-1C）；内压性憩室一般顶端较为圆钝，呈类圆形，憩室有相对较狭窄的颈部，其口部可见黏膜的进入（图 2-3-14-1D～F）。

膈上食管憩室比较少见。一般认为也是内压性憩室，可并发于贲门失弛缓症。一般多位于膈上 5cm 左右一段，憩室呈小的囊袋状。

2. **胃憩室**　胃憩室少见，多为单发。其中大部分发生于胃后壁贲门附近小弯侧，食管胃连接点下 2～3cm 以内。是由于流经该处的食物压力较大，局部胃壁纵行肌发育不良而形成的假性憩室。其次发生于幽门区，是由于溃疡或肿瘤病变造成局部胃壁薄弱所致。胃憩室一般呈圆形或椭圆形囊袋状，常可见窄颈，大小差异很大，憩室边缘锐利，轮廓光整，突出于胃腔外，可见胃黏膜伸入其中（图 2-3-14-1G）。

3. **十二指肠憩室**　十二指肠憩室是小肠憩室中最多见的，任何年龄均可发生，其发病率随着年龄的增长而增加。憩室可位于十二指肠任何部位，但以降部最多。66%～95% 发生于十二指肠内侧，与胆总管开口处 2.5cm 范围内，亦称为壶腹周围憩室，与该处有胰胆管、血管通过且肌层较薄弱有关。而十二指肠溃疡、慢性胆囊炎等病变所形成的粘连牵拉也是致病因素之一。十二指肠腔内憩室非常少见，多认为是发育过程中肠壁残留的隔或蹼在肠蠕动作用下突向腔内而形成，其特点为憩室的两面均被覆黏膜层。

在钡剂造影检查中，典型十二指肠憩室呈突向腔外的圆形或椭圆形囊袋状影，轮廓光滑，有狭颈，并可见十二指肠黏膜伸入其内。憩室大小差异很大，在检查过程中，形状大小还可不断变化。立位时，憩室内可见液平，巨大憩室还可见气体、滞留

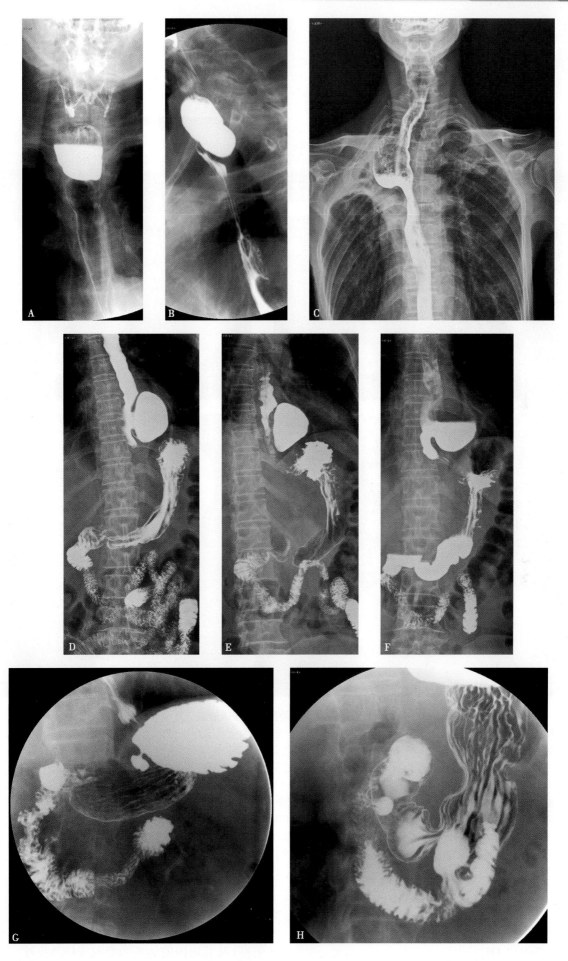

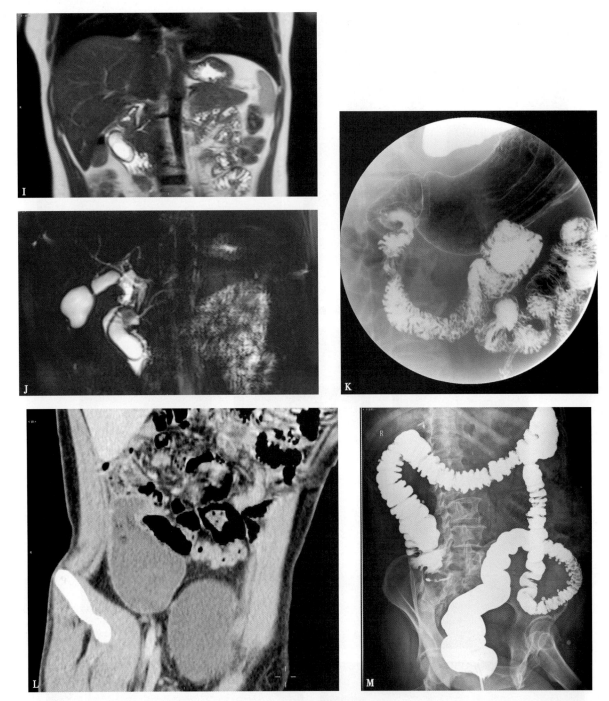

图 2-3-14-1　不同部位胃肠道憩室

A、B. 咽食管憩室（Zenker 憩室）：钡餐示第 6 颈椎平面、咽食管交界部食管后壁开口憩室，巨大的憩室将食管推移向前。C. 食管中上段巨大牵拉性憩室：右肺上叶毁损，肺不张，钡餐示食管向右上牵拉形成憩室，其基底较宽，尖端平台样。D～F. 钡餐示食管中下段巨大内压性憩室：顶端圆钝类圆形憩室，有相对较狭窄的颈部（D），可见黏膜进入（E），立位可见液平（F）。G. 胃底憩室：钡餐示胃后壁贲门附近小弯侧，椭圆形囊袋状憩室，可见窄颈。H. 十二指肠多发憩室：钡餐示十二指肠降部及水平部多发憩室，有相对较狭窄的颈部，口部可见黏膜进入。I、J. 十二指肠壁内憩室 MRI，T_2 及 MRCP 图像，示十二指肠腔内憩室，呈"风向袋"样表现，可见充满液体囊袋状结构（憩室）及其周围的边界光整的线样透亮线（肠壁黏膜）。K. 空肠近段多发憩室：钡餐示空肠近段，Treitz 韧带附近多发向腔外膨出的囊袋状结构，近段者充满钡剂，较远段者可见肠黏膜皱襞伸入憩室内。L. 回肠远段 Meckel 憩室 CT 重建图像回肠远段见远端为盲端的指状突起，其内较多积液，少量气体。M. 结肠多发憩室：钡灌肠示结肠憩室病，乙状结肠，降结肠及升结肠多发突出于肠腔外的圆形或烧瓶状阴影，与肠腔间有细颈相通

液、对比剂三层密度影，钡剂排空延迟，甚至可滞留数天（图 2-3-14-1H）。

十二指肠腔内憩室典型表现为"风向袋征"，即十二指肠降部及水平部的充满对比剂的囊袋状结构（憩室）及其周围的边界光整的线样透亮线（黏膜层结构）（图 2-3-14-1I、J）。

4. 空回肠憩室 空回肠憩室可分为先天性与获得性憩室。

Meckel 憩室是先天性憩室中最为常见的一种，于 1809 年由 Johann Meckel 首先描述，系胚胎期卵黄管之回肠端闭合不全所致，尸检中出现率为 0.2%～4%，多见于儿童，是 10 岁以下儿童肠道出血的最常见原因。憩室位于回肠末端，一般距离回盲瓣 20～100cm。Meckel 憩室具有与肠壁相同的组织层次，属于真性憩室，其 90% 的黏膜为回肠型，半数的憩室含有异位组织，其中 70%～80% 异位黏膜为胃黏膜，其余为胰腺、十二指肠、胆道、空肠及结肠黏膜。有来自肠系膜上动脉分支的独立的血液供应。

典型的 Meckel 憩室呈指状，其基底通常开口于肠系膜缘对侧，长 0.5～13cm。其并发症的发生率较高，为 15%～30%。小儿容易并发肠套叠及憩室出血。当憩室突向肠腔内时，可引起肠套叠及阻塞性肠梗阻。憩室内异位胃黏膜可分泌胃酸和胃蛋白酶，产生溃疡与出血，90% 的 Meckel 憩室合并出血的患者憩室内有异位胃黏膜存在，异位胃黏膜对锝元素有浓聚作用，故可用 ^{99m}TC 扫描诊断，其特异性为 88%。而成人 Meckel 憩室中，憩室炎是常见的并发症（图 2-3-14-1L）。

获得性空回肠憩室相对少见，仅见于 1% 患者，男性多于女性，中年以上者好发。空肠憩室较回肠多见，且 2/3 为多发。近端空肠憩室常在 Treitz 韧带附近，一般发生在小肠的系膜缘。影像学上憩室表现为由肠壁向外膨出的囊袋状结构，钡剂充盈时多呈类圆形，可见肠黏膜皱襞伸入憩室内，良好的双对比相正面观呈圆形或环形，需要适当加压或转到切线位观察，以与息肉鉴别（图 2-3-14-1K）。

5. 结肠憩室 结肠憩室好发于西方国家，发病率可高达 33%～50%，多见于 50～80 岁患者，但憩室在小于 30 岁的人群中亦不罕见，随着我国膳食结构改变，近年来发病率有所提升。通常所见的结肠憩室为假性憩室，由黏膜成分从肌束间凸出形成，其壁缺乏肌层。

结肠憩室的影像学表现与其大小、内中粪便有无、显示的角度和钡剂充盈的程度有关。在正面观，憩室可表现为一环状影或双环影，类似圆顶礼帽样表现，其内充满钡剂时表现为一类圆形的存钡区。改变患者的体位，可使憩室投影于肠腔之外，表现为突出于肠腔外的圆形或烧瓶状阴影，与肠腔间有 / 无细颈相通。结肠憩室大小不一，一般直径在 1～2mm，少数 4～5cm 大小。大多数为多发，成排排列在结肠的两侧，立位时憩室内可有液平出现（图 2-3-14-1M）。

【诊断要点】

憩室或憩室病，钡剂造影可清楚显示，表现为突出于胃肠道轮廓外的小囊袋样突起，有时可见黏膜通过狭窄颈部深入憩室内。

【鉴别诊断】

钡剂造影时，息肉与憩室均可表现为圆顶礼帽征，多角度切线位观察可对息肉和憩室作出鉴别。一般息肉所致的帽征其帽顶指向肠管中央，而憩室所致的帽征其帽顶则远离肠管。

二、憩室炎

【临床特点】

憩室炎（diverticulitis）是憩室病最常见的并发症。由于憩室收缩力减弱或憩室颈狭窄，粪石等分泌物不能及时排除并阻塞憩室口，导致憩室内压力增高，黏液分泌及细菌滋生，产生毒素，形成憩室炎。假性憩室缺乏肠壁肌层，炎症易扩散到肠壁周围，表现为憩室周围炎，严重时继发一系列并发症如穿孔、出血、内瘘、肠梗阻等。

憩室炎可有腹痛、发热和白细胞增高等表现，部分结肠憩室炎的患者有轻度的便血表现。

【病理特点】

憩室炎表现为憩室壁小的穿孔，憩室及周围炎症，脓肿形成。

【影像学表现】

怀疑急性憩室炎早期，不推荐造影检查，宜在炎症消退后进行。急性期临床需要造影检查时则可用水溶性对比剂代替钡剂。近年来更推荐腹部 CT 检查，可以同时判断病变范围及并发症有无。

1. 钡剂造影 憩室炎所累及的结肠段常有刺激征象，结肠黏膜不规则，肠管痉挛，边缘呈锯齿状，可出现偏心性狭窄。憩室炎特征性 X 线表现是在造影时可见造影剂从憩室内溢出至肠外，形成脓肿、瘘管。其形态多不规则，钡剂在内长时间存留，不易排空。

2. CT 憩室炎时，于憩室周围脂肪间隙内可见片絮状及条索状渗出影，界限不清，邻近肠系膜及腹膜增厚，可见积液。憩室及邻近肠壁增厚，增强扫描憩室壁较明显强化。可见结肠周围脓肿、窦道、瘘管形成，由于网膜限制作用，炎症通常局限于肠周区域，腹腔游离气体少见。在免疫功能低下患者中，可见弥漫性腹膜炎改变，部分患者可见肠系膜和门静脉中积气，甚至合并肝脓肿（图 2-3-14-2、图 2-3-14-3）。

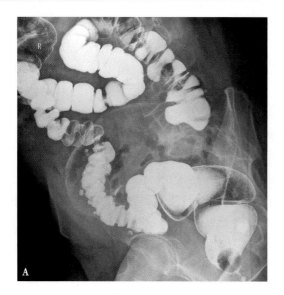

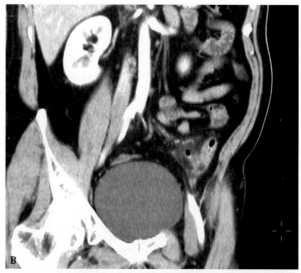

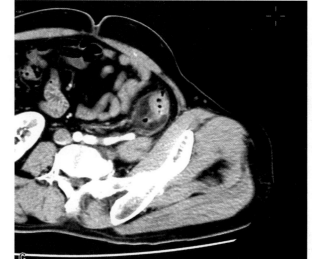

图 2-3-14-2 结肠憩室炎

A. 钡灌肠，示降结肠乙状结肠交界处突出于肠管轮廓外条状存钡区，边界欠清；B、C. CT 检查 MPR 重建图像，MPR 重建示条状憩室，憩室周围脂肪间隙模糊，筋膜增厚

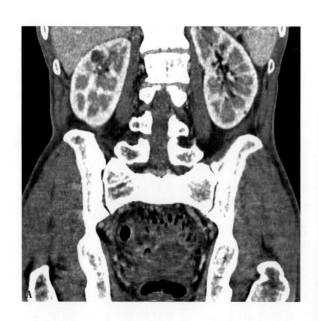

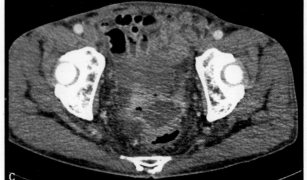

图 2-3-14-3 结肠憩室炎并脓肿形成

A. CT 冠状位，B、C. CT 横断位。乙状结肠多发憩室，乙状结肠偏下层面可见脓肿，壁厚，强化，其内可见多发小气泡，乙状结肠受压推移改变

【诊断要点】

1. 结肠小囊袋样突起。

2. 较长段结肠不规则壁增厚。

3. 结肠周围脂肪间隙模糊。

【鉴别诊断】

CT 上憩室炎主要与结肠癌，放射性结肠炎及缺血性结肠炎鉴别。结肠癌表现为壁增厚，周围脂肪浸润时，可与憩室炎表现混淆。但结肠癌受累肠段常较短（＜10cm），与正常肠管分界截然，肠壁增厚较明显，常表现为不对称增厚，黏膜面不规则，可出现邻近淋巴结增大及远处转移。放射性结肠炎有明确放射治疗史，较特征表现为均匀肠壁壁增厚及较明显管腔狭窄，周围脂肪浸润较憩室炎少，可以合并窦道或瘘管形成。缺血性结肠炎好发于脾曲，与憩室炎相比，壁增厚较明显而壁周浸润少。此外，结肠憩室炎还需与结肠其他炎性病变鉴别，女性患者还需与妇科疾病鉴别。

（李　欣　周承凯　雷　萍）

第十五节　白　塞　病

【临床特点】

白塞病（Behcet disease）为一种多系统受累的全身性疾病，以小血管炎为病理基础，临床以复发性口腔溃疡、生殖器溃疡、眼炎和皮肤损害为主要表现，亦可累及神经系统、消化道、心血管、附睾等。

白塞病消化系统受累约占 10%，自食管至直肠的消化道任何部位均可受累，但以末端回肠和盲肠多见。病变主要表现为溃疡，溃疡可单发也可多发，反复出现，以孤立深大圆形溃疡为特征性表现，严重者可并发肠腔狭窄、出血、穿孔等。

肠型 Behcet 病最常见的胃肠道症状为恶心、呕吐、厌食、腹痛、腹胀、腹泻和体重下降。穿孔后伴有腹膜炎和脓肿形成，多见于回肠病变。病程缓慢，手术后可复发。

【病理特点】

肠型 Behcet 病主要病理变化包括小血管炎所致溃疡及较大血管受累所致缺血坏死。大体病理见肠壁多处黏膜至肌层坏死，形成多个溃疡，部分溃疡较深。镜下表现为血管炎病变，表现为小血管内皮细胞肿胀，管壁增厚，可见纤维素样坏死，管壁内广泛淋巴细胞为主的炎细胞浸润，管腔内较多中性粒细胞。无上皮样肉芽肿，溃疡愈合后可残留纤维化。

【影像学表现】

1. **小肠钡剂造影表现**　小肠的病变主要累及回盲部，通常位于系膜侧，形成较大的圆形或不规则溃疡，造影多表现为圆形或椭圆形龛影，边缘光滑锐利（图 2-3-15-1），很少出现纵行线状溃疡，有时可见对比剂被稀释，钡剂涂布差等激惹征象，黏膜皱襞增宽（图 2-3-15-2）。溃疡较深时易穿透浆膜导致穿孔、瘘管形成或出血，可见相应表现。

2. **CT 表现**　主要显示肠壁轻 - 中度增厚，增强黏膜面轻度强化，比较表浅的溃疡在 CT 上不易观察，有时可显示回盲部的深大溃疡，浆膜面多较模糊、

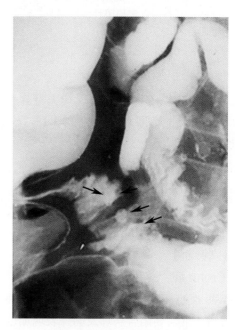

图 2-3-15-1　肠型 Behcet 病

钡餐示末端回肠多发类圆形溃疡，边缘光滑锐利

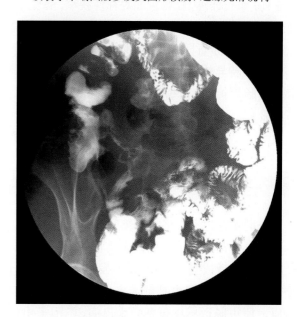

图 2-3-15-2　肠型 Behcet 病

钡餐示末端回肠较长段钡剂涂布差，激惹征象，黏膜皱襞增宽，回盲瓣增厚

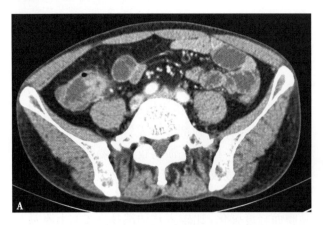

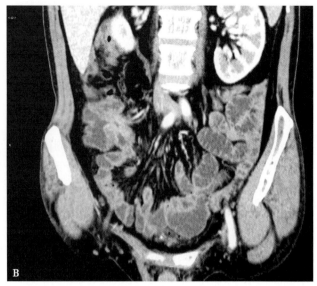

图 2-3-15-3 肠型 Behcet 病

CT 示末段回肠，回盲瓣管壁局限性增厚，增强轻中度强化，溃疡不易发现

可合并少许渗出改变。以上表现均无特异性。CT 能较好显示并发症范围及程度（图 2-3-15-3A、B）。

【诊断要点】

临床诊断为主，以反复发作口腔和生殖器溃疡及眼部损害等为主要诊断依据，需结合临床，影像，内镜及实验室检查结果综合诊断。肠型白塞病影像学无特征。

【鉴别诊断】

1. **Crohn 病** 肠 Behcet 病与 Crohn 病的鉴别非常困难，两者的临床表现、发病部位甚至内镜表现均容易混淆，常需要结合病理及肠外表现加以鉴别。Crohn 病的主要 X 线表现为纵行溃疡或多发溃疡纵行排列，卵石样结节，肠管非对称性狭窄，病变节段性分布。Behcet 病溃疡为圆形或椭圆形，边界清楚，光滑锐利，无卵石样结节，很少有肠管狭窄。

2. **非特异性溃疡** 以肠管狭窄为主要表现，狭窄近端肠管扩张，溃疡为圆形或椭圆形，有时溃疡不易显示。无口、眼、生殖器病变的临床表现。

（李 欣 周承凯 雷 萍）

第十六节 寄 生 虫 病

全世界有超过十亿人感染肠道寄生虫，在发展中国家更为常见。大多数人无症状，但也可出现从轻度腹部不适或腹泻，到严重并发症如穿孔或出血等表现。原虫和蠕虫是肠道寄生虫感染的两大类病原。原虫肠道感染包括阿米巴病、隐孢子虫病、囊虫病、环孢菌病、小袋虫病、贾第虫病和查加斯病等，而蠕虫感染包括蛔虫病、鞭虫病、粪圆线虫病、

蛲虫病和血吸虫病等。本节中，我们拟介绍原虫肠道感染中的阿米巴性结肠炎及蠕虫感染中的肠道蛔虫病及结肠血吸虫病。

一、阿米巴性结肠炎（Amoebic colitis）

【临床特点】

阿米巴性结肠炎为阿米巴包囊所致的肠道传染病，常累及青壮年。该疾病影响 10% 人群，每年造成约 10 万人死亡，是继血吸虫病和疟疾之后，造成死亡的第三常见寄生虫病。

阿米巴包囊进入胃肠道后，由于包囊有抗胃酸作用，在胃及小肠上段不起变化，至小肠下段脱囊而成小滋养体，再由小滋养体变为大滋养体侵入肠壁而致病。病变好发于盲肠和升结肠，其次为直肠和乙状结肠。阿米巴滋养体通过门静脉，淋巴管，或直接通过腹膜侵入门静脉系统，继而引起肝、肺等器官脓肿。

其临床表现在急性期有腹痛、腹泻、低热及果酱样便，在慢性期经常有腹泻和肠功能紊乱。在 1% 至 6% 的病例中报道了肠坏疽和肠穿孔，后者死亡率极高。

【病理特点】

大体病理表现为右半结肠散在，多发较深溃疡或口疮样溃疡，肠壁水肿，增厚。镜下于肠黏膜组织上皮及固有层中见浆细胞、淋巴细胞及中性粒细胞浸润伴糜烂，在渗出物、坏死组织与正常黏膜交界等部位可查见片状分布的灰蓝色、圆形或卵圆形阿米巴滋养体，表现为核圆形，偏位，具有明显的核膜和位于中心的核仁。

【影像学表现】

阿米巴性结肠炎在急性期一般不需作钡剂灌肠检查，如作钡剂灌肠检查，主要表现为右半结肠的痉挛性改变，有时也可见到多发散在的口疮样或烧瓶样溃疡。慢性阿米巴性结肠炎在结肠钡剂灌肠检查时仍可见结肠的激惹性增加，其病变累及结肠呈跳跃式，肠袋变得不规则，变浅、消失，可在盲肠顶部形成圆锥形盲肠，但一般末端回肠无累及。病变节段性累及或炎性增生，可导致多发的息肉样增生，较大者称为阿米巴瘤，多发生在盲肠和右侧结肠，可多发，常在肠内形成大的单侧性边缘缺损或类圆形切迹，可使肠管产生偏心性或不规则狭窄，但阿米巴所致的病变与正常肠曲间是逐渐移行的，其附近常见结肠的炎症性改变，药物治疗后可出现明显的好转。

CT 常可提示肠壁增厚及阿米巴瘤，肠腔可不规则狭窄，同时对肠管周围脓肿及肝脏脓肿显示较好，肠阿米巴病所致肝脏脓肿通常表现为肝右叶孤立脓肿，其中心坏死部分常液化明显，无明显细胞成分。

【诊断要点】

诊断通常是通过识别粪便中的滋养体或通过血清学试验。影像学特点为圆锥形盲肠，无回盲部累及。

【鉴别诊断】

阿米巴性结肠炎需与慢性溃疡性结肠炎，Crohn病，肠道结核鉴别，合并阿米巴瘤时，需与肿块型肠道恶性肿瘤鉴别。病理学上发现阿米巴滋养体是区分的关键。

二、肠道蛔虫病（intestinal Ascariasis）

【临床特点】

蛔虫是人类最大的肠道线虫，其长度可达 35cm，宽度可达 0.5cm。它在热带和温带地区好发，通过摄入受虫卵污染的食物传播，局部地区感染率可能达到 90%。幼虫作为胚胎孵化后，出现在十二指肠，穿透肠黏膜，进入门静脉系统及肺部，后通过痰液中到气管和咽部，再通过吞咽后到达小肠并成为成虫，在空肠或回肠中存活。

临床表现，在幼虫阶段主要为在肺内迁徙时组织反应。成虫阶段则主要与寄生虫负担相关，主要为不适及脐周疼痛，营养缺乏常见，并发症包括梗阻、肠套叠等。部分患者，蛔虫通过 Vater 壶腹迁移到胆管，导致胆道梗阻伴黄疸和胰腺炎等。

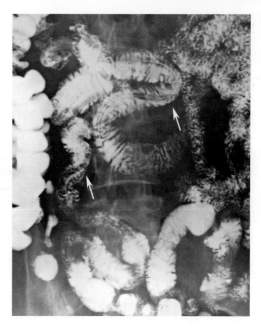

图 2-3-16-1　小肠蛔虫

可见肠管内蚯蚓状充盈缺损，其中一条虫体吸食造影剂显示蛔虫肠管，表现为虫体中央的细线样高密度钡影

【影像学表现】

小肠钡剂检查是诊断小肠蛔虫病的首选和主要影像检查手段。其典型表现为肠管内蚯蚓状充盈缺损，当虫体吸食造影剂后，可显示蛔虫肠管，表现为虫体中央的细线样高密度钡影，可以进一步证实蛔虫的存在。当虫量多时，可表现为不甚规则、边缘不清的充盈缺损（图 2-3-16-1）。

CT 表现与胃肠造影表现相似，主要表现为较长而卷曲或管状软组织密度，应用胃肠道内高密度对比剂时，则表现为充盈缺损。多平面重建可增加蛔虫显示比率。

【诊断要点】

肠管内蚯蚓状充盈缺损，有时在虫体中央可见线条状钡影。

【鉴别诊断】

蛔虫卷曲成团时，可表现为肠管内的充盈缺损样软组织影，此时需与软组织肿块鉴别。

三、结肠血吸虫病（Colonic Schistoso-miasis）

【临床特点】

血吸虫病可由多种血吸虫引起，感染全球约 2 亿人。我国主要感染种类为日本血吸虫。当人类在水与中间宿主钉螺的中的尾蚴接触后，幼虫穿透皮肤，进入血流，进入肠系膜和门脉循环，成熟至成虫形式，并迁移到各种器官如结肠内产卵。

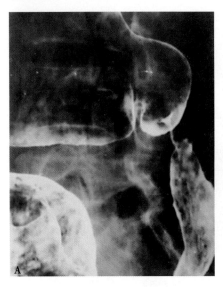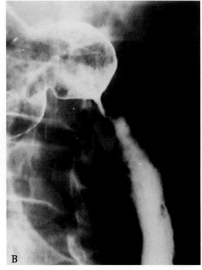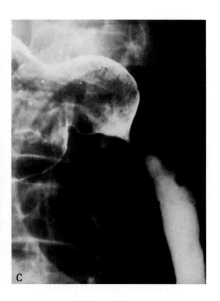

图 2-3-16-2 结肠血吸虫病

A. 降结肠近段有一线形狭窄,扩张度差,下部降结肠肠壁边缘毛糙;B. 其内可见小龛影;C. 狭窄段正常肠壁呈移行状改变

结肠血吸虫病是由于血吸虫卵大量沉积于肠壁所引起的结肠病变,以直肠、乙状结肠、降结肠最为多见。临床上可出现腹痛、腹胀、大便习惯改变等症状。大便中和活检中发现血吸虫卵可帮助作出明确诊断。

【病理特点】

急性期表现为结肠黏膜充血、水肿和嗜酸性脓肿形成,脓肿破溃后可形成小的溃疡,黏膜及黏膜下可见血吸虫虫卵沉积。慢性期由于黏膜的反复破坏和修复,产生大量纤维组织增生,使肠壁增厚、变硬、形成息肉状结节,并可导致肠腔狭窄。少数患者可继发癌症。

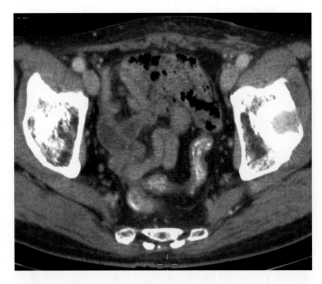

图 2-3-16-3 慢性结肠血吸虫病 CT

乙状结肠黏膜层,表现为曲线状或结节状,特性性"电车轨道"样钙化

【影像学表现】

结肠血吸虫病的钡剂灌肠检查所见是非特异性的,类似结肠炎影像学表现。累及肠段可见肠袋消失,肠管狭窄,溃疡和炎性息肉样增生(图 2-3-16-2)。

CT 图像可以清楚地显示慢性血吸虫病肠壁钙化。钙化通常累及肠壁黏膜层,表现为曲线状或结节状,或特性性"电车轨道"样钙化。CT 亦可较好反映血吸虫病肝脏侵犯,常见表现包括肝脏地图样钙化,肝硬化,门静脉高压症,脾大和腹水(图 2-3-16-3)。

【诊断要点】

血吸虫感染病史,确诊依赖于病理诊断。

【鉴别诊断】

结肠血吸虫病钡剂造影表现需鉴别于其他慢性结肠炎;血吸虫病肉芽肿有时需与结肠癌鉴别。

(李 欣 周承凯 雷 萍)

第十七节 肛周脓肿与肛瘘

【临床特点】

肛周脓肿(perianal abscess)是指发生于肛管直肠周围软组织或其周围间隙发生的急性化脓感染,并形成脓肿。脓肿破溃或切开引流后常形成肛瘘。肛瘘(anal fistula)是指肛管直肠周围的肉芽肿性管道,由内口、瘘管、外口三部分组成。内口常位于肛窦,多为一个;外口在肛缘或肛周,可为一个或多个。肛瘘外口持续或间断流出少量脓性、血性、黏液性分泌物为主要症状,当外口愈合,瘘管中有脓肿形成时,可感到明显疼痛,同时可伴有发热、寒战、乏力等全身感染症状。脓肿穿破或切开引流后，症状缓解。经久不愈或间歇性反复发作为其临床特点。青壮年男性为多发人群。大部分出现肛瘘的患者是由于齿状线附件的肛腺感染引起，这是因为其齿状线水平的肛腺丰富。肛瘘可由多种原因引起，一般最常见的是化脓性感染，其他病变如克罗恩病、结核、糖尿病、外伤、手术、肛管恶性肿瘤等也可继发肛瘘。脓肿是直肠肛管周围炎症的急性期表现，而肛瘘则为其慢性期表现。

【病理特点】

绝大部分肛周脓肿由肛腺感染引起。肛腺开口于肛窦，部分肛腺位于内外括约肌之间。因肛窦开口向上，呈口袋状，存留粪渣易引发肛窦炎，感染延及位于括约肌间隙的肛腺后导致括约肌间隙感染（图 2-3-17-1）。感染蔓延至直肠肛管周围间隙的疏松脂肪结缔组织后可形成不同类型的直肠肛管周围脓肿（图 2-3-17-2）。大部分肛瘘由直肠肛管周围脓

肿引起，脓肿自行破溃或切开引流处形成外口，位于肛周皮肤。由于外口生长较快，瘘管常假性愈合，导致脓肿反复发作破溃形成多个瘘管和外口，使单纯性肛瘘成为复杂性肛瘘。故肛周脓肿和肛瘘两者病理相同，是同一疾病的两个阶段：肛周脓肿属于急性感染，而肛瘘代表一种感染迁延不愈的慢性过程。

【影像学检查】

随着现代影像学的进展，肛瘘 X 线造影、CT、MRI、超声检查等技术可用于肛瘘的诊断，为手术提供客观的影像学资料，对肛瘘的治疗具有重要价值。肛瘘 X 线造影多用于高位复杂性肛瘘的诊断，其经外口注入对比剂以寻找内口方向及位置，并清晰显示瘘管走行。但这种侵入性检查会增加患者的痛苦，对比剂也可能因注射压力不足、瘘管粘连或炎性坏死物阻塞等原因，无法将瘘管完全充填，从而遗失部分瘘管，另外，当肛瘘外口闭合时，造影检查无法进行。

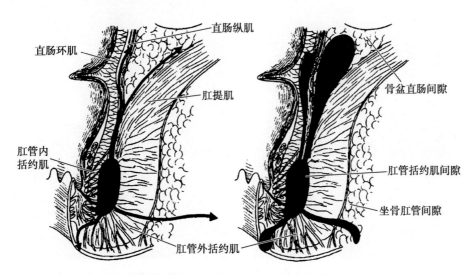

图 2-3-17-1 直肠肛管周围间隙的感染途径

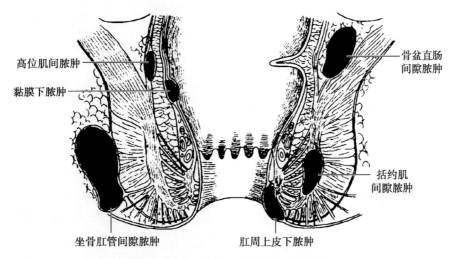

图 2-3-17-2 直肠肛管周围脓肿的位置

CT瘘管造影的原理与X线相仿，其可以三维的显示瘘管走行，但同样出现X线造影检查的不足，且存在电离辐射，软组织分辨率仍不足以显示肛管括约肌复合体的结构。

MRI具有软组织分辨力高、多方位及多参数成像的优点，能够精确地描述肛管正常解剖结构及肛周的组织形态，准确显示内口位置、瘘管分支及瘘管与肛管肌肉的位置关系，同时可以排除其他潜在的病变，由于MRI检查无辐射，且不受患者体位限制，MRI逐渐成为评估肛瘘及肛周脓肿的一线检查方法。

超声是建立在解剖学形态基础上的技术，它也能像MRI一样清楚地显示肛门内外括约肌和肛提肌，判断瘘管与肛门括约肌的关系，显示瘘管的走行和内口位置；但由于超声图像视野较小，对于位置较深的瘘管或脓肿往往检出率低，同时由于探头的压迫患者会出现疼痛不适，并造成假阴性的结果。

【肛瘘分型】

根据瘘管与肛门括约肌的关系分类，亦称为Parks分类：①肛管括约肌间型（intersphincteric type），内口位于齿状线附近，瘘管沿内、外括约肌间隙走行，外口大多在肛缘附近（图2-3-17-3）；②肛管经括约肌型（transphincteric type），内口位于齿状线附近，瘘管突破肛门外括约肌进入坐骨肛门窝，开口于肛周皮肤上（图2-3-17-4）；③肛管括约肌上型（suprasphincteric type），内口位于齿状线附近，瘘管在括约

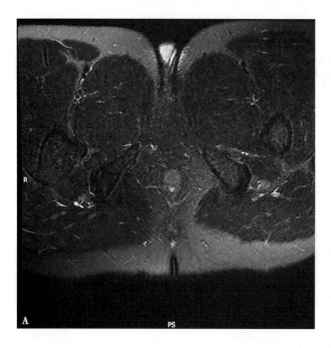

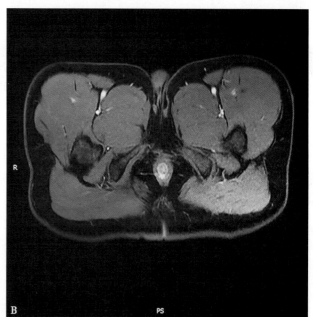

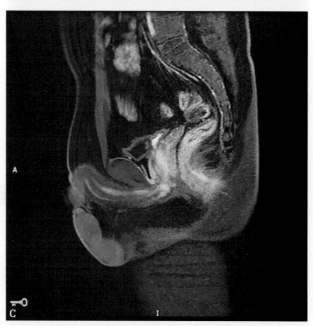

图2-3-17-3 肛管括约肌间型肛瘘

患者，男，31岁，发现肛周包块2年，A为T₂WI-fs图像，B为轴位增强图像，C为矢状位增强图像。显示瘘管发至肛管截石位6点钟方向，T₂WI-fs示瘘管中央呈高信号，增强扫描见明显强化，矢状位可见一条瘘管走行于肛管括约肌间隙

肌间隙先向上延伸,越过耻骨直肠肌,向下经坐骨肛门窝穿透至肛周皮肤(图 2-3-17-5);④肛管括约肌外型(extrasphincteric type),内口常常位于直肠,瘘管直接突破肛提肌至坐骨肛门窝及肛周,与括约肌复合体无关联(图 2-3-17-6)。各类分别约占肛瘘的 70%、25%、4%、1%。另外,有学者在 Parks 分型上补充了一种新的分型:⑤表浅型肛瘘(superficial type),内口位于括约肌间沟附近,瘘管靠近肛缘走行,不涉及括约肌复合体(图 2-3-17-7)。

根据瘘管位置高低分类:①低位肛瘘:是指瘘管位于外括约肌深部以下。又分为低位单纯型肛瘘和低位复杂型肛瘘。②高位肛瘘:瘘管位于外括约

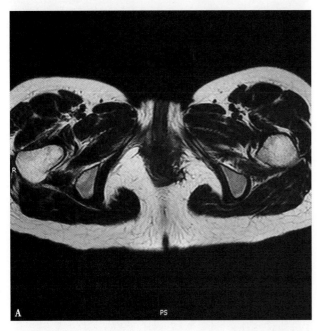
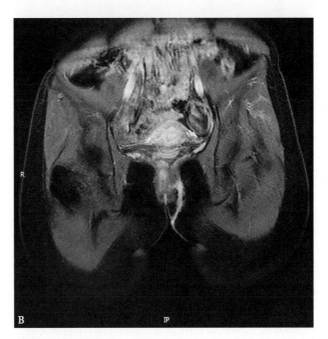

图 2-3-17-4 肛管经括约肌型肛瘘

患者,女,21 岁,反复肛门疼痛伴流脓 6 月余,A 为 T_2WI 图像,B 为冠状位增强图像。T_2WI 示肛管截石位 6 点钟方向括约肌环中断(内口),瘘管中央呈高信号,管壁呈低信号,沿左后方穿过肛门外括约肌;冠状位增强扫描见瘘管明显强化,并见其穿过左侧肛门外括约肌沿左侧坐骨肛门窝走行至肛周

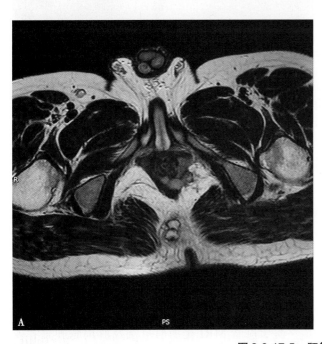
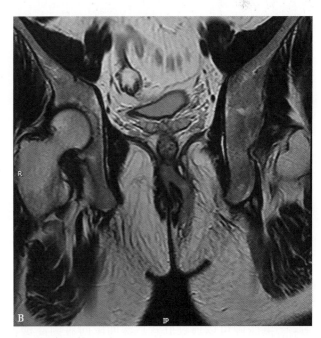

图 2-3-17-5 肛管括约肌上型肛瘘

患者,男,26 岁,反复肛周流脓 2 个月余。A 为轴位 T_2WI 图像,B 为冠状位 T_2WI 图像。轴位 T_2WI 示肛管截石位 6 点钟方向括约肌环中断(内口),瘘管中央呈高信号,管壁呈低信号;冠状位 T_2WI 示瘘管先向上延伸,然后穿过左侧耻骨直肠肌,走行至左侧坐骨肛门窝

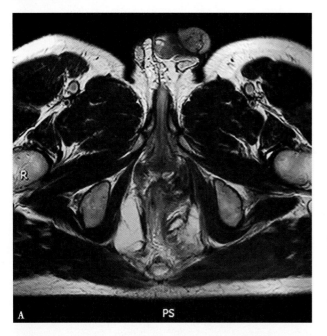

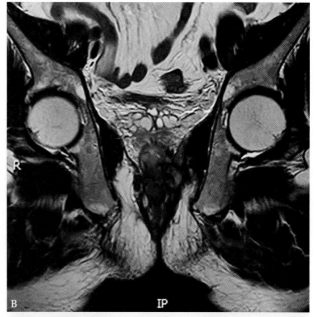

图 2-3-17-6　肛管括约肌外型肛瘘

患者，男，54 岁，肛周疼痛伴流脓 3 个月余。A 为轴位 T_2WI 图像，B、C 为冠状位 T_2WI 图像。轴位 T_2WI 示直肠下端左侧壁中断（内口），瘘管中央呈高信号，管壁呈低信号；冠状位 T_2WI 示瘘管自直肠下端左侧壁发出，穿过左侧肛提肌走行至左侧坐骨肛门窝，注意右侧完整的肛提肌

肌深部以上。可分为高位单纯性肛瘘和高位复杂性肛瘘。单纯性肛瘘是指仅有一个内外口、一条瘘管；复杂性肛瘘则指存在多个内外口或除了主瘘管之外出现了分支瘘管。

　　肛周脓肿依据位置不同可分为以下几类：①肛周皮下脓肿（perianal subcutaneous abscess），属于最表浅的脓肿，分布在肛缘皮下，以后侧和两侧居多（图 2-3-17-8）。②坐骨肛门窝脓肿（ischiorectal absces），是指在发生在左右两侧坐骨肛门窝的脓肿，一侧脓肿可以通过肛管后深间隙向对侧蔓延，形成马蹄或半马蹄形脓肿（图 2-3-17-9）。③肛管括约肌间隙脓肿（anal intersphincteric abscess），是指内外括约肌之间的脓肿，是众多肛周感染的原发部位（图 2-3-17-10）。④骨盆直肠窝脓肿（pelvirectal adscess），属于高位脓肿，位于直肠下端的两侧，盆底之上，腹膜之下，以肛提肌为平面下方对应为坐骨肛门窝（图 2-3-17-11）。⑤直肠黏膜下脓肿（rectal submucosal abscess），发生在直肠下端黏膜下，也属于高位脓肿（图 2-3-17-12）。⑥直肠后间隙脓肿（posterior rectal abscess），位于直肠后侧，可向两侧骨盆直肠窝蔓延，形成高位马蹄形脓肿（图 2-3-17-13）。

【影像学表现】

　　鉴于肛管 MRI 是所有肛瘘及肛周脓肿患者被推荐的最佳且首选的影像学检查方法，本章主要介绍肛瘘及肛周脓肿的 MRI 影像特点。

　　典型的瘘管在 MRI 上表现为索条状 T_1WI 低信

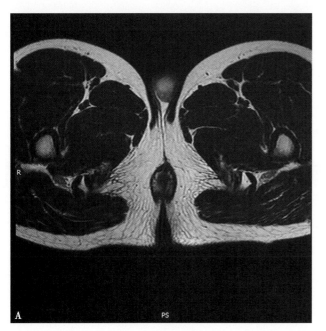

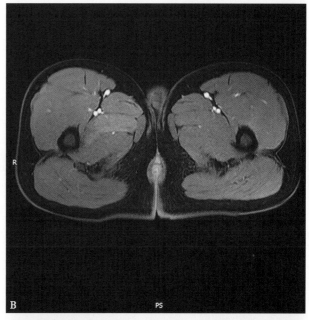

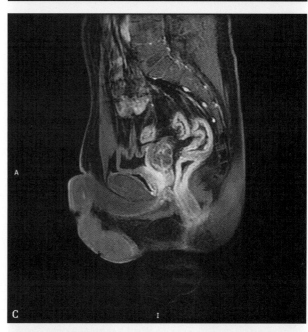

图 2-3-17-7　表浅型肛瘘

患者，男，23 岁，肛周出现硬结、流脓半年。A 为轴位 T_2WI
图像，B、C 分别为轴位及矢状位增强图像。轴位 T_2WI 及增
强扫描示肛管截石位 12 点钟方向括约肌间隙一瘘管影，矢
状位增强扫描示内口位于括约肌间沟附近，瘘管靠近肛缘向
前走行，不涉及括约肌复合体

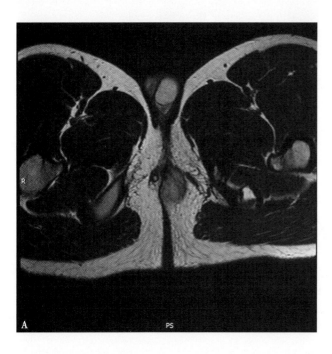

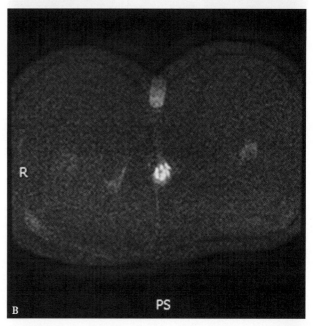

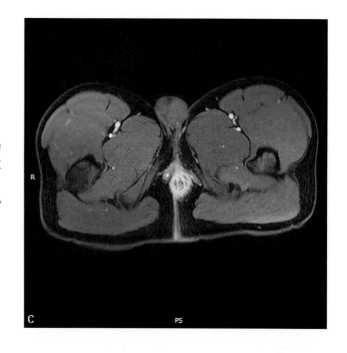

图 2-3-17-8 肛周皮下脓肿

患者,男,26 岁,肛周肿痛伴流脓 3 个月余,发热 2 天。A 为轴位 T₂WI 图像,B 为 DWI 图像,C 为轴位增强图像。轴位 T₂WI 示肛周皮下一类圆形高信号肿块,内部见低信号分隔,DWI 示病灶呈明显高信号,增强扫描病灶边缘及内部分隔见明显强化,内部脓液无强化

号、T₂WI 高信号,瘘管较宽时可见低信号管壁影围绕,T₂WI 压脂像可以更好地显示病灶的形态,增强扫描可见瘘管明显强化;肛周脓肿则表现圆形或椭圆形的腔样病灶,T₁WI 及 T₂WI 信号特点与瘘管相仿,脓肿在 DWI 上具有明显的高信号,可与邻近组织产生强烈的对比,增强扫描表现为明显的环形强化,其内部的脓液无强化,当脓液吸收被肉芽肿组织填充时可出现强化(见图 2-3-17-3～图 2-3-17-13)。正因为肛瘘及肛周脓肿有上述相对特异的影像学征象,结合患者肛周疼痛、流脓及发热的临床病史,肛

瘘及肛周脓肿的诊断往往比较容易。影像科医生除了作出诊断外,更加重要的是观察瘘管及脓肿的分型、内口的位置及个数、内口距离肛缘的距离、是否合并其他疾病等,这才能最大限度上辅助临床治疗。值得注意的是,通过多维度的观察(例如,联合轴位、矢状位和冠状位),充分了解瘘管、脓肿的走行方向以及与括约肌复合体的关系,才能作出正确的分型诊断。诊断描述时因尽量不要遗漏感染灶,因为遗漏隐匿性的分支瘘管可以导致肛瘘或脓肿的复发和 / 或使单纯肛瘘转变为复杂性肛瘘。

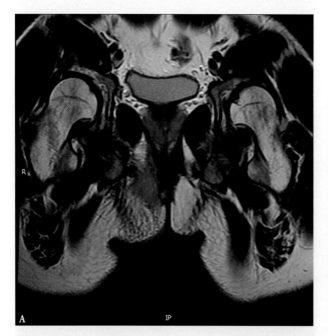

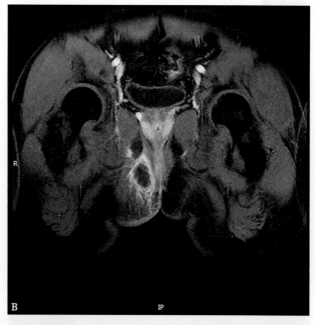

图 2-3-17-9 坐骨肛门窝脓肿

患者,男,33 岁,肛周肿痛 4 天。A 为冠状位 T₂WI 图像,B 为对应增强图像。冠状位 T₂WI 图像示右侧坐骨肛门窝一高信号肿块影,增强扫描病灶边缘见明显强化,内部脓液无强化

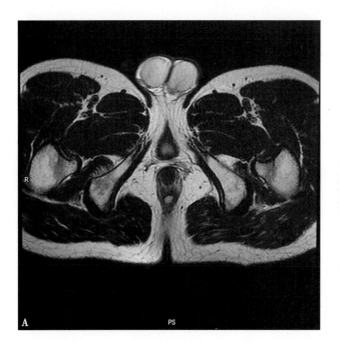

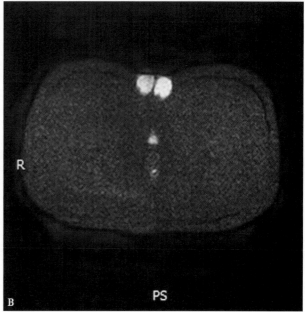

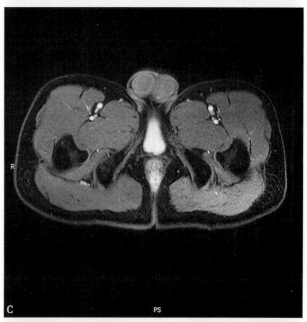

图 2-3-17-10　括约肌间脓肿

患者，男，39 岁，肛周肿痛、流脓 2 个月余。A 为 T₂WI 图像，B 为 DWI 图像，C 为轴位增强图像。T₂WI 图像示肛管后方括约肌间隙一高信号结节影，DWI 呈明显高信号，增强扫描病灶边缘见明显强化，内部脓液无强化

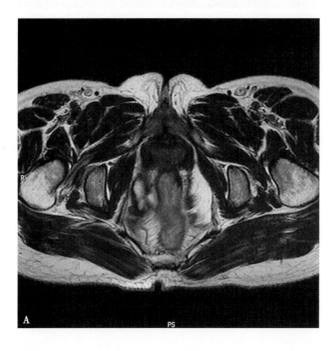

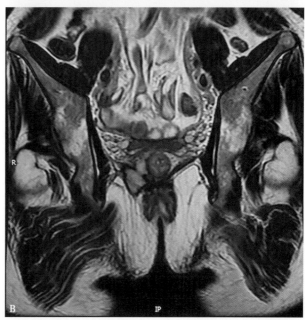

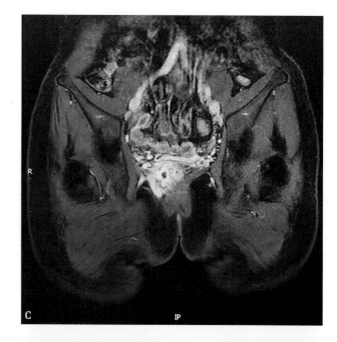

图 2-3-17-11　骨盆直肠窝脓肿
患者，女，49 岁，反复肛周疼痛 7 天。A、B 为轴位及冠状位
T₂WI 图像，C 为冠状位增强图像。轴位 T₂WI 示直肠右侧旁
一不规则肿块影，冠状位 T₂WI 示病灶位于右侧骨盆直肠窝，
向下侵犯至右侧肛提肌内，冠状位增强扫描见病灶明显边缘
强化，内部无强化

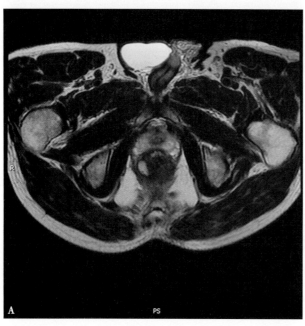

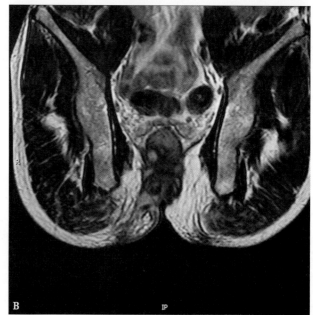

图 2-3-17-12　直肠黏膜下脓肿
患者，男，61 岁，肛瘘术后复发，A、B 为轴位及冠状位 T₂WI
图像，C 为冠状位增强图像。轴位 T₂WI 示直肠右侧壁内一
类圆形结节影，冠状位 T₂WI 示病灶位于直肠壁内，增强扫描
呈边缘强化；注意患者同时合并经括约肌型肛瘘

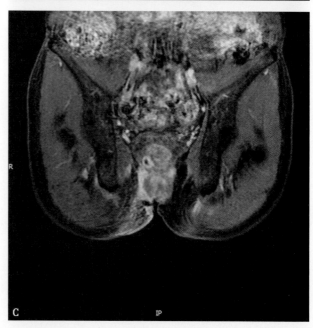

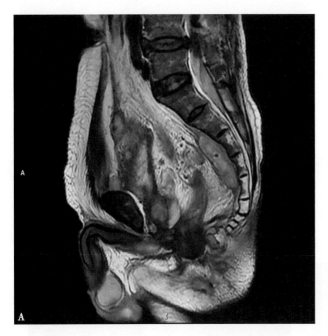

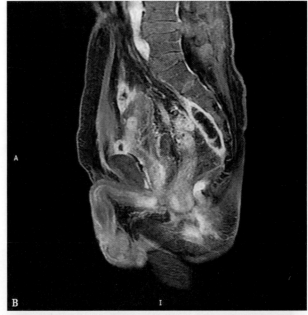

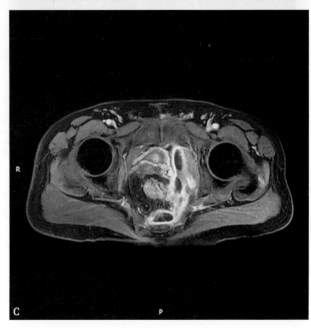

图 2-3-17-13　直肠后间隙脓肿

患者，男，63 岁，反复肛旁肿痛伴流脓 1 个月余，左下腹壁疼痛 10＋天，A 为矢状位 T_2WI 图像，B、C 为矢状位及轴位增强图像。矢状位 T_2WI 示直肠后方、骶前见梭形高信号肿块影，下腹腔及肛周其他部位亦见多处类似信号灶，矢状位增强扫描见病灶明显强化，部分呈边缘强化，部分呈不均匀强化；轴位增强扫描可见骶前脓肿沿左侧盆壁蔓延

　　在肛瘘的病因中，克罗恩病是比较特殊的一类。克罗恩病（Crohn's disease，CD）可发生于口腔至肛管的消化道任何部位，并可发生消化道以外的多种并发症。肛瘘是克罗恩病的常见合并症，在 CD 疾病过程中，有 17%～43% 的患者并发肛瘘，其发生率与原发克罗恩病的位置有关，病变越靠近左半结肠，越容易并发肛瘘，直肠受累时肛瘘的发生率大于 90%，此外有 5%～10% 的患者首先表现为肛瘘而无其他症状。克罗恩病肛瘘多表现为复杂性肛瘘，内口及外口可以出现多个，常常伴有直肠肛管黏膜、黏膜下层甚至括约肌间隙的多灶性炎症，病程较长患者肛门口可出现炎性皮赘，应用传统的 Parks 分型往往很难将其精确分类（图 2-3-17-14）。因而需要警惕的是，当遇上年轻患者出现难以解释的复杂性肛管炎症及瘘管时，需要考虑到克罗恩病的可能，此时，完善肠镜或小肠 CT 造影检查明确其他部位肠道情况有助于克罗恩病的判断。

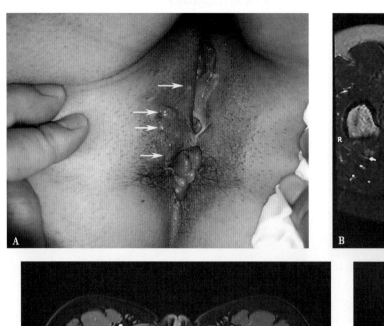
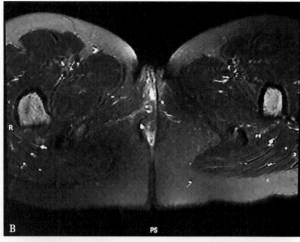
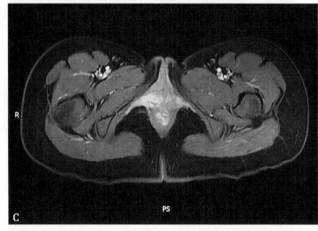
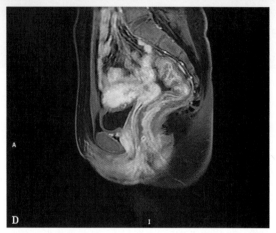

图 2-3-17-14　克罗恩病肛瘘

克罗恩病患者，女，21 岁，反复肛周渗液 5 年余，A 为肛周外观大体图，B 为 T_2WI-fs 图像，C、D 为轴位及矢状位增强图像。肛周右前方可见 4 个外口，T_2WI-fs 可见对应高信号灶；轴位增强扫描可见肛管黏膜、黏膜下及括约肌间隙多灶性强化灶，矢状位增强扫描可见肛缘口肿胀、炎性皮赘形成

（周智洋　周　杰）

参 考 文 献

1. de Miguel CJ. MR imaging evaluation of perianal fistulas: spectrum of imaging features. Radiographics, 2012, 32 (1): 175-194.

2. Morris J, Spencer JA, Ambrose NS. MR imaging classification of perianal fistulas and its implications for patient management. Radiographics, 2000, 20 (3): 623-635; discussion 635-637.

3. 周智洋, 刘得超. 肛管和肛周疾病的 MRI 诊断. 磁共振成像, 2015 (11): 868-875.

4. Panés J, J Rimola. Perianal fistulizing Crohn's disease: pathogenesis, diagnosis and therapy, 2017, 14 (11): 652-664.

5. 周智洋. 胃肠道 MRI 诊断学. 北京: 人民卫生出版社, 2011: 303-317.

6. 陈孝平, 汪建平, 赵继宗. 外科学. 第 9 版. 北京: 人民卫生出版社, 2018: 399-404.

第十八节　腹　膜　炎

【概述】

腹膜炎（peritonitis）是指腹膜因各种原因受到刺激或损害而发生的炎症反应。腹膜炎的病因有很多，包括原发性，细菌性，肠穿孔，胃肠道感染，肺结核，创伤，手术等。腹膜炎并不一定意味着感染，也包括无菌性腹膜炎。

腹膜炎临床表现依类型不同而有相当差异。原发性性腹膜炎继发于肝硬化，起病通常较为缓慢，特征表现为黄疸及大量腹水。细菌性腹膜炎一般继发于腹腔内脓肿或空腔脏器破裂。胃肠穿孔所致全腹膜炎，起病比较急骤，症状、体征显著，有畏寒、发热、腹胀、腹痛，查体有全腹压痛及反跳痛，化验白细胞增多、中性粒细胞核左移等。胆囊结石、炎症、穿破所致全腹膜炎更有胆囊疾患方面的症状，同时整个腹部症状、体征虽然全腹均可累及，但以右侧为重。

一、原发性腹膜炎

【临床概述】

原发性腹膜炎是指腹腔内没有原发感染灶的弥漫性腹膜炎。原发性腹膜炎多见患有呼吸道、皮肤和泌尿系统感染或者患肝硬化腹水、肾炎、肾病综合征等基础疾病的患者。腹腔积液多为漏出液。

原发性腹膜炎起病较缓，常为亚急性或慢性，症状为腹胀、腹痛、腹部压痛和张力增高等症状体征。腹痛为持续性疼痛，腹痛的范围大多数都是全腹痛。原发性腹膜炎患者的腹膜紧张常不明显。此外还可出现体温升高，白细胞总数增高，感染性休克在原发性腹膜炎早期病例很少出现。

诊断性腹膜腔穿刺和细菌学检查对原发性腹膜炎的诊断和鉴别诊断有着十分重要的意义。穿刺脓液做涂片检查，如发现为革兰阳性球菌，基本可诊断为原发性腹膜炎。

【病理特点】

原发性腹膜炎的致病菌主要是革兰阴性菌大肠埃希菌，少数属革兰阳性的，如肺炎双球菌和溶血性链球菌，采用厌氧培养方法后，发现合并有厌氧菌感染的原发性腹膜炎的病例增多。有部分原发性腹膜炎是由混合感染所致。病原菌主要通过血行、淋巴系统和女性生殖系统等途径扩散到腹膜，引起腹膜弥漫性炎症。

【影像学表现】

腹部平片显示腹腔积液征象。在腹部前后卧位平片上，大量腹腔积液时，下份（尤其是后份）肋间隙增宽，两侧胁腹壁向外膨隆，结肠旁沟增宽。含气的横结肠和小肠浮游到仰卧位时居于较高位置的腹中部。

腹部 CT 扫描显示腹部因积液可将潜在的腹腔间隙撑开（图 2-3-18-1），积液的密度低于腹壁和脏器，因而可界定积液所累及的解剖间隙，明确间隙之间的通连关系。

另一方面，CT 扫描还可通过测定积液的 CT 值帮助分析、判断其腹腔积液的性质，积液的 CT 值一般为 0～30HU，但漏出液一般均偏低，血性液和脓性液偏高，渗出液居中。

腹腔积液 MRI 扫描，T_1 加权像呈均匀低信号，T_2 加权像呈均匀高信号。但血性积液因出血新旧（时间长短）在信号上可有一定差异。一般说来，新鲜出血，T_1 加权像及 T_2 加权像上都表现为高信号，可以不十分均匀，有时还可能与脂肪相混。若采用压脂技术可将它们区分。

腹腔积液在超声检查中呈均匀的无回声区。通常在肝脏周围与腹壁之间。此外，还可能显示肠管在腹腔积液中漂浮的征象。

【诊断要点】

腹部平片及 CT 扫描表现为腹腔积液征象，由于积液为漏出液，CT 值偏低，低于 0～30HU。仅凭积液 CT 表现和 CT 值测量不能判断是否原发性腹膜炎，诊断主要结合临床表现，最后诊断靠腹腔积液细菌培养。

【鉴别诊断】

原发性腹膜炎与继发性腹膜炎在影像学表现中

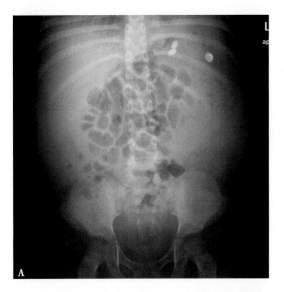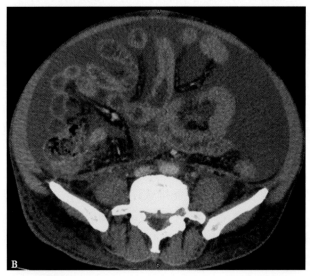

图 2-3-18-1　大量腹水

A. 腹部平片示两侧胁腹壁向外膨隆；B. CT 示积液将潜在的腹腔间隙撑开

可有一定差异。心、肾功能不全和肝硬化所致原发性腹膜炎或腹腔积液多为漏出液，其 CT 值偏低，腹膜一般无增厚改变。

继发性腹膜炎存在原发疾病。如腹膜癌病并发腹膜炎，常有腹膜结节状、丘状或不定形实质肿块，其腹腔积液因为可能是血性的，故 CT 值在液体范围内属于偏高者。急性或慢性腹膜炎所致腹腔积液多属渗出液。其腹膜可有弥漫性或局限性增厚，积液 CT 值在液体范围内，处于中间值。MRI 检查对于判断腹水是否并有出血有一定帮助。这些影像学表现对于判断其病因和病理基础有参考价值。

【比较影像学】

CT、MRI 扫描可作为主要的和首选的影像学检查手段。超声对腹腔积液比较敏感，但不如 CT 扫描全面、精细，基层可作为首选方法。腹部平片检查对腹腔积液的诊断价值受到相当限制，尤其是数量较少的腹腔积液，平片是难于查出的。

二、急性全腹膜炎

【临床概述】

常见为胃肠穿孔继发的急性全腹膜炎。当胃肠道穿孔肠内容物外渗至腹膜腔可引起腹膜的局限性或弥漫性炎症。临床表现为突发性腹痛、腹肌紧张、发热、肠鸣音减弱或消失等症状和体征。是一种临床急症。

【病理特点】

胃肠道穿孔后最早病理反应为管壁充血水肿、渗出和血管出血，术中肉眼观察可见破口周围浆膜水肿，失去半透明光泽，表面有斑片状草绿色苔藓或黄色脓苔。胃肠道穿孔肠内容物外渗损伤腹膜，导致腹膜充血、水肿、大量浆液渗出，形成腹腔积液、电解质紊乱、中毒性休克甚至危及生命。

【影像学表现】

腹腔游离气体影是胃肠穿孔早期特异性间接征象，因胃肠内气体进入腹腔，故有腹腔积气征象（图 2-3-18-2）。少量气腹可能存留在镰状韧带旁、肝纵裂内或肝下区域，可表现为小气泡（图 2-3-18-3）。当小肠、阑尾穿孔没有气体或气体含量很少时，平片看不到腹腔积气，也不能排除管壁穿孔的存在。

胃肠道穿孔早期 CT 扫描表现为肠壁节段性或弥漫性均匀增厚（图 2-3-18-4A），增强扫描呈轻度强化或不均匀强化（图 2-3-18-4B）。CT 观察到壁腹膜线状光滑均匀增厚是腹膜炎的主要直接征象，强烈提示穿孔性腹膜炎（图 2-3-18-5）。CT 征象中肠

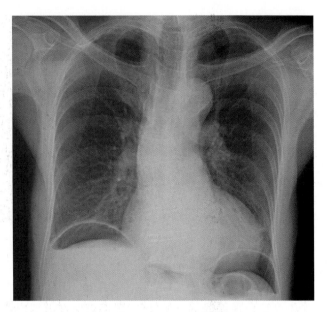

图 2-3-18-2 膈下游离气体
膈下新月形透亮影

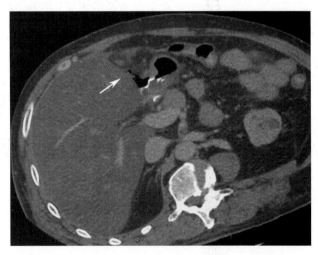

图 2-3-18-3 腹腔少量气腹
CT 斜切面重组图，见少量胃腔内气体漏出胃外（箭）

系膜条纹征提示腹膜炎症，病变在肠系膜脂肪存托下，与其及周围肠管、血管形成良好的密度差而易于发现，CT 表现为肠系膜脂肪内磨玻璃样密度增高影或局限性絮状模糊影，或呈污迹样及"网线影"（图 2-3-18-6）。

【诊断要点】

胃肠穿孔导致的急性全腹膜炎主要征象包括腹腔积气、肠壁节段性或弥漫性均匀增厚、壁腹线状光滑均匀增厚、肠系膜条纹征及腹腔积液。

【鉴别诊断】

需要与结核、胃肠道肿瘤等的继发腹膜病变鉴别。结核性腹膜炎以儿童和青壮年多见，临床有低热、盗汗等结核中毒症状和腹部触诊揉面感，CT 表

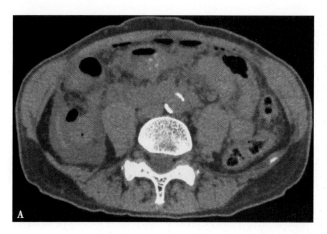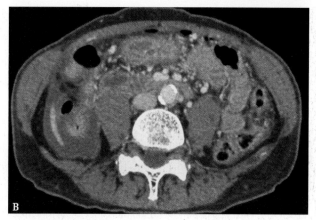

图 2-3-18-4　消化道穿孔
A. 腹腔少量肠外积气影；B. 肠壁弥漫性增厚，增强扫描轻度均匀强化

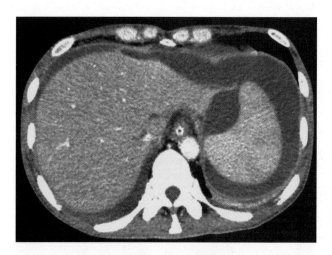

图 2-3-18-5　穿孔性腹膜炎
壁腹膜弥漫性增厚，增强扫描轻度强化

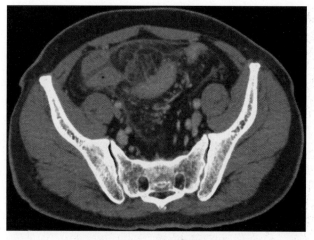

图 2-3-18-6　急性全腹膜炎
肠系膜呈"网线影"

现为少至中等量较高密度腹水，且分布不均匀、被纤维粘连、包裹，呈局限性聚积改变，肠系膜淋巴结钙化及环状强化是特征性征象。癌性腹膜炎的原发灶多来源于消化道、胰腺及卵巢等，CT 可显示原发脏器增大或软组织肿块，受累壁腹膜多为结节状、不规则形增厚，合并腹腔内、腹膜后淋巴结转移、远处脏器转移。

【比较影像学】

CT 扫描比平片更加敏感，例如少量气腹可能存留在镰状韧带旁、肝纵裂内或肝下区域，可表现为小气泡，这在平片上是很难显示的。由于可能有气腹存在，超声检查并不太合适。所以，CT 扫描是诊断急性全腹膜炎的重要检查手段。

三、腹腔脓肿

【临床概述】

腹腔脓肿是急性腹膜炎局限化的结果。其发生

部位以膈下和盆腔为多见，也发生于肠袢间或腹腔其他部位。临床症状多表现为腹痛、发热、呕吐及腹胀腹泻等，膈下脓肿可出现季肋部或肩背部叩击痛，呼吸音减弱。盆腔脓肿可出现黏液便，里急后重感，尿频，直肠指检可有直肠前壁触痛及波动性的肿块。腹腔脓肿发生后，如未能及时诊断及治疗，将引起严重的全身症状，患者死亡率高。

【病理特点】

腹腔脓肿多由腹部器官的原发性和继发性的化脓性感染所致。常见的感染因素有：腹腔内空腔脏器破裂，其内容物污染腹腔；急性阑尾炎穿孔、脓毒败血症、妇女的生殖系统逆行感染；手术时对胃肠道的损伤；腹腔内异物；污染严重的腹腔未彻底清洗或术后引流不畅等。脓肿早期肠壁和肠系膜水肿，小血管炎性充血。中晚期脓肿发生坏死液化。

【影像学表现】

腹腔脓肿主要 CT 征象有：脓肿早期平扫显示

肠袢间局限性的液性低密度区，呈类圆形或不规则形，有占位效应，周围脏器呈受挤压推移改变（图2-3-18-7A）。增强检查脓肿壁显影部分清楚，可见积液周围的脂肪水肿或腹膜增厚形成的线状强化影（图2-3-18-7B）。中晚期脓肿表现为中间低密度，周缘高密度团块影，注射对比剂后，大多可见脓肿壁呈均匀一致的显著强化，但脓肿壁大多不规则且厚薄不均，壁的厚度为0.1~1.0cm。此外，脓肿壁密度均匀，无壁结节（图2-3-18-8A），个别多房性脓肿内可见分隔的特征具有一定的特异性。脓肿内部通常无强化，其内产气菌产生的气体表现为脓肿内出现多个小气泡或气液面（图2-3-18-8B）。邻近组织结构改变：腹膜外脂肪线消失，邻近肌肉、筋膜、肠系膜或肠壁增厚，以及见到邻近肠管内积液、扩张积气。当病变较大时，可见部分脏器呈受挤压推移的改变。

【诊断要点】

腹腔脓肿早期示肠袢间局限性的液性低密度

影，增强扫描可见部分脓肿壁。中晚期，脓肿坏死后表现为中间低密度，周缘高密度团块影，脓肿壁不规则、厚薄不一，增强扫描脓肿壁均匀一致强化。其他改变可包括脓肿内小气泡、腹腔积液等。

【鉴别诊断】

需鉴别的有：①胰腺炎假性囊肿：其发生部位与胰腺关系密切，多见于胰腺内部和胰周的囊性占位，密度均匀时，接近于水；密度不均时可见出血、钙化，有假包膜形成。胰腺的体积变大或缩小，胰周血管受推移或被包裹。临床多有血、尿淀粉酶增高的病史。②先天性肠系膜囊肿：囊肿密度均匀，接近水的密度，囊壁菲薄，多不能显示，多数为圆形、椭圆形，且形态可变，其外部形态可与周围肠管结构相适应而呈不规则状。周围的脂肪层结构清晰。此病临床少见，发生于儿童，缺乏特异性的临床症状和体征，多以急腹症就诊。③坏死性肿瘤：常伴有腹水，表现为不规则的软组织块影，呈"糕饼状"或"网膜饼"征，中央坏死区呈低密度，周围纤维

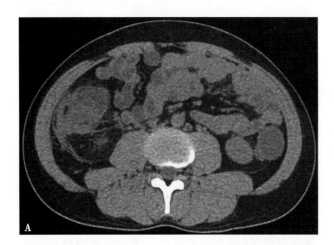
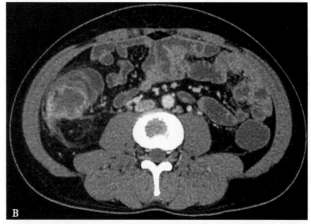

图 2-3-18-7　升结肠憩室炎并脓肿形成
A. 升结肠受压向左前方移位；B. 增强扫描脓肿壁强化，邻近脂肪水肿、腹膜增厚

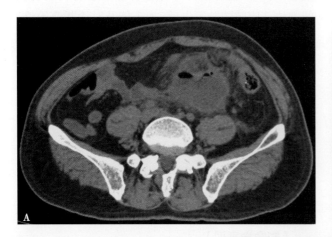
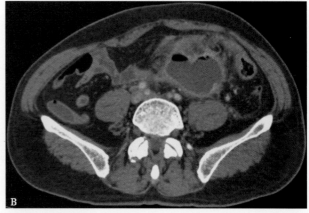

图 2-3-18-8　结肠癌穿孔并脓肿形成
A. 内壁无结节，邻近脂肪水肿、腹膜增厚；B. 增强扫描脓肿壁强化，脓肿内见气液平

组织增生形成条状影,呈放射星芒状表现;肠系膜间血管影模糊,肠系膜僵硬,肠管固定,受推移、聚拢等。

【比较影像学】

CT、超声是常用的影像学检查方法。CT 可以显示得更全面、精细。因此是主要的检查方法。超声可以探查较表浅的腹腔脓肿,在基层使用较普遍。含气的巨大的腹腔脓肿也可采用腹部平片检查。

四、结核性腹膜炎

【临床概述】

结核性腹膜炎是由结核分枝杆菌感染引起的慢性腹膜感染,多为弥漫性,也可局限性。通常起病缓慢,甚至十分隐匿(偶尔也有急性起病而误认为急性弥漫性化脓性腹膜炎者)。好发于儿童及青少年。主要临床表现为腹痛、腹胀,也可有发热、盗汗或食欲缺乏、消瘦等结核中毒症状。腹部压痛有时并不明显,或轻压痛,腹部触诊可及包块,有腹水表现为移动性浊音,典型的腹部体征是腹部触诊呈揉面感。

【病理特点】

结核性腹膜病理改变可包括腹膜充血、水肿、增厚并纤维蛋白附着,肠管粘连,干酪样坏死,甚至窦道或瘘管形成。根据不同病理表现,可分成渗出型、粘连型、干酪型和混合型。渗出型:结核菌感染腹膜致腹膜充血水肿,导致炎性渗出,渗出液中含有较多的蛋白、纤维素及细胞成分,早期肠管间常无粘连。粘连型:常由渗出型的腹水逐渐吸收后演变而成,少量腹水,肠系膜、大网膜、肠系膜淋巴结与肠管间广泛粘连,腹膜增厚较明显,肠曲受压梗阻。干酪型:大多由渗出型或粘连型演变而来,以干酪样坏死病变为主,腹腔内呈多房状肿块,内有浑浊液体或结核性小脓肿,也可有瘘管或窦道形成,腹腔淋巴结肿大并干酪样坏死。混合型:为上述两种或三种类型并存。

【影像学表现】

结核性腹膜炎主要采用 CT 扫描,主要征象包括:大量腹腔积液,密度较高,CT 值可以大于 20HU(图 2-3-18-9A);腹膜增厚较光滑(图 2-3-18-9B);腹腔淋巴结肿大。腹膜增厚可表现为:①粟粒状病灶,即腹膜上 1~2mm 大小结节(图 2-3-18-10A),周围有程度不同的渗出和增殖,相应的 CT 表现为污迹腹膜,增强扫描无强化。通过腹膜窗(降低窗位和增大窗宽)更利于显示该征象。②腹膜结节,以

结核性肉芽肿为其病理基础,CT 表现为腹膜上软组织样结节,增强扫描可明显强化。③饼状网膜,病理成分以纤维组织和干酪坏死为主,多伴有肠粘连(图 2-3-18-10B)。CT 表现为网膜扁块状增厚(图 2-3-18-10C),边缘较清,表面明显凹凸不平,增强扫描可有程度不同的强化。结核性腹膜炎可以合并多处淋巴结肿大,主要位于胰头周围、小肠系膜和腹膜后中线大血管旁,如淋巴结内出现干酪样坏死,增强扫描会呈环状强化(图 2-3-18-11),但并非都有此改变。

【诊断要点】

CT 表现腹水密度较高,腹膜增厚均匀,肿大淋巴结钙化或呈环形强化是影像诊断要点。结合儿童及青少年多见的临床特点,结核中毒症状,腹部触诊呈揉面团感,或其他部位如肺部典型结核表现,可以作为诊断时参考。

【鉴别诊断】

结核性腹膜炎有时很难与腹膜肿瘤相区别,但结核性腹膜炎好发于儿童及青少年,或者则好发于中老年人。结核性腹膜炎腹水密度较高,若合并其他浆膜腔积液(胸腔、心包腔)及其他部位结核时,诊断结核性腹膜炎的可能性较大。为了及早明确诊断,个别病例,有时需作腹腔穿刺细胞学或组织学检查,结核性腹膜炎的腹水多呈黄色或草绿色,癌性腹水多为血性。结核性腹膜炎多呈均匀性腹膜增厚,癌性腹膜炎多为不规则或肿块状增厚。结核性腹膜炎合并中央坏死的淋巴结肿大时增强扫描表现为环形强化,而癌性坏死淋巴结多为不规则无强化区,如果是淋巴瘤引起的肿大淋巴结多为轻度均匀强化。当然,其他部位(如肺部)有结核或并有结核中毒症状也提示腹腔结核。必要时可作治疗后随访复查以帮助确定性质。

【比较影像学】

对结核性腹膜炎,各种标本中结核分枝杆菌的培养阳性是诊断的"金标准"。目前,尚无一项单独的检查方法能够诊断结核性腹膜炎,它的最终诊断仍有赖于多种不同检查方法的联合。影像学检查中平片帮助不大。尽管结核性腹膜炎的 CT 表现缺乏特异性,但 CT 检查可较好地显示结核性腹膜炎的腹膜(壁腹膜、大网膜及肠系膜)改变、腹水分布范围及其密度、腹腔淋巴结等情况,为临床提供有价值的诊断线索,对结核性腹膜炎的早发现、早治疗、减少肠梗阻等并发症及避免不必要的手术有重要意义。

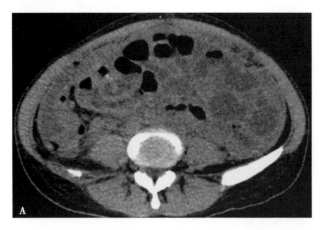
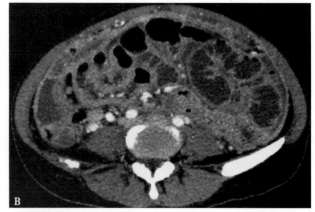

图 2-3-18-9 结核性腹膜炎

A. CT 平扫示少量腹水,腹水密度较高,高于肠内液体密度;B. 增强扫描示少量腹水,双侧壁腹膜均匀增厚并明显强化

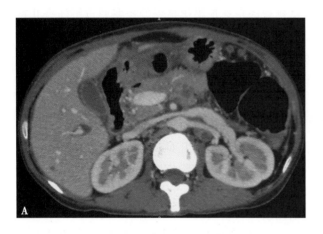
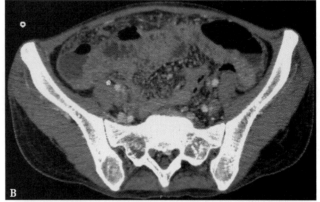

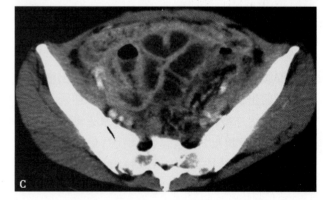

图 2-3-18-10 结核性腹膜炎

A. CT 增强扫描示左侧壁腹膜上粟粒状结节;B. CT 增强扫描示饼状腹膜形成并肠粘连;C. CT 增强扫描示右下腹大网膜饼块状增厚

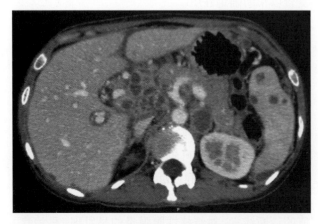

图 2-3-18-11 结核性腹膜炎并淋巴结和脾结核

CT 增强扫描示胰上方、主动脉旁干酪样坏死淋巴结呈环形强化,脾脏多发结核结节

五、硬化性包裹性腹膜炎

【临床概述】

硬化性包裹性腹膜炎,因其全部或部分小肠被一层致密、灰白色纤维包膜包裹,形似"蚕茧",又名腹茧症。是一种较为罕见的腹部疾病,其确切病因和发病机制不明,可分为原发性和继发性。原发性腹茧症是由于先天发育畸形所致,往往伴有其他脏器发育异常。继发性腹茧症的致病因素是腹腔内异常刺激,包括持续非卧床腹膜透析、长期应用普拉

洛尔(心得宁)及腹腔静脉或脑室腹腔分流等,也有学者认为可能与药物、病毒感染或女性生殖道逆行感染等因素有关。硬化性包裹性腹膜炎常无明显特异性症状及体征,常表现为急性、亚急性或慢性不完全性肠梗阻,如反复出现腹痛、腹胀、呕吐,腹痛以隐痛为主,伴有或不伴有肛门停止排气、排便,慢性发病者多有食欲下降和消瘦。部分患者腹部可触及活动、无痛、质软的包块。部分患者亦可无小肠梗阻症状而因其他疾病做影像学检查或术中被发现。

【病理特点】

腹茧症病理特征为部分或全部小肠及其肠系膜被一层较厚的、灰白色致密的、坚韧的纤维膜像蚕茧样包裹,纤维包膜可向周围或远处蔓延,可累及结肠和胃,或将腹腔内其他组织、器官包裹,如子宫、卵巢等。

【影像学表现】

X线立位腹部平片可以表现为肠梗阻,但缺乏特异性。腹部平片、胃肠道造影对于诊断腹茧症的作用有限,可以作为与有类似腹部症状的其他疾病的鉴别诊断的手段。胃肠钡餐造影可见腹部部分或全部小肠折叠与包块内,肠管聚集成团,呈"拧麻花状"排列(图2-3-18-12A),近段肠管扩张,加压后肠管不易分离,推压腹部包块其内小肠随之移动。"拧麻花状"排列的表现具有一定的特异性,但并非在所有患者中均有此表现。腹茧症的CT、MRI影像有以下特征:①局部小肠聚集成团,被膜状结构包裹,呈"肿块"样,肠管折叠盘绕排列呈"手风琴"状或"香蕉"状。肠管间呈条状腹膜增厚或钙化。②受累肠管不同程度的扩张,发生梗阻时可见肠管积气、积液和液-气平面,肠管壁稍肿胀,近段肠管扩张,表现为不全性肠梗阻。口服对比剂后扫描,可见对比剂排空时间延长。③聚集肠袢周围可见低密度的增厚纤维包膜,纤维包膜厚2～5mm不等,增强后纤维包膜轻度强化(图2-3-18-12B)。由于纤维包膜纤细且密度较低且厚薄不一,需要适当调节窗宽、窗位,配合MPR技术多方位仔细观察,便于发现纤维包膜。④受累小肠系膜及其血管牵拉、聚集,或扭转。利用CTA技术可以更直观地显示血管异常走行。⑤部分病例可见腹水或肠间积液。

【诊断要点】

影像上出现局限性或全部小肠肠袢被明显膜性结构包绕时,可以明确腹茧症的诊断。

【鉴别诊断】

硬化性包裹性腹膜炎需与腹膜包裹症及粘连型结核性腹膜炎所致的腹膜纤维化鉴别。腹膜包裹症是一种罕见的先天性发育异常疾病。胚胎发育中脐囊残留,随小肠发生、发育而被包绕入腹腔,患者小肠被包绕在一层相对正常的腹膜当中形成内疝,疝囊颈部附于十二指肠旁,小肠外被膜与正常腹膜相似,其内壁光滑,与小肠肠管无粘连,肠管蠕动不受限制,不易发生肠梗阻。粘连型结核性腹膜炎所致的腹膜纤维化患者多有结核密切接触史或结核病史,多继发于其他器官的结核病变。腹膜大量纤维增生,与肠管等附近器官及网膜间有不易分离的广泛致密粘连,大网膜增厚变硬,挛缩成团。病理学检查发现有干酪样肉芽肿。

【比较影像学】

对硬化性包裹性腹膜炎的病例,CT不但可以清晰地显示腹部包块、包块内折叠的小肠及其周围的纤维包膜,还可以配合CTA等三维重建技术多方位、直观地显示纤维包膜、受累肠管及其动脉,可以提供丰富的诊断信息,是腹茧症的首选检查方法。

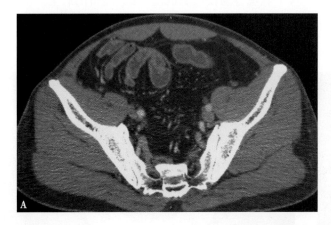
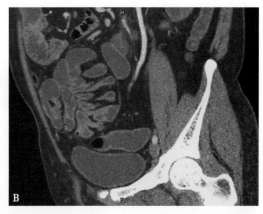

图2-3-18-12 硬化性包裹性腹膜炎(腹茧症)

A. CT增强扫描示右下肠管扭麻花样聚集成团,外层包绕一层纤维膜;B. CT增强扫描显示纤维膜,肠管在纤维膜内呈"手风琴"状或"香蕉"状

六、腹膜透析相关性腹膜炎

【临床概述】

腹膜透析作为尿毒症患者肾脏替代治疗的有效方法之一，随着技术的不断进步，其逐渐在治疗尿毒症患者中得到广泛应用，腹膜透析相关的腹膜炎是其最常见的并发症。腹膜炎可以是源于透析液的原发感染或继发于胆囊、胰腺、阑尾、消化道憩室炎症或穿孔，也可以来自透析管感染。多为细菌感染，也可以是真菌感染。临床表现主要有腹痛、腹透液浑浊、发热或伴恶心、呕吐。腹膜炎可造成腹膜功能不同程度损伤，反复发生腹膜炎更会导致腹膜失功，进而终止腹膜透析，甚至危及生命。早期发现并及时处理非常重要，对此影像学检查具有重要意义。

【病理特点】

透析相关性腹膜炎主要引起腹膜炎性损伤、新生血管形成和腹膜纤维化。早期炎症介质使腹膜毛细血管扩张，继而腹腔内纤维蛋白聚集引起腹膜广泛粘连，最后新生血管形成及腹膜纤维化、钙化，部分晚期病例肠系膜回缩纤维组织增生导致小肠粘连成团。反复发生的腹膜炎可以导致严重的硬化性包裹性腹膜炎，造成腹膜透析的有效面积减少，甚至部分小肠或全部小肠包裹进一个纤维膜内，呈蚕茧样，引起小肠不完全或完全性梗阻。

【影像学表现】

腹部平片可以发现腹腔游离气体、肠间壁增厚、肠管固定、线状或片状钙化（图2-3-18-13），以及慢性肾病所致的骨质疏松、血管壁或软组织钙化等。腹部CT是主要影像学检查方法，有助于腹膜炎和确定感染病灶。腹部CT平扫可以敏感地发现腹腔游离气体、腹壁或腹腔内脂肪间隙模糊，也可以确定腹腔包裹性积液或脓肿，偶见腹膜、大网膜或肠系膜广泛增厚或钙化（图2-3-18-14A）（图2-3-18-14B）。

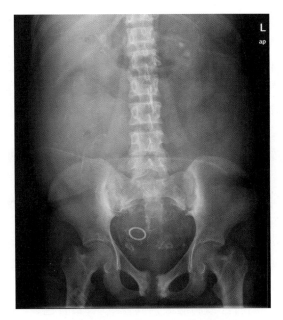

图2-3-18-13 腹膜透析相关性腹膜炎
腹部平片可见片状钙化影

增强扫描见脓肿壁强化，增厚的腹膜、大网膜及肠系膜强化（图2-3-18-14C）。如患者伴有胰腺炎，其CT表现与一般急性胰腺炎一致。合并消化道穿孔的患者，口服碘对比剂CT检查可以发现对比剂肠外漏。硬化性包裹性腹膜炎CT平扫表现为腹膜钙化、弥漫性增厚，孤立性或多发性局限性积液或小肠积粪征。CT检查可以监测病情变化，局限性积液增多、腹膜进一步增厚或钙化增多提示病情进展。

【诊断要点】

1. 腹膜透析的病史。

2. CT表现腹壁或腹腔内脂肪间隙模糊，腹膜或肠间壁增厚，腹腔内局限性积液或脓肿，腹膜钙化。

【鉴别诊断】

需要与结核性腹膜炎鉴别。腹膜增厚、钙化的CT表现容易使两者混淆，腹膜透析的病史对鉴别诊断非常重要。当然腹膜透析患者免疫力低下，合并

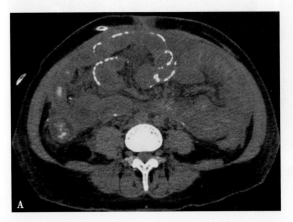

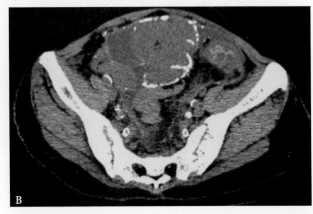

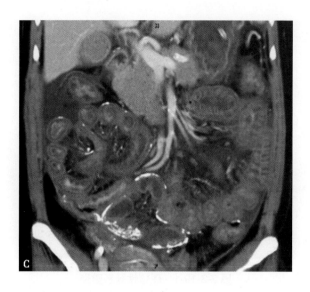

图 2-3-18-14 腹膜透析相关性腹膜炎
A. 腹部 CT 平扫可见片状肠管壁钙化影；B. 腹部 CT 平扫可见片状腹膜钙化影；C. 腹部 CT 增强扫描见肠管壁水肿、钙化及包裹性积液

结核性腹膜炎也较一般人群及血液透析患者高，诊断腹膜透析患者是否并发结核性腹膜炎可以参考其他器官如肺、淋巴结是否有典型结核的影像学表现，最后诊断要靠病原学检查。

【比较影像学】

腹部平片诊断价值有限，MRI 少用，多层螺旋 CT 在评价腹膜透析相关性腹膜炎中有较大的临床价值。

（李子平　程　丹）

参 考 文 献

1. Rimola A, Garcia-Tsao G, Navasa M, et al. Diagnosis, treatment and prophylaxis of spontaneous bacterial peritonitis: a consensus document. International Ascites Club. Journal of Hepatology, 2000, 32（1）: 142-153.

2. 黄洁夫. 腹部外科学. 北京: 人民卫生出版社, 2001.

3. Filippone A, Cianci R, Pizzi A D, et al. CT findings in acute peritonitis: a pattern-based approach. Diagnostic and Interventional Radiology, 2015, 21（6）: 435-440.

4. Sinan T, Sheikh M, Ramadan S, et al. CT features in abdominal tuberculosis: 20 years experience. BMC Medical Imaging, 2002, 2（1）: 3.

5. Ha H K, Jung J I, Lee M S, et al. CT differentiation of tuberculous peritonitis and peritoneal carcinomatosis. American Journal of Roentgenology, 1996, 167（3）: 743-748.

6. 朱先进, 段建英, 王武, 等. 腹茧症的影像诊断. 中华放射性学杂志, 2007, 41（10）: 1085-1086.

7. Terebus L M, Lubrano J, courivaud C, et al. CT in predictingabdominal cocoon in patients on peritoneal dialysis. Clin Radiol, 2010, 65（11）: 924-929.

8. Sternberg M L, Woodward A. Encapsulating peritoneal sclerosis. J Emerg Med, 2010, 39: 95-96.

9. Ergun T, Lakadamyal H. The CT frequencies of various non-traumatic acute abdominal emergencier in hemodialysis, peritoneal dialysis patients and the general population. Eur J Radiol, 2012, 81（1）: 13-20.

10. Finklstein F O, Ezekiel O O, Raducu R. Developent of a peritoneal dialysis program. Blood Purif, 2011, 31（1-3）: 121-124.

11. 赵晓娟. CT 对持续性非卧床腹膜透析并发症的诊断价值. 影像诊断与介入放射学, 2012（1）: 69-72.

第十九节　硬化性肠系膜炎

【临床特点】

硬化性肠系膜炎（sclerosing mesenteritis）是一种不明原因的累及肠系膜脂肪的慢性非特异性炎症性病变，发病率约 0.6%，60～70 岁为发病高峰，男性居多（70%）。本病最早由 Jura 于 1924 年以回缩性肠系膜炎（retractile mesenteritis）为名提出，20 世纪 60 年代 Ogden 将其命名为肠系膜脂膜炎（mesenteric panniculitis），目前统一命名为硬化性肠系膜炎。

硬化性肠系膜炎病因、自然病程均不清楚，为原因不明的特发性病变，可能与自身免疫疾病（如腹膜后纤维化、硬化性胆管炎或桥本甲状腺炎等）、腹部手术、外伤史、感染、风湿病、血管炎和恶性肿瘤等有关。硬化性肠系膜炎最常发生于小肠系膜，也可发生于结肠系膜，但很少见。

临床上患者可无症状，由影像学检查偶发发现。有症状患者，其常见症状无特异性，包括腹痛、发热、恶心、呕吐、体重减轻、腹泻等。常见体征包括腹部压痛及腹部肿块，实验室检查常有 ESR 增高和贫血。

【病理特点】

病理上，硬化性肠系膜炎表现包括：①肠系膜脂肪组织营养不良，脂肪过度沉积、变性、坏死；②炎性细胞浸润，变性脂肪内可见淋巴细胞、浆细胞、含有脂质的巨噬细胞浸润；③胶原沉积和纤维化，可造成肠系膜硬化、收缩，形成粘连-结节样改变，其内可见钙化，纤维化可累及邻近肠管浆膜层和黏膜下层，但不会累及黏膜层。以上三种组织学成分可单独或同时存在。

【影像学表现】

硬化性肠系膜炎影像学表现与组织成分相关，CT是主要的确诊手段。

绝大部分患者以脂肪变性坏死，炎性细胞浸润为主，其主要表现包括：①雾状肠系膜：表现为小肠系膜脂肪密度不均匀增高，呈雾状或磨玻璃样改变，包绕肠系膜血管。需注意这种征象并非肠系膜脂膜炎所特有，任何肠系膜的炎性浸润、出血、水肿、淋巴瘤等均可有相似的表现。②肠系膜根部结节（淋巴结）：表现为肠系膜根部，单发或多发的软组织密度影，通常较小，小于10mm；③"脂肪环"征：表现为肠系膜血管和结节周围的低密度脂肪晕征；④假包膜：是肠系膜炎症脂肪组织和正常脂肪组织的分界，代表非特异性炎性的自限性反应，较薄，可延迟强化（图2-3-19-1、图2-3-19-2）。

少部分患者以胶原沉积和纤维化为主，其主要表现为不规则软组织肿块，表现为单个、较大分叶状软组织密度肿块，可见钙化，其边界常不规则，周围可见线状放射状排列索条影，可牵拉、推压、包绕邻近肠袢，甚至造成肠梗阻。肠系膜血管可被包绕，导致狭窄及栓塞，侧支循环形成（图2-3-19-3）。

极少数患者可表现为囊性肿块，推测与脂肪坏死，或与淋巴或静脉回流障碍有关。

【诊断要点】

雾状或磨玻璃样肠系膜肿块，可有包膜，包绕肠系膜血管，肠系膜血管可见低密度脂肪晕征。

【鉴别诊断】

硬化性肠系膜炎鉴别诊断比较复杂。

1. 以脂肪变性坏死，炎性细胞浸润为主时，主要需与各种原因导致肠系膜水肿鉴别。后者因液体渗入肠系膜间隙，可出现类似雾状肠系膜表现。多见于肝硬化、低白蛋白血症、心力衰竭、门静脉或肠系膜静脉血栓形成、血管炎及胰腺炎患者。肠系膜水肿常弥漫性，且与腹水及皮下水肿并存。

2. 以结节或肿块为影像特征时，主要需与类癌、

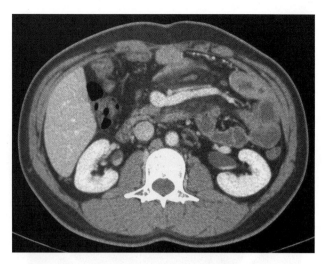

图2-3-19-1 硬化性肠系膜炎

小肠系膜脂肪密度不均匀增高，呈雾状或磨玻璃样改变，包绕肠系膜血管。肠系膜根部多发结节（淋巴结），可见"脂肪环"征

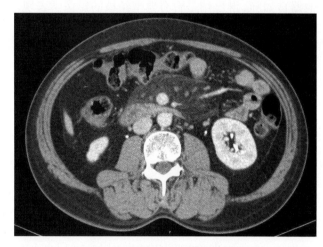

图2-3-19-2 硬化性肠系膜炎

小肠系膜脂肪密度不均匀增高，呈雾状或磨玻璃样改变，包绕肠系膜血管。肠系膜根部多发结节（淋巴结），可见假包膜表现

淋巴瘤、韧带样纤维瘤及肠系膜多发转移鉴别。类癌由于分泌5-羟色胺，可引起肠系膜纤维组织增生，表现为肠系膜根部不规则肿块伴周围放射状条索影，肿块常富血供，其内部偶有钙化。尿中出现5-羟色胺，发现肠道壁富血供肿瘤或肝脏富血供转移瘤有利于类癌的诊断。非霍奇金淋巴瘤，肠系膜淋巴结常较大，融合趋势，一般密度均匀，无钙化，血管周围脂肪环征有助于硬化性肠系膜炎的诊断。韧带样纤维瘤常有腹部外伤或手术病史，表现为孤立性肿块，常与加德纳综合征相关，最终诊断需依靠活检和病理学分析。肠系膜转移结节范围不局限于肠系膜根部，常合并网膜、肝脏、脾脏或肠道病变，合并癌性腹水常见。

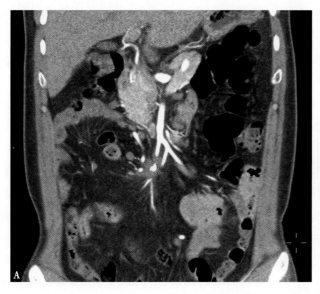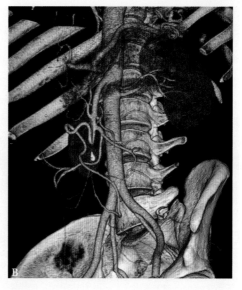

图 2-3-19-3　硬化性肠系膜炎

A、B. 肠系膜根部不规则软组织肿块，略分叶状，可见钙化，其边界不规则，周围可见线状放射状排列索条影，肠系膜血管被包绕，血管闭塞，侧支循环形成

（李　欣　周承凯　雷　萍）

第二十节　肠脂垂炎

【临床特点】

肠脂垂（epiploic appendage）由结肠浆膜层延续而成，其内包含的脂肪组织，表现为从结肠表面突出的含脂肪结构，长径约 1～4cm，沿结肠带两侧分布，整个结肠约有 50～100 枚肠脂垂，主要分布在横结肠及乙状结肠。肠脂垂常表现为带蒂结构，由各自独立的肠系膜末梢动静脉供血，在肥胖患者或肠管活动度较大区域（如乙状结肠），肠脂垂易发生扭转，造成肠脂垂内的血管闭塞，脂肪坏死，导致无菌性炎症时，称为肠脂垂炎（epiploic appendagitis）。

肠脂垂炎好发于 20～50 岁人群。其临床表现无特异性，主要表现为局灶性左下或右下腹疼痛，于咳嗽、深呼吸、腹部伸展时加剧，局部可有压痛，白细胞水平正常或轻度身高。肠脂垂炎为自限性疾病（一周）。虽临床诊断困难，但影像学表现具有特征性，正确认识本病影像学征象，早期正确的诊断可以避免不必要的手术治疗和过度的抗生素应用。

【病理特点】

大体病理表现为结肠旁类圆形肠脂垂合并邻近脂肪浸润表现。镜下表现为肠脂垂内脂肪坏死，其周纤维蛋白渗出，炎性细胞浸润。

【影像学表现】

CT 是首选检查方法，孕妇推荐 MRI 扫描。

正常肠脂垂 CT 扫描不可见，仅在有腹腔积液衬托情况下，表现为结肠旁多个规则的类椭圆形含脂肪结构（图 2-3-20-1）。

肠脂垂炎时，受累肠脂垂内脂肪密度升高，略高于周围腹腔脂肪密度，提示脂肪坏死。肠脂垂边缘可见完整或不完整的软组织密度环，代表其表面覆盖的腹膜的炎性改变，增强扫描可见轻度强化。病灶中心可见点状或小条状高密度影，提示肠脂垂中心静脉坏死或有血栓形成。其周脂肪间隙不清，密度增高，可雾状或磨玻璃样表现。相邻肠壁受累少见，周围无明显积液征象（图 2-3-20-2、图 2-3-20-3）。

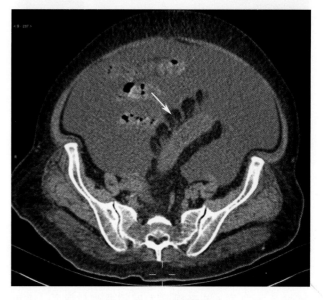

图 2-3-20-1　正常肠脂垂

大量腹水患者，乙状结肠旁平行排列多个脂肪密度影（白箭）

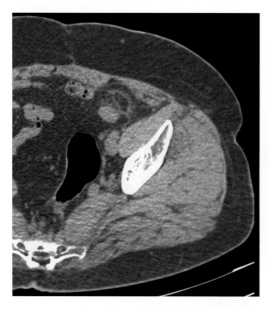

图 2-3-20-2　乙状结肠肠脂垂炎
乙状结肠旁受累肠脂垂脂肪密度略升高,边缘可见完整的软组织密度环,病灶中心可见点状高密度影,其周脂肪间隙不清

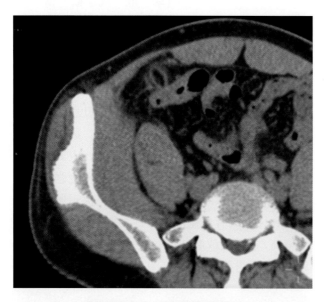

图 2-3-20-3　升结肠肠脂垂炎
升结肠旁受累肠脂垂脂肪密度略升高,边缘可见完整的软组织密度环,其周脂肪间隙不清

【诊断要点】

结肠旁,1~4cm 脂肪密度团块,其周软组织密度环及脂肪浸润表现。

【鉴别诊断】

肠脂垂炎临床上需与阑尾炎鉴别,影像学上则主要需与憩室炎及大网膜梗死鉴别。憩室炎好发于老年患者,可见憩室及邻近肠壁增厚,邻近脂肪间隙模糊,可有腔外气体、积液及脓肿等征象。大网膜梗死的典型 CT 表现是大网膜非强化肿块,密度不均,多位于右下腹横结肠前或升结肠的前内侧,

与急性肠脂垂炎的好发部位不同,病灶多较大且很少见到边缘的稍高密度环形影。

(李　欣　周承凯　雷　萍)

第二十一节　腹壁脓肿

【临床特点】

腹壁炎症通常继发于腹壁开放性损伤及术后,或腹壁血肿继发感染,或患者原发皮肤感染(如疖痈等)或腹腔感染蔓延(如结核或克罗恩病脓肿及腹壁瘘管形成),亦可继发于腹壁异物(如术后胆石腹壁残留)及医源性操作(各类经皮导管及引流管)等。而通过血液循环或淋巴回流至腹壁的感染少见。由于肌肉酸度高、肌内网状组织和淋巴组织缺乏、肌肉血供丰富,原发性腹壁真菌或结核脓肿极为罕见。

腹壁感染包括急性炎症、脓肿形成及慢性机化性改变。急性炎症期致病菌产生毒素和酶使腹壁组织发生炎性渗出,有红、肿、热、痛等急性炎症表现,严重者可有明显毒血症症状。需注意特殊类型-坏死性筋膜炎,后者以感染局部存在捻发音或捻发感为特征,提示皮肤和皮下组织的渐进性坏死性感染,伴有微循环血栓形成,导致软组织坏死、肌肉破坏和脂肪液化,气体形成。一旦病变局限,坏死组织、脓细胞、病菌积聚,则形成脓肿,表现为腹壁包块,较大者可扪及波动感,深在脓肿有时与腹腔内脓肿临床区分困难。慢性机化期则由纤维组织取代炎性组织。

【病理特点】

急性炎症期致病菌产生毒素和酶使腹壁组织发生炎性渗出,坏死组织、脓细胞、病菌积聚则形成脓肿。

【影像学表现】

腹壁病变的影像学检查,目的主要在于了解腹壁情况及其与腹内脏器的相关关系,了解病变在腹壁内的准确部位、深度及范围等信息。如病变表浅,单纯引流即可,病变较深在,则需更加创伤性治疗。同时,需了解有无腹腔原发病变,如结核、Crohn病,肿瘤合并穿孔感染,腹壁异物及医源性导管等。还可借助影像作为导向手段,进行穿刺和脓肿抽吸治疗。因此仍以 CT 为主,其次考虑超声,平片帮助不太大,个别病例也采用 MRI。

急性炎症期,皮下脂肪组织密度增高,肌肉层脂肪间隙消失,模糊不清,腹膜壁层增厚。坏死性

筋膜炎（necrotising fasciitis）时，覆盖皮肤完整，可见气体沿通过皮下间隙、筋膜蔓延，形成所谓"冰山效应"，是CT上的特征性表现。

脓肿形成后脓肿中心坏死液化，密度减低，脓腔内可有气泡或气液平面，脓肿壁在CT增强扫描时可有一定强化。脓肿内外壁均欠光滑整齐，脓肿周边界限模糊，肌肉间隙不清，皮下脂肪及腹膜混浊，密度增高（图2-3-21-1）。

慢性机化阶段，脓肿区密度增高，壁进一步增厚，外壁可较光整，中心仍可有脓肿坏死液化表现。出现窦道时（向前腹壁穿破）表现为比较均匀但周围不太规则轨道样影，壁可见强化。也可向内穿破，形成内瘘，与腹腔内的网膜、肠道等发生粘连，合并较多纤维化改变，有的甚至形似肿块。

腹后壁的腰大肌脓肿，脓肿沿腰大肌肌束引流扩散，因此范围较宽，CT扫描可见腰大肌肿大，内有液化或积气。腹壁脓肿若为腹腔内脓肿自溃引流所继发，则可以在腹壁脓肿相应层面或邻近层面发现腹腔脓肿存在。

【诊断要点】

病变较表浅，诊断不难，影像学常用于判断病变范围及与腹腔内脏器关系。典型腹壁脓肿表现为腹壁圆形或不规则囊实性肿块，其中心可见坏死液化及积气，脓肿壁厚，可见强化。

【鉴别诊断】

脓肿形成时结合临床表现、典型影像学征象，诊断不难。腹壁慢性炎症的机化肿块有时需以与腹壁纤维性肿瘤及腹壁手术瘢痕鉴别

腹壁纤维性肿瘤边缘多较清晰，表现为等或稍高密度的肿块，有时有斑状钙化、强化后密度均匀性强化，不伴有囊腔。腹壁手术瘢痕表现为由皮肤贯穿皮下脂肪层至腹膜前垂直的密度较均匀的线状、索条状、带状高密度区，境界清楚，结合腹壁手术病史，鉴别不难。

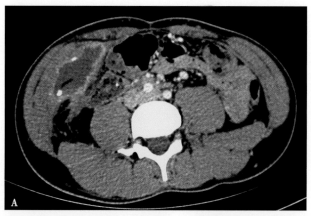

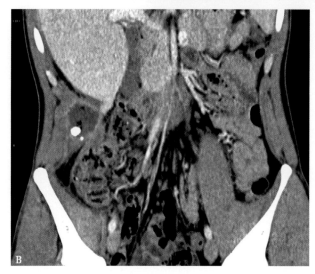
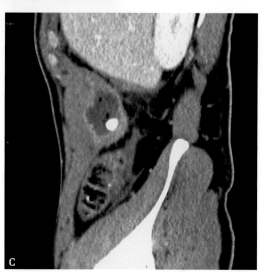

图2-3-21-1 腹壁脓肿

A．横断位，B．冠状位，C．矢状位。右侧腹壁厚壁囊性密度影，中心坏死液化，内可有气泡及高密度钙化，脓肿壁可见强化。脓肿周边界限模糊，腹膜混浊

（李 欣 周承凯 雷 萍）

参 考 文 献

1. Autenrieth DM, Baumgart DC. Toxic megacolon. Inflamm Bowel Dis, 2012, 18: 584-591.

2. Massimo Sartelli, Gian L. Baiocchi, et al. Prospective Observational Study on acute Appendicitis Worldwide (POSAW). World J Emerg Surg, 2018, 13: 19.

3. Mustafa KD, Yildiray Savas. Imaging Findings of the Unusual Presentations, Associations and Clinical Mimics of Acute Appendicitis Eurasian J Med, 2017, 49: 198-203.

4. Shafquat Zaman, Warren Chapman. Patients with computed tomography-proven acute diverticulitis require follow-up to exclude colorectal cancer. Intest Res, 2017, 15: 195-202.

5. Yoon Suk Jung, Dong Il Park. Radiation Exposure from Abdominal Imaging Studies in Patients with Intestinal Behçet Disease Gut Liver, 2014, 8: 380-387.

6. Sinha R, Rajesh A. Infections and infestations of the gastrointestinal tract. Part 2: Parasitic and other infections. Clinical Radiology, 2012, 67: 495-504.

7. Elizabeth M. Hechenbleikner, Jennifer A. McQuade. Parasitic Colitis. Clin Colon Rectal Surg, 2015, 28: 79-86.

8. Mi-Suk Park, Ki Whang Kim. Intestinal parasitic infection. Abdom Imaging, 2008, 33: 166-171.

9. Waleed S. Mahafza, Karam A. Diagnosis of mesenteric panniculitis in the multi-detector computed tomography era: Association with malignancy and surgical history. Saudi Med J, 2017, 38: 1013-1018.

10. Jeong Ah Hwang, Sun Moon Kim. Differential diagnosis of left-sided abdominal pain: Primary epiploic appendagitis vs colonic diverticulitis. World J Gastroenterol, 2013, 19: 6842-6848.

11. Chernyadyev SA, Ufimtseva MA. Fournier's Gangrene: Literature Review and Clinical Cases. Urol Int, 2018, 27: 1-7.

12. Virmani V, Sethi V. The abdominal wall lumps and bumps: cross-sectional imaging spectrum. Can Assoc Radiol J, 2014, 65: 9-18.

第四章　血管性病变

第一节　肠系膜血管夹层

孤立性肠系膜上动脉夹层

【临床特点】

孤立性肠系膜上动脉夹层（isolated superior mesenteric artery dissection，ISMAD）指不合并主动脉夹层，而单独出现的肠系膜上动脉夹层。在所有腹腔内动脉夹层中，孤立性肠系膜上动脉夹层仅占6.9%，国内报道约5.5%。该病多见于男性，平均年龄为55岁。本病的病因目前尚未明确，可能与高血压、糖尿病、血管炎、中膜囊性坏死、动脉粥样硬化、外伤、肌纤维发育不良及医源性损伤等因素有关。

Yun分型将ISMAD分为：Ⅰ型：夹层近远端均有破口，真、假腔均无血栓；Ⅱa型：夹层近端有破口，真、假腔均无血栓；Ⅱb型：夹层近端有破口，假腔内血栓形成；Ⅲ型：夹层真假腔均有血栓，肠系膜上动脉闭塞。

早期症状主要是无明显诱因出现的反复腹痛、腹胀，以轻到中等程度疼痛为主，部位以下腹部脐周居多，无放射痛。部分患者伴有腹泻、恶心、呕吐。体格检查腹部有轻到中度的压痛，无反跳痛。少部分患者可无明显的消化道症状体征。该病的早期临床表现无特异性，容易漏诊误诊。当病程发展至中后期，可发生明显的肠缺血、肠坏死、肠系膜上动脉破裂、腹腔内出血等急性并发症，病情演变凶险，容易误诊为下壁心肌梗死、胰腺炎等，不及时治疗死亡率较高。

ISMAD的治疗包括保守治疗、腔内介入治疗和手术治疗。夹层的影像学分型是决定治疗策略的重要参考指标之一。Ⅰ型、Ⅱa型者首选保守治疗，预后多较满意；Ⅱb型因夹层情况较为复杂，应密切监测夹层发展情况，在保守治疗不满意的情况下根据实际情况选择腔内或手术治疗；Ⅲ型者因肠系膜

上动脉血流完全中断，理论上应立刻行溶栓或手术治疗。

【病理特点】

各种原因导致肠系膜上动脉内膜破裂，血液通过内膜破裂口进入中膜内，将内膜撕裂、剥离形成夹层。

【影像检查技术与优选】

DSA作为一种有创的检查方法，对于病情复杂或SMAD伴动脉瘤形成需腔内支架治疗的患者才选用。CTA检查具有扫描速度快、扫描范围大、可同时观察腹部血管外情况等优势，为诊断孤立性肠系膜上动脉夹层的首选影像学方法。

【影像学表现】

1. DSA　DSA造影一般选择正、侧位进行检查，正位造影能够了解SMA分支受累及周围侧支循环情况，但SMA与腹主动脉重叠或部分重叠，不易显示SMA整体形态，由于破裂口一般发生于SMA前壁，一般选择侧位来观察破裂口、内膜片及夹层动脉瘤，必要时行3D旋转DSA检查。其不但清晰显示假性动脉瘤的形态，对真假腔的狭窄程度、范围、是否伴有血栓等情况进行评价，还可以详细了解破裂口位置及与动脉瘤的关系，以及周围侧支循环的代偿情况。

2. CT　平扫真假腔均表现为等密度，无法分辨真假腔、内膜片及破裂口，SMA直径增粗、周围脂肪间隙模糊可提示夹层的存在，伴动脉瘤形成的患者可以看到SMA呈"椭圆形（前后径大于左右径）"或"8字形"改变，但以上特征均为非特异性表现，无法诊断SMAD。

增强扫描动脉期或CTA：呈"双腔征"，即假腔呈"新月形"或"环形"高密度影包绕真腔，部分可以观察到撕裂的内膜片及破裂口。伴动脉瘤形成动脉期假腔呈高密度扩大影，真腔不同程度的受压变细，真假腔呈"8字形"改变；缺血较重或时间较长可以

看到一些间接征象：肠壁增厚或变薄、肠壁不强化或强化减弱、肠管扩张伴有气 - 液平面、腹水等。

CT 检查图像见图 2-4-1-1。

【诊断要点】

1. 病史　大多数患者突发腹痛或后背痛，伴恶心、呕吐。

2. CTA 检查　①肠系膜上动脉内见横行撕裂的内膜片或呈双腔改变时，可明确夹层的诊断；②明确夹层的破口位置和累及的范围；③真腔和假腔的大小形态，真假腔的大小比值，真假腔内是否有血栓形成；④主要分支血管是否受累；⑤是否存在其他并发症，如肠缺血梗死。

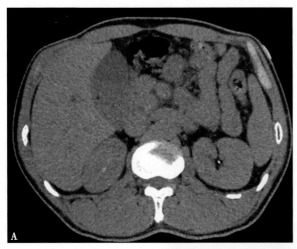
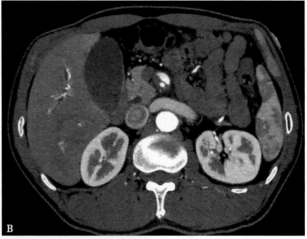
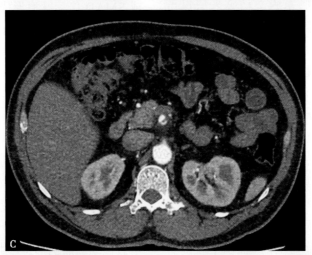
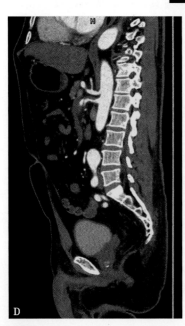
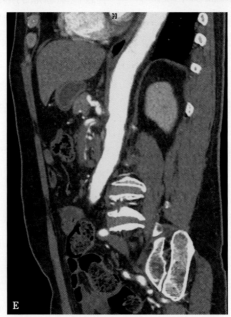
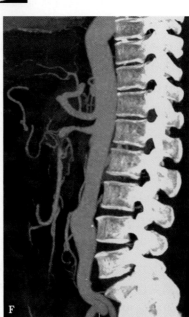

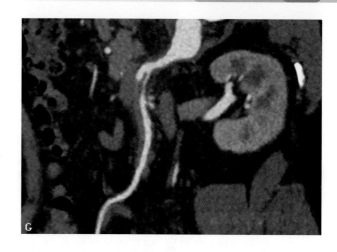

图 2-4-1-1　肠系膜上动脉夹层 CT 检查图像
A. CT 平扫, SMA 直径增粗、周围脂肪间隙稍模糊; B、C. CTA 轴位, 典型的 SMAD 呈"双腔征"改变, 观察到低密度撕裂的内膜片; D、E. CTA 矢状位, SMAD（Ⅱb 型）, 假腔内可见低密度充盈缺损影; F. 最大密度投影（MIP）, 肠系膜上动脉近端瘤样扩张, 假腔血栓形成, 局部未显影; G. SMAD（Ⅱb 型）, 肠系膜上动脉曲面重建（CPR）, 肠系膜上动脉"双腔征"改变, 可以观察到撕裂的内膜片及破裂口, 假腔内可见低密度充盈缺损影

【鉴别诊断】

ISMAD 临床表现缺乏特异性, 单纯根据临床病史难以作出正确诊断。典型的病例 CT 诊断不难。但是若假腔完全血栓化, 需与 SMA 栓塞鉴别。两者均以腹痛起病, 好发人群均以中老年人为主, 均可出现不同程度的肠缺血及便血等症状, 且两者在 CT 增强扫描上均可表现为 SMA 内充盈缺损。可以从以下几个方面进行鉴别: ①病史: SMA 栓塞常伴有心房颤动、心功能不全等病史, 而 ISMAD 多有高血压或糖尿病病史; 另外, SMA 栓塞起病急, 发展迅速, 死亡率高; ISMAD 起病相对缓慢, 症状较隐匿。② CT 表现: SMA 栓塞平扫 SMA 内出现略高密度影, CTA 表现为 SMA 分支中断、充盈缺损, 血管远端未见对比剂充盈。而 ISMAD 假腔血栓化, 平扫时一般仅显示 SMA 管径增粗, 而无明显高密度改变, 增强扫描表现为 SMA 血管外缘环形或新月形的充盈缺损, 边缘光滑规则。③充盈缺损位置: SMA 栓塞的栓子常位于距 SMA 起点 4～7cm, 大的分支起点处, 其分支亦无对比剂充盈。而 ISMAD 多发生在主干, SMA 分支多正常。

第二节　胃肠血管炎性病变

狼疮性肠系膜血管炎

【临床特点】

系统性红斑狼疮（systemic lupus erythematosus, SLE）可以侵犯体内任何系统, 临床表现多样, 30%～50% SLE 患者合并胃肠道症状, 狼疮性肠系膜血管炎是 SLE 少见并发症之一, 是引起 SLE 患者腹痛的最常见原因。因无特异性临床表现及实验室指标, 无统一的诊断标准, 容易漏诊或误诊, 尤其是以肠系膜血管炎为首发表现的 SLE, 误诊率更高。

SLE 并发胃肠血管炎的病因主要是免疫复合物的形成与沉积: 抗内皮细胞抗体、抗磷脂抗体及抗双链 DNA 抗体等免疫复合物在血液中循环, 并沉积于血管壁, 直接或间接地影响了内皮细胞, 活化了补体, 刺激了血管内白细胞, 引起炎症反应, 导致血管内皮损伤、血管破坏及器官损伤。其他病因包括血管神经损伤等。

狼疮性肠系膜血管炎无特异性临床表现, 主要是因为肠系膜血管炎症引起胃肠道血供不足而导致缺血性肠病表现。绝大多数患者以腹痛为主要表现, 可伴腹泻、腹胀、恶心、呕吐等, 严重者合并消化道出血, 甚至发展为肠梗死及肠穿孔等急腹症。也有少数患者以顽固性腹泻及恶心、呕吐为主要表现, 腹痛症状并不明显或仅有轻度腹部压痛。

【病理特点】

肠黏膜溃疡、糜烂, 缺损周围以淋巴细胞为主的炎性细胞弥漫浸润, 可有纤维沉着。黏膜下层血管明显增生、增多、扩张和充血。血管壁及周围炎性细胞浸润; 部分血管内皮呈多层, 部分血管有阻塞。

【影像检查技术与优选】

腹部平片于病变早期常无异常发现, 病变晚期可出现肠梗阻征象。CT 平扫及增强是诊断狼疮性肠系膜血管炎的首选影像学方法。

【影像学表现】

1. **腹部平片**　病变早期腹部平片常无异常发现, 无肠梗阻征象。疾病中晚期常出现不完全性小肠梗阻表现, 即节段性小肠积气、积液, 管腔扩张, 立位片可见数个气液平面, 呈阶梯状分布。

2. **CT 表现**　SLE 并发胃肠血管炎的典型腹部 CT 表现为反应性活动性炎症, 在疾病的早期即可表现出异常。

（1）肠壁水肿、增厚：小肠肠壁水肿、增厚 >3mm，呈"靶征"或"双轨征"。

（2）肠系膜血管增粗增多：肠系膜血管增多增粗排列成"梳状"或"栅栏样"表现；肠系膜水肿。该征象为 SLE 并发胃肠血管炎的最常见征象，早期即可出现的重要征象。

（3）并发症：管腔扩大（肠管直径超过 3cm），肠腔内见液平，可并发假性肠梗阻及肠套叠。

（4）肠壁囊样积气是后期征象，表明肠缺血或梗死。

（5）肠外表现：①肾盂、输尿管扩张积水，与该病累及自主神经而致输尿管和 / 或膀胱的肌张力减低有关；②胰腺肿胀、胰周渗出。可能由于免疫复合物沉积于血管壁，导致内膜增厚、增生，血栓形成，可引起胰腺缺血，以至发生急性胰腺炎；③胆囊炎。

腹部平片及 CT 检查图像见图 2-4-2-1。

【诊断要点】

对于不明原因的腹痛、腹泻、恶心呕吐等胃肠道症状，若同时有其他系统损害依据，需考虑狼疮性肠系膜血管炎的可能，虽无特异性实验室指标，但实验室检查是必要的。一方面需要相关实验室检查寻找 SLE 诊断依据及病情活动依据，同时需要除外其他原因引起的胃肠症状，如反复大便培养及细菌学检查。当腹水检查要注意检测 ANA 谱，排除有无 SLE 引起胃肠道表现的可能。对于已确诊的 SLE 患者出现不明原因的胃肠道症状，需寻找病情活动依据，注意有无同时伴有输尿管肾盂或假性肠梗阻等，尤其腹部增强 CT 见"靶形征"或"梳齿征"时，要重点考虑狼疮性肠系膜血管炎引起。

【鉴别诊断】

狼疮性肠系膜血管炎是排他性诊断，需除外原发性胃肠疾病、肝、胆、胰、脾等病变、感染性腹膜炎及药物等引起的胃肠道表现。鉴别诊断中需详细病史询问、仔细体格检查、完善实验室检查及辅助检查，综合分析是否与 SLE 有关，糖皮质激素治疗有效亦是支持诊断依据之一。

1. **炎症性肠病**　克罗恩病、溃疡性结肠炎、金葡菌性肠炎等。①与这些炎症性肠病在影像学上最大的区别是累及范围不同。克罗恩病累及回肠末段为主，呈多发节段性累及小肠及大肠，溃疡性结肠炎、金葡菌性肠炎多累及结肠，而 SLE 并发胃肠血管炎肠道累及范围更广泛，多累及小肠。②肠壁水肿、增厚呈"靶征"或"双轨征"的表现虽非特异性，但发生率较炎症性肠病更高。炎症性肠病多见于急性期。③炎症性肠病多伴有累及肠段的管腔狭窄，称之为"向心性狭窄"。而 SLE 并发胃肠血管炎的肠腔狭窄少见。④肠系膜血管增粗增多，排列成"梳状"或"栅栏状"较炎症性肠病的发生率显著要高，且"梳齿征"更细密。⑤在并发症中，克罗恩病、溃疡性结肠炎常合并窦道及脓肿；而 SLE 并发胃肠血管炎可有肠腔扩大、液平，引起假性肠梗阻，甚至引起肠套叠，但极少出现炎症性肠瘘、窦道、腹腔脓肿等。⑥肠外表现中双侧肾盂、输尿管扩张积水并不少见，而炎症性肠病却很少伴发。

2. **肠道肿瘤**　如结肠癌、淋巴瘤等。与肠道肿瘤的鉴别相对较容易。除了累及范围更广泛、受累肠段狭窄较少见外，SLE 并发胃肠血管炎淋巴结肿大少见，多为小淋巴结，且无融合，从而区别淋巴瘤。

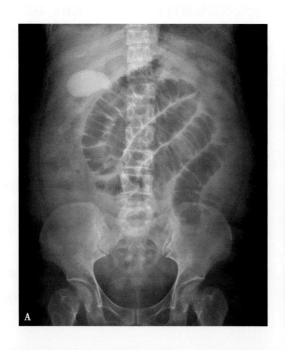
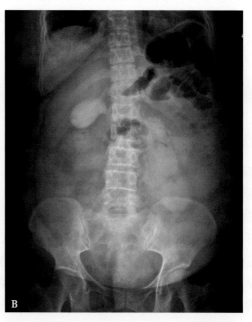

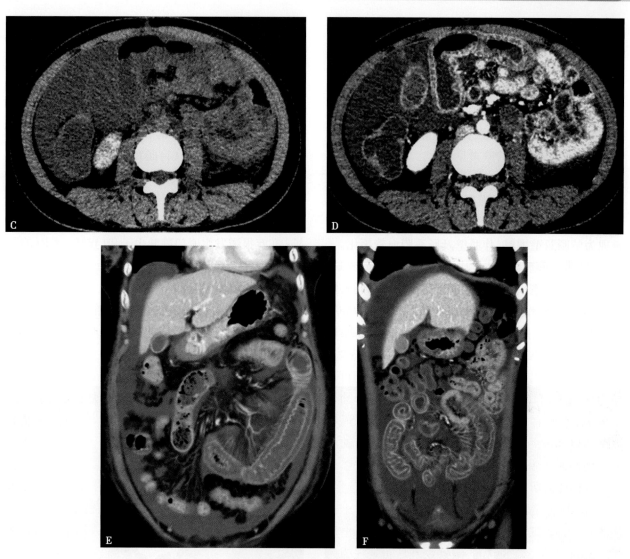

图 2-4-2-1　狼疮性肠系膜血管炎腹部平片及 CT 检查图像
A、B. 腹部立卧位平片,高位性不完全性小肠梗阻征象,节段性小肠积气、积液,管腔扩张,立位片可见数个气液平面,呈阶梯状分布;C. CT 平扫,小肠积气、积液,管腔扩张,肠壁水肿、增厚,腹腔积液;D. CT 增强扫描轴位,病变肠段管壁强化减弱,呈"靶征"或"双轨征";E、F. CT 增强扫描冠状位,肠系膜血管增粗增多,排列成"梳状"或"栅栏样"表现,肠系膜水肿,病变肠段肠腔扩大、液平,并发假性肠梗阻

第三节　肠系膜静脉硬化性结肠炎

【临床特点】

肠系膜静脉硬化性结肠炎,又称肠系膜静脉硬化病或特发性肠系膜静脉硬化病,是以肠系膜上静脉的分支及结肠壁静脉管壁广泛钙化并右半结肠壁增厚为主要特征的一种罕见的缺血性结肠炎。

目前发病机制仍不清楚,肠壁增厚一般伴有显著黏膜下层纤维化,同时也可能涉及不同程度的血管充血,显微镜下见含铁血黄素巨噬细胞、红细胞外渗等。同时,也可能累及肠系膜静脉肌层的凝固性坏死和肌内膜增生,增生的肌内膜反复受损致肠系膜静脉闭塞,这可能发生于静脉系统长期处于高压环境下,如右心衰、肝硬化门静脉高压症等。已报道的大部分亚洲患者有长期中草药服用史,其升结肠和盲肠更易受累,这可能是由于某些毒素通过静脉回流被吸收,通过长期的低氧机制损伤静脉肌层,并逐渐导致肌层的硬化和钙化,随后内膜也出现类似损伤,最终导致静脉逐渐阻塞。右半结肠较左半结肠更易受累的原因可能是右半结肠收缩蠕动更明显且与其蠕动方向有关,静脉回流障碍,则易形成侧支血管,导致肠系膜长期慢性淤血。

临床表现为腹痛、腹泻,伴恶心、呕吐,也可以肠梗阻为首发表现,便秘、便血等,极少数患者出现肠穿孔,粪便潜血试验阳性等非特异性症状。

【病理特点】

手术大体标本显示结肠表面深紫色至深棕色的黏膜表面，结肠半月皱襞水肿或消失。显微镜下示肠壁黏膜下层纤维化变性及胶原沉积，静脉血管壁增厚、纤维变性和钙化，伴有管腔狭窄，血管壁可有泡沫状巨噬细胞和含铁血黄素巨噬细胞聚集、红细胞外渗等，而动脉血管壁未见钙化。

【影像检查技术与优选】

腹部 CT 平扫及增强扫描在各项检查中最具特征性，更有助于肠系膜静脉硬化性结肠炎的诊断，表现为结肠肠壁增厚，伴肠壁及肠系膜血管钙化。

【影像学表现】

1. X 线检查　腹部平片显示为沿右半结肠长轴分布的血管钙化影。钡剂灌肠表现为结肠壁增厚，延展性减弱，结肠袋消失和结肠蠕动功能下降，也出现近端结肠狭窄伴指压征。动脉血管造影显示病变段肠管动脉迂曲、肠系膜小静脉不显影。

2. CT 表现　CT 平扫及增强表现为受累肠壁增厚伴有多发扭曲的线状钙化，肠腔未见明显狭窄，同时结肠相邻的肠系膜静脉血管也见多发钙化，且肠系膜内的钙化与结肠的长轴是垂直的。受累及的结肠以右半结肠为主（盲肠和升结肠），病变时间较长或严重者可累及横结肠，甚至降结肠。肠系膜静脉的钙化，主要发生在肠系膜上静脉的各分支，如回结肠静脉、右结肠静脉、中结肠静脉、结肠壁静脉等；亦有报道发生于门静脉主干和门静脉属支。

腹部 CT 检查图像见图 2-4-3-1。

【诊断要点】

肠系膜静脉硬化性结肠炎非常罕见，误诊率高。对于近期出现的腹痛、腹泻伴恶心呕吐的患者，如

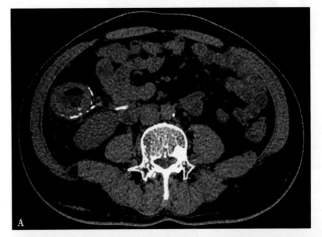
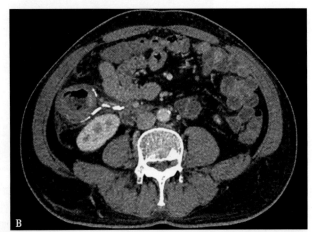
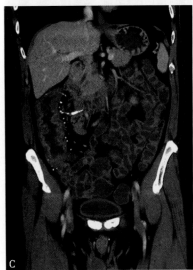
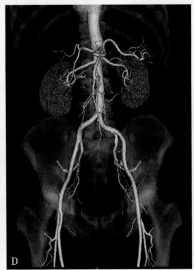
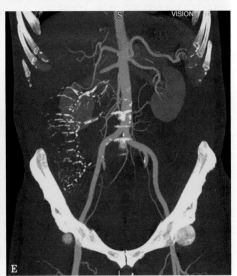

图 2-4-3-1　肠系膜静脉硬化性结肠炎 CT 检查图像

A. CT 平扫轴位，升结肠肠壁增厚，肠腔未见明显狭窄，周围脂肪间隙模糊，肠壁及周围肠系膜血管伴有多发扭曲的线状钙化；B. CT 增强扫描轴位，病变肠段管壁增厚，强化程度增高；C. CT 增强扫描冠状位，肠系膜血管钙化与病变段结肠长轴垂直，病变肠段管壁增厚，管腔无狭窄；D、E. 肠系膜上动脉容积重建（VR）未见异常，肠系膜上静脉最大密度投影，管壁高密度钙化影

存在一些危险因素，尤其是长期服用中草药史并出现肠梗阻表现时，应综合影像学、内镜表现和病理特征及时作出诊断。由于肠系膜静脉硬化性结肠炎的症状可自发缓解且静脉钙化是一个逐步发展的过程，这也是部分患者在初始阶段并未发现静脉钙化证据从而错过早期诊断的原因。肠系膜静脉硬化性结肠炎影像学主要表现为：①腹部平片显示腹部存在线性钙化灶尤以升结肠多见；②钡剂灌肠表现为结肠壁增厚，延展性减弱，结肠袋消失和结肠蠕动功能下降，也可见近端结肠狭窄伴指压征；③腹部CT平扫表现为肠壁增厚伴钙化，亦可见周围血管钙化。腹部CT增强扫描在各项检查中最具特征性，更有助于肠系膜静脉硬化性结肠炎的诊断，表现为结肠肠壁增厚，肠壁周围见线状钙化灶。结肠镜检查示黏膜充血水肿、呈暗紫色，有时亦可见不规则小溃疡。内镜下活检有助于临床诊断和治疗方案的制订，但由于非特异性溃疡的存在，临床诊断不应仅依靠病理结果。

【鉴别诊断】

从内镜及CT检查的图片等分析，肠系膜静脉硬化性结肠炎具有较为典型的影像学表现，诊断较为容易。

1. **肠结核** 好发于回盲部，常有肺结核病史，临床表现有腹泻便秘、腹痛、低热盗汗等，CT表现为肠壁环形增厚；周围淋巴结肿大、环形强化、钙化。

2. **结肠憩室炎** 好发于右半结肠、乙状结肠，可伴局部腹痛、低热等非特异性临床表现，CT表现为肠壁高密度囊袋状突出；邻近肠壁增厚；周围渗出改变等。

3. **包裹性腹膜硬化** 既往有腹膜透析史，临床表现有排便习惯改变、便秘、恶心、血性腹透液等，CT表现为肠壁和腹膜增厚、钙化，包裹性腹腔积液、肠粘连、肠管扩张、液体分腔。

4. **血吸虫病后遗改变** 流行区疫水接触史，好发于降结肠、乙状结肠，CT表现为结肠壁的血管呈线条性钙化，但是肠系膜静脉血管无钙化，黏膜下多发结节（虫卵）并钙化，受累的结肠壁少有增厚表现。

5. **狼疮性肠系膜血管炎** 是由于系统性红斑狼疮所致的缺血性肠病，好发于青年女性肠道任何部位，在系统性红斑狼疮病史的基础上，腹部增强CT见"靶形征"或"梳齿征"时，应考虑狼疮性肠系膜血管炎。

6. **假膜性结肠炎** 是一种主要发生于结肠的急性纤维素渗出性炎症，好发于老年人的直肠、乙状结肠，常有抗生素治疗史，CT表现为结肠壁增厚（弥漫或节段）、"靶征"、"手风琴征"、腹水等。

7. **其他肠道肿瘤** 结肠癌CT表现为局部肠壁增厚、肠腔狭窄，多数伴有周围淋巴结肿大，但无肠系膜静脉血管的钙化；肠道淋巴瘤显示为肠壁节段性增厚，且增厚的肠壁段肠腔呈动脉瘤样扩张、而非结肠癌狭窄表现，也无肠系膜静脉血管的钙化。

第四节 肠系膜血管梗死

一、肠系膜动脉梗死

【临床特点】

肠系膜动脉梗死常见于肠系膜上动脉血栓栓塞或血栓形成，占急性肠缺血的60%~70%，动脉狭窄的程度在血管横断位超过50%~80%时临床上才会出现相应的症状。肠系膜上动脉的急性梗死可以发生于近端或远端，最常见是血栓栓塞所造成的。而栓子常来源于左心房、心房纤维性颤动；另外，肠系膜动脉血栓形成也可以导致肠系膜动脉的急性梗死。肠系膜动脉血栓几乎都是发生于严重的动脉粥样硬化，典型的发生部位是位于肠系膜上动脉起源后2cm范围内。

肠系膜血管梗死的早期诊断十分困难，大多数患者表现为亚急性临床症状，早期主要表现为腹痛。当肠系膜动脉梗死导致大范围肠缺血时，因为肠道对缺血缺氧的耐受性非常低，一般症状出现在栓塞后120~180分钟，表现为严重腹痛，由于疼痛系缺氧所致，故镇静或解痉剂不能缓解。疼痛可能放射至腰背部。疾病的早期可出现腹泻，泻出物呈血性，晚期表现为便秘，为肠麻痹所致，甚至出现休克症状。

急性肠系膜缺血传统治疗考虑做剖腹探查，切除坏死肠段，重新建立肠的血供。然而，少创伤性介入治疗同样提供了有效地治疗方法。肠系膜动脉血栓形成可采用动脉插管注入血管溶解剂或放入支架使血管重建。

【病理特点】

大体病理表现为肠系膜动脉管腔内血栓或栓子，造成肠缺血时，表现为肠壁增厚，黏膜肿胀。镜下肠壁充血、水肿，晚期可致肠壁出血、坏死等。

【影像检查技术与优选】

腹主动脉及选择性肠系膜上动脉造影管腔内充盈缺损是诊断肠系膜上动脉梗死的金标准。CTA检查具有扫描速度快、扫描范围大、可同时观察腹部血管外情况等优势,现已成为诊断肠系膜上动脉梗死的首选影像学方法。CTA 三维重建可以显示肠系膜上动脉血栓的部位及长度。常用的三维重建方法:①最大密度投影(maximum intensity project,MIP);②最小密度投影(minimum intensity project,MinIP);③多平面容积重建(multiple planar volume reconstruction,MPVR)。

【影像学表现】

1. X 线表现　肠系膜血管栓塞的 X 线片征象呈反射性肠淤张,是非特征性的,肠壁由于缺氧,引起肠曲痉挛,继而产生麻痹。

(1)肠道积气、积液:初期肠道呈反射性肠淤张,以肠腔充气为主,液体较少,在麻痹时,小肠轻度扩张至明显扩张,这可能是肠麻痹导致肠蠕动消失和肠壁张力降低的结果。肠腔扩张且液平较长,与机械性小肠梗阻 X 线表现不同的是肠壁麻痹状态时,结肠也充气扩大明显。肠系膜上动脉主干梗死可表现为所谓的"脾曲截断征",X 线表现为结肠脾曲以上的大、小肠有轻度至中度充气扩大和液平,而结肠脾曲以远大肠无积气、积液。这个充气扩大的肠曲范围与肠系膜上动脉供应范围相一致,反映了这支动脉梗死后所引起的病理变化。

(2)肠壁增厚和肠皱襞纹理粗:腹部平片上表现肠壁增厚,一般小肠壁厚度 >3mm,结肠肠壁增厚 >5mm 为异常。肠腔的皱襞纹理增粗表现为肠曲内横行线条状影增粗,甚至可粗大 5mm 以上。

(3)肠壁积气和门静脉积气:肠系膜血管梗死产生肠坏死后,黏膜层溃烂,肠腔内气体可通过黏膜破口进入肠壁,位于肌层内或浆膜层下,并可进入肠壁血管,顺流至门静脉内。

肠壁积气在腹部平片上表现为小肠肠壁内弧形线状透亮影,也可间断呈串珠状。门静脉内积气表现为肝内门静脉血管呈枯树枝状管状透亮影。与肝内的粗大胆管内积气相似。

2. 血管造影表现　当怀疑肠系膜上动脉梗死时可做腹主动脉及选择性肠系膜上动脉造影,肠系膜上动脉造影可确定诊断。肠系膜上动脉梗死常见于其主干,梗死者阻塞端较整齐,其远端常未见显影,肠系膜上动脉血栓多见于动脉粥样硬化,由于是一种缓慢过程,所以常见侧支循环。

3. CT 表现

(1)直接征象:肠系膜血管内血栓形成。

肠系膜血管的血栓在 CT 平扫不仅可以显示血栓,而且可以清楚显示动脉硬化的钙化斑块,血栓的 CT 值比正常血管密度为高。SMA 的血栓在 CT 增强时呈充盈缺损,血管内的血栓形成可以是部分充盈或完全性充盈缺损。

(2)间接征象

1)肠腔扩张积液:血供受累时肠袢的肠腔扩张和液平是常见 CT 征。肠管扩张是由于正常蠕动消失的结果。扩张的肠腔内的液平,是缺血的肠袢渗出液体和血液所致,该征象提示急性肠缺血的征象之一,但不是肠缺血特征性征象。

2)肠壁增厚:小肠壁增厚的厚度超过 3mm 为异常,而结肠壁厚度超过 5mm 认为异常。典型的肠壁增厚,其黏膜及浆膜呈高密度,而中间呈低密度,呈"靶征"这是由于黏膜和浆膜层血供较丰富,而黏膜下层血管较少所致。大多数情况下,由肠系膜动脉梗死的肠壁增厚并不明显,典型 SMA 闭塞小肠坏死显示肠腔扩张、充满液体和气体,充满液体的肠壁呈"薄纸样肠壁"(paper thin wall)。此外,梗死的肠壁也可以肠壁不增厚,这是由于小肠壁全层梗死的肠壁内的神经和肌肉破坏,肠壁丧失张力及肠腔扩张而致肠壁变得很薄。

3)肠壁的密度:平扫时缺血肠段的肠壁可以表现为低密度或高密度,急性肠缺血产生肠壁增厚水肿,呈均匀低密度,偶尔肠壁内见高密度,这是由于肠壁内出血所致,可表现为弥漫性或局限于黏膜下层为主。

4)肠壁异常强化:CT 增强扫描时缺血肠壁呈高密度,即表示该肠段能存活,如缺血肠段不增强,提示该肠段坏死。

5)肠系膜血管、肠系膜积液:缆绳征即肠系膜血管呈缆绳状增粗,其边缘毛糙,其分布呈扇形改变。肠系膜积液系为肠系膜充血水肿,CT 表现为呈片状、扇状的密度增高或腹水。

6)肠壁、肠系膜和门脉内积气:肠壁积气和门静脉积气是急性肠壁缺血坏死少见的征象,但该征象是急性肠壁缺血的特征性改变。有时出现腹腔游离气体(气腹),通常提示明显的肠壁坏死。

肠壁积气在 CT 表现为肠壁壁层内呈弧形线状或串珠状的透亮影,肠壁内少量积气呈小气泡状。门静脉及其分支及其在肝内显示枯枝状类似肝内胆管积气的表现。

CT 检查图像见图 2-4-4-1。

【诊断要点】

1. 肠系膜动脉造影或 CTA 表现为充盈缺损影。

2. 肠系膜上动脉主干最常见。

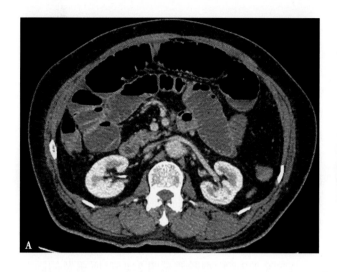
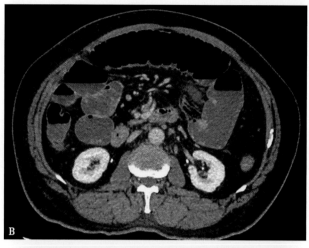
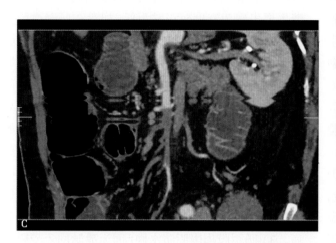
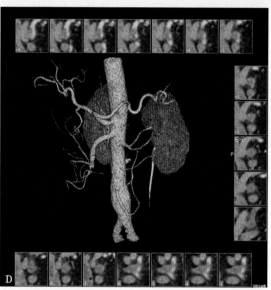

图 2-4-4-1　肠系膜上动脉血栓形成 CT 检查图像

A、B. CT 增强扫描，肠梗阻表现：小肠积气、积液，管腔扩张；C. 肠系膜上动脉曲面重建（CPR），肠系膜上动脉低密度充盈缺损影，即肠系膜上动脉血栓形成；D. 血管探针技术（VP），肠系膜上动脉内低密度充盈缺损影，相应管腔狭窄

3. 急性肠缺血表现。

【鉴别诊断】

肠系膜动脉梗死临床表现缺乏特异性，单纯根据临床病史难以作出正确诊断。典型的病例 CT 诊断不难。有时需与假腔完全血栓化的肠系膜上动脉夹层鉴别。两者均可以腹痛起病，好发人群均以中老年人为主，均可出现不同程度的肠缺血及便血等症状，且两者在 CT 上均可表现为 SMA 内充盈缺损。可以从以下几个方面进行鉴别：①病史：SMA 栓塞常伴有心房颤动、心功能不全等病史，而 ISMAD 多有高血压或糖尿病病史；另外，SMA 栓塞起病急，发展迅速，死亡率高；ISMAD 起病相对缓慢，症状较隐匿；②CT 表现：SMA 栓塞平扫示 SMA 内略高密度影，CTA 示 SMA 分支中断、充盈缺损，血管远端未见对比剂充盈。而 ISMAD 假腔血栓化，平扫时一般仅显示 SMA 管径增粗，而无明显高密度充盈缺损，增强扫描表现为 SMA 血管外缘环形或新月形的充盈缺损，边缘光滑规则；③充盈缺损位置：SMA 栓塞的栓子常位于距 SMA 起点 4～7cm，大的分支起点处，其分支亦无对比剂显示。而 ISMAD 多发生在主干，SMA 分支多正常。

二、肠系膜静脉血栓

【临床特点】

肠系膜静脉血栓形成临床上并不多见，症状不典型，诊断和治疗尤为困难。根据血栓形成的时间和症状，一般将时长超过 4 周、没有相关症状的血栓形成定义为慢性肠系膜静脉血栓形成；将病程小于 4 周、有急腹症表现的定义为急性肠系膜静脉血栓。近年来，随着影像技术的发展，特别是增强 CT

的进步,越来越多的急性肠系膜静脉血栓形成被发现,但是整体来看急性肠系膜静脉血栓形成发病率低、诊疗困难、死亡率高。

急性肠系膜上静脉血栓形成是少见而严重的急腹症,根据血栓的部位,急性肠系膜上静脉血栓形成分为分支型和主干型。一般认为分支型累及肠系膜静脉的分支,主要和高凝状态有关;主干型累及肠系膜上静脉主干,甚至包括门静脉和脾静脉,主要和血管的直接损伤有关。分支型患者中肠坏死、腹膜炎和手术的比例都要高于主干型。

肠系膜静脉血栓形成根据不同病因,分为原发性、自发性和继发性肠系膜上静脉血栓形成。原发性肠系膜上静脉血栓形成原因不明,占所有病例的10%～21%,自发性肠系膜上静脉血栓形成与先天性或获得性凝血功能障碍有关,继发性肠系膜上静脉血栓的形成与恶性肿瘤、炎症因素、血流动力学改变、腹部外伤有关,常见的有恶性肿瘤导致的副肿瘤综合征或直接侵犯静脉、胰腺炎、阑尾炎、炎症性肠病、脾切除、门静脉高压、门静脉海绵样变等,在国内,其中门静脉高压导致的血流动力学改变是肠系膜上静脉血栓形成常见的病因。

由于急性肠系膜上静脉血栓患者症状体征不典型,既往有深静脉血栓、门静脉高压、门静脉血栓、血小板升高、近期手术或炎症性肠病的患者发生不明原因的腹痛时,要考虑急性肠系膜上静脉血栓形成的可能。

急性肠系膜上静脉血栓形成的症状包括呕吐、血便、腹痛、腹胀,多不典型,出现肠坏死时体检可有腹膜炎体征,血白细胞明显升高。

和肠系膜动脉血栓形成一样,肠系膜静脉血栓最严重的并发症是肠缺血和肠梗死。急性肠系膜静脉血栓往往腹痛明显,慢性肠系膜静脉血栓则因广泛侧支循环形成而常无临床症状。肠系膜静脉血栓一旦引起肠缺血梗死,则需要切除坏死的肠管,因此及时诊断肠系膜静脉血栓则是改善预后的关键。

【病理特点】

大体病理表现为肠系膜静脉管腔内血栓或栓子,造成肠缺血时,表现为肠壁增厚,黏膜肿胀。镜下肠壁充血、水肿,晚期可致肠壁出血、坏死等。

【影像检查技术与优选】

CT平扫及增强,尤其是增强扫描静脉期,可以显示肠系膜静脉血栓形成的部位及长度,评估肠壁水肿、缺血坏死程度。

【影像学表现】

CT表现

(1)直接征象:血管的变化,静脉内部分或全部为栓子充填,急性期平扫血管腔内可表现为稍高密度影,高于其他邻近血管腔密度。增强时表现为静脉血管内充盈缺损影,血管壁线条样强化。受累的静脉血管与邻近其他血管比可明显增粗。受累血管的属支小血管可明显扩张,可在肠系膜根部出现扩张的小血管网,与血流受阻静脉属支充血扩张有关。受累血管周围可形成侧支循环。

(2)间接征象

1)肠壁表现:血栓形成部位血管所累及的肠壁增厚,急性血栓形成阶段尤为明显。肠壁增厚可能为肠壁水肿或肠壁内血肿所致,如为水肿所致则肠壁主要表现为密度较正常为低,如存在肠壁血肿则密度较高。增强后肠壁强化程度较正常肠管减低、延迟,出现两层或三层的分层现象,呈"靶环状"。受累肠管扩张、肠腔积液。

2)肠壁积气和门静脉系统积气:肠管坏死可导致肠壁及门静脉系统出现小囊状积气。尽管肠壁积气并非特异性的肠系膜静脉血栓征象,肠道炎症或感染时亦可以出现,有研究显示肠系膜静脉血栓时出现肠壁积气及门静脉系统积气往往是肠管的透壁性梗死所致。

3)肠系膜周围脂肪水肿:因为静脉回流受阻所致,表现为肠系膜周围脂肪密度增高,见"缆绳征",可出现不同程度的腹水。

4)病因相关征象:因引起肠系膜静脉血栓的病因不同,在发现肠系膜静脉血栓的同时往往能发现原发疾病的相关征象。如肿瘤(肝癌、胰腺癌等)、腹腔和肠道炎症(胰腺炎、溃疡性结肠炎等)、腹腔感染(脓肿等)、腹部外科手术术后(脾切除术后、阑尾切除术后)、肝硬化和门静脉高压感染等。

5)并发症:肠系膜静脉血栓最严重的并发症是肠缺血和肠梗死。

CT检查图像见图2-4-4-2。

【诊断要点】

1. **病史** 患者有相应症状,包括腹痛、腹胀、血便等。

2. **典型的影像学表现** 肠系膜静脉充盈缺损影。

【鉴别诊断】

肠系膜静脉血栓形成临床表现缺乏特异性,单纯根据临床病史难以作出正确诊断。典型的病例CT平扫＋增强诊断不难。

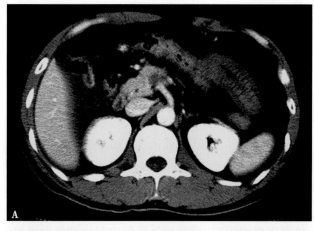
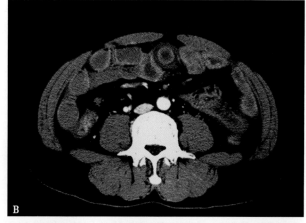
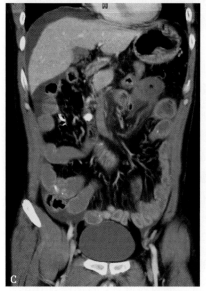
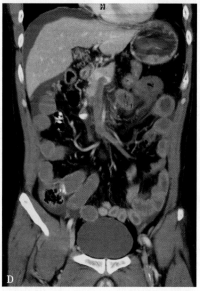
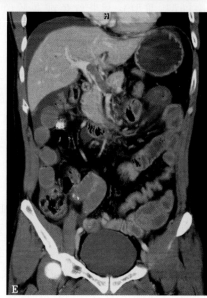

图2-4-4-2　肠系膜上静脉血栓CT检查图像

A、B. CT增强扫描，急性肠缺血表现：肠壁增厚、水肿，肠管周围渗出性改变，部分强管强化减低；C～E. CT增强冠状位重组，肠系膜上静脉主干及其分支、门静脉内见低密度充盈缺损影，即肠系膜上静脉、门静脉血栓形成

第五节　血管畸形

胃肠道血管畸形

【临床特点】

胃肠道血管畸形是引起急、慢性消化道出血的重要原因之一，一般指正常黏膜和黏膜下畸形静脉以及毛细血管异常扩张，表现为血管管壁变薄，血管扩张。病变不仅仅位于黏膜下，有时会累及肠壁及其周围的血管。常无特殊的临床症状和体征，早期为隐匿性出血或慢性出血，常因反复消化道出血或消化道大出血而就诊。好发于空肠、盲肠及右半结肠，儿童、青壮年血管畸形以空回肠多见，而中老年血管畸形以结肠，尤其以右半结肠多见。肠道血管畸形的病因及发病机制目前尚无一致意见，有先天因素，亦有后天性因素，命名与分类尚未统一，包括血管畸形，血管发育不良，动静脉畸形，血管异常增生症，毛细血管扩张症和动静脉瘤样扩张等。

临床表现：胃及十二指肠血管畸形通常无任何临床表现，少数可导致上消化道出血，出现粪便潜血阳性，偶有呕血、黑便。肠道血管畸形早期可以无症状，仅在因其他原因行血管造影或肠镜检查时发现。后期主要表现为消化道出血和继发性贫血。

临床特点可归纳如下：①病程迁延，呈无症状性出血，血管畸形不累及肠道功能，无疼痛，临床不易被重视，且诊断困难，故造成病史冗长，可达20年之久；②出血多为间断、少量，有自限性，出血常来自扩张的毛细血管和小静脉，出血后局部压力降低而多易自止，少数也可有急性大出血；③多伴有慢性贫血；④诊断困难，误漏诊率高，多经反复检查才得出诊断。

内镜所见：病变部位黏膜完整，黏膜下可见显著扩张迂曲的薄壁血管，呈暗红色，稍隆起，为圆形或卵圆形，与周围组织分界清楚。病变单发或多发，呈多灶性。分布可以局限，也可弥漫，呈节段性分布或片状分布，表面可伴有糜烂，浅表溃疡，偶呈假息肉样改变。血管畸形在内镜下可分为：①局限性型（Ⅰ型）：呈局限型血管扩张，与周围正常黏膜分界清楚，包括区域内的血管扩张（Ⅰa）和蜘蛛痣样血管扩张（Ⅰb）。②弥漫型（Ⅱ型）：血管扩张呈弥漫性，范围广，色鲜红，与正常黏膜分界较模糊。③血管瘤样型（Ⅲ型）：呈紫红色或灰蓝色团块，稍隆起于黏膜面，与周围正常黏膜分界清楚。

【病理特点】

病理改变主要为黏膜下畸形小动脉增粗、增多、弯曲，毛细血管和小静脉变薄，覆盖以内皮细胞和少量的平滑肌，部分异常小血管累及黏膜层，发生糜烂、溃疡形成，导致出血，严重者整个黏膜被扭曲扩张血管代替。

【影像检查技术与优选】

对于胃肠道血管畸形急性出血的患者 DSA 检查可以准确地发现出血部位，且检查过程中可对出血的血管行介入栓塞治疗，可以达到快速止血。但 DSA 是有创检查，对设备技术要求较高，急诊应用受限。CT 是一种安全、无创、快速了解腹部肠道血管情况的检查方法，可以利用容积数据进行任意层厚的重组，MPR 可以从任意方位观察病变，MIP 和 VRT 血管重建可清晰显示腹腔大血管及其分支的走行和分布，可提供直观、立体的与 DSA 或手术所见相一致的三维图像，可为临床提供更为全面的诊断信息。另外放射性核素扫描检查，即速度为 0.4ml/min 的出血可通过"Tc"标记的红细胞显影法检测，但该方法的敏感性和特异性不及内镜检查或选择性肠系膜血管造影。

【影像学表现】

1. X 线胃肠道钡剂造影检查 常规的钡餐及钡灌肠通常无法获得正确诊断的，但它可以排除其他疾病，特别是消化道溃疡、肿瘤所致的消化道出血。

2. 血管造影表现 目前认为血管造影是该病最可靠的诊断方法，确诊率可达 75%～90%。血管畸形表现有营养动脉增粗、扩张、扭曲，肠系膜游离缘末梢分支异常增多，对比剂滞留，排空延迟，局部散在斑点状影，病变范围局限，无血管受压移位、包绕等征象。

血管造影后的主要征象有：①异常增多的血管丛，结构紊乱。②末梢血管蜘蛛状扩张及迂曲。③动脉期静脉早显影，呈"双轨"征，提示动 - 静脉间有分流存在。④出血期可见造影剂外溢积聚在肠腔内。⑤静脉期显示肠系膜缘一侧的肠壁内静脉扩张、迂曲。

3. CT 表现 典型的胃肠道血管畸形的 MSCT 表现为：①平扫无阳性影像学发现；②动脉期肠壁局部增厚伴异常强化，强化程度接近血管，MIP 图像见肠壁内多发迂曲增粗的血管影，相应肠段的供血动脉增粗，引流静脉早显；③门静脉期至延迟期，肠壁明显强化，血管丛排空延迟；④若伴有活动性消化道出血，增强扫描后可见肠腔内对比剂外溢现象。

CT 及 DSA 检查图像见图 2-4-5-1。

【诊断要点】

1. 病史 胃肠道血管畸形最主要的临床表现是消化道出血，患者病程长短不一，其特点是反复、少量的消化道出血，部分会出现急性大出血。

2. CT 检查 典型的胃肠道血管畸形表现为肠壁局部增厚伴异常强化，周围可见多发迂曲增粗的小血管影，相应肠段供血动脉增粗，引流静脉早显，对伴有活动性消化道出血的患者，常表现为局部肠腔对比剂外溢。

【鉴别诊断】

主要是和其他引起消化道出血的疾病相鉴别。

1. 消化性溃疡 本病为慢性、周期性发作的疾病，常表现为节律性疼痛，伴反酸、嗳气，多于秋冬、春季发作，钡餐、内镜及血管造影检查等可与血管畸形鉴别。

2. 消化道肿瘤 如胃癌、小肠淋巴瘤、结直肠癌等，亦可表现为消化道出血，出血量可大可小，依肿瘤部位、大小、性质而定。还常有食欲不振、消瘦、腹痛、腹胀等表现。X 线钡餐检查、内镜加活检检查及血管造影可确诊，必要时可行剖腹探查。

3. 胃、肠息肉 可仅有消化道出血而无其他临床表现。内镜加活检组织病理检查及 X 线钡餐检查可与血管畸形鉴别。

4. 肝硬化食管静脉曲张破裂出血 如血管畸形表现为急性大量上消化道出血时应与肝硬化食管静脉曲张破裂所致消化道大出血相鉴别。肝硬化多有肝炎、血吸虫病、酗酒等诱因，且有凝血机制障碍、黄疸、食欲不振及肝功能损害等表现，实验室检查可有肝功能异常、凝血机制障碍等。钡餐或胃镜检查可发现食管下段和 / 或胃底静脉曲张等可与血管畸形鉴别。

5. 急性胃黏膜病变 本病发病前多有诱因，如脑外伤、药物刺激、各种应激状态等,多为急性起病。急诊内镜检查多可确立诊断,易与血管畸形鉴别。

　　6. 其他　血管畸形出血时尚需与溃疡性结肠炎、克罗恩病、肠结核等疾病相鉴别。根据上述疾病的临床表现、实验室检查及内镜、血管造影等一般可发现明确的病变。

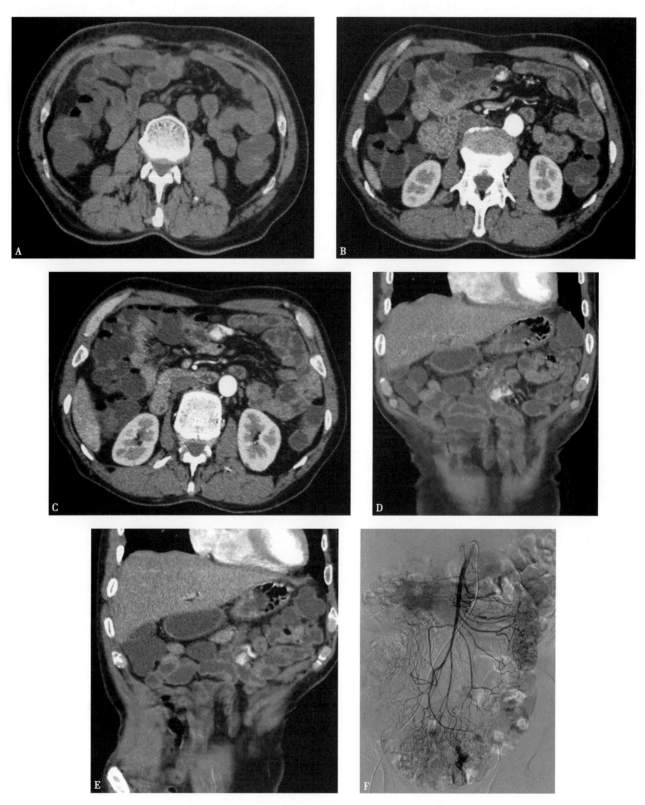

图 2-4-5-1　肠系膜上动脉血管畸形 CT 及 DSA 检查图像

A. CT 平扫中腹部小肠肠腔内稍高密度影;B~E. CT 增强扫描动脉期轴位及冠状位、斜冠状位,小肠肠壁内见迂曲、增粗、扩张小血管影,可见造影剂外溢积聚在肠腔内,表明有活动性消化道出血;F. 血管造影,肠系膜上动脉回肠分支增多、增粗、扩张、扭曲,对比剂滞留,排空延迟,周围可见对比剂溢出,病变范围局限,无血管受压移位、包绕等征象

（冯仕庭　贾应梅　李子平）

参 考 文 献

1. 江浩. 急腹症影像学. 上海：上海科学技术出版社，2006.

2. 贾中芝，王凯，李绍钦，等. 孤立性肠系膜上动脉夹层的影像诊断. 中华老年医学杂志，2014，33（4）：393-396.

3. 林志谦，许建荣，华佳，等. 系统性红斑狼疮并发胃肠血管炎的腹部 CT 表现. 实用放射学杂志，2013，29（5）：768-771.

4. 宋彬，徐隽，罗小华，等. 以急性腹痛为主要表现的缺血性肠病的螺旋 CT 征象. 中国医学影像技术，2004，20（9）：1396-1399.

5. 董惠，孟立娜. 特发性肠系膜静脉硬化性肠炎的认识进展. 胃肠病学，2015，（2）：122-125.

6. 陈寅，姜新宇，魏红. 肠系膜静脉血栓形成的 MDCT 诊断价值. 医学影像学杂志，2016，26（11）：2116-2119.

7. 王行雁，修典荣，马朝来. 急性肠系膜上静脉血栓形成的诊疗分析. 腹部外科，2017，（6）：441-444.

8. 邓灵波，李晓光，孙昊，等. MSCT 增强扫描诊断胃肠道血管畸形的价值. 实用放射学杂志，2015，31（6）：942-946.

9. 缪小芬，陆健，石甜甜，等. 肠道血管畸形的多层螺旋 CT 血管成像诊断. 临床放射学杂志，2012，31（8）：1143-1145.

10. Jacob Mandell. Core Radiology: A Visual Approach to Diagnostic Imaging. UK: Cambridge University Press, 2013.

11. Menke J. Diagnostic accuracy of multidetector CT in acute mensentric ischemia: systematic review and meta-analysis. Radiology, 2010, 256（1）: 93-101.

第五章 肿 瘤

第一节 消化道恶性肿瘤

一、食管癌

【临床特点】

食管癌是我国高发的恶性肿瘤，居第5位，据统计2012年我国新发食管癌患者约28.67万，食管癌死亡率占全部恶性肿瘤死亡率的9.65%，居第四位。食管癌多为鳞状细胞癌（约95%），少数为腺癌。

进行性吞咽困难是食管癌的典型症状。早期食管癌往往无明显的临床表现，有时可因黏膜糜烂、局部痉挛引起胸骨后不适、异物感等。随着疾病的发展，管腔狭窄加重，进而导致食物吞咽困难，此时就诊者大多数已属于中晚期病变。其后期还可伴有因梗阻导致的食物反流、持续吐黏液；肿瘤溃疡外侵可引起疼痛、出血；肿瘤压迫气管或支气管发生气短和干咳、压迫喉返神经出现声音嘶哑；侵犯膈神经产生呃逆或膈神经麻痹；肿瘤穿孔至纵隔、气道、大血管而出现纵隔脓肿、肺炎、大出血等。

早期食管癌包括原位癌和早期浸润癌，肿瘤仅侵及黏膜和黏膜下层，未达肌层。大体类型可分为：①隐伏型（也称为平坦型）：病变部食管黏膜厚度近似正常，局部黏膜仅呈充血改变，肉眼常难以辨认；②糜烂型（也称为凹陷型）：局部黏膜糜烂、凹陷，病灶边缘不规则，与正常组织分界清楚，糜烂区内呈细颗粒状，偶有残余的正常黏膜小岛；③斑块型（也称为隆起型）：病变处黏膜略有隆起，表面粗糙，纵行及横行皱襞增粗、中断，范围一般较大；④乳头型：肿瘤呈乳头状或息肉状突向食管腔内，直径常为1~3cm，与周围正常黏膜分界清楚，表面光滑，偶有糜烂。

肿瘤侵犯食管肌层，或有远处转移者为中晚期食管癌，可分为下列五种类型：①髓质型：最为常见，占60%~70%。肿瘤多累及食管周径的大部或全部，上下界呈坡状隆起，管壁增厚，表面常有深浅不一的溃疡和结节；②蕈伞型：较少见（12%），肿瘤扁平，多限于管壁周径的一部分，呈蘑菇状或卵圆形，突入食管腔内，边缘界限清楚，隆起并外翻，表面多有浅溃疡；③溃疡型：较少见（12%），肿瘤发生于食管壁的一侧，表现为较深的溃疡，边缘不规则，稍有隆起，基底部多侵入食管肌层或周围纤维组织中，可引起食管穿孔；④缩窄型：少见（5.5%），病变累及全周食管，呈明显环形狭窄，范围较短，近端多伴有对称性扩张；⑤腔内型：少见（3.3%），肿瘤呈圆形或卵圆形突入腔内，占据食管管腔，有较宽的基底与食管壁相连，表面常有糜烂或小溃疡。

食管癌的扩散和转移有四种方式：①壁内扩散：癌细胞可向食管壁的深部及周围浸润，还可沿黏膜下层的淋巴管纵向播散，扩散灶可远距原发灶，酷似另一个病灶；②侵犯邻近器官：食管上段癌可直接侵犯气管、喉及颈部软组织；中段癌可侵入气管、支气管形成食管气管瘘，或侵犯主动脉引起大出血，也可侵入胸导管、奇静脉、胸膜及肺组织；下段食管癌可累及贲门或心包；③淋巴转移：食管癌可较早出现淋巴转移，多数转移灶以淋巴引流区域为主，部分病例（约25%）可出现跳跃式转移；④血行转移：发生率较低，多见于晚期患者，最常见转移至肝与肺。

【影像学表现】

1. 钡剂造影表现

（1）早期癌：分为隐伏型和糜烂型。

1）隐伏型：肿瘤生长于黏膜表面，病变平坦。造影常无阳性表现，或仅见病变处管壁略僵硬，此型易被漏诊。

2）糜烂型：病变处黏膜紊乱中断，伴有浅表溃疡。造影表现为斑点状或虚线样存钡区，边缘黏膜可轻微隆起呈地图状，管壁舒张稍有受限（图2-5-1-1）。

3）斑块型：病变处黏膜不规则肿胀、隆起，粗细

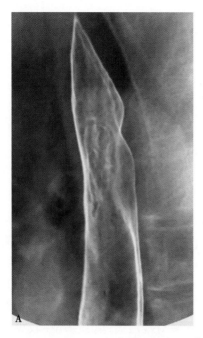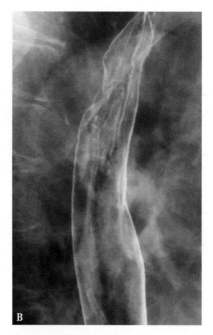

图 2-5-1-1　糜烂型早期食管癌

食管双对比造影示食管黏膜破坏、迂曲增粗,病变边缘呈不规则地图状,管腔能扩张

不均匀,有如卧蚕状,表面粗糙呈颗粒状或伴有浅表糜烂,局部管壁较僵硬,扩张受限。

4)乳头型:肿瘤呈乳头状、结节状或息肉状充盈缺损,突入管腔,边界清楚,病变部位黏膜中断,局部管壁舒张度差。病变较大者可类似于进展期食管癌。

(2)中、晚期癌:依据肿瘤的形态特征分为以下五种类型。

1)髓质型:病变多呈全周性的不规则充盈缺损,

黏膜破坏,常伴有大小不等的龛影,病变与正常食管的移行段呈斜坡状,管壁增厚僵直,管腔狭窄,钡剂通过可有受阻(图 2-5-1-2)。肿瘤外侵明显者,管腔走行扭曲成角。

2)蕈伞型:病变为食管壁一侧向管腔内生长与长轴一致的蕈状扁平样充盈缺损,底部不规则,表面可伴有溃疡,肿物上下缘较为整齐,呈弧形,病变对侧食管壁多规则、柔软,梗阻不明显(图 2-5-1-3)。

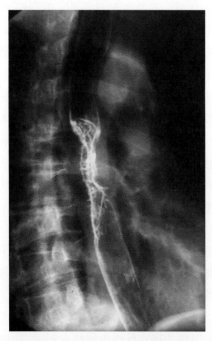

图 2-5-1-2　髓质型中晚期食管癌

造影见病变段食管全周黏膜破坏,食管壁僵直,与正常食管呈斜坡样移行,管腔狭窄,扩张受限

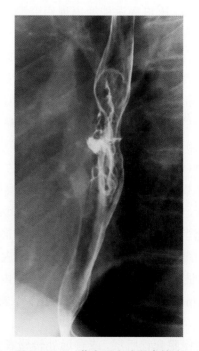

图 2-5-1-3　蕈伞型中晚期食管癌

食管造影示病变起于管壁一侧,腔内见蕈状充盈缺损突入,边缘较为整齐,底壁破坏,管腔无狭窄

3）溃疡型：病变表现为腔内或腔外的龛影，边缘不规则，移行带可较清楚，溃疡底部凹凸不平，黏膜中断，管腔狭窄可不明显。

4）缩窄型：病变处管腔呈环状或漏斗状狭窄，多小于 5cm，局部黏膜平坦，管壁僵直，扩张差，钡剂通过严重受阻，近端食管内可有大量造影剂滞留。

5）腔内型：病变段管腔内被较大的息肉状充盈缺损充填，并浸润食管壁，肿瘤表面有糜烂或浅溃疡所致的斑驳状钡剂残留，局部管腔明显膨大增宽，钡流受阻可不明显。

（3）食管癌的特殊表现

1）食管多原发癌或多段癌：多原发癌指两段癌之间有移行的原位癌、重度及中度食管上皮不典型增生或正常上皮相隔，但没有淋巴管或血管内瘤栓。多段癌指肿瘤沿纵向的淋巴播散。食管的多原发癌发生率为 0.8%～3.4%，多段癌有报道发生率高达10.8%，因此食管造影检查时必须认真地检查食管全长。

2）食管癌并发穿孔：晚期食管癌并发穿孔而造成食管 - 气管（支气管）瘘，或食管 - 纵隔瘘，造影检查时可见病变处外溢的造影剂进入气道内或进入纵隔形成不规则存钡区。对怀疑有食管癌并发穿孔的患者，在检查时应使用碘油作为造影剂。

3）食管癌合并其他食管病变：发生食管癌的患者，若同时伴有其他食管病变，如：反流性食管炎、食管裂孔疝、食管憩室（图 2-5-1-4）、贲门失弛缓症等，造影检查除显示食管癌表现外，还伴有其他病变的各自影像学征象。

2. **多层螺旋 CT 表现**　目前，多层螺旋 CT 是临床上无创性的检出和评估食管癌的影像学检查手段，它不仅能够清晰的显示肿瘤的位置、形态、大小、密度、轮廓及血供情况，还能够准确地了解肿瘤与周围血管及器官的关系，能够评估淋巴结是否存在转移。

（1）食管分段：临床上食管的解剖分段分为四段，颈段为食管镜距门齿 15～20cm，CT 图像显示自环咽肌水平至胸骨柄颈静脉切迹水平；胸上段为距门齿 20～25cm，自胸骨柄颈静脉切迹水平至奇静脉弓水平；胸中段为距门齿 25～30cm，自奇静脉弓水平至下肺静脉水平；胸下段为距门齿 30～40cm，自下肺静脉水平至下段食管括约肌水平。

（2）食管癌的基本 CT 征象

1）食管壁增厚：肿瘤沿食管壁浸润性生长造成食管壁增厚，主要是肿瘤浸润食管壁深层所致。增厚的食管壁可为局限性，也可为环周增厚。平扫肿瘤的密度与正常食管壁相近，肿瘤较大时，可出现坏死，增强扫描实性成分中度或明显强化。

2）腔内肿块：肿瘤可向食管腔内生长，形成突向腔内肿块。肿块可以为孤立性肿块，也可以为增厚食管壁向管腔内突出的一部分。肿块表面不光滑，可呈分叶状或菜花状，表面可伴有溃疡。

3）管腔狭窄：表现为食管壁增厚基础上的管腔狭窄，多呈非对称性偏心性狭窄，伴环周不对称性食管壁增厚。矢状位可较好的显示管腔狭窄的程度。

4）黏膜皱襞的改变：表现为黏膜皱襞的中断、破坏，增强后多呈较明显强化。

5）食管纤维膜受侵改变：CT 能够显示食管纤维膜的特征，进一步提示肿瘤有无外侵。肿瘤未侵及食管纤维膜时，纤维膜多光滑。肿瘤向深层浸润至食管纤维膜，CT 表现主要为食管外膜面模糊；肿瘤呈结节状突入周围脂肪间隙；肿瘤与邻近器官间隙脂肪间隙消失。螺旋 CT 扫描多平面重建可以多角度显示肿瘤与邻近组织的关系，观察肿瘤与周围器官的接触范围，为肿瘤外侵的判定提供更多的信息。

（3）邻近器官受侵的 CT 诊断：食管癌可侵犯的组织、器官包括气管、支气管、主动脉等大血管、心包、椎前筋膜等。如 CT 扫描示气管或支气管明显狭窄、气管壁毛糙、不规则可确定为气管或支气管受侵（图 2-5-1-5）；气管或支气管壁受压推移、狭窄但轮廓仍光整者，气管黏膜受侵和未受侵约各占半

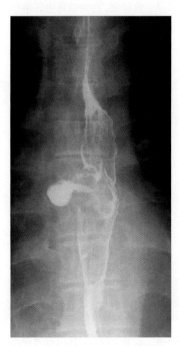

图 2-5-1-4　食管癌病变局部伴有食管憩室
造影见憩室颈部结节状充盈缺损，局部管壁破坏

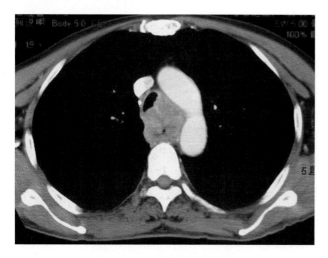

图 2-5-1-5 食管癌侵犯气管

CT 增强扫描示食管全周不规则增厚,不均匀强化,管腔狭窄;肿瘤压迫气管变形,气管后壁内陷、凹凸不平,分期为 T4b

数,需做支气管镜进一步明确。食管癌可直接侵犯主动脉,CT 扫描示肿瘤与主动脉相邻处脂肪间隙消失,接触面 >90°,主动脉管腔局部变扁者,可以确诊为主动脉受侵(图 2-5-1-6);相邻处 <45°,脂肪间隙存在者提示主动脉未受侵;介于两者之间为可疑受侵。CT 扫描示肿瘤与心脏相邻部位正常脂肪间隙消失、界限不清,心包凹陷变形者提示心包受侵。肿瘤与椎前筋膜之间脂肪层消失,相邻切面毛糙,或椎前筋膜不规则增厚则提示椎前筋膜受侵。

(4)食管癌淋巴结转移的 CT 诊断:淋巴结转移是影响食管癌预后的重要因素;与有淋巴结转移的患者比较,食管癌无淋巴结转移的患者预后较好。食管的黏膜下层存在大量的淋巴网状结构,食管癌可通过食管壁的淋巴网状结构纵向扩散,早期可出现淋巴结转移。对于食管癌患者,淋巴结的准确诊

断影响下一步治疗策略的制订。

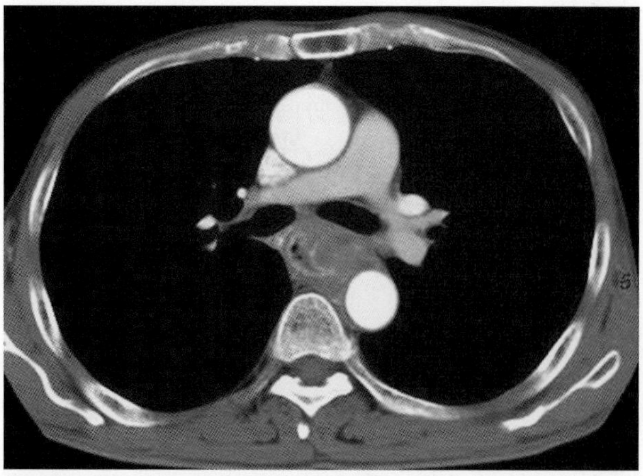

CT 可以检出病变周围、纵隔内、锁骨上、腹腔内的肿大淋巴结。食管癌淋巴结转移的判断常以淋巴结的部位、大小、密度等因素来决定。正常淋巴结短径多小于 1cm,边缘较光滑,形态扁平,密度较均匀,可为稍高密度,中心见脂肪密度。CT 依据淋巴结大小、形态、密度诊断是否为转移淋巴结,胸腔及腹腔淋巴结短径大于 1cm,锁骨上淋巴结短径大于 0.5cm;转移淋巴结形态为类圆形或不规则形,边缘模糊,密度为等或稍低密度(图 2-5-1-7、图 2-5-1-8)。在临床工作中,对于一些较小淋巴结,诊断仍存在困难,由于小淋巴结仍有相当比例的转移率,因此在诊疗过程中,需要重视小淋巴结的诊断,对于提高淋巴结诊断准确性,降低假阴性率更有意义。

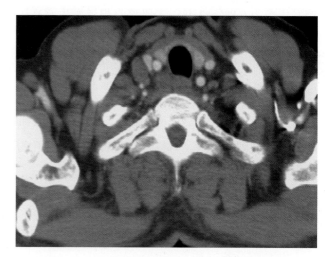

图 2-5-1-7 食管癌,右侧锁骨上区淋巴结转移

CT 增强示右侧锁骨上区肿大淋巴结,呈均匀等密度,短径大于 5mm

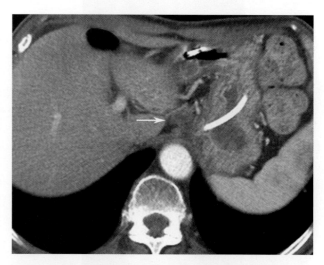

图 2-5-1-6 食管癌侵犯主动脉

CT 增强扫描见食管偏心生长的肿物,与降主动脉间的脂肪间隙消失,包绕主动脉 >90°,分期为 T4b

图 2-5-1-8 食管下段癌,贲门右侧淋巴结转移

CT 增强示贲门右侧肿大淋巴结,呈稍低密度,短径 12mm,考虑转移淋巴结,术后证实为转移淋巴结

（5）多层螺旋 CT 对食管癌 T 分期的评价

1）多层螺旋 CT 对初诊食管癌 T 分期的评估：多层螺旋 CT 是临床上常规评估食管癌的手段，对食管癌的 T 分期应用以下标准，T0 为食管壁增厚<5mm，无明确纵隔侵犯；T1～2 为食管壁增厚至少5～10mm，无明确食管纤维膜受侵（图 2-5-1-9）；T3 为食管管壁增厚超过 10mm，伴食管纤维膜受侵，邻近组织结构未受侵（图 2-5-1-10）；T4a 为食管病灶侵犯胸膜、心包及膈肌（图 2-5-1-11）；T4b 为病灶侵犯主动脉、椎体及气管（图 2-5-1-5、图 2-5-1-6）。

多层螺旋 CT 不能很好地显示食管壁分层结构，对 T1～3 判断敏感性及特异性不高；一部分 T1～2 期食管癌仅为局限性非对称性增厚，CT 很难检出这部分病灶。T4a 为侵犯胸膜、心包、奇静脉、腹膜或膈肌，为可切除术性病灶，T4b 为不可切除的病灶（侵犯气管、支气管、主动脉、椎体）；CT 主要优势在于判断肿瘤对周围组织脏器侵犯，进一步判断病灶的可切除性。据报道，CT 诊断肿瘤侵犯主动脉、气管或支气管的敏感度为 100%，特异度为 52%～97%。

2）多层螺旋 CT 对食管癌疗后再分期的评估：局部进展期食管癌患者行术前新辅助放、化疗联合手术治疗能提高其生存期，改善预后。多层 CT 是临床无创评价食管癌新辅助治疗后分期及疗效的常用手段。但是，多层螺旋 CT 对食管癌治疗后再分期的准确性不高，准确性为 34%～57.6%。主要原因是：CT 不能区分食管癌新辅助治疗后炎症、纤维化与残留肿瘤组织；多层螺旋 CT 不能很好地显示食管壁分层结构；食管癌新辅助治疗后，一些点状残余病灶位于食管壁深层结构，病理判断为 T2 或 T3，而影像学仅表现为食管壁轻度增厚，判断为 T1～2。对于食管癌疗后再分期的评估，还需要结合其他影像学检查方法，如 MRI 或 EUS。

（6）食管癌术后的 CT 诊断：根治性切除术是食管癌主要治疗方式之一，吻合口瘘和吻合口狭窄是术后最常见的并发症；吻合口术后复发严重影响患者的预后，其发生率为 3%～9%。多层螺旋 CT 是食管癌术后复查的主要影像学检查方法之一。熟悉食管癌术后常见并发症及吻合口复发的影像学征象，对患者治疗策略的制订至关重要。

1）吻合口瘘：是食管癌术后最常见的并发症之一，发生率约为 50%。吻合口瘘可发生于术后 2～3 天，也可发生于术后 3～7 天，主要原因为术后胃的缺血性改变，位于吻合口或吻合口下方的部位。CT 表现为吻合口壁欠连续，有时可显示瘘管结构，吻

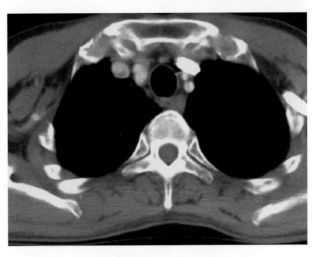

图 2-5-1-9　食管癌，食管纤维膜未受侵犯

增强扫描示食管胸上段管壁环周增厚，较厚处约 9mm，无食管纤维膜受侵犯，分期为 T1～2

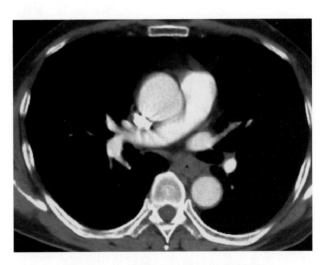

图 2-5-1-10　食管癌，食管纤维膜受侵犯

增强扫描示食管胸中段管壁环周增厚，较厚处约 11mm，食管纤维膜受侵犯，分期为 T3

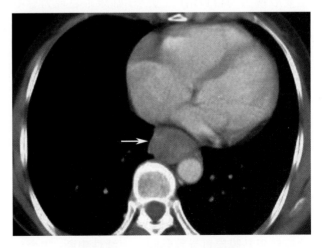

图 2-5-1-11　食管癌，胸膜受侵犯

增强扫描示食管胸中段管壁环周增厚，较厚处约 18mm，右侧纵隔胸膜呈结节状突出（白色箭头所示），分期为 T4a

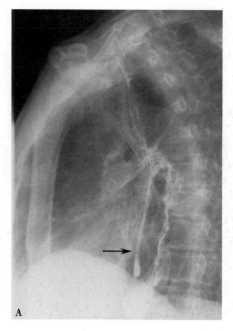
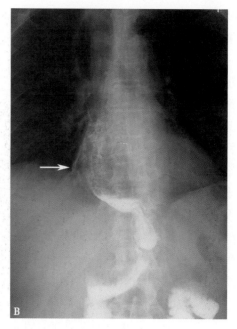

图 2-5-1-12　食管癌术后, 吻合口 - 支气管瘘
食管癌术后 1 周, 食管造影显示, 碘油经胃 - 食管吻合口瘘入右侧支气管内

合口周围及纵隔可见积气积液; 如胃腔通过瘘管与胸腔相通, 可伴有胸腔积液及胸膜增厚。而食管造影通过实时观察, 可直观显示瘘口及对比剂瘘入的部位, 为食管吻合口瘘准确诊断提供直接证据 (图 2-5-1-12)。

2) 吻合口狭窄, 常见于食管癌术后早期阶段, 主要原因为创伤的修复; 吻合口瘘可导致吻合口狭窄几率增加。CT 显示黏膜面完整, 未见明确破坏及强化, 近端食管扩张性改变。食管造影能够更直观的动态显示吻合口狭窄, 有一定的优势 (图 2-5-1-13)。

3) 吻合口复发: 吻合口复发是食管癌术后进展类型中较为常见的类型之一。食管癌术后复发早期主要表现为吻合口增厚、狭窄, 临床上表现为吞咽困难。食管钡餐是食管癌术后常用的复查方法, 能够清晰显示黏膜面, 但是存在局限性, 对于未突破黏膜层及向管腔外生长的肿瘤无法观察, 另外其无法观察吻合口周围淋巴结情况。因此, 多层螺旋 CT 在检出吻合口复发中起到非常重要的作用, CT 在诊断吻合口复发的准确性达到 87%。

食管癌术后吻合口复发的 CT 表现主要为吻合口区域或周围食管壁不均匀性增厚, 或者呈软组织结节、肿块, 肿块较大时中心可出现坏死, 增强扫描病灶实性成分中度或明显强化, 黏膜面明显强化, 肿瘤侵犯黏膜层可导致黏膜面连续性中断; 吻合口周围或远隔部位可见肿大淋巴结 (图 2-5-1-14)。

3. MRI 表现　MRI 在诊断食管癌方面有很多

潜在的优势, MRI 呼吸触发扫描技术使得呼吸伪影减低; 多通道线圈以及高磁场 MRI 提高了信噪比; 高分辨率的 T_2 扫描能够清晰显示食管壁各层结构; DWI 及增强扫描灌注成像除能显示食管癌外, 还能提供肿瘤代谢方面的信息。但是存在一些缺点: 食管癌 MRI 成像受多种因素影响, 比如食管蠕动、心脏跳动、呼吸运动及主动脉与肺动脉血流, 容易产生伪影, 导致图像信噪比降低。

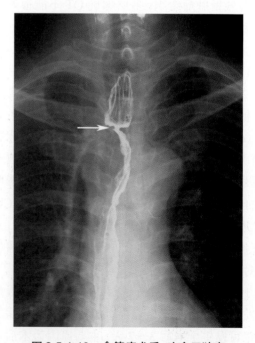

图 2-5-1-13　食管癌术后, 吻合口狭窄
食管癌术后 2 周, 食管造影显示, 胃 - 食管吻合口狭窄, 钡剂通过吻合口略显缓慢

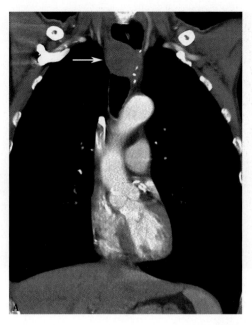

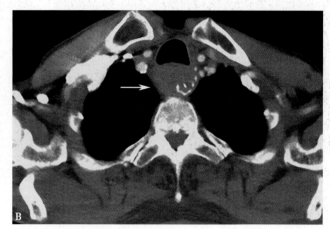

图 2-5-1-14　食管癌术后，吻合口复发

食管癌术后 1 年，增强 CT 显示食管吻合口可见一不规则软组织肿块，边缘模糊，侵犯气管后壁，考虑术后复发，内镜活检病理证实为食管癌

　　MRI 的高分辨 T_2WI 成像能够显示食管壁解剖分层，依次为低信号（黏膜层）、高信号（黏膜下层）、低信号（固有肌层）和高信号（食管纤维膜），为食管癌术前分期提供解剖学依据。食管癌在 T_1WI 呈低等信号，T_2WI 呈等高信号（图 2-5-1-15），其内信号不均匀，扩散加权成像（DWI）呈扩散受限高信号。增强扫描肿瘤可以有较为明显的强化表现。正常食管胸上段及下段在图像上显示清楚，中段在左心房后被压不易显示。MRI 显示食管周围的脂肪间隙较CT 更为清楚，且 MRI 可行横断面、冠状面及矢状面三维成像，故可较准确地观察肿物的长度、外侵的范围。MRI 通过观察食管分层状结构，可以更好地判断肿瘤对黏膜下层及肌层的浸润，因此 MRI 在判断食管癌 T1～3 分期准确性明显高于 CT，MRI 对食管

癌 T 分期的准确性较高（图 2-5-1-16、图 2-5-1-17）。然而，MRI 对食管癌侵犯纵隔的诊断效能与 CT 相仿。MRI 也可以同时检出周围肿大淋巴结和发现其他脏器转移（图 2-5-1-18、图 2-5-1-19），但是 MRI 对淋巴结的诊断效能与 CT 相仿。

　　4. EUS 表现　EUS 是临床上评估食管癌的有效手段，其能显示食管壁的五层结构，依次为高回声（气体和表面黏膜的界面），低回声（黏膜固有层和黏膜肌层），高回声（黏膜下层），低回声（固有肌层），高回声（食管纤维膜和周围脂肪间隙界面）。食管癌在 EUS 图像上表现为形态不规则、内部回声不均

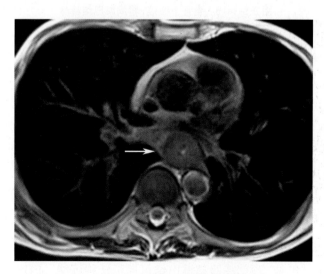

图 2-5-1-16　食管癌，食管纤维膜受侵

MRI T_2WI 像显示食管壁环周增厚，呈稍长 T_2 信号，病灶侵及周围脂肪间隙，病灶与胸主动脉分界尚清晰，分期为 T3

图 2-5-1-15　食管癌 MRI 表现

肿瘤全周性生长，在 T_2WI 呈等高信号，其内信号不均

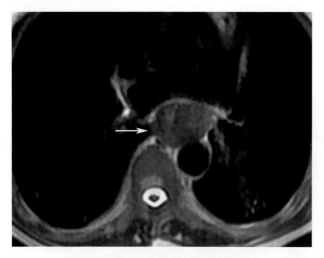

图 2-5-1-17 食管癌，侵犯胸主动脉
MRI T_2WI 像显示食管壁环周增厚，呈稍长 T_2 信号，病灶侵及周围脂肪间隙，呈结节状侵及纵隔胸膜，病灶与胸主动脉之间脂肪间隙消失，分界不清，胸主动脉受侵可能，分期为 T4b

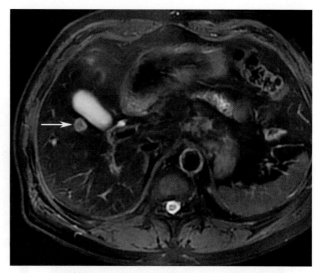

图 2-5-1-19 食管胸下段癌，肝转移
MRI T_2WI 显示肝 S5 见一类圆形稍长 T_2 信号灶，约 10mm，符合转移表现

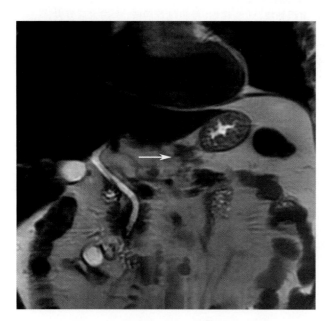

图 2-5-1-18 食管下段癌，胃周淋巴结转移
MRI T_2WI 显示胃周不规则肿大淋巴结，呈等 T_2 信号，短径 15mm，考虑转移淋巴结

5. PET/PET-CT 表现 PET 和 PET-CT 显像是根据正电子示踪剂的聚集部位或聚集量，而对肿瘤作出定位（病变部位）、定性（病变的良恶性）、定量（病变代谢活性）和定期（肿瘤分期）的诊断。食管癌的原发灶与转移均表现为示踪剂高摄取（图 2-5-1-20），病变处有较高的放射性浓聚，通常以最大标准摄取值（SUVmax）>2.5 作为判定恶性病变的阈值。PET-CT 主要优势是对于食管癌淋巴结的诊断，其能够依据淋巴结高代谢，从而发现小于 1cm 转移淋巴结。然而，食管癌与周围肿大淋巴结融合，PET-CT 则无法诊断转移淋巴结。一些较大的炎性淋巴结，PET-CT 可出现假阳性的结果。

PET 和 PET-CT 检查可一次连续成像得到全身断层图像，并可从三个不同断层方向或立体上对图像进行分析，这对确定肿瘤转移范围有很大帮助。

匀的低回声管壁隆起增厚或肿块，可以局限于管壁一侧或管壁全周，依病灶浸润深度而出现不同层次的结构紊乱。如：第五层光带不完整可提示肿瘤侵出纤维膜；主动脉受侵时可见主动脉壁的低回声层不连续，主动脉变形。EUS 对食管癌 T 分期准确性较高。

区域性转移淋巴结呈圆形低回声，边界欠清晰。一般情况下，短径 5mm 以上、内部回声不均的局部淋巴结、颈部或腹部淋巴结可提示转移可能。EUS 也可以观察到周围其他脏器的转移，如：肝转移为周边带有晕环的低回声实性结节等。

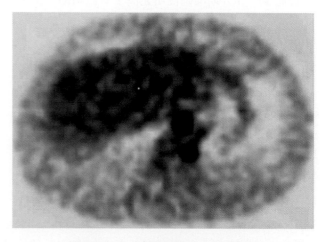

图 2-5-1-20 食管癌伴转移 PET 扫描
PET 显示食管中下段肿物与局部肿大淋巴结呈代谢增高表现

【比较影像学】

影像学检查不仅能够对食管癌提供明确的诊断，还可以进行食管癌的肿瘤分期，以帮助临床设计合理的治疗方案及评估预后。各种影像学检查方法，包括X线造影、CT、MRI、EUS、PET都可应用于食管的检查，食管钡餐造影和胸部CT扫描较为常用。

1. **食管钡餐造影检查**　传统的钡餐造影是诊断食管肿瘤最基本、简便、有效的方法，通过观察食管的蠕动情况、充盈缺损的形态、黏膜改变、管壁的舒张性、管腔的狭窄及梗阻程度能够明确病变的解剖部位、范围、性质及其与周围结构的关系，从而有助于临床分期以及选择治疗方法。此方法常用于食管疾病的诊断、普查和追踪肿瘤的发展演变过程，以及治疗后的随访。

但造影检查不能直接观察食管腔外肿瘤的生长和侵犯情况，且对较早期肿瘤的诊断仍存在一些困难，部分病变不能发现，或发现异常不能定性。所以，针对早期病变一定要进行低张双对比造影，多轴位仔细观察全程食管的黏膜、食管壁的柔软度和食管的动态收缩情况，以期提高诊断水平。

2. **多层螺旋CT**　胸部CT扫描是食管癌定性诊断和分期的重要影像学检查手段，它不仅可以显示肿瘤在食管腔内外的生长情况，还可以观察病变与纵隔内组织、器官的关系及肿瘤的外侵程度，也可帮助判断纵隔淋巴结转移、发现扫描区域内的其他脏器转移，对确定肿瘤手术可切除性、设计个体化的放疗计划提供重要信息。同时，CT扫描对于解决食管癌鉴别诊断、评估放疗或化疗的疗效有很大的价值，也是监测手术后或放疗后胸腔内复发或转移的首选检查方法之一。

CT对食管癌T4期肿瘤的诊断较为可靠，但对T1～T3期的鉴别比较困难，因其诊断主要依据是病变处食管壁的厚度。通过观察食管周围脂肪层变化、肿瘤边缘及相邻器官形态等征象，CT可以诊断食管癌的外侵范围。而CT对淋巴结转移的诊断准确率尚不高。

3. **MRI检查**　近年来，随着扫描技术的不断发展和完善，MRI在临床上的应用也越来越广泛。由于它能够较好地分辨各种组织结构、观察肿瘤的组织学特点；清晰显示食管周围脂肪层，能够多平面地观察肿瘤是否侵犯邻近组织、器官；发现周围肿大淋巴结；不必注射对比剂即能显示肿瘤和大血管的关系等，MRI可以提供食管癌的临床分期信息，T

分期准确性明显高于CT，可以帮助临床医生选择治疗方法，还可以应用于疗后患者的随诊。MRI新的检查技术，如：扩散加权成像（DWI）、磁共振波谱技术（MRS）、多期动态增强扫描（灌注成像）等逐步开展应用，使食管癌MRI的诊断及分期也有了一定程度的提高。

MRI的缺点是空间分辨率较低，扫描时间较长，价格较高，易产生运动伪影。MRI对食管癌的分期诊断指标及效果优于CT，目前临床的认识程度和应用仍不及CT扫描。

4. **EUS检查**　EUS依据食管壁五层结构的声像异常表现确定肿瘤部位、探知肿瘤范围、侵犯深度及与周围组织的关系，是很好的判断肿瘤T分期的检查方法。EUS引导下的细针穿刺活检（EUS-FNA）可以发现内镜及活检均呈阴性的黏膜下肿块。EUS在判断食管癌旁淋巴结转移方面亦具有优势。

EUS的不足之处为：部分中晚期患者内镜不能通过狭窄的食管病变段，导致检查失败；难以清晰显示黏膜病变；对气管侵犯观察不佳；难以发现远处转移。

5. **PET/PET-CT检查**　作为功能性检查，PET常在肿瘤形态、结构改变之前就能发现代谢异常，从而能早期发现肿瘤或治疗后变化，PET是对CT、MRI、EUS等影像检查的有益补充。PET-CT是PET和CT功能及解剖影像的同机融合，可以同时显示病变的形态学特征和代谢功能信息，有效地弥补了各自的不足，为影像学开辟了新的研究领域。

PET/PET-CT显像对判定肿瘤性质和发现远处转移，优于CT、MRI等检查，同时摄取程度和肿瘤浸润深度有很好的相关性。此外，PET/PET-CT还能够较好地鉴别手术瘢痕和复发，帮助放射治疗制订计划、减少肿瘤照射靶区体积，并有效评价放化疗的疗效。

由于PET的空间分辨力有限，小于5mm的病灶往往不能明确显示，对T1～2期病变的容易出现假阴性结果，PET-CT对食管癌浸润深度判断有一定的局限性，PET-CT价格较为昂贵，医院及检查普及程度较低。

（孙应实　史燕杰）

参 考 文 献

1. Konieczny A, Meyer P, Schnider A, et al. Accuracy of multidetector-row CT for restaging after neoadjuvant treatment in patients with oesophageal cancer. Eur Radiol,

2013，23（9）：2492-2502.

2. Hong SJ，Kim TJ，Nam KB，et al. New TNM staging system for esophageal cancer：what chest radiologists need to know. Radiographics，2014，34（6）：1722-1740.

3. 史燕杰，陈颖，李晓婷，等. 多排 CT 评价局部进展期食管鳞癌新辅助化疗后再分期及疗效. 中国医学科学院学报，2017，39（1）：133-139.

4. Zhang XY，Yan WP，Sun Y，et al. CT signs can predict treatment response and long-term survival：a study in locally advanced esophageal cancer with preoperative chemotherapy. Ann Surg Onco，2015，22（3）：S1380-S1387.

5. Han S，Kim YJ，Woo S，et al. Prognostic Value of Volumetric Parameters of Pretreatment 18F-FDG PET/CT in Esophageal Cancer：A Systematic Review and Meta-analysis. Clin Nucl Med，2018，43（12）：887-894.

二、胃癌

【临床特点】

胃癌（gastric carcinoma）是严重威胁人类健康的一种恶性疾病，全球胃癌每年新增 95 万例，死亡 72 万例，其中 70% 来自亚洲，而中国患者就占了将近一半。因此胃癌是我国的主要恶性肿瘤之一，其死亡率占所有恶性肿瘤死亡率的 23.02%，居各类癌症死亡的前一、二位。胃癌的发病以男性多见，男女之比约为 3.19：1。胃癌虽可见于任何年龄组，但 50～59 岁年龄组发病率最高，小于 20 岁和大于 70 岁发病率反而下降。

早期胃癌（early gastric cancer，EGC）指癌组织仅侵及黏膜和 / 或黏膜下层，未浸润肌层。这一由日本胃肠道内镜学会于 1962 年提出的定义及其分型，现已得到全世界的确认并付诸应用。它可分为：①隆起型（Ⅰ型）：癌肿隆起高度 > 5mm（约为正常黏膜厚度的 2 倍以上）。②浅表型（Ⅱ型）：癌灶比较平坦，不形成明显的隆起或凹陷。又可分为三个亚型，浅表隆起型（Ⅱa 型）：癌灶隆起高度≤5mm；浅表平坦型（Ⅱb 型）：癌灶与周围黏膜相平，无隆起或凹陷；浅表凹陷型（Ⅱc 型）：癌灶凹陷深度≤5mm。③凹陷型（Ⅲ型）：癌灶凹陷深度 > 5mm，形成溃疡。除上述三型外，临床中更见具多个类型的混合型早期胃癌，依病变的主次不同，可构成Ⅱc＋Ⅲ型、Ⅲ＋Ⅱc 型或Ⅱc＋Ⅱa 型等。作者曾将以隆起为主者（Ⅰ，Ⅱa）和以凹陷为主者（Ⅱc，Ⅲ）的早期胃癌病例作对比分析，发现隆起型早期胃癌发病较少，约占 25%，以男性多见，平均发生年龄较高，大多为分化

程度较高的管状或乳头状腺癌，而凹陷型早期胃癌发病较多，约占 75%，女性多见，平均发病年龄要早 10 岁，且以低分化癌和黏液腺癌、印戒细胞癌多见。虽然早期胃癌是以癌组织侵犯的深度为依据，与癌肿向周围扩展的大小无关。但对处于早期胃癌始发阶段，体积微小，直径≤10mm 的小胃癌和直径≤5mm 的微小胃癌，就目前临床随访资料，这类患者手术治疗后 10 年生存率可达 100%。因此，提高对这类肿瘤的检出率和确诊率是我们影像学诊断工作者值得研究的课题。

进展期胃癌（advanced gastric cancer，AGC）指癌组织浸润已达肌层（称中期胃癌）或超出肌层（称晚期胃癌）。进展期胃癌的病理分型，目前采用的有 1978 年制定的全国分型（分 6 型）和 Borrmann 分型（分 5 型）两种。两种分型有其相对应的区分：①结节蕈伞型（相当于 Borrmann 1 型）：肿瘤呈结节或息肉状向胃腔内生长，表面或中央可有较浅溃疡，切面界限清楚，占 8%；②盘状蕈伞型：肿瘤边缘高起外翻，呈盘状，中央有溃疡；③局部溃疡型（相当于 Borrmann 2 型）：溃疡较深，边缘隆起，周围浸润不明显，切面界限清楚，占 25.5%；④浸润溃疡型（相当于 Borrmann 3 型）：溃疡底盘较大，向壁内浸润明显，切面界限不清，占 41.6%；⑤局部浸润型：肿瘤向周围扩展呈浸润性生长，表面可有糜烂或浅溃疡，占 7.8%；⑥弥漫浸润型（相当于 Borrmann 4 型）：又称革袋样胃。肿瘤在胃壁内浸润性生长，累及胃大部或全胃，占 4.9%。

此外，胃癌尚有两种特殊类型：①表面扩散型（superficial spreading type of carcinoma，相当于 Borrmann 0 型），肿瘤主要在黏膜或黏膜下层浸润，范围较大，局限性浸润肌层或肌层以下，占 0.8%；②混合型。上述类型中有两型或两型以上病变同时存在者，占 1.8%。

胃癌始于黏膜层内，后逐渐向胃壁深层浸润，直至侵及浆膜，穿出浆膜外，侵入周围结缔组织，直接蔓延至邻近器官。直接蔓延的部位与癌灶部位有关，贲门胃底癌常侵犯食管、肝和脾，胃体及胃窦癌以侵及大网膜、肝和胰为主。胃窦癌还可累及十二指肠，大弯侧癌可侵入横结肠。侵及浆膜的胃癌细胞可脱落至腹腔，引起腹腔内播散形成癌性腹膜炎或种植转移，转移至卵巢者称为 Krukenberg 瘤。胃癌向胃壁深层浸润的同时，亦可侵蚀黏膜下及浆膜下层内丰富的血管和淋巴管网，形成淋巴性扩散和血行性转移。

胃癌可发生于胃的任何部位,以胃窦幽门区最多见,依次为贲门区、胃体区。也有病变弥漫和多发者。胃癌患者的临床症状依据病变发生部位及病变发展阶段而不同。胃癌的早期多无明显症状,常疏于就诊、检查和诊断。典型的临床症状出现时大都已是属于胃癌晚期的病例,表现为胃肠道梗阻:胃窦部癌出现腹部饱胀、隐痛、自动限制饮食、呕吐宿食等幽门梗阻、胃潴留症状。胃贲门部癌则可出现进食不适、食物反流。随着病情进展,可发生吞咽困难。消瘦、贫血,上腹部扪及肿块,肝、卵巢、腹腔等转移灶的出现。

【影像学表现】

1. 胃多相造影表现

(1)早期胃癌的X线征象:早期胃癌组织虽侵犯胃壁较浅,但其不同程度的浸润及所引起的纤维组织增生,可致黏膜表面凹凸不平,亦可造成胃腔壁局部异常改变,在充盈像或双对比像中仔细观察这些局部改变有助于早期胃癌的发现:腔壁张缩异常;腔壁平直;腔壁内凹;腔壁毛糙;复线征等。

隆起型早期胃癌(包括Ⅰ、Ⅱa型)的X线表现:双对比像中病变正面观肿瘤形态可呈半球形、平皿型、不规则花朵型等;小者直径仅0.5~1.0cm,大者可达4.0cm;直径≤2.0cm者恶性特征少,诊断困难;隆起肿块边缘清楚;表面光滑或呈颗粒样改变,较大者可出现由溃疡形成的小钡斑;切线位时隆起病灶大多呈山田(Yamada)Ⅱ型和Ⅲ型;隆起肿块基底部胃壁可显示为内凹及毛糙改变(图2-5-1-21)。

凹陷型早期胃癌(包括Ⅱc、Ⅲ、Ⅱc+Ⅲ、Ⅲ+Ⅱc型)的X线表现:凹陷性早期胃癌的X线诊断是以分析凹陷病灶的特征(境界、表面和深度)以及周围纠集的黏膜皱襞形态为基础。凹陷病变形态通常不规则,呈星芒状,其境界清楚者常为分化不良或低分化癌,反之则常为分化较好或高分化癌(图2-5-1-22)。边缘凹面向外,Ⅲ型者可呈圆或椭圆形;Ⅱc型癌病灶通常浅而大,Ⅲ型癌凹陷较深,凹陷灶充钡较多,

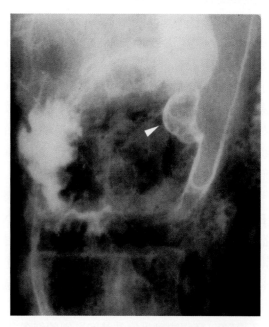

图2-5-1-21　胃幽门部小弯侧Ⅰ型早期胃癌
双对比像示1.5cm×2.0cm大小分叶肿块,呈山田Ⅱ型隆起伴基底部胃壁凹陷

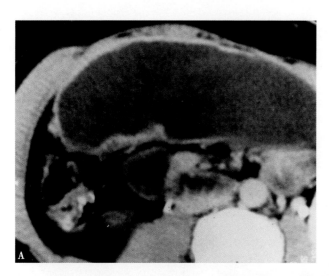

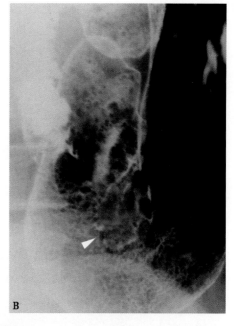

图2-5-1-22　胃窦腺棘癌
A. CT增强扫描显示病灶凹向腔面,局部增强明显,与周围正常胃壁分界清楚。病理证实为低分化腺癌;
B. 胃肠钡剂造影双对比像示胃后壁一不规则形浅凹陷灶,境界清楚、锐利,周围小区存在

密度较高；凹陷病变表面可呈现高低不平、大小不等、形态不一、分布不规则的颗粒样改变，为癌组织浸润增生，黏膜残留或再生上皮所组成；凹陷病变周围纠集的黏膜皱襞可有锥状、杵状、中断和融合等改变，癌性皱襞更常表现出粗细不均匀及阶梯样改变，以此可与良性者鉴别（图 2-5-1-23）。

（2）进展期胃癌的 X 线表现：放射学界通常都把胃进展期癌的 X 线表现形态分为蕈伞型、溃疡型、浸润型和混合型。

蕈伞型癌（fungating carcinoma）：相当于病理学上 Borrmann 1 型。X 线特征为癌肿向胃腔内生长形成腔内较大菜花样肿块，表面凹凸不平，充盈像上显示为分叶状充盈缺损，如癌肿表面有溃疡，则加压像时能在充盈缺损影中有钡影存留。充气良好的双对比像能完整地显现癌肿表面涂有薄层钡剂的软组织肿块影外，还能于切线位上观察到肿块基底附着部的胃壁改变。

溃疡型癌（ulcerated carcinoma）：相当于病理学上 Borrmann 2 型和 Borrmann 3 型。这一型的 X 线特征为存在于癌块中的恶性溃疡。大而浅，形态不规则的龛影，其底全部或部分位于胃腔轮廓之内、充钡时形成"腔内龛影"；周围由癌组织包围，充盈加压时显示为高低、宽窄、形态均不规则的透亮区，称为"环堤"征，环堤内可见癌结节间充钡的细条状"裂隙"与龛影边缘的"指压迹"样影；龛影周围纠集的黏膜纹显示为中断、破坏，邻近胃壁有不同程度的癌浸润，表现为胃壁僵硬、蠕动消失等（图 2-5-1-24）。

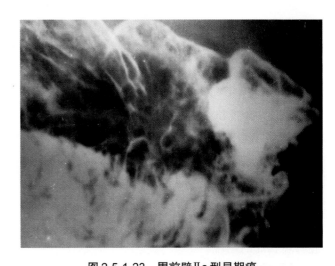

图 2-5-1-23 胃前壁Ⅱc型早期癌
双对比像示浅而不规则龛影周围纠集，呈阶梯样特征的杵状、融合皱襞

Borrmann 3 型的癌周浸润较 Borrmann 2 型更为显著。骑跨于胃小弯的溃疡型癌，切线位加压投照时，呈半月形的龛影与周围环堤构成著名的"半月征"图像，是 1921 年由 Carman 教授所提出的，称为"Carman's meniscus sign"。

浸润型癌（infiltrating carcinoma）：相当于病理学分型的 Borrmann 4 型。本型根据癌浸润范围的不同，又可分为弥漫浸润型和局限浸润型。前者全胃或大部胃壁被癌浸润，充盈像时见胃壁增厚、僵硬、胃腔缩小、蠕动消失，称"皮革样胃"，双对比像时更可显示胃黏膜皱襞消失或呈颗粒样增生改变。当幽门受侵犯时，钡剂容易经开放状态的胃幽门进入十二

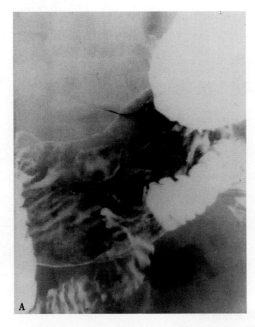

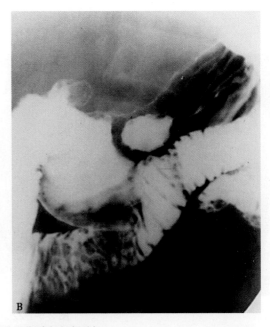

图 2-5-1-24 胃进展期癌（溃疡型）
A. 较大的龛影内充满钡液，边缘见尖刺有"环堤"，龛影内多个癌结节；B. 龛影内钡剂排出，示"指压迹"样边缘

指肠内，使胃排空增快。局限浸润型则为癌肿仅浸润胃的某一节段，表现为病变段胃壁的局限性增厚、僵硬和黏膜皱襞的展平、增粗、破坏（图2-5-1-25）。晚期局限浸润型癌也可造成胃明显变形，低张双对比造影时容易加以发现和诊断。

（3）特殊胃癌的X线检查

1）贲门癌（carcinoma of the cardia）：由于胃贲门的解剖生理特殊性，发生于胃贲门部的癌，有其特殊的检查技术和X线表现。可于站立位胃泡内充气时或在半立过度左前斜→右侧位胃底双对比像中显示贲门区不规则软组织块影，分布在贲门前后方，使钡液流道发生变化；约2/3的病例还可于软组织块影中显示大、浅、不规则溃疡形成的钡积聚区，这一表现当患者体位自左前斜向右侧位转动时，胃内钡液自胃泡内向幽门区流动过程中最易显示；贲门癌向上逆行侵犯食管，则可于站立位食管内钡剂通过时显示食管下端充盈缺损，管腔狭窄，腹段食管走行方向改变，钡液分流，胃食管反流等改变。

2）胃多重原发癌（multiple primary carcinoma）：多发癌，尤其是同时性多发癌是个重要的临床问题，涉及手术切除的范围。胃肠道多发癌最多累及胃，可以是胃-胃组合，但也有食管-胃，甚至食管-胃-直肠组合。多相胃肠钡剂造影检查对本病的诊断并不难，在做上胃肠道钡剂检查时，当发现食管或胃内病变后，不应视为检查结束，应对胃其他部位（特别是近侧部胃）做更为详细的排除诊断，包括排除

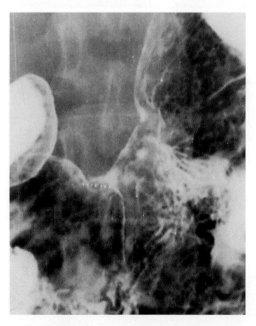

图2-5-1-25　胃小弯进展期癌
仰卧位双对比像示胃体小弯壁僵硬、凹陷及充气较少，病变区内的"悬滴"征提示前壁已有癌侵及

癌前病变和癌前状态。

2. 胃癌CT表现　良好的胃CT图像可以直接显示胃癌组织浸润造成的胃壁增厚、胃腔内、外肿块的大小、范围。对幽门前区癌造成幽门狭窄、梗阻伴胃潴留者，此时，胃内镜及胃钡剂造影都无法进行，CT检查却很有帮助，可以直接显示造成梗阻的癌病变。

随着多排螺旋CT技术发展，CT图像可以显示胃壁呈两层或三层的分层结构，为分期诊断提供基础。结合多平面重建技术和仿真内镜技术，CT已可对早期胃癌及进展期胃癌进行T分期诊断。

与其他恶性肿瘤类似，TNM分期系统是对胃癌进行分期的"金标准"，在国际抗癌联盟（UICC）、国际胃癌协会（IGCA）和美国癌症联合委员会的共同推动下，通过对全世界范围内胃癌大数据的分析，颁布了最新的第八版胃癌TNM分期，并于2018年1月开始实施。

1）CT诊断胃癌T分期

T1期胃癌：根据第八版AJCC胃癌TNM分期中规定，T1期指胃癌肿瘤侵犯黏膜固有层、黏膜肌层或黏膜下层，其中T1a期指肿瘤侵犯黏膜固有层或黏膜肌层，T1b期指肿瘤侵犯黏膜下层。在CT影像上，有些表浅的T1a期的胃癌在CT轴位、冠状位和矢状位图像上均难以发现，有研究结果多排螺旋CT动态增强扫描对早期胃癌的检出率可达44%～93.5%，CT仿真内镜对检出这类病变有帮助。CT轴位及MPR图像能显示的T1a期胃癌常表现为胃壁表面黏膜的线样高强化，在增强扫描门脉期显示较清晰，胃壁内层高强化癌肿与外层稍高强化肌层间可见连续完整的低强化条带。T1b期胃癌则表现为在线样高强化的基础上，局部结节状强化向深层凸出，但高强化癌肿的深度小于胃壁总厚度的50%（图2-5-1-26）。

T2期胃癌：根据第八版AJCC胃癌TNM分期规定，T2期指胃癌侵犯固有肌层。在CT影像上常表现为胃壁中层低强化条带中断消失，外层残余部分稍高强化肌层，或表现为高强化癌肿超过胃壁总厚度50%。

T3期胃癌：根据第八版AJCC胃癌TNM分期规定，T3期指肿瘤穿透浆膜下结缔组织，未侵犯脏腹膜。在CT影像上，难以区分菲薄的浆膜下结缔组织，仅可见高强化的癌肿侵及深度接近或达到胃壁外膜，浆膜面光滑或少许短细索条影。分期中提到肿瘤穿透固有肌层，进入胃结肠或肝胃韧带，或

进入大小网膜，但没有穿透覆盖这些结构的脏腹膜，这种情况应分为T3，但由于在CT图像中无法显示菲薄的脏腹膜结构，故在这种情况下CT分期的准确度降低。

T4期胃癌：根据第八版AJCC胃癌TNM分期规定，T4期分为T4a期和T4b期，肿瘤侵犯浆膜（脏腹膜）但未侵犯邻近结构/器官定义为T4a期，在CT影像上表现为浆膜面不规则或结节样形态，周围脂肪间隙密集毛刺或条带状浸润。肿瘤侵犯邻近结构/器官定义为T4b期，在CT影像上表现为高强化的癌肿与邻近脏器结构脂肪间隙消失，指状嵌插或直接浸润为确切侵犯征象，脏器间脂肪间隙密度弥漫增高并索条影为可参考征象。国内唐磊等对胃癌侵犯胰腺的CT征象进行分析，认为胃癌与胰腺接触面CT检查特征及分型在胰腺侵犯及可切除性存在差异，手术证实未侵犯胰腺者在CT上主要表现为接触相贴，侵犯胰腺且可行联合脏器切除手术者主要表现为胃壁与胰腺两者弧度变平或出现嵌插征（图2-5-1-27），侵犯胰腺但无法行根治性手术切除者主要表现为胃壁与胰腺两者脂肪间隙密度增高，呈污迹征或伴索条、淡片影。

2）CT诊断胃癌N分期：淋巴结转移是胃癌转移的主要途径之一，CT可以发现胃周及腹膜后间隙（大血管周围）的淋巴结增大（图2-5-1-28），由于胃壁内淋巴网间存在着相互交通，故胃病变部位与淋

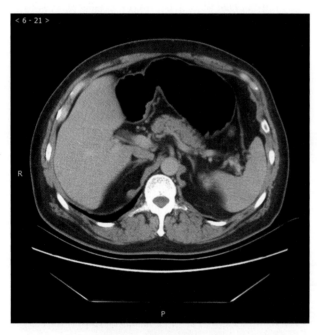

图2-5-1-26 胃癌T1期

CT可见胃窦部小弯侧胃壁轻度增厚，可见黏膜面火山口样溃疡，增强扫描强化的胃壁厚度小于胃壁1/2，胃壁深层低密度带存在连续，胃浆膜面光滑

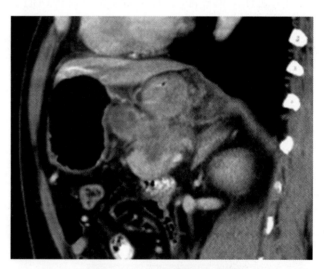

图2-5-1-27 胃癌侵犯胰腺

冠状位CT图示胃癌与胃周淋巴结融合肿物嵌插入胰腺

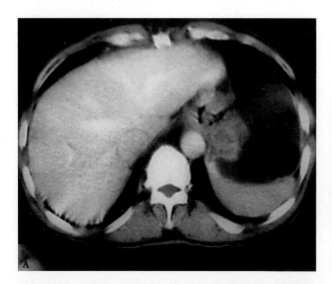

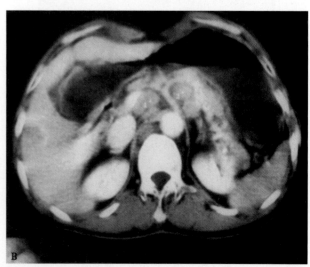

图2-5-1-28 胃贲门癌伴后腹膜间隙淋巴转移

A. CT增强扫描示充液扩张满意的胃腔内不规则癌块组织，下段食管壁癌浸润增厚；B. 示腹腔动脉周围增大的转移淋巴结

巴回流间关系并不很具规律，且胃癌的淋巴结转移与淋巴结的大小也常不一致。CT 可无创、直观地显示胃引流区域淋巴结，是胃癌术前 N 分期的主要手段。第 8 版 AJCC 分期以转移淋巴结数目作为分期指标，规定 N0 期为无区域淋巴结转移，N1 期为有 1～2 个区域淋巴结转移，N2 期为 3～6 个区域淋巴结转移，N3 期分为 N3a 和 N3b 期，N3a 期为 7～15 个区域淋巴结转移，N3b 期等于或多于 16 个区域淋巴结转移。在 CT 影像中，目前对于淋巴结转移的判断没有统一和可靠的标准。多数文献只是利用长径或短径 >8mm 或 >10mm 作为诊断转移的标准

（图 2-5-1-29），但在病理结果中转移淋巴结中 8mm 以下的比例占到 60% 以上，以目前各影像学手段的软组织分辨率，尚无法辨识 8mm 以下转移小淋巴结的组织成分，难以区分转移和良性反应性淋巴结；另有相当数量 5mm 以下小淋巴结转移，CT 检出及判断良恶性均存在困难。

目前可供使用的 CT 诊断淋巴结转移的标准仍主要依据淋巴结的大小，短径大于 1cm 可认为是转移阳性淋巴结，辅助参考征象为高强化（门静脉期 CT 值大于 85HU）、淋巴结内坏死、淋巴结短径与长径比值大于 0.7，或多发簇集的淋巴结。

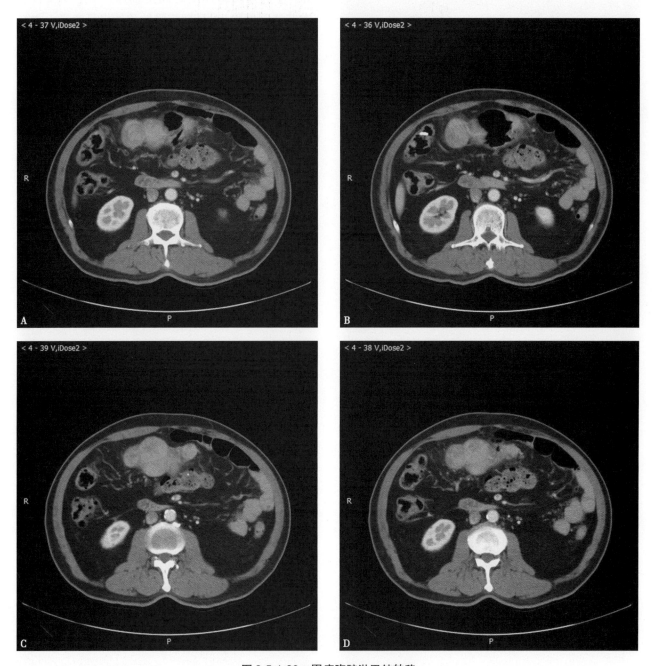

图 2-5-1-29　胃癌腹腔淋巴结转移

A～D. CT 胃体大弯见胃部局部增厚，黏膜面见凹陷溃疡表现，与相邻的正常胃壁分界清楚，增强扫描病变明显强化。胃大弯侧胃周见多个明显肿大淋巴结，短径大于 1cm，淋巴结形态变圆，短长径比值增大，并不均匀强化，提示淋巴结转移

3）CT 诊断胃癌 M 分期：晚期胃癌的 CT 检查可发现腹膜、网膜、盆腔的种植转移，以及远处脏器的血行转移灶（图 2-5-1-30、图 2-5-1-31），从而确定 M 分期。

腹膜转移，是指胃癌原发灶癌细胞经血行、淋巴或腹膜直接种植生长所致的癌症转移形式。腹膜转移复发是晚期胃癌患者死亡的首要原因之一，将近 20% 的胃癌患者在术前或术中诊断有腹膜转移，超过 50% 的 T3、T4 期患者在根治性切除术后发生腹膜转移，腹膜转移程度越高，生存期越短。影像

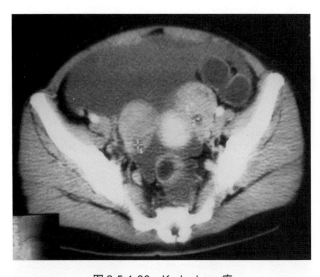

图 2-5-1-30　Krukerberg 瘤
盆腔区 CT 增强扫描示两侧卵巢实性肿块，增大伴大量腹水。胃肠钡剂造影诊断为胃窦部癌

学诊断胃癌腹膜转移难度较大，通过典型征象确诊者多已属晚期，即使通过正电子发射型计算机断层显像（PET/CT）也难以在腹膜转移的早期阶段确诊，因而导致较高的假阴性率。推荐 X 线计算机断层摄影（CT）作为胃癌腹膜转移的主要影像学检查手段。CT 诊断胃癌腹膜转移的敏感度为 33%～51%，特异度为 95%～99%，优于超声（US）和 PET 检查。

胃癌腹膜转移的典型 CT 征象包括：腹膜不均匀增厚、高强化或伴结节；网膜饼或大网膜多发索条、结节；肠系膜结节状增厚；腹盆腔大量积液。注意腹膜转移粘连侵犯导致的肾盂输尿管扩张、肝内外胆管扩张及肠梗阻等间接征象；注意少量腹水（尤其肝脾周围）对早期腹膜转移的提示意义。文献报道胃癌患者影像学检出腹水超过 50ml，腹膜转移阳性率达 75%～100%。PACS 工作站宽窗观察（脂肪间隙均质细颗粒状背景噪声清晰显示为准），避免遗漏小的转移灶；联合轴位、冠状位及矢状位三平面观察，提高对特殊部位转移灶的检出和定位能力；全面观察横结肠系膜、后腹膜、镰状韧带等胃周各韧带及系膜走行区域。

能谱 CT 是近期 CT 发展的一个重要里程碑，通过革新性的双能量采集方式。改变传统混合能量 CT 单一的衰减成像模式。在保证信噪比的前提下，通过较低的 keV 提高图像的组织分辨率．进而提高细微结构的显示能力。国内潘自来等利用单能图像

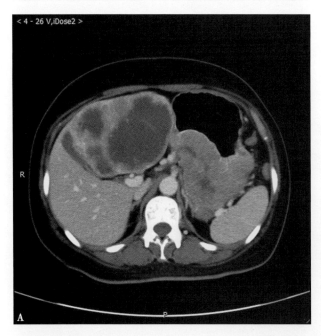
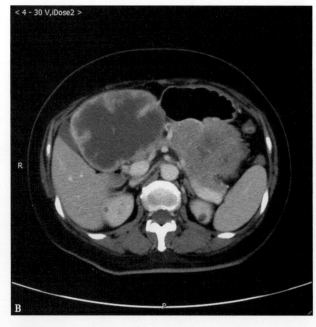

图 2-5-1-31　胃癌肝转移
A、B. 胃神经内分泌癌，CT 图像中表现为胃壁的实性肿块，向胃腔外凸出与胰腺分界不清，肝脏左叶见边缘强化为主的肿块，中央低密度坏死

提高了胃癌 T 分期的准确率。唐磊等利用 70keV 单能图像提高了胃结肠韧带的显示能力。这些都展示出了早期腹膜转移检出潜力的提高。

3. 胃癌 MRI 表现　MRI 检查可显示不同大小的原发肿块；胃壁增厚；也能估计肿瘤在胃肠道壁中浸润的深度和肿瘤的腔外侵犯（图 2-5-1-32）。胃腺癌通常在 T_1 加权像上与正常胃黏膜等信号，T_2 加权像上略高于胃黏膜信号；而在弥漫浸润型癌中，由于纤维组织存在，T_1 和 T_2 加权像上都使信号减弱。增强后 T_1 加权像上则呈不均匀强化。正常胃壁低信号外带的不规则或缺失均提示胃癌的浆膜外已受侵犯。MRI 的 Gd-DTPA 增强和脂肪抑制图像能显示强化的转移性淋巴结；鉴别淋巴结与血管影；发现肝转移灶（图 2-5-1-33）。

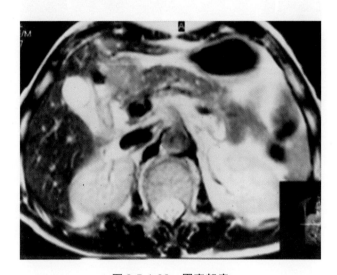

图 2-5-1-32　胃窦部癌
横断面增强后 T_2WI 图像显示胃窦后壁略高且不均匀癌块侵及胰头部

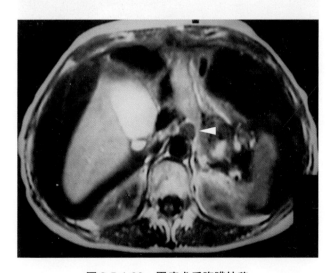

图 2-5-1-33　胃癌术后腹膜转移
横断面 T_1WI 图像示位于腹主动脉左前方低信号的转移灶。肝、脾周围有大量腹水

MRI 软组织分辨率优于 CT，但胃癌受上腹部呼吸运动和胃肠蠕动等伪影干扰. 成像稳定性差. 推广应用还存在较大挑战。对于宏观运动相对不敏感的磁共振扩散加权成像，可能在胃癌分期方面可提供有潜力的指标，正引起胃癌影像研究者的关注，但是，正常组织在 DWI 图像上往往信号衰减明显. 成为判断癌肿浸润层次的不利因素；其在具体应用时也面临不同医院扫描方案不一致等因素影响。

4. 胃癌超声内镜表现　一般而言，胃肠道超声内镜检查可依据由腔面向外显示的两个低回声带（黏膜肌层和固有肌层），由内向外区分出胃肠壁 5 层结构。用高频探头（20MHz）在胃腔内作超声内镜检查，更可以获得胃壁 9 层不同回声结构，在判断癌肿侵入胃壁深度方面较优。超声内镜也能对邻近脏器的直接浸润和胃周淋巴结的侵犯作出判断。但不能发现远处淋巴结和远处脏器的转移。由内镜进入的超声探头也不能通过已形成狭窄的食管和/或胃腔到达病变部位，对食管胃多发癌的检查不利。

5. 食管胃结合部癌的影像学评价　食管胃结合部腺癌（adenocarcinoma of the esophagogastric junction，AEG）指肿瘤中心位于食管胃交界线（esophago-gastric-junction，EGJ）以上 5cm（远端食管）和以下 5cm（近端胃）范围内的腺癌。对于进展期 AEG，新辅助化疗是综合治疗选择之一。多排螺旋 CT 是目前 AEG 新辅助化疗前基线检查和治疗后评价的主要手段之一，但目前 CT 对新辅助治疗后的分期评价效能研究较少。AJCC 第八版 TNM 分期系统将 AEG 的分期标准进行了重新界定：肿瘤中心距食管胃解剖交界线（EGJ）大于 2cm 进入近端胃，应按胃进行 TNM 分期；肿瘤中心距 EGJ 小于 2cm，不累及 EGJ，按胃进行 TNM 分期；累及 EGJ 且肿瘤中心位于距 EGJ 小于 2cm 的胃近端，按食管癌进行 TNM 分期。结合增强静脉期轴位、冠状位图像观察判定肿瘤病变上下缘及与食管胃解剖交界线的相对位置，可在冠状位同一层图像中可以显示肿瘤的最大径线以及食管胃交界线的位置，则使用冠状位图像近似测量肿瘤中心与食管胃交界线的距离，进行 T 分期判断。

【鉴别诊断】

胃癌的大体形态和影像学表现多样，依据其不同的形态特征，需与不同的病变作鉴别，其主要特点是在癌（恶性）与非癌（良性）之间作鉴别。

1. 凹陷病灶的良、恶性鉴别　典型的进展期溃疡型癌常不需作鉴别，但有时癌较小，其溃疡深而不大，边缘也尚规则、整齐，则与良性胼胝性溃疡的鉴别，无论在胃肠钡剂造影，还是 CT 表现上均较为困难，需依靠内镜活检。

胃良性溃疡与胃Ⅲ型或Ⅱc型早期癌的鉴别，对临床诊断和治疗极为重要。约 2/3 的胃良性溃疡在多相胃钡剂造影中表现出典型的良性溃疡 X 线特征。正面观一个规则而边缘外凸的溃疡被围以光滑的水肿丘，或对称的放射状皱襞直抵溃疡边缘；邻接溃疡的胃小区因炎症而增大；切线位时龛影突出胃腔外，伴光滑而对称的水肿丘。经 X 线随访，6～8 周溃疡可完全愈合。但尚有一小部分溃疡病灶显示的 X 线表现较含糊，难以判定其良、恶性。可以因周围的水肿和炎症、增大和混乱的胃小区、增厚的不规则黏膜皱襞产生模棱两可的 X 线表现；大弯侧的良性溃疡可以显示为"腔内龛影"，伴有肿块效应和"肩征"。对这类病变应该做胃内镜及活检病理。如为阴性结果，仍不能完全排除恶性而确定为良性溃疡，需再次进行 X 线钡剂造影随访和重复内镜活检。

2. 隆起病灶的良、恶性鉴别 X 线上胃腔内巨块型的病变诊断并不难。菜花样充盈缺损是 Borrmann 1 型癌的典型表现。分叶状充盈缺损伴积钡区（溃疡）存在时需与黏膜下肿瘤，特别是平滑肌瘤（良性）（图 2-5-1-34）和肉瘤（恶性）作鉴别。CT 能直接显示肿块本身，其横断面成像对判断病变的起源有用，能帮助作出鉴别。

胃腔内较小的单个隆起病变，需要作出鉴别的是增生性息肉（炎性）、腺瘤性息肉（肿瘤及其癌变）和隆起型（Ⅰ型）早期胃癌。前者常局限于胃炎症区，通常较小（直径＜1.0cm），较光整，无蒂，无"位移"征象。而腺瘤性息肉常见于胃窦部，稍大（直径 1～2cm），边缘可呈小分叶乳头样，常有蒂及"位移"征。恶变时分叶更明显。直径＜1.0cm 的隆起型早期胃癌表面可光滑，但在切线位上可出现基底部向胃腔面内凹，我们称之为"凹陷征"，是由于肿瘤内增生的纤维组织收缩而引起的。随着电子内镜观察及内镜下治疗技术的发展，X 线对这类病变的鉴别已变得不十分重要了。

3. 胃腔狭窄的良、恶性鉴别 晚期胃癌及弥漫型（图 2-5-1-35）和局限性浸润型胃癌都可引起胃壁增厚、僵硬，胃腔缩小、狭窄。胃充盈像和双对比像对其诊断极为有利。不少情况下远胜于胃内镜检查。但由胃良性病变（溃疡、炎症）或癌肿造成胃幽门前区狭窄时，则鉴别较为困难，胃多相钡剂造影时不易使狭窄段显示满意，内镜检查也不能达到狭

窄区内，如伴发幽门梗阻则更使检查难以进行。一般认为良性病变造成的狭窄，其狭窄段较短，狭窄程度较高，狭窄段入口较小、规则，与正常胃壁段分界突然；而癌肿则狭窄段入口较大且不规则，可显示"肩征"，与正常胃壁段呈移行性。CT 检查虽对其鉴别也可有帮助，但要区别增厚的纤维瘢痕与癌组织也有一定困难。

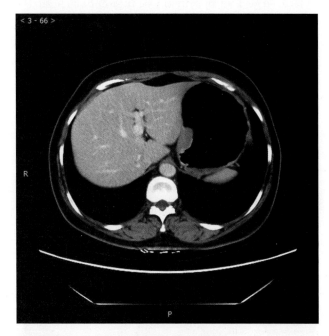

图 2-5-1-34 胃平滑肌瘤
CT 显示胃贲门区前壁椭圆形肿物，边缘光滑，增强扫描呈低强化，局部黏膜光滑，黏膜线样强化连续存在，浆膜面光滑。胃周未见肿大淋巴结

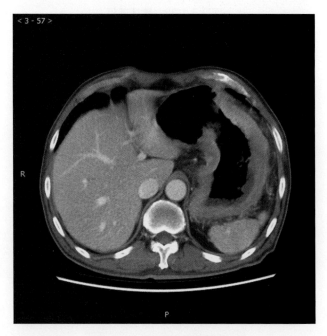

图 2-5-1-35 胃弥漫浸润型癌
CT 示为胃壁大范围弥漫增厚，明显强化，黏膜面溃疡不明显，胃腔缩窄

【比较影像学】

胃癌的临床症状与体征常缺乏且无特异性，易与胃其他疾病混淆，胃多相钡剂造影检查能兼顾各类（良性与恶性；器质与功能）病变的发现与诊断，也能对病变的类型、大小、范围作出一定的估计，应是胃病变最基本和首要的影像学检查方法。它应与纤维内镜检查相互取长补短，互为补充，有利于胃癌的早期发现和早期诊断。

胃的 CT、MRI、EUS 检查均不应是胃癌的首选检查技术。但经胃钡剂造影和 / 或内镜检查，胃癌被拟诊后则应做 CT 检查。虽然按 TNM 分期，术前 CT 分期的总正确率仅为 53%～72.5%，但 CT 在预测病灶是否能被手术切除方面还是有价值的（图 2-5-1-36）。至今 MRI 用于胃癌的影像学分期尚不及 CT 普遍。有人提出用破坏性梯度回波（SPGR）T_2 加权像上邻近胃壁的低信号带消失，可提示肿瘤的浆膜外侵犯，病理符合率达 79%。也有作者提出 MRI 的直接冠状面成像对横膈侵犯，矢状面成像对胰腺侵犯的评价能力要优于 CT。此外，MRI 在区分肿瘤复发和纤维化方面较 CT 为好。

胃超声内镜能较正确地分辨胃壁各层组织，因此，它对胃壁内肿瘤（早期胃癌或进展期癌）的诊断和分期（T）方面都应是极有价值的，正确性可达 90% 以上。但由于病灶周围的炎性反应，有时会将 T1 期误作 T2 期。在胃的某些没有浆膜层覆盖的部位，如胃后壁和小弯，则易把 T2 期误认为 T3 期。因此，目前胃癌的分期使用 CT 更加普遍，对早期病变如 CT 分期把握不足时，可选择 EUS 辅助病变分期。

（孙应实 王之龙）

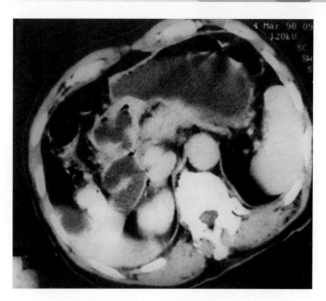

图 2-5-1-36　胃局限浸润型癌
CT 示胃角切迹附近胃前、后壁不规则增厚，浆膜面毛糙。胃腔缩小。胃体及胃幽门部胃壁正常。病变与周围脏器分界清

参 考 文 献

1. Amin MB, Edge S, Greene F, et al. AJCC Cancer Staging Manual. 8th ed. New York: Springer, 2016.

2. 唐磊. 从 UICC/AJCC 第 8 版 TNM 分期看胃癌影像学 T 分期的发展方向. 中华胃肠外科杂志, 2017, 20(7): 735-737.

3. 唐磊. 胃癌术前影像学精准分期存在的争议与困惑. 中华胃肠外科杂志, 2016, 19(2): 165-169.

4. Shen Y, Kang HK, Jeong YY, et al. Evaluation of early gastric cancer at multidetector CT with multiplanar reformation and virtual endoscopy. Radiographics, 2011, 31(1): 189-199.

5. 唐磊, 李子禹, 付佳, 等. 胃癌侵犯胰腺的 CT 影像学特征及在原发灶可切除性判断中的意义. 中华消化外科杂志, 2017, 16(3): 304-309.

6. 张晓鹏. 胃肠道 CT 诊断学. 沈阳；辽宁科学技术出版社, 2001.

7. 彭卫军, 周康荣, 秦新裕, 等. 螺旋 CT 多期扫描在进展期胃癌术前分期的价值. 中国医学计算机成像杂志, 2001, 7: 179-184.

8. 张洁, 陈棣华, 蒋光愉. 螺旋 CT 三期扫描对进展期胃癌胃壁浸润的研究. 临床放射学杂志, 2001, 20: 857-861.

9. Balthazer EJ, Siegel SE, Megibow AJ, et al. CT in patients with scirrhous carcinoma of the GI tract: imaging findings and value for tumor detection and staging. Am J Roentgenol, 1995, 165: 839-845.

10. Bhandari S, Shim CS, Kim JH, et al. Usefulness of three-dimensional, multidetector row (virtual gastroscopy and multiplanar reconstruction) in the evaluation of gastric cancer: a comparison with conventional endoscopy, EUS, and histopathology. Gastrointest Endosc, 2004, 59: 619-626.

11. Bruneton JN, Francois E, Padovani B, et al. Primary tumor staging of gastric and colorectal cancer. Eur Radiol, 1996, 6: 140-146.

12. Fukuya T, Honda H, Hayashi T, et al. Lymph-node metastasis: efficacy of detection with hilical CT in patients with gastric cancer. Radiology, 1995, 197: 705-711.

13. Gossios K, Tsianos E, Prassopoulos P, et al. Usefulness of the non-distension of the stomach in the evaluation of perigastric invasion in advanced gastric cancer by CT. Eur J Radiol, 1998, 29: 61-70

14. Kayaalp C, Arda K, Orug T, et al. Value of computed tomog-

raphy in addition to ultrasound for preoperative staging of gastric cancer. Eur J Surg Oncol，2002，28：540-543.

15. Kim AY，Han JK，Seong CK，et al. MRI in staging advanced gastric cancer: is it useful compared with spiral CT? J Comput Assist Tomogr，2000，24，389-394.

三、十二指肠腺癌

【概述】

十二指肠为 6 组小肠中的第 1 组，分球部、降部、水平部及升部。十二指肠腺癌是发生在十二指肠的恶性上皮性肿瘤，在小肠的腺癌中，十二指肠是主要发生部位，比空场、回肠癌总和还多，尤其好发于壶腹周围区。

【临床特点】

当病变位于壶腹区时，临床表现为黄疸及上腹部不适、隐痛、消瘦、纳差等，容易诊断为胆总管下段癌及胰头癌。但当病变位于十二指肠其他区域时，临床表现缺乏特异性，早期诊断困难；进展期可表现为溃疡、贫血及消化道梗阻症状，易误诊为胃炎等上消化道疾病。本病术前确诊需要通过十二指肠镜活检作出病理诊断。

【影像检查技术与优选】

十二指肠低张气钡双对比造影是检出十二指肠腺癌较为经典的影像学检查方法。为保证气钡双对比的效果，通常建议造影剂进入十二指肠后静脉注射低张药物。CT 扫描主要用于了解肿瘤局部侵犯范围、有无肠外扩散及淋巴结转移，对肿瘤分期有重要价值，扫描的关键之处是扫描前做好十二指肠的充盈扩张，CT 平扫建议使用 3%～5% 的含碘对比剂，CT 增强扫描建议使用饮用等渗甘露醇充盈，建议扫描前 20 分钟服用 500ml 液体，上检查床时再服用 200～300ml。近些年来，高场强磁共振已经作为诊断十二指肠癌的一种重要手段，尤其当病变位于壶腹乳头区，需与胆总管下段癌、胰头部癌鉴别时，MRI 及其 MRCP 有重要价值。PET-CT 由于费用昂贵，非常规检查手段。

【影像学表现】

十二指肠低张造影显示十二指肠隆起型充盈缺损（图 2-5-1-37）或管壁呈环周狭窄型（图 2-5-1-38），移行带清晰，可见龛影形成，病变较为严重时可以致管腔明显狭窄，钡剂通过困难；当病变较小时，无特异性征象。

CT 显示十二指肠腔内类圆形或不规则形腔内肿物（图 2-5-1-37）或十二指肠肠壁呈环周型不规则增厚，管腔狭窄，增强扫描轻、中度强化，局部可见溃疡，肠内对比剂或气体可经溃疡进入病变，当病变累及十二指肠乳头时，可致肝内外胆管扩张及胰腺导管扩张（图 2-5-1-37），局部向壁外侵犯明显时，肠壁外缘结节状或不规则状，周围脂肪间隙索条影增多，病变可以侵犯周围肠系膜上动静脉及胰头部胰腺组织。

MRI 扫描在十二指肠内充盈效果好的情况下，单次激发快速自选回波序列可以清晰显示十二指肠肠腔内肿物或十二指肠壁不规则增厚，可伴胆总管及胰管扩张；MRCP 可以显示胆总管及胰管扩张，通常呈"双管征"且双管伴行至壶腹区（图 2-5-1-39）；病变 T_1WI 低信号，T_2WI 中高信号，DWI 扩散受限，增强扫描病变轻中度强化。

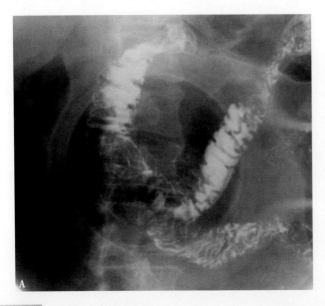

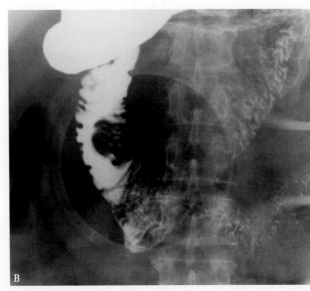

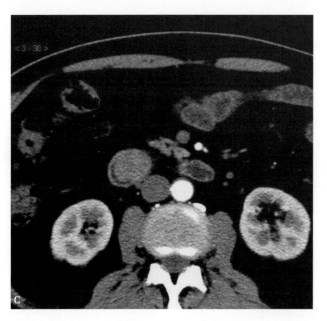
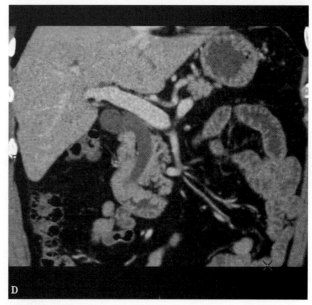

图 2-5-1-37　十二指肠隆起型癌

十二指肠低张造影双对比相及充盈相显示十二指肠降段内侧壁

结节状充盈缺损，CT 轴位及 MPR 冠状位显示十二指肠乳头局部结节状影，MPR 显示低位胆道梗阻，手术病理为十二指肠乳头腺癌

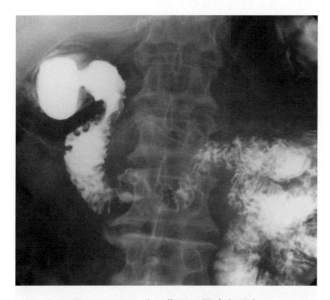

图 2-5-1-38　十二指肠环周狭窄型癌

十二指肠造影显示局部管腔狭窄，造影剂通过明显受阻，管腔内可见线状造影剂

【诊断要点】

十二指肠低张造影显示十二指肠壁不规则充盈缺损，管腔可见狭窄，局部黏膜破坏。CT 及 MRI 显示十二指肠腔内肿物或肠壁不规则增厚，轻中度强化，强化可不均匀，可见外侵。

【鉴别诊断】

1. **胰头癌**　肿瘤主体偏胰头侧，胆总管及胰腺导管扩张呈"双管征"，但与十二指肠乳头癌不同的是，扩张的胆总管与胰管在相对较高的梗阻位置截断，肿物的强化程度低于十二指肠腺癌。

2. **十二指肠间质瘤**　病变呈肿块样，十二指肠低张造影显示大部分肠壁黏膜光滑，呈壁在性病变，亦可见表面溃疡形成，CT 显示病变为黏膜下病变。

3. **十二指肠神经内分泌肿瘤**　通常动脉期强化明显，但有时与癌无法鉴别。

4. **十二指肠淋巴瘤**　多表现为肠壁增厚，范围较广，强化相对均匀，病变明显但梗阻情况不明显。

5. **十二指肠炎性病变**　好发青壮年，造影提示病变移行带不清。

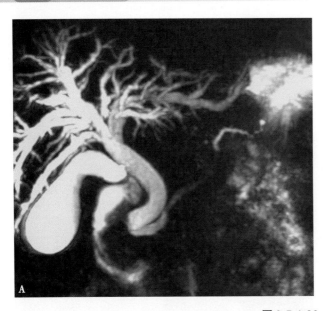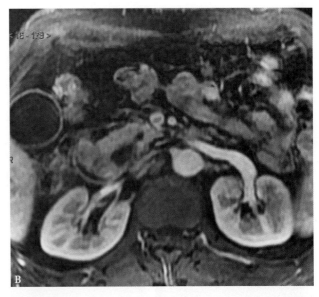

图 2-5-1-39 十二指肠癌

MRCP 致低位胆道梗阻及胰管扩张,增强扫描示十二指肠腔内肿物,侵犯十二指肠乳头

（张红梅 叶 枫 万丽娟）

参 考 文 献

1. Suh CH, Tirumani SH, Shinagare AB, et al. Diagnosis and management of duodenal adenocarcinomas: a comprehensive review for the radiologist. Abdom Imaging, 2015, 40 (5): 1110-1020.

2. Nikolaidis P, Hammond NA, Day K, et al. Imaging features of benign and malignant ampullary and periampullary lesions. Radiographics, 2014, 34 (3): 624-641.

四、小肠腺癌

【概述】

小肠分为 6 组,第 1 组为十二指肠;第 2、3 组为空肠;第 4、5、6 组为回肠。相对于小肠长度,小肠癌非常少见;小肠癌中以腺癌最多见,好发于十二指肠,由于十二指肠腺癌位置较为特殊,已于前述,本部分主要涉及十二指肠腺癌以外的小肠腺癌。

【临床特点】

小肠肿瘤的临床表现不典型,早期症状不明显,可能出现胃肠道隐血引发的贫血,肿瘤体积较大者可出现腹胀、呕吐等肠梗阻症状;部分患者可以触及肿块,部分患者体重下降明显。

【影像检查技术与优选】

全消化道造影及 CT 增强扫描是显示小肠癌的主要方法,MRI 近年来亦有一定程度的应用,CT 及MRI 要求小肠肠腔充盈充分才能较好的显示病变,PET-CT 非常规检查手段。

【影像学表现】

全消化道造影显示小肠隆起型充盈缺损或肠壁呈环周狭窄改变,以肠壁环周狭窄改变多见,与正常小肠分界清楚,黏膜可见破坏,部分病变管腔狭窄,近端小肠可见管腔扩张。

CT 扫描显示小肠壁不规则增厚（图 2-5-1-40）,增强扫描轻中度强化,强化不均匀,当向外侵犯明显时,可见周围脂肪间隙淋巴结及索条影。

MRI 及 PET-CT 使用并非常规。

【诊断要点】

全消化道造影显示移行带清晰的环腔狭窄型充盈缺损或隆起型充盈缺损,可见黏膜破坏;CT 可见管壁不规则增厚及管壁外侵情况、周围淋巴结情况。

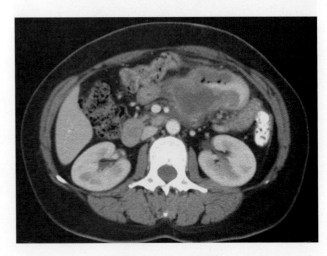

图 2-5-1-40 空肠癌

CT 显示局部管壁环周性不规则增厚,强化不均匀

【鉴别诊断】

1. 小肠淋巴瘤　肠腔狭窄及扩张常并存，管壁常环周增厚，管壁虽增厚明显，但梗阻却不明显，增强扫描强化较为均匀，且强化不明显。

2. 小肠间质瘤　间质瘤通常为壁在性肿物，造影显示肠壁黏膜通常光滑。CT 显示为肠腔外肿物，形态可以不规则或分叶状，中心可有坏死、溃疡，当与肠腔相同时可见肿物内部液体或气体影。

（张红梅　叶　枫　万丽娟）

参 考 文 献

Chaiyasate K, Jain AK, Cheung LY, et al. Prognostic factors in primary adenocarcinoma of the small intestine: 13-year single institution experience. World J Surg Oncol, 2008, 6: 12.

五、结、直肠癌

（一）总论

【概述】

结、直肠癌（colorectal carcinoma）是常见的胃肠道恶性肿瘤之一，多见于老年人，常发生于 50 岁以上者，发病高峰年龄为 60～70 岁，男:女 = 3:2。结、直肠癌 70%～80% 发生于直肠和乙状结肠，以直肠最为好发。从流行病学角度分析，结、直肠癌在有少纤维、高脂肪和动物蛋白饮食习惯的人群中有较高的发病率。但有关结、直肠癌发病与饮食之间的直接联系尚不明了。其他与结、直肠癌发病有关的因素有：年龄（>50 岁组发病率明显增高，70 岁老年人组可达高峰）、遗传性家族性疾病（在有家族性结、直肠息肉瘤或癌肿史者的亲族中发病率要高 2～3 倍）、慢性炎症（炎症所致黏膜的反复破坏与修复，易致癌变，如溃疡性结肠炎，在得病 10 年内癌变的发生率开始增加，大约每 10 年有 10% 患者发生癌变）、息肉癌变（现已认为大多数的结、直肠癌是由良性息肉或称腺瘤或增生性息肉经 7～10 年可经癌变而成腺癌，>10mm 的较大息肉更有癌变的危险）等。

【临床特点】

通常有数年的潜伏期，最常见的症状是大便带血，可表现为缺铁性贫血，其他临床表现包括不明原因的低热、不明原因的腹痛或粪便塑形的改变等，肠梗阻或肠穿孔的出现表明病变的进展。绒毛状肿瘤偶可因分泌大量黏液引起水样便，导致低钾和低蛋白血症。

【病理学特点】

结、直肠癌多为腺癌，依其分化程度可分为高分化腺癌、中分化腺癌和低分化腺癌，此外，还有黏液癌、印戒细胞癌、鳞状上皮癌、腺鳞癌、未分化癌等。

【结、直肠癌的大体分型】

进展期结、直肠癌的大体形态：国际上通常采用 Borrmann 分型。

Borrmann 1 型（蕈伞型）：癌肿向腔内形成大的隆起，表面不伴有大的溃疡。

Borrmann 2 型（局限溃疡型）：癌肿形成明显的溃疡并伴有境界清楚的环堤。

Borrmann 3 型（浸润溃疡型）：癌性溃疡周围的环堤破溃，环堤境界不清。

Borrmann 4 型（浸润型）：癌肿不形成明显的溃疡和环堤，沿黏膜下或深层广泛浸润。

根据 Borrmann 分型对进展期结、直肠癌的统计分析显示，大多数的进展期癌为 Borrmann 2 型（局限溃疡型），约占 75%。其次为 Borrmann 3 型，约为 13%，Borrmann 1 型约占 8%，而 Borrmann 4 型仅占 1%～2%，另有少数为无法分型者。

【影像学表现】

1. 进展期结、直肠癌的钡剂造影表现

Borrmann 1 型：癌肿表现为突向肠腔内的境界清楚的肿块影，表面呈菜花状，有时可伴有轻微的凹陷。基底部与周围肠壁分界清楚，无周围浸润的征象。在充盈像上，肿块表现为轮廓凹凸不平的充盈缺损。双对比像能更好地显示出菜花状的肿瘤表面形态，并且能充分地观察到肿块与周围黏膜的关系。Borrmann 1 型癌与其他类型相比，较少引起明显的肠腔狭窄，但可引起肠套叠。

Borrmann 2 型：Borrmann 2 型癌约占进展期结、直肠癌的 3/4，X 线上表现为伴有周围境界清楚环堤的溃疡型肿瘤，隆起中央的火山口状溃疡的存在是与 Borrmann 1 型癌鉴别的关键（图 2-5-1-41）。

由于肠管的管腔不像胃腔那样宽大，大肠的 Borrmann 2 型癌不易获得如胃癌那样的中心存在钡斑的"半月综合征"的影像。因此，在双重造影时应尽可能利用钡剂在肠管内流动的钡层来显示环堤与钡龛（图 2-5-1-42），特别是在肠管屈曲较多的直肠、乙状结肠部位，更应注意选择不同的体位来获得最佳的影像学征象。

当 Borrmann 2 型癌沿肠壁环周浸润超过肠管周径的 3/4 时，就产生了进展期结、直肠癌的典型 X 线表现"苹果核征"（apple-core sign），其两端为环堤形成的隆起边界，中央的管腔狭窄段为癌性溃疡所形成的癌性隧道（图 2-5-1-43）。

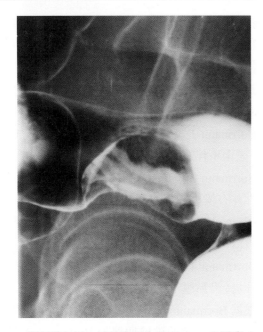

图 2-5-1-41 乙状结肠小 Borrmann 2 型癌
癌肿位于乙状结肠远侧部，周边的隆起环堤境界清楚，中央可见癌性溃疡所形成的不规则钡斑，钡斑的边缘较锐利

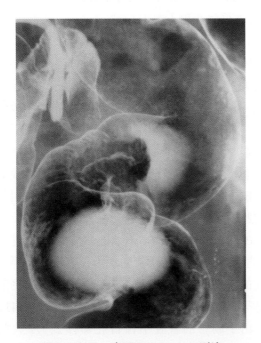

图 2-5-1-42 直肠 Borrmann 2 型癌
直肠后壁局限溃疡性肿物，利用钡层的流动，衬托出癌肿的隆起环堤与中央溃疡，对于这类小的病灶，钡层的流动观察，对于显示病灶的形态非常重要

Borrmann 3 型：病灶的边缘不甚锐利，环堤较为低矮，部分环堤出现破溃，溃疡的边缘亦可见向周边破溃而不完整，肿瘤的周围常伴有黏膜的粗大结节和巨大皱襞，表现为黏膜皱襞的集中和类似黏膜下肿瘤的所见。本型更易于向肠壁外生长。癌肿沿肠壁环周浸润可造成管腔的狭窄，出现"苹果核

征"（图 2-5-1-44），但其两端与周围肠壁的分界变得不锐利，并有沿肠管长轴浸润的征象。

Borrmann 4 型：值得注意的是，大肠 Borrmann 4 型癌所占比例仅为 1%～2%，甚为少见。因此，在 X 线诊断上应注意与其他疾病进行鉴别，如缺血性肠炎、溃疡性结肠炎、肠结核、克罗恩病、弥漫性的憩室周围炎、放射性大肠炎、脂膜炎、恶性淋巴瘤、转移癌等。

Borrmann 4 型癌多见于直肠、乙状结肠和降结肠，常表现为范围较长的管腔狭窄，由于癌肿沿黏膜下层及其深层弥漫性浸润，不形成明显的环堤或溃

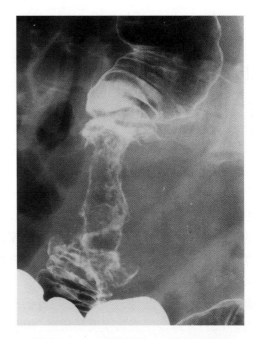

图 2-5-1-43 横结肠 Borrmann 2 型癌
横结肠中部的典型"苹果核征"，中央狭窄的肠段为癌性溃疡所形成的癌性隧道，两侧与周围肠壁分界清楚的边界为隆起的环堤外缘

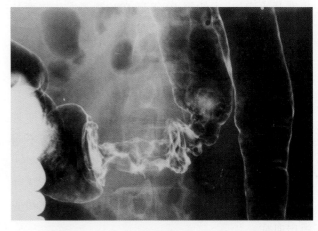

图 2-5-1-44 横结肠中部的 Borrmann 3 型癌
横结肠中部形成"苹果核征"，肛侧端环堤破溃，与周围肠壁分界不清，溃疡底可见凹凸不平的结节影

痰,肿瘤与正常肠管间的分界不明显。病变区的肠壁僵硬,移动性差,黏膜表面可见粗大的皱襞和结节状隆起,可伴有糜烂所形成的小浅钡斑(图2-5-1-45)。

2. 结直肠癌的基本CT征象　包括肠壁增厚、腔内肿块、肠腔狭窄、肠壁的异常强化。

肠壁增厚:正常肠壁厚度为2.3mm(1~3.0mm),大肠癌肠壁增厚可达0.9~2.5cm。Thoeni把6mm作为肠壁增厚的标准,但必须指出肠腔充分扩张及与肠壁的良好对比是准确判断肠壁增厚的关键,在评价肠壁增厚时还应注意肠管斜切面所致的假阳性。增厚的肠壁的黏膜面多明显凹凸不平,浆膜面则视癌肿侵犯程度而有不同表现。

腔内肿块:癌肿形成的肠腔内肿块多为偏心性生长,呈分叶状或不规则形。较大的瘤体内可见低密度坏死区。表面可有小溃疡,肿块与周围肠壁分界较清楚,周围肠壁厚度正常。黏液腺癌有时可在肿块内出现钙化。

肠腔狭窄:癌肿引起的肠壁增厚侵及肠壁的3/4或环周时,可表现为肠腔的不规则狭窄、肠壁的非对称性增厚,失去正常的结肠袋形态。一个值得重视的问题是,大肠癌引起肠腔狭窄者绝大多数是溃疡型癌(Borrmann 2或3型),浸润型癌仅是极少数,有关这一问题将在下面加以讨论。

肠壁异常强化:大肠癌引起的肠壁增厚和肿块,在增强检查时多表现为较明显的强化。当癌肿较大时,可表现不均匀强化,其内有时可见低密度区。

癌性溃疡:进展期大肠癌形成溃疡者约占88%,癌肿形成的溃疡可以表现为火山口状,当癌性溃疡增大沿管壁浸润时,可造成肠道管腔环周狭窄。有关溃疡癌的问题将在Borrmann 2型与Borrmann 3型癌CT表现中详细讨论。

(二)结肠癌

【影像学表现】

1. 各型结肠癌的CT表现

(1)Borrmann 1型(蕈伞型):癌肿表现为突向肠腔内境界清楚的大肿块影,表面呈菜花状,有时可伴有轻微凹陷。基底部与周围肠壁分界清楚,无周围浸润征象(图2-5-1-46)。Borrmann 1型癌与其他类型相比,较少引起明显肠腔狭窄,但可引起肠套叠,癌肿多位于套叠段头部,增强扫描时该部可有较明显强化。

(2)Borrmann 2型(局限溃疡型)与Borrmann 3型(浸润溃疡型):如前所述,病理学统计显示进展期大肠癌中,Borrmann 2型癌约占75%,Borrmann 3型癌约占13%,溃疡型癌占了进展期大肠癌的大多数。小的溃疡型癌表现为伴有环堤的溃疡型肿块,隆起中央存在火山口状溃疡是与Borrmann 1型癌鉴别的关键。环堤的基底部与周围肠壁的关系则是与Borrmann 3型癌的鉴别点。CT的断面图像能较好地显示环堤与周围肠壁的关系,因此在鉴别两者上有较大的优势,前者表现为环堤外缘境界清楚,与周围肠壁多呈直角或锐角;后者则环堤外缘呈较大的斜坡状,与周围肠壁呈钝角,分界不清,更易于向肠壁外浸润生长(图2-5-1-47、图2-5-1-48)。

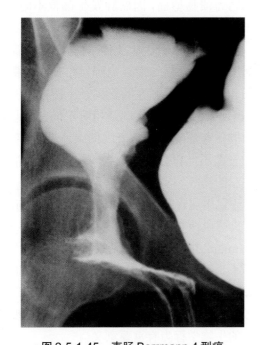

图2-5-1-45　直肠Borrmann 4型癌
直肠下部局限性肠腔环周狭窄,狭窄段肠壁僵硬,正常黏膜结构消失

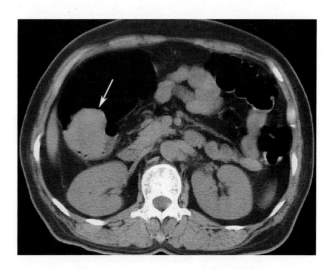

图2-5-1-46　Borrmann 1型结肠癌
肾门水平CT平扫,升结肠中段后壁可见隆起性物,向腔内突出(箭号)

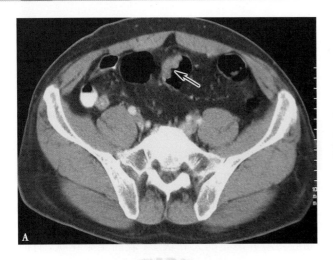

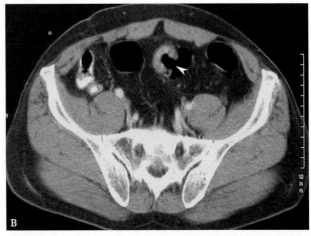

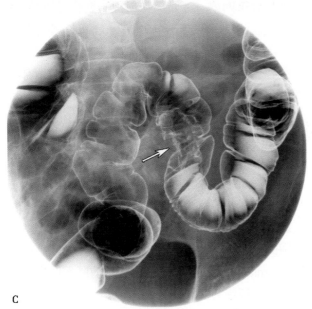

图 2-5-1-47　乙状结肠癌 Borrmann 2 型

A、B. 增强 CT 扫描,示乙状结肠右侧壁癌肿形成的环堤(空箭)及溃疡(箭头),环堤外缘与正常肠壁境界清楚;C. 双对比造影图像,箭示病变

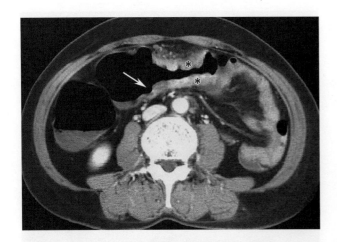

图 2-5-1-48　横结肠癌 Borrmann 3 型

增强 CT 扫描,示横结肠中段肠腔环周狭窄,肠壁增厚形态不对称(星号),狭窄段的两端与周围肠壁分界不清,呈斜坡状外侵(箭)

虽同为溃疡型癌,因癌肿发生部位不同,其影像学表现也各有差异。当癌肿位于横、降和乙状结肠时,由于肠管相对较细,癌肿更易于沿肠管周径浸润而引起管腔狭窄;而当癌肿发生在肠管膨大部如直肠和盲肠时,癌肿在肠管周径上所占比例相对较小,出现管腔狭窄的比例则相对较低。由此可以看出结肠癌与胃癌影像学表现的上述差异,是由于肠管的管腔不像胃腔那样宽大,癌肿更易于沿肠管环周浸润的缘故。

对于已出现管腔狭窄的溃疡型癌来说,Borrmann 2 型癌狭窄段两端的环堤与周围肠壁的分界清楚,而 Borrmann 3 型癌狭窄段两端的环堤与周围肠壁的分界不锐利呈钝角,并有沿肠管长轴浸润的征象。充分理解不同类型溃疡型大肠癌的影像学表现与病理学改变之间的相互关系,对于术前正确分型和判断癌肿的生物学行为有重要意义。

(3) Borrmann 4 型(浸润型):Borrmann 4 型癌多见于乙状结肠和降结肠,常表现为范围较长的管

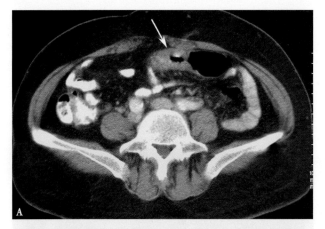
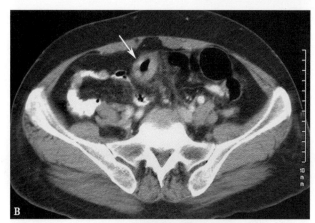
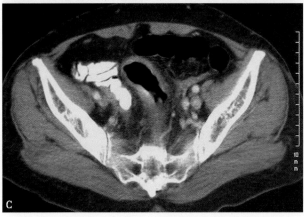
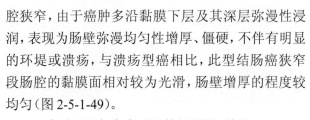
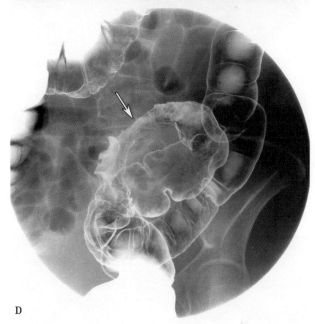

图 2-5-1-49　乙状结肠癌 Borrmann 4 型
A～C. 下腹部增强 CT 扫描,连续层面,示乙状结肠管腔明显狭窄,管壁弥漫环周增厚(箭号),黏膜面无明显溃疡形成,与正常肠壁无明显分界;D. 双对比造影示乙状结肠管腔狭窄(箭号),轮廓不规则,病变两侧端与正常肠壁分界不清

腔狭窄,由于癌肿多沿黏膜下层及其深层弥漫性浸润,表现为肠壁弥漫均匀性增厚、僵硬,不伴有明显的环堤或溃疡,与溃疡型癌相比,此型结肠癌狭窄段肠腔的黏膜面相对较为光滑,肠壁增厚的程度较均匀(图 2-5-1-49)。

　　一个需要引起高度重视的问题是,结肠 Borrmann 4 型癌所占比例仅为 1%～2%,发生率非常低。因此,在作出本型大肠癌的诊断时,首先要同其他疾病鉴别,如克罗恩病、转移癌、恶性淋巴瘤、肠结核、缺血性肠炎、溃疡性结肠炎、弥漫性憩室周围炎、放射性大肠炎、脂膜炎等。

　　2. 浆膜及邻近器官受侵的判定　由于结肠周围有较为丰富的脂肪组织,因此易于对浆膜是否受侵作出判定。通常将肠壁的浆膜面在 CT 上的表现分为以下几种情况:①肠壁外缘光滑锐利,表明癌肿仍局限于肠壁之内;②肠壁浆膜面模糊不清,或伴有浆膜外的条索状影,表明癌肿已穿透壁外;③邻近脏器间脂肪层消失,表示周围脏器受侵(图 2-5-1-50)。

采用此标准判断的准确率可达 60%～80%,对于癌肿穿透肠壁判断的准确性更高。癌肿与邻近器官间脂肪层的消失,作为判定受侵的标准时,应当注

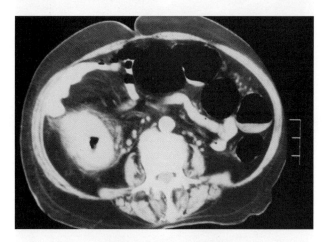

图 2-5-1-50　升结肠癌
癌肿环周生长,肠壁明显增厚,肠腔变细,肠壁的浆膜面明显不光滑,癌肿已穿破浆膜,向周围脂肪层内浸润,并累及壁腹膜,肠旁可见数个增大的淋巴结

意参考上下层面脂肪层的情况。当输尿管受侵时，可发现受累部位上方的输尿管扩张、肾盂积水（图2-5-1-51）。CT还可显示结、直肠癌所形成的穿孔、腹腔脓肿、套叠和瘘道。CT对于显示瘘道有较大的优势，当口服或经肛门注入对比剂检查时，可见周围脏器内出现阳性内对比剂或气体，当肠腔与膀胱、胆囊、胃、子宫交通时，这些器官内可见对比剂漏入（图2-5-1-52）。

3. 淋巴结和远隔转移 结肠的淋巴结按部位可分为以下四组：①结肠上淋巴结，位于肠壁浆膜的深

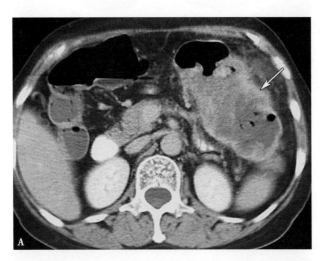
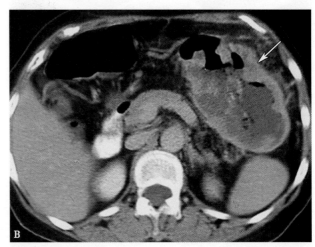

图 2-5-1-51 结肠脾曲癌

经肛门注水增强CT扫描，示结肠脾曲肠壁增厚（箭号），黏膜破坏，浆膜面毛糙，浆膜外见大量索条影，周围脂肪间隙密度增高

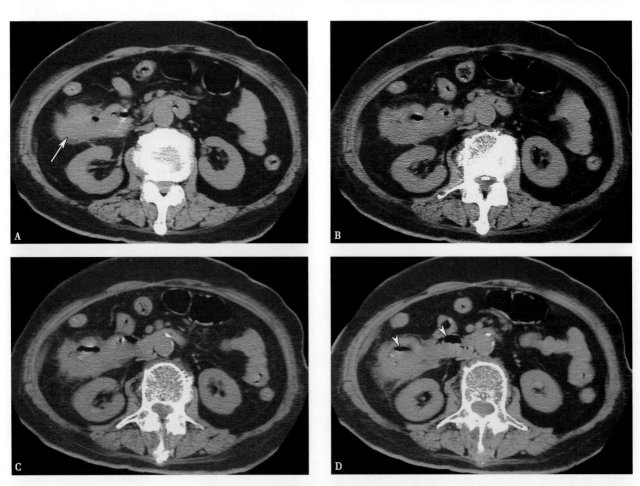

图 2-5-1-52 结肠肝曲癌，结肠-十二指肠瘘

中腹部CT平扫，连续层面，示结肠肝曲处肠壁不规则增厚（箭号），管腔狭窄，肿瘤与十二指肠降段分界不清，部分层面十二指肠壁已经增厚。十二指肠降段及结肠肝曲部均可见气体（箭头）。手术证实肿物与十二指肠穿通

面，体积较小，多分布于网膜带和独立带附近；②结肠旁淋巴结，沿边缘动脉排列；③中间淋巴结，包括回结肠淋巴结、右结肠淋巴结、中结肠淋巴结、左结肠淋巴结和乙状结肠淋巴结，分别沿同名动脉排列；④主淋巴结，分别位于各结肠动脉的根部和肠系膜上、下动脉的根部。

区域淋巴结转移（结肠上淋巴结和结肠旁淋巴结）是结肠癌的常见转移方式。

盲肠和升结肠的淋巴主要是回流入结肠上淋巴结和结肠旁淋巴结，其中盲肠的淋巴还可流入中结肠淋巴结及肠系膜根部的主要淋巴结，而且肠系膜根部的淋巴结可以播散到腹膜后，并且沿主动脉旁淋巴结或主动脉腔静脉淋巴结群上行。右结肠动脉是回结肠动脉的分支，常位于十二指肠降部及水平部的前方，因此，升结肠癌、盲肠癌的淋巴结转移可在十二指肠降部的前面及外侧观察到。由于解剖变异，升结肠的淋巴可以伴随边缘动脉沿着升结肠流入中结肠淋巴结，在此胃结肠干在胰头前方引流入肠系膜上静脉。主淋巴结的转移可以在肠系膜动脉附近或胰头部观察到。在大多数病例中，肝曲和右半结肠癌的淋巴结转移可以出现在边缘动脉和胰头前面的胃结肠干。脾曲和左半结肠癌的淋巴结转移常出现在沿左、中结肠血管走行的肠系膜内。横结肠癌转移可达胰周淋巴结并侵犯胰腺。

CT 对不同部位淋巴结肿大的识别能力是有差异的，肠上淋巴结、肠旁淋巴结和大血管根部的淋巴结较易发现；中间淋巴结常由于血管显示的不充分和与肠管的重叠而不易发现，随着螺旋 CT 在胃肠道领域应用研究的深入，相信对淋巴结诊断的水平会有更大的进步。

结、直肠癌的淋巴结转移多为小淋巴结（31% 小于 4mm），而反应性和炎性肿大的淋巴结又常与转移淋巴结鉴别困难。如将淋巴结的直径的异常标准定得过高，虽然可提高诊断的特异性，但敏感性也随之大大降低；反之，如将标准定得过低，虽确能提高敏感性，但却降低了特异性。因此，有作者提出将淋巴结直径超过 8mm 作为结、直肠癌淋巴结转移阳性的标准。但也有作者将其定为 10mm。

结、直肠癌的远隔转移以肝脏为最多（75%），其次为肺，其他依次为肾上腺、卵巢、骨、脑等。肝转移主要为门静脉血行转移，常为多发，偶有钙化。结、直肠癌卵巢转移的发生率是胃癌转移的两倍，尤其绝经期前的女性患者更易受累。

4. 结肠癌临床关键问题的影像学评价　推荐行

全腹 + 盆腔 CT（平扫 + 增强）扫描，可以兼顾癌肿本身及转移瘤好发部位——肝脏。影像医生需评价结肠癌的 TNM 分期以及 EMVI（壁外脉管癌栓）的有无。对于其他远处转移瘤的筛查，如肺转移瘤，推荐行胸部 CT 检查；PET-CT 有助于筛查全身转移瘤。

（三）直肠癌

【影像学表现】

1. 不同类型直肠癌的 CT 表现

（1）早期直肠癌的 CT 表现：X 线发现早期直肠癌基本上是从发现腔内息肉着手。许多研究资料均表明息肉的大小是判断病变良、恶性的最重要标准。<5mm 者极少有恶性可能，5～10mm 的息肉 1% 为恶性，而 >20mm 者则 50% 有恶性可能（图 2-5-1-53）。此外，恶性息肉生长较良性者快，如果随访复查中，息肉有明确的增大，则该诊断为恶性的。CT 上典型的早期直肠癌病灶常是扁平的、无蒂的、有完整的轮廓。少数恶性息肉可有蒂，但常短而较粗。息肉的头部越是不规则，或呈分叶状，则恶性可能就越大。如恶性息肉能在 CT 上显示于切线位，则更可以见到息肉基底部的肠壁常是向腔面凹入，称为"腔壁凹陷征"，被认为是由于肿瘤内纤维增生所造成。采用直肠内充以低密度（水）对比剂、注射低张药物、横断面加直接冠状面扫描技术，对≥10mm 大小的腔内病灶显示并不困难。

（2）中、晚期直肠癌的 CT 表现：肠壁与肠腔改变：晚期结肠癌的大体病理形态通常呈菜花样或环形生长。在 CT 肠管断面图像上则可见肠壁的局部或全周增厚，肠腔变窄。菜花样肿块表现为突入肠腔内，边缘清楚，形态不规则，分叶状轮廓的软组织块影像（图 2-5-1-54）。

局限性浸润型癌在大体病理上呈板样病灶（infiltrating plaque-like Lesions），CT 上则可显示肠壁局限性增厚（图 2-5-1-55）。

而环绕肠全周浸润生长的弥漫浸润型癌在 CT 上则可见肠壁呈环形增厚，肠腔向心性狭窄。肠壁增厚越严重，则肠腔狭窄程度越高，严重时可造成肠道闭塞。无论是局限性或弥漫性浸润，肠壁的增厚均可规则或不规则，病变段常较短。少数晚期浸润型癌可表现为病变段极短，肿瘤浸润在黏膜下层，并有明显的纤维增生反应，这类病变的 CT 表现难与炎症狭窄相鉴别。溃疡型直肠癌则可于软组织块影上见有不同大小的凹陷样改变。CT 上直肠癌病变的密度与肿瘤的大小有关，小者密度多均匀，大者密度多不均匀，有时尚可见瘤内坏死所出现的

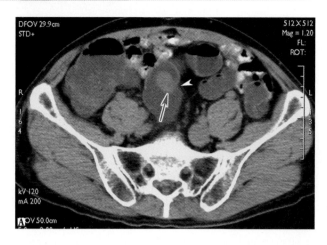

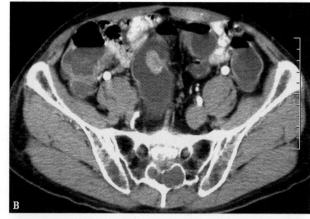

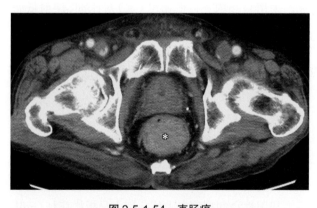

图 2-5-1-53　直肠下段腺瘤恶变

A. CT 平扫；B. 增强轴位；C. 增强轴位。增强示直肠下段突向肠腔内、分叶状肿块（箭号），大小 2.0cm×2.5cm，境界光整，病变基底附着处局部肠壁凹陷（箭头）。手术病理：腺瘤伴恶变

图 2-5-1-54　直肠癌

增强 CT 扫描，直肠水平横轴位图像显示椭圆形软组织肿块突入肠腔内（星号），直肠外膜完整

更低密度区。直肠横断面或直接冠状面 CT 扫描对中、晚期直肠癌病变的发现极为容易，对病变范围极短的浸润型癌直接冠状面扫描或容积扫描多平面冠状位、矢状位重建图像更为有利。此外，常规 CT 扫描技术尚不能分辨肠壁各层组织，对肿瘤在肠壁内的浸润程度无法判断，但多期增强扫描可有帮助（图 2-5-1-56）。

CT 可观察到直肠壁的外膜，如在 CT 图像上发现直肠壁外层毛糙不规则，甚至有结节样改变，则可认为肿瘤已穿破外膜进入直肠周围间隙（图 2-5-1-57、

2-5-1-58）。癌肿组织进一步向直肠壁外扩展，则在 CT 图像上可显示在直肠周围 / 和直肠旁脂肪间隙内一个自直肠缘向外突出的不规则的软组织肿块（图 2-5-1-59）。

（3）癌肿直接周围浸润的 CT 表现：直肠癌一旦侵及浆膜或外膜，即预示癌肿已有向直肠周围浸润存在。CT 上可见肠壁浆膜面毛糙、模糊外，还可显示受侵部位直肠周围脂肪层增厚、浸润、密度相对增高，中间条索状阴影增多和局部肿块（图 2-5-1-60）。

易受直肠癌侵犯的器官有：前列腺、精囊、阴道、子宫、卵巢、输尿管、膀胱及盆底与盆壁肌肉、坐骨神经与骨性盆腔。多平面重建或三维图像有助于显示邻接器官的受侵犯。盆腔脏器受侵时，CT 上通常可见到直肠癌肿与受侵脏器之间的正常脂肪层和间隙消失，及该器官被癌肿侵犯后形成的肿块或被肿瘤包埋等特异性表现。如盆底肌肉的浸润，CT 上可显示肌肉间脂肪层消失，受侵肌肉（提肛肌，梨状肌，闭孔内肌等）的增大。输尿管受侵后 CT 上可出现输尿管和 / 肾盂积水。直肠癌可侵入骶、尾骨，CT 容易显示骨破坏及伴有的软组织肿块。轻度的骨侵犯仅能见到骨皮质的缺损，需选用骨窗位片才能显示（图 2-5-1-61）。有时，由于肿瘤的侵犯，在直

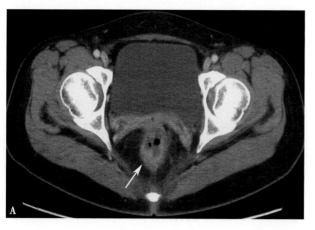
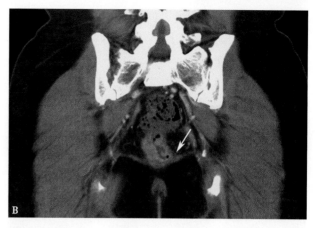

图2-5-1-55　直肠下段癌

A. CT增强扫描轴位，示直肠后壁为主肠壁半周增厚，增强后肠壁全层强化明显，浆膜面显示毛糙（箭号）；B. 冠状位见肠壁增厚的长度约3cm，可观察直肠病变的下缘约位于肛提肌与直肠交界水平（箭号），肛提肌未见增厚

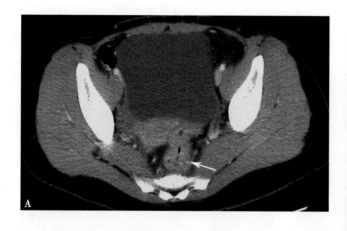

图2-5-1-56　直肠浸润型癌

A. 增强CT扫描示直肠上段肠壁环周浸润性增厚、僵直（箭号），肠腔狭窄；B. 矢状位显示肠腔狭窄及肠壁增厚的长度范围（箭号），并可见病变上方直肠周围间隙内淋巴结增大

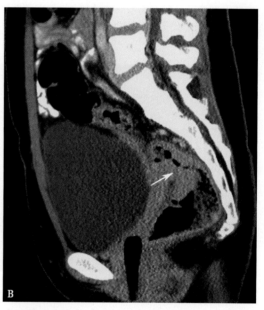

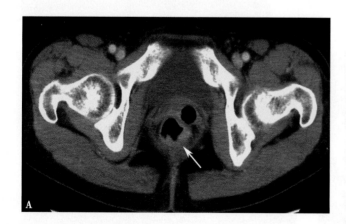

图2-5-1-57　直肠下段癌

女，37岁。A. CT横断面增强扫描示直肠下段后壁肠壁浸润增厚（箭号），病变已侵犯外膜层及肠周脂肪；B. 矢状位MPR显示病变处肠腔狭窄（箭号），近端肠腔积气扩张（星号）

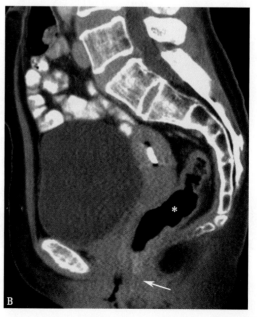

肠与膀胱、子宫或阴道之间形成内瘘，与坐骨直肠窝形成窦道，则在 CT 片上可于这些脏器内见有来自直肠的空气影。

2. MRI 表现　NCCN 指南已明确推荐 MRI 作为直肠癌的分期评价手段，原因在于其良好的软组织分辨能够较好地显示肠壁各层结构，从而更准确地评价直肠癌的浸润深度，此为精确分期的基础（图 2-5-1-62）。同时 MRI 也能清晰地显示直肠系膜筋膜（图 2-5-1-63），该结构的清晰显示是评价能否行 R0 切除的根本。

直肠癌的 MRI 扫描主要应用体线圈。基础扫描序列包括有矢状位 T_2WI、轴位 T_2WI、斜轴位 T_2WI、冠位 T_2WI、轴位 T_1WI、DWI。对于局部进展期直肠癌患者，需在新辅助治疗前、后分别行基线、术前 MRI 检查，目的在于评价新辅助治疗的效果。如无禁忌，建议直肠癌 MRI 扫描前肌注山莨菪碱抑制肠蠕动）；建议行非压脂、小 FOV 斜轴位高分辨 T_2WI 扫描，有助于显示直肠系膜筋膜、准确评价直肠癌 T 分期。轴位 T_2WI 有助于显示直肠癌的区域淋巴结。

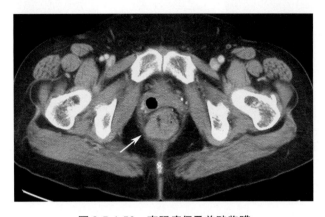

图 2-5-1-58　直肠癌侵及前壁浆膜
CT 横断面图像示直肠右侧壁肠壁增厚，并与直肠右侧肿大淋巴结相融合为肿块，侵及右侧肛提肌

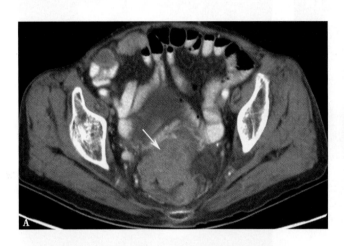

图 2-5-1-59　直肠癌侵及直肠周围和直肠旁间隙
A. 增强 CT 示直肠壁不均匀增厚，肿瘤自直肠右侧壁向外突出，在直肠周围脂肪间隙内形成肿块及筋膜浸润性增厚（箭号）；B. 经直肠矢状 MPR，示肿瘤（星号）浸润范围

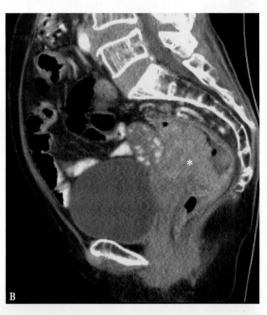

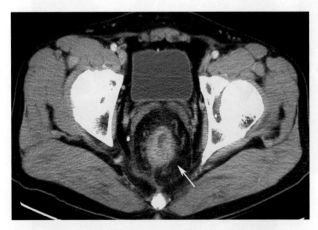

图 2-5-1-60　浸润型直肠癌侵及直肠周围间隙
盆腔增强 CT 扫描，示直肠壁不规则增厚及直肠周围脂肪间隙密度增高（箭号）

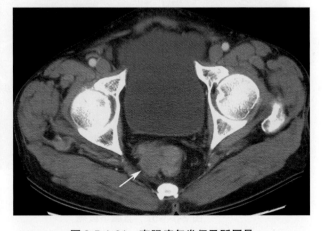

图 2-5-1-61　直肠癌复发侵及骶尾骨
直肠癌术后，CT 平扫示盆底巨大软组织肿块，侵犯右侧提肛肌（箭号）

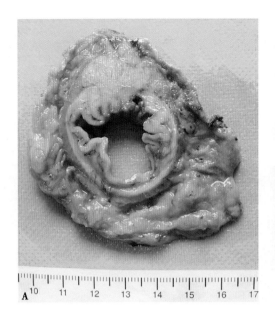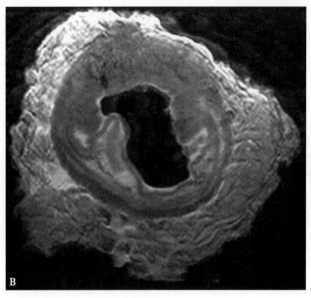

图 2-5-1-62 直肠标本横断面大切片与 T₂WI 图像
A. 直肠手术标本大切片；B. 离体标本的高分辨 T₂WI。肠壁的各层结构均能很好显示与对应

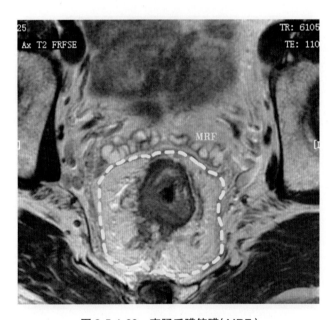

图 2-5-1-63 直肠系膜筋膜（MRF）
T_2WI 示环绕直肠及直肠系膜的黑色低信号线样结构即为直肠系膜筋膜（黄色虚线所示）

直肠肠壁各层的轴位 T_2WI 信号特点分别为（自内而外）：黏膜层（短 T_2 信号，黑色）、黏膜下层（等或稍长 T_2 信号，灰色或灰白色）、环形肌层（短或稍短 T_2 信号，黑色或黑灰色，呈光滑环形包绕黏膜下层）、纵行肌层（短或稍短 T_2 信号，黑色或黑灰色，包绕环形肌层、呈嵌插状）（图 2-5-1-64）。

对肠壁各层的清晰显示是直肠癌 T 分期的基础。

T_1 期直肠癌（图 2-5-1-65）：肿瘤侵犯黏膜下（侵透黏膜肌层但未侵入固有肌层）。

T_2 期直肠癌（图 2-5-1-66）：肿瘤侵犯固有肌层。

T3 期直肠癌（图 2-5-1-67）：肿瘤穿透固有肌层到达结直肠旁组织。

T4a 期直肠癌（图 2-5-1-68）：肿瘤穿透腹膜脏层。

T4b 期直肠癌（图 2-5-1-69）：肿瘤直接侵犯其他器官或结构。

但由于各种原因（如体内有金属异物或幽闭恐惧症的患者）不能行 MRI 检查时，CT 不失为一种可选择的替代手段。依照 CT 图像所见在术前对原发性或复发性直肠癌进行分期，以期对病变的严重程度作出初步判断，设计较合理的治疗或手术计划及

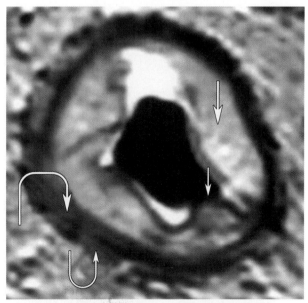

图 2-5-1-64 直肠肠壁各层的 T₂WI 信号特点
由内向外分别为黏膜层（短直箭）、黏膜下层（长直箭）、环形肌层（粗弯箭）、纵行肌层（细弯箭），对应 T_2WI 信号特点为黑、灰白、黑或黑灰、嵌插状黑或黑灰色

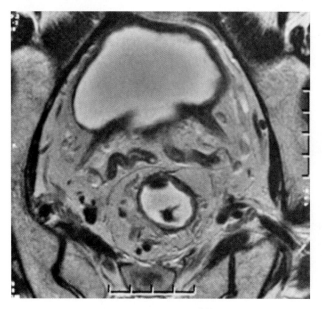

图 2-5-1-65　T₁ 期直肠癌

肿瘤侵犯黏膜下、未侵入固有肌层

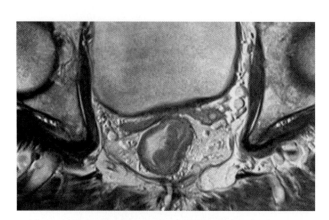

图 2-5-1-66　T₂ 期直肠癌

肿瘤侵犯固有肌层

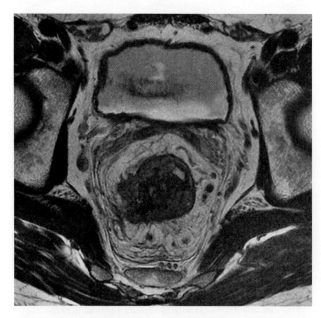

图 2-5-1-67　T3 期直肠癌

肿瘤侵透固有肌层到达直肠系膜，向外于右侧 7～8 点钟方位侵犯直肠系膜筋膜致 MRF（+）

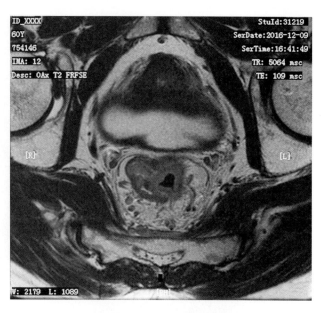

图 2-5-1-68　T4a 期直肠癌

肿瘤侵犯腹膜返折，腹膜返折结节样增厚

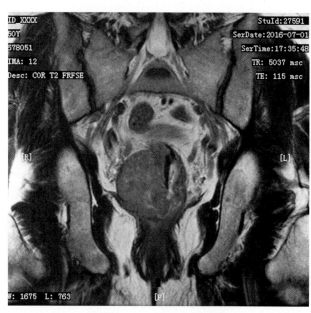

图 2-5-1-69　T4b 期直肠癌

肿瘤侵犯右侧肛提肌

估计预后，应该说是极具临床实用价值的。直肠癌的 CT 分期与术后 TNM 病理分期存在一定的差异这是意料中的，因为：CT 不能区分肠壁各层组织，故无法判断癌肿在壁内的浸润深度。

3. **远处转移**　直肠癌的淋巴道转移可发生在近处的直肠周围脂肪层内及沿着血管周围的淋巴道走向远处的淋巴结群。直肠癌的区域淋巴结包括：直肠旁、乙状结肠系膜内、肠系膜下动脉旁、直肠上动脉旁、直肠中动脉旁、直肠下动脉旁、髂内组淋巴结（骶骨外侧、髂骨内侧、骶骨前）（图 2-5-1-70）。低位直肠癌或肛管癌也可引流至腹股沟区淋巴结。通常盆腔内直径≥1.0cm 的淋巴结认为是异常，但正常大小的淋巴结也可有肿瘤的侵犯，故淋巴结的大小并不能绝对地决定其病理性质。

　　直肠癌的血行转移主要是通过引流静脉。为此，上段直肠癌都是经门静脉转移到肝。而下段直肠则有双重流向，痔上静脉引流到肠系膜下静脉，后经门静脉到肝，但痔中、下静脉则引流到盆腔静脉，然后直接进入到下腔静脉。故远端直肠癌可出现孤立性肺转移，而并无肝转移。肝脏是直肠癌经血道远处转移最常见的部位。据文献资料，直肠癌手术时已有近 1/5～1/10 发现肝转移，故对直肠癌患者作 CT 扫描时须包括上腹部肝脏在内。尽管有

文献报道发现肝脏转移病灶的敏感性，MRI（70%）要较 CT（62%）略优。但和 CT 一样，较小的病变在 MRI 同样缺乏形态学特征，常不能确定其良恶性。因此，被 CT 或 MRI 发现的肝内较小病灶都需要进行系列追踪随访。

　　4. 直肠癌临床关键问题的影像学评价　推荐直肠癌患者行 MRI 检查。影像需明确：肿瘤的位置、TNM 分期、直肠系膜筋膜（MRF）状态、EMVI 的有无（图 2-5-1-71、图 2-5-1-72）。对于高位或中上段直肠癌，影像需评价肿瘤与腹膜返折的关系（图 2-5-1-73、图 2-5-1-74）；对于下段或低位直肠癌，MRI 需评价肿瘤与肛直肠环（ARJ）的关系（图 2-5-1-75、图 2-5-1-76）。

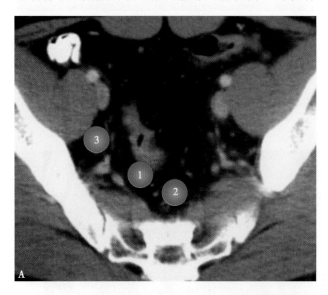
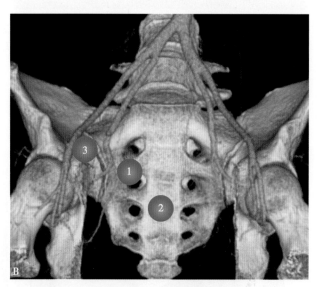

图 2-5-1-70　髂内组淋巴结
包括：1. 骶骨外侧淋巴结，邻近骶外侧动脉；2. 骶骨前淋巴结；3. 髂骨内侧淋巴结

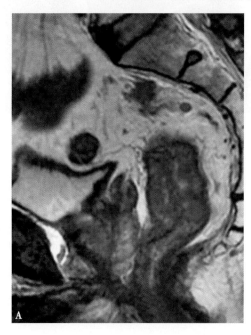
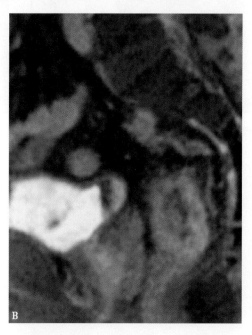

图 2-5-1-71　EMVI(＋)
A. 矢状位 T₂WI，B. 矢状位 T₁WI 增强，示直肠上血管走行区可见不规则软组织信号（癌结节），与直肠上血管关系密切，可见软组织信号侵犯血管致直肠上血管迂曲增粗

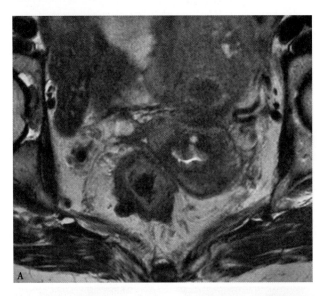
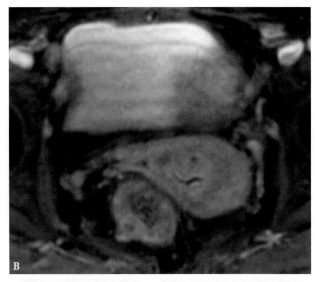

图2-5-1-72　EMVI(－)

肿瘤向肠壁外浸润最深处位于7～8点钟位,周围未见明确血管影

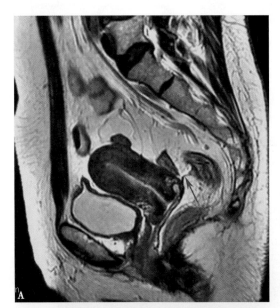
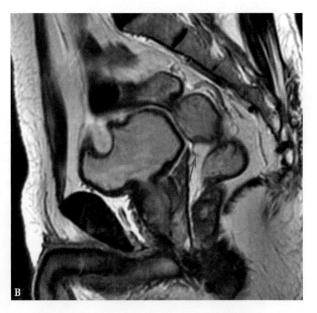
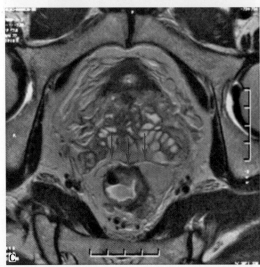

图2-5-1-73　矢状位、轴位T₂WI显示腹膜返折

蓝箭所示即为腹膜返折

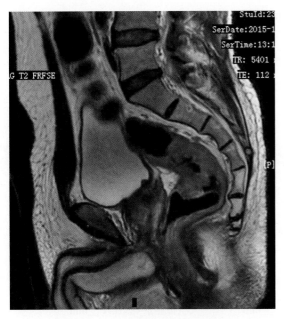

图 2-5-1-74　直肠癌侵及腹膜返折
矢状位 T₂WI 示：肿瘤结节样凸入腹膜返折

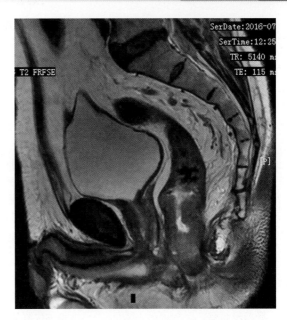

图 2-5-1-76　直肠下段癌平肛直肠环水平
矢状位 T₂WI，直肠下段癌与肛直肠环关系密切，下缘平肛直肠环水平，直肠下段后壁可见肿瘤信号向后结节样凸入肛提肌的耻骨直肠肌

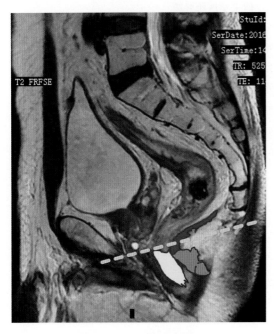

图 2-5-1-75　肛直肠环
矢状位 T₂WI，黄色虚线即为肛直肠环平面，是直肠下段与肛门交界的平面，组成该平面的肌束包括：肛提肌的耻骨直肠肌（红色）、肛门外括约肌的浅部和深部（粉色）、直肠下段内环形肌、肛门内括约肌（黄色）

对于其他部位远处转移瘤的筛查，如肺部，推荐行胸部 CT 检查；肝脏，推荐行肝脏 MRI 增强或 CT 增强，或超声造影检查，如条件允许，建议首选肝脏 MRI 增强；全身部位的筛查，建议行 PET-CT 检查。推荐使用直肠癌 MRI 结构式报告，下附模板可供参考（表 2-5-1-1）。

（四）结、直肠癌的并发症

1. 肠梗阻　临床上常表现为顽固性便秘，完全梗阻时则形成急腹症，由于大肠内气体和液体的大量聚积，当在回盲瓣处不能向回肠逆流时，可引起闭袢性肠梗阻；当出现逆流时，表现为大肠、小肠的共同扩张。

2. 肠套叠　多见于右半结肠的隆起型癌，钡剂灌肠时，可见肠袢的扩张和套叠段肠管周围的环状黏膜皱襞呈弹簧状。

3. 瘘管　进展期癌侵犯邻近器官，并穿破周围脏器形成瘘管。钡剂灌肠和钡餐造影时，可见与膀胱、胆囊、胃、子宫等的瘘管内造影剂充填影。

（五）结直肠癌临床分期

目前临床使用的是美国癌症联合委员会（AJCC）/国际抗癌联盟（UICC）结直肠癌 TNM 分期系统（2017 年第八版）（表 2-5-1-2）。

美国癌症联合委员会（AJCC）/国际抗癌联盟（UICC）结直肠癌 TNM 分期系统（2017 年第八版）
原发肿瘤（T）

Tx　原发肿瘤无法评价

T0　无原发肿瘤证据

Tis　原位癌：黏膜内癌（侵犯固有层，未侵透黏膜肌层）

T1　肿瘤侵犯黏膜下（侵透黏膜肌层但未侵入固有肌层）

表 2-5-1-1　直肠癌 MRI 结构式报告

姓名		性别	年龄	影像号		检查日期
检查项目		直肠 MRI		临床诊断		

肿瘤 T- 分期

病变定位

　　腹膜返折　　　　　　　　　　　[ ]腹膜返折以上、未受累

　　　　　　　　　　　　　　　　　[ ]腹膜返折以下、未受累

　　　　　　　　　　　　　　　　　[ ]跨腹膜返折、未受累

　　　　　　　　　　　　　　　　　[ ]腹膜返折受累

　　肿瘤位置　　　　　　　　　　　上、中、下段

　　肿瘤下缘距肛直肠环（ARJ）距离：

大小测量

肿块型	斜轴位测量：__mm×__mm	矢状位测量（纵径）：__mm
肠壁浸润型	斜轴位测量肠壁最厚：__ mm	矢状位测量（纵径）：__mm

病变环绕肠周径	<1/4 周	1/4～1/2 周	1/2～3/4 周	3/4～1 周

肿瘤浸润程度描述 -T 分期

　　　　　　　　　　　T1：肿瘤侵犯至黏膜下层

　　　　　　　　　　　T2：肿瘤侵犯固有肌层，但未穿透肌外膜

　　　　　　　　　　　T3：肿瘤突破固有肌层外膜，到达直肠周围系膜脂肪内 [ ]__mm

　　　　　　　　　　　　　3a：肿瘤突破肌外膜 <1mm

　　　　　　　　　　　　　3b：肿瘤突破肌外膜 1～5mm

　　　　　　　　　　　　　3c：肿瘤突破肌外膜 5～15mm

　　　　　　　　　　　　　3d：肿瘤突破肌外膜 >15mm

　　　　　　　　　　　T4a：肿瘤累及腹膜或浆膜（上段直肠）

　　　　　　　　　　　T4b：肿瘤侵犯毗邻脏器

备注：

淋巴结 N- 分期（需综合淋巴结边缘、形态、内部信号特征评价）

[ ]直肠上动脉周围 LN	可疑淋巴结数量：	最大短径：
[ ]直肠系膜筋膜内 LN	可疑淋巴结数量：	最大短径：
[ ]髂内血管旁 LN	可疑淋巴结数量：	最大短径：

备注：

M- 分期

[ ]髂外血管旁 LN	可疑淋巴结数量：	最大短径：
[ ]腹股沟 LN	可疑淋巴结数量：	最大短径：

备注：

直肠系膜筋膜（MRF）状态	[ ]阳性：前、后、左、右	导致 MRF 阳性的原因：肿瘤、淋巴结、癌结节、阳性 EMVI
	[ ]阴性	

备注：

直肠壁外血管浸润（EMVI）：	[ ]有：前、后、左、右	部位：参考肿瘤定位（上段、中段、下段）
	[ ]无	

备注：

其他异常征象　[ ]提示黏液腺癌可能

诊断意见：mrT_ N_ M_，MRF（　），EMVI（　）.

T2　肿瘤侵犯固有肌层

T3　肿瘤穿透固有肌层到达结直肠旁组织

T4　肿瘤侵犯腹膜脏层或侵犯或粘连于附近器官或结构

T4a　肿瘤穿透腹膜脏层（包括大体肠管通过肿瘤穿孔和肿瘤通过炎性区域连续浸润腹膜脏层表面）

T4b　肿瘤直接侵犯或粘连于其他器官或结构

区域淋巴结（N）

Nx　区域淋巴结无法评价

N0　无区域淋巴结转移

N1　有 1～3 枚区域淋巴结转移（淋巴结内肿瘤 ≥0.2mm），或存在任何数量的肿瘤结节并且所有可辨识的淋巴结无转移

N1a　有 1 枚区域淋巴结转移

N1b　有 2～3 枚区域淋巴结转移

N1c　无区域淋巴结转移，但有肿瘤结节在：浆膜下、肠系膜或无腹膜覆盖的结肠旁，或直肠旁/直肠系膜组织

N2　有 4 枚或以上区域淋巴结转移

N2a　4～6 枚区域淋巴结转移

N2b　7 枚或以上区域淋巴结转移

远处转移（M）

M0　无远处转移，经影像学等；无肿瘤在远处部位或器官的证据（这组不由病理医师评估）

M1　转移至一个或更多远处部位或器官，或腹膜转移被证实

M1a　转移至一个部位或器官，无腹膜转移

M1b　转移至两个或更多部位或器官，无腹膜转移

M1c　仅转移至腹膜表面或伴其他部位或器官的转移

表 2-5-1-2　解剖分期/预后组别

期别	T	N	M	Dukes	MAC
0	Tis	N0	M0	—	—
I	T1	N0	M0	A	A
	T2	N0	M0	A	B1
ⅡA	T3	N0	M0	B	B2
ⅡB	T4a	N0	M0	B	B2
ⅡC	T4b	N0	M0	B	B3
ⅢA	T1～2	N1/N1c	M0	C	C1
	T1	N2a	M0	C	C1
ⅢB	T3～T4a	N1/N1c	M0	C	C2
	T2～3	N2a	M0	C	C1/C2
	T1～2	N2b	M0	C	C1
ⅢC	T4a	N2a	M0	C	C2
	T3～T4a	N2b	M0	C	C2
	T4b	N1～2	M0	C	C3
ⅣA	任何T	任何N	M1a	—	—
ⅣB	任何T	任何N	M1b	—	—
ⅣC	任何T	任何N	M1c	Dukes	MAC

注：cTNM 是临床分期，pTNM 是病理分期；前缀 y 用于接受新辅助（术前）治疗后的肿瘤分期（如 ypTNM），病理学完全缓解的患者分期为 ypT0N0cM0，可能类似于 0 期或 1 期。前缀 r 用于经治疗获得一段无瘤间期后复发的患者（rTNM）。

Dukes B 期包括预后较好（ⅡA）和预后较差（ⅡB、ⅡC）两类患者，Dukes C 期也同样（任何 N+）。MAC 是改良 Astler-Coller 分期。

Tis 包括肿瘤细胞局限于腺体基底膜（上皮内）或黏膜固有层（黏膜内），未穿过黏膜肌层到达黏膜下层。

T4 的直接侵犯包括穿透浆膜侵犯其他肠段，并得到镜下诊断的证实（如盲肠癌侵犯乙状结肠），或者位于腹膜后或腹膜下肠管的肿瘤，穿破肠壁固有基层后直接侵犯其他的脏器或结构，例如降结肠后壁的肿瘤侵犯左肾或侧腹壁，或者中下段直肠癌侵犯前列腺、精囊腺、宫颈或阴道。

肿瘤肉眼上与其他器官或结构粘连则分期为 cT4b。但是，若显微镜下该粘连处未见肿瘤存在则分期为 pT3。V 和 L 亚分期用于表明是否存在血管和淋巴管浸润，而 PN 则用以表示神经浸润（可以是部位特异性的）

（六）结、直肠癌常见术式及术后影像评价

1. 结肠癌手术的范围　取决于淋巴结清扫范围，淋巴结清扫范围内被处理的主干动脉的数目决定了肠管切除的长度，也就决定了手术的术式。

局部切除术：指肿瘤所在区域的部分肠壁切除，适用于早期结肠癌，Dukes A 期及部分 A1 期肿瘤。

1）肿瘤肠段切除：指切除包括肿瘤在内的一定长度的肠管，适用于限于浅肌层的肿瘤，即 Dukes A 期及部分 A2 期肿瘤。

2）根治术：结肠癌的根治术是指手术彻底切除原发肿瘤并清除达 X 站淋巴结，而组织学检查淋巴结转移限于 X-1 站以下者。结肠癌根治淋巴结廓清范围达 1、2、3 站而分别称之为 D1、D2、D3 术。而根据切除主干血管的支数又可分为：沿 1 支主干血管的手术称为区域切除，如回盲部切除术、横结肠切除术、乙状结肠切除术；将切除 2 支主干血管的手术称为半切除如右半结肠切除术，左半结肠切除术；将切除 3 支主干血管的手术称为扩大半切除术，如扩大右半结肠切除术。一般经典式的半结肠切除可为 D2 半切除。而扩大的半结肠切除即指 D3 扩大切除。D2 的适应证为 Dukes B 期及 C1 期，D3 术限于 Dukes C1 期及 C2 期。

3）结肠癌扩大根治术：结肠不同部位的癌，由于淋巴引流的连续性以及相对分隔的区域性，形成了相对固定的几种术式来适用于不同部位的结肠癌根治性手术。

右半结肠癌扩大根治术：对于盲肠、升结肠、横结肠肝曲癌，应在根部结扎切断回结肠动脉，右结

肠动脉及中结肠动脉之右侧分支,并清除这些部位的淋巴结。同时还应该清除肠系膜上动脉根部、肠系膜下动脉根部、腹主动脉与下腔静脉周围,右髂总动脉及髂外动脉周围的淋巴结。对于肝曲的癌还应清除胃大弯胰头后肝十二指肠韧带内的淋巴结。

左半结肠癌扩大根治术:对于以横结肠脾曲到乙状结肠起始部的癌,多在根部结扎切断中结肠动脉的左侧分支及降结肠动脉,同时还应该清除这些部位以及肠系膜上动脉根部,肠系膜下动脉根部、腹主动脉周围、左髂总动脉旁、左髂外动脉旁淋巴结,对于脾曲的癌还应该清除胃大弯淋巴结及脾门淋巴结。

横结肠癌扩大治术:对于横结肠中部的癌应在根部结扎切断中结肠动脉,清除该部淋巴结,同时还应清除胃大弯淋巴结,肠系膜上动脉根部淋巴结,肝动脉旁淋巴结,脾动脉旁淋巴结及胰腺下缘部的淋巴结。

乙状结肠癌根治术:对于乙状结肠癌应在根部结扎切断肠系膜下动脉并清除其根部淋巴结、痔上动脉旁淋巴结,同时,还应清除腹主动脉旁淋巴结以及左侧髂内、髂外动脉旁淋巴结。

2. 直肠癌的手术方法　有根治性切除及姑息性切除两种。手术方式的选择可根据癌肿所在部位、大小、活动度、细胞分化程度等因素综合判断。

根治性手术:有以下不同方式。经腹会阴联合切除术(APR)(图 2-5-1-77):尽管保肛需求越来越多,但腹会阴联合切除仍在直肠癌手术中占有一席之地。适用于肿瘤距肛缘 7cm 以下直肠癌。切除范围包括乙状结肠下部及其系膜和全部直肠、肠系膜下动脉周围淋巴结、肛提肌、坐骨直肠窝内脂肪、肛管和周围直径约 5cm 的皮肤以及全部肛门括约肌。乙状结肠近端在左下腹做永久性人工肛门。

经腹直肠癌切除术(Dixon 手术)(图 2-5-1-78):目前应用最多的直肠癌根治术,一般适用于肿瘤距肛缘 10cm 以上的直肠癌,以能根治、切除癌肿为原则。可保留足够的直肠和乙状结肠。吻合口一般位于腹膜返折与肛直肠环之间。手术损伤小,保留正常肛门,排便功能良好,但根治不彻底。

拉下式直肠癌切除术:适用于肿瘤距肛缘 7~10cm 的直肠癌。保留肛门,经肛门在齿状线上切断直肠,将乙状结肠从肛门拉下,固定于肛门。该方

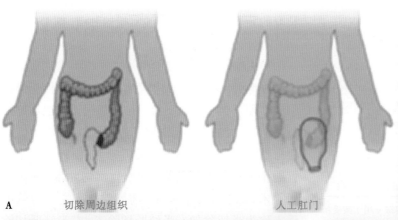
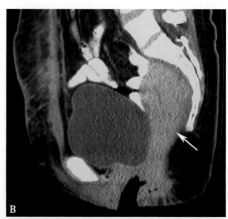
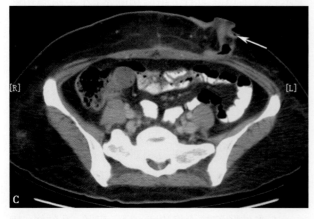
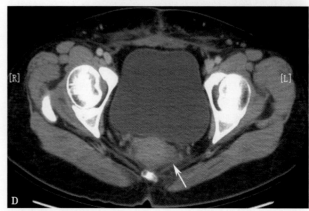

A. 切除周边组织　　人工肛门

图 2-5-1-77　直肠 APR 术后改变

A. 矢状位 MRI 示子宫宫颈位置后移,填充空虚的直肠后间隙;B. 轴位 MRI 示位于尾骨前方的宫颈(易被误认为增厚的肠腔)

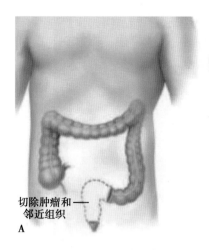
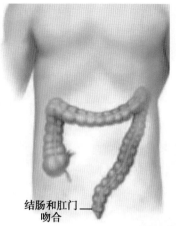
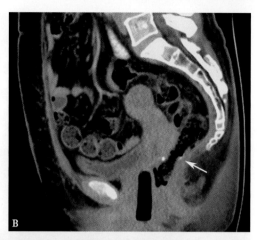

切除肿瘤和
邻近组织
A

结肠和肛门
吻合

图 2-5-1-78　直肠癌 Dixon 术后改变
矢状位 MRI 示尾骨尖前方可见吻合口（白箭）

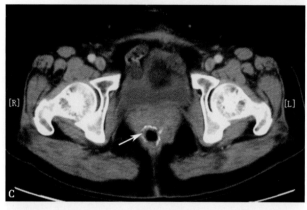

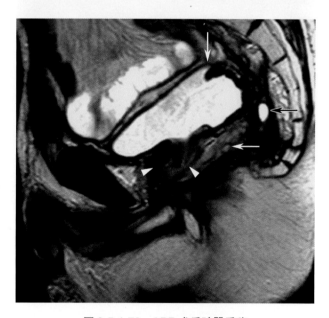

图 2-5-1-79　APR 术后脏器后移
膀胱精囊腺向后移位（白箭）、骶尾骨前纤维化的瘢痕组织（黑箭）

法虽保留了肛门，但术后控制排便效果不满意，手术彻底性差。

姑息手术：适用于已有广泛转移，无法根治的晚期病例，如 Hartmann 术（经腹直肠癌切除、近端造口、远端封闭手术）。

结直肠癌手术切除治疗后，复发率在 37%～44%。80% 是在术后 2 年内复发。手术局部复发占 19%～48%。远处复发则占 25%～44%。多处复发较单处复发更多见。无论是局部还是远处复发，直肠癌较结肠癌更易发生。钡灌肠与内镜检查能发现手术后吻合口复发癌，但遗憾的是据近年来的研究已知直肠癌在吻合口外的远处复发很多见。CT 与 MRI 一样对其极有用处，它能发现于 CEA 正常和/或临床症状未出现前。

3. 术后正常影像学表现　包括邻近脏器后移（图 2-5-1-79）、骶前软组织增厚（图 2-5-1-80）、骶前脂肪增多（图 2-5-1-81）、骶前积液等（图 2-5-1-82）。

（七）结、直肠癌术后复发的诊断问题

结、直肠癌术后复发大部分发生在术后两年内，为尽早发现复发，主张术后 6～8 周行 CT 扫描作为基准对照片，每 6～9 个月随访一次。

吻合口复发表现为吻合口处出现腔内结节影或肠壁环周增厚，肠腔偏心性狭窄，肠壁轮廓不规则，

浆膜面毛糙，与基准片对比可与吻合口手术折叠造成的局部增厚鉴别。

除吻合口复发外，吻合口周围及腹膜的种植也是复发的重要表现。表现为吻合口周围的软组织肿块，大网膜及肠系膜的密度增高，并可形成结节或

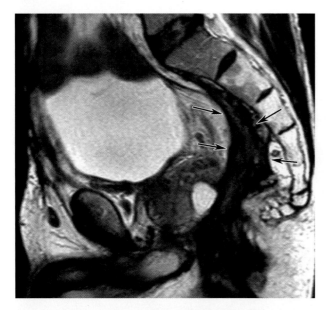

图 2-5-1-80　APR 术后骶前软组织增厚

直肠癌术后 14 个月的矢状位 T₂WI 图像：示骶尾骨前方明显的软组织增厚影，边缘可见形态规则的、稍厚的低信号强度包膜，但矢状位示其边缘仍为内凹型

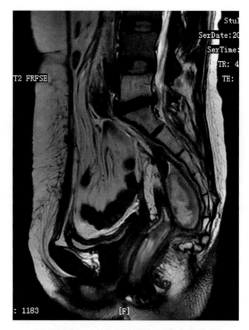

图 2-5-1-82　术后骶前积液

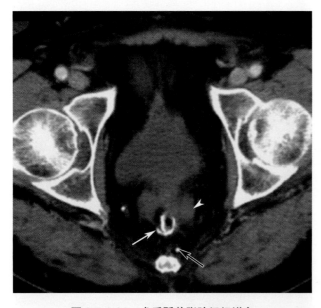

图 2-5-1-81　术后骶前脂肪组织增多

LAR 术后：结直肠吻合，吻合口见金属线，黑箭为增多的骶前脂肪组织

网膜饼。骶前复发表现为骶前区不规则软组织肿块，密度不均匀，可见坏死区或高密度钙化灶，边缘模糊。周围器官如子宫、膀胱、肾脏、输尿管等，可受压移位，肿块也可侵犯周围组织器官，相邻骨质较易受累。伴淋巴结肿大及远处转移。

　　术后复发应与炎性改变所致的纤维瘢痕组织相鉴别。瘢痕组织一般体积较小，呈新月形或较长的条索影，多不形成具体的肿块，在 CT 横断图像上，

上下层面的范围较前后的范围小，常呈薄片状。在直肠区，瘢痕组织与骶、尾骨间常有一定的距离。增强扫描有助于鉴别诊断，纤维瘢痕组织一般强化不明显，而肿瘤复发则强化显著。在动态观察中，瘢痕组织体积不增大，在术后 4～9 个月内由于炎症消退而逐渐缩小，而癌肿复发则进行性增大，形态明显改变，密度不均匀。因此，有必要强调术后基准片的重要性。对于鉴别困难的病例，可在 CT 引导下穿刺活检。

（八）鉴别诊断

　　由于进展期结、直肠癌多为 Borrmann 2 型、Borrmann 3 型癌，当出现典型的"苹果核征"时诊断多无困难。对于小的隆起性病变的诊断应在发现病灶的基础上，注意有无局部肠壁凹陷、切迹或僵硬。对于表现不典型的病灶，则在诊断中注意与以下情况进行鉴别。

　　1. 黏膜下肿瘤　常见的有恶性淋巴瘤、间质瘤、间质肉瘤等。与结、直肠癌相比，黏膜下肿瘤的隆起边缘较平缓，表面较光滑；当病变出现溃疡时，溃疡的范围相对较癌肿小，而且病变部位的肠壁相对较为柔软。

　　2. 肠结核　由于受肠管淋巴分布的解剖特点的影响，肠结核好发于回肠末段与盲肠，常同时受累。早期在肠系膜缘对侧可见到溃疡性病灶，继之沿壁内淋巴管形成与肠管长轴相垂直的带状溃疡。病变反复发作引起纤维瘢痕性改变，可产生肠管的缩短和管腔狭窄，但狭窄段与正常肠壁间常逐渐移行过

渡，而不似结肠癌那样分界明显，在病变肠段内常可见黏膜面的炎性息肉存在。

3. 克罗恩病　克罗恩病的发病部位主要以末段回肠和盲肠、升结肠为主，病变范围较结直肠癌广，往往呈节段性分布，于系膜侧常可见到纵行的裂隙状溃疡、痉挛、收缩和不规则的小结节样充盈缺损，由于病变对侧肠壁受累相对较轻，常表现为假憩室样改变。黏膜面出现铺路石征是一个有价值的鉴别诊断征象。当直肠部位出现肠腔狭窄疑诊 Borrmann 4 型癌时，更应注意与克罗恩病进行鉴别。

4. 溃疡性结肠炎　溃疡性结肠炎好发于直肠、乙状结肠及降结肠，病变范围较结直肠癌广泛，病变呈连续性分布，广泛多发的小溃疡和假息肉，管腔边缘可见纽扣状或小刺状溃疡。但应注意溃疡性结肠炎的癌变率较高，对于有较长病史的患者应当警惕癌变。

5. 急性缺血性肠炎　在临床上通常有腹痛和便血的急性发作症状，好发于左半结肠。通常表现为左半结肠的急性炎性水肿及溃疡，肠壁可见多发的指压迹样改变，肠管边缘呈花边状。黏膜皱襞增粗、结肠袋变浅或消失，急性期肠管可见较明显的痉挛激惹像，大多数患者在起病后数周或数月，结肠可恢复至正常，说明病例可出现肠管的变形及假性憩室。少数病例发展为坏疽型缺血性结肠炎，可出现肠壁内气体或腹腔内游离气体和门静脉内气体和血栓。

6. 结肠息肉及腺瘤　结肠息肉和腺瘤与结肠癌的鉴别应注意以下几点：

（1）形状：隆起呈圆形或椭圆形，边缘光滑者多为良性；形态不规则，边缘不光滑者多为恶性。

（2）高度：单纯从病变的高度来看不易判定良恶性。对于较高的隆起而言，半球状者多为良性，而呈盘状者恶性的可能性较大。

（3）基底部：有蒂者除病变特别大者，多为良性；基底部与周围肠壁呈钝角者，也多为良性；基底部与正常肠壁间形成切迹或基底部局部肠壁出现切迹及凹陷者，应当想到恶性病变存在的可能。

（4）表面形态：表面光滑，或有轻微凹凸，但程度细小且均匀，为良性的表现；与此相反，明显的凹凸不平，呈大颗粒状，且大小不均匀者，多为恶性。表面呈花瓣状的大分叶病变，如周边部的颗粒较中央部的颗粒大者，也可认为是恶性的征象。

（5）有无凹陷：伴有小而深的溃疡者，多考虑为良性病变；溃疡浅而较大者，多见于恶性病变。当隆起表面的凹陷仅为表浅的糜烂时，对于鉴别诊断的意义不大。当凹陷较大，难以判定究竟是隆起还是凹陷性病变的情况下，多为恶性的表现。

【比较影像学】

结直肠双对比造影是一种被广泛应用于临床的传统胃肠道影像学检查方法。经过多年的发展，已经成为比较完善、独立的常规影像检查手段。结直肠双对比造影可以清晰地显示肠管黏膜面的改变，全面观察肠管的轮廓结构及病变的形态，尤其对于一些微细结构的观察比较理想。因此，目前其仍是结直肠癌的首选影像学检查方法。

CT 检查对于结直肠癌的诊断提供了一个较为完善的方法，特别是螺旋 CT 容积扫描技术的应用，为 CT 在胃肠道疾病诊断中的应用开拓了广泛的前景。随着螺旋 CT 的三维重建成像、CT 仿真内镜、电影等新技术的开展、应用，可以更加细致、全面、立体地观察病变，特别对于结直肠双对比造影和结肠镜不能观察到的肠壁、腹膜、周围脏器、淋巴结和肠管狭窄近端的情况，以及可能的结直肠癌远处转移的评价 CT 也具有重要的价值，较之双对比造影提供了更为丰富和全面的影像学信息。

MRI 检查是直肠癌首先推荐的检查方法，主要目的是进行直肠癌术前评价，筛选新辅助治疗的有益人群；同时对于新辅助治疗之后疗效评价、肿瘤完全缓解患者的筛选也有很重要的价值，为后续临床治疗方案的选择提供依据；另外对于直肠系膜筋膜的显示，MRI 优于 CT，能够更好地评价直肠系膜筋膜，直肠系膜筋膜受累是直肠癌局部复发及远处转移的独立风险因素。除此以外，MRI 对于肝转移瘤的显示，也有很大优势，能够发现更多的肝脏转移瘤，尤其是引入肝细胞特异性造影剂之后。

（孙应实　张晓燕）

参 考 文 献

1. 唐光建，秦乃姗. 现代全身 CT 诊断学. 第 3 版. 北京：中国医药科技出版社，2013.

2. 张晓鹏. 胃肠道 CT 诊断学. 沈阳：辽宁科学技术出版社，2001.

3. Kaur H, Choi H, You YN, et al. MR imaging for preoperative evaluation of primary rectal cancer: practical considerations. Radiographics, 2012, 32（2）: 389-409.

4. Beets-Tan RG, Lambregts DM, Maas M, et al. Magnetic resonance imaging for the clinical management of rectal cancer patients: recommendations from the 2012 European Society of Gastrointestinal and Abdominal Radiology（ESGAR）

consensus meeting. Eur Radiol, 2013, 23（9）: 2522-2531.

5. Taylor FG, Swift RI, Blomqvist L, et al. A systematic approach to the interpretation of preoperative staging MRI for rectal cancer. AJR Am J Roentgenol, 2008, 191（6）: 1827-1835.

6. Nougaret S, Reinhold C, Mikhael HW, et al. The use of MR imaging in treatment planning for patients with rectal carcinoma: have you checked the "DISTANCE"? Radiology, 2013, 268（2）: 330-344.

7. Hoeffel C, Arrivé L, Mourra N, et al. Anatomic and pathologic findings at external phased-array pelvic MR imaging after surgery for anorectal disease. Radiographics, 2006, 26（5）: 1391-1407.

六、肛管癌

【临床特点】

肛管癌（anal canal cancer）是指发生在肛直线至肛缘的恶性肿瘤，肛直线以上为直肠癌，肛缘以下包括肛门周围 6cm 以内的区域为肛周癌。肛管癌临床上较为少见，发病率较直肠癌低，好发年龄以中老年多见，女性患者比例略多于男性患者。早期症状可不明显，进展期临床表现与下段直肠癌相似，以便血和疼痛为主要症状。早期可出现便血，随着病程进展可表现为排便习惯改变，大便性状改变如呈粪条样变细或变形、常带有黏液或脓血，肛门部持续疼痛，便后疼痛加重，后期可以表现为肛管内肿块，直肠指检或用肛窥器检查可见肛管内溃疡型肿块或息肉样、蕈状肿块，也有呈浸润型肿块，肿瘤侵犯邻近脏器时，可出现相应的临床症状。晚期肛管癌患者在一侧或双侧腹股沟可触及肿大淋巴结、质硬、活动度差、伴有疼痛。

【病理特点】

肛管是内、外胚层交界处，因其复杂的解剖学和组织学结构，故肛管肿瘤的组织学类型也较为复杂。大致分为上皮细胞来源的肛管癌（如鳞状细胞癌、基底细胞癌、腺癌、黏液腺癌等）、非上皮细胞来源肿瘤（如肉瘤、淋巴瘤等）和恶性黑色素瘤。肛管鳞状细胞癌约占 2/3 以上，按细胞分化程度分高、中和低分化癌。大部分肛管癌为鳞状细胞癌，少数肛管癌为腺癌，当肿瘤同时累及下段直肠时，需要与直肠腺癌相鉴别。肛管癌主要扩散途径是淋巴转移，最常见的是腹股沟淋巴结转移，其次可经血行转移至肝、肺和骨等。

【影像学检查】

经肛门指诊和肠镜检查可发现肛管内病变，结合患者症状体征可初步诊断，肿物组织活检可以确诊肛管癌。临床中肛管癌进行影像学检查的目的在于显示肿瘤的形态、浸润程度，了解肿瘤对周围组织的侵犯情况、有无淋巴结转移以及有无肝、肺、腹股沟等远处转移。

由于肛管内外括约肌张力，肛管常成闭合状态，并且由于其外口切近体表，传统的 X 线检查，如 X 线造影，肛管逆行钡剂（或泛影葡胺）灌肠造影一般不作为常规检查方法。但有时作为辅助检查，比如肛管癌术后局部外瘘、术后肛管括约肌控便障碍以及肛管下降时，可以通过肛管逆行灌肠后，辅以 X 线排粪造影进行观察，评估肛管有无外漏，以及排便过程中肛管形态学改变。

肛管癌可以发生腹股沟区、腹膜后淋巴结及肝脏、肺部等部位的转移。由于 CT 检查具有密度分辨率高、依从性好、检查时间短、发现病变能力强等优势，不仅能观察肛管局部病变，观察病变与邻近脏器结构的关系，同时还能评估腹腔小肠、结直肠有无合并病变以及有无远处转移，从而被广泛地应用于临床检查。近年来，PET-CT 可提供肛管癌局部以及远处转移或转移难定性病灶详尽的功能与代谢等分子信息，一次显像可获得全身各方位的断层图像，具有灵敏、准确、特异及定位精确等特点，达到整体评估肿瘤负荷的目的，用于同时评估肛管癌的原发灶、淋巴结和远处转移情况，主要为临床提供肿瘤的影像学 TNM 分期情况。

MRI 对于肛管癌分期和治疗疗效的评估具有重要作用。它可通过评估肿瘤的 T、N 分期，以及对直肠、肛周复合体以及盆腔其他脏器的评估，综合评估肛管癌局部肿瘤负荷与术前评估，同时也可通过常规 MRI 序列及功能 MR 成像来评估肿瘤放化疗后是否降期、反应良好甚至达到完全缓解。结合国内外共识及指南，诸多中心已经常规采用肛管 MRI 扫描用来进行局部分期、新辅助放化疗疗效评估。需要注意的是，不推荐使用腔内 MRI 扫描进行肛管检查。

超声具有无辐射、操作简便，以及可以同步介入性治疗，在肛管癌评估中发挥一定的优势。通过超声评估肿瘤的 T、N 分期，尤其是 T 分期，由于精准的分层解剖信息，可以对于早期 T 分期给出较为精准的评估。

CT、MRI 检查对于肛管癌的分期评估有很大的帮助。MRI 对肿瘤在肛管壁内浸润深度以及局部淋巴结转移的判断方面优于 CT。

【影像学表现】

1. **肛管 CT 正常表现**　男性肛管前面紧贴尿道和前列腺（女性则分为前中后三间室，肛管为后间室，前为中间室的子宫和阴道），肛管后方为尾骨，周围有内、外括约肌围绕，以及肛提肌、耻骨直肠肌等统称为肛周复合体结构，CT 可以显示上述解剖结构，但分辨率不如 MRI。齿状线为直肠与肛管的解剖学交界线，CT 难以显示。CT 可以大致评估外科学肛直肠环，但准确性不如 MRI。

2. **肛管 MRI 正常表现**　MRI 由于具有良好的软组织分辨率，除了可以观察肛管厚度外，还可以观察肛管结构分层（图 2-5-1-83）。肛管黏膜与内括约肌间常难以区分，内外括约肌、联合纵肌、耻骨直肠肌及肛提肌等周围肌群表现为 T_1WI、T_2WI 等信号，括约肌间隙及坐骨肛门窝等富含脂肪组织的区域则在 T_1WI、T_2WI 均表现为较高信号。因此，在横断面 T_2WI 上，均为等信号的肛管内外括约肌由较高信号的括约肌间隙分隔开，形成了天然的信号差异对比，从而能很好地区分内外括约肌。

肛管肌肉从内至外依次为肛门内括约肌、联合纵肌、肛门外括约肌。内括约肌由直肠下端环形肌增厚形成，属平滑肌，是肛管最内层的肌肉组织，横断面图像上呈卵圆形，冠状面上呈长条形，双侧基本对称。联合纵肌位于肛门内、外括约肌之间，冠状位 T_2WI 上为线条状等信号影，与邻近括约肌间隙较高信号形成明显的对比。外括约肌位于肛管远端的外侧，属横纹肌，可分深部、浅部及皮下部，各部之间可见线样较高信号分隔，其深部与耻骨直肠肌关系密切，两者之间通常可观察到较高信号分隔，但有时也较难完全区别开。皮下部向内上转折，呈

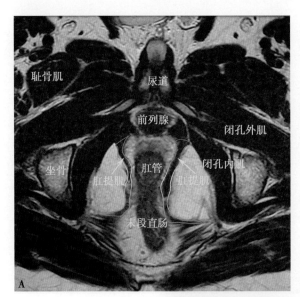

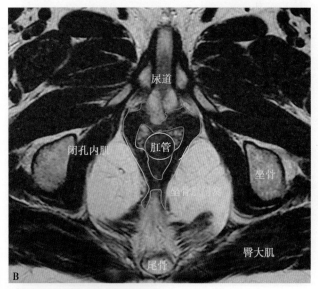

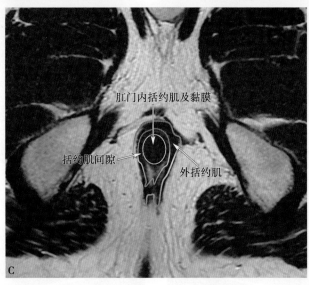

图 2-5-1-83　正常肛管 MRI

男性，33 岁，肛管轴位 T_2WI 分别示肛管上段水平（A）、中段水平（B）、下段水平（C），解剖如图所示

"鱼钩状"，冠状面观察更为明显。外括约肌在肛管前与会阴体分界较模糊，T_2WI 图像上表现为团块样等信号。

3. 肛管癌影像学表现及 TNM 分期 依据肛管癌的生长部位、侵犯范围、有无淋巴转移以及远处转移等，需要对肛管癌进行影像学评估。临床上常以高分辨肛管 MRI、腹盆部 CT（或胸腹盆部 CT）作为常规检查工具，而 X 线钡灌肠不作为推荐检查手段，除非合并直肠或结肠病变。

CT 常作为其他脏器如肝、肺、腹膜后等有无远处转移或合并其他病变等的评估手段。肛管癌在 CT 上常表现为软组织密度肿块影，平扫呈等密度，增强后可表现为较明显强化，体积较大时可以出现瘤内坏死，表现为肿块不均匀强化、瘤内坏死区无

强化，肿瘤可以累及肛周复合体，如耻骨直肠肌，以及盆壁结构如闭孔内肌等，但对于体积较小或浸润深度较浅的肛管癌，CT 有时显示不清，尤其是在无病理证据时，CT 常难以作出诊断（图 2-5-1-84）。

肛管癌超声常表现为肛管壁增厚，或低回声结节、肿块，侵犯周围结构时边界显示不清。部分病灶形态欠规则，一般内部呈均匀回声。病灶可累及肛管内外括约肌，与前方毗邻器官如阴道、宫颈、前列腺、精囊腺、膀胱等分界不清。CDFI 可显示病灶内部较丰富血流信号（图 2-5-1-85）。

MRI 具有多参数成像、良好的软组织分辨率等优势，可清楚显示肿瘤与周围结构的关系，以及盆腔有无淋巴结转移等，优于 CT 检查，从而为临床治疗提供参考依据。肛管癌常呈浸润性生长，括约肌

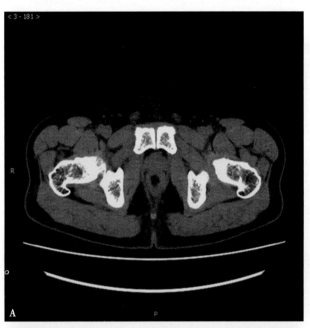

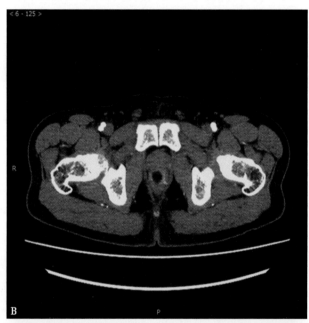

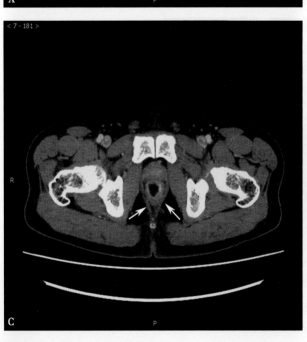

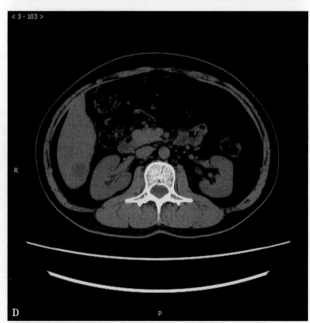

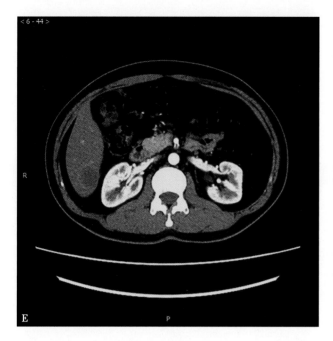

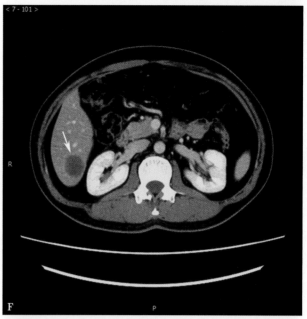

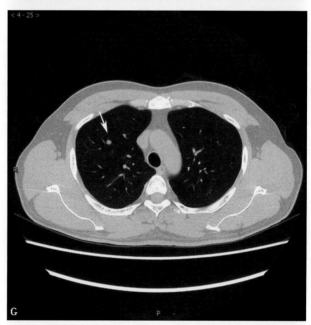

图2-5-1-84　肛管中分化腺癌CT

48岁,男性,CT平扫所示中段肛管壁环周不均匀增厚(A);CT动脉期(B)及静脉期(C)所示中段肛管壁环周不均匀增厚,其中双侧肛提肌分界相对清晰(箭头)。肝S6包膜下一转移瘤,CT平扫(D)相对低密度,动脉期(E)示不均匀轻度强化、边界欠清晰,静脉期(F)呈边缘强化(短箭头)。右上肺可见一转移结节(G箭头)

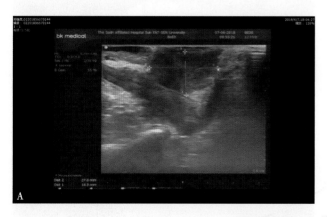

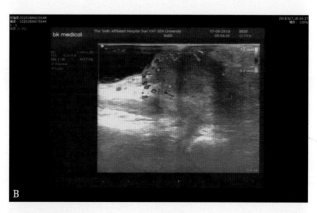

图2-5-1-85　肛管高分化鳞癌超声

63岁,男性,截石位9~1点钟肛管可见一低回声结节(A),最大切面大小约:27mm×19mm,边界尚清,形态欠规则,内回声均匀,病灶累及肛管内外括约肌,与前方阴道分界不清,CDFI:病灶周边及内部见较丰富血流信号(B)

易被侵犯，MRI 上常表现为肛管正常信号被异常信号肿物影所代替，T_1WI 为等或稍低信号，T_2WI 为稍高信号，DWI 多为扩散受限的高信号，增强扫描后见较明显强化，出现瘤内坏死时，坏死区不出现强化。需要注意的是，当病理类型为黏液腺癌时，因肿瘤内含有大量黏液湖，在 T_2WI 上可以表现为较明显的高信号，DWI 上信号可以不高，增强扫描后强化程度低于其他类型肛管癌。较大的肿瘤可直接侵犯肛门括约肌、阴道后壁、会阴、前列腺等毗邻结构（图 2-5-1-86、图 2-5-1-87）。

肛管癌扩散途径最常见为淋巴道转移，主要沿直肠上动脉向上方转移至直肠旁淋巴结，汇成直肠上淋巴结，继而转移到肠系膜下动脉周围。肛管癌亦可向侧方淋巴转移至髂内、髂总淋巴结，向下方

转移主要向前经过会阴及大腿内侧部皮下组织到达腹股沟浅淋巴结，少数向后沿臀部外侧经两侧髂嵴进入腹股沟浅淋巴结，最后均汇至腹股沟深淋巴结和髂外、髂总淋巴结。腹股沟淋巴结转移常可成为第 1 站淋巴结转移，这与直肠癌有所不同。转移的淋巴结可表现为淋巴结肿大、形态不规则、密度 / 信号不均匀，增强扫描后不均匀强化。

肛管癌也可经血道转移至肝、肺、骨、腹膜等全身其他脏器，表现为全身其他部位的转移瘤。

从肛管肿瘤体积、定位、浸润范围以及淋巴结以及远处是否存在转移等出发点，依据 AJCC 第七版肛管癌分期如下：

Tx　原发肿瘤无法评估

T0　无原发肿瘤的证据

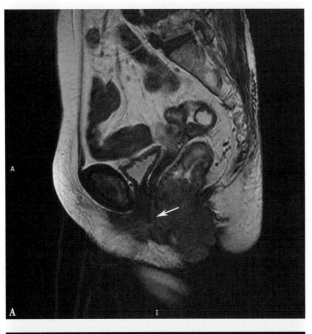

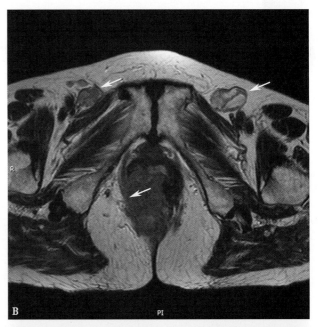

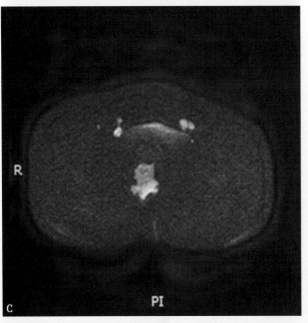

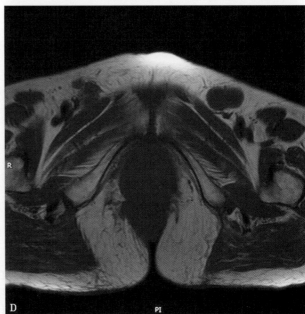

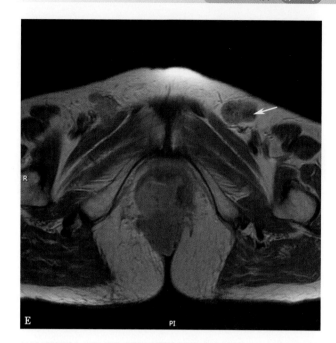

图 2-5-1-86　肛管中分化鳞癌 MRI

47 岁，女性，肛管中分化鳞癌，病灶累及直肠下段、阴道后壁，突破右侧肛管外括约肌，并直肠右侧系膜内、双侧髂内动脉旁、腹股沟多发淋巴结转移，MRI 分期：T4N3。矢状位 T₂WI 示肛管区肿块占位并突出肛缘，向前累及阴道下 1/3（箭头）。轴位 T₂WI（B）示肿块呈中等稍高信号，累及右侧肛提肌（箭头）；双侧腹股沟区淋巴结转移（短箭头）。轴位 DWI（C）示肿块及双侧腹股沟区淋巴结呈明显受限（高信号）。轴位 T₁WI（D）示肿块及双侧腹股沟区淋巴结呈等信号。轴位 T₁WI 增强（E）示肿块不均匀明显强化，双侧腹股沟区淋巴结强化，其中左侧腹股沟区淋巴结环形强化、内见坏死征象（短箭头）

Tis　原位癌

T1　最大径小于或等于 2cm

T2　最大径大于 2cm 但不大于 5cm

T3　最大径大于 5cm

T4　任意大小的肿瘤累及邻近器官，如阴道、尿道、膀胱等

注：直接侵及直肠壁、肛周皮肤、皮下组织，或括约肌不归 T4

Nx　区域淋巴结无法评估

N0　无区域淋巴结转移

N1　直肠周淋巴结转移

N2　单侧的髂内和 / 或腹股沟淋巴结转移

N3　直肠周和腹股沟淋巴结和 / 或双侧髂内和 / 或腹股沟淋巴结转移

Mx　远处转移无法评估

M0　无远处转移

M1　远处转移

【鉴别诊断】

肛管癌需与肛管非上皮来源的肿瘤相鉴别，非上皮来源的肿瘤少见，但组织学类型复杂，包括黑色素瘤、胃肠道间质瘤、淋巴瘤、肉瘤等。

1. 黑色素瘤　恶性黑色素瘤以老年人多见，在肛管直肠肿瘤中不足 1%，但其恶性度极高，生长快，迅速转移至区域淋巴结和其他脏器，预后甚差。临床上常表现为直肠肛管刺激症状、大便带血及局部软组织肿块。

CT 上病灶多表现为肛管分叶状、息肉样、蕈伞样软组织密度肿块，密度可不均匀，增强扫描后中度至明显强化，晚期肿瘤可侵犯邻近脏器，并有淋巴结及远处转移。典型的恶性黑色素瘤在 MRI 信号表现具有一定的特征性，即 T₁WI 上为高信号，T₂WI 上为低信号，主要由于黑色素细内含有的黑色素具有顺磁性作用，缩短了 T₁ 和 T₂ 值所致。当肿瘤较小且含黑色素时，黑色素瘤 MRI 信号表现较典型，不难诊断。但当肿瘤仅含少量或无黑色素成分时，MRI 上可无特征性表现，诊断困难；肿瘤较大时，MRI 上可表现为混杂信号，此时 MRI 上亦无明显特征性，可因黑色素含量不同及是否伴随出血导致肿瘤信号混杂，T₁WI 上以等信号为主，可见斑片和线条状高信号，T₂WI 上以稍高信号为主，可见斑片状等信号或低信号，晚期者肿瘤侵犯邻近脏器，并有淋巴结转移。

2. 胃肠道间质瘤　肛管胃肠道间质瘤以单发多见，影像学上主要表现为类圆形或不规则分叶状的软组织肿块，多与肠壁相连，向腔内、腔外或跨腔内外生长，大多境界较清晰，恶性者边界不清。病灶平扫多呈均匀软组织密度或信号，DWI 上表现为扩散受限，肿瘤较大时瘤体内部可以出现坏死、囊变或钙化而出现密度或信号不均匀，病变与肠腔相通时，可出现气体或气液平面，增强扫描后实性部分以中等至明显强化为主，坏死、囊性部分不出现强化，恶性胃肠道间质瘤可以出现肝、肺、肠系膜转移等远处转移，但淋巴结转移较少见。

3. 淋巴瘤　肛管淋巴瘤非常少见，大多为非霍奇金淋巴瘤，发病高峰为中老年人。临床上缺乏特异性症状，主要表现为发热、体重减轻、大便习惯改变、便血及肛门区疼痛等。

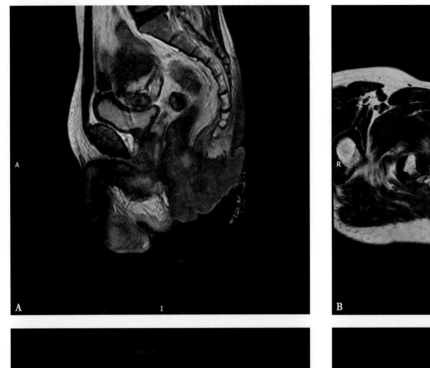

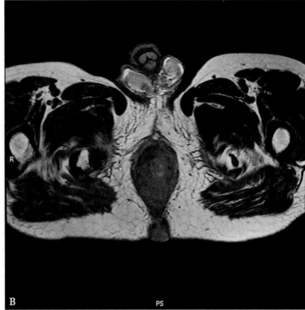

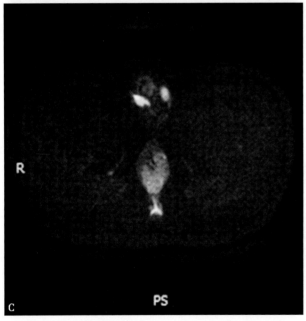

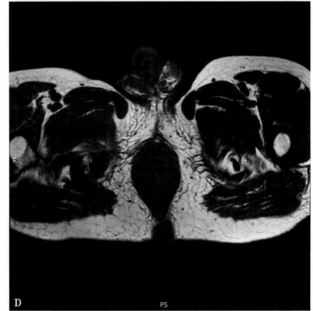

图 2-5-1-87　肛管高分化鳞癌 MRI

45 岁，男性，肛管癌累及下段直肠、肛管内外括约肌、耻骨直肠肌及双侧肛缘皮下，并双侧腹股沟区、双侧髂血管旁多发肿大淋巴结，MRI 分期：T3N3。矢状位 T_2WI 序列（A）示肛管区肿块并突出肛缘改变。轴位 T_2WI 序列（B）示肛管区肿块呈中等稍高信号。轴位 DWI 序列（C）示肛管区肿块呈高信号。轴位 T_1WI 序列（D）示肛管区肿块呈等信号。轴位 T_2WI 序列（E）示肛管区肿块不均匀强化（短箭头）

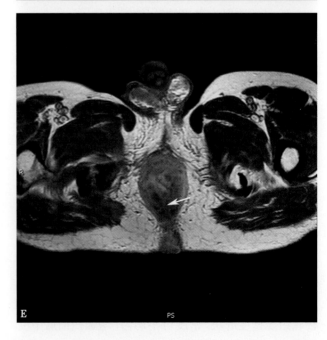

淋巴瘤通常表现为肠壁不规则增厚，也可表现为息肉样或隆起性肿块，肿瘤在 CT/MRI 上表现为均匀软组织密度 / 信号，增强扫描后多为轻度至中度强化，强化多较均匀，通常无低密度区或钙化，肿瘤较大时可以出现小片状坏死。淋巴瘤病灶轮廓较为光整，病变较大时也可呈浸润性生长，侵犯邻近脏器，并且常常伴有腹腔、盆腔等全身其他部位的多发淋巴结受累。

4. 肉瘤　肛管肉瘤罕见，包括平滑肌肉瘤、横纹肌肉瘤、脂肪肉瘤、纤维肉瘤等多种组织学类型肿瘤，除部分含有脂肪成分的脂肪肉瘤外，其他类型肿瘤在影像表现上无明显特异性，多表现为较大的肿块，其内可见更低密度坏死液化区，增强扫描后多见不均匀强化。

5. 肛周脓肿　发生于肛管的黏液腺癌，尤其是合并瘘管形成时，需与肛周脓肿鉴别。后者是一种发生于肛管直肠周围软组织或周围间隙的急性化脓性炎症，多由肛管腺体阻塞、细菌感染所致，可以破溃形成肛瘘，临床上以青壮年多见，起病多较急。典型的肛周脓肿在 T_1WI 上呈现低信号，T_2WI 上呈现高信号，DWI 上呈高信号，脓肿壁光整、均匀，T_1WI 及 T_2WI 为等、稍低信号，增强扫描后环壁明显强化，其内脓液坏死物不强化。脓肿周围炎性反应可较明显，边界模糊。而黏液腺癌虽然也可表现为 T_2WI 高信号，但其内的黏液湖在 DWI 上信号不高，肿块边缘多不光整，增强扫描后肿块内还可见到散在分布的分隔状、片絮状强化实性成分。

（周智洋　曹务腾）

参 考 文 献

1. Cattapan K，Chulroek T，Wancharoenrung D，et al. Can MR imaging be useful in differentiating low rectal cancer from anal cancer? Abdom Radiol（NY），2019，44（2）：438-445.

2. Khatri VP，Chopra S. Clinical presentation，imaging，and staging of anal cancer. SURG ONCOL CLIN N AM，2004，13（2）：295-308.

3. Kochhar R，Renehan AG，Mullan D，et al. The assessment of local response using magnetic resonance imaging at 3- and 6-month post chemoradiotherapy in patients with anal cancer. EUR RADIOL，2017，27（2）：607-617.

4. Torkzad MR，Kamel I，Halappa VG，et al. Magnetic resonance imaging of rectal and anal cancer. Magn Reson Imaging Clin N Am，2014，22（1）：85-112.

5. Roach SC，Hulse PA，Moulding FJ，et al. Magnetic resonance imaging of anal cancer. CLIN RADIOL，2005，60（10）：1111-1119.

6. 周智洋，刘得超. 肛管和肛周疾病的 MRI 诊断. 磁共振成像，2015（11）：868-875.

7. 周智洋. 胃肠道 MRI 诊断学. 北京：人民卫生出版社，2011：303-317.

七、胃肠道间质瘤

【临床概述】

1983 年由 Mazur 和 Clark 运用电镜和免疫组化方法重新评估胃间叶源性肿瘤的组织发生，发现除个别病例具有明确的平滑肌和神经鞘膜免疫表型和超微结构特征外，大部分肿瘤缺乏明确肌性或神经分化特征，类似幼稚间充质细胞，推测其来源于胃分化干细胞。基于近年来胃肠道间质瘤（gastrointestinal stromal tumor，GIST）的研究进展，它被定义为组织学上富于梭形细胞、上皮细胞、偶尔为多形性细胞呈束状、弥漫状排列，可能起源于幼稚间充质细胞向卡哈尔间质细胞（intestitial cell of Cajal）分化，免疫表型上表达 c-kit 基因蛋白质产物（CD117），由突变的 c-kit 基因、PDGFRα 基因和表达的蛋白质产物在无配体存在的情况下，持续激活酪氨酸激酶的活性，导致细胞过度增殖转化为肿瘤细胞，是消化道最常见的间叶源性肿瘤。

GIST 发病高峰年龄在 50～70 岁，40 岁以前少见。男女发病率基本无差异。GIST 可发生于食管至直肠的任何部位，但其分布不均。胃 GIST 最多见，比率为 37%～60%，小肠次之，为 30%～33%，仅 5% 发生于直肠，食管和结肠的 GIST 罕见。除消化道，具有 GIST 形态学、免疫表型和分子遗传学特征的肿瘤也可原发于腹腔、肠系膜或腹膜后，以及其他脏器或不知起源，约占 5%～6%。

GIST 特殊伴发疾病，包括 Carney 三联征（胃GIST 伴发肺软骨瘤和功能性肾上腺外副神经节瘤）、GIST 合并神经纤维瘤病（Ⅰ型）和家族遗传性 GIST，在上述三种特殊伴发疾病中的 GIST 往往多发，要注意与 GIST 的转移相鉴别。

GIST 的临床症状多种多样，从无症状到腹部不适、腹痛或触及包块，少数患者可因消化道出血或肠梗阻来就诊，因肿瘤普查或其他手术中无意发现也为数不少。患者的症状与肿瘤的大小、发生的部位、肿瘤与肠壁的关系，以及肿瘤的良恶性有关。

目前针对 bcr-abl、血小板衍生生长因子受体（platelet-derive growth factor receptors，PDGFR）和

c-kit 基因酪氨酸激酶抑制剂的药物甲磺酸伊马替尼（imatinib mesylate）能有效控制复发和转移的 GIST，使 GIST 的治疗迈向分子靶向治疗的时代。

【影像学表现】

GIST 大多为单发的境界清楚、孤立性肿块，从黏膜下层、固有肌层至浆膜层的各个层面，大的肿瘤可同时跨几个层面。肿瘤为膨胀性生长，发展到一定程度可压迫肠腔，肿瘤在生长过程中，瘤体常倾向于突出肠腔外，即使肿瘤很大也较少发生肠梗阻，除非合并肠套叠；但巨大瘤体可压迫肠腔或引起黏膜溃疡，临床上常发生胃肠道出血。当肿瘤长大时，由于在肌层受到的抵抗较黏膜或浆膜层大，可以形成哑铃状；也可因供血不足而出现坏死或囊性变。根据肿瘤在胃肠壁间的部位及生长方式，可分为腔内型（起源于消化道黏膜下层的不均质肿块）、壁间型（肌壁内膨胀性生长或呈哑铃型）、腔外型（部分组织或细蒂与胃肠壁相连）、混合型（前3种类型的混合）和胃肠外型（肠系膜、大网膜肿块或腹膜后）5种。肿瘤往往血供丰富，故强化明显，并可见肿瘤血管、间质内出血、坏死、囊性变、胶原化、钙化等继发性改变使密度不均质或信号混杂。

1. 钡剂造影表现 GIST 表现为黏膜下肿瘤的影像学表现，正面显示类圆形或椭圆形边缘光滑得肿块，周围黏膜皱襞直达病变边缘（图 2-5-1-88）。

恶性肿瘤通常较大，肿瘤表面形成不规则溃疡，或有瘘管，或肿瘤中心有钡剂充盈的空腔。

2. CT 表现 典型的 CT 是起源于胃肠道黏膜下的肿块突向腹腔，CT 平扫 25% 患者可出现钙化，其密度与病灶大小密切相关。小的病灶为边界清楚、密度均匀的肿块呈息肉样突入腔内；较大的病灶为边界清楚或不清，向胃肠道腔内和腔外生长，密度不均，在胃肠道出现溃疡或内瘘（图 2-5-1-89）。

病灶中心出现易坏死、出血。CT 增强示肿瘤强化明显，动脉期有助于显示黏膜下富血供的肿瘤，边界清楚，因出血、坏死囊变而呈不均质强化；门脉期及延迟期的强化高于动脉期，门脉期的强化明显而持续。肿瘤对邻近的肠管或血管主要是推压，恶性 GIST 也可呈侵袭性生长，所以难以分辨肿瘤的起源，上述病灶特点适合不同位置的 GIST。腹水罕见，若当 GIST 瘤体出现坏死、出血部分，合并腹水或腹腔积血（图 2-5-1-90），常是 GIST 破裂的结果。

胃 GIST 常深入肝胃韧带、胃脾韧带或小网膜囊；十二指肠 GIST 常表现为边界清楚的实性肿块，呈腔内腔外混合生长，平均直径 7.1cm，十二指肠第二部是最常见的部位，溃疡常见。在动脉期扫描图像上，动脉的血供、肿瘤内的血管及肿瘤的引流静脉可清楚显示有助于肿瘤的定位和定性。

小肠的 GIST 表现为小肠腔内黏膜下肿块或结节，表面规则或因溃疡形成而不规则；也可深入邻近的系膜；小肠大的 GIST 易形成腔外生长的肿块，50% 病例黏膜会形成溃疡，伴小肠动脉瘤样扩张。

肛管直肠 GIST 较小时，表现为腔内密度均匀

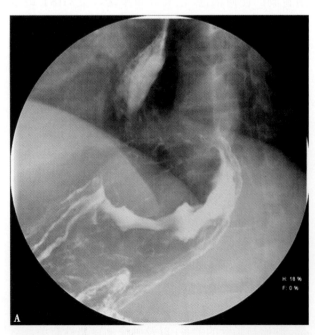
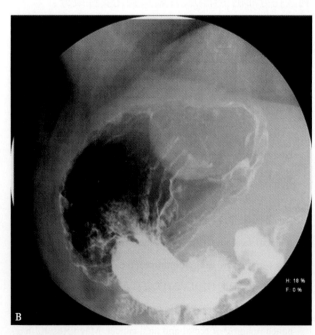

图 2-5-1-88 胃 GIST 钡餐检查

A、B. 胃肠钡餐检查示胃底部肿块，直径 58mm，正面显示椭圆形边缘光滑的肿块，表明黏膜展平，周围黏膜皱襞直达病变边缘，提示黏膜下肿块

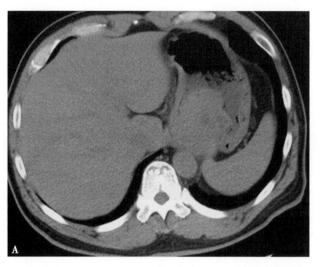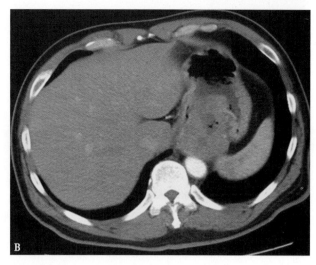

图 2-5-1-89　胃 GIST 伴溃疡
A、B. CT 显示胃底黏膜下肿块,直径约 60mm,内见坏死并破溃与胃腔相通

的肿块;病灶较大时表现为直肠壁的偏心性增厚伴直肠黏膜的溃疡,病灶常深入坐骨直肠隐窝、前列腺、阴道;GIST 也可起源于肠系膜、大网膜,并累及小肠,与起源于肠系膜、大网膜的肉瘤,如平滑肌肉瘤、恶性纤维组织细胞瘤或脂肪肉瘤很难鉴别,GIST 出血、坏死、囊变更多见。

同一病例多发的 GIST 组织成分不尽相同,CT 表现也不同。

3. MRI　小的病灶、较大肿瘤的实性部分 T_1WI 呈稍低信号,T_2WI 呈中等或高信号,坏死部分呈明显高信号。增强表现变化较大,小的病灶可呈动脉期强化并持续强化;较大肿瘤实性部分强化明显,

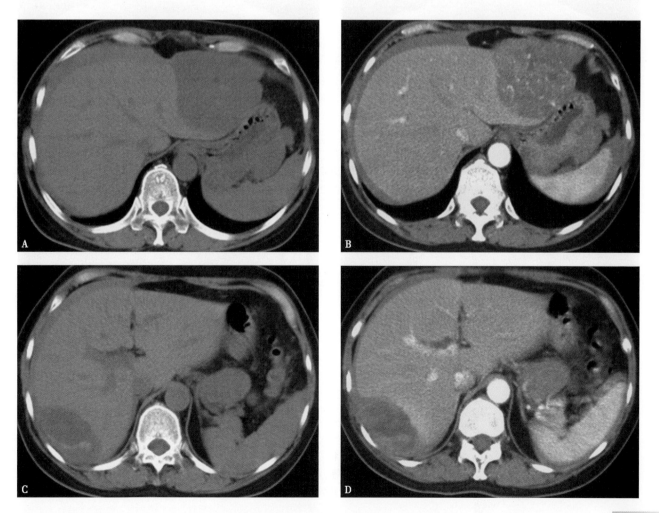

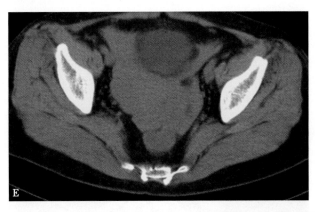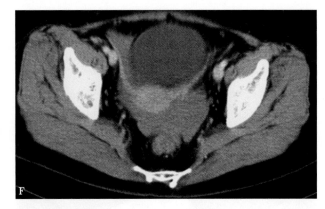

图 2-5-1-90 腹腔内 GIST 破裂出血

女,55 岁,上腹痛 2 个月余,加重 1 天。CT 示肝左叶(A)、右后叶包膜下及胃胰间隙见肿块(C),合并腹水,盆腔积液及积血(E、F);其中,肝右后叶包膜下肿块内见高密度影(C),提示出血。增强后病灶强化明显(B、D),尤其是肝左叶的病灶内见丰富、粗大的肿瘤血管

出血、坏死部分没有强化(图 2-5-1-91)。

瘤内的囊性变及低平均 ADC 值与恶性变的风险密切相关。MRI 的多平面成像有助于明确病灶的起源。

4. 血管造影表现 小肠间质瘤表现为富含血管的肿瘤,动脉期血管增粗扩张,有肿瘤血管显示,肿瘤向腔外生长,形成"空白区",血管粗细不均,末梢血管可受压移位或包绕。实质期有肿瘤染色,染色持续时间较长,肿瘤形态为圆形、分叶状或不规则形。静脉期显示粗大引流静脉,并可见静脉早显。

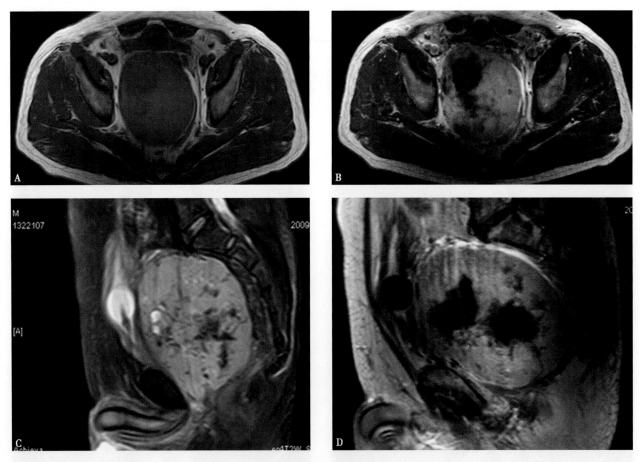

图 2-5-1-91 直肠 GIST

男,67 岁,排尿困难就诊。MRI 显示盆腔巨大肿块,T_1WI 呈等、稍低信号(A),T_2WI 呈稍高信号(B、C),内部信号不均,提示坏死;增强后病灶强化明显,坏死部分未见强化(D)。该患者正常的前列腺未见显示,术前以前列腺的恶性肿瘤收住院

【GIST 的生物学行为】

除非外科手术偶然发现的非常小的病变（通常小于 1cm）外，大部分的 GIST 均是潜在恶性，50% 的患者在就诊时出现转移。因血行转移或直接播散在肝脏、腹腔及腹膜出现转移灶，GIST 也可转移至肺部、胸膜，淋巴结转移罕见。转移灶的 CT 特征与原发部位的肿瘤相似，呈不均匀强化的肿块，内部可有坏死、出血或囊变。肝转移灶一般血供较为丰富，呈均匀强化（图 2-5-1-92）。

当坏死囊变是可呈囊性多结节样或含有液—液平面的囊性灶。

术后复发率高达 90%，血行转移至肝，腹膜腔内种植性转移也较常见，少数转移至肺、胸膜和骨（图 2-5-1-93）。

淋巴结转移则非常罕见（图 2-5-1-94）。

很少出现腹水。

良恶性的判断一直是研究者们的难题，即使是低度恶性的 GIST 也可能发生转移。目前为许多临床研究所使用的分类方案，大都是依据肿瘤大小和核分裂数将 GIST 分为极低、低度、中度和高度恶性

4 个危险等级，Miettinen 的系统中增加了肿瘤部位（即，胃起源的 GIST 与非胃起源的 GIST，前者预后好），虽然目前这些分级方法十分流行，但有很多缺陷。侯英勇等对 613 例 GIST 患者的随访过程中发现，在体积小、核分裂象少的 GIST 中发现了恶性生物学行为的 GIST，而 NIH 方案将其归为低危；在体积大的 GIST 中发现了非恶性的 GIST，而 NIH 方案将其归为危险度较高者。所以依据肿瘤大小和核分裂象数不足以准确判断 GIST 的恶性程度，不足以准确预测 GIST 患者的预后。进而他们的研究团队评估了 12 项临床和病理参数，并将其分为 2 项大体播散参数：肝转移和腹膜播散；5 项镜下播散参数：淋巴结转移，血管、脂肪、神经和浆膜层浸润；5 项组织学参数：核分裂数≥10/50 高倍视野，浸润固有肌层，凝固性坏死，围血管生长模式及严重的核异型性。利用 12 项临床和病理指标建立的分级和分期系统，首先将非恶性的 GIST 区分开来，再根据恶性指标数进行分级，GIST 的预后与分期分级。这种分期分级系统的价值在于：对于非恶性的 GIST，手术切除后不必要急于进一步治疗；而恶性的 GIST，

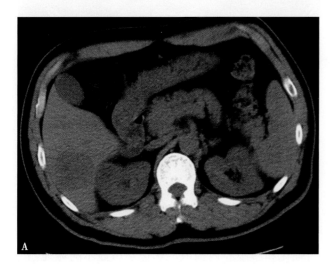

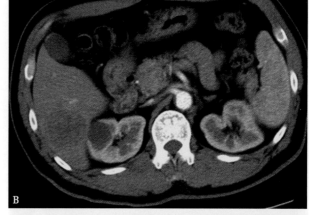

图 2-5-1-92　GIST 肝转移
在肝右后叶见直径 45mm 稍低密度肿块，轻度强化，实质期肿瘤见廓清

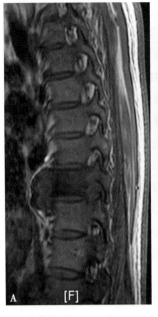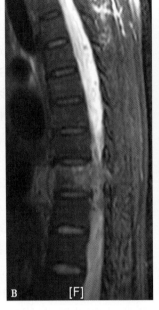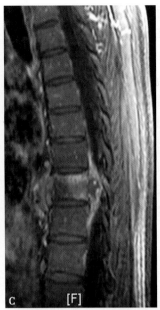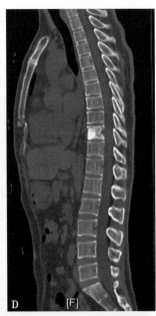

图 2-5-1-93 结肠 GIST 术后椎体转移

男,48 岁,结肠 GIST 术后 2 年,MRI 示胸椎第 10 椎体异常信号伴异常强化,并伸入至椎管及椎旁(A. T_1WI; B. T_2WI; C. T_1WI 增强);CT 平扫示第 10 椎体密度异常增高伴椎旁软组织肿块(D、E)

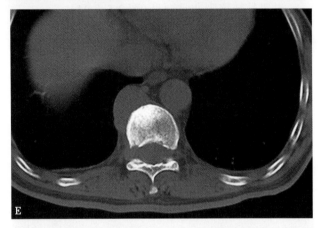

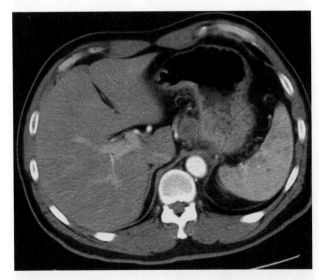

图 2-5-1-94 胃 GIST 淋巴结转移

胃底小弯侧见肿大淋巴结,与图 2-5-1-92 为同一患者

尤其是高度恶性 GIST,术后需积极推荐并且坚持长期辅助靶向药物治疗。

相应于病理学诊断,利用影像学方法在术前寻找 GIST 良、恶性形态学差异亦有重要的临床价值。文献报道,恶性 GIST 的影像学征象为肝转移、胃肠道壁浸润、体积大、不规则的表面、边界欠光整、不均匀强化和腹膜腔内播散。影像学所显示的坏死、出血、囊变和增强的程度与 GIST 恶性程度无明显相关性。对胃 GIST 的研究发现肿瘤大小、溃疡形成、肠系膜脂肪浸润、直接的器官侵袭和转移更多见于核分裂数高(≥10/50HPF)的肿瘤(单因素分析 $p < 0.05$),而逐步 Logistic 回归分析结果显示肿瘤大小是高核分裂数的唯一显著预测指标(优势比 =2.57,95% 置信区间:1.42~4.67);≤5cm 的 36 例 GIST,用 CT 鉴别良恶性是不可能的。当然,来源于小肠的肿瘤比胃部、网膜来源的显示出更多侵袭性,预后更差,两者良恶性辨别标准也不同。此外,来源于网膜和肠系膜 GIST(即胃肠道外间质瘤),有独特的行为

谱，网膜来源的 GIST 的预后要好于肠系膜来源的 GIST，预后评价不能完全套用 GIST 的评价指标。

【鉴别诊断】

胃 GIST 的鉴别：

1. **胃癌**　早期局限于黏膜层或黏膜下层进展期侵犯至肌层、外膜腺癌来源于黏膜层，向腔内生长或沿黏膜层弥漫性浸润，常有黏膜破坏和管腔弥漫性狭窄，肠壁增厚。

2. **淋巴瘤**　累及范围较广，管壁呈弥漫性增厚，黏膜增粗的部分呈脑回样改变，常伴有溃疡、肿大淋巴结，而 GIST 很少出现淋巴结转移。

3. **胃平滑肌肉瘤**　少见影像学难以鉴别。

4. **胃类癌、神经内分泌肿瘤**　占胃恶性肿瘤的 1.8%，虽然起源于上皮，但向黏膜下生长为为主（图 2-5-1-95）。

5. **有三种类型**　第一型常见于消化不良或慢性萎缩性胃炎患者，表现为胃底部直径小于 2cm 多发息肉样结节；第二型多见于 Zollinger-Ellison 综合征患者，表现为弥漫增厚胃壁基础上出现的多发结节或肿块；第三型没有内分泌症状，表现为孤立的黏膜下肿块，常伴有溃疡和远处转移。

6. **胃良性肿瘤**　包括神经鞘瘤、平滑肌瘤，神经鞘瘤的出血、坏死及囊变较 GIST 常见；目前的影像学检查还难以明确区分平滑肌瘤与 GIST，确诊还需要病理学检查。

7. **异位胰腺**　异位胰腺是除了 GIST 外最常见的胃黏膜下肿块，多发于胃窦，从覆盖在病灶表明的黏膜异常强化、位置、长径/短径比率、生长方式、病灶边缘等方面评价，即，发生于胃窦幽门前区十二指肠，腔内生长，边界不清、病灶表明的黏膜异常强化、长径/短径比率大于 1.4，多见于异位胰腺。

小肠 GIST 的鉴别：

肿瘤性病变和非肿瘤性病变

1. **小肠的腺癌**　肠壁的环形生长的病变，不规则强化，常引起肠腔狭窄。

2. **小肠淋巴瘤**　许多特点类同 GIST，淋巴瘤平扫或增强密度或信号较为均匀，累及的肠管动脉瘤样扩张较多见。当形成溃疡、空腔，或深入邻近的肠系膜时，鉴别困难。当然，看到合并存在的肿大淋巴结时，则小肠淋巴瘤的可能大。

3. **小肠脂肪瘤（lipoma）**　小肠脂肪瘤多见于回肠。肿瘤为界限清楚的脂肪肿块，多有包膜，多数来源于黏膜下层脂肪组织，膨胀性生长而压迫肠腔，有时也可发生在浆膜下，而突向肠腔外，肿瘤为

圆形、椭圆形或分叶状。CT 显示边界清楚类圆形低密度影，密度均匀，CT 值为负值，有助于鉴别。

4. **小肠类癌（carcinoid）**　1/4～1/3 的小肠肿瘤、40% 的小肠恶性肿瘤是神经内分泌肿瘤，而小肠类癌占类癌的 20%～30%。90% 的小肠类癌发生于末端回肠，肿瘤较小时表现为腔内结节或息肉；当肿瘤大于 2cm 时，可引起肠壁及肠系膜浸润，使肠壁增厚，发生肠粘连。小肠类癌较大时，可出现肠梗阻。类癌较小时 CT 和 MRI 都不易发现，主要表现为较小的类圆形肿块，边界清楚，周围可见放射状神经血管束，这是类癌释放的 5- 羟色胺引起的肠系膜缺血、纤维化并常见钙化，或沿肠系膜转移种植。肿瘤长入肠腔或浸润肠壁时，使肠壁局限性狭窄，引起肠梗阻及肠套叠等。

5. **小肠转移瘤**　小肠转移瘤较少见，以血行转移或直接种植转移多见（图 2-5-1-96）。

影像表现无特异性，易与 GIST 混淆，术前诊断主要依据病史。

肛管直肠 GIST 鉴别

1. **直肠癌**　黏膜起源，肠壁不规则增厚，肠腔狭窄，周围见肿大淋巴结，容易与 GIST 鉴别。

2. **恶性黑色素瘤**　发生于肛管直肠的恶性黑色素瘤，占黑色素瘤整体的 2%，黑色素细胞黑色素瘤 T_1WI 高信号、T_2WI 低信号，非黑色素细胞黑色素瘤不具有这种信号特点。强化一般均匀。

3. **前列腺、会阴病变**，直肠的 GIST 腔外生长为主时，易混淆为前列腺或会阴起源的肉瘤，MRI 多平面成像有助于病变的定位。

【合并存在于 GIST 的其他肿瘤】

GIST 同时或先后合并其他疾患的比例为 14%（6/43）～16.1%（105/603），有良性肿瘤，有恶性肿瘤。合并的恶性肿瘤以消化道的上皮性肿瘤多见，如乳腺导管癌、肾透明细胞癌、前列腺癌、子宫内膜癌。GIST 伴发的上皮性肿瘤均为独立分开的瘤体，一部分因 GIST 为首发症状或体征就诊，另一部分则是上皮性恶性肿瘤就诊，两种肿瘤体积可以相当或相差很大。GIST 合并其他肿瘤的存在，一方面要求我们仔细检查，避免漏诊、漏治；另一方面，需要与多发性 GIST、GIST 的转移或其他肿瘤的转移相鉴别，避免误诊。

【术后、GIST 生物靶向治疗后的疗效评估】

恶性 GIST 术后复发主要是瘤床和腹腔内肿瘤种植，术前和术中破裂是术后复发的主要原因；部分患者由于广泛粘连以及肿瘤播散，采用的是姑息

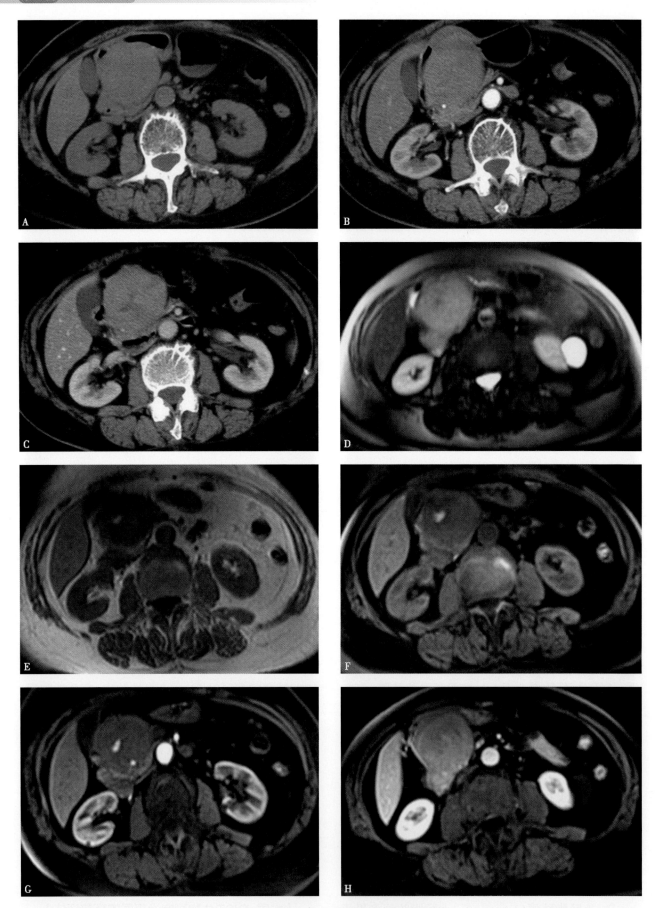

图 2-5-1-95 十二指肠神经内分泌肿瘤

女，70 岁，反复腹痛 2 年。A～C. CT 示十二指肠浆膜外肿块，约 67mm×59mm，密度均匀，增强后呈均匀强化；D～H. MRI T$_1$WI 则示肿瘤内见高信号，脂肪抑制后信号无变化，提示出血可能大；增强后除了出血部分以外其他的呈均匀强化

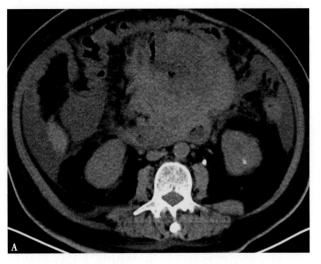
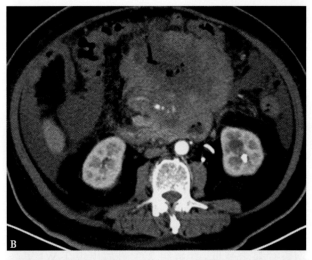
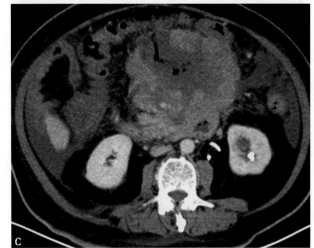

图 2-5-1-96　小肠转移瘤
男,67 岁,左肾结石术后查体发现下腹部肿块。A～C. CT
检查发现下腹部 116mm×118mm 大小的肿块,内见少许气
体,边界与小肠分界不清,合并少量腹水,增强后呈不均匀
强化

性手术或活检,以达到减瘤或明确诊断的目的。所
以在明确术后复发前,应认真对比术前的影像,了
解手术过程和手术方案。

原发性肿瘤切除后的随访方案。中高危患者每
隔 3～4 个月进行一次 CT 扫描,持续 3 年;然后每
隔 6 个月进行一次 CT 扫描,持续 2 年;以后每年一
次。对于低危或极低危患者,系统性随访应持续 5
年,每隔 6 个月进行 1 次 CT 扫描。GIST 生物靶向
治疗的适应证:①复发、转移性 GIST;②不能手术
的 GIST,包括不能切除和不能耐受的手术;③中高
危 GIST 完整切除术后;④特殊部位(幽门口、贲门、
十二指肠或直肠肛管周围)。

1. CT 表现　对生物靶向治疗后有效,高密度
不均质向低密度均质转变,CT 值显著减低,类似单
纯囊肿,肿瘤的平均 CT 值在治疗 2 个月后显著减
低(>20HU);肿瘤内的结节、血管消失;大多数转移
灶体积减小或增大,边界变清,密度变均匀。而组
织学检查未发现残留肿瘤细胞,镜下为均匀红染无
结构物。肿瘤细胞数减少、皱缩直至消失,间质的

胶原化、玻璃样变、黏液样变甚至出血。根据 Choi
等标准,完全缓解是指病灶完全消失,没有出现新
病灶;部分缓解是指大小降低超过 10% 或 CT 密度
降低超过 15%,没有新病灶,不能测量的病灶也没
有进展,但是当瘤内发生出血时可能出现假阳性。

2. PET/CT 表现　PET/CT 将 CT 提供的形态、
解剖信息与 PET 显示的功能影像相结合,互补不足,
减少了假阴性和假阳性的发生率,其特异性与敏感
性比 CT 和 PET 的单独使用均要高,能更好地显示
^{18}F-FDG 摄取的准确解剖定位,确认最佳活检部位,
改进手术治疗方案。同时,PET/CT 1 次扫描可判断
肿瘤有无转移,对于 GIST 术前的分级分期亦有重
要价值。应用甲磺酸伊马替尼治疗后早期氟[^{18}F]
脱氧葡萄糖([^{18}F]-fludeoxyglucose,^{18}F-FDG)即摄
取减少,最大摄取率降低(SUVmax)。治疗开始后
无 ^{18}F-FDG 摄取的患者预后好于残留 ^{18}F-FDG 活性
的患者;与 CT 相比,PET/CT 可以在服药 8 天后即
检测到病灶变化,早在病灶出现体积或是密度值变
化前,PET 已能灵敏地显示病灶靶向治疗的疗效。

目前,PET/CT 评价 GIST 疗效的标准没有完全统一,SUV 减小 50% 或随访中 SUV 绝对值小于 2.5 是持续有效的可靠标准。

PET/CT 可能出现假阴性,当肿瘤的病理性 ^{18}F-FDG 摄取量与周围正常软组织的生理性摄取量相似时,PET/CT 上可能显示不出 GIST 病灶;而 20% 患者 ^{18}F-FDG 摄取不足可能是临床活动性 GIST 患者显示阴性基线 PET 的原因;假阳性则主要产生于褐色脂肪、肌肉或炎症组织中,小肠的自主运动也会影响病灶的定性。

3. MRI 表现 生物靶向治疗后有效者病灶的平均直径显著减低,缓解组 2 个月后出现 T_2WI 更高信噪比,4~6 个月后血管丰富区面积减小。近年来 DWI 在 GIST 的疗效评价中发挥了越来越重要的价值。研究结果表明治疗有效组治疗前的 ADC 值显著低于反应不良组;治疗有效组治疗后 2 周 ADC 显著升高,以 $\Delta ADC_{entire}\%$ 值≥22% 为临界值预测治疗有效,敏感度和特异度分别为 0.862 和 0.800。SUVmax 从 7.7±8.1g/ml 下降到 5.5±5.4g/ml,而 ADCmin 从 $(1.2\pm0.3)\times10^{-3}mm^2/s$ 上升到 $(1.5\pm0.3)\times10^{-3}mm^2/s$,

SUVmax 与 ADCmin 有显著相关性。

4. 耐药或进展 病灶增大超过 10% 或 CT 值变化不能满足部分缓解的标准;在原来治疗有效的病灶内新出现的结节;壁内出现强化结节或原来的结节增大(图 2-5-1-97)。

都预示 GIST 患者甲磺酸伊马替尼治疗后的耐药或进展,临床上原发耐药是指在开始使用甲磺酸伊马替尼治疗后的最初 6 个月内出现了进展;继发耐药则是在开始使用甲磺酸伊马替尼治疗后的最初 6 个月后出现了进展。

【影像学方法的优选】

对于肝脏的转移性病变,MRI 优于 CT,但是对于腹腔内、网膜、系膜的转移因 MRI 空间分辨率低而不及 CT。CT 因临床广泛应用、患者的接受度高,成为评价 GIST 的标准方法,被用于 GIST 的诊断、分期和疗效评价。用于疗效评价时力求 CT 扫描方案规范、前后一致,即使用相同的层厚,增强扫描包含平扫、动脉期和门静脉期的扫描,且门静脉期的扫描要求覆盖整个腹部和盆腔。在随访复查时至少包括平扫和门静脉期的扫描。

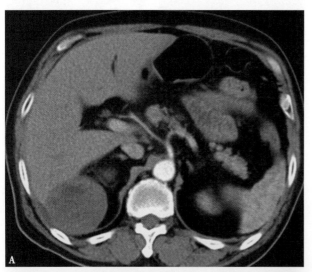

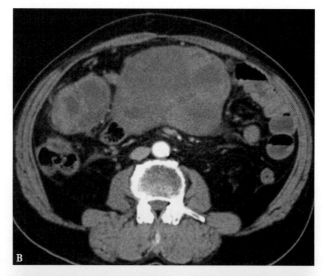

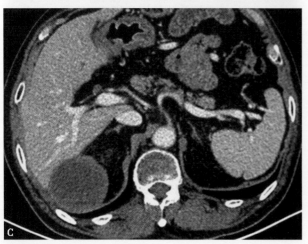

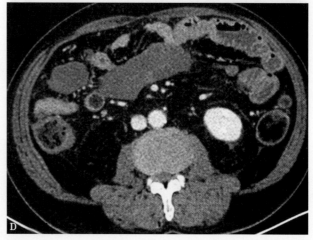

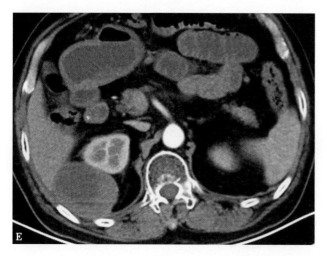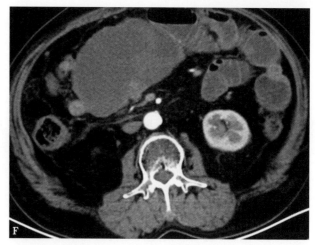

图 2-5-1-97　GIST 术后转移、耐药

男，60 岁，小肠 GIST 术后 3 年。A、B. CT 检查显示腹腔内及肝包膜下多发囊实性肿块，增强后肿瘤内出现强化结节，表明术后转移。C、D. 格列卫治疗后 1 年 5 个月，肿瘤体积缩小，瘤体内的结节消失，瘤体内高密度不均质向低密度均质转变，CT 值显著减低，表明病变缓解。E、F. 8 个月后原来的病灶增大，在原来治疗有效的病灶内新出现了结节；且壁内出现强化结节，提示出现耐药

　　MRI 检查用于肝脏转移灶的评价，或对 CT 检查有禁忌证的患者，如对比剂过敏。MRI 检查除了常规序列，需要 DWI 序列，并测量 ADC 值。

　　PET/CT 用于治疗后的早期评价，或形态学结果不能明确者。

（赵俊功）

参 考 文 献

1. Kim SW, Kim HC, Yang DM, et al. Gastrointestinal stromal tumours（GISTs）with a thousand faces: atypical manifestations and causes of misdiagnosis on imaging. Clin Radiol, 2016, 71: e130-e142.

2. Cai PQ, Lv XF, Tian L, et al. CT characterization of duodenal gastrointestinal stromal tumors. AJR Am J Roentgenol, 2015, 204: 988-993.

3. Horwitz BM, Zamora GE, Gallegos MP. Best cases from the AFIP: gastrointestinal stromal tumor of the small bowel Radiographics, 2011, 31: 429-434.

4. Yu MH, Lee JM, Baek JH, et al. MRI features of gastrointestinal stromal tumors. AJR Am J Roentgenol, 2014, 203: 980-991.

5. 何德明, 石园, 侯英勇, 等. 胃肠道间质瘤分级和分期的探讨. 中华病理学杂志, 2012, 12: 796-802.

6. Rutkowski P, Wozniak A, Dębiec-Rychter M, et al. Clinical utility of the new American Joint Committee on Cancer staging system for gastrointestinal stromal tumors: current overall survival after primary tumor resection. Cancer, 2011, 117: 4916-4924.

7. Kang HC, Menias CO, Gaballah AH, et al. Beyond the GIST: mesenchymal tumors of the stomach. Radiographics, 2013, 33: 1673-1690.

8. Fernandes T, Oliveira MI, Castro R, et al. Bowel wall thickening at CT: simplifying the diagnosis. Insights Imaging, 2014, 5: 195-208.

9. Surabhi VR, Menias CO, Amer AM, et al. Tumors and Tumor-like Conditions of the Anal Canal and Perianal Region: MR Imaging Findings. Radiographics, 2016, 36: 1339-1353.

10. Joensuu H, Reichardt P, Eriksson M, et al. Gastrointestinal stromal tumor: a method for optimizing the timing of CT scans in the follow-up of cancer patients. Radiology, 2014, 271: 96-103.

11. Dimitrakopoulou-Strauss A, Ronellenfitsch U, Cheng C, et al. Imaging therapy response of gastrointestinal stromal tumors（GIST）with FDG PET, CT and MRI: a systematic review. Clin Transl Imaging, 2017, 5: 183-197.

12. Tang L, Zhang XP, Sun YS, et al. Gastrointestinal stromal tumors treated with imatinib mesylate: apparent diffusion coefficient in the evaluation of therapy response in patients. Radiology, 2011, 258: 729-738.

13. Kalkmann J, Zeile M, Antoch G, et al. German GIST Imaging Working Group. Consensus report on the radiological management of patients with gastrointestinal stromal tumours（GIST）: recommendations of the German GIST Imaging Working Group. Cancer Imaging, 2012, 12: 126-135.

八、神经内分泌肿瘤

【概述】

神经内分泌肿瘤是一组起源于肽能神经元和神经内分泌细胞的异质性肿瘤,可发生于全身许多器官和组织,包括胃肠道、胰腺、胆管、肝、支气管、肺、肾上腺等多个部位的神经内分泌细胞,其中胃肠胰神经内分泌肿瘤最常见,占所有神经内分泌肿瘤的55%~70%,而胃肠道神经内分泌肿瘤发病部位较广,自食管、胃、小肠、阑尾、结直肠均可发病,其中又以回肠、直肠和阑尾神经内分泌肿瘤最为常见。第4版WHO消化系统肿瘤分类中,"neuroendocrine neoplasm,NEN"泛指所有源自神经内分泌细胞的肿瘤,根据核分裂象和Ki-67指数,分为G1、G2、G3三级,并提出神经内分泌瘤(neuroendocrine tumor,NET)和神经内分泌癌(neuroendocrine carcinoma,NEC)的概念,前者分级为G1、G2,后者为G3。

【临床特点】

胃肠道的神经内分泌肿瘤通常表现为与对应部位癌相似的非特异性症状,许多病变为内镜检查时偶然发现或发生转移时寻找原发病发现,功能性症状如类癌综合征发生比例较低。生化检查中血清嗜铬粒蛋白A(chromograninA,CgA)是所有胃肠道NEN必选的生化指标,有类癌综合征的患者均应行24小时尿5-HIAA的监测。

【影像检查技术与优选】

胃肠道神经内分泌肿瘤主要通过内镜诊断,内镜超声可以协助分期。造影对病变的诊断特异性不强,CT、MRI显示病变为消化道富血供肿瘤,重点评估肿瘤分期及淋巴结转移、远处转移,奥曲肽显像是常规影像检查的有力补充,PET-CT用于肿瘤的全身评估,但对于分化好的肿瘤敏感性低。

【影像学表现】

CT增强扫描显示病灶动脉期强化相对明显(图2-5-1-98),当肝脏出现多发富血供转移瘤时需考虑有神经内分泌肿瘤转移的可能。病变管壁增厚,可以外侵及淋巴结转移。

【诊断要点】

胃肠道富血供的肿瘤。

【鉴别诊断】

与癌的鉴别诊断:通常神经内分泌肿瘤动脉期强化明显。

(张红梅 叶 枫 万丽娟)

参 考 文 献

1. Schmid-Tannwald C, Schmid-Tannwald CM, Reiser MF, et al. Gastroenteropancreatic endocrine tumors. Radiologe, 2014, 54(10): 989-997.

2. Feng ST, Luo Y, Chan T, et al. CT evaluation of gastroenteric neuroendocrine tumors: relationship between ct features and the pathologic classification. Am J Roentgenol, 2014, 203(3): W260-266.

九、淋巴瘤

【概述】

消化道是淋巴瘤结外侵犯最常见的原发部位,占结外淋巴瘤的30%~40%,且以非霍奇金淋巴瘤为主,霍奇金淋巴瘤极少侵犯胃肠道。部位以胃最

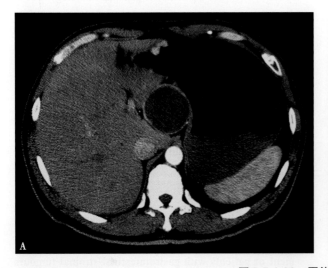
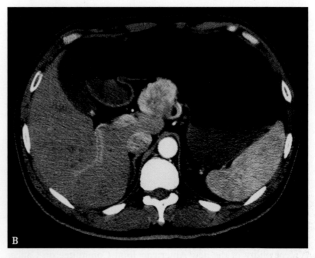

图2-5-1-98 胃体神经内分泌肿瘤

胃体小弯侧囊实性肿物,与胃壁关系密切,主体位于胃壁外,胃体下部前壁可见一明显强化腔内隆起型病变,病理提示胃神经内分泌肿瘤(G1)

多见，占47%～54%，其他部位依次为小肠、结肠，食管极少见。消化道淋巴瘤多位于黏膜固有层及黏膜下层，先沿长轴生长，再沿腔内外生长。

【临床特点】

症状常不典型，腹部不适、呕吐、腹泻，偶可触及腹部包块。

【影像检查技术与优选】

消化道造影是检查胃、小肠及结直肠的经典影像学方法，上消化道造影对于诊断淋巴瘤有重要价值，而小肠、结直肠淋巴瘤诊断，主要依靠CT，直肠MRI有一定价值，PET-CT为全身性评估的重要方法，但仍受限于其费用的昂贵。

【影像学表现】

上消化道气钡双对比造影、全消化道造影及结肠气钡双对比造影可表现为腔壁黏膜平坦（图2-5-1-99）、肿物、溃疡性病变，受累腔壁相对柔软，蠕动和收缩

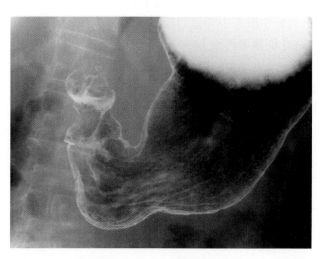

图2-5-1-99 胃淋巴瘤

胃窦部胃壁弥漫病变，病变与正常胃壁移行带不清，黏膜面大部分光整

仍可存在，病变明显时梗阻并不明显（图2-5-1-100）；当为溃疡性病变时，溃疡周围较为光滑。

CT、MRI显示胃壁、小肠壁及结直肠壁增厚，壁增厚范围较广，外膜常较光整，无明显外侵，增强扫描强化较为均匀，累及小肠时，肠管可呈囊性动脉瘤样扩张，累及回盲部时常见到肠套叠（图2-5-1-100），可伴有非引流区淋巴结肿大。

PET-CT对淋巴瘤全身侵犯的评估较为全面，病变代谢通常增高，但部分黏膜相关淋巴瘤无明显代谢增高表现。

【诊断要点】

消化道造影常表现为黏膜可无破坏，溃疡边缘较为光整，管壁柔软；CT、MRI显示管壁增厚明显，强化相对均匀，无外侵，病变明显时仍少有肠梗阻征象以及可以伴有非引流区域的淋巴结侵犯有助于诊断。

【鉴别诊断】

胃淋巴瘤需与胃癌、胃间质瘤等鉴别：通常胃癌显示胃壁明显僵硬、胃腔缩小、形态固定，而胃淋巴瘤胃壁相对柔软，可表现为胃壁黏膜展平；胃癌溃疡表现边缘不规则，淋巴瘤溃疡边缘相对光滑。当淋巴瘤表现为肿块时，需与胃间质瘤鉴别，通常后者坏死多见，可呈腔内外生长；淋巴瘤强化相对于间质瘤轻。

小肠淋巴瘤需与小肠间质瘤、小肠癌鉴别：小肠淋巴瘤肠壁较为柔软，蠕动可，病变严重时梗阻症状并不明显；小肠间质瘤常表现为肿物，坏死多见；小肠癌以肠壁增厚为主，壁僵硬，管腔狭窄可致梗阻症状。

结肠淋巴瘤需与结肠间质瘤、结直肠癌、Crohn病及肠结核鉴别：结肠淋巴瘤肠壁较为柔软，蠕动可，

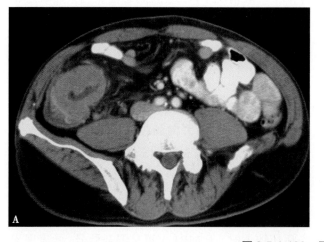
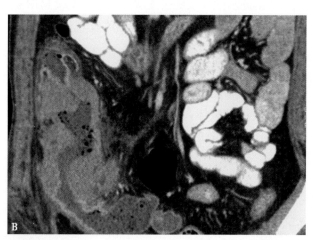

图2-5-1-100 回肠末端淋巴瘤

回肠末端管壁略不规则环周明显增厚，强化均匀，管腔无明显狭窄，回肠末端部分套入升结肠

梗阻症状不明显；结肠间质瘤常表现为肿物，坏死多见；结直肠癌肠壁僵硬、肠腔狭窄可致梗阻；Crohn 病和肠结核发病较为有特征，病变移行带不清楚。

（张红梅　叶　枫　万丽娟）

参 考 文 献

1. Chang ST, Menias CO. Imaging of primary gastrointestinal lymphoma. Semin Ultrasound CT MR, 2013, 34（6）: 558-565.

2. Boot H. Diagnosis and staging in gastrointestinal lymphoma. Best Pract Res Clin Gastroenterol, 2010, 24（1）: 3-12.

十、转移瘤

【概述】

为继发性肿瘤，以发生在小肠的多见，小肠继发性肿瘤比原发性肿瘤多 2.5 倍，无论是腹内还是腹外，转移至小肠的肿瘤均比其他胃肠道的多。转移途径包括直接蔓延、腹腔内扩散、淋巴血道转移等。

【临床特点】

可引起肠道梗阻、穿孔或肠套叠、胃肠道出血和一些非特异性胃肠道症状。

【影像检查技术与优选】

消化道造影对于受累消化道黏膜的观察有重要价值，CT 和 MRI 能够判断病变的腔外情况，同时能够发现部分原发病灶。

【影像学表现】

消化道造影通常表现为黏膜规则，肠壁外压性改变；CT 和 / 或 MRI，尤其是在增强后，能够显示病变与肠壁关系密切，但主体位于肠壁外，病变强化形式多样，部分能够发现原发病灶。

【诊断要点】

造影提示壁外或壁在性病变，CT 和 / 或 MRI 提示病变主体位于肠壁外，如果能够发现原发病变，诊断基本成立。

【鉴别诊断】

主要与原发于肠道本身的癌、间质瘤鉴别，癌通常黏膜可见破坏，间质瘤通常呈壁在性，单发多见，没有其他位置的肿瘤证据。

（张红梅　叶　枫　万丽娟）

十一、肛管及肛周少见恶性肿瘤

（一）肛周胚胎性横纹肌肉瘤

【临床与病理特点】

横纹肌肉瘤是常见的软组织恶性肿瘤，是一种生长快速的高度恶性肿瘤。儿童多发，成人少见，发病率占小儿实体恶性肿瘤的 5%～8%，占儿童期软组织肉瘤的一半以上。小儿各年龄组均可发病，发病的两个高峰期为 2～4 岁和 15～17 岁。文献中报道的好发部位依次为头面部、颈部、泌尿生殖系统、四肢、躯干部和后腹膜；肛周的横纹肌肉瘤较罕见。横纹肌肉瘤在肛门周围的表现为广泛的弥漫性肿块，边界不清，皮肤颜色正常或灰暗，疼痛不明显，无明显压痛及波动感，质地坚硬，固定。如并发感染时，可有红肿热痛症状。后期见表面溃破，糜烂，流脓水污物，味恶臭。若肿瘤侵犯直肠，则排便困难；若侵犯阴道、尿道，则有排尿困难或阴道分泌物等。肛周横纹肌肉瘤早期临床症状与肛周脓肿极为相似，常被误诊，但红、肿、痛均不明显，可不伴发热。

小儿横纹肌肉瘤以胚胎型居多，肿瘤细胞分化程度不一，肿瘤在软组织内形成包块，形状呈椭圆形、不规则形或分叶状，镜下常见在疏松釉液或水肿背景中散布中等量的较小瘤细胞，核分裂较少见。

【影像学表现】

CT 表现为肛管周围不规则肿块，边界清或不清，密度不均匀，增强扫描呈不均匀强化（图 2-5-1-101）。

MRI 表现为肛管周围不规则肿块，边界清或不清，T_1WI 呈等信号，T_2WI 呈稍高 - 高混杂信号，DWI 呈不均匀高信号，增强扫描呈渐进性不均匀强化（图 2-5-1-102）。

（二）肛管黑色素瘤

【临床与病理特点】

肛管直肠恶性黑色素瘤（anorectal malignant melanoma，ARMM）相当少见，占恶性黑色素瘤不足 4%。发病有显著的性别差异，女性较男性多见，多发生于年龄大于 70 岁的患者，大多数起源于肛管移行部。一般情况下，肛管直肠恶性黑色素瘤缺乏特异性的临床表现，便血为主要临床表现，很多患者将出血症状误认为是痔疮所致，而未引起足够重视。由于 ARMM 恶性程度极高，转移较早，在诊断时常为中晚期病变。

【影像学表现】

CT 表现：多为突向肠腔内生长的息肉状结节或较大蕈伞型肿块，呈稍低密度，密度均匀，未见钙化，增强后强化程度不一（图 2-5-1-103）。

MRI 表现：位于肛管的肿块，T_1WI 高信号，T_2WI 低或等或稍高信号，增强有一定程度强化。但当病灶较大时，于 MRI 上可呈混杂信号，此表现无明显特异性。肿瘤较大时，黑色素含量不同及是否

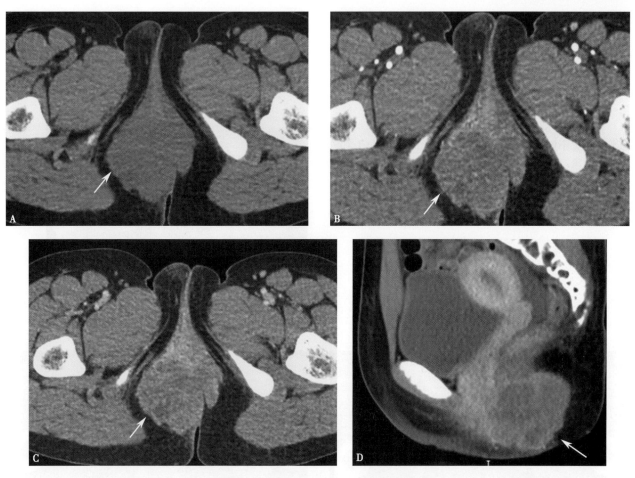

图 2-5-1-101　肛周胚胎性横纹肌肉瘤

肛管周围见不规则肿物影（白箭），边界欠清，主体位于右侧坐骨肛门窝，部分向左侧越至左侧肛周，增强扫描（B～D）后不均匀中度强化

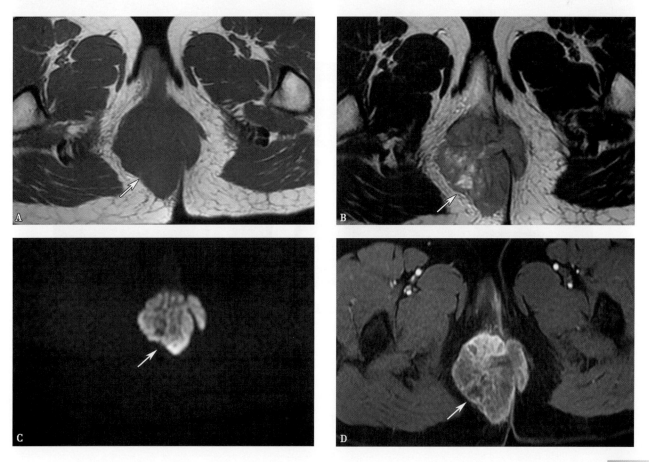

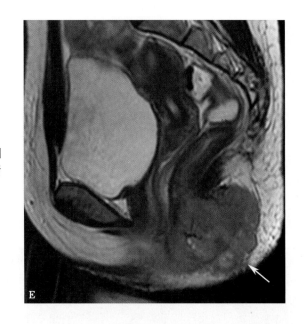

图 2-5-1-102 肛周胚胎性横纹肌肉瘤

肛管周围见不规则肿物影（白箭），边界欠清，主体位于右侧坐骨肛门窝，部分向左侧越至左侧肛周，增强扫描（B～D）后不均匀中度强化

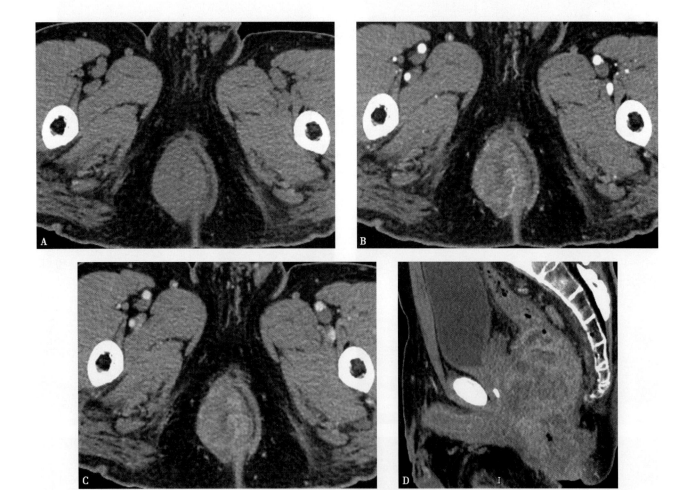

图 2-5-1-103 肛管直肠恶性黑色素瘤

直肠-肛管明显增厚肿胀并呈软组织团块向腔外突出、体积明显增大，以右侧壁为著，局部管腔狭窄，增强扫描明显不均匀强化

伴随出血决定了肿瘤的 MRI 信号的混杂特征，即 T_1WI 上以等信号为主，可见斑片和线条状高信号；T_2WI 上以稍高信号为主，可见斑片状等信号或低信号；DWI 呈高信号。增强后均呈明显强化，与发生于其他部位黏膜的黑色素瘤的 MRI 强化方式不一致（图 2-5-1-104）。

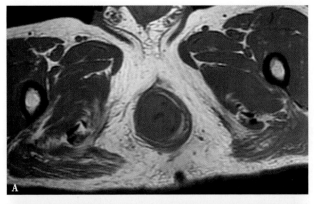
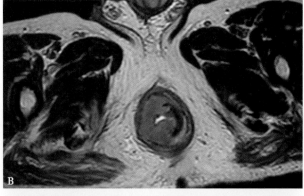
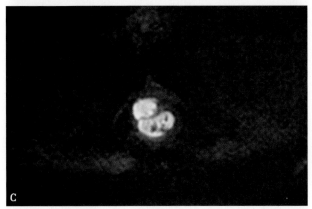
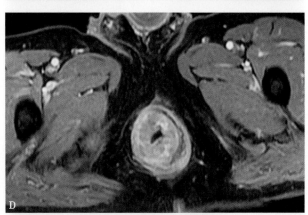

图 2-5-1-104　肛管直肠恶性黑色素瘤 MRI
直肠 - 肛管明显增厚，以右侧壁为著，局部管腔狭窄，T_1WI 呈等信号，T_2WI 呈稍高信号，DWI 呈明显高信号，增强扫描呈明显不均匀强化

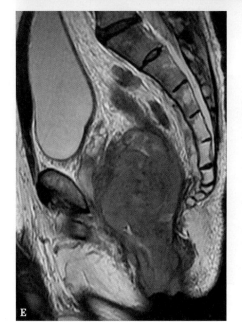

（三）肛管间质瘤

【临床与病理特点】

胃肠道间质瘤（GIST）是消化道最常见的胃肠道间叶源性肿瘤，可以定义为：除外胃肠道平滑肌肿瘤、神经鞘瘤和神经纤维瘤，遗传学上存在频发 *G-kit* 基因突变，免疫组化表达 CD117、细胞形态为梭形或上皮样，或两种细胞混合并呈束状交叉或弥漫性排列为特征的胃肠道间叶源性肿瘤。GIST 最常见的发生部位是胃和小肠，有文献将 GIST 脏器分布情况进行了总结：胃 70%，小肠 20%，结直肠 5%，其他部位（食管、阑尾、胆囊，肠系膜等）5%。发生于肛门的 GIST 非常罕见，仅占直肠肛门间叶肿瘤的 3%。直肠肛管间质瘤发病隐匿，常缺乏典型临床表现，恶性程度高、预后差、复发率较高。

【影像学表现】

MRI 表现：常表现为不规则形肿块影，边界清或不清，T_1WI 显示等信号或稍低信号，T_2W 显示高信号，增强后显示中度均匀强化，较大者呈不均匀强化，DWI 呈高信号（图 2-5-1-105）。

（四）肛管近端型上皮样肉瘤

【临床与病理特点】

上皮样肉瘤（epithelioid sarcoma，ES）是一种少见的、组织起源未定的软组织恶性肿瘤。根据肿瘤发生的部位分为近端型上皮样肉瘤（proximal-type）及远端型上皮样肉瘤（distal-type）。远端型上皮样肉瘤：发生于四肢末端者，也称为经典型。近端型上皮样肉瘤：发生于头颈部及躯干部，少见。中青年好发，单发为主，男性较女性多见，好发部位：胸壁、腹股沟、大腿及会阴等近身体中轴部位。主要

表现为皮下或深部软组织单个或多个无痛性结节状肿块，肿瘤可沿筋膜或滑膜向四周浸润生长，或呈"跳跃性"蔓延，常伴有肿物表面皮肤色素沉积斑或溃疡，甚至有患者以长期不愈的皮肤溃疡为由就诊。易误诊为良性病变，从而延误诊断和治疗，确诊需依赖病理。

典型病理：多结节状排列，结节中央常有肿瘤样坏死灶。高倍镜下肿瘤由上皮样细胞及梭形细胞两种细胞组成，两种细胞的比例在不同肿瘤的不同区域可以不同，以其中一种为主要成分，并存在中

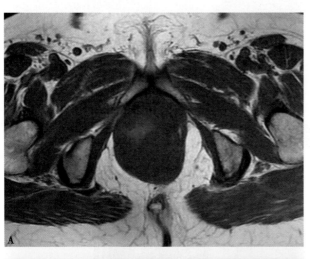

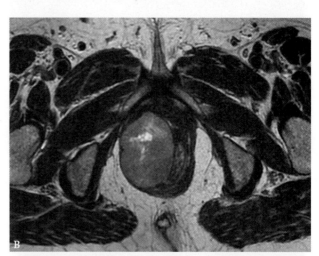

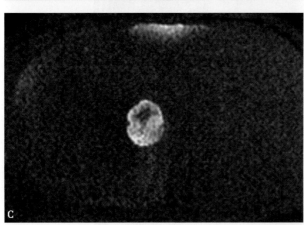

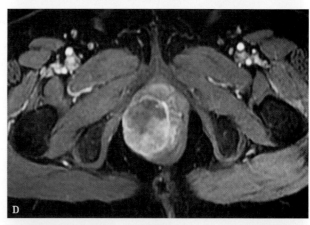

图 2-5-1-105　肛管直肠间质瘤 MRI
下段直肠 - 肛管右侧壁不规则增厚并见团块状软组织肿物形成，平扫呈等 T_1 稍长 T_2 信号，DWI 呈高信号，增强后呈欠均匀明显强化

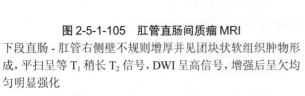

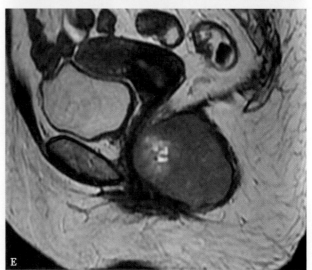

间过渡形成的细胞。两种肿瘤细胞均有明显的异型性，核分裂象易见，肿瘤细胞通常表达 Vimentin、CK、EMA、CD34，通常不表达 S-100 蛋白和 CD31。

【影像学表现】

CT 表现：单发或多发肿块，单发为主，边界不规则，常不清楚；大部分肿块较大，可达 20cm 及以上；较小的病灶边界清楚且均匀；但比其他软组织肉瘤更常出现多分叶状外观——约 87% 可出现分

叶，巨大的多分叶状肿块有助于与其他软组织肉瘤鉴别。可伴钙化，但无特异性（图 2-5-1-106）。

MRI 表现：边界清或不清，T$_1$WI 等或稍高信号，T$_2$WI 稍高信号，T$_2$WI 上信号不均，可出现出血性坏死。增强后强化不如血管源性肿瘤明显，且强化不均匀，与瘤内出血和 / 或坏死有关。淋巴结转移常见——此类软组织肉瘤的特征，且与肿瘤发生部位有关，胸壁及腹股沟区肿块更容易出现（图 2-5-1-107）。

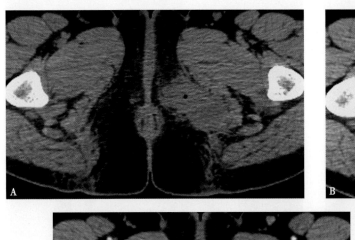
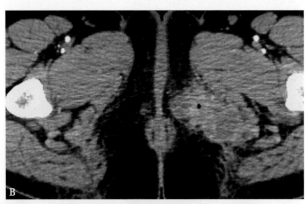
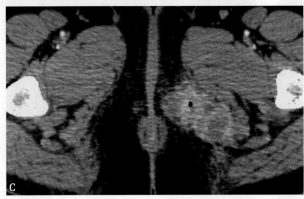
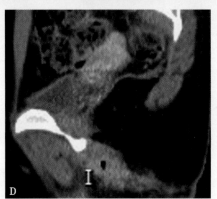

图 2-5-1-106　肛管上皮样肉瘤 CT

左侧坐骨直肠窝可见不规则团片异常密度灶，内部密度不均，可见散在积气影，增强扫描呈环形强化，中央见片状无强化区，病灶边缘毛糙，伴多发条索影，与左侧大收肌分界不清，周围脂肪间隙模糊

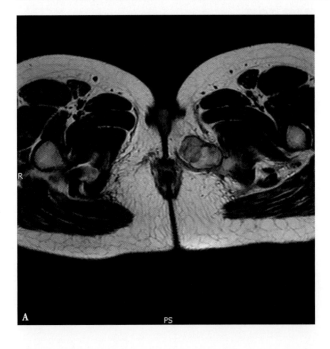
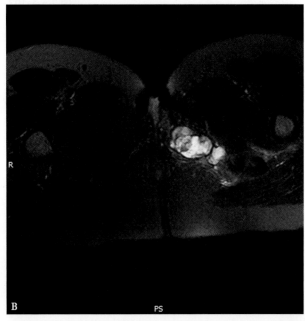

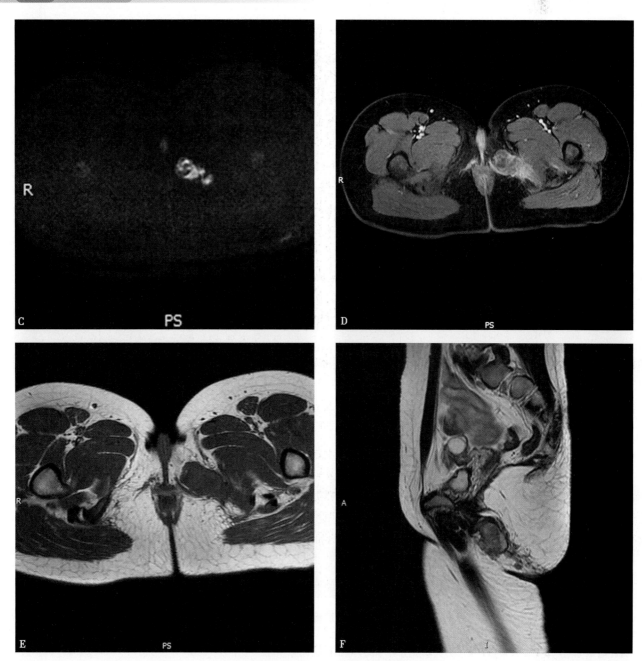

图 2-5-1-107 肛管上皮样肉瘤

左侧坐骨肛门窝至臀部见多个相互融合的结节状异常信号影，T_1WI 呈混杂等信号，T_2WI 呈混杂高信号，DWI 呈高信号，增强扫描明显不均匀强化；病灶累及左侧肛门外括约肌深部、耻骨直肠肌

（周智洋　曹务腾）

参 考 文 献

1. 邓燕芳，林祺，许东波. 直肠肛管少见肿瘤磁共振多模态表现. 中国 CT 和 MRI 杂志，2018，16：120-123.

2. 李振辉，张治平，王关顺，等. 原发性肛管直肠恶性黑色素瘤的 CT 和 MRI 表现. 放射学实践，2014，29：957-960.

3. 刘斌. 罕见直肠肛管恶性肿瘤的临床与影像学诊断. 医学临床研究，2005（7）：917-919.

4. 周智洋，刘得超. 肛管和肛周疾病的 MRI 诊断. 磁共振成像，2015（11）：868-875.

第二节　消化道良性肿瘤

一、息肉和息肉相关综合征

（一）息肉

【临床特点】

息肉是指从黏膜表面，向肠腔突出的息肉状结节的统称。息肉临床症状主要取决于发生的部位，如结、直肠息肉临床表现主要是间歇性鲜红色血便。带蒂的息肉有时可随排便脱出于肛门口，引起疼痛。

息肉合并感染时，可出现黏液便或脓血便。有的结、直肠息肉可无症状。而上消化道息肉起病隐匿，病因不明，临床表现为非特异性，诊断以内镜为准。

【病理特点】

根据病理性质可分为腺瘤性息肉、炎症性息肉、增生性息肉和错构瘤性息肉等。病理上以结、直肠息肉多见，而结、直肠息肉好发于乙状结肠和直肠，其他肠段也可发生。结、直肠息肉中以腺瘤性息肉最为多见。腺瘤性息肉组织学上可分为管状腺瘤、绒毛状腺瘤和管状绒毛状腺瘤。腺瘤性息肉的分类，也是影像诊断上区分良、恶性息肉的重要依据。内镜下息肉形态学分类常用日本山田法分为4型。Ⅰ型最多见，息肉形态呈无蒂半球形，息肉隆起与管壁黏膜间角>90°，色泽与周围黏膜相似或稍红；Ⅱ型息肉呈无蒂半球形，息肉隆起与黏膜间角<90°，表面较红，中央可见凹陷；Ⅲ型息肉无蒂，表面不规则，呈菜花样、山脉状或棒状，息肉与黏膜间角<90°；Ⅳ型息肉有蒂，长短不一，表面光滑，可有糜烂或颗粒状。

【影像检查技术与优选】

双对比造影可以清楚显示胃肠道的轮廓结构以及病变的形态特点，是息肉的首选检查方法。

由于螺旋CT扫描时间短，患者一次屏气可完成腹部较大范围的扫描。不但能够一次取得连续扫描的容积数据，而且避免了常规CT机多次间断屏气扫描所引起的漏层和漏诊，使CT检出胃肠道细小病变成为可能。高场MRI也可以进行腹部的薄层容积扫描。CT、MRI仿真内镜的主要优点是非创伤性，不用插入任何器械，而且可观察肠腔狭窄部近侧的情况。对于不能耐受纤维结肠镜或钡剂灌肠的患者，仿真内镜也是一种重要的补充性检查手段。仿真内镜因不能做活检及治疗，而且尚处于发展阶段，其敏感性和特异性仍待进一步研究及提高。随着硬件设备和智能化软件的发展，螺旋CT以后的趋势是选择最低程度的肠道准备以提高依从性、实行低剂量方式扫描以减低辐射、应用计算机辅助诊断以提高诊断速度和准确率，在结、直肠病变的早期诊断方面发挥优势。

息肉一般不必应用血管造影检查方法。有关结、直肠息肉血管造影的报道，多数是在对下消化道不明原因出血的患者，进行肠系膜上、下动脉造影时，发现结、直肠息肉合并出血。

【影像学诊断】

1. 钡剂造影表现　双对比造影或稀钡钡剂灌肠检查（适当配合压迫法检查），无蒂息肉于正位上表现为圆形或椭圆形环形影或钡剂充盈缺损影，边缘光滑。直径大于2cm的息肉，边缘可光滑，也可出现分叶，表面可见颗粒状改变（图2-5-2-1）。于切线位上，息肉表现为半球形，基底宽或窄，基底部所附着的肠壁无凹陷或切迹。宽基的息肉基底部与毗邻的肠壁交界部呈钝角改变。窄基的息肉其交界部则为锐角。带蒂息肉的蒂部较长时，则因息肉平置于消化道黏膜面，可显示息肉及其蒂部清楚光滑的轮廓。短蒂息肉于双对比造影上，可见息肉轮廓的环形影内，出现另一个反映蒂部轴位相的小环形影（图2-5-2-2），类似靶心的形态。透视下改变患者体位，可见带蒂息肉移动。

2. 血管造影表现　血管造影动脉期，息肉如有出血，则所在部位见致密对比剂外渗。较大的息肉于血管造影的实质期，可见息肉呈结节状的密度增高影，边界清楚。这是由于息肉血供丰富所致。

3. 螺旋CT表现　螺旋CT扫描后的容积数据可以进行多种形式的后处理。

（1）多层面重建技术（multiple planner reconstruction，MPR）：将容积扫描的数据经小间隔的重建处理，以病变段为中心，层厚1~2mm，逐层进行轴位、冠状、矢状的二维重建图像，并沿局部肠腔行程方向重建曲面的图像，可清晰显示黏膜皱襞、肠壁及肠壁内、外情况。息肉表现为肠腔内表面的息肉状隆起病变，均匀软组织密度，边缘光滑，息肉与毗邻肠壁的交界处呈钝角或锐角改变，毗邻肠壁无增厚（图2-5-2-3）。增强扫描见息肉呈均匀性强化，息肉轮廓显示更加清楚。MPR的图像对于息肉病变

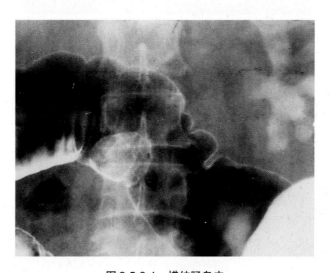

图2-5-2-1　横结肠息肉
结、直肠双对比造影，边缘光滑的类圆形充盈缺损，右侧边缘光滑，左侧边缘分叶

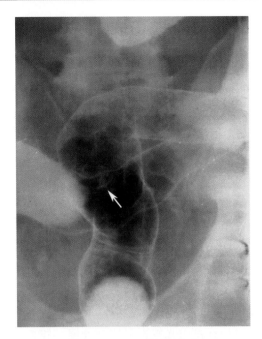

图 2-5-2-2 乙状结肠息肉
结、直肠双对比造影，息肉轮廓与蒂部轴位重叠呈双环形影，类似靶心形态

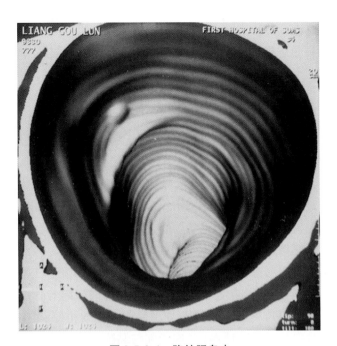

图 2-5-2-4 降结肠息肉
CT 仿真内镜，降结肠小息肉突入腔内，边缘光滑，直径约 7mm，经电子结肠镜及病理证实

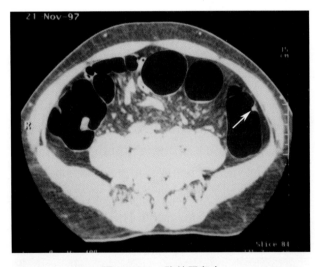

图 2-5-2-3 降结肠息肉
螺旋 CT 横断平扫，降结肠前壁小息肉隆起，息肉与毗邻肠壁的交界呈钝角，邻近肠壁无增厚，经电子结肠镜证实

具有良好的密度分辨率，有利于病变与非病变鉴别。其缺点是立体观不强。

（2）CT 仿真内镜（CT virtual endoscopy，CTVE）：可观察肠腔的内表面及肠腔宽窄情况。还可通过工作站用电影功能连续依次回放图像，获得类似内镜进动、转弯进行观察的效果。文献报道，螺旋 CT 仿真内镜能发现直径 5mm 的息肉。作者使用 CT 仿真内镜成像，发现的结、直肠息肉最小的直径为 7mm（图 2-5-2-4），并经电子结肠镜证实。CTVE 虽然能

很好地表现息肉病变的腔内三维结构，但其缺点是成像为人工伪彩色，不能发现息肉表面的糜烂、出血，区分小的良、恶性结、直肠息肉仍有局限性。

（3）空气投影成像（air cast imaging，ACI）：可以得到类似肠腔"充盈"的影像，也称三维表面覆盖成像。一般初步作定位诊断，防止病变漏诊；局部放大和多角度旋转，可更好地显示息肉病灶形态特点。其缺点是如果贴近息肉旁边有小肠或大肠遮盖，息肉难以完整显示，影响诊断。

（4）透明显示法（raysum）：也是采用表面覆盖成像技术，同时使用特殊透明重建技术，获得与双对比造影类似的透明图像。SSD 和 raysum 只利用了一部分信息，不利于病变细节显示。

4. MRI 表现 MR 仿真内镜（magnetic resonance virtual endoscopy，MRVE）是进行结、直肠 MR 薄层无间隔三维容积数据采集，并进行相应图像后处理，获得内镜样的结、直肠影像的技术（图 2-5-2-5）。检查时用气体或液体对比剂（空气、水或低浓度的 Gd 水溶液等）灌肠以保持肠管的扩张状态，同时提高信号对比（黑腔法或白腔法），以便更好地显示结、直肠病变。在 MRVE，结、直肠息肉表现为圆形或卵圆形腔内结节隆起，表面多光滑整齐，较大者可有分叶状改变。MRVE 对于显示大于 10mm 的结肠息肉的敏感性为 96%，特异性为 93%；而对于直径 6～10mm 者，其敏感性为 80%。

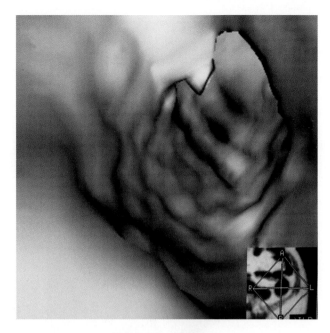

图 2-5-2-5　结肠息肉
MR 仿真内镜显示结肠小息肉突入腔内，边缘光滑，经电子结肠镜及病理证实

【诊断要点】

于正位上表现为圆形或椭圆形环形影或钡剂充盈缺损影，边缘光滑。于切线位上，息肉表现为半球形，基底宽或窄，基底部所附着的肠壁无凹陷或切迹。宽基的息肉基底部与毗邻的肠壁交界部呈钝角改变。窄基的息肉其交界部则为锐角。透视下改变患者体位，可见带蒂息肉移动。

【鉴别诊断】

胃肠道息肉 X 线鉴别诊断的主要问题是息肉是否有恶变。息肉恶变与下列因素有关：

1. 息肉轮廓与大小的关系

（1）多数良性息肉轮廓光滑，直径 1~2cm，而恶性息肉则轮廓不规则，直径多大于 2cm，但也并非都如此。因为文献报道的 26 例直径≤2cm 的结、直肠恶性息肉中，轮廓光滑的却占 13 例（50%），其中 5 例直径＜1cm 的恶性结、直肠息肉，其轮廓全都是光滑的（图 2-5-2-6）。因此，就直径≤2cm 的结、直肠息肉而言，切不能单凭轮廓光滑而诊为良性，而应以其他 X 线征象综合分析。

（2）息肉小（直径≤2cm，甚至＜1cm）而轮廓不规则，是恶性息肉的重要征象（图 2-5-2-7）。

（3）息肉大（直径＞2cm 或以上）而轮廓光滑，是良性息肉的重要诊断征象。

2. 息肉基底部肠壁的"切迹征"　在无蒂息肉双对比造影的切线位照片上，恶性息肉 82.3% 见基底部肠壁有凹向肠腔方面的切迹，称基底部肠壁

"切迹征"（图 2-5-2-6）。而结、直肠良性息肉仅 5.2% 出现基底部肠壁"切迹征"。因此，息肉基底部肠壁"切迹征"，是诊断恶性息肉的重要征象。"切迹征"产生的原因可能是结、直肠充气扩张后，邻近正常的结、直肠壁充分扩张，而恶性息肉基底部所在的局部肠壁，因癌性浸润而扩张受限，从而出现基底部肠壁切迹。

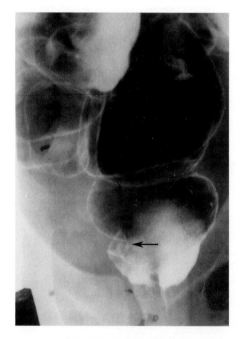

图 2-5-2-6　直肠息肉恶变
结、直肠双对比造影，直肠右侧壁半球形隆起，边缘光滑（箭头），病变基底部肠壁"切迹征"，病理证实为恶性息肉

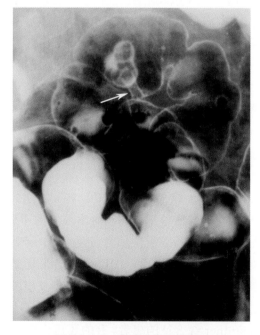

图 2-5-2-7　直肠息肉部分恶变
结、直肠双对比造影，乙状结肠带蒂息肉，头部癌变（病理证实），但其轮廓分叶状，蒂部光滑，病理证实无癌变（箭头）

3. 带蒂息肉癌变的征象　文献报道，直径>1cm 的结、直肠恶性息肉中，带蒂的占 37.5%。可见，带蒂息肉发生癌变并不少见。双对比造影上带蒂息肉癌变表现为息肉体部轮廓呈不规则分叶（图 2-5-2-7）。带蒂息肉癌变首先从息肉的体部开始，很少再往蒂部侵犯。若蒂部也被癌变侵犯，蒂部也可出现不规则的小结节状突起（图 2-5-2-8）。带蒂息肉癌变，既可发生于短蒂的息肉，也可发生于长蒂的息肉，甚至蒂部长达 4cm 的息肉也可癌变。

此外，无蒂息肉中心有凹陷（溃疡）、息肉于追查中增大较快等表现，也是提示息肉癌变的 X 线征。多发性息肉，尤其是成年人中的家族性息肉病患者，恶变率很高。

（二）息肉相关综合征

胃肠道广泛出现数目非常多的息肉，并具有其特殊的临床表现，称为息肉综合征，应与一般的息肉相区别。

1. 家族性腺瘤性息肉病（familial adenomatous polyposis）　本病是一种遗传性疾病，由位于染色体 5q21 的肿瘤抑制基因 APC 变异引起，属常染色体显性遗传。发病年龄多在 20～30 岁。息肉随年龄增长而增多。其主要临床表现为：

（1）腺瘤性息肉数目至少有 100 个。实际临床上见到的本病患者很少有少于 300～400 个，往往是成千个息肉遍布整个结、直肠各段。而一般的多发性息肉很少超过 50 个。因此，病理上以 100 个结、直肠息肉作为区分本病与多发性息肉的界线。

（2）本病有明显的家族性，患者家族中，其子女约半数也有患病史。

（3）本病结、直肠息肉不可避免地会发生癌变，故本病属癌前病变，因此建议进行预防性结直肠切除（图 2-5-2-9）。

（4）本病不但可在结、直肠发生腺瘤性息肉，也可在十二指肠、回肠和胃出现腺瘤性或错构瘤性息肉。

2. Gardner 综合征　本病是一种家族遗传性疾病，与家族性腺瘤性息肉病没有本质上的不同，也可以发生结、直肠腺瘤性息肉病及胃、小肠多发性腺瘤性息肉。但是，诊断 Gardner 综合征还必须同时伴有颅骨或下颌骨的多发性骨瘤，以及皮肤多发性表皮囊肿。

Gardner 综合征的患者，有的还可出现牙齿异常、肝母细胞瘤、腹壁和肠系膜纤维瘤病，以及壶腹部周围腺瘤或腺癌等。

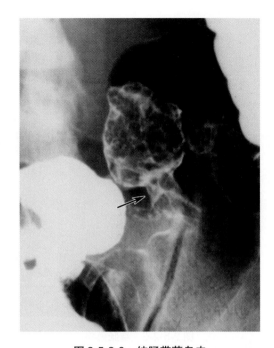

图 2-5-2-8　结肠带蒂息肉

结、直肠双对比造影，头部及蒂部（箭头）均为不规则结节状改变，手术病理证实头部及蒂部均有癌变

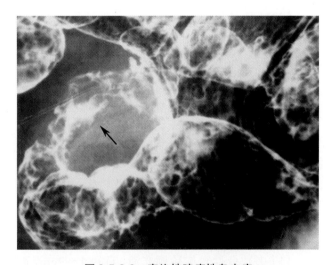

图 2-5-2-9　家族性腺瘤性息肉病

结、直肠双对比造影，结肠弥漫分布小息肉，部分肠段不规则狭窄（箭头），病理证实有癌变

本病的结、直肠腺瘤性息肉病也属于癌前病变，如不及时治疗，最终会发生癌变。

3. Turcot 综合征　本病为常染色体隐性遗传疾病，表现除结、直肠多发性腺瘤外，还同时伴有中枢神经系统的胶质瘤。

4. Peutz-Jeghers 综合征　本病是一种家族性遗传性疾病，其结、直肠息肉病的息肉较小，数目较少，且无临床症状。患者的上、下唇及口周、口腔颊部、牙龈黏膜常见有黑色或褐色的色素斑。其他皮肤部位也可出现上述色素斑（图 2-5-2-10A）。除结、直肠外，其余胃、小肠也可发生息肉（图 2-5-2-11～

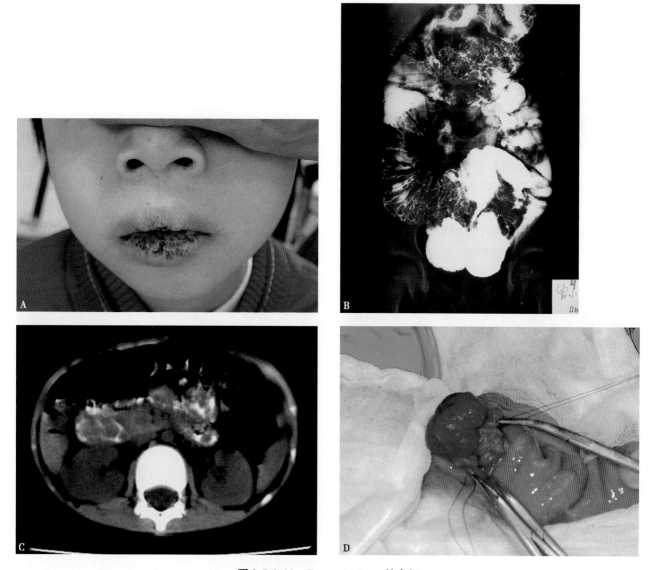

图 2-5-2-10　Peutz-Jeghers 综合征

A. 患者嘴唇色素斑；B. 钡餐造影显示小肠肠腔内多发类圆形充盈缺损；C. CT 平扫显示肠腔内多发类圆形充盈缺损；D. 手术切除标本显示小肠肠腔内大小不等息肉

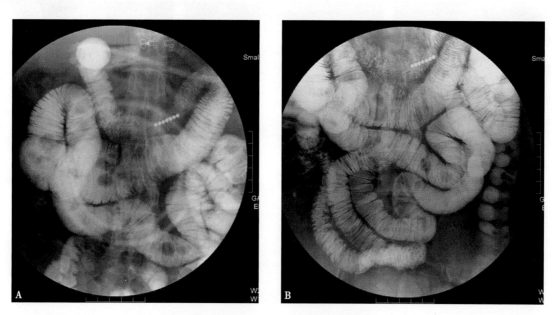

图 2-5-2-11　Peutz-Jeghers 综合征

小肠双对比造影，空肠及回肠多发类圆形充盈缺损

图 2-5-2-13）。本病病理上是一种良性非增生性错构瘤，很少发生恶变。

5. 幼年性息肉病综合征（juvenile polyposis syndrome，JPS） 本病是一种常染色体显性遗传疾病，已知与 BMPR1A 和 SMAD4 基因突变有关。大多在儿童时期发病。息肉多发生在大肠，以右半结肠多见，但小肠和胃可同时有息肉存在。胃的息肉以胃窦部多见。胃肠道的息肉多在 1～3cm 大小，并且多有长蒂或短蒂，少数呈宽基底蒂。200～300 个不等。患儿多有腹痛、腹泻、黏液血便及营养不良，或伴有先天性心脏病，脑积水等先天性畸形。该息肉的组织学特性属错构瘤。由于息肉蒂内无肌层，故息肉蒂易扭转、缺血、坏死。大多数 JPS 息肉是良性的，但也有可能发生恶性转化。

6. Cronkhite-Canada 息肉病 本病为弥漫性全胃肠道息肉病，同时伴有失蛋白性肠病、指（趾）甲萎缩、皮肤色素斑和脱发。组织学上，本病的息肉由被明显水肿的固有膜所包绕的囊状扩张小管所组成。不属于腺瘤性息肉，故不发生癌变。

7. PTEN 错构瘤综合征（PHTS） 由 *PTEN* 基因突变而引起的常染色体显性遗传疾病，包括 Cowden 综合征和 Bannayan-Riley-Ruvalcaba 综合征（BRRS）。

（1）Cowden 综合征：表现为结直肠多发性错构瘤息肉病、面部小丘疹、肢端角化病和口腔黏膜乳

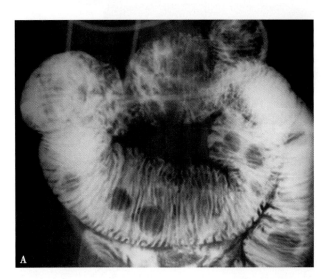
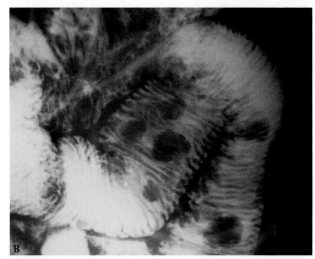

图 2-5-2-12 Peutz-Jeghers 综合征
空肠多发类圆形充盈缺损，大小不等

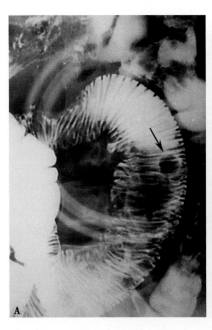
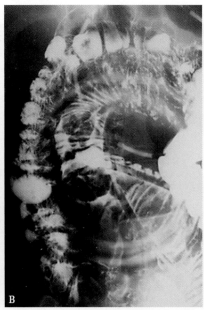
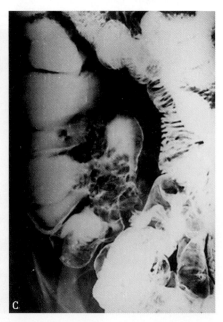

图 2-5-2-13 Peutz-Jeghers 综合征
空肠、回肠及回盲部多发类圆形、不规则形充盈缺损

头状瘤。发病年龄为13～65岁，以25岁前多见，男女之比为1∶1.5。本征合并恶性肿瘤的发生率高达40%，主要为乳腺癌、甲状腺癌等。

（2）Bannayan-Riley-Ruvalcaba综合征：表现为结直肠息肉病、大头畸形、脂肪瘤病、血管瘤病和生殖器着色斑病为主要的临床特征。

8. MUTYH相关性息肉病　是由于MUTYH基因突变导致的常染色体隐性遗传病，与家族性腺瘤性息肉病的表现非常相似，也属于癌前病变，如不及时治疗，最终会发生癌变。

9. 丝状息肉病　本病是结、直肠慢性炎症，引起结、直肠黏膜炎症性增生或再生，形成柱状肉芽肿，呈分支状改变。钡剂灌肠上表现为多发性的长条状或分支状息肉样改变。

10. 遗传性混合息肉病综合征（HMPS）　是一种罕见的常染色体显性遗传病，已知与GREM1基因突变有关。其特征性表现为多发性结、直肠息肉混合存在，包括青少年时期形成的腺瘤性息肉、错构瘤性息肉和增生性息肉。患者通常无症状，因此需要进行筛查。

二、消化道腺瘤

起源于消化道黏膜上皮的良性肿瘤有腺瘤性息肉（adenomatous polyp, adenoma）和绒毛状腺瘤（villous adenoma）。两者均有恶变倾向，值得临床注意。

（一）腺瘤性息肉

【概述】

腺瘤性息肉不多见，占胃息肉＜10%，发生于十二指肠的腺瘤更少见，好发于胃窦部、十二指肠第一部或第二部，大多为单发，直径1～2cm大小，但亦可有多发且较大者，带蒂或不带蒂，以带蒂者较多见。病变呈圆形或椭圆形，表面并不光整，呈小分叶状。多发者见于息肉综合征，例如家族性腺瘤性息肉、Peutz-Jeghers综合征，也可能全胃肠道腺瘤同时存在。另外大多数结直肠癌被认为是在良性腺瘤性息肉内出现的，这种腺瘤性息肉在多年的过程中发展缓慢。腺瘤的大小与恶变关系极为密切，直径＜5mm被视为临床上不重要的因素，直径＞2.0cm的腺瘤恶变率极高，应尽早切除。

【临床特点】

大多数胃十二指肠腺瘤患者并无临床症状，仅是在做胃肠造影或内镜检查时被偶然发现，或表现为普通的消化道症状，如上腹不适、恶性、隐痛等。少数腺瘤因其特殊的生长部位可引起相应的临床

症状，幽门部带蒂腺瘤可脱入幽门管或十二指肠及自行回复，造成发作性幽门痉挛或梗阻现象；位于贲门附近的腺瘤阻塞贲门口可产生吞咽困难症状；十二指肠乳头部腺瘤也可引起胆胰管阻塞，出现阻塞性黄疸；回盲部腺瘤可导致肠套叠；较大的腺瘤表面有糜烂或溃疡时可有上胃肠道出血症状。

【影像检查技术与优选】

低张双对比造影对消化道腺瘤的发现和诊断极为有利，在充气的胃十二指肠腔内可直接显示病变的多种征象。当十二指肠肿瘤以阻塞性黄疸就诊时，CT为首选方法，它能显示胆系扩张，有助于判断肿瘤与肠道及邻近脏器的关系。CT虚拟结肠镜检查是发现结直肠腺瘤的有效工具，可发现位于结肠褶皱后面的腺瘤，这种病灶在光学结肠镜检查中容易遗漏，这对于筛查结直肠癌有重要意义。

【影像学表现】

1. 消化道造影表现

（1）单发腺瘤腔内圆形或椭圆形小结节样充盈缺损，轮廓清楚，表面有细网格状钡影，边缘锐利，少数呈波浪状（图2-5-2-14）；远侧壁病变可见带悬滴（hanging droplet sign）的"环影"。

（2）带蒂腺瘤，当蒂部处于切线位时，可示蒂部形态；处于轴位时可示同心双环影，内环即为蒂部。或表现为"网球手帽征（bowler hat sign）"或"墨西哥帽征（Mexican hat sign）"（图2-5-2-15）；充盈加压像或胃肠蠕动时，腺瘤位置、形态均可有一定改变；幽门前区的带蒂腺瘤亦可进入十二指肠出现"脱垂征（prolapse sign）"。

（3）有糜烂或溃疡时，表面显示钡斑与龛影，肿瘤区域黏膜皱襞消失，但周围黏膜正常，管壁柔软无浸润，蠕动存在。

2. CT表现　直接CT征象为局部肠腔内软组织肿块，肿块较大时可有分叶，密度均匀，边缘光滑或欠光滑，境界清晰，周围肠壁无增厚，增强后均匀轻中度强化；肿块内若有气体及对比剂存在，则提示溃疡形成。十二指肠乳头部腺瘤可见胆总管及胰管扩张，呈现"双管征"，为独特的间接征象。

3. MRI表现　肠腔内小结节或类圆形等T_1等T_2或稍长T_2信号，边界清楚，边缘光滑，不伴有肠壁的增厚，增强后中等程度强化。较小的腺瘤需要与息肉样增生做鉴别。

【诊断要点】

1. 消化道造影表现　腔内圆形或椭圆形小结节样充盈缺损，轮廓清楚。

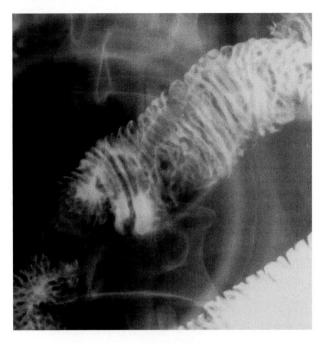

图 2-5-2-14 十二指肠降部腺瘤（山田Ⅳ型）
双对比像显示十二指肠降段内侧腺瘤，表面光滑，边缘锐利

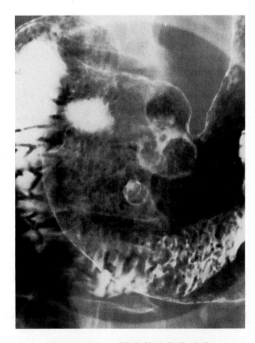

图 2-5-2-15 胃窦前壁多发腺瘤
双对比像示胃窦部一大、一小两个腺瘤样息肉，大者带蒂，表面呈结节样。小者无蒂，呈"网球手帽征"

2. **CT/MRI 表现** 局部肠腔内软组织肿块，可有分叶，密度及信号均匀，边缘光滑，周围肠壁无增厚，增强后均匀轻中度强化。十二指肠乳头部腺瘤可见胆总管及胰管扩张，呈现"双管征"，为独特的间接征象。

【鉴别诊断】

消化道内镜及活检可对胃腺瘤与增生性息肉及隆起Ⅰ型早期胃癌作出鉴别，还可做腺瘤摘除术。

发生于十二指肠第一部的腺瘤则需与布氏腺增生作鉴别，后者常是多发的。

（二）绒毛状腺瘤

【概述】

消化道绒毛状腺瘤的发病以大肠最多见，其次为十二指肠，胃较少见。绒毛状腺瘤实质是腺瘤的一种类型。大体形态上绒毛状腺瘤较其他腺瘤为大，直径 3～9cm 大小，甚至有更大者。质软，表面有多数叶状突起呈绒毛状，大多为单发，但也有多发者，偶有胃绒毛状腺瘤病变广泛，多个巨大腺瘤病灶分布在胃窦前、后壁及贲门等处。

【临床特点】

其形态特殊，易引起出血症状及极高的恶变危险性，值得引起重视。

【影像检查技术与优选】

由于十二指肠绒毛状腺瘤好发于第二段 Vater 乳头处，如引起胰、胆管出口受阻，因此 CT 为首选的检查方法。

【影像学表现】

1. **消化道造影检查** 可见绒毛状腺瘤呈珊瑚样漂浮于胃腔内，极具特征性。或显示为较大息肉样肿块，边缘分叶，呈羽毛状、肉芽状或"皂泡样（soap bubble）"。肠壁柔软，透视下亦可见肿块在肠腔内摆动现象。

结肠绒毛状腺瘤造影表现分为菜花型，息肉型和地毯型，菜花型瘤体较大，表面不光滑，有绒毛状凸起，基底较宽，常见生长于肠壁一侧，局部肠管壁不规则，肿物基底多有凹陷；息肉型绒毛状腺瘤较小，表面较光滑基底较窄，常有蒂，活动度大，与肠管壁分界清晰，病变处肠壁无明显受累征象；地毯型表现为沿肠管长轴走行的不规则管壁增厚，僵直，伴局限性肠腔狭窄，扩张受限，病变表面呈颗粒样凸起，并有融合。

2. **CT 表现** 可表现为肠壁不规则增厚，部分为肿块突入肠管内，肿物基底较窄，局部肠壁凹陷，肠外无肿大淋巴结。或表现为菜花样，但瘤体及管壁均较柔软。

3. **MRI 表现** 见肠腔内肿物，可伴有肠周脂肪间隙变浅或消失。

【诊断要点】

双对比造影：肿瘤表面不光滑，有绒毛状的突起。肿瘤活动度大，病变处肠壁可见凹陷，无明显的受累征象等。由于肿瘤质地较软，在结肠气钡双重对比造影中，肿瘤大小形态可随不同程度的充气量及肠管舒缩而有所改变,如见绒毛状腺瘤呈珊瑚样漂浮于胃腔内,是本病的重要 X 线征象。

CT、MRI 的主要诊断依据是肠壁的形态、厚度及腔内软组织肿块影,横断面扫描有利于观察肿瘤与肠腔的关系,可以判断肿瘤对肠壁及邻近结构的侵犯,以及盆腔内是否有淋巴结转移。

【鉴别诊断】

1. **菜花型腺瘤**　在肿瘤较大时应与癌相鉴别,息肉型或较小的腺瘤因绒毛不明显,又要和良性息肉相区分。长段地毯型腺瘤钡剂充盈时造成的肠壁明显不规则,非常类似于溃疡性结肠炎。除此之外,绒毛状腺瘤还要同其他良性腺瘤、早期腺癌、脂肪瘤等相鉴别。

(1)腺癌通常表现为不规则的充盈缺损,黏膜皱襞破坏。局部肠壁僵直,结肠袋消失,肠管可狭窄,病变部可有龛影。结肠息肉常常为多发或弥漫分布,或密布一处,可有家族史。以腹痛、血便为常见症状。

(2)溃疡性结肠炎除了具有炎性病变的常见症状外,X 线造影常见有激惹征象。

(3)其他良性腺瘤多呈球形或椭圆形,表面光滑,多为 0.2～2.5cm 大小,大多带蒂。绒毛状腺瘤与管状腺瘤两者均多发生于直肠及乙状结肠。管状腺瘤多在 1cm 以下,表面较光整。绒毛状腺瘤多在1cm 以上。脂肪瘤较软,亦可随着肠管充气量的多少而出现形态改变,且脂肪瘤密度低,表面较光滑,边缘锐利。

2. **单发腺瘤**　需要与腔内型间质瘤和内翻型憩室进行鉴别。

(1)间质瘤:钡剂造影表现为类圆形或椭圆形充盈缺损,边缘光滑,少数由于肿瘤的牵拉显示类似"蒂"的表现(图 2-5-2-16),与腺瘤很难鉴别。在CT 上间质瘤常表现为富血管肿瘤。

(2)内翻型憩室:憩室如果套入肠腔内,小肠钡剂造影表现为椭圆形或长条形充盈缺损,边缘光滑(图 2-5-2-17),与腺瘤很难区别。但发生在回肠的单发腺瘤非常少见。

三、消化道平滑肌瘤

【概述】

平滑肌瘤(leiomyoma)是临床上最常见的消化道良性肿瘤,未见转移案例报道。多发生于食管,好发于食管远段 1/3,胃多见于贲门;发生于大肠的平滑肌瘤不像上胃肠道那样常见,好发于直肠和乙

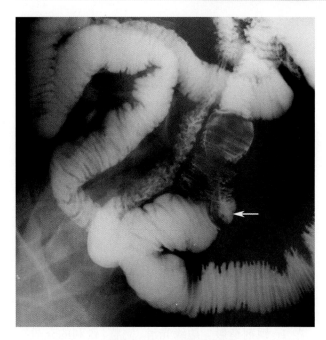

图 2-5-2-16　小肠间质瘤
小肠类圆形充盈缺损,边缘光滑锐利,有蒂与肠壁相连

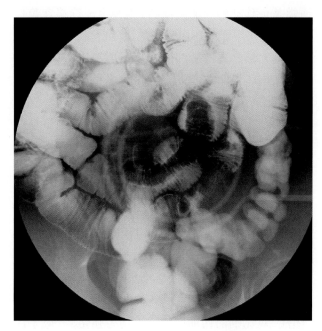

图 2-5-2-17　Meckel 憩室(内翻型)
回肠长条形充盈缺损,边缘光滑锐利

状结肠,多为单发。大多数起源于管壁的平滑肌,偶尔来自黏膜下或血管的平滑肌。食管平滑肌瘤大多数病变来自固有肌层,其中 80% 发生在壁内,7%发生在食管外。

【临床特点】

临床表现没有特异性,病程较长,瘤体较小时常无症状,常偶然发现,肿瘤较大可引起消化管腔狭窄、梗阻。食管平滑肌瘤可引起胸骨后胀痛不适或喉部异物感,偶有进食梗阻感或吞咽困难等症状;

肿块压迫气管时可引起呼吸道症状，以儿童常见。平滑肌瘤与多种其他良性食管疾病有关，如贲门失弛缓症，其他运动障碍，食管憩室和胃食管反流。最常见的相关病症是食管裂孔疝，在 4.5%～23% 的平滑肌瘤患者中发现。

【影像检查技术与优选】

消化道钡餐检查是诊断本病的主要方法和首选检查手段。较大的肿瘤或向壁外生长的肿瘤可借助 CT 检查，了解其大小、形态、边缘、密度及与邻近脏器的相互关系。与 CT 一样，MRI 可以描绘消化道壁的厚度，并说明肿瘤在胸部和腹部的受累情况。并有助于评估食管外肿瘤和排除可能导致类似临床表现的其他纵隔肿块。

【影像学表现】

1. **钡剂造影**　边缘光滑、完整、锐利的充盈缺损，可呈圆形、卵圆形或分叶状；切线位观察显示为半圆形凸向腔内的阴影，与消化管道呈钝角；肿块通常是可移动的和非阻塞的，很少出现近端食管扩张。结肠平滑肌瘤可向壁外生长，或呈有蒂息肉状。当钡剂大部分通过后，肿块上、下方消化道收缩，肿块处钡剂环绕涂布，其上、下缘可见弓状或环形，即"环形征"（图 2-5-2-18）。肿块局部黏膜皱襞完整，但可变细变浅，甚至平坦消失。少部分病例黏膜面糜烂或溃疡形成，黏膜线不光整，见小龛影。

2. **CT 表现**　一般为腔内边界光滑的软组织肿块，密度均匀，也可见囊变，黏膜无破坏，有时病灶内可伴少许点状钙化影，肿块与周围组织分界清晰；食管平滑肌瘤可轻度压迫、推移邻近气管；胃平滑肌瘤多位于贲门，可为腔内、腔外或混合型肿块；边缘可光整或呈分叶状（图 2-5-2-19）。增强扫描大部分为均匀强化；较大的平滑肌瘤强化效果明显，在"团注"对比剂的初期可出现不均匀强化，一般于注射 1～2 分钟后，在毛细血管期达到高峰，CT 值平均比平扫时增高 1～1.5 倍。周围淋巴结不肿大。

3. **MRI 表现**　所有序列均显示为均质信号肿瘤，可见食管或胃壁增厚和相应的管腔狭窄。在 T_2WI 上，与肝脏相比，肿瘤呈均质稍高信号；在 T_1WI，与肝实质相比，肿瘤呈低信号；在 T_2 加权 HASTE 图像上，肿瘤在信号强度上与肝脏相似；在脂肪饱和的 T_1 加权图像上，与肝脏相比，信号强度降低。增强扫描肿瘤呈中度均匀强化。

【诊断要点】

钡剂造影所见的"环形征"为本病的典型表现。CT 及 MRI 的经典表现为光滑，边界清晰，呈圆形或

分叶状的肿块，具有均匀的低或等衰减。特别壁间型平滑肌瘤可显示局限性胃肠道壁增厚，但均较柔软，黏膜皱襞完整连续。

【鉴别诊断】

1. **分叶状充盈缺损**　伴积钡区（溃疡）存在时需做平滑肌瘤（良性）和肉瘤（恶性）的鉴别。CT 能直接显示肿块本身，其横断面成像对判断病变的起源有用，能帮助作出鉴别。

2. **平滑肌肉瘤**　恶性的特征，包括体积较大（>5cm），分叶状，不均匀强化，肠系膜脂肪浸润，溃疡，局部淋巴结肿大和外生生长模式。

3. **食管癌**　患者以进行性吞咽困难就诊。钡餐造影示钡剂通过受阻，充盈缺损不规则，表面黏膜破坏及不规则龛影，管壁僵硬，蠕动消失，病变区黏膜破坏、中断。CT 可评价浸润范围、有无引流淋巴结转移。

4. **食管外压性病变（肿大淋巴结、迷走血管等）鉴别**　"环形征"是鉴别平滑肌瘤和外压性改变的特征，CT 增强可提供有效鉴别。位于中纵隔内的肿物也可压迫甚至侵犯食管，形成类似本病的表现，CT 检查可显示纵隔肿瘤的不同特征，多可明确诊断。

5. **胃肠道间质瘤**　免疫组化染色 CD177 和 CD34 呈阳性，临床上可有恶性行为。高风险胃肠道间质瘤可内出血，坏死或囊性变化而具有外周强化模式，这也有助于鉴别诊断。

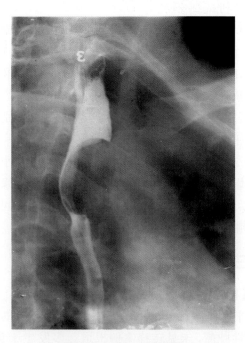

图 2-5-2-18　钡餐造影

钡餐造影显示食管中上段局限性充盈缺损，边缘光滑整齐，肿瘤周围钡剂环绕涂布，呈环形征，周围食管柔软

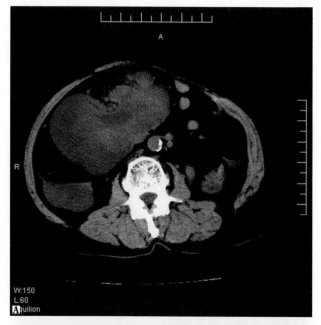

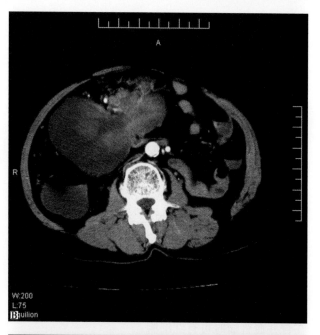

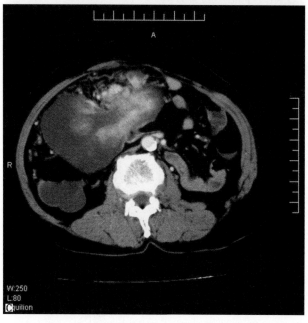

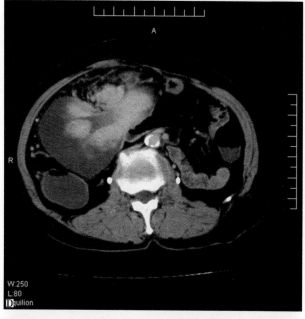

图 2-5-2-19　胃浆膜外生长活跃的平滑肌瘤伴间质水肿 CT 影像

A. 右中下腹见巨大不规则囊实性肿块，实性部分主要居于病灶中心，囊性部分居于病灶外周，边界清晰，部分层面病灶与胃窦部胃壁及相邻十二指肠管壁分界欠清；B～E. 增强扫描实性部分动脉早期可出现不均匀强化，一般于注射 1～2 分钟后，在延迟期达到高峰，囊性成分未见明确强化

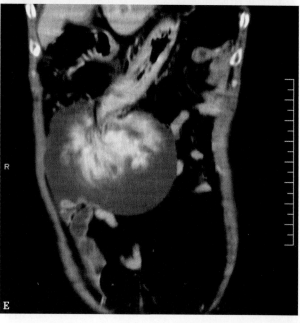

四、淋巴管瘤

【概述】

淋巴管瘤（lymphangioma）为脉管来源的良性病变，常见于婴幼儿，2岁以前多见。淋巴管瘤好发于颈部及腋窝等淋巴组织汇集区，腹部淋巴管瘤少见；腹部淋巴管瘤中又以肠系膜、大网膜、后腹膜多见，仅不到1%发生于消化道。国外学者统计其在消化道的发生率由高到低依次为胃、十二指肠、小肠、结肠和食管，发病原因至今不明，近年随着胃肠道内镜检查技术的发展及普遍应用，诊断率逐渐上升。病理学上多表现为黏膜内及其黏膜下大量薄壁、不规则扩张的淋巴管结构，可单房或多房，互相交通，腔内含有大量透明微黄色淋巴液和淋巴细胞，在合并血管瘤时可有红细胞。

【临床特点】

淋巴管瘤生长缓慢，故瘤体较小时无任何症状，多数都是在体检时偶然发现；当囊腔内发生感染，淋巴管瘤表面肠黏膜发生溃疡时可出现急性腹痛、血便等症状。当肿瘤增大时，由于压迫周围器官或阻塞肠管，则出现不同程度的消化道症状，并由于肿瘤发生部位的不同，其临床可以出现不同的表现。肿瘤发生于空肠时，常出现柏油样黑便或痉挛腹痛；而发生于回肠时，则可以出现肠套叠或肠梗阻症状。

【影像检查技术与优选】

淋巴管瘤主要的影像检查技术包括：X线钡餐造影、超声、CT及MRI；其中多层螺旋CT扫描凭借强大的图像后处理功能对病灶进行多平面重建，可提供病变的数量、范围及病灶与周围组织的关系，有利于临床医师选择治疗方案及制订手术策略；X线钡餐造影及超声可提示病灶的部位及形态，对较小的病灶诊断特异性较低；MRI病灶的内部成分敏感性较高，对诊断具有较大意义。

【影像学表现】

1. **X线钡餐造影**　管腔内规则或不规则充盈缺损，边缘光滑。

2. **CT表现**　单房囊性病灶多见，典型病变有匍行蔓延生长趋势。典型者囊壁菲薄，边界清楚；囊腔内为均匀一致的水样低密度灶。当病变囊内密度增高或混杂时，常提示囊腔内容物黏稠、合并出血或继发感染；囊壁增厚、模糊提示感染。多房病灶分隔一般纤细菲薄，可不完整。淋巴管瘤的钙化较少见，但其包膜与分隔在病理上可混有脂肪、平滑肌、血管和神经组织，亦可出现零星分布的钙化

灶。病灶可钻缝生长入腹腔、腹膜后间隙中，囊壁纤细菲薄，一般不强化。

3. **MRI表现**　淋巴管瘤壁较薄，可见多发条状信号分隔影，囊内信号高低取决于其内容物的性质，一般与游离水一致，即T_1WI低信号，T_2WI呈明显高信号。当囊内蛋白成分丰富或合并较早期出血时，可表现为T_1WI高信号。

【诊断要点】

消化道单房或多房囊性病灶，内容物多呈均匀密度或信号，匍行蔓延生长，可钻缝生长入腹腔、腹膜后间隙中，囊壁纤细菲薄，病灶一般不强化。

【鉴别诊断】

胃肠道淋巴管瘤需与多种腹部囊性病变鉴别。

1. **肠重复畸形**　走行方向与所在肠管走行一致，始终不能与肠管分离。

2. **肠系膜囊肿**　囊肿张力较高，而淋巴管瘤张力较低，一般为匍匐生长。

3. **肠系膜来源的淋巴管瘤**　两者鉴别困难，MPR等重建技术可帮助判断病变与肠管的关系，确定病灶毗邻关系及来源。

4. **腹腔脓肿**　合并感染的胃肠道淋巴管瘤需与腹腔脓肿鉴别，后者早期呈树皮样改变，中晚期可见不均匀厚壁强化，边界欠清，边缘较模糊，部分患者可见钙化斑块；而淋巴管瘤一般无强化，且钙化为细小星点状或短线样。

五、纤维血管性息肉

【概述】

纤维血管性息肉（fibrovascular polyps）是发生在下咽及食管的一种少见的良性肿瘤，国内外仅有散在的病例报道。既往曾被称为纤维瘤、纤维上皮息肉、带蒂脂肪瘤、纤维脂肪瘤、黏液纤维瘤等，1990年世界卫生组织国际肿瘤组织学分类将其统一称为纤维血管性息肉。纤维血管性息肉通常起源于颈段食管邻近环咽肌的黏膜下层，在生长过程中受到食管蠕动、食物挤压等而形成较大的带蒂腊肠样肿物。大体病理常表现为被黏膜覆盖的带蒂息肉，镜下为由不同量的纤维、血管和脂肪组织组成，表面覆盖正常鳞状上皮。

【临床特点】

该病任何年龄均可发生，生长缓慢，病因尚不明确。临床症状取决于息肉的大小和位置。病变较小时常因无临床症状而漏诊、误诊，这也是多数报道均为巨大息肉的原因。息肉增大时患者主诉通

常包括咽部异物感、吞咽困难、胸骨后不适、呕吐胃内容物等；部分患者可咳出或呕出带蒂物并回纳消失；严重者可因息肉反流阻塞声门引起呼吸困难、窒息等并发症。

【影像检查技术及优选】

纤维血管性息肉主要的影像检查技术包括：X线钡餐造影、CT及MRI。X线钡餐造影可显示病灶的部位及形态，也可动态观察病灶与吞咽运动的关系。多层螺旋CT扫描通过多平面重建，可提供病变来源及血供情况，有利于临床医师选择治疗方案及制订手术策略。MRI对病灶内脂肪、纤维及出血成分敏感性较高，对诊断具有提示意义。

【影像学表现】

由于纤维血管性息肉表面覆盖正常鳞状上皮，达25%的息肉在内镜检查时漏诊，因此纤维血管性息肉的影像学诊断非常重要。

1. X线钡剂造影表现　常表现为食管腔内息肉样或腊肠样充盈缺损，上下缘可见环形钡剂环绕，末端呈球形，可有轻度分叶，边缘光滑；肿块周围的黏膜正常（图2-5-2-20A）。

2. CT表现　纤维血管性息肉表现为腔内肿块，因纤维及脂肪成分比例不同，常表现为混杂密度影，各个区域CT值可差异较大，多期扫描纤维成分渐进强化。典型纤维血管性息肉发自颈段食管，向下延伸进入胸段，因息肉较大，常引起食管扩张。三维重建可显示肿块的全貌，根蒂部位置及宽度，CT增强有利于供血血管的显示，为临床治疗方案的选择提供参考。

3. MRI表现　MRI不仅可显示息肉的大小、形态、血供情况，不同系列对息肉组织成分的提示作用亦优于CT。纤维血管性息肉脂肪成分在T_1/T_2均呈高信号，压脂序列表现为低信号；纤维成分则在T_2WI表现为等低信号（图2-5-2-20B～E）。

【诊断要点】

腔内带蒂肿物，常起自颈部食管，边缘光滑，末端呈球形，混杂脂肪成分。

【鉴别诊断】

纤维血管性息肉需与腔内型食管恶性肿瘤、食管平滑肌瘤及间质瘤等鉴别。

1. 食管恶性肿瘤　食管恶性肿瘤临床症状往往是进行性吞咽困难，病程较短，消瘦明显。可表现为腔内肿块，但X线钡餐检查呈现不规则充盈缺损，黏膜常有破坏、欠光整。

2. 食管平滑肌瘤及间质瘤　食管平滑肌瘤及间质瘤是最常见的食管肿瘤，食管造影呈圆形、卵圆形或生姜状的壁在性肿物，大小不一，管腔偏心性狭窄，边缘光滑锐利；CT、MRI表现为生长于食管一侧壁、轮廓清晰、密度均匀的软组织肿物。但其一般无蒂，或蒂较短，可以此鉴别。

六、胃神经源性肿瘤

【概述】

胃神经源性肿瘤（gastric neurogenic tumors）是一种少见的肿瘤，发生于胃壁自律神经，包括神经鞘瘤和神经纤维瘤，以神经鞘瘤多见，来源于胃黏膜下奥氏或梅氏神经丛的施旺细胞，绝大多数为良

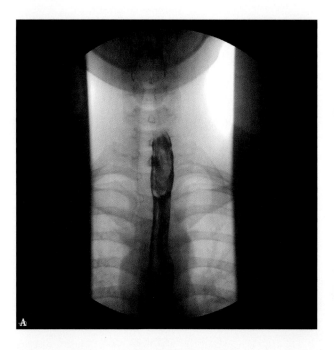

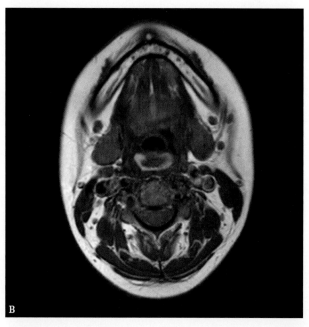

A　　　　　　　　　　　　　　　B

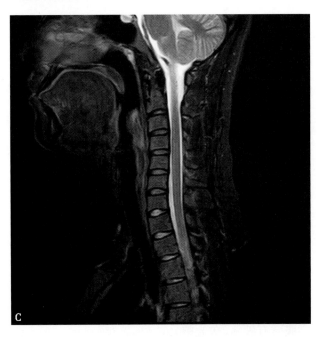

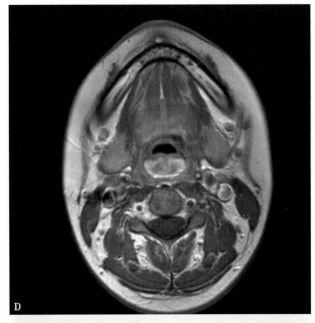

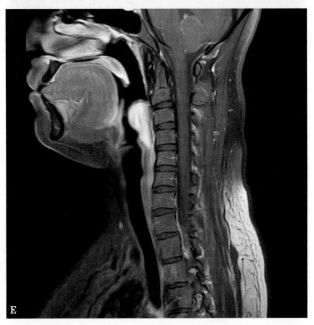

图 2-5-2-20 食管纤维血管性息肉
A. 双对比钡餐造影检查可见食管上段腊肠样充盈缺损,上下缘可见环形钡剂环绕,轻度分叶,边缘光滑;B. 下咽与食管移行区见一纵行病灶,T_1WI 呈中心等低信号周围环绕高信号;C. 矢状位 T_2WI 压脂像病灶以等略高信号为主;D、E. 增强后轴位 T_1WI 及矢状位 T_1WI 压脂,病灶呈明显强化

性,手术切除病灶或胃大部切除术后预后良好,较少出现复发和转移。胃神经纤维瘤少见,良性居多,少数神经纤维瘤为恶性。胃肠道神经鞘瘤肿块剖面灰白或灰黄色,合并出血时呈灰红色,主要由纤细或肥胖的梭形细胞排列成束状,旋涡状、囊变、钙化少见,多数病例可见外周淋巴细胞套。

【临床特点】

胃神经源性肿瘤中老年人多见,临床主要表现为原因不明的上消化道出血、腹痛、上腹部不适和贫血,不具备特异性症状和体征,个别患者无任何症状,常在体检时发现。

【影像检查技术与优选】

胃神经源性肿瘤主要的影像检查技术包括:X 线钡餐造影、CT 及 MRI。X 线钡餐造影可显示病灶的部位及形态,直观体现病灶表面及周围黏膜变化。多层螺旋 CT 扫描通过多平面重建,可提供病变来源及血供情况,明确肿瘤侵犯范围、淋巴结及脏器转移情况,有利于临床医师选择治疗方案及制订手术策略。MRI 对病灶内成分敏感性较高,对诊断具有提示意义。

【影像学表现】

1. **X 线钡餐造影** 上消化道钡餐造影示胃壁呈结节状隆起或半圆形充盈缺损,有时在充盈缺损区域可见到龛影,胃壁柔软,蠕动波可通过。但钡餐造影不能直接显示腔外肿块及周围脏器的关系,且对发生在黏膜下良性肿瘤显示较困难,难以显示肿瘤全貌。

2. **CT 表现** 神经鞘瘤与神经纤维瘤的影像表

现相似，都表现为壁内起源的类圆形、椭圆形或分叶状肿块，可向腔内、腔外生长，边缘光滑锐利，多为软组织密度，内部结构较均匀，CT 常表现为均匀的等或略低密度影，当表现为巨大肿块时，可出现囊变、坏死及钙化（图 2-5-2-21A），病灶内出现低密度影通常代表肿瘤内部的坏死、陈旧出血或神经鞘瘤富含 AntoniB 型细胞区（高脂质或黏液变性、含黏多糖），注入对比剂后多具有缓慢强化的特征，少数为明显强化，提示其为富血供肿瘤（图 2-5-2-21B～D）。

3. MRI 表现　壁内起源的类圆形、椭圆形或分叶状肿块，边界清晰锐利，常表现为 T_1WI 呈低信号，T_2WI 呈高信号，可不均匀，增强扫描呈缓慢但均匀的强化。MRI 对病灶内成分分析较 CT 清晰及敏感，尤其是对于 CT 表现为稍低密度影的病灶，MRI 同反相位可鉴别是囊变或 / 和富含脂质。病灶内纤维成分则在 T_2WI 上呈等或稍低信号。

【诊断要点】

圆形或类圆形的肿块，较均质，增强后呈均匀

缓慢轻中度强化，较小时无明显钙化及液化坏死，无邻近结构侵犯。

【鉴别诊断】

需与胃间质瘤、胃癌、胃平滑肌瘤、胃淋巴瘤等鉴别。

1. 间质瘤　胃间质瘤与胃神经源性肿瘤两者具有不同的肿瘤形态、生长方式、增强模式，巨大肿块型的间质瘤较神经鞘瘤常见。间质瘤坏死、囊变及钙化较神经鞘瘤常见，增强后多数明显强化，强化程度高于后者。临床上胃间质瘤可发生于各年龄段，多见于 50 岁以上中老年人，男女发病率相近。而神经鞘瘤好发于 50～60 岁女性，且恶性间质瘤较恶性神经鞘瘤明显多见。

2. 胃癌　肿块型胃癌主要向腔内突起，形态上不规则，表面凹凸不平，黏膜破坏，多有溃疡及糜烂，内部易发生液化坏死，增强后强化明显，强化程度大于胃神经鞘瘤，并常出现邻近结构侵犯，淋巴结肿大，远处器官转移及腹水等，临床上多有进行

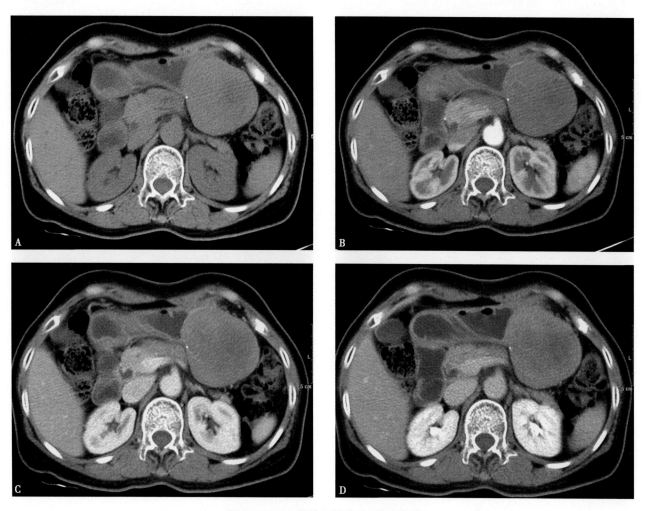

图 2-5-2-21　胃神经鞘瘤CT检查图像

胃神经鞘瘤 CT 检查平扫图像，可见斑点状钙化及肿块内部低密度区域，CT 检查增强各期图像，肿物边界清晰，呈缓慢渐进性强化

性体重减轻、贫血等症状。而胃神经鞘瘤大部分为良性，病史较长，属黏膜下肿瘤，邻近胃黏膜基本或大部分完整，恶变者较少出现转移。

3. 胃平滑肌瘤 以往所称的"胃平滑肌瘤"绝大部分属于间质瘤，胃肠道中以食管最为好发，发生于胃者与神经鞘瘤在影像上鉴别困难，确诊有赖于病理及免疫组化。

4. 胃肠道原发或继发性淋巴瘤 胃肠道淋巴瘤多为沿管壁浸润生长，少数形成局部肿块，局部形成肿块的胃肠道原发或继发淋巴瘤治疗前 CT 表现可类似于胃肠道神经鞘瘤，但多伴有肠系膜或腹膜后广泛淋巴结肿大。而胃肠道神经鞘瘤极少有肠系膜或腹膜后淋巴结肿大。

七、消化道脂肪瘤

【概述】

胃及十二指肠脂肪瘤约占胃肠道脂肪瘤的 5%，是仅次于平滑肌肿瘤的黏膜下良性肿瘤。小肠脂肪瘤多见于回肠。脂肪瘤在大肠良性肿瘤中所占的比例，仅次于腺瘤，位居第二。可发生于大肠的任何部位，约半数发生于盲肠和升结肠。脂肪瘤的大体病理由分化良好的脂肪组织被纤维囊包围组成。多数来源于黏膜下层脂肪组织，膨胀性生长而压迫肠腔，有时也可发生在浆膜下，而突向肠腔外。肿瘤界限清楚，多为单发，大小不等，为圆形、椭圆形或分叶状。通常体积较小，质地较软，位于黏膜下向腔内生长，肿块较大者其覆盖的黏膜有浅溃疡。胃肠道恶性脂肪瘤极罕见。

【临床特点】

绝大多数胃十二指肠脂肪瘤并不引起临床症状，肿瘤较大临床以肠套叠多见。

【影像技术检查与优选】

脂肪瘤的柔软性和可变性也容易被不仔细的检查技术所遗漏。因此，多相胃肠道钡剂造影时必须采取低张造影技术，使胃、十二指肠腔充分舒张，腔壁涂钡满意，进行多轴位的仔细观察。由于脂肪的 CT 值较低，在 CT 上具有特异性，顾 CT 对本病的诊断更具特征性，根据 CT 值（−120～−80HU）更可作出诊断。

【影像学表现】

脂肪瘤具有黏膜下生长，多数不大，质软，加压下可变形的病理特性，使其在胃肠钡剂造影时，除呈现出一般黏膜下肿瘤所具有的共同 X 线表现外，还可发生一些特殊性改变。"脱垂征"——位于胃幽门区的黏膜下脂肪瘤，可部分地经幽门管脱垂入十二指肠球底部，胃窦舒张时，已脱垂的部分肿瘤可自行回复。另一个为"形变征"——胃肠造影中显示的肿块病变，可因局部压力变化（加压技术或胃壁收缩）而发生大小及形态改变。有助于对本病的诊断。虽然如此，小肠脂肪瘤小肠钡剂造影表现为圆形或椭圆形充盈缺损，边缘锐利，柔软，触之可活动，表面光滑，很少显示龛影，而肠套叠表现比较多见。通常为单发，隆起的表面轮廓光滑，基底部呈钝角，较为柔软，压迫观察和肠管收缩时，隆起的形态可出现变化，有时隆起的基底部可见切迹，偶为有蒂性隆起（图 2-5-2-23）。

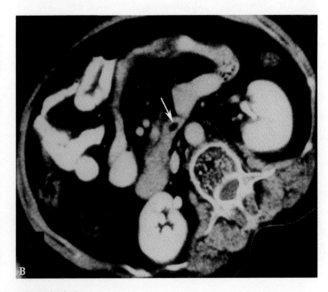

图 2-5-2-22 十二指肠脂肪瘤

A. 十二指肠低张双对比造影，于十二指肠水平段见一 1.5cm×1.0cm 大小充盈缺损影，伴周围黏膜皱襞推移；B. CT 增强扫描，病灶 CT 值仅为 −40HU

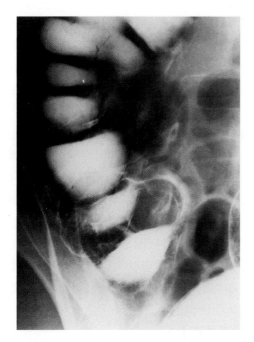

图 2-5-2-23　回盲瓣脂肪瘤
盲肠内侧壁近回盲瓣处圆形隆起,边缘清楚,表面光滑

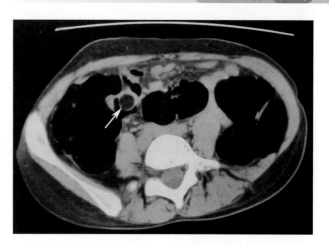

图 2-5-2-24　回盲瓣脂肪瘤
CT 平扫,回盲瓣下见直径约 1.5cm 的脂肪密度肿块,边缘清楚

CT 对本病的诊断更具特征性,显示为起源于胃肠壁,境界清楚的腔内低密度病灶。不但能清楚地显示病变的部位、大小,根据 CT 值($-120\sim-80$HU)更可作出诊断(图 2-5-2-22、图 2-5-2-23)。

由于脂肪的 CT 值较低,因此,脂肪瘤能被 CT 很好地显示,并能作出正确诊断。其特征性的表现是与肠管关系密切、位于肠腔内的具有脂肪密度的团块,CT 值为 $-120\sim-80$HU,密度均匀,相邻肠壁

不增厚(图 2-5-2-24、图 2-5-2-25)。然而,较小的脂肪瘤往往不能被很好地显示,这主要是由于采用的检查方法不规范和 CT 的部分容积效应所致。发生于回盲部的脂肪瘤应注意与回盲瓣的脂肪沉积相区别。

【诊断要点】

胃肠造影中显示的肿块病变,可因局部压力变化(加压技术或胃壁收缩)而发生大小及形态改变。有助于对本病的诊断。在 CT 上具有特异性,CT 显示边界清楚类圆形低密度影,密度均匀,CT 值为负值,有助于鉴别。

【鉴别诊断】

当肿瘤表面出现炎症伴有浅溃疡时,需注意与

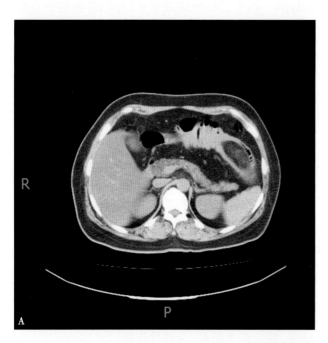

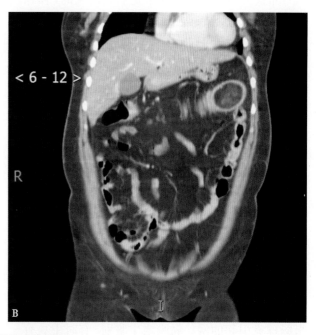

图 2-5-2-25　横结肠脂肪瘤
A. CT 轴位可见横结肠近脾曲一椭圆形脂肪密度肿块,与邻近肠壁分界清楚;B. MPR 冠状位显示肿块密度欠均匀,以脂肪密度为主

上皮性肿瘤鉴别。结肠脂肪瘤是成人引起肠套叠的重要原因，在诊断中应注意不要将套叠内的肠系膜脂肪影与脂肪瘤混淆。

（郭永梅）

第三节　消化道肿瘤样病变

一、布氏腺增生及布氏腺腺瘤

【概述】

布氏腺（Brunner' glands）是黏膜下的分泌腺，主要分布在十二指肠球部和近段十二指肠处，远段腺体数量逐渐减少，大小逐渐变小。布氏腺分泌一种由黏液组成的碱性液体，保护十二指肠上皮免受胃酸的侵害。布氏腺瘤亦称布氏腺增生，并非真性肿瘤。多发生在壶腹部，也可累及下行部。可多发亦可单发，但以前者多见。多发者表现为广泛圆隆结节，呈鹅卵石状，大小仅数毫米，边缘清楚。单发者有时较大，可达数厘米，呈边缘光滑的充盈缺损，宽基底，表面可有小凹陷，与宽基底的腺瘤性息肉不易区别，常需黏膜活检才能确定。布氏腺增生或布氏腺腺瘤的病因仍然不清楚，有学者认为，胃酸分泌增加会刺激这些腺体增生。目前最受认可的病理假说认为，布氏腺腺瘤是十二指肠胚胎发育不良的病灶或者错构瘤。治疗基本上以内镜切除治疗为主。

【临床特点】

布氏腺增生或腺瘤通常是偶然发现的，体积较大的病变会引起梗阻或出血症状，如腹痛、恶心、消化不良、呕吐、肠套叠、上消化道出血和复发性胰腺炎。

【影像检查技术与优选】

诊断布氏腺增生或腺瘤的检查包括影像学及内镜检查，钡餐对于诊断此类病变是最敏感的，可以看到病变区域的充盈缺损。但是，这项检查不能和发生在此区域的恶性病变完全鉴别。内镜可完全显示病变，然而，活检可能不够深入到黏膜下层的腺体中获得准确的病理。

【影像学表现】

1. 小肠造影表现　多发者表现为球部或降部弥漫结节状充盈缺损，直径约数毫米至数厘米，边缘光滑，呈圆形或卵石样，加压形态变化不大，可与十二指肠球炎引起的网状黏膜增生鉴别，有时中央有一陷窝。另外，激惹征象较少。单发型表现为单发结节状、大小不等，可有蒂或无蒂。肿物常位于球内，

呈类圆形或椭圆形，边缘光滑、锐利，有蒂这可随蠕动或推压蠕动，周围黏膜皱襞一般较规则，有时可受压变平。偶有肿物表面发生溃烂现象。瘤体较大而且有蒂可导致梗阻。散在结节型表现为小肠造影检查中靠近十二指肠的一个或多个结节影，一般不表现为鹅卵石状或者是"奶酪征"。

2. CT/MRI　平扫表现为十二指肠球部或近段软组织密度结节，十二指肠扩张时显示清楚，CT平扫呈等密度（图2-5-3-1A），增强早期（动脉期或者门脉期）病灶可呈边缘环形强化，中央显示稍低密度，延迟期强化渐趋均匀（图2-5-3-1B、C），部分病灶内可见囊状区域。有学者认为，结节中出现囊变区域是布氏腺瘤的一个重要特征，而强化方式则是由肿瘤中腺体的比例而决定的。

【诊断要点】

1. 造影显示十二指肠弥漫或单发充盈缺损，黏膜完整，边缘光滑。

2. 十二指肠球部、壶腹部最常见。

【鉴别诊断】

布氏腺增生或布氏腺腺瘤应与十二指肠其他常见良性病变鉴别。在十二指肠形成息肉样充盈缺损的病变较多，大小在2mm以下的结节仅从X线表现难以鉴别，常需内镜活检，对巨大的息肉样病变，X线诊断的重要性是不要将布氏腺肿瘤样增生误认为恶性病变。

1. 十二指肠腺瘤性息肉（duodenal adenomatous polyp）　以十二指肠降段多见，呈圆形或椭圆形腔内充盈缺损，直径多在3cm以下。表面可略带分叶，但比较光滑。基底部呈山田Ⅲ型或Ⅳ型。加压检查容易显示肿瘤蒂部并有移位。多单发，也可多发。后者可能为胃肠道息肉综合征的局部表现，应结合临床和其他部位有无息肉，加以鉴别。若肿瘤表面极不规则，呈桑葚状，应想到有绒毛状腺瘤（villous adenoma）可能，后者有高度恶变倾向。

2. 十二指肠平滑肌瘤（duodenal leiomyoma）　基底宽，多呈山田Ⅰ、Ⅱ型，有时可见桥型皱襞，有向腔外生长趋向。发现时多已较大，可压迫周围器官移位，局部蠕动消失。CT扫描可见腔外软组织肿块。表面可有小溃疡。若肿瘤和溃疡较大，应与平滑肌肉瘤鉴别。一般认为腔外肿块大于5cm，腔内者大于4cm者可能为恶性。血管造影见有肿瘤血管侵蚀、狭窄或中断者，为恶性指征。

3. 十二指肠脂肪瘤（duodenitis）　常为大而光滑的充盈缺损，加压检查肿块可见变形。CT扫描显

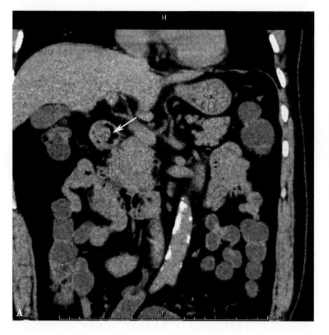

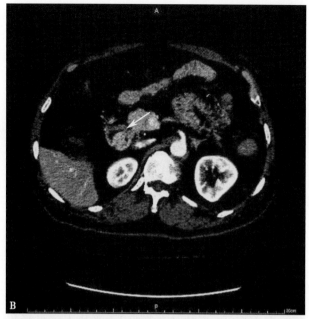

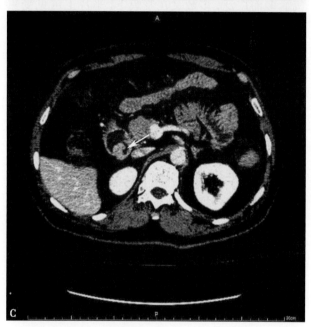

图 2-5-3-1 十二指肠布氏腺瘤 CT 检查图像

A. 十二指肠 CT 平扫检查图像冠状位重建可见十二指肠腔内等密度结节（白色箭头）；B. 增强扫描动脉期见结节呈明显均匀强化（白色箭头）；C. 静脉期结节仍呈较明显强化（白色箭头）

示 CT 值为负值，有重要鉴别价值。血管造影无肿瘤染色，只在肿瘤周围可见细小血管网，与平滑肌瘤不同。

二、肠气肿综合征

【概述】

肠气肿综合征（pneumatosis cystoides intestinalis，PCI）是一种罕见的疾病，其特点是在结肠黏膜下或浆膜下有多发的含气囊肿出现，此种病常合并有胃肠道及呼吸系统疾患，如幽门梗阻、肺气肿、慢性结肠炎以及各种原因引起的慢性肠梗阻等。其他肠道产气杆菌感染，经黏膜损伤处侵入肠壁淋巴管内引起感染、堵塞也可形成结肠气囊肿。肠气肿综合征

也分为原发性及继发性肠气肿综合征。原发性肠气肿综合征发病机制尚不清楚，继发性肠气肿综合征则有不同学者提出不同原因：

1. 机械刺激或由手术、创伤或结肠镜检查引起的腹内压力增加，导致内部空气进入肠壁。

2. 呼吸道疾病，如慢性阻塞性肺病，可通过增加肺泡压力和破裂而导致气肿，并使被困的空气进入腹腔。

3. 腔内细菌过度生长可引起内腔内气体和压力，穿透破裂或受损的黏膜屏障。

4. 气体成分的不平衡和造成气体饱和的压力，并随着肠血管的形成而形成气泡。最近也有学者认为该病的发生与化疗药物治疗有关。

【临床特点】

PCI 的发生率尚不清楚，它通常无症状，临床上出现的症状常常是并发疾病的症状，如消化道溃疡引起的幽门梗阻、慢性结肠炎，以及各种原因引起的慢性肠梗阻等。病变以左侧结肠为主的患者，常有左下腹疼痛，复发的慢性腹泻及便血。当囊肿较大时可有腹胀感，局部可触及弹性包块。当结肠浆膜下气囊肿破裂可导致自发性气腹，但无急腹症的任何症状。

【影像检查技术与优选】

CT 被认为是最敏感的观察方法，增强 CT 扫描还可以观察静脉内的气体，超声内镜可以发现黏膜层的低回声囊状区域，从而诊断 PCI。

【影像学表现】

1. 腹部平片当气囊较小时，不易发现。若结肠气囊多而广泛，多数又在浆膜下，平片上可见受累的结肠有多数散在的成簇聚集的大小不等的气泡状透明区，形状不一，有的如串珠，有的呈蜂窝状，有的呈条状（图 2-5-3-2A）。

2. 腹部透视及腹部平片可发现横膈下有游离气体，而在临床上缺乏腹膜炎体征时，应想到本病的可能性。

3. 当肠气肿破裂后气体可进入腹膜腔、肠系膜内，甚至可沿着大血管上升至纵隔形成纵隔气肿。

4. 钡剂灌肠在结肠充盈相上，结肠腔边缘处有多数大小不等的透明区，气囊突入肠腔内形成指压痕状圆形或椭圆形充盈缺损，肠壁则相当柔软。此种表现颇具特征性，因此种充盈缺损的密度很低，为气体密度，边缘光滑。

5. 钡餐造影常表现为幽门梗阻，或其他慢性肠梗阻征象。

6. CT/MRI 表现为肠壁增厚，内壁见多个小囊状或线状气体影，肠黏膜明显强化，肠腔扩张（图 2-5-3-2B～E），部分患者合并腹水及门静脉内气体影。如合并相应并发症可见相对应的影像表现。有学者认为 CT 肺窗可以更加清楚地看到平滑的层状空气囊腔，当考虑 PCI 时应该用 CT 肺窗进行评估。诊断时需要注意与肠腔内空气及黏膜周围脂肪鉴别。

【诊断要点】

当发现无症状的气腹或纵隔气肿时，又发现有幽门梗阻时，应想到本症。应加照腹部平片，若见到结肠串珠状或气泡状阴影时，一般可明确诊断。若仍不能肯定，可做钡灌肠，若在左侧结肠或右侧结肠显示有指压痕状气体阴影压迫肠腔及肠边缘，即可确定诊断。CT 观察到肠道黏膜层多个小囊状气体影。

【鉴别诊断】

肠气肿综合征应与下列疾病鉴别：

1. **结肠息肉病** 密度较肠气肿高，腹部平片难以显示。在充气较多的肠腔内气囊基底平坦，息肉无此现象。充钡时，肠气囊肿由肠腔外压迫肠腔呈圆形缺损，并向肠外延伸，且充盈缺损的基底较宽，而隆起的黏膜是规则的。肠气囊肿的形态有时可以改变，但息肉是固定的。

2. **结肠肿瘤** 肿瘤的充盈缺损在肠腔内，平片不可见，造影后肿瘤是位置固定的软组织占位，密度较肠气囊肿高。若为恶性肿瘤则表现为肠腔内充

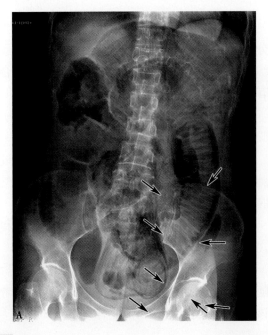

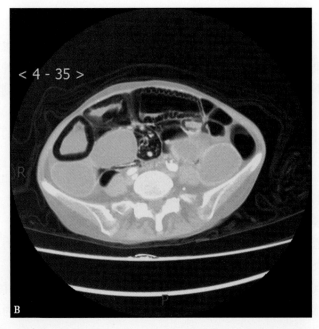

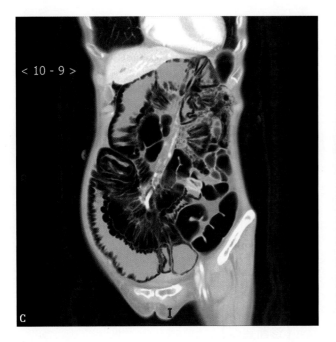

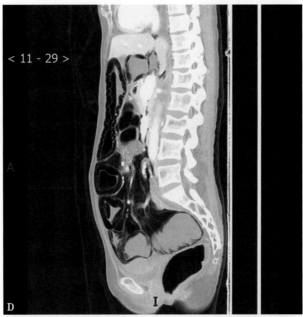

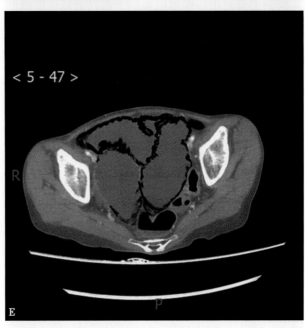

图2-5-3-2 肠气肿综合征X线（A-P位）及腹部CT检查图像
A. X线检查卧位见肠腔明显积气扩张，肠壁见条带状低密度影；B～E. CT腹部检查图像轴位、冠状位、矢状位肺窗图像，可见肠腔明显扩张，肠壁可见多个囊状、线状气体影，腹膜窗亦观察到肠黏膜下低密度气体密度

盈缺损伴有黏膜破坏，外形呈分叶或不规则状，这些不难与肠气肿综合征鉴别。

（郭永梅）

参 考 文 献

1. （英）亚当. 格 - 艾放射诊断学. 第6版. 北京：人民军医出版社，2015.

2. 白人驹. 医学影像诊断学. 第4版. 北京：人民卫生出版社，2017.

3. Mahon S. Hereditary Polyposis Syndromes: Opportunities for Early Detection in Individuals and Families. Clinical Journal of Oncology Nursing, 2018, 22（2）: 151-156.

4. Shaco-Levy R. Gastrointestinal Polyposis in Cowden Syndrome. Journal of Clinical Gastroenterology, 2017, 51（7）: e60-e67.

5. Kunishi Y. Pneumatosis cystoides intestinalis: lung window setting on CT. Clin Case Rep, 2017, 5（11）: 1896-1897.

第四节　腹腔肿瘤

一、腹膜间皮瘤

【临床特点】

　　腹膜间皮瘤（peritoneal mesothelioma）为原发于腹膜上皮和间皮组织的肿瘤，发病率约为百万分之一，胸膜、腹膜及心包膜均可发生，其最好发于胸膜腔，腹膜腔占第二位，约39.5%。本病常与石棉接触有关，好发于男性，发病高峰年龄为50～60岁。临床症状隐匿，无特异性，往往发现较晚，常见的症状和体征有体重减轻、腹痛、腹水、腹胀及腹部包块等。预后不佳,确诊后平均生存期为 8～12 个月。

【病理特点】

本病因起病隐匿,临床表现不典型,诊断主要靠病理。间皮瘤病理组织学上分为上皮型(最常见,约 50%)、结缔组织型和混合型。本病可单发,也可沿腹膜浆膜面和间皮下组织扩散蔓延。大体分型一般分为局限型和弥漫型,弥漫型多为恶性,局限型可为良性或恶性,肉眼可见腹膜表面广泛分布的白色大小不等的结节,可融合成肿块,部分可表现为多房囊性,多发囊性腹膜间皮瘤主要累及育龄期女性,常好发于盆腔。

【影像学表现】

1. 腹水　约 70% 的腹膜间皮瘤患者伴有腹水,其机制主要是由癌细胞阻塞膈下淋巴管致腹膜液回流不畅引起的。此外,肿瘤细胞分泌血管渗透因子使毛细血管通透性增加,致蛋白和白蛋白在腹腔内积聚,腹水增多。根据张寿等提出的腹腔积液量分为:腹腔积液充满盆腔和腹腔为大量,限于肝脾周围为中量,仅局限于结肠旁沟等处为少量。当脏、壁腹膜广泛粘连时,局部可见包裹性积液。

2. 大网膜受侵　早期网膜受侵表现为弥漫性不规则增厚、呈结节样改变;随病程进展,实性结节或肿块形成,大网膜和肠系膜正常的脂肪组织被肿瘤组织取代,将结肠、小肠从前腹壁分开,网膜或肠系膜肿块融合呈"蛋糕"样改变。

3. 肠系膜受侵　肠系膜侵犯可表现为肠系膜脂肪密度增加,肠系膜肿块或一个或多个融合的肠系膜结节,小肠浆膜浸润时,小肠异常固定、集中呈星状放射,小肠梗阻少见;当肿瘤侵犯肠壁深层组织时,可显示肠壁增厚。

4. 腹膜受侵　腹膜弥漫性增厚或可见微结节或肿块。右膈下腹膜病变容易显示,腹膜腹壁结节少见,多发生在右上腹;脏器腹膜受累若严重受累,可使脏器变形、表面不光滑。

此外,腹膜间皮瘤的患者,约 20% 的患者常伴有胸水、胸膜增厚、钙化(图 2-5-4-1、图 2-5-4-2)。

【诊断要点】

不明原因的网膜增厚呈饼样,网膜、腹膜及肠系膜多发结节灶,局部增厚呈肿块样,常伴有腹水,此时需要考虑本病。

【鉴别诊断】

1. 弥漫型腹膜间皮瘤

(1)与腹膜转移癌鉴别:转移性腹膜癌多来源于胃肠道恶性肿瘤卵巢癌及胰腺癌,多有原发灶,经腹膜活检可证实。

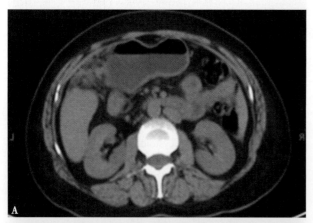

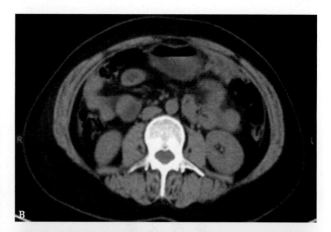

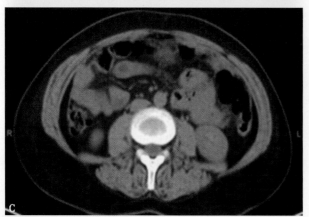

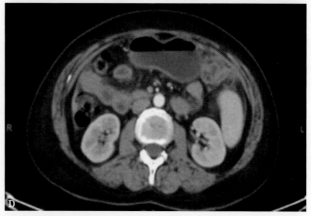

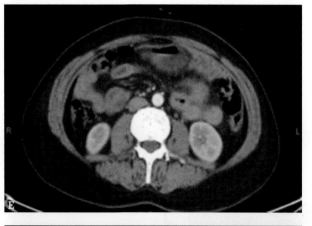
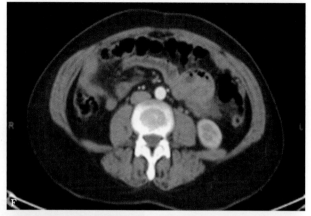
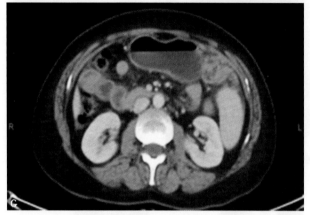
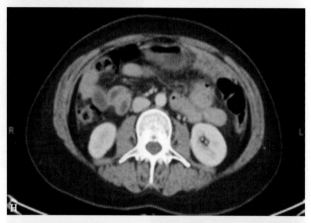

图 2-5-4-1　腹膜间皮瘤

A～C 为平扫，D～F 为动脉期，G～I 为静脉期。大网膜明显增厚，布满粟粒样结节，近胃部分网膜呈饼状，结节粗大，质地酥软，腹腔腹膜布满结节病灶 0.5～1cm，结肠系膜散在直径 1～1.5cm 结节，增强可见明显强化。并可见少量腹水

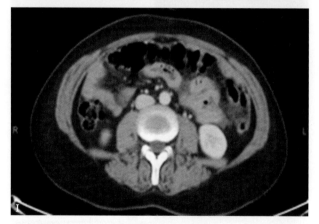

（2）与腹膜淋巴瘤鉴别：腹膜淋巴瘤常有弥漫、多发肿大的淋巴结，常表现为均匀低密度或边缘强化的中心低密度，腹水无分隔。

（3）与结核性腹膜炎鉴别：结核性腹膜炎多见于儿童及青壮年，可有全身症状，主要表现为低热、乏力、盗汗、体重下降等，腹部"揉面感"为其典型体征，腹膜多呈粟粒状结节，大网膜也可呈饼状，多有肠系膜区淋巴结肿大，腹水一般较少，增强扫描淋巴结可呈环形强化。

（4）与假性黏液瘤鉴别：假性黏液瘤呈低密度肿块，类似腹腔积液样改变或有明显分房和厚度不一的囊壁样改变，呈多囊样，边缘可见强化，压缩

肝、脾外缘呈波浪样、扇贝样改变为其典型征象。

2. 局限型腹膜间皮瘤

（1）与胃肠外 GIST 鉴别：均可有坏死囊变出血，胃肠外 GIST 肿瘤血供丰富，动脉期强化明显，病灶内可见增粗迂曲的供血动脉，表现为大的肠系膜肿块，小的附属于肠壁肿块。

（2）与肠系膜纤维瘤病鉴别：纤维瘤病含有较多的胶原、黏液和纤维，CT 可表现为界限清楚的低密度肿块，MRI 表现为 T_1WI 低、T_2WI 相对高信号，强化更明显。

（3）与炎性肌成纤维细胞瘤鉴别：影像学表现无特异性，可表现为腹腔或腹膜后圆形、椭圆形的

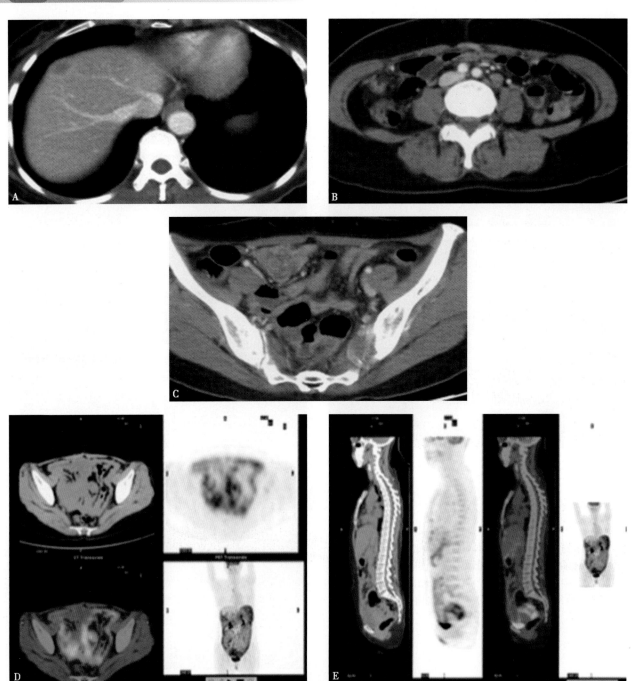

图 2-5-4-2　腹膜间皮瘤伴肝转移

A. 肝 S8 段间皮瘤转移灶，呈环形强化；B. 回盲部周围脂肪间隙模糊、密度增高，肠系膜局部呈小结节样改变；C. 下腹部腹膜局部增厚呈肿块样并明显强化；D、E. PET-CT 图示腹盆腔网膜、腹膜及肠系膜核素浓聚

软组织团块，边缘光滑或毛糙，界限可清可不清，因肿瘤间质可伴有水肿或黏液样变，其密度 / 信号均匀或不均匀，强化多样。

二、肠系膜硬纤维瘤

【临床特点】

硬纤维瘤（desmoid tumor, DT）亦称侵袭性纤维瘤病，是一种较少见的来源于纤维结缔组织的交界性软组织肿瘤，好发于 30～50 岁女性，其发病与家族遗传性腺瘤性息肉病相关，家族遗传性腺瘤性息肉病在普通人群的发病率很低，约为百万分之二，但在家族遗传性腺瘤性息肉的患者中发病率可达 12%～15%，是普通人群发病的 850 倍。家族遗传性腺瘤性息肉病相关的硬纤维瘤的发生与 APC 基因的突变、创伤和手术（尤其是腹部手术，如 80% 发生在预防性结直肠切除术后）、性激素尤其是雌激素有关。

硬纤维瘤可发生于全身各处，以腹壁及肢体软组织为常见，腹内硬纤维瘤病较罕见，其中腹内型主要累及肠系膜、腹膜后和盆腔。其生长方式有两种：一种为浸润性生长，形态不规则，无假包膜，边界不清，可破坏周围组织、结构，并与周围血管、神经粘连甚至包绕；另一种是膨胀性生长，病灶常呈圆形或椭圆形，部分边缘可见假包膜，边界局部清晰、局部模糊，位于腹腔内的肿瘤体积一般较大，可包绕正常血管。

硬纤维瘤具有较强的局部侵袭性，常呈无痛性生长而致局部组织结构破坏，其切面呈编织状，质硬光滑，边界清楚，其生长缓慢，症状表现与肿瘤所部位有关，肿瘤较小时多无症状，肿瘤增大压迫邻近组织器官时，可伴疼痛，麻木不适，甚至引起器官功能障碍。当发生于肠系膜时，可引起肠梗阻、输尿管梗阻、小肠缺血、脓肿形成、甚至小肠穿孔或小肠瘘等。

【病理特点】

组织学上，硬纤维瘤是由胶原包绕或分隔开的均匀一致的梭形细胞组成，其进展过程分三个阶段：第一阶段，由较多空间较大的梭形细胞和较少的细胞间胶原纤维组成；第二阶段，肿瘤中心和周围区域细胞间胶原基质沉积量增加；第三阶段，胶原纤维成分增多，梭形细胞及细胞间隙减少。

【影像学表现】

主要表现为软组织肿块，多数较大，肿块形态不规则，边缘可见分叶或结节状突起，病灶密度均匀或不均匀，但坏死较少（图2-5-4-3、图2-5-4-4）。

CT平扫病灶呈等或稍低密度，CT密度与肿块细胞和胶原基质的比例有关，一般肿块密度较周围肌肉密度低，部分可见坏死低密度或出血稍高密度区，病灶邻近肠管被推移，肿块周围见纤维组织增生呈条索状、星芒状。增强动脉期大多轻度不均匀强化，静脉期持续强化，病灶呈轻中度强化，延迟期强化明显。

MRI可以反映组织内部成分的变化，第一阶段，T_1WI呈低信号，近似骨骼肌信号，T_2WI呈明显高信号，近似脂肪信号；第二阶段，肿瘤胶原纤维成分增多，在T_2WI上表现为带状、线状低信号影，T_2WI上信号不均；第三阶段：因纤维成分的增加，T_1WI、T_2WI均呈低信号，增强呈中等程度至明显强化，但约10%硬纤维瘤没有明显强化。

【诊断要点】

单纯的影像学检查难以诊断硬纤维瘤病，其诊断主要依靠病理。CT常表现为轻中度延迟强化、密度均匀或不均匀的软组织肿块影，可包绕血管，

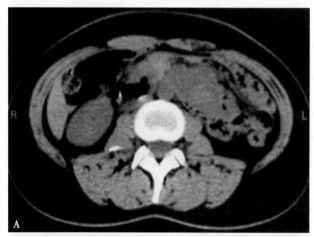

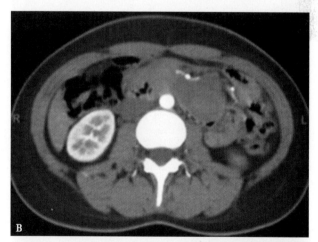

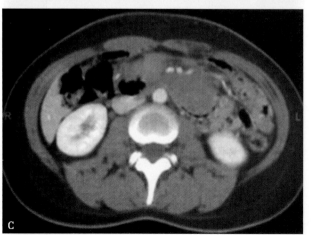

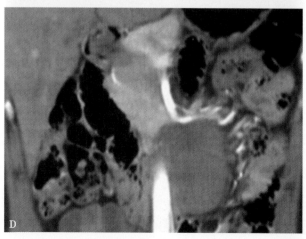

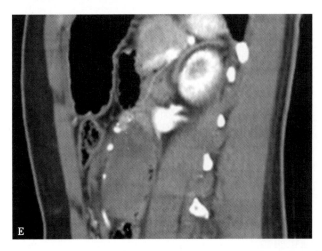
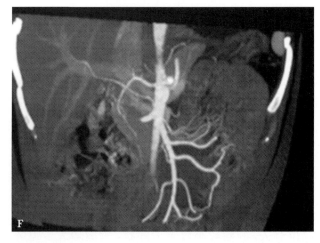

图 2-5-4-3　肠系膜硬纤维瘤

A～C 分别为 CT 平扫、动脉期及静脉期图像，D、E 分别为冠状位及矢状位重建图像，F 为动脉 MIP 图。中腹部肠系膜间隙内见一不规则软组织密度影，边界清晰，密度不均匀，平扫 CT 值约 36HU，内见斑片状出血灶，增强呈轻度延迟强化，动静脉期 CT 值分别约 47HU、61HU，周围血管及邻近脏器推移改变

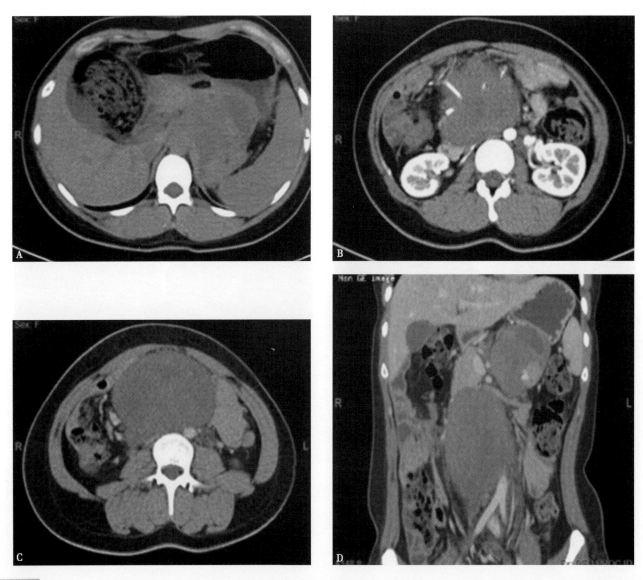

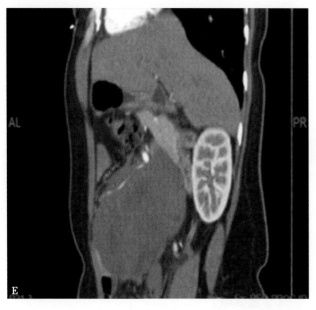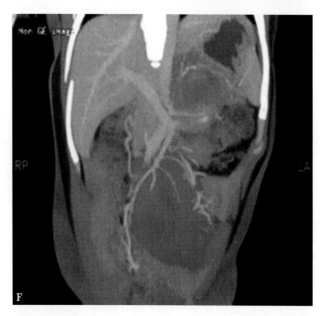

图 2-5-4-4　肠系膜硬纤维瘤

A~C 分别为 CT 平扫、动脉期及静脉期图像，D、E 分别为冠状位及矢状位重建图像，F 为静脉 MIP 图。左侧肾上腺区及中腹部腹腔各见一不规则肿块影，边界欠清，局部与邻近胃、胰腺、肾上腺分界欠清，部分肠管受压推移改变，增强呈轻中度延迟强化，内见斑片状无强化液性坏死区，B、F 示肿块包绕肠系膜血管，血管未见明显受侵

血管一般无明显受侵，邻近器官或结构推压改变。MRI 可以反映组织内部成分的变化，典型的 MRI 图像信号特征可帮助诊断：第一阶段呈近似骨骼肌信号的 T_1WI 低信号，T_2WI 呈似脂肪信号的明显高信号；第二阶段因胶原纤维成分增多，T_2WI 可见条、线状的低信号影；第三阶段因肿块含大量纤维成分，T_1WI 和 T_2WI 均呈低信号。三阶段信号变化加家族遗传性腺瘤性息肉病史高度支持诊断。

【鉴别诊断】

1. **肠系膜平滑肌瘤**　肠系膜平滑肌瘤好发于回肠系膜，以中腹部多见，密度不均，边界光滑，有不均匀强化，CT 上难以鉴别。

2. **肠系膜脂肪肉瘤**　脂肪肉瘤常有较完整的包膜，周围肌肉常可见到水肿区，肿瘤内可见到脂肪成分。

3. **恶性纤维组织细胞瘤**　成年人多见，青少年罕见，肿瘤境界不清，对周围结构破坏较明显，密度 / 信号不均，周边有水肿区等。

4. **纤维肉瘤**　CT 增强示瘤周水肿，病灶边界不清，密度 / 信号不均，肿瘤较大时可见出血、囊腔形成，其他部位可见转移灶。

5. **胃肠道间质瘤**　间质瘤增强动脉期明显强化，并可见粗大的供血动脉和引流静脉，易出血坏死。

6. **淋巴瘤**　"主动脉淹没征"，增强后呈轻度强化，液化坏死少见，多发、易融合及轻度强化有助于鉴别。

三、肠系膜囊肿

【临床特点】

肠系膜囊肿（mesenteric cyst）是指发生于肠系膜，囊壁由纤维组织或具有上皮衬里的囊肿，是一种临床罕见的腹部囊性肿瘤。虽为良性肿瘤，但具有持续生长和浸润周围组织的特性，且恶变率为 3%。该病任何年龄均可发病，常见于儿童和青年，女性多见。约 60% 的肠系膜囊肿位于小肠系膜，24% 位于结肠系膜，另有 16% 位于腹膜后。

肠系膜囊肿病因尚不明确，起病隐匿，临床表现多样，特异性差，这与囊肿部位、体积及活动度等相关，可有恶心、呕吐、腹痛、腹胀等症状，当合并感染或出血时，可表现为急腹症腹膜炎、肠梗阻症状。

肠系膜囊肿分为真性囊肿与假性囊肿两类；前者为先天性，常单发，后者多由外伤、炎症、感染、腹部手术等因素导致淋巴管粘连、阻塞、扩张瘀滞形成囊肿。

【病理特点】

肠系膜囊肿组织学上囊壁可以是纤维组织，亦可以是单层内皮细胞。

1. **分类**

（1）按形态学分类：①单发性囊肿；②多发性囊肿；③弥漫性囊肿。

（2）按病因分类：①先天性囊肿：如皮样囊肿，浆液性囊肿；②创伤性囊肿：如外伤性血肿，乳糜囊肿；③感染性囊肿：如真菌、结核及寄生虫性囊肿；④肿瘤性囊肿：如囊性淋巴管瘤。

（3）按病理结构分类：①真性囊肿：如皮样囊肿、浆液性囊肿、表皮样囊肿、肠源性囊肿等；②假性囊肿：如创伤性血肿、乳糜囊肿等。

（4）根据囊液性质不同分为：①浆液性囊肿：呈圆形或椭圆形，表面光滑，囊壁薄，内含类似血浆的浆液；②乳糜囊肿：内含乳白色液体，这些囊肿大部分起源于淋巴管并被覆内皮细胞；当囊肿体积较大并且呈多房性和/或囊壁上有平滑肌组织时，更愿称其为囊性淋巴管瘤；③良性囊肿（或多囊性）间皮瘤：其囊肿内衬间皮细胞；④被覆其他成分囊肿：指肠系膜囊肿壁被覆其他成分，包括肠重复囊肿，其囊壁被覆肠黏膜并有一层平滑肌组织，它与肠壁的平滑肌及血供系统在解剖上有联系。

2. **病变部位**　肠系膜囊肿多为单个，少数为多发。大多位于空肠或回肠系膜之间，靠近肠管的系膜缘，其中约一半的肠系膜囊肿位于回肠系膜。有资料显示，肠系膜囊肿的好发部位排列如下：回肠＞空肠＞小肠系膜根部＞横结肠＞乙状结肠。

3. **大体形态**　多为单个、单房性囊肿，偶有多发或多房性囊肿，最大直径达 25cm，最小 2cm，最大者几乎可充满整个腹腔，呈无张力的圆形或椭圆形，靠近肠管者多呈哑铃状。

【影像学表现】

CT 和 MRI 是该病最有效的辅助检查，表现为（图 2-5-4-5、图 2-5-4-6）：

1. 腹腔内单个或多个、单房或多房多囊的类圆形、椭圆形囊性肿块，大小不一，或占据整个腹腔；发生在网膜和系膜上的浆液性或黏液性囊肿，其形态可随胃肠道的蠕动而改变，贴附并顺着网膜和系膜爬行生长，呈蔓藤飘浮状。

2. 囊肿边界清晰、锐利，囊壁薄且均匀，无壁结节，增强囊壁无强化或稍有强化，合并感染时囊壁因炎性渗出，间质充血、水肿而增厚，病灶周围可见片状、云絮状渗出，并与周围组织粘连，增强后囊壁强化。

3. 囊肿内呈均匀水样密度影，合并感染、血凝块时囊壁增厚、囊内密度增高。

4. 巨大囊肿压迫周围肠管明显，使肠管变形、推移，肠管壁一般无增厚，与肠腔不相通。

【诊断要点】

发生于肠袢系膜缘的囊性灶，可有分隔，分隔、囊壁菲薄且均匀，无壁结节，增强分隔、囊壁无强化或稍有强化（有学者认为此种分隔可能为皱褶的囊壁而非真正的分隔），若合并感染时密度可不均匀性增高，囊壁增厚、可有钙化，增强后囊壁强化。

【鉴别诊断】

1. **单房肠系膜囊肿应与以下疾病鉴别**

（1）大网膜囊肿：大网膜囊肿的囊壁菲薄，张力不大，在腹腔内可呈伪足样运动，囊肿呈扁平状覆盖于前腹壁，压迫消化道，小肠有浅表压迹，肠管变形不明显。

（2）胰腺假性囊肿：多有胰腺炎、外伤病史，囊壁厚度较均匀，可伴有囊壁钙化，无壁结节，增强一般无强化。

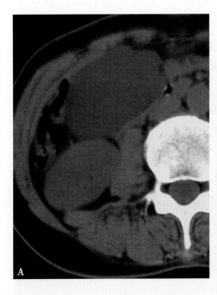
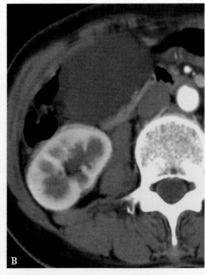
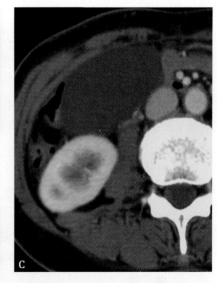

图 2-5-4-5　肠系膜囊肿

A～C 分别是腹部平扫、动脉期及静脉期 CT 图像。右下腹椭圆形囊性肿块，边界清晰，囊壁菲薄，无壁结节，增强未见强化，周围肠管轻度推压改变，肠壁未见增厚

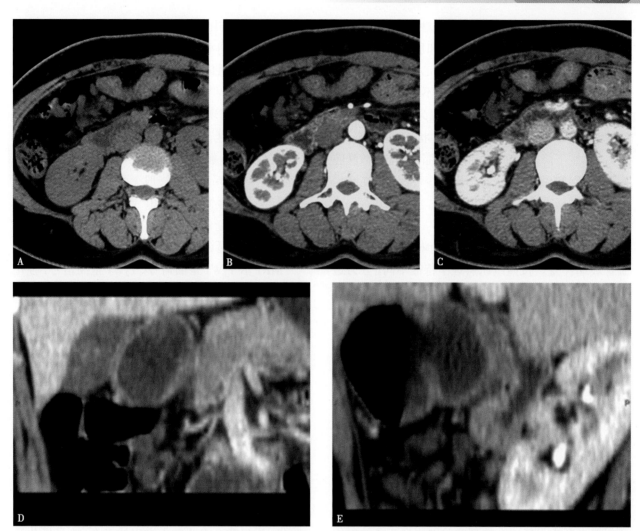

图 2-5-4-6　肠系膜囊肿

右侧横结肠系膜走行区见多发不规则囊性低密度影,呈"蔓藤飘浮状",增强未见强化

（3）卵巢囊肿:卵巢囊肿主要位于附件区,因位置变化时容易误诊为肠系膜囊肿,囊壁薄,密度较均匀,囊壁及内容物均无强化。

2. 多房肠系膜囊肿应与以下疾病鉴别

（1）胰腺囊性肿瘤:胰腺囊腺瘤,如浆液性和黏液性囊性肿瘤,本病多发生于 40～60 岁女性,胰腺体尾部多见,前者包膜光滑,中心纤维瘢痕和分隔呈多房蜂窝样,后者多为大单囊或几个大囊组成,囊壁厚薄不均,囊内有线状分隔,有时可见壁结节,两者囊壁或分隔可有钙化。

（2）卵巢囊腺瘤或癌:女性盆腹腔单侧或双侧囊性、囊实性肿块,壁和分隔厚薄不均并有明显实性部分,增强可见壁及分隔强化。

3. 肠系膜囊肿合并出血或感染时鉴别

（1）腹膜后脂肪肉瘤:病灶密度不均,其内可见有实体成分及脂肪组织,囊内可有壁结节,呈明显强化,邻近组织多受侵。

（2）平滑肌肉瘤:病灶呈实性肿块,部分有中心坏死,常呈近似于水样密度,但肿块壁较厚,有不均匀增强。

（3）腹膜后囊性畸胎瘤:囊壁较厚,囊内密度不均匀,可见钙化,有时肿块内可见脂肪组织、脂 - 液平面。

四、Castleman 病

【临床特点】

Castleman 病(castleman disease,CD),又称为巨大淋巴增生症或血管淋巴性滤泡组织增生,该病是一种少见的强异质性淋巴组织增生性疾病。儿童及成人均可以发病,且男女发病率差异无统计学意义。其病因和发病机制尚不明确,目前较多学者认为与人类免疫缺陷病毒、人类疱疹病毒 -8 以及血管内皮生长因子、白细胞介素 -6 等细胞因子异常有关。

CD临床表现无特异性，可发生与任何部位的淋巴结，最常见累及肺门、纵隔和腹股沟淋巴结。按照累及的部位不同，分为单中心型和多中心型CD。单中心型CD多依病变部位不同而表现多样，预后较好；多中心型CD主要表现为全身多发淋巴结肿大，80%的患者可出现全身症状如发热、盗汗、乏力、体重下降等，可合并副肿瘤综合征，包括胸腔积液、心包积液、水肿、血小板减少性紫癜、皮肤损害、肾功能损害等。

【病理特点】

Castleman病的病理学特征为淋巴滤泡增生和血管玻璃样变。按照组织病理学特征不同，分为透明血管型、浆细胞型和混合型Castleman病，透明血管型一般为单中心型，占80%～90%，浆细胞型临床上以多中心型为主，占10%～20%，混合型少见。

透明血管型淋巴滤泡及滤泡间小血管增生伴玻璃样变性及纤维化，生发中心萎缩，部分玻璃样变性的小血管穿入萎缩的生发中心，增生的淋巴滤泡内套细胞层明显增多呈"同心圆状"或"洋葱皮样"围绕生发中心排列。

浆细胞型滤泡间区扩大，滤泡间大量成片的浆细胞浸润，滤泡间小血管增生及玻璃样变性的小血管少见。

混合型兼具透明血管型和浆细胞型两者的组织学特点，但均不典型。

【影像学表现】

CT平扫示单发类圆形、椭圆形肿块，边界多清晰，边缘可有分叶，密度均匀，肿块较大时内部会呈现斑点状及分支状的钙化，内极少伴有出血和坏死灶，部分病灶周围筋膜增厚；CT增强扫描：①透明细胞型：动脉期显著强化，呈"快进慢出"型，动脉期明显强化，强化方式与大血管一致，门脉期及延迟期持续强化。当部分肿块直径大于5cm时，可为不均匀强化，表现为增强早期肿块内有星状或裂隙状纤维不强化区，门脉期和延迟期呈现由外周向中心渐进性强化；肿块直径小于5cm时多均匀强化。②浆细胞型CD：动脉期一般无强化，静脉期及延迟期呈轻-中度缓慢强化。③"镶边征"：部分病灶内侧及周边可见迂曲强化血管影，增强早期较肿瘤其他部分强化明显（图2-5-4-7、图2-5-4-8）。

MRI示T_1WI呈低信号、T_2WI呈高信号，强化表现类似CT增强扫描（图2-5-4-9）。

【诊断要点】

边界清楚、密度/信号均匀的肿块，增强呈显著强化，强化方式与大血管一致，或呈轻-中度强化，延迟期呈持续性较均匀强化。

【鉴别诊断】

1. **副神经节瘤** 病灶呈不均匀明显强化，内部坏死囊变较多，可钙化，临床可有波动性的高血压。

2. **神经鞘瘤（完全实性型）** 多位于脊柱两侧，神经干走行区，钙化少见，多为低密度，增强扫描轻度强化。

3. **淋巴瘤** 多为肿大淋巴结融合，少见钙化及纤维瘢痕，增强呈均匀轻中度强化，病变内及周围无强化血管显示。

4. **胃肠道间质瘤** 常体积较大，密度多不均匀，增强扫描方式多样，呈明显不均匀强化。

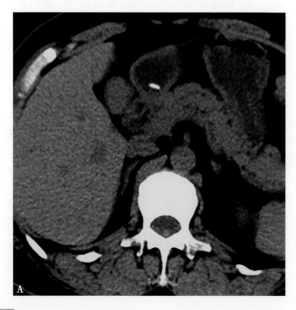

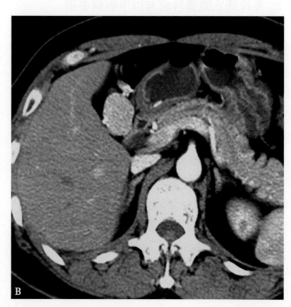

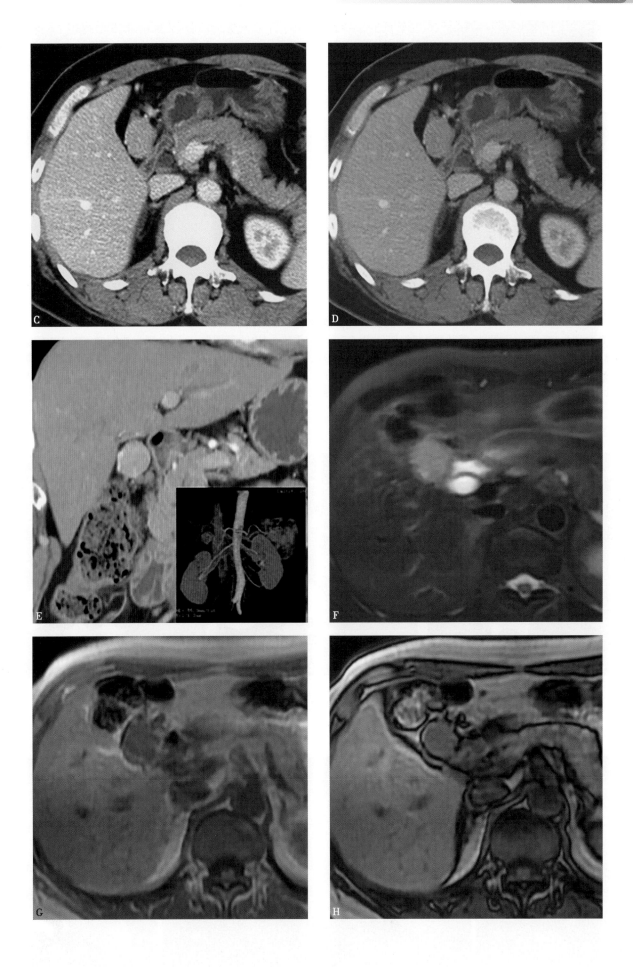

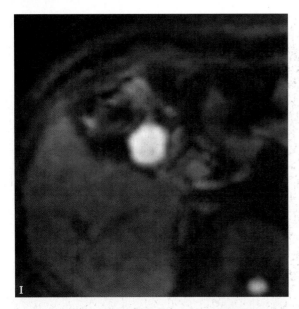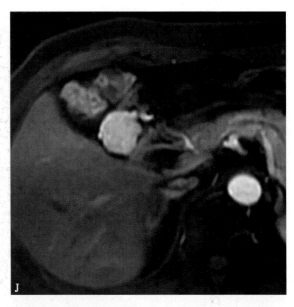

图 2-5-4-7　腹腔 Castleman 病

A~D 分别为 CT 平扫、动脉期、静脉期及延迟期，E 为 CT 冠状位重建及 VR 血管图像；F~J 分别为 T_2fs、IP、OP、DWI 及增强动脉期。CT 图示肝胃间隙见一类圆形结节影，边界清晰，密度均匀，平扫 CT 值 50HU，增强后呈明显均匀强化，动脉期 CT 值约为 110HU，可见"镶边征"（B、E），门脉期 CT 值约为 99HU、延迟期 CT 值约 98HU，灶周可见多枚小淋巴结显示。MRI 示病灶 T_1WI 稍低信号，T_2fs 中高信号，DWI 呈高信号，增强后强化同 CT，动脉早期病灶周围血管影

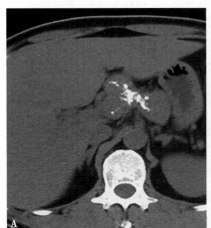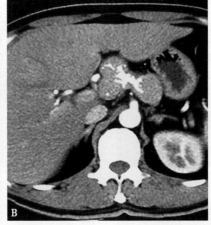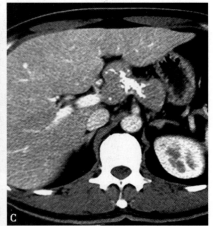

图 2-5-4-8　Castleman 伴钙化

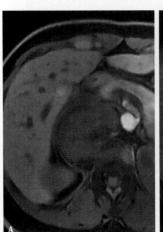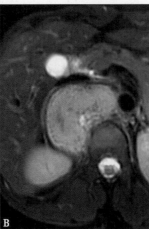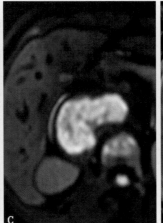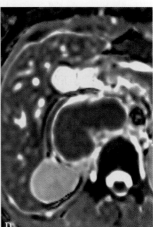

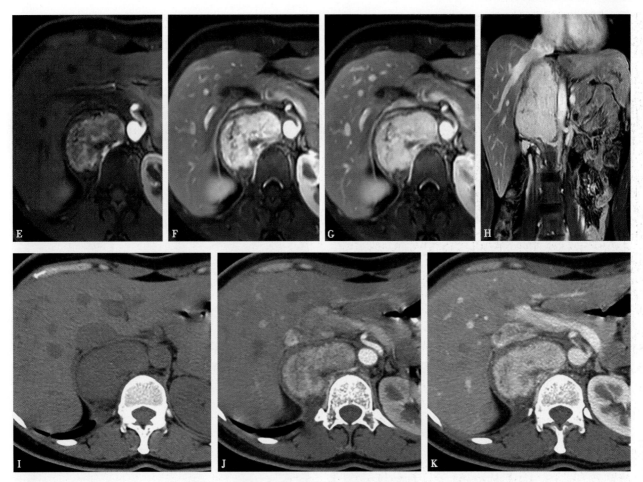

图 2-5-4-9 腹膜后 Castleman 病

A~D 分别为 T₁WI、T₂fs、DWI、ADC，E~H 分别为 T₁WI 增强动脉早期、动脉晚期、静脉期及冠状位延迟期；图 I~K 分别为 CT 平扫、动脉期及静脉期图像。腹膜后胸腰段右前方见一不规则软组织肿块影，密度 / 信号欠均，内见点状钙化影，平扫 CT 值 36HU，增强可见呈明显欠均匀渐进性强化，动静脉期 CT 值分别约 127HU、166HU，下腔静脉及右肾静脉受压推移；病灶 T₁WI 低信号，T₂WI 稍高信号，DWI 高信号，ADC 图呈低信号，信号欠均匀，增强同 CT

五、肠系膜间质瘤

【临床特点】

胃肠道外间质瘤（extra-gastrointestinal stromal tumors，EGIST）是指发生于食管至直肠消化道以外部位的间质瘤，如网膜、肠系膜、腹膜后及其他少见脏器，其中发生于网膜、肠系膜者占 74%，发生于腹膜后者约 20%。EGIST 临床比较少见，其发病率仅占胃肠道间质瘤的 3%~6.7%，但 EGIST 的生物学行为较差，恶性程度高，发生复发及转移的概率远较 GIST 高。可发生于各年龄阶段，多见于 50 岁以上中老年人，男女发病率相近，临床症状缺乏特异性，主要是肿瘤推挤而引起的症状，而无明显消化道出血或肠梗阻症状，因而就诊时肿瘤常较大。

【病理特点】

EGIST 组织形态、免疫表型、分子生物学特征与 GIST 相似。

1. **大体** 肿块分界多清晰，无包膜，均有不同程度坏死、出血及囊变。

2. **光镜** 均由形态多样、数量不等的梭形细胞及上皮细胞组成。

3. **免疫组化** 目前常采用 CD117、CD34 及 DOG-1 免疫学联合检测，其中 CD117 及 DOG-1 常为弥漫强阳性，多 100% 表达，CD34 的表达可达 80%。

【影像学表现】

发生于肠系膜的 EGIST 多为恶性，并具有相对特征性的 CT 表现：①沿着肠系膜走行分布的边缘不规则的体积较大的软组织肿块；②肿瘤密度不均匀，多见囊变、坏死；③增强 CT 多数肿瘤实性部分动脉期多呈中度不均匀渐进性强化，少数呈静脉期延迟强化，内部多出现无强化坏死低密度区，实性成分内可见密集或稀疏的条状及簇状强化的肿瘤血管影，肿瘤血管边缘毛糙模糊提示恶性（图 2-5-4-10、图 2-5-4-11）。

【诊断要点】

肠系膜走行区较大的不规则软组织肿块，坏死囊变较多,实性成分多表现为进行性强化,实性成分内可见密集或稀疏的条状及簇状强化的肿瘤血管影,分隔状强化(反映肿瘤生长速度较快,血供丰富但不均匀)具有一定特征性,对诊断有帮助。不与胃肠道相通,内部不会出现气体或气液平面,可与GIST相鉴别。

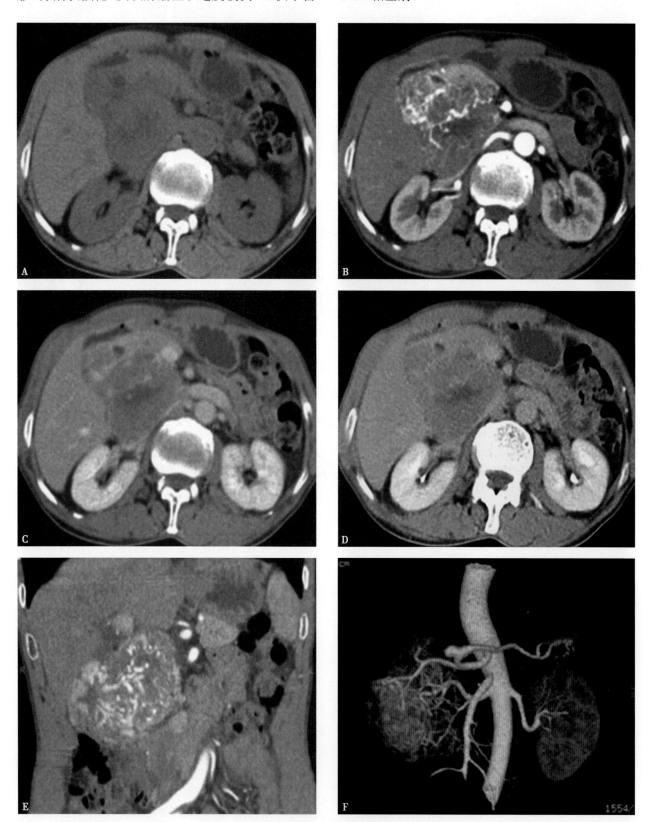

图 2-5-4-10 十二指肠间质瘤

A~D 分别为 CT 平扫、动脉期、静脉期及延迟期,E、F 分别为冠状位重建图像、VR 血管图像。右侧腹腔内见一不规则软组织肿块影,边界欠清,密度不均,中心见片状无强化低密度液性坏死区,实性成分平扫 CT 值约 38HU,增强动脉期明显强化,CT 值约 83HU,静脉期强化程度略减低,CT 值约 70HU,F 示病灶由胰十二指肠及肠系膜上动脉分支供血。周围脏器推压改变,局部与十二指肠分界不清

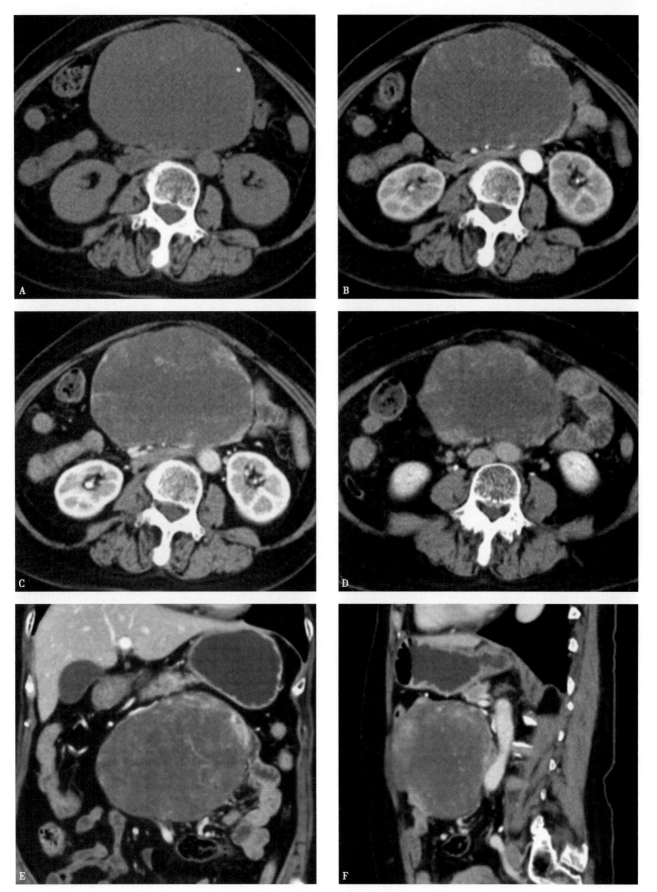

图 2-5-4-11　小肠系膜间质瘤

A～D 分别为 CT 平扫、动脉期、静脉期及延迟期，E、F 分别为冠状位、矢状位重建图像。中下腹部肠系膜间见巨大软组织肿块影，边界较清，平扫 CT 值约 19HU，内见斑点钙化影，增强后呈明显不均匀进行性强化，内见大片状无强化坏死区，实性部分动静脉期及延迟期 CT 值分别约 37HU、70HU、76HU，增强内部见多发索条状强化影，边缘见血管样强化影，病灶内见肠系膜上动脉分支血管供血；病灶局部与邻近小肠壁关系密切

【鉴别诊断】

1. **神经源性肿瘤**　以神经鞘瘤多见，多为良性肿瘤，形态多规则，坏死囊变较少，强化相对均匀一致，但确诊仍依赖于病理组织及免疫组化，神经源性肿瘤不表达 CD117。

2. **平滑肌瘤（或平滑肌肉瘤）**　平滑肌瘤为良性肿瘤，形态规则，边界清楚，密度均匀，强化均匀。平滑肌肉瘤可发生于空回肠及小肠系膜，恶性度较高，肿瘤体积常较大，常有出血、钙化及坏死囊变，中心"地图样"坏死有一定特征，强化程度较 EGIST 更显著、更不均，有腹膜后血管受侵倾向。

3. **肠系膜纤维瘤**　是成纤维细胞异常增生引起的交界性肿瘤，其生物学行为介于良性（肌）成纤维细胞病变与纤维肉瘤之间。与 EGIST 不同，肠系膜纤维瘤好发于青壮年，以浸润生长和局部复发且不发生远处转移为特点，多位于肠系膜根部，密度多均匀，增强扫描多呈轻到中度的延迟性强化，镜下可见肿瘤由形态一致的梭形（肌）成纤维细胞及大量变性的胶原纤维构成。

六、腹腔转移性肿瘤

【临床特点】

腹膜假性黏液瘤（pseudomyxoma peritonei, PMP）又称假性黏液瘤性腹腔积液、假性腹腔积液或 PMP 综合征，是一种少见的发生于腹膜壁层、大网膜及肠壁浆膜面、以腹腔内大量胶冻样黏液腹水聚集为特点的腹膜肿瘤性疾病，1882 年由 Rokitansk 首次描述，其发病率为 2/100 万，发病年龄多在 30～50 岁间，女性多见。

PMP 病因及发病机制目前仍存在争议，与阑尾黏液囊肿和卵巢黏液性囊腺瘤或卵巢囊腺癌有关，前者多由囊肿破裂，囊内黏液性物质及上皮细胞溢入腹腔，导致肿瘤腹膜种植而形成，多为良性，后者主要通过血液、淋巴管播散，多为恶性。此外，尚有少数患者继发于卵巢畸胎瘤、子宫癌、肠黏液腺癌、脐尿管囊肿腺癌、胆总管黏液腺癌、胰腺黏液囊腺癌等，但极其罕见。PMP 虽极少转移，但呈恶性生长且术后易复发，2010 年 WHO 将其归为既可以是低度恶变性也可以是高度恶变性的肿瘤。

PMP 病程一般呈慢性过程，缺乏特异性临床表现，最常见为胃肠道反应，如恶心、呕吐，泌尿系症状，随着腹水增多，腹胀症状加重，恶心、呕吐症状加重，甚至出现厌食、胸闷、呼吸困难、体重进行性下降、低蛋白血症。与恶性肿瘤腹腔内转移表现相似，腹水征阳性，但腹水不易抽出或抽出胶冻样液体。部分患者 CEA、CA199 升高。

【病理特点】

PMP 无明确的组织病理学分类，1995 年 RON-NETT 等提出了第 1 个 PMP 组织病理分类标准，将其分为 3 类：弥漫性腹膜黏液腺病（disseminated peritoneal adenomucinosis, DPAM）、腹膜黏液腺癌（peritoneal mucinous carcinomatosis, PMCA）及中间型（PMCA-I/D）。DPAM 病理表现为纤维结缔组织中可见较大的黏液湖，可见少量上皮细胞增生，PMCA 中多见上皮细胞异型性。

【影像学表现】

CT 形态和密度与腹水相似，尤其是黏液质地较稀时更难与普通腹水鉴别；黏液可粘连呈块状占满腹腔或覆盖腹膜，有的形成假性波动性或质地坚硬的肿块，并可由纤维组织包裹，形成腹膜或网膜种植性假性黏液瘤。

PMP 临床表现不特异，而 CT 表现具有一定特征性，应为首选检查。其 CT 表现包括：①胶冻样腹水：CT 上均可见大量密度不均匀腹水，肝脾表面形成贝壳样压迹，肠管受压向腹腔中心移位。PMP 腹水 CT 值较常见腹水为高，密度不均匀，这是由于其腹水病理上为胶冻样黏液，较为黏稠以及受压的肠系膜包裹其中；由于腹膜纤维化及粘连，腹水流动性差，形态较固定，导致肝脾表面贝壳样压迹，肠管受压移位。胶冻样腹水中还可见分隔和钙化，分隔可造成黏液性团块征象。②腹膜浸润：PMP 由于黏液上皮的种植，在 CT 可见大网膜和肠系膜增厚、密度增高、结节状浸润、网格样改变，严重时大网膜呈一大块软组织密度影位于肠管前方，形成较为特征的网膜饼。③原发肿瘤性病变：阑尾黏液性肿瘤表现为右下腹阑尾附近圆形或管状囊性界限清楚的肿块，与盲肠相邻或盲肠有受压改变，有时见囊壁钙化。④其他少见征象：可见腹膜后淋巴结肿大，肝脾等实质脏器出现浸润灶、肺转移瘤、胸腔积液等，这些可能是引起 PMP 的黏液性恶性肿瘤转移所致。

MRI 表现同 CT，典型表现为腹腔黏液呈不均匀长 T_1 长 T_2 信号，黏液性腹水在 T_2 上一般略低于腹水信号，除可发现肝、脾边缘扇贝样压迹等影像特点外，还可清晰显示腹腔积液内的条状分隔。增强可见囊壁、网膜、腹膜及实性包块轻度强化（图 2-5-4-12、图 2-5-4-13）。

【诊断要点】

1. 临床上腹水不易抽出或腹水为胶冻状。

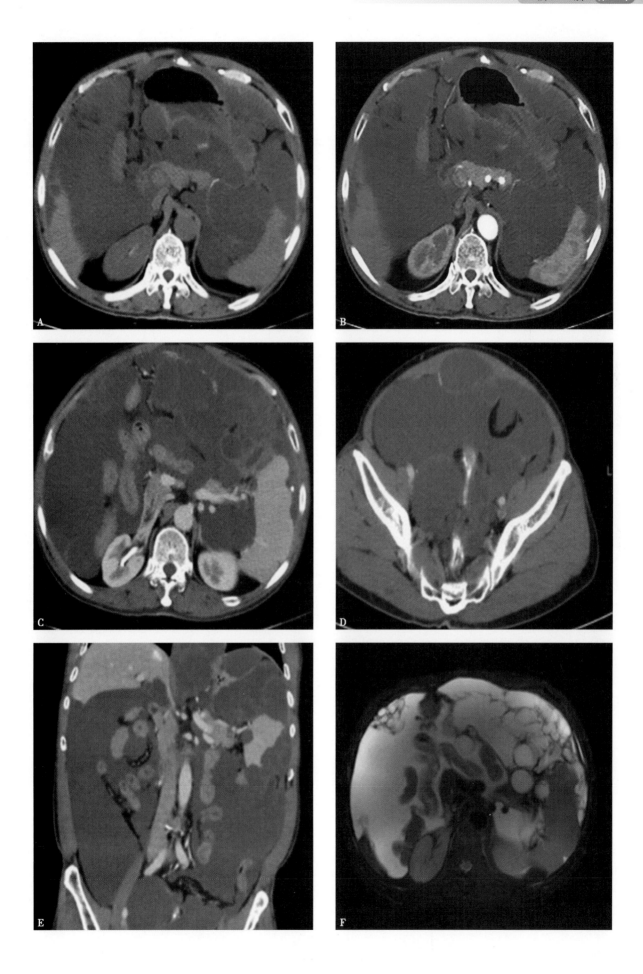

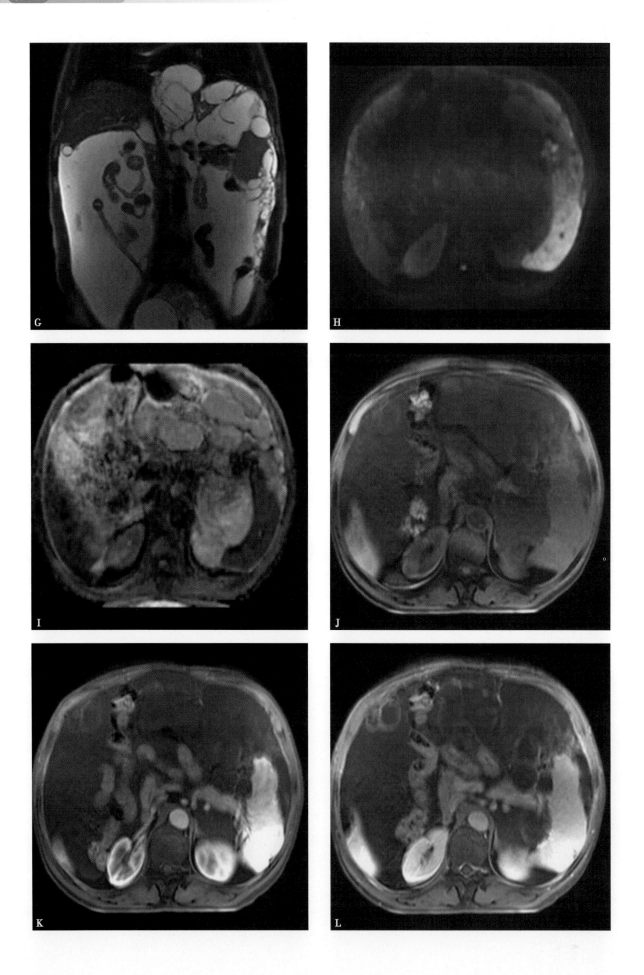

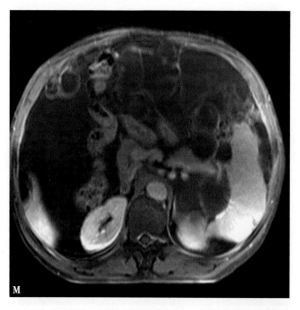
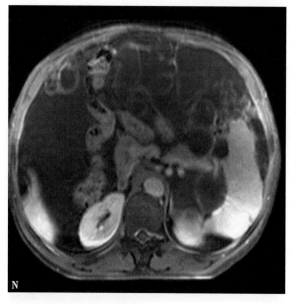

图 2-5-4-12　阑尾的低度恶性黏液性肿瘤伴腹腔假性黏液瘤

图示腹盆腔及腹盆壁多发囊性、结节性病灶及多发粟粒样结节。可见肠管受压向腹腔中线移位,肝脾周可见弧形或"扇贝样"压迹;右下腹腔可见卵圆形囊性灶,边缘可见弧形钙化,经病理证实为阑尾黏液肿瘤。T_2WI 示腹盆腔大量不均匀长 T_1 长 T_2 信号,较腹水信号略低,增强可见实性结节及囊壁强化

2. 大量胶冻样腹水并产生肝脾表面弧形压迹或"贝壳样"压迹、肠管受压向腹腔中线移位、大网膜浸润增厚或形成网膜饼时,应该考虑到 PMP 可能,如果同时发现阑尾囊性占位性病变,更应高度怀疑本病。

【鉴别诊断】

1. **肝硬化腹水**　常为漏出液,CT 上密度均匀,流动性好,肠管常漂浮于腹腔周边,肝脾表面不形成贝壳样压迹,大网膜或肠系膜可因淤血而密度略高,但无增厚、浸润或网膜饼表现。

2. **结核性腹膜炎**　由结核分枝杆菌引起的慢性、弥漫性腹膜感染,CT 上可出现腹水、大网膜增厚、腹腔内团块、肿大淋巴结等,但结核性腹膜炎多有发热、盗汗等全身症状,PPD 强阳性,CT 上钙化多见,增强扫描示肿大淋巴结或腹腔内团块呈环形强化。

3. **腹膜转移癌**　主要鉴别在原发肿瘤部位、肠系膜脂肪间隙及腹膜后常有肿大淋巴结显示,腹水密度相对较低,肠管漂浮。

4. **腹膜间皮瘤**　多表现为网膜增厚呈饼样,网膜、腹膜及肠系膜多发实性结节、肿块影,常伴有腹水,大量腹水时肠管多呈漂浮状改变。

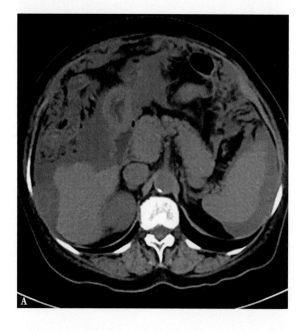
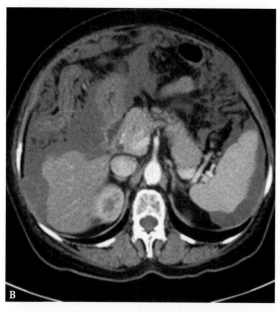

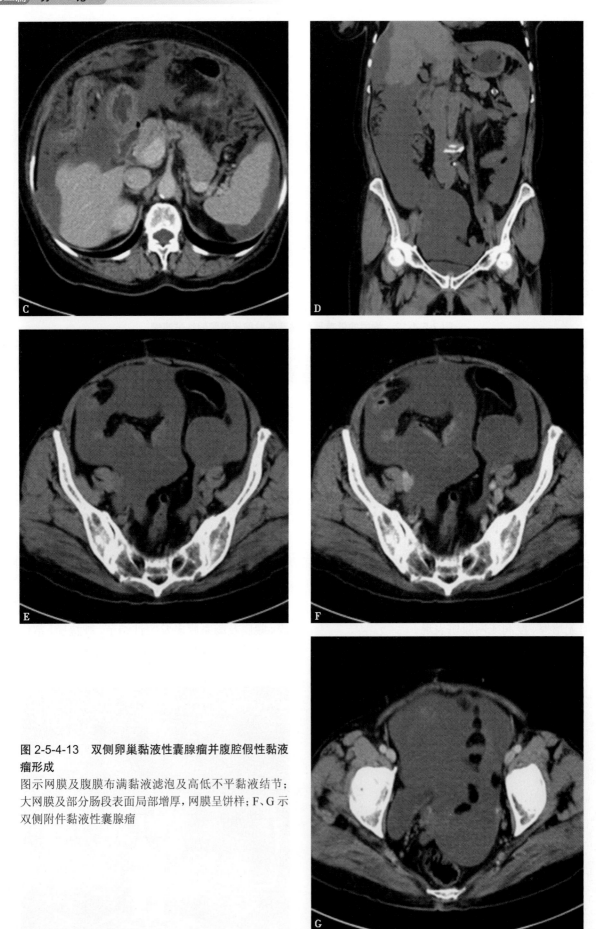

图 2-5-4-13　双侧卵巢黏液性囊腺瘤并腹腔假性黏液瘤形成

图示网膜及腹膜布满黏液滤泡及高低不平黏液结节；大网膜及部分肠段表面局部增厚，网膜呈饼样；F、G 示双侧附件黏液性囊腺瘤

（张　欢）

参 考 文 献

1. YIN W J, ZHENG G Q, CHEN Y F, et al. CT differentiation of malignant peritoneal mesothelioma and tuberculous peritonitis. La Radiologia medica, 2016, 121(4): 253-260.

2. 张玉, 赵雪艳, 景彩萍, 等. Castleman 病 31 例临床病理分析. 诊断病理学杂志, 2017, (12): 908-912.

3. 于兰英, 王旭. 腹膜假性黏液瘤的 CT、MRI 表现. 实用放射学杂志, 2016, (5): 737-741.

第五节　腹壁肿瘤

一、硬纤维瘤

【临床概述】

硬纤维瘤（desmoid tumor, DT）是一种罕见的肌肉间结缔组织来源的软组织肿瘤，由 Muller 于 1938 年命名，因其具有侵袭性，又称纤维瘤病、侵袭性纤维瘤、韧带样瘤，可发生于全身任何部位，以脐下腹壁为多见，好发于中青年女性。根据其生长部位可分为腹外型、腹壁型及腹内型 3 型。该肿瘤组织学上表现为良性而生物学行为却呈侵袭性，术后易复发。腹壁硬纤维瘤可能与手术、创伤、妊娠、内分泌及家族性腺瘤样息肉病有关。目前认为腹壁损伤是本病的主要因素之一。

腹壁硬纤维瘤临床上主要表现为腹壁肿块，边界不清，质硬，不活动。生长缓慢，大多数无明显症状，一般无疼痛或偶有不适。少数可发展为巨大腹壁硬纤维瘤或侵犯腹腔脏器，引起肠梗阻。

【病理特点】

大体病理表现为肿块大小不等，无包膜，边界不清，向周围组织浸润性生长，切面呈灰白色，纤维束呈条索状排列。镜下可见肿块由形态一致的梭形成纤维细胞和肌成纤维细胞组成，呈束状、编织状紧密排列，细胞外大量致密条带状胶原纤维将其围绕分隔，核分裂象少见，肿瘤边缘可见瘤组织侵入周围肌组织内。

【影像学表现】

1. CT　肿块起源于腹直肌和腹内斜肌，肿块长轴与腹肌走行一致；多为单发，呈梭形或类圆形；一般形态规则，与肌肉分界可清；肿块密度均匀，平扫时与肌肉密度相仿或稍低于肌肉，出血坏死钙化少见。动态增强扫描动脉期病灶大部分呈不均匀轻度强化，门脉期持续强化，呈不均匀中重度强化，延迟扫描进一步强化。

2. MRI　T_1WI 上肿瘤呈等或稍低于肌肉组织的信号，T_2WI 肿瘤实体呈中等至高信号，但其信号均低于脂肪，信号多不均匀，内可见细条状分隔及星芒状低信号影（图 2-5-5-1、图 2-5-5-2）。增强扫描呈中到明显强化，部分强化不均匀。

【诊断要点】

肿物 CT 平扫表现为膨胀性生长等或稍低密度肿块、增强扫描肿物呈渐进性强化、延迟扫描强化趋于均匀；MRI T_1WI 上肿块呈等或稍低于肌肉组织的信号，T_2WI 肿瘤实体呈中等至高信号，但其信号均低于脂肪，信号多不均匀，增强扫描肿块呈中到明显强化，部分强化不均匀。结合患者年龄、性别、腹部手术史等临床资料有助于对本病作出正确诊断。

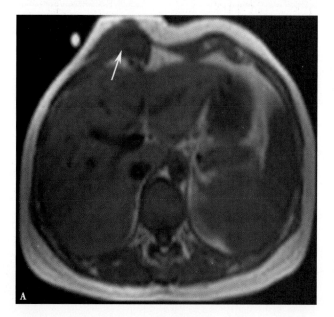

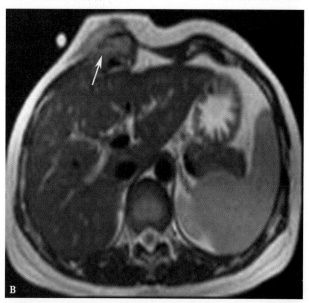

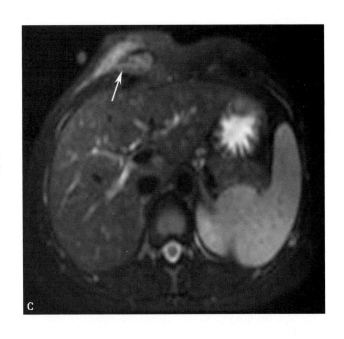

图 2-5-5-1 硬纤维瘤

A～C 为 T₁WI 序列、T₂WI 序列、STIR 序列。右侧前腹壁见不规则异常信号灶，T₁WI 呈等低信号，T₂WI 呈高低混杂信号，STIR 序列呈高信号改变，病灶边界尚清，部分突入腹腔，病灶区腹壁隆起，病灶局部达其前方腹壁皮肤

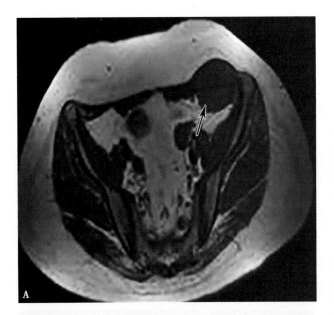

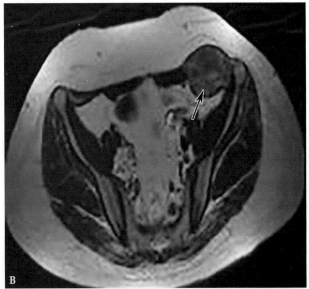

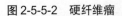

图 2-5-5-2 硬纤维瘤

A～C 为 T₁WI 序列、T₂WI 序列、STIR 序列。左侧下腹壁见一椭圆形异常信号灶，T₁WI 呈低信号，T₂WI 呈高低混杂信号，STIR 序列呈高信号改变，边缘清晰，与周围组织分界较清

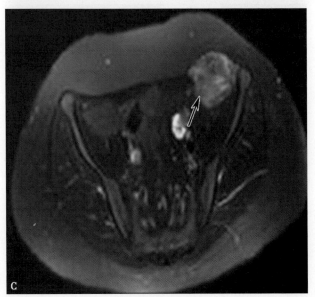

【鉴别诊断】

1. 良性肿瘤主要与平滑肌瘤、脂肪瘤及血管瘤等鉴别　平滑肌瘤多表浅，体积小，边界清，信号均匀；脂肪瘤在 MRI 具有特征性的信号改变，T_1WI 和 T_2WI 均呈现与皮下脂肪信号相似的高信号，边界清楚，信号多均匀；血管瘤在 MRI 上常出现混杂信号影，内可见扩张迂曲的流空信号及血栓形成和陈旧出血高信号，增强扫描呈不规则强化。

2. 恶性肿瘤主要与纤维肉瘤鉴别　纤维肉瘤生长速度较快，肿块多呈分叶状，病灶内常有坏死区，周围浸润明显，而腹壁硬纤维瘤呈梭形或类圆形膨胀性生长，很少出血、坏死。

3. 腹壁血肿　血肿无强化是最重要的鉴别点，故增强扫描是必需的。

4. 腹壁切口子宫内膜异位症　为原切口腹壁下结节，形态类圆形或不规则，患者常有与月经周期有关的疼痛，经期后疼痛缓解，而腹壁硬纤维瘤常为无痛性包块。

二、脂肪瘤

【临床概述】

脂肪瘤（lipoma）是一种由增生的成熟脂肪组织形成的良性肿瘤，是间胚叶肿瘤中最常见的一种，可发生于任何年龄，多发生在 30～50 岁。好发于体表皮下脂肪组织，以四肢及腹部最常见。瘤体质地柔软，呈圆形或分叶状，可以推动，瘤体大小不等，小的如枣大，手摸可触之，大的可隆起皮面。肿瘤可单发或多发，单个称为孤立型脂肪瘤，2 个或 2 个以上的称为多发性脂肪瘤。

【病理特点】

大体病理表现为球形、结节状或分叶状，质软，有包膜，有时包膜不明显，切面黄或淡黄色。镜下可见成熟的脂肪细胞大小、形态不一，排列紧密，由纤维梁索分隔成大小不规则的小叶，纤维组织可疏松或致密。

【影像学表现】

1. 超声　腹壁脂肪瘤形态较规则，边界较清，大多数可见完整包膜，大小不等，一般为椭圆形、类圆形或纺锤形，长轴与腹壁平行，内可见高回声、中高回声、低回声或混合性回声。高回声肿块较小，多发，内部回声均匀；低回声肿块较大，内部回声不均匀，低回声内可见线状或短线状高回声；极大脂肪瘤，多呈混合性。肿块后方回声无衰减，内部一般不能探及明显血流信号或周边见星点状血流信号。

2. CT　瘤内密度较均匀，呈典型的脂肪密度，病灶边界清，有包膜，增强扫描病灶无明显强化（图 2-5-5-3）。

3. MRI　脂肪瘤典型表现类似于皮下脂肪，可有少量薄分隔组织。脂肪瘤在 T_1WI 上呈特征性的高信号，在 T_2WI 上呈略高信号，信号均匀一致；压脂后脂肪瘤的脂肪信号强度明显降低（图 2-5-5-4）。

【诊断要点】

脂肪瘤 CT 密度较均匀，呈典型的脂肪密度（CT 值为 $-120～-80HU$），有包膜，增强扫描无明显强化；脂肪瘤在 T_1WI 上呈特征性的高信号，在 T_2WI 上呈略高信号，压脂后脂肪瘤的脂肪信号强度明显降低。位于腹壁，好发年龄在 30～50 岁。

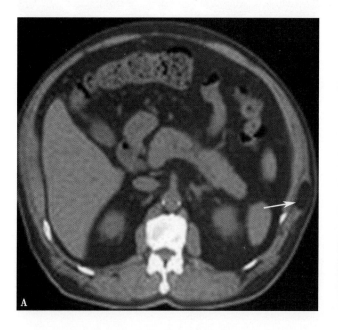

A

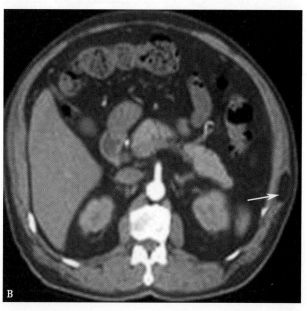

B

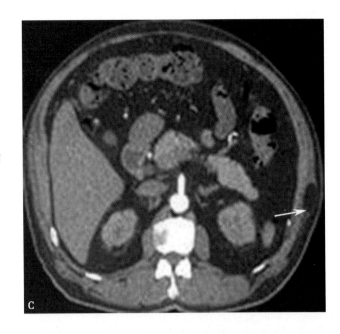

图 2-5-5-3　脂肪瘤

A～C 为 CT 平扫、动脉期、静脉期。左侧腹壁软组织内见椭圆形脂肪密度影,增强扫描,病灶在动脉期、静脉期未见明显强化

【鉴别诊断】

脂肪瘤主要与脂肪肉瘤、皮下纤维瘤、皮样囊肿相鉴别

1. 脂肪肉瘤是成人软组织肿瘤中较常见肿瘤之一,好发于大腿、臀部和腘窝深部及腹膜后,肿瘤无包膜或有假囊包被,呈结节状或分叶状,假囊外可有卫星结节形成,生长较缓慢,患者年龄较大,内部回声不规则,肿瘤周边及内部可见血流显示。

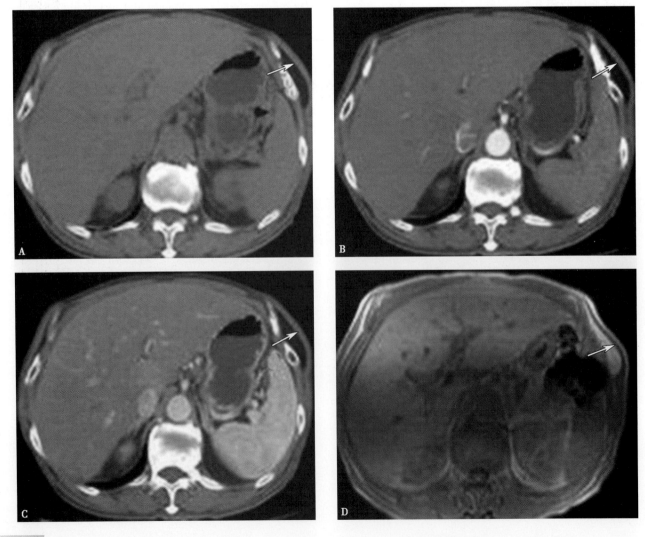

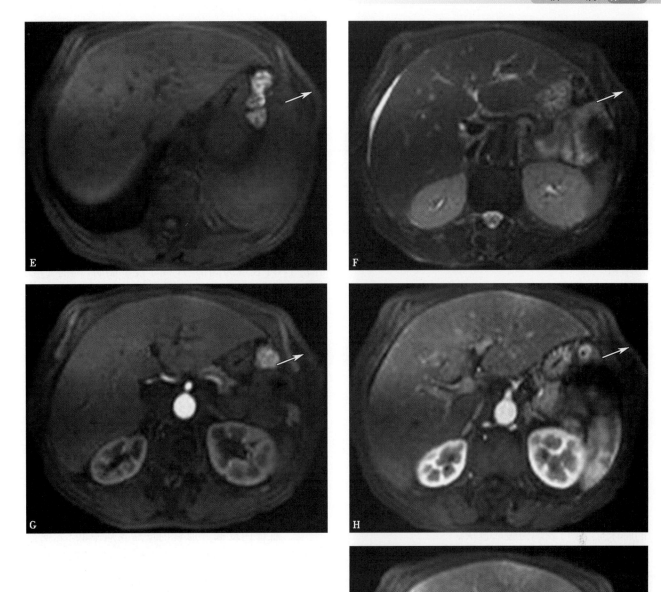

图 2-5-5-4 脂肪瘤

A~C 为 CT 平扫、动脉期、静脉期；D、E 为 T_1WI 序列、T_2WI 压脂序列；F~I 为 T_1WI 压脂序列及其动脉期、静脉期和延迟期。CT：左前侧腹壁软组织内见长条状脂肪密度影；增强扫描，病灶在动脉期、静脉期未见明显强化。MRI：左前侧腹壁软组织内见长条状肿块，病灶在 T_1WI 上呈特征性的高信号，在 T_2WI 压脂序列上病灶信号强度明显降低呈低信号，信号均匀一致，病灶在 T_1WI 压脂序列上呈明显低信号，增强扫描，病灶动脉期、静脉期及延迟期未见明显强化

2. 纤维瘤瘤体不大，质硬，多见于躯干，位于皮肤层，多呈圆形，通常为皮内的实质性的均质高回声区。

3. 皮样囊肿好发于颌下、口底、耳下等处，触诊有面团样柔韧感，无波动而有压迫性凹陷，病变处可见圆形或类圆形的囊性团块，边界整齐、光滑，囊腔内呈低回声，含有不等回声强度的斑块或斑点。

三、血管瘤

【临床概述】

血管瘤（hemangioma）为先天性血管畸形，是一种起源于血管内皮细胞的良性血管性病变，主要发生部位为皮肤，其次为骨骼肌和器官，好发于儿童，其次为青年。腹壁肌内血管瘤由不规则的赘生血

管、营养血管及血管间纤维、脂肪等构成，在所有血管瘤中所占比例不足 1%，可表现出肌间隙浸润或侵犯多块或一块肌肉。其病理学分类较多，根据镜下结构大体可以分为毛细血管瘤、海绵状血管瘤或混合型血管瘤，其中以海绵状血管瘤居多，其由形态、大小不一衬有内皮细胞的血窦构成，窦腔内充满静脉血，血流速度非常缓慢，其内可见反复出血后不同时期的出血成分沉积，并常伴有血栓及机化、钙化。血管瘤的病因与发病机制目前尚未明确，血管瘤的形成可能是由于局部微环境的变化以及内皮细胞自身转化的异常，从而导致血管内皮细胞的异常增殖。

　　婴幼儿血管瘤最早期的皮损表现为充血性、擦伤样或毛细血管扩张性斑片。生后 6 个月为早期增殖期，瘤体迅速增殖，明显隆起皮肤表面，形成草莓样斑块或肿瘤，大小可达最终面积的 80%。之后增殖变缓，6～9 个月为晚期增殖期，少数患儿增殖期会持续至 1 岁之后，瘤体最终在数年后逐渐消退。未经治疗的瘤体消退完成后有 25%～69% 的患儿残存皮肤及皮下组织退行性改变，包括瘢痕、萎缩、色素减退、毛细血管扩张和皮肤松弛。

　　腹壁肌内的血管瘤，起初一般无明显的临床症状，随着肿瘤的增大，可推压周围的脏器，出现相应的临床症状，可表现为腹部包块。

【病理特点】

　　增生期血管瘤显示肿瘤具有高度的细胞结构，由成簇的外形肥大的细胞构成，形成极不明显的小血管腔结构。进入消退期血管瘤内的血管腔由不明显变得逐渐清晰，管壁由扁平的内皮细胞排列而成，肥大的不成熟细胞越来越少，大量紊乱的血管组织将最终退化，退化的血管瘤组织由大量的脂肪细胞和结缔组织取代。

【影像学表现】

　　1. **CT**　肿物呈不规则的软组织密度，密度不均，可浸润肌间隙或侵犯周围肌肉，边界欠清，肿物较大时可推压周围脏器；增强扫描，肿物可见粗大的供血动脉及伴多发迂曲的小动、静脉影（图 2-5-5-5）。

　　2. **MRI**　肿物 T_1WI 表现为与骨骼肌信号相近，边界欠清晰，病变内可出现细或粗的条带状高信号，肿物 T_2WI 表现为高信号，高于皮下脂肪，随着 T_2 权重的增加病变信号增加，肿物的病变范围和边界也更清晰。

【诊断要点】

　　不规则的软组织密度 / 信号，密度 / 信号不均，可浸润肌间隙或侵犯周围肌肉，边界欠清；增强扫描，可见粗大的供血动脉，内见多发迂曲的小动脉、静脉。好发于儿童、青年，临床上表现为腹壁肿块。

【鉴别诊断】

　　主要与血管畸形、血管内皮瘤等鉴别

　　1. **血管畸形**　出生即存在，男女相等，与幼儿生长等比例长大，不会消退，与创伤、激素变化有关。

　　2. **血管内皮瘤**　血管内皮瘤发病率低，无明显年龄和性别差异，外观表现为皮肤黏膜缓慢生长的单发或多发结节或斑块，梭形细胞血管内皮瘤为好发于肢体的结节，伴有静脉石产生，具有一定的鉴别意义。

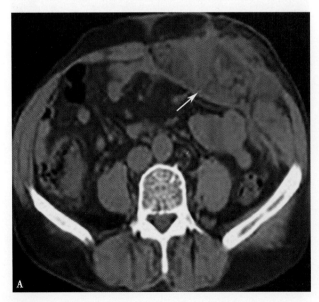

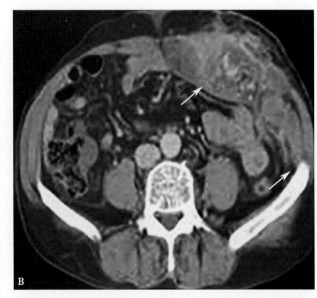

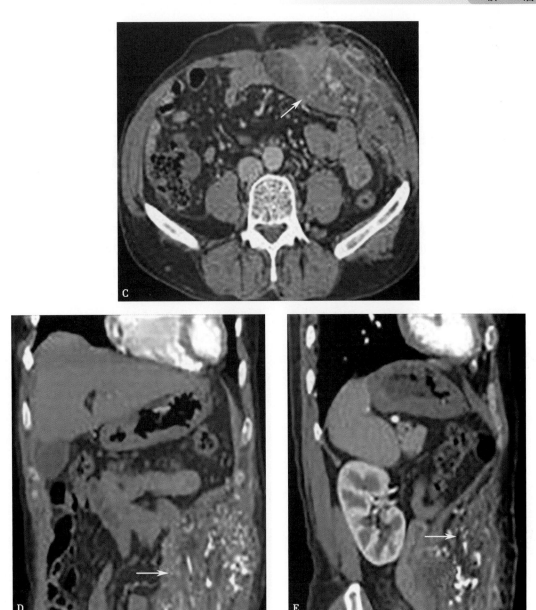

图 2-5-5-5　血管瘤

A～C 为 CT 平扫、动脉期和静脉期，D、E 为 CT 平扫、动脉期冠状位。左侧中下腹及部分盆壁可见不规则软组织密度影，肿胀，边界不清；病灶推挤腹腔内肠管向右侧移位，左侧腹直肌、腹横肌、腹外斜肌结构紊乱，增强扫描后，病灶可见粗大动脉血管供血，内见多发迂曲的小动脉、静脉

四、恶性纤维组织细胞瘤

【临床概述】

原发性恶性纤维组织细胞瘤（malignant fibrous histiocytoma，MFH）是来源于间叶组织以成纤维细胞样细胞和组织细胞样细胞为主要成分的未分化多形性肉瘤，占所有软组织肉瘤的 30%。好发于中老年人，是成年人最常见的软组织恶性肿瘤。肿瘤的发生部位以四肢最多发见，其次是腹膜后、躯干以及头颈部，临床表现主要为软组织肿块和局部疼痛感。本病恶性度高，治疗后效果差，易出现复发和转移，目前治疗无统一标准。MFH 病因尚不明确，有报道称可能与染色体异常和四肢恶性肿瘤放疗后继发有关。

【病理特点】

2002 年 WHO 软组织及骨肿瘤病理分类中，根据肿瘤细胞的主要成分，将 MFH 分为多形性型、巨细胞型和炎症型 3 个亚型。大体病理上表现为梭形、类圆形或不规则状，境界多不清楚，可有假包膜，大小及形态变异较大，内部见出血、坏死及囊性变；镜下可见肿瘤主要由成纤维细胞及组织细胞构成，此外还有原始间叶细胞、肌成纤维细胞、黄瘤细胞和多核巨细胞等细胞构成，结构复杂，胞质丰富，核分裂及异型性明显，大量富血管胶原纤维呈条索状及席纹状排列，部分可见黏液变性区及炎性肉芽组织区。

【影像学表现】

MRI 具有良好的软组织分辨率和多平面成像能力，可清楚显示肿瘤的部位、轮廓、范围、肿瘤的组织成分和与周围结构的关系，MRI 是腹部 MFH 的首选影像学检查。

1. CT　由于病变组织成分不同，肿瘤在 CT 上可呈等密度、高密度或低密度，密度不均匀，常合并坏死和出血，增强扫描肿瘤实性成分呈明显强化，坏死区域不强化。其边界可清楚或不清，向周围呈浸润生长，可侵犯邻近血管和神经。MFH 钙化少见，发生率 5%～20%，钙化常呈曲线状或点状。

2. MRI　MFH 的形态及 MRI 信号差异较大，其主要与病理学类型有关。肿瘤在 T_1WI 上呈低信号或中等信号，信号强度类似于邻近肌肉，在 T_2WI 上主要呈混杂高信号或明显高信号，T_2WI 压脂以高信号为主，增强后肿瘤实质部分明显强化，坏死囊变区和瘤周水肿未见明显强化。虽然 MFH 的信号差异较大，但当肿瘤成分比率不同时，其信号变化也具有一定的特征性。当肿瘤以组织细胞为主时，T_2WI 多为高信号，以纤维细胞为主时多呈等或稍低信号；坏死囊变区在 T_1WI 上呈低信号，T_2WI 上呈高信号；瘤内出血在 T_1WI 为高信号，出血后由于含铁血黄素沉着，肿瘤在 T_2WI 上可出现较为特征性的低信号环（图 2-5-5-6）。

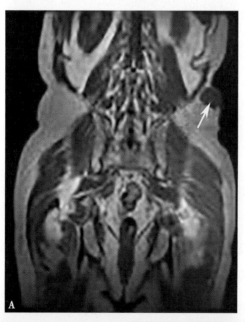
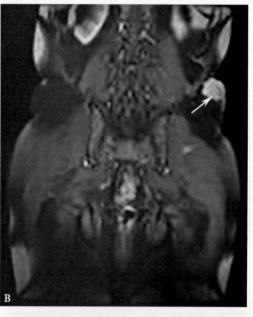
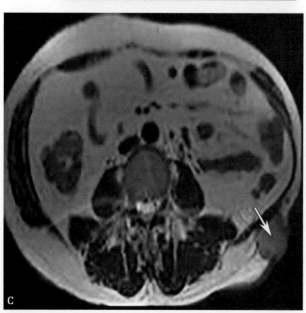
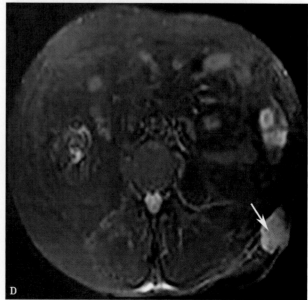

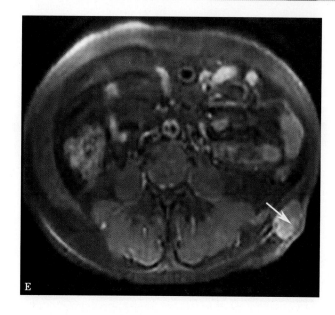

图 2-5-5-6 恶性纤维组织细胞瘤

A～E 为 T_1WI 序列、T_1WI 压脂增强序列的冠状位、T_2WI 序列、T_2WI 压脂序列、T_1WI 压脂增强序列的轴位图像。左侧腰臀部皮下软组织内见一不规则异常信号影，肿块分叶状，T_1WI 为低信号，肿块 T_2WI 为高信号，STIR 信号不被抑制，边缘见蚯蚓状阴影，增强后肿块较均匀性强化，呈高亮信号，毗邻小血管影伸入

【诊断要点】

T_1WI 表现为等或稍低信号，T_2WI 表现混杂高信号，瘤内可见分隔、出血及坏死囊变区，增强后肿瘤实性成分明显强化时，应考虑 MFH 的可能性。发生于中老年人四肢，且部位较深的软组织肿块。

【鉴别诊断】

主要与纤维肉瘤、滑膜肉瘤、侵袭性纤维瘤等鉴别：

1. **纤维肉瘤** 多见于老年人躯干及下肢软组织内，位置一般较表浅，MRI 呈混杂信号和不均匀强化。

2. **滑膜肉瘤** 青壮年多见，四肢邻近关节处及腱鞘部位多见，形成结节状及不规则状肿块，邻近骨质破坏，可见钙化，关节间隙一般不受累。

3. **侵袭性纤维瘤** 30～50 岁女青年多见，肿瘤不规则呈侵袭性生长，边界不清，无包膜，MRI 信号较均匀，多无出血、坏死及钙化。

五、腹壁转移瘤

【临床概述】

恶性腹壁肿瘤可分为原发性和转移性两大类，以后者多见。原发性恶性腹壁肿瘤可以来自腹壁的各种组织；腹壁转移性肿瘤可以是恶性肿瘤晚期转移所致，也可以是胃癌、肝癌、胆囊癌、乳腺癌、子宫内膜癌等手术时肿瘤细胞脱落及腹壁未采取有效保护措施造成种植转移所致。

【病理特点】

腹壁转移性肿瘤病理特点各异，跟原发病灶病理类型一致。

【影像学表现】

CT 呈不规则软组织密度影，可伴小片状低密度影，单发或多发，与邻近组织分界欠清；增强扫描后，病灶呈均匀或不均匀明显强化（图 2-5-5-7）。

【诊断要点】

腹壁转移瘤早期发展隐匿，症状不明显，原发肿瘤相关的肿瘤标志物的升高及原发病灶有一定的提示作用。CT 使用适当的窗宽窗位，平扫发现病灶呈不规则软组织密度影，可与邻近组织分界欠清，通过增强扫描病灶呈现强化，可准确区分可疑组织的强化程度与正常组织的强化差别，提高腹壁转移瘤的诊断检出率。

【鉴别诊断】

主要与脂肪肉瘤、恶性淋巴瘤、横纹肌肉瘤相鉴别：

1. **脂肪肉瘤** 因肿瘤呈脂肪组织特点，诊断较易。

2. **恶性淋巴瘤** 一般发生于后腹膜大血管旁或间隙，成串或成片生长，密度相对较均匀。

3. **横纹肌肉瘤** 缺乏特异性临床和影像学表现，诊断困难，确诊主要靠病理诊断，以下特点有助于腹壁横纹肌肉瘤的诊断：好发于儿童，肿瘤体积大，无明显包膜，腹痛向下肢放射，MRI T_2WI 上信号强度增高显著者。

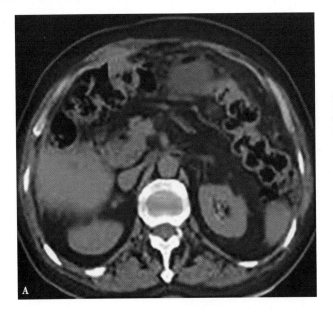

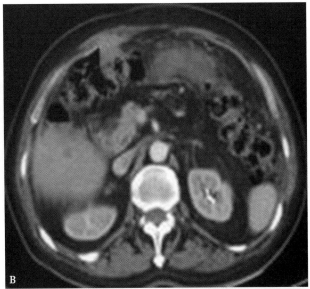

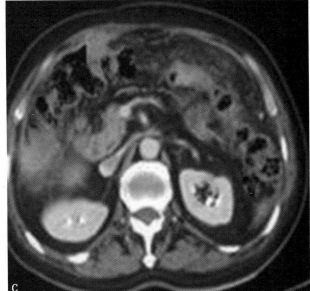

图 2-5-5-7　腹壁转移瘤

A～C 为 CT 平扫、动脉期、静脉期。结肠癌术后，右前腹壁见不规则软组织密度影，密度接近于邻近肌肉密度，边界欠清；增强扫描后，动脉期及静脉期可见病灶轻度强化

（张　欢）

参 考 文 献

1. AWE OO，ELUEHIKE S. Desmoid Fibromatosis of the Lower Abdominal Wall in Irrua Nigeria. Niger J Surg，2018，24（1）：52-55.

2. Chagarlamudi K，Devita R，Barr RG. Gastric Lipoma：A Review of the Literature. Ultrasound Q，2018.

3. SHAH PP，DUBHASHI SP，CHOUDHARY K. Anterior abdominal wall haemangioma with inguinal extension. J Clin Diagn Res，2014，8（11）：Nd15-16.

第六章　治疗后影像学表现与评价

第一节　腹腔及腹壁术后改变

一、腹腔术后改变

【临床特点】

术后腹腔或腹壁出现游离气体或液体考虑为术后改变。术后的患者腹膜腔的吸收能力降低，因此会导致游离气体或液体的吸收能力降低。存在术后引流管的患者，由于引流管可以向腹腔引入气体，因此可能持续存在腹腔内游离气体。和开腹手术相比，腹腔镜手术较少出现持续性腹腔积气，因为与空气相比，二氧化碳更容易吸收，有研究显示，腹腔镜手术术后腹腔积气的持续时间大多小于 2 天，而开腹手术的时间则长达 6 天。持续性腹腔积气的持续时间没有上限，目前报道最长的时间是结肠切除术后 8 周，仍存在腹腔内游离气体。

【影像学表现】

1. X线　腹平片可以在腹腔内发现游离气体。立位腹平片或者左侧卧位平片检出腹腔内游离气体最敏感。立位腹平片游离气体位于膈下（图 2-6-1-1A），左侧卧位腹平片游离气体出现在肝脏或者髂嵴内侧。当进行摄片时，摆位后需等待几分钟，使气体积聚。术后即刻进行平片检查腹腔内游离气体的检出率达 30%～77%，当术后 3 天进行检查时，平均检出率为 38%，而术后 7 天时，检出率为 17%。

2. CT　腹腔内游离气体进行诊断的最佳成像方式为 CT，检出率是平片的 2 倍。在腹腔镜术时，术后第 3 天进行 CT 检查，游离气体的检出率高达 87%，术后第 6 天为 50%，而平片术后第 3 天腹腔游离气体的检出率为 53%，术后第 6 天为 18%。在进行仰卧位 CT 检查时，腹腔内游离气体最常见的区域位于膈肌下方、周围的腹壁下以及肠系膜。气体量多较少，约 10ml（图 2-6-1-1B、C）。

在开腹或腹腔镜患者中，术后几乎都会出现腹腔积液（图 2-6-1-1D、E），多表现为少量无明显强化的液体密度影。当游离液体量较大或者积液出现占位效应、环状强化或者内部出现气体，则需警惕感染或者吻合口瘘的发生。

腹腔外（腹膜后、腹壁）的积液或积气吸收时间更长，可能需要持续很多天，与肉芽肿、脂肪和肌肉相比，腹膜的吸收能力更强。

3. BUS　对腹腔游离气体的检出率被认为与立位腹平片相近，但不如 CT 敏感。可以表现为具有环形伪影的回声焦点（脏阴影），位于仰卧位患者的前腹壁。

二、腹部切口或注射点治疗后改变

【临床特点】

临床中腹壁的切口或者注射点需要与其他病理性状态进行鉴别。

【影像学表现】

1. **注射点积液或积气**　当皮下注射华法林或者自行注射胰岛素时，容易在前腹壁注射点出现局限性积气或积液。通常在 CT 上表现为小点状低密度影，其内可有气体或者出血。当体积较大时，可能与血肿、脓肿及软组织感染表现类似，但通常吸收较快。

2. **腹壁切口或注射点血肿或者血清肿**　当腹壁出现混杂高密度影（>60HU）时，考虑腹壁出现血肿。而血清肿表现为边界清晰的低密度影，增强无强化（图 2-6-1-2A～C）。需要与切口肿瘤复发、种植相鉴别。

3. **腹壁切口或注射点脓肿**　腹壁切口或注射点脓肿的影像表现为环周强化（图 2-6-1-2D～F），周围组织水肿，脓肿内可能存在气体。需要与血肿、血清肿进行鉴别。临床上可以进行脓肿穿刺并进行脓液分析。

4. **糖尿病脂肪营养不良**　使用胰岛素治疗的糖

图 2-6-1-1　腹腔术后改变

A. 子宫肌瘤术后，立位腹平片显示双侧膈下可见少量游离气体（箭头所示）；B、C. Whipple 术后，CT 平扫的软组织窗（B）显示术区前腹壁下方少量游离气体（白箭头），C 为肺窗，观察游离气体更清晰（黑箭头）；D、E. Whipple 术后，在术区及腹腔内可见多发积液

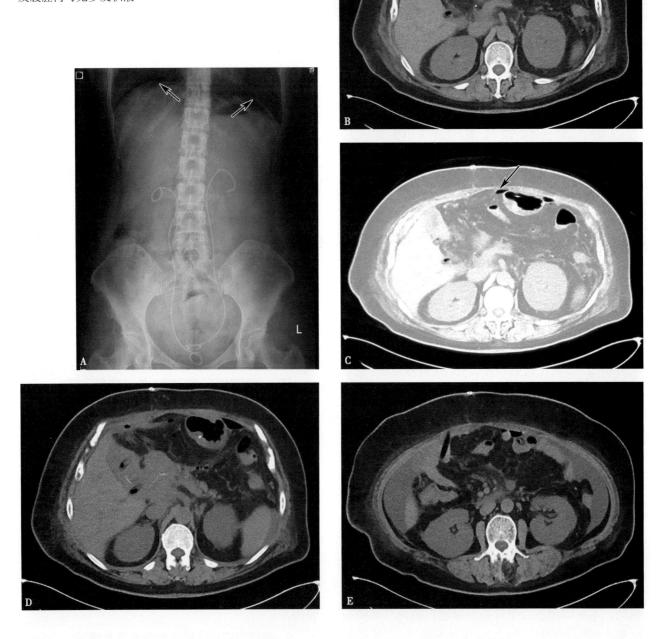

尿病患者可能在胰岛素注射点出现脂肪萎缩或增生。偶可见于糖皮质激素（萎缩）、奥曲肽（萎缩）及 IGF-1（增生）的注射点。注射点脂肪萎缩可能由于反复注射胰岛素导致脂肪对胰岛素出现过敏所致，目前广泛使用人胰岛素，该情况的发生率有所下降。当注射点脂肪增生时，可以在体格检查时在皮下触及一个质软肿物，CT 和 MRI 表现为皮下脂肪密度或信号影，但诊断该疾病较少进行影像学检查。

　　5. 瘢痕增生　切口处纤维瘢痕组织及软组织过

度生长从而表现为瘢痕增生。目前病因不明，主要由 I 型和 III 型胶原过度增生所致。大部分患者无症状，部分患者可能出现疼痛、瘙痒的症状。影像上表现为切口处非特异性的软组织密度肿块，鉴别较为困难。治疗上可以使用糖皮质激素治疗或者手术切除，也可以使用激光治疗。

　　6. 瘢痕钙化或僵化　瘢痕钙化又称为外伤性骨化性肌炎。是腹部手术相对常见的并发症，症状程度不一，严重者可导致患者活动受限。腹部切口可

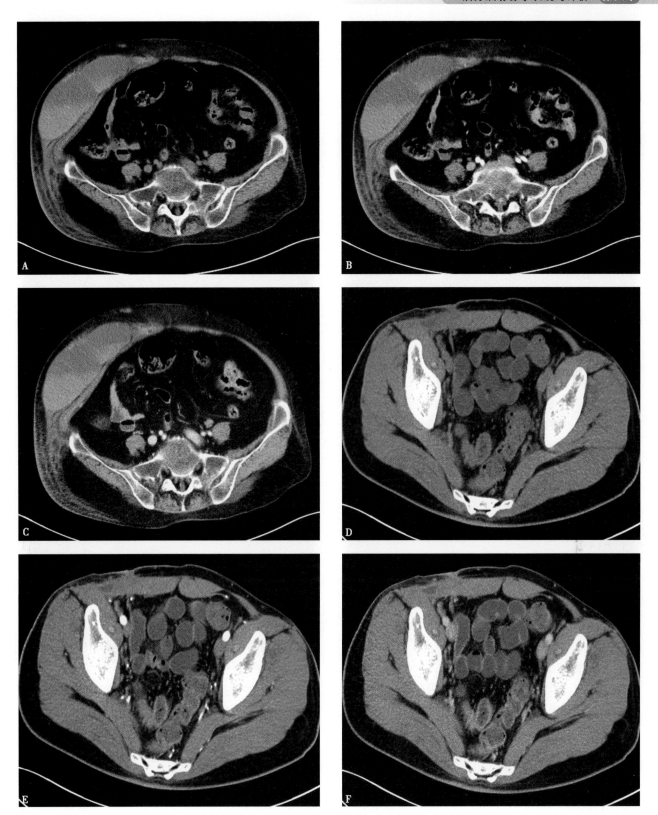

图 2-6-1-2 腹部切口治疗后改变

A~C. 右侧腹壁切口周围血肿形成,可见右侧腹壁切口周围软组织增厚,可见椭圆形混杂密度,其内可见片状高密度,增强后未见明显强化;D~F. 右下腹切口周围脓肿形成,可见切口周围软组织密度混杂,其内可见囊性密度影伴周边环形强化

能发育出软骨、骨肌及骨髓结构,肾衰及高钙血症患者更易出现。X 线上表现为切口处密度增高影。CT 上可以进行多角度重建,从而观察其与切口的关系。

第二节　食管治疗后改变

食管切除术后改变

【临床特点】

食管切除术是指手术切除部分食管并使用胃肠道代替切除食管与断端进行吻合,主要用于治疗食管癌及重度异型性增生的 Barrett 食管。根据不同术式,可出现相应的术后影像学表现。

【影像学表现】

1. **术后表现**　经胸食管切除术,多经过右侧肋间隙入路。首先进行腹腔手术,游离胃腔,以备用于代替切除的食管(图 2-6-2-1)。在腹腔手术中会进行胃肝区域的淋巴结清扫,并行幽门成形术或幽门切开从而帮助胃排空并限制胃食管反流。胸腔手术中,会将食管、胸导管与脊柱游离,并进行纵隔、食管周围淋巴结清扫,吻合口多位于食管隆突水平以上。胸腔胃一般都位于脊柱前或脊柱旁后纵隔区域。当胃代食管失败时,会采用结肠或者空肠代食管。其他术式包括左侧经胸食管切除术,这是一种微创的手术方式,不需要切开腹腔或胸腔,能否采用该术式取决于肿瘤的位置、纵隔瘢痕情况等。

2. **并发症**

(1)围手术期并发症

1)出血:由于食管切除所导致。

2)喉返神经、迷走神经损伤:纵隔及下颈部与喉返神经、迷走神经关系密切,在进行淋巴结清扫时可能导致其损伤,造成咳嗽或吸入性肺炎。

3)气管支气管树损伤:食管肿瘤可能侵犯气管支气管树,术中分离肿瘤时可能造成气管支气管树损伤,造成瘘或吸入性肺炎。

4)乳糜胸:在手术中可能造成胸导管损伤或离断,导致永久性乳糜胸。

(2)术后并发症

1)吻合口瘘:为早期并发症,多在术后几天内出现,颈部吻合口瘘常见,但当胸部吻合口瘘发生时症状更严重,可能会造成纵隔或胸膜腔脓肿。瘘口较小时可采用经皮引流管保守治疗(图 2-6-2-2),但是瘘口较大时多需进行手术治疗。

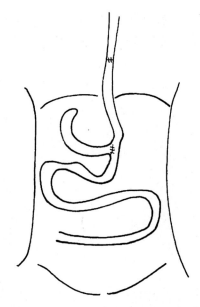

图 2-6-2-1　下段食管癌手术示意图

食管手术后,因癌肿做食管下段切除常同时将胃上部切除,将胃下部经膈裂孔拉至胸部,与食管下端做端端吻合或端侧吻合,称食管胃低位吻合术。食管中段和下段切除,胃上部可切除或不切除,将胃拉至胸部更高位置与食管吻合,称食管胃高位吻合术。食管下段切除,与切断的空肠上段做端端吻合,连接十二指肠的空肠段与连接至食管的空肠上段做端侧吻合,称食管空肠吻合。将两端切除(保留血管)的一段结肠拉至胸内,上下端分别与食管上段和胃吻合,代替切除的食管,称结肠代食管术

2)吻合口狭窄:在术后早期或晚期均可发生(图 2-6-2-3),可能由于缺血所致。当出现长节段、不规则狭窄时,需警惕食管癌复发。消化道造影表现为钡剂通过缓慢,以上水平食管扩张伴气液平面。可使用球囊扩张术治疗。

3)膈疝:表现为网膜脂肪和 / 或结肠疝在胃腔后方入胸腔,通常需要手术治疗。

4)胃排空延迟:在 25%~30% 的食管切除术后患者中出现,会造成反流、影响患者营养状态,1%~5% 的患者需手术治疗。造成胃排空延迟的原因有以下几种:胃腔冗长,在膈面以上的胃腔长度过长导致胃排空延迟,机制与晚期贲门失弛缓类似,需进行手术将多余的胃腔还纳至腹腔;机械性梗阻,食管裂孔较小会造成胃腔通过膈肌时出现局限性狭窄,如果梗阻出现在幽门,则需进行幽门成形术解决梗阻问题。

5)胃腔扭转:胃腔吻合口缝线应位于胃小弯侧,当旋转超过 90° 提示扭转,可能需要手术复位;功能性排空延迟,胃腔扩张不严重但排空缓慢,考虑为迷走神经损伤、离断或胃小弯切除导致胃起搏器神经元缺失所致。

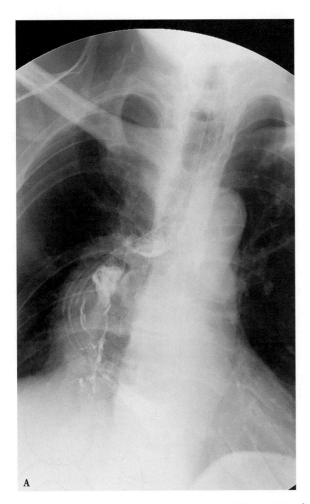

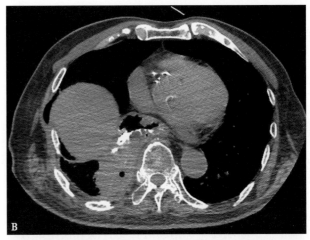

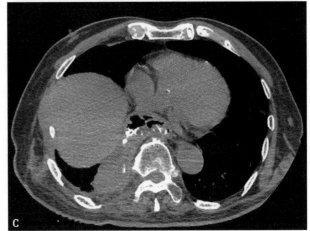

图 2-6-2-2　食管癌术后吻合口瘘

A. 食管造影显示右侧胸腔胃，可见对比剂通过吻合口瘘漏出；B、C. 为口服水溶性对比剂之后进行的胸部 CT 平扫，可见吻合口后方条片影，其内可见小气泡和对比剂

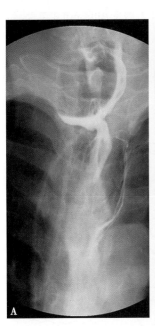
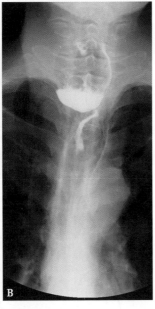

图 2-6-2-3　食管癌术后吻合口狭窄

A. 食管癌术后 1 周，使用水溶性对比剂（泛影葡胺）进行食管造影，吻合口通畅；B. 食管癌术后 1 年半，使用钡剂进行造影，吻合口较前狭窄

6）食管癌复发：进行了食管切除术治疗的患者主要死因为食管癌复发或转移，患者 5 年生存率超过 75%。

3. 成像方法选择

（1）食管造影：多在术后早期进行检查，用于诊断吻合口瘘或者胸腔通路冗余。第一次检查时建议使用水溶性对比剂、非离子型低渗对比剂，这可以减低钡剂外渗造成纵隔炎或胸膜炎的风险，也可以降低高渗对比剂外渗所引起的吸入性肺炎。后续的检查可以使用钡剂进行，用于评价吻合口狭窄，以及胃管扩张程度及排空速率。

（2）增强 CT：可以作为食管造影的补充检查，用于评价吻合口瘘以及胸部并发症，例如纵隔炎、胸腔积液等。

（3）PET/CT：用于癌症复发的最佳诊断方法，复发多表现为 FDG 高代谢灶，复发方式多为胸腹膜种植转移，或者肝脏、肺、骨骼和其他位置的血行转移，但是在食管或胃管内复发并不常见。

第三节　胃治疗后改变

胃切除术后改变

【临床特点】

1. 胃大部切或全切术（图 2-6-3-1～图 2-6-3-3）是常见的治疗胃部恶性肿瘤的手术方式，其中毕罗氏 I 式胃空肠吻合术，是进行部分胃切除之后，将断端与十二指肠断端进行端端吻合。吻合方式包括使用胃腔整个断端与十二指肠进行吻合或者使用部分断端进行吻合，并缝合剩余的胃腔断端。通常在胃小弯侧进行缝合，胃大弯侧进行吻合。毕罗氏 II 式胃空肠吻合术是另一种胃切除常见术式，远端胃大部切除后，将十二指肠断端闭合，将胃腔残端与空肠进行吻合，该术式可以减少胆汁反流。肠袢可位于结肠前方或后方。术式及肠袢位置的选择与临床情况与术者选择有关。结肠后方的胃空肠吻合术由于输入袢较短，因此术后患者的营养状况及术后胃腔后疝出现的概率均更低，当条件允许时，多采用该种术式。当患者肿瘤分期较高时，多进行结肠前方的胃空肠吻合术，因为该术式吻合口位于胃大弯侧，而避开肿瘤容易复发的胃小弯侧。全胃切除术与毕罗氏 II 式胃空肠吻合术类似，只不过是食管与空肠吻合。另外，Roux-en-Y 食管空肠吻合术是现今常用的术式，远端胃大部切除后，缝合关闭十二指肠残端，在距十二指肠悬韧带 10～15cm 处切断空肠，残胃和远端空肠吻合，距此吻合口以下 45～60cm 处，空肠与空肠近侧断端吻合。此术式可以防止术后胆胰液流入残胃，减少反流性胃炎发生。

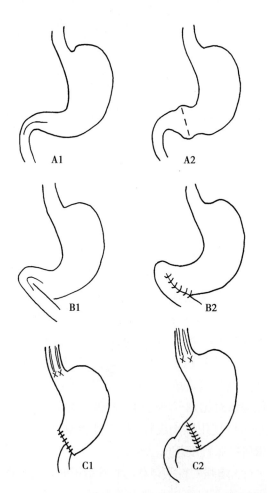

图 2-6-3-1　胃、十二指肠溃疡的幽门成形术外科手术方式示意图
A1、A2. Mikulicz 式手术；B1、B2. Finney 式手术，沿纵轴切开胃窦、幽门及十二指肠近段，再做胃与十二指肠吻合；C. 十二指肠溃疡的现代手术治疗，迷走神经切断术＋胃窦切除术＋胃十二指肠吻合术（C1），迷走神经切断术＋幽门成形术（C2）（×代表迷走神经切断处）

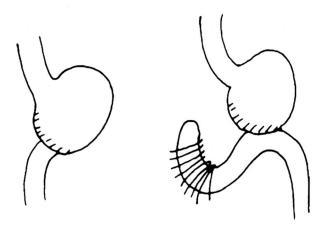

图 2-6-3-2　胃大部切除手术示意图
切除占全胃 66%～75% 的胃远侧段；左图为 Billroth I 式手术，胃与十二指肠做端端吻合；右图为 Billroth II 式手术，做胃十二指肠侧侧吻合

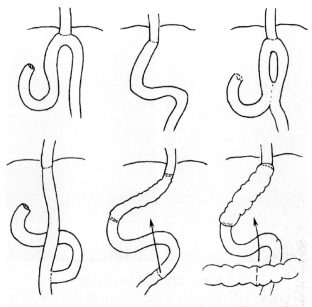

图 2-6-3-3　全胃切除术后食管下端与空肠或结肠吻合重建的各种方式示意图

2. 抗反流手术 患有胃食管反流疾病的年轻健康患者，并且不愿意终身服用药物者，可以进行抗反流手术；此外，反流出现并发症如食管炎、食管狭窄、反复吸入性肺炎等瘘以及药物治疗失败时也可以采用手术治疗。腹腔镜下进行的抗反流手术方式有很多种，目前认为最安全、有效的术式为腹腔镜下胃底折叠术。目前主要有两种类型，Nissen 或完全性胃底折叠术通过用胃底 360° 包裹腹腔内食管，从而建立了一个抗反流瓣膜。Toupet 手术则进行了270° 包裹。这两种术式均可以进行开腹手术或者腹腔镜手术，但是腹腔镜手术安全性更高、患者恢复更快。

3. 减肥手术 近几十年来，全球肥胖的发生率越来越高，然而保守治疗的效果并不令人满意。为了获得持续性的体重下降，出现了减肥手术。当BMI > 35kg/m^2 并伴有糖尿病、阻塞性睡眠呼吸暂停或者心血管疾病时，或者当 BMI > 40kg/m^2 时，建议进行减肥手术治疗肥胖。主要有两种手术方式，一种为限制食物摄入量，另一种为降低食物的吸收。胃束带术（限制食物摄入量）和 Roux-en-Y 胃旁路术（限制食物摄入量、吸收不良）是最常见的两种手术方式。

【影像学表现】

1. 使用水溶性对比剂进行的消化道造影可以用于瘘、梗阻及其他早期术后急性并发症的诊断。使用钡剂进行的消化道造影可以用于诊断吻合口狭窄、溃疡、胆汁反流性胃炎、肿瘤复发以及其他晚期术后慢性并发症的诊断。

2. CT 有助于术后脓肿形成、肿瘤复发转移、输入襻综合征以及胃空肠套叠的检出。

3. 术后并发症

（1）早期急性并发症

1）吻合口瘘是胃肠道手术的常见并发症，容易造成术区积液或脓肿形成。吻合口瘘最常见于全胃切除术，在 CT 上表现为腹腔积气、口服对比剂漏出腔外以及腹腔脓肿形成。然而，单纯的腹腔积气是术后常见表现，而口服对比剂外漏在瘘口较小的病例里不常见，单纯表现为局限性积液或积脓的吻合口瘘不能与暂时性的术后血清渗出鉴别。在诊断吻合口瘘时，需要注意，由于术后腹膜及肠系膜的离断，正常解剖屏障出现，术后的积液或积脓可能出现在不常见的位置。在进行胃腔切除术时，会离断胃结肠韧带及脾胃韧带从而游离胃大弯，使小网膜囊和左膈下空间相通；还会部分离断肝胃韧带游离胃腔远端及十二指肠起始段，使小网膜囊和肝胃、肝脾间隙相通。因此，食管空肠吻合术后或胃空肠吻合术后的吻合口瘘可能出现在术后新形成的腔隙中。当脓肿较小时，多出现在左膈下，因为该区域位于膈肌下方，由于呼吸运动而呈负压状态，同时可伴有胸腔积液、肺基底段实变等表现。

怀疑吻合口瘘时，需要使用水溶性含碘对比剂口服，因为其漏出不会对周围组织造成损伤。进行消化道造影时需要选择两个正交 90° 体位进行摄片。当除外吻合口瘘时，可换用钡剂进一步检查，但是目前对于钡剂诊断小的吻合口瘘敏感性更高这一结论仍存在争议。当怀疑吻合口瘘时，建议在胃排空口服对比剂后进行 CT 平扫和增强扫描，进一步评价是否出现积液、血肿、肿瘤复发及转移等。

2）十二指肠断端瘘是毕罗氏 II 式手术可能出现的术后并发症，胰液和胆汁的漏出会引起局部腹膜刺激，并造成细菌感染。影像表现为右侧肝下间隙局限性积液或积脓，可扩散至胰腺周围间隙。

3）术后消化道出血也是严重并发症之一，可能的原因包括消化性溃疡、食管黏膜撕裂及胃静脉曲张，还可能是术中血管结扎、止血不当、脾脏破裂或出血性胰腺炎造成的。腹腔内出血的临床表现为术区引流管内引流出血性液体、患者出现低血压。可以用 CT 来定位及确诊腹腔内血肿。腹腔内血肿需要与腹腔积液相鉴别，当血肿在急性期时，CT 值较高，为 20~40HU，而慢性期有时与腹腔积液或积脓鉴别较为困难。

4）胃轻瘫、胃排空延迟、胃痉挛、吻合口狭窄及梗阻：胃轻瘫可能是由于手术切除迷走神经导致的，临床表现为胃排空延迟。部分患者在术后由于胃小肠吻合口、小肠-小肠吻合口水肿或痉挛导致胃或肠道梗阻，该症状可以自发缓解。术后水肿在术后 3~4 天内最为严重，多在 2 周内缓解，很少持续超过 4 周。吻合口狭窄可能由几种术后急性并发症所致，如出血、血肿、小的吻合口瘘以及胰腺炎。

5）胆汁反流性胃炎：几乎所有的毕罗氏 I 式和毕罗氏 II 式手术术后都会出现胆汁反流，严重的患者会出现腹痛、恶心以及呕吐胆汁。可能由术后小肠梗阻所导致，造成小肠梗阻的原因包括输入襻综合征、输出襻综合征、胃下垂和肠道粘连。

6）乳糜性腹水，术后乳糜性腹水是一个非常经典但并不常见的并发症，多由于大范围的腹膜后或肠系膜根部切除所致，发病率在 1.2%~3% 之间。Griniatsos 等人提出的临床诊断标准为术后 3 天内引流管里出现牛奶样的引流液，其内不含有血液、淀粉酶和胆红素，富含三酰甘油，无论引流量多少。胃切除术导致乳糜漏的原因包括：①单纯损伤性，最多见，为损伤主要淋巴管干所致；②梗阻-损伤型，较常见，多发生于晚期胃癌或胃恶性淋巴瘤淋巴结广泛转移病例；③损伤-梗阻型，极少见，仅发生于腹膜后淋巴结广泛清扫病例，清扫并瘢痕组织形成，使淋巴回流广泛受阻，导致淋巴液自末梢漏出。首选的治疗方法为无脂肪摄入的全静脉营养，如果无效的话，可进行淋巴管造影并手术治疗，有些情况下经皮腹腔引流术也有效。

7）急性术后胰腺炎：主要出现在胃癌侵及胰腺或脾脏的患者中，在进行胃癌切除时需要联合进行部分脾脏或胰腺切除。CT表现为弥漫或阶段性胰腺肿大、假性囊肿形成以及腹腔左前间隙积液。

8）造成术后脓肿的一个值得警惕但不常见的原因是腹腔内手术遗留异物，最常见的异物为术中常用的止血海绵。有些机构使用的止血海绵上标记了不透X线的标记，以便可以在X线片中检出。在CT上，残留在腹腔内的止血海绵表现为边界清晰的肿物，内部密度不均，其内可见波浪状或条纹状高密度影，偶尔可见钙化及气泡。

9）腹膜炎：胃切除术后的常见并发症之一为弥漫性腹膜炎，可能为多种原因所致，例如术中感染或肠内容物漏出，术后十二指肠残端或吻合口瘘。

10）伤口并发症：手术切口在CT上为贯穿腹壁皮肤、皮下脂肪、腹壁肌肉、筋膜以及腹膜的线样或条带样高密度影。当出现感染时，缝合部位及周围会出现炎症、坏死或积脓，多可通过临床症状诊断。CT可以帮助临床早期发现切口处及邻近组织小的积液或深部积气。术后缝线脱落或凝血障碍可能会导致腹壁大量出血，CT表现为腹壁肌肉不对称增大及密度增高。

（2）晚期并发症（图2-6-3-4）

1）粘连性肠梗阻及内疝：尽管术后小肠梗阻多是由于粘连导致的，CT也经常会发现毕罗氏Ⅱ式术后因小肠或大肠局部肿瘤复发所导致的肠梗阻。空肠输出袢的梗阻可能是由于表面肿瘤播散所致，但是结肠的梗阻则多由于横结肠肿瘤的直接浸润所致。输入袢综合征也可能由于输入袢近段肿瘤复发所致。

2）输入袢综合征：多种原因可导致毕罗氏Ⅱ式术后患者输入袢扩张，例如内疝、吻合口扭转、粘连和狭窄。首先，输入袢部分梗阻可导致胰液、胆汁及十二指肠分泌液积聚，从而在CT上表现出为扩张积液的肠袢；其次，胃空肠吻合术可能导致食物由食管首先进入输入袢，从而导致输入袢扩张。

3）输出袢综合征较为少见，诊断较为困难，最多见于合并内疝。

4）倾倒综合征：由于大量水样物质快速进入肠道，致空肠扩张，出现恶心、呕吐、痉挛、低血压、虚汗、眩晕、心悸、腹泻等症状

5）吻合口肿瘤复发：胃癌的局部复发（图2-6-3-5）最多见于残胃及吻合口。残胃及吻合口肿瘤复发可表现为局限性的管壁增厚。尽管在CT上准确判断管壁增厚的程度及范围对于诊断肿瘤复发非常重要，但是特异性较低。造成CT诊断胃癌复发特异性较低的原因包括胃腔充盈欠佳、手术导致的褶皱、肠道粘连以及胃炎导致的黏膜增生息肉样改变等干扰判断。胃癌局部复发的其他部位包括胰腺和腹壁切口。胃癌胰腺局部复发与胰腺原发肿瘤以及胰腺周围肿大淋巴结较难鉴别，术后腹壁切口的纤维样改变与肿瘤复发也较难鉴别。

6）肿瘤血行转移：胃癌血行转移最多见于肝脏（图2-6-3-6），转移灶多为乏血供的，偶表现为环形强化，增强CT的门静脉期由于肝实质强化程度较

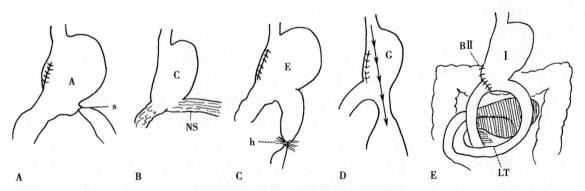

图2-6-3-4　胃手术后各种并发症示意图
A. 吻合口与输出肠袢处狭窄（s）及输入肠袢滞留；B. 输入肠袢无蠕动；C. 输出肠袢远侧形成粘连（h），其近侧扩张，导致淤积；D. 倾倒综合征；E. 空肠在系膜裂孔处形成嵌顿性内疝

高,有助于显示转移灶。MRI 对于转移灶的检出率最高。胃癌血行转移的其他常见部位包括肺、肾上腺和卵巢。卵巢库肯勃瘤是胃癌卵巢转移的常见表现,表现为双侧卵巢肿大伴不均匀强化,需要与卵巢性索间质肿瘤鉴别。

7)肿瘤腹膜种植:由于手术时可能导致肿瘤细胞掉落于腹腔内、术后淋巴管离断导致肿瘤栓子由淋巴管内漏出,或者肿瘤生长侵透肠壁导致腹腔种

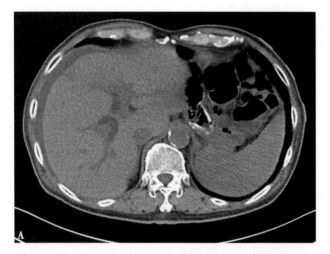
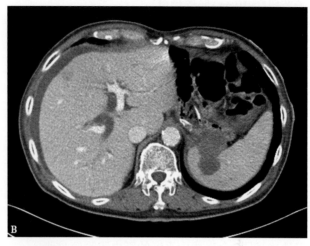

图 2-6-3-5 吻合口肿瘤复发
A、B. 为胃全切术后,吻合口见软组织占位伴不均匀强化,累及脾脏

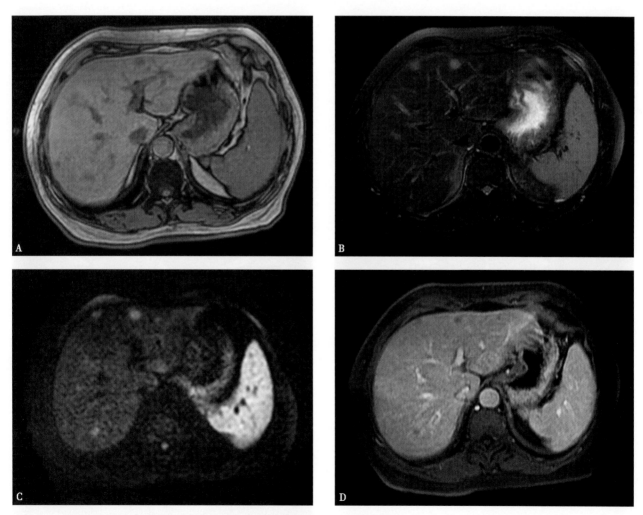

图 2-6-3-6 胃癌术后肝转移
腹部增强 MRI 显示肝内多发结节状长 T_1(A)、长 T_2(B)信号,DWI(C)呈高信号,门脉期(D)呈低强化

植,因此胃肠道肿瘤容易沿腹膜复发。当胃癌出现腹膜转移时,最常见的表现为具有分隔的腹水,位置不一定出现在低垂部位如盆腔,CT可以清晰展示癌性腹水。此外,直肠弥漫受累是一种少见的胃癌转移,发病机制尚不清楚,典型的CT表现为环周的长节段(>10cm)肠壁增厚。

8)肿瘤淋巴结转移:在未经治疗的晚期胃癌患者中,90%的患者存在淋巴结转移(图2-6-3-7),同时淋巴结转移也是胃癌复发的主要表现。由于胃癌根治术过程中会进行胃周淋巴结清扫,胃癌淋巴结复发最多见于腹膜后淋巴结。淋巴结转移的区域包括肝总动脉、腹腔干、肝十二指肠韧带和主动脉周围区域。在CT上,肿大或融合成团的淋巴结非常容易诊断,但是小的转移性淋巴结无法与非转移性淋巴结进行鉴别。此外,沿肝总动脉、腹腔干或者肝十二指肠韧带转移的肿大淋巴结还会压迫肝外胆管造成梗阻,会造成中重度的肝内胆管管扩张。

9)胆石病:胃切除术中切除迷走神经的肝支会导致胆囊运动紊乱,导致胆囊结石形成或增多。

第四节 十二指肠治疗后改变

主动脉肠道瘘

【临床特点】

主动脉肠道瘘是指主动脉与胃肠道之间出现异常沟通。多见于进行主动脉手术之后的55岁以上男性。临床表现首先为少量消化道出血,此后的数小时、数天或数周后出现大量出血;伴有腹痛或背痛,腹部可触及搏动性肿块;间断便血,复发性贫血;低烧、头晕、体重下降及白细胞增高。治疗方法首先选择经皮主动脉移植物周围感染性积液引流,此后进行手术治疗,通常需要移除主动脉移植物。该病预后较差,死亡率高达85%。

【病理特点】

造成主动脉肠道瘘的原因很多,原发病因包括腹主动脉瘤、感染性主动脉炎、穿透性消化性溃疡、肿瘤浸润或放射治疗。继发原因最为多见,通常发

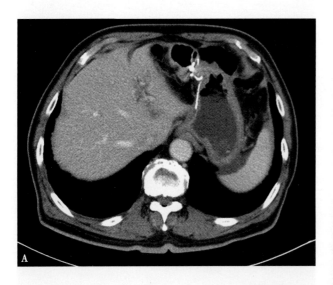
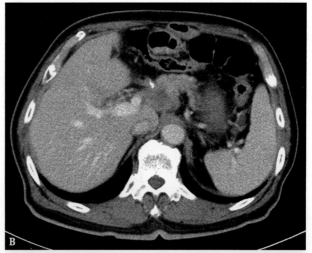
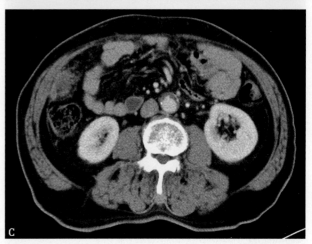

图2-6-3-7 胃癌术后淋巴结、腹腔多发转移灶
A.胃部分切除术后,术区可见金属缝线;B.肝门与胰头之间可见低强化软组织占位,考虑为淋巴结转移;C.升结肠前方低强化软组织占位,考虑为腹腔转移

生在主动脉重建术后，开腹或腔内治疗均可能造成主动脉肠道瘘。发病机制包括：十二指肠的第三组固定于主动脉瘤前壁，受压出现坏死；手术损伤十二指肠供血血管；假性动脉瘤侵蚀十二指肠；主动脉移植物或缝线感染导致吻合口破裂。

【影像学表现】

主动脉肠道瘘的诊断要点为主动脉瘤修补术后腹主动脉与消化道间出现炎性渗出及气体。最常累及的位置为十二指肠（80%），空肠及回肠（10%~15%），胃及结肠（5%）。

1. **CT** CT可以显示主动脉移植物附近的小气泡，局灶性肠壁增厚伴有或不伴有移植物周围软组织增厚＞5mm；检出假性动脉瘤；动脉期可见假性动脉瘤强化；动脉期肠腔内容物强化，强化程度在延迟期减低，肠腔内出血在延迟期可能进一步增加；可通过CT引导下细针穿刺确诊移植物周围感染。

2. **核医学检查** 在PET/CT上，移植物周围感染或瘘多为FDG高摄取；在瘘形成位置的肠道会出现放射标记的红细胞聚集；标记白细胞扫描可以确诊感染。

【鉴别诊断】

1. **主动脉周围炎** 表现为主动脉瘤、下腔静脉周围的炎性纤维组织，在增强CT检查时表现为包绕主动脉的软组织密度。

2. **腹膜后纤维化** 表现为包绕主动脉、下腔静脉及输尿管的包鞘样软组织。

3. **术后改变** 术后三个月内可见主动脉移植物周围积液。

4. **腔内支架治疗后改变** 内瘘，血液可从支架内流出，但仍位于主动脉瘤腔内。在支架与主动脉管壁之间可出现小气泡。

第五节 小肠治疗后改变

【临床特点】

小肠相关手术包括肠切开术，是指手术进入肠道用于移除息肉、异物或者置入肠道管道。肠道成形术，通过手术改变肠道形态，也用于切开肠道狭窄位置。肠道切除术，用于切除受损肠道或肿瘤。造瘘术，用于肠道暂时性或永久性在腹壁表面开放，用于摄取食物或引流。

【影像学表现】

1. **小肠切除及吻合术** 小肠吻合术可以进行端端、端侧和侧侧吻合，端端吻合是最容易出现吻合口狭窄的吻合术式。端侧或侧侧吻合术出现狭窄或梗阻的比率较低，但是较容易出现"盲区"停滞，从而造成细菌过度生长。侧侧吻合术的肠道直径为正常肠道的两倍，形态类似"动脉瘤样扩张"，但是不出现肠壁增厚，这一点可以用于与小肠淋巴瘤、转移或GIST鉴别。在CT上，肠道吻合口处会显示金属缝线的形态，可以通过口服、经肛门或者经造瘘口摄入水溶性对比剂，用于显示吻合口及其他肠道。

当小肠切除长度过长时，会出现短肠综合征。当空肠切除＞200cm时，患者需要营养支持。回肠切除会造成维生素缺乏及胆盐吸收障碍。可以使用荧光小肠成像或者CT评估残存肠道的长度及功能。

2. **肠道造瘘术** 多用于在空肠放置长期的肠内营养管（图2-6-5-1），这一区域的积气并不意味着肠梗死或缺血。可能会出现肠内营养外渗或梗阻。

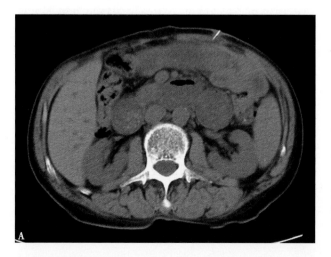
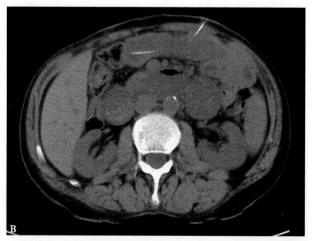

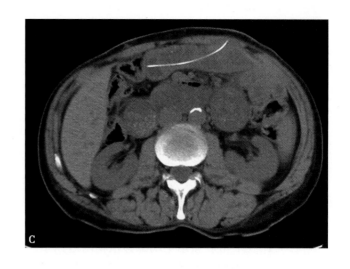

图 2-6-5-1　空肠造瘘术
A～C 为胃大部切除术后行空肠造瘘术 CT 平扫图像

第六节　结直肠治疗后改变

【临床特点】

结直肠手术多用于治疗各类结直肠良恶性疾病，包括炎性肠病、憩室炎、息肉和结直肠癌等。手术方式与病变范围及受累肠段有关，目前的手术方法包括肠段切除、保留括约肌切除以及根治性切除。

1. 肠段切除术　是指切除一段患病结肠，然后进行端 - 端吻合、端 - 侧吻合或者侧 - 侧吻合。肠段切除的位置取决于受累结肠的位置，式式包括回盲部切除术、右半结肠切除术、横结肠切除术以及左半结肠切除术（图 2-6-6-1～图 2-6-6-3）。

回盲部切除术是指进行末段回肠及盲肠切除，并进行回结肠吻合，多用于克罗恩病的手术治疗。右半结肠切除术的范围包括末段回肠、盲肠、升结肠及近段横结肠，并进行回肠 - 横结肠吻合，多用于回肠及升结肠癌的手术治疗。结肠肝曲的结肠癌多进行扩大右半结肠切除术。横结肠切除术主要用于治疗中段横结肠癌。左半结肠切除术的切除范围包括结肠脾曲、降结肠及近段乙状结肠，并进行横结肠与远段乙状结肠的吻合，主要用于远段横结肠以及降结肠肿瘤的手术治疗。

肠段切除术后的常见表现包括切除肠段的缺如、手术吻合口处的金属缝线或金属夹以及周围器官向手术区域移位。

2. 哈特曼手术　哈特曼（Hartmann）手术是指经腹远段结肠、乙状结肠或直肠切除，近端造口，远端封闭。多用于急诊情况，包括复杂性憩室炎、乙状结肠穿孔、梗阻性结肠癌等，这些临床情况如果术中进行吻合出现吻合口瘘的风险很高。

3. 经腹骶直肠切除术　是指乙状结肠、直肠切除，并进行降结肠与直肠吻合，该术式用于直肠上、中 1/3 肿瘤的切除。经腹骶直肠切除术可分为三大类：

（1）高位经腹骶直肠切除术，切除范围包括远段降结肠、乙状结肠及腹膜返折以上近段直肠。

（2）低位经腹骶直肠切除术，切除范围包括乙状结肠及腹膜返折以下的中段直肠。

（3）超低位或扩大经腹骶直肠切除术，切除范围包括远段乙状结肠以及保留括约肌的远段直肠。在低位经腹骶直肠切除术中，需要进行中段直肠至远段直肠的全直肠系膜切除，以保证完整切除直肠系膜筋膜内的淋巴引流系统。

4. 经腹会阴直肠切除术　也被称为 Miles 手术（图 2-6-6-4），手术范围包括乙状结肠、直肠及肛门切除，需进行永久性结肠造口，用于低位直肠癌、直肠肛门恶性肿瘤以及炎性肠病累及直肠肛门的手术治疗。近期，经腹会阴直肠切除术的使用逐渐减少，这主要得益于保留括约肌的手术治疗方式的进步以及直肠癌辅助放化疗的应用。但是，对于直肠括约肌广泛受累、术前辅助治疗效果不佳以及晚期炎性肠病，经腹会阴直肠切除术仍是最佳的手术方式。

5. 全结肠切除术　是指切除全部结肠，进行末段回肠 - 直肠吻合术，主要用于弥漫性疾病如溃疡性结肠炎或家族性腺瘤性息肉病的手术治疗，但是全结肠切除并不能治愈上述疾病，在残留的直肠仍可能复发。

6. 结直肠切除、回肠袋 - 肛门吻合术　结直肠切除、回肠袋 - 肛门吻合术（restorative proctocolectomy with ilealPouch-anal aastomosis, IPAA）是指切除全部结肠、直肠，在回肠处重建一个回肠袋并与肛门

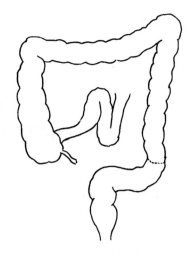

图 2-6-6-1　乙状结肠一段切除，未切除肠段做端端吻合示意图

缩短的结肠及吻合口可有或无造影异常表现

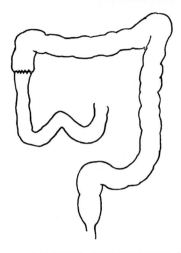

图 2-6-6-3　右结肠切除，回肠与升结肠吻合示意图

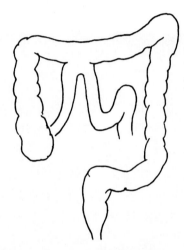

图 2-6-6-2　横结肠与回肠侧侧吻合示意图

口服造影时右侧结肠较难充盈

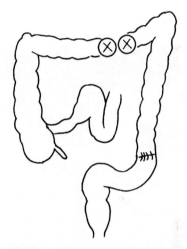

图 2-6-6-4　乙状结肠切除一段后端端吻合，行横结肠改道造瘘术示意图

横结肠有排粪口和排黏液口

在齿状线进行吻合。这是溃疡性结肠炎、家族性腺瘤性息肉病以及遗传性非息肉病性结直肠癌的根治性手术。回肠袋通常为 J 形，用于储存。IPAA 的死亡率低于 1%，但是术后并发症发生率较高，达 18%～70%，最常见的并发症为回肠袋炎，是一种非特异性炎症，最常见于溃疡性结肠炎的患者，发生率高达 50%。

【影像学表现】

1. 术后常见无菌性反应性积液，多位于手术区，无包膜或分隔。腹腔积气多见于术后几天内，如果术后一周，腹腔积气持续存在或者气体量增加，但无引流液及伤口裂开，则需考虑吻合口瘘。

在进行过经腹骶直肠切除术或者低位经腹骶直肠切除术的患者中术后 2 个月内可见骶前中线区积液或软组织影，骶前间隙增宽，并可在腹膜外髂血管区见到良性的影像学表现：积气或积液。

在进行过经腹会阴直肠切除术后，盆腔残留的器官（膀胱、子宫、精囊和小肠）会向后移位至尾骨前或骶骨前，另外可以在骶前看到软组织影，通常为术后纤维化或肉芽组织，多见于术后 4～6 个月，可持续到术后 2 年甚至更长时间。

2. 术后并发症

（1）伤口并发症：5%～10% 的腹部术后患者会出现伤口感染，从而导致伤口裂开、切口疝、腹膜炎和败血症，尤其多见于经腹会阴直肠切除术。CT 检查中，伤口裂开表现为伤口处积气积液，周围组织筋膜分离。切口疝多见于垂直切口，多为瘘口疝或瘘口旁疝，疝囊内可见肠系膜脂肪及肠管。发现切口疝时需要注意是否存在并发症，包括肠梗阻、嵌顿、肠壁增厚及强化减低、肠系膜脂肪炎性渗出或者液体积聚。

（2）吻合口瘘：结直肠切除术术后出现吻合口

瘘的发生率较高，并且死亡率较高，术后 1/3 的死亡均因为吻合口瘘所致。低位骶前直肠切除术是各类术式中吻合口瘘发生率最高的。通常在术后 2 周内发生，多见于 5～7 天，临床症状表现为腹痛、发热。在进行 MDCT 检查前，多经口或经肛门引入对比剂（图 2-6-6-5）。当肠腔外发现对比剂或者气体时，可以确诊吻合口瘘。此外，还有吻合口旁大量的伴有分隔的积液、积气。大部分患者吻合口瘘可以通过保守治疗愈合，如果吻合口瘘持续存在，最终导致瘘道形成或者脓肿。

（3）腹腔内脓肿：可能由于伤口感染、吻合口瘘、瘘道形成和术中感染所致。MDCT 可以发现脓肿的位置和大小，准确率达 90%。常见影像表现为边界清晰的积液伴有环形强化，还可能伴有分隔、积气

或气液平面。并发症包括腹膜炎，表现为腹膜增厚及强化。

（4）肠梗阻：是腹部手术的常见并发症，多由于术后粘连、吻合口狭窄（图 2-6-6-6）或者肠系膜扭转所致。CT 可见肠管扩张，并且可以发现梗阻点。IPAA 出现小肠梗阻多由于牵拉远端回肠系膜以及吻合口纤维化或缺血所致的肛门狭窄。术后麻痹性回肠梗阻或者假性肠梗阻多会在术后 2～5 天内缓解，CT 上可见脾曲近端肠腔扩张，但没有明确的梗阻点。

（5）局部肿瘤复发：经腹会阴直肠切除术或者经腹骶直肠切除术术后会在骶前出现软组织密度影。鉴别正常术后软组织影与局部肿瘤复发非常困难。但是，当骶前软组织影不对称性持续性增大（图 2-6-6-7）、

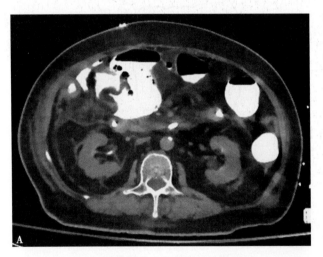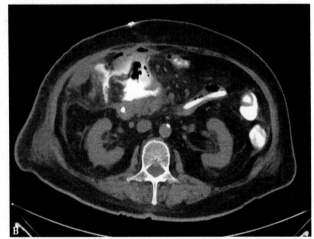

图 2-6-6-5 右半结肠切除术后吻合口瘘

A. 术后 2 周，经肛门逆行引入水溶性对比剂，可见吻合口周围对比剂漏出及小气泡；B. 3 天后复查，对比剂漏出量及气体量减少

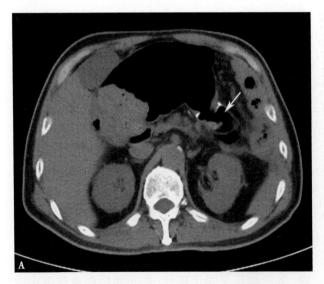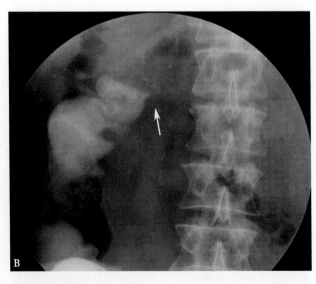

图 2-6-6-6 右半结肠术后肠梗阻

A. 右半结肠术后 CT 平扫显示吻合口近端结肠扩张；B. 经肛门水溶性对比剂结肠造影显示吻合口处对比剂通过困难，提示吻合口狭窄

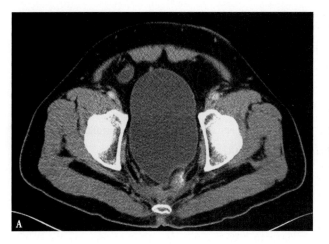

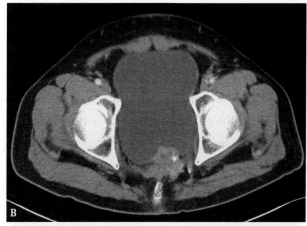

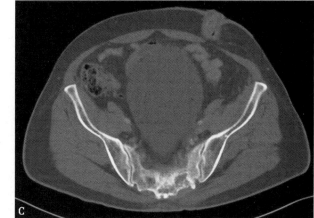

图2-6-6-7　直肠癌术后肿瘤复发
A. 直肠癌术后 2 年复查, 增强 CT 显示骶前软组织影增厚;
B. 直肠癌术后 7 年复查, 骶前术区局部复发; C. 骨窗示左侧骶骨转移

浸润及边界不清都提示发生了肿瘤复发。此外, 局部肿瘤复发还可能出现骨质破坏、肌肉受累以及肾盂积水。而骶前软组织影 1~2 年内无变化、肿瘤标志物水平正常则支持正常术后改变。此外, MRI 在鉴别肿瘤复发与术后纤维化方面有所提示, 肿瘤复发多表现为 T_2WI 高信号、增强后环形强化。

（6）回肠袋炎和憩室炎: 回肠袋炎最常见于 IPAA 术后, 约有 50% 的患者发病, 主要为非特异性炎, 而确诊需要进行消化内镜。改道性结肠炎是一种非特异性的炎症, 主要出现在改道肠段, 多无临床症状。CT 表现为非特异性结肠炎, 结肠气钡双重造影表现为弥漫性黏膜结节样、小点样溃疡。

（张大明　刘　炜）

参 考 文 献

1. Chadi S A, Fingerhut A, Berho M, et al. Emerging trends in the etiology, prevention, and treatment of gastrointestinal anastomotic leakage. Journal of Gastrointestinal Surgery, 2016, 20(12): 2035-2051.

2. Moran J, Guinan E, McCormick P, et al. The ability of prehabilitation to influence postoperative outcome after intra-abdominal operation: a systematic review and meta-analysis. Surgery, 2016, 160(5): 1189-1201.

3. Goodenough C J, Ko T C, Kao L S, et al. Development and validation of a risk stratification score for ventral incisional hernia after abdominal surgery: hernia expectation rates in intra-abdominal surgery(the HERNIA Project). Journal of the American College of Surgeons, 2015, 220(4): 405-413.

4. Turrentine F E, Denlinger C E, Simpson V B, et al. Morbidity, mortality, cost, and survival estimates of gastrointestinal anastomotic leaks. Journal of the American College of Surgeons, 2015, 220(2): 195-206.

5. Bonjer H J, Deijen C L, Abis G A, et al. A randomized trial of laparoscopic versus open surgery for rectal cancer. New England Journal of Medicine, 2015, 372(14): 1324-1332.

6. Augestad K M, Bakaki P M, Rose J, et al. Metastatic spread pattern after curative colorectal cancer surgery. A retrospective, longitudinal analysis. Cancer epidemiology, 2015, 39(5): 734-744.

7. Markar S, Gronnier C, Duhamel A, et al. The impact of severe anastomotic leak on long-term survival and cancer recurrence after surgical resection for esophageal malignancy. Annals of surgery, 2015, 262(6): 972-980.

8. Jakobson T, Karjagin J, Vipp L, et al. Postoperative compli-

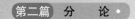

cations and mortality after major gastrointestinal surgery. Medicina, 2014, 50(2): 111-117.

9. Neto A S, Hemmes S N T, Barbas C S V, et al. Incidence of mortality and morbidity related to postoperative lung injury in patients who have undergone abdominal or thoracic surgery: a systematic review and meta-analysis. The Lancet Respiratory Medicine, 2014, 2(12): 1007-1015.

10. Okabayashi K, Ashrafian H, Zacharakis E, et al. Adhesions after abdominal surgery: a systematic review of the incidence, distribution and severity. Surgery today, 2014, 44(3): 405-420.

11. Meier R P H, de Saussure W O, Orci L A, et al. Clinical outcome in acute small bowel obstruction after surgical or conservative management. World journal of surgery, 2014, 38(12): 3082-3088.

12. Dasari B V M, Neely D, Kennedy A, et al. The role of esophageal stents in the management of esophageal anastomotic leaks and benign esophageal perforations. Annals of surgery, 2014, 259(5): 852-860.

13. Tack J, Deloose E. Complications of bariatric surgery: dumping syndrome, reflux and vitamin deficiencies. Best practice & research Clinical gastroenterology, 2014, 28(4): 741-749.

第七章 急腹症

第一节 胃扭转

【临床概述】

胃扭转（gastric volvulus）是指胃自身发生扭转，较为少见，可导致胃排空受阻。

根据旋转轴，胃扭转可分为器官轴型胃扭转和网膜轴型胃扭转两种亚型。部分病例具有器官轴性胃扭转和网膜轴型胃扭转的重叠特征，为两个类型的结合。器官轴性胃扭转比网膜轴型胃扭转更常见，约占病例的三分之二，常与先天性或后天膈肌缺损同时存在。

器官轴型胃扭转是膈肌缺损导致胃不正常地向胸腔移动，并导致胃沿纵轴（贲门和幽门连线）旋转，胃窦向上旋转，胃底向下旋转，使胃大弯高于胃小弯，可引起胃梗阻。在成年人中，器官轴型胃扭转最常发生在创伤后或食管裂孔疝等使胃沿着长轴异常运动的情况中。如扭转较彻底即超过180°，胃远端出现梗阻，表现为胃扩张并潴留液体；口服对比剂后，对比剂将留在胃腔中。许多患者胃扭转程度较轻、扭转不彻底或部分胃扭转，即旋转不超过180°，在这种情况下，对比剂可以通过胃进入十二指肠。在儿童中，较大的Bochdalek疝是胃扭转的一个诱发因素。

网膜轴型胃扭转多出现于小儿，发病基础一般认为是胃与腹膜固定的韧带（胃结肠韧带和肝胃韧带等）有先天性缺陷，或松弛、延长，可合并游走脾。在网膜轴型胃扭转中，胃围绕短轴旋转，这样胃窦移向贲门处上方，其血管亦随之扭转。通常为部分旋转，旋转角度小于180°，多无合并膈肌缺损。

根据胃的解剖定位、病情进展速度、旋转和梗阻的程度，胃扭转可表现为急腹症或慢性间歇性症状。慢性胃扭转比急性胃扭转更常见。急性完全性胃扭转属于外科急症，因其具有导致胃缺血和继发性坏死、穿孔、休克的风险。

【临床特点】

典型的患者表现为Borchardt三联征，包括突发上腹部疼痛、难治性恶心、鼻胃管无法送入胃腔。

如果在症状出现后不久诊断并进行手术修复，通常可以避免胃缺血。如果患者诊断或干预有延迟，可能会导致胃缺血，导致坏死、穿孔、纵隔炎和腹膜炎。

急性胃扭转可表现为上腹部阵发性绞痛，有严重的恶心，但并无胃内容物呕出。后期还可出现腹膜炎的症状和体征。慢性胃扭转可以不出现症状，或有发作性餐后紧压感、左上腹烧灼感、疼痛、嗳气、恶心和呕吐等症状。

胃扭转也是婴儿最常见的呕吐原因，内容物为奶水，少数可吐"黄水"或"咖啡样物"。吐前常有哭闹不安。一般营养状况尚好，约15%病例有Ⅰ度营养不良。

【影像检查技术与优选】

胃扭转的X线腹部立位片上可见部分胃扭转患者的胃大部分疝入膈肌以上的征象，常伴气液平面。

上消化道造影可用于评估胃的旋转，以及测试口服对比剂是否能通过胃腔进入十二指肠。

虽然上消化道造影是诊断胃扭转的常规检查技术，但对于胃扭转出现完全梗阻者，不宜进行上消化道造影。随着CT的普及，对于急腹症患者，现多采用CT检查，CT的三维容积再现（VR）和多平面重组（MPR）往往在急腹症时应用并可较好地评估胃旋转程度、扭转征象以及相关的其他腹部异常如胃缺血、食管裂孔疝、游走脾等。

【影像学表现】

1. 普通X线检查

（1）器官轴型：①胃呈大虾状，可有两个气液面或长液平面；②食管腹段延长，胃大弯黏膜皱襞与食管腹段相交叉；③胃大弯接近横膈，胃小弯位于大弯下方；④幽门部高于十二指肠球部，球部呈倒吊状（图2-7-1-1）。

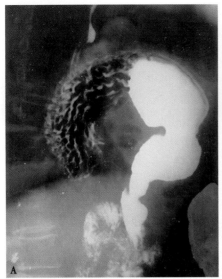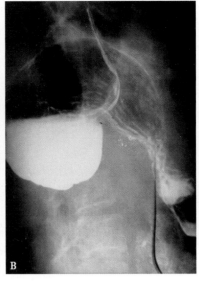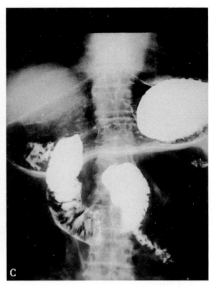

图 2-7-1-1 胃扭转

A. 卧位侧位胃扭转形态；B. 立位侧位胃扭转形态；C. 胃大弯绕胃的纵轴向上翻转，可见胃大弯翻向上方，贲门和胃底均居于下方

（2）网膜轴型：①胃黏膜皱襞十字交叉，有胃环形成；②腹段食管无延长，与胃黏膜无交叉；③幽门与贲门距离缩短，幽门位于球部之下方。

（3）混合型：当改变体位时胃扭转的轴型可改变。

婴儿胃扭转多数为不完全性扭转，扭转程度<180°。用手按摩上腹部或改变体位时，部分病例可复位，称为可复性胃扭转。

因胃扭转而致胃远端梗阻者极少见，多因呕吐就诊急性发病，钡餐显示胃体部扩张，内有多量滞留液。幽门前庭可呈鸟嘴状，钡剂不能通过。常有并发畸形如食管裂孔疝，膈膨升等。无幽门梗阻的胃扭转通常胃内无明显滞留液，右侧卧位时服钡后30～60分钟约50%以上钡剂达回肠。仰卧位时钡剂排空时间延长并常见食管钡剂反流。

2. CT 检查 根据膈疝的程度、扭转部位和胃位置的不同，胃扭转可有不同的CT表现。

（1）与胃扭转相关的因素：①食管旁疝；②其他膈疝；③左肝叶发育不全；④游走脾。

（2）胃扭转的直接征象：①胃扩张；②出现扭转点以及扭转点存在肿块或胃壁增厚；③胃底/胃体/胃窦位置在胸腔；④胃大弯和胃小弯位置相反，即食管以右为胃大弯而非胃小弯；⑤胃窦在异常高位，在胃底水平或高于胃底；⑥经过扩张的食管裂孔处的胃腔狭窄；⑦腹腔积液，多因静脉系统扭转所致；

（3）胃缺血的征象：①胃壁积气；②胃壁强化程度减低；③气腹，腹膜后或纵隔气肿；④肝、脾、胰的缺血征象。

在器官轴型胃扭转中，CT 图像可显示胃倒置，胃小弯位于胃大弯上方。贲门也处于异常低位，十二指肠走行异常。在网膜轴型胃扭转中，幽门由右向左旋转，因此在CT图像上胃处于右上方。

反复食管裂孔疝患者易出现沿着胃长轴再次旋转。这类患者通常缺乏梗阻的临床症状，在影像学上也没有出现梗阻征象。此时更准确的描述应是胃处于器官轴向位置，而非器官轴向旋转，器官轴向位置也提示了出现器官轴型扭转的可能性。

【诊断要点】

急性胃扭转的腹部平片可显示胃显著充气扩大，可见两个液平。器官轴型胃扭转的钡剂造影可见食管和胃交界处位置降低，胃窦的位置升高。胃大弯翻向上，而胃小弯向下；黏膜可见呈螺旋状。网膜轴型胃扭转较少见：扭转角度较小时，正位可见胃体和胃窦前后重叠，扭转角度较大时，正位可见胃窦位于胃体左侧，幽门前区或十二指肠上部与胃体重叠。CT可评估胃旋转程度、扭转征象以及相关的其他腹部异常如胃缺血、食管裂孔疝、游走脾等。

【鉴别诊断】

新生儿水平横胃为新生儿呕吐原因之一。临床表现与胃扭转相似。腹部平片大多数表现正常，胃泡横行，通常无扩张；小肠充气正常。确诊依靠钡餐检查，胃窦、胃体抬高与胃底及幽门管、十二指肠球部均在同一水平。正位片胃底与胃体相重叠，胃窦与幽门管、十二指肠球部相重叠。侧位片显示幽门管及十二指肠球部均指向后方指向脊柱。钡剂通过顺利。通常胃泡不大，十二指肠扩张，小肠充钡正常。但患儿仰卧位时钡剂易停滞在胃底部，排空时间延长。右侧卧位呕吐症状可缓解。

(梁长虹　王秋实　陈舒婷)

第二节　消化道穿孔

【临床概述】

消化道穿孔（alimentary tract perforation）是常见的急腹症。消化道穿孔常继发于溃疡、炎症、肿瘤、异物和外伤等；而食管穿孔的常见病因包括自发性破裂（Boerhaave 综合征），异物摄入，肿瘤，创伤和医源性原因。溃疡是胃肠道穿孔的最常见病因，以胃十二指肠溃疡引起的穿孔多见；男性发病显著高于女性。胃肠道穿孔是溃疡病的严重并发症，发病率约占溃疡病住院患者的 15%。穿孔的溃疡大多位于十二指肠前壁和胃小弯侧。急性阑尾炎穿孔可形成周围脓肿。胃肠道肿瘤穿孔中以溃疡型多见。胃肠道穿孔内容物进入无菌的腹膜腔，引起腹膜炎或腹腔脓肿形成，可进展为败血症，导致多器官衰竭。胃肠道穿孔所致腹膜炎起病比较急骤，症状、体征显著；有持续性、渐进性腹痛，并可有畏寒、发热、腹胀；体格检查可发现腹部弥漫性压痛及反跳痛，腹肌紧张呈"板状腹"，可有肝浊音界缩小或消失，肠鸣音减弱或消失，出现腹腔积液时可有移动性浊音。腹痛的严重程度取决于漏入到腹膜腔的肠内容物的类型和量。实验室检查有白细胞增多、核左移等。绝大多数胃肠道穿孔需要手术治疗，早期腹膜感染较轻，及时手术可明显减少并发症、降低死亡率。胃肠道穿孔处理不及时的病例中有约 75% 可进展为败血症、多器官功能衰竭，死亡率接近 30%。而食管穿孔通常表现为急性而非特异性的胸部症状，可有胸痛、吞咽痛、呕吐和休克。与胃肠道其他部位一样，食管穿孔如延误诊断可致死亡率增高；其及时发现和处理亦至关重要。发现消化道穿孔并确定穿孔的原因和部位可以为手术提供重要依据。

【病理特点】

胃肠道急性穿孔后，腔内的气体及内容物漏入腹腔，可引起气腹和急性腹膜炎。穿孔后，可继发细菌感染，出现细菌性化脓性腹膜炎，病原菌以大肠埃希菌多见。感染局限者可形成脓肿。穿孔后的病理发展趋势与患者的全身情况、穿孔的部位和大小、穿孔前腔内容物的多少有关。

【影像学表现】

腹部 X 线片及 CT 检查是辅助诊断消化道穿孔的主要影像学手段。腹部 X 线片经济且辐射剂量低，通常是急诊科对急性腹痛患者进行诊断性检查的初始影像检查。发现气腹是诊断的重要依据，但平片对于气腹的检出率不高，据文献报道能显示 55%～85% 的气腹患者。部分病例平片未能显示腹内游离气体，这可能是由于逸出气体少，穿孔部位胃肠壁痉挛收缩，穿孔时间不足以使气体上升，照片技术不良等原因。即使检出腹腔游离气体，其对穿孔部位定位困难，应用价值明显受限。而 CT 对游离气体的检出率明显高于腹部平片；由于 CT 为断层图像，克服了 X 线影像重叠的缺点，同时 CT 图像密度分辨率高，可发现位于脏器间的极少量游离气体。同时 CT 还可以根据直接穿孔征象或游离气体的分布部位及其与周围组织的关系提示消化道穿孔部位。多排计算机断层扫描（MDCT）现已称为临床最常用的诊断消化道穿孔的影像学检查手段。对气腹原因的影像学评估应紧密结合临床信息追踪可能的消化道穿孔具体部位。

1. **腹部 X 线片检查**　目的主要是确认是否有腹腔游离气体即气腹存在。据文献报道，腹部 X 线片发现气腹的特异性有 50%～89%。立位腹平片可见升至膈下的腹腔游离气体，表现为膈下弧线形透亮带（图 2-7-2-1）。据文献报道，腹平片右膈下可发现腹腔内量大于 1ml 的游离气体。若患者不能站立，可使患者采取左侧卧位水平方向投照，在腹壁与肝

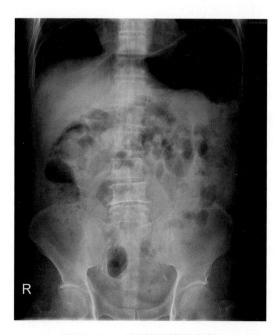

图 2-7-2-1　双侧膈下游离气体

之间可见弧线状透亮带。气体较多时可见腹壁与肝之间以及腹壁与积气肠曲之间有较宽的透亮带。在卧位片上需要较多气体才能被识别。

下列征象是腹内游离气体的表现。①双壁征：肠腔内外气体将肠管内壁和外壁轮廓显示得非常清楚；②镰状韧带征：镰状韧带被气体勾画出来，显示为线条状密度增高影，自肝下缘向内下行（图2-7-2-2）；③倒V征：气体将侧脐韧带（内含脐动脉残余）显示，表现为倒V形阴影，其尖端相当于脐部；④脐尿管征：气体将脐尿管勾画出来，位于脐下方中线处；⑤足球征（气穹窿征）：大量游离气体表现为卵圆形透亮区，状如橄榄球——美国英语称为足球。此外，肝肾窝内气体显示为三角形亮区投影于右肾之上；肝旁气体衬出肝右叶的前下缘；肝膈面和前腹壁之间的气体表现为环状亮区；网膜囊内气体表现为肝与积气的胃之间出现亮区。

判读气腹的陷阱——假气腹：在平片上有些表现酷似气腹，称为假气腹，在判断时要慎重考虑辨别：①充气扩大的肠管介于肝和横膈之间，例如间位结肠。结肠袋及其间隔是识别结肠的重要根据。②充气扩大的肠管互相重叠，犹如双壁征。③横膈下脂肪或网膜脂肪介于肝与膈之间。④腹内或胸内脓肿。⑤胃十二指肠的憩室，胃扩张。⑥膈疝、横膈不平滑。⑦肺不张或气胸。疑似气体亮区而在不同X线照片上不改变位置的，多为假气腹。手术后常出现气腹，通常需数天才消失，若随诊复查时气体增加，应考虑有新的穿孔或气体漏出。膈下脓肿、肝脓肿有时也可显示出膈下气体，常伴液平，勿误认为胃肠道穿孔。

2. CT检查　CT显示胃肠道穿孔的能力优于平片，其是公认的诊断气腹最为敏感的影像学检查方法。有研究表明，CT扫描发现气腹的患者，平片只发现38%～47%。若平片未发现气腹，应考虑作CT检查。CT诊断穿孔部位的准确率约为85%。CT诊断胃肠道穿孔的直接征象包括腹腔游离气体及局灶性胃肠壁不连续；间接征象包括肠壁增厚、肠壁异常强化、肠系膜脂肪间隙渗出，腹腔积液及腹腔脓肿。

腹腔内游离气体：腹腔游离气体是CT图像提示胃肠道穿孔的最敏感征象。卧位CT片上气体聚集于腹腔前部，在腹中线处形成亮区，在肝前缘与腹壁之间形成透亮带，还常聚于网膜囊、肝肾窝、盆腔、膀胱前间隙等处（图2-7-2-3）。必须强调的是，应该使用较低的窗位以及较宽的窗宽才能显示气体并将

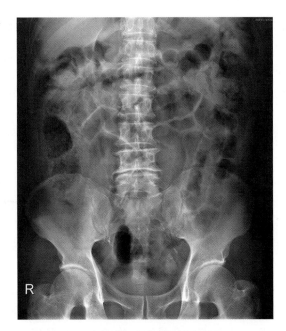

图2-7-2-2　镰状韧带征

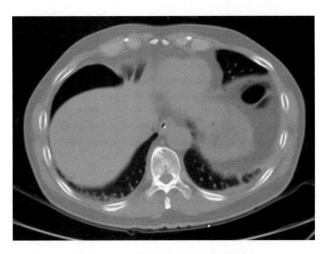

图2-7-2-3　肝前方腹腔内游离气体

气体与脂肪区分。有疑问时应在监视器上进行调整观察，使用肺窗有时有助于判断少量气体。腹内游离气体是一种极佳的对比剂，可良好地显示腹内的解剖结构，例如腹膜、韧带、粘连带等。在上腹可显示镰状韧带（图2-7-2-4）和横结肠前壁（图2-7-2-5）等，若胃、肠内有气体可清晰显示胃、肠壁轮廓。气体在下腹可显示小肠外壁及腹前壁壁腹膜。气体还可能见于腹中下部两侧腹直肌的外侧（腹直肌旁隐窝）及腹中线（腹直肌中隐窝）。发现腹腔内游离气体后需结合临床寻找其来源。腹腔内游离气体可有多种来源：①来自胃肠道：例如胃十二指肠溃疡和肿瘤穿孔，创伤，内镜、灌肠等引起穿孔，肠气囊症，肠道炎症，异物穿孔，术后漏出，胃过度膨胀等；②经过腹膜：手术后、腹腔镜、穿刺、活检，腹膜后隙空气进入腹腔，膀胱医源性破裂；③来自胸部：气

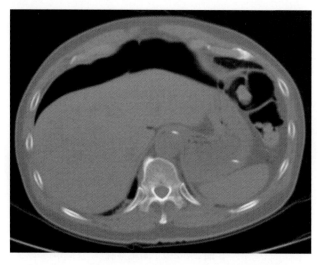

图 2-7-2-4 镰状韧带显示清晰(周围为腹腔游离气体)

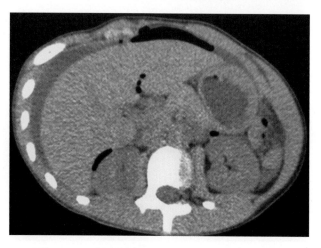

图 2-7-2-6 胃窦部穿孔,于门静脉周围见游离气泡

胃肠壁不连续:MSCT 的多平面重建(MPR)有助于通过直接可视化胃肠壁缺损区来确定穿孔部位。MSCT 结合 MPR 能有助于破口的显示;增强扫描时肠壁黏膜层明显强化,呈连续、迂曲的细线状,强化黏膜线中断的部位即为穿孔部位(图 2-7-2-7)。

然而,由于穿孔部位胃肠壁的痉挛、水肿,并非所有的胃肠道穿孔病例在 CT 上均能发现胃肠壁不连续,此时需要通过胃肠壁增厚、胃肠壁异常强化、肠系膜脂肪条纹征,腹腔积液(图 2-7-2-8)及腹腔脓肿(图 2-7-2-9)等间接征象寻找穿孔部位。

由于胃肠道不同部位与周围结构关系不同,不同部位的胃肠道穿孔 CT 表现也有所不同。

胃十二指肠溃疡导致的穿孔:随着质子泵抑制剂的使用以及治疗幽门螺杆菌感染的重要性被重视,消化性溃疡发病率近年来呈下降的趋势。然而,

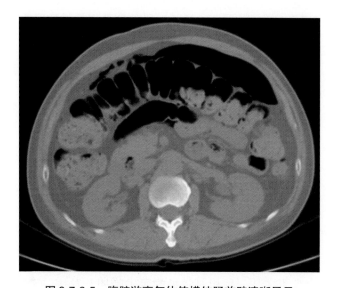

图 2-7-2-5 腹腔游离气体使横结肠前壁清晰显示

胸、气纵隔、插管,肺泡内压力增加,支气管腹膜瘘等;④来自女性生殖器官:妇科检查和治疗如冲洗和注气试验,产后,子宫破裂等。游离气体的分布部位可提示穿孔部位。如游离气体分布于腹膜后,则提示是处于腹膜后的肠管穿孔;如仅分布于下腹部,则提示可能是结肠穿孔;如分布于门静脉周围,则上消化道穿孔的几率大于下消化道穿孔(图 2-7-2-6)。可根据游离气体分布部位寻找穿孔位置。另外,游离气体的量也具有提示作用;胃穿孔常见大量气腹,而阑尾炎导致的穿孔由于周围炎症粘连包裹常仅见少量游离气体。结肠穿孔产生的游离气体多表现为肠壁外单个游离小气泡或多个小气泡积聚,这是由于结肠自身腔内容物多积气少,破口周围炎症粘连,使气体局限,且相邻肠壁痉挛压迫,造成破口早期封闭等原因造成的。

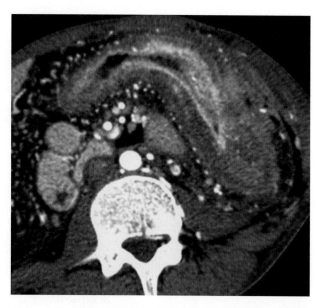

图 2-7-2-7 横结肠壁强化的黏膜线中断,提示该部位发生穿孔

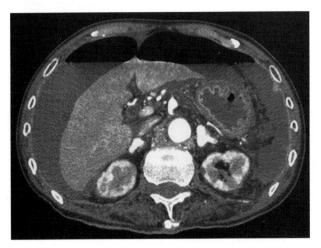

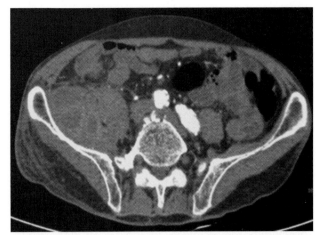

图 2-7-2-8　十二指肠球部前壁穿孔
可见大量腹腔积液及广泛腹腔游离气体

图 2-7-2-9　阑尾穿孔
CT 图像显示右侧髂窝脓肿

消化性溃疡仍然是胃十二指肠穿孔最常见的原因。穿孔是溃疡最常见的并发症。溃疡穿孔最常见于胃窦或十二指肠球部；其中，十二指肠溃疡穿孔风险为 5%～10%。对于胃十二指肠溃疡穿孔，最敏感的 CT 征象仍然是腹腔游离气体。约有 91% 的病例 CT 可发现腹腔游离气体。然而，未发现腹腔游离气体并不能作为排除胃十二指肠溃疡穿孔的依据，特别是在临床症状表现的初期。胃前壁和胃大小弯处的溃疡游离气体可自由地进入腹膜腔间隙，胃后壁的溃疡穿孔游离气体进入小网膜内而使之分布相对局限。在 CT 图像上，通常可以观察到溃疡区域或局限性的胃肠壁缺损。CT 可发现的征象包括腹腔游离气体、腹腔积液、胃肠壁不连续。游离气体及积液通常在溃疡穿孔部位周围积聚。与胃或十二指肠壁紧邻的局部腔外气体可以提示穿孔部位（图

2-7-2-10）。胃或十二指肠近段的穿孔很少导致肠系膜根部或乙状结肠隐窝内积气，后者常提示结肠或远端小肠穿孔。由于十二指肠球部以远节段是位于腹膜后，右肾旁前间隙中的腔外气体是诊断十二指肠远段穿孔的征象。其余非特异性的 CT 征象包括局灶性肠壁增厚，胃或十二指肠周围积液，以及邻近肠系膜脂肪条纹征。大多数穿孔性溃疡患者需要手术缝合穿孔部位，术前确认溃疡部位可影响外科术式。由于胃和十二指肠近端的溃疡是导致胃肠道穿孔的最常见原因，在发现腹腔内有游离气体的情况下，需要特别注意仔细观察胃和十二指肠近端。Roux-en-Y 型胃空肠吻合术后可发生的吻合口边缘溃疡是一种相对常见的手术晚期并发症；有小于 1% 的此类患者可发生溃疡穿孔，且穿孔通常在术后 1.5 年后发生。在 CT 图像上，所见的征象与上

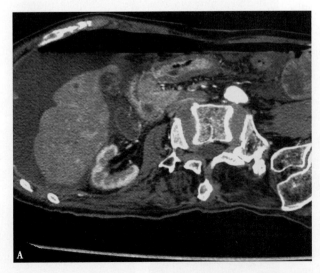

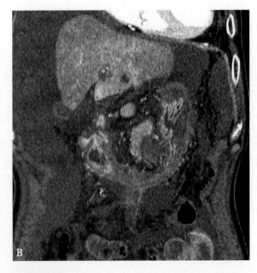

图 2-7-2-10　十二指肠球部前壁溃疡并穿孔
CT 图像示胃窦部胃壁轮廓不清，多平面重组图像见胃壁缺损区，腹腔见游离气体及积液

述的胃十二指肠溃疡穿孔相似，但穿孔部位是局限在胃空肠吻合口边缘。

Boerhaave 综合征（自发性食管破裂）：Boerhaave 综合征是由于呕吐时引起食管腔内压力迅速增加而环咽肌无法完全松弛所致。最常见的破裂位置是食管远段的左后壁，其典型表现为纵隔气肿和左胸腔积液。CT 图像上，食管壁缺损常难以发现，但纵隔左侧积气积液以及左侧胸腔积液则通常可见。

阑尾炎导致的阑尾穿孔：急性阑尾炎穿孔致右下腹局限性腹膜炎，其症状、体征都主要表现于麦氏点附近。CT 对急性阑尾炎的诊断具有较高的敏感性和特异性。然而，术前发现阑尾穿孔的敏感性和特异性不高，尤其是在穿孔的早期阶段。阑尾肿胀、腔内粪石是诊断阑尾炎的可靠征象；当未显示阑尾，而见阑尾周围蜂窝织炎或脓肿形成，腔外游离气体或小气泡及腔外粪石，应高度提示阑尾穿孔可能（图 2-7-2-11）。然而，在微小穿孔的早期，通常难以观察到这些征象。阑尾周围脂肪间隙渗出和积液在穿孔或非穿孔的阑尾炎均可出现，阑尾壁的强化减弱对穿孔的敏感性和特异性也均较低。尽管有上述这些局限性，判断阑尾有无穿孔对于患者的预后和治疗都是非常关键的。阑尾一旦发生穿孔，死亡率会显著升高；此时需要在术前进行保守治疗，包括使用抗生素或进行脓肿引流。

肿瘤导致的消化道穿孔：食管穿孔是食管癌的一种罕见的并发症，最常见的穿孔原因是姑息性治疗，譬如放射治疗、放置支架时或者是放置支架后造成的压迫性管壁坏死。食管 - 呼吸道瘘是一种并不少见的穿孔并发症，可由食管癌或肺癌导致。如果患者有食管癌或者原发性肺癌病史，并且出现了肺脓肿或反复发作性肺炎，此时需要考虑是否存在食管 - 呼吸道瘘。在 CT 图像上，支气管 - 食管瘘表现为一条在支气管和食管之间充满气体的通道。在发生肺部感染之前明确食管瘘管的诊断可显著提高患者的生存率。胃肠道穿孔也可继发于恶性肿瘤。胃肠道肿瘤的穿孔一般是创伤或医源性损伤导致的并发症。当自发性穿孔发生时，原因则倾向于溃疡性肿块的缺血和坏死，如腺癌、淋巴瘤和胃肠道间质瘤。需要注意的是，肠穿孔偶尔可发生于肿瘤的近端，由于肿瘤造成的肠梗阻继发管腔内压力升高而形成近端肠壁穿孔。胃肿瘤穿孔较少见，发病率为 0.4%～6%，主要发生 65 岁以上的晚期（T3 或更高）恶性肿瘤患者；因此，当出现穿孔时，CT 影像特征常可见明显的提示肿瘤的恶性征象，包括胃壁的不规则增厚和强化、软组织密度影延伸至腔内外、肿瘤的腹膜播散及淋巴结增大。在肿瘤分期较低的患者中，如果溃疡深度较深，病灶也可出现穿孔，但当穿孔发生在早期胃癌患者中，CT 可见的征象通常是有限的。淋巴瘤也可导致胃肠道穿孔，以小肠淋巴瘤更常见；其中，T 细胞淋巴瘤、移植后的淋巴增生性疾病以及化疗或放疗后更易导致肠穿孔。在 CT 图像上，穿孔的征象可能并不明显，通常仅有少量的腹腔游离积气及积液。环壁增厚并相应节段的肠腔呈瘤样扩张是提示小肠淋巴瘤的征象。多灶性肠受累、淋巴结肿大和肝脾肿大也是可提示的征象。胃肠道间质瘤（GISTs）最常见于胃或小肠，但很少自发破裂。在 CT 图像上，破裂的 GIST 往往密度不均匀，其内常有出血或坏死区域。未破裂的 GIST

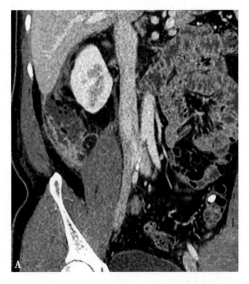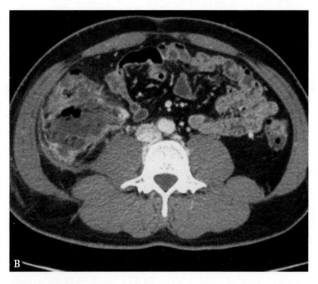

图 2-7-2-11　阑尾炎并穿孔
CT 图像（A、B）示阑尾轮廓不清，回盲部见脓肿形成，局部并见游离气体及积液

合并腹水少见。因此，GIST 的患者出现大量腹水应该警惕肿瘤破裂穿孔。GIST 破裂的危险因素包括病灶大、外生型、病灶内囊变或坏死区域大，以及快速增大。小肠转移瘤导致的穿孔最常见于肺癌转移瘤。CT 表现通常是非特异性的，包括管腔内出现息肉样肿块、肠壁不均匀性增厚、强化不均匀。结肠癌并发穿孔的概率为 2.5%～10%。穿孔的主要原因是肿瘤本身对肠壁浸润导致肠管溃疡并穿透肠壁；另外，肿瘤引起的梗阻和功能紊乱使近端肠道内压力增高，肠壁变薄、血运变差、肠黏膜坏死而导致穿孔。由于结肠壁薄，血供较差，结肠内容物液体成分少，细菌多，且一部分结肠位于腹膜后，结肠癌穿孔时腹膜炎出现较晚，容易导致严重的腹腔及腹膜后感染；同时结肠癌多见于老年患者，通常患者全身情况差，就诊迟，病情重，临床表现不明显及体征不典型易延误病情。结肠穿孔是结肠恶性肿瘤严重的并发症，患者感染重，病死率高。结肠癌导致的穿孔可通过两种机制发生：一是肿瘤本身对肠壁的浸润和溃烂致穿孔，其临床表现不典型，以腹痛、大便性状改变及腹膜后感染为主，腹膜炎症状出现较晚；二是由于回盲瓣具有活塞作用，随着小肠内容物进入结肠，结肠蠕动产生压力，以及该压力作用于肿瘤与梗阻部位反射回来的压力相作用，形成闭袢肠梗阻，从而使肿瘤近端肠管压力不平衡，使肠壁呈缺血性改变，从而导致肠破裂穿孔。此类结肠穿孔临床表现典型，除了大便习惯性状改变，还表现为腹部包块、肠梗阻，腹膜炎症状较为明显。在 CT 图像上，结肠癌增厚的肠壁黏膜多明显凹凸不平，癌肿形成的肠腔内肿块多为偏心性生长，呈分叶状或不规则形，增强扫描瘤体内可见低密度坏死区。肿块与周围肠壁分界较清，周围肠壁厚度正常；但当穿孔后，邻近肠管肠肿胀，需要与炎性肠病鉴别。肿瘤侵犯病穿透浆膜层，引起邻近脂肪间隙模糊，形成浆膜外的条索影。结合患者的病史及临床表现，在 CT 图像上发现在不规则增厚的肠壁周围有渗出积液，肠壁外有小气泡，则应高度怀疑结肠癌穿孔的可能，必要时谨慎的诊断性腹腔穿刺，往往能作出正确的诊断。此类患者最常见的穿孔部位位于乙状结肠和盲肠。自膨式金属支架越来越多地应用于术前缓解恶性结直肠癌导致的肠梗阻或晚期结直肠癌患者的姑息性治疗中。穿孔是支架置入后数日至数月内可发生的一种潜在并发症，在接受化疗的患者中更为常见；CT 上可观察到支架穿破肠壁延伸至肠外。

外伤导致的消化道穿孔：钝性损伤或穿透性创伤均是消化道穿孔的另一潜在原因。对于具有外伤病史的患者，确定损伤部位是至关重要的。外伤导致的食管穿孔很少见，可能是由于食管在解剖上处于后方深在位置。CT 检查常是外伤性食管损伤的首选。在 CT 图像上观察到食管壁缺损并伴有后纵隔气肿可以明确诊断。颈部皮下气肿在排除其他原因后也应当注意是否有食管穿孔。进一步可明确诊断的检查方法包括食管造影和胃镜。由于胃壁较厚，且所处的位置受保护，胃亦相对较少受外伤累及。穿透性创伤比钝性创伤更容易导致胃穿孔；同时，如果胃腔处于扩张状态，会增加任何机制外伤导致的胃壁破裂风险。CT 图像上能观察到的征象包括胃壁不连续及胃周积液。大量的气体可被释放到腹膜腔。在穿透性损伤情况下，延伸到胃的创伤轨迹是较为特异。胃外伤常伴有左半膈肌损伤。若因胃内容物的漏出导致胸腔污染，可使患者继发脓胸。胃壁通常在损伤部位塌陷，因此在 CT 图像上常无法观察到胃壁不连续的征象，此时需要沿着创伤轨迹仔细观察可能出现穿孔的部位。另外，还可出现穿孔周围的血肿。当存在脾脏、膈肌损伤时，也应注意是否存在胃穿孔。位于腹膜后的十二指肠节段通常可免受穿透性损伤；由于十二指肠降段和水平段固定于脊柱前方，该节段的十二指肠在钝性创伤时穿孔风险更高。由于在腹腔内的表面积比任何其他器官都多，小肠在穿透性腹部创伤中具有较高的损伤风险。累及腹腔的 80% 的枪伤和 30% 的刺伤导致小肠损伤。在 CT 图像上，仅发现腹膜内游离气体并不能诊断肠穿孔，因为创伤即可将空气引入腹膜腔；同时观察到延伸到受累节段肠管的创伤轨迹才最敏感的 CT 征象。反之，钝性腹部创伤中小肠穿孔则较为罕见。对于腹部钝性损伤造成的小肠穿孔，CT 诊断的敏感性为 64%，穿孔定位的准确率为 82%。即使在没有发现胃肠道穿孔的直接 CT 征象的情况下，肠系膜渗出和 / 或中至大量的腹膜积液（在没有实质脏器损伤的情况下）也应引起对隐匿性肠损伤的警惕。

异物导致的穿孔：尖锐的异物或异物压迫导致局部管壁坏死均可导致消化道穿孔。最常见的导致食管管腔堵塞的异物是食物团块（肉类较常见）。这类异物在被取出时通常可发现食管基础病变，比如食管狭窄。鱼骨或鸡骨是第二常见的食管异物。当病史提示这类异物时，不推荐使用钡餐检查，因为它们可能会导致内镜检查和取异物时视野模糊而影响操作。对于这一类病例，需要紧密结合病史，仔细观察寻找可能导致食管破裂的异物；在 CT 图像上观察到食管壁缺损并伴有后纵隔气肿可以明确诊断。另外，鱼骨及鸡骨也是最常见的导致小肠穿孔的异物。异物导致的小肠穿孔通常不伴有大量腹腔游离气体，这是由于此类穿孔一般是慢性穿孔，穿孔处局部肠壁可由纤维蛋白渗出物覆盖。对于此类小肠穿孔，肠系膜上聚集的腔外气体或小气泡以及增厚肠壁周围有渗出是最常见的 CT 表现；相应部位处异物的识别可证实诊断（图 2-7-2-12）。结直肠异物可以是吞入的异物，也可以是从肛门逆行插入的异物；此类异物一般可通过腹平片进行诊断，并经手操作直接取出。但当腹膜刺激症状出现或异物不易取出时，需要行 CT 检查确定异物的位置并评估是否发生了结直肠穿孔。在 CT 图像上，异物导致的结直肠穿孔可通过肠壁不连续以及异物部分位于肠腔外这两个征象来诊断。异物导致的结直肠穿孔通常需要通过手术修复。

炎症性肠病导致的小肠穿孔：克罗恩病是一种消化道的慢性反复发作和非特异性的透壁性慢性肉芽肿性炎性疾病，可累及消化道任何部位，但很少导致结肠（1.6%）或小肠穿孔（0.7%）。虽然回肠是克罗恩病最常累及的肠段，但克罗恩病导致的小肠穿孔最常见的部位目前报道无统一结论。肠壁增厚及黏膜层明显强化是克罗恩病最为常见的影像学表现。肠管周围可形成蜂窝织炎性，系膜脂肪增生，造成肠系膜脂肪组织 CT 值明显升高并可有不同程度的强

化。肠系膜血管扭曲增多，称为"木梳征"，为系膜血管弓受肠系膜内沉积的脂肪推挤，肠系膜静脉回流受阻，导致小动脉充血扩张。克罗恩病并发的肠穿孔一般是由肠祥间粘连而封闭的慢性穿孔，可形成肠管周围蜂窝织炎、腹腔脓肿、瘘管（图 2-7-2-13）。

憩室炎导致的结肠穿孔：结肠憩室可由肠壁先天性肌层发育不全或肠壁肌层退变，肠腔内压力升高等原因所致。其发病率与年龄呈正相关。CT 表现为结肠壁外的小囊袋状突起，憩室壁菲薄，轮廓光滑，周围脂肪间隙清楚。憩室内充满液体或小气体泡、粪石影，大小多为 5～10mm。相邻肠系膜脂肪炎性浸润密度增高。穿孔是憩室炎最严重的并发症，可发生在结肠的任何部位，最常见部位是乙状结肠。CT 对诊断憩室炎继发并发症的敏感性不高，部分局灶性穿孔仅在肠壁外见局限性小气泡（图 2-7-2-14）；周围也可见脓肿形成。少数情况下也可以形成弥漫性气腹。

小肠缺血导致的穿孔：小肠穿孔也可由肠系膜缺血引起的炎症和继发的坏死而导致。其病因包括肠绞窄，梗阻，大血管闭塞，或血管炎。小肠缺血性肠梗阻 CT 平扫可显示肠系膜血管管径增粗，密度增高；增强扫描表现为血管狭窄或闭塞，管腔内可见充盈缺损；另外，肠壁及周围肠系膜的改变可提示肠缺血并发穿孔，包括腹腔游离气体、肠壁增厚、强化减低和局部肠系膜渗出。

医源性消化道穿孔：食管穿孔更有可能是由医源性原因引起的。具体而言，治疗性内镜手术（如

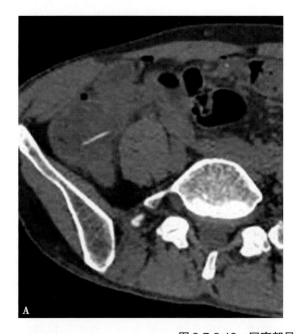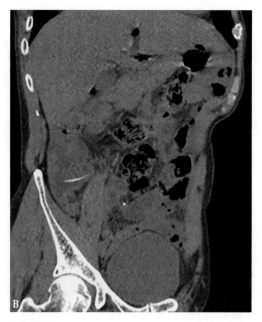

图 2-7-2-12　回盲部异物并近端肠管穿孔
CT 图像（A、B）示回盲部见条样高密度影，患者有吞入鱼刺病史；近端肠管外见游离小气泡

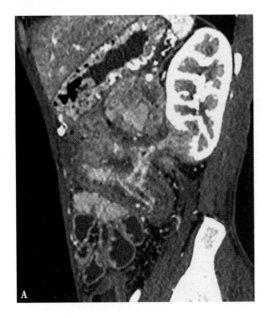

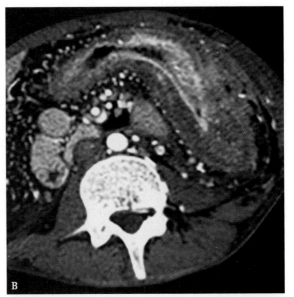

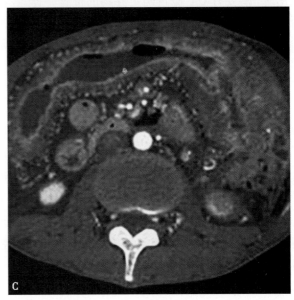

图 2-7-2-13　克罗恩病穿孔并腹腔脓肿形成
CT 图像示结肠肠壁明显增厚,黏膜层明显强化,肠系膜血管扭曲增多;A、B 可见横结肠近脾曲处肠壁黏膜线中断,肠壁不连续;C 显示腹腔多发脓肿形成

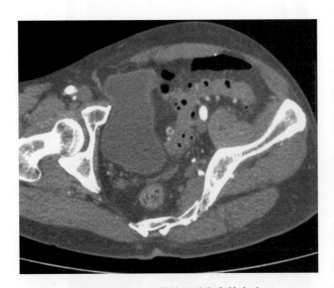

图 2-7-2-14　乙状结肠憩室炎并穿孔
CT 图像示乙状结肠多发憩室,部分憩室外见游离气体,盆腔见多发游离气体

狭窄扩张和支架置入)造成的腔内创伤与食管穿孔相关性最高。造成医源性食管穿孔的主要原因是食管狭窄球囊扩张术中导管穿破食管壁以及硬质食管镜下或纤维胃镜下取异物,发生部位常在食管中下段。异物本身造成食管穿孔者极少见,由于胃镜行进过程中的推动或提拉作用,使尖锐异物刺穿食管壁形成穿孔。处理方案的有效性取决于早期诊断。早期诊断对提高医源性食管穿孔的治愈率至关重要。食管穿孔发生后,若不能及时正确诊断,消化液造成穿孔组织充血水肿直至腐败,可出现严重的纵隔炎、纵隔脓肿和胸腔感染,将给手术治疗带来极大的困难和风险。医源性食管穿孔的 CT 征象与前述因外伤造成的食管穿孔所见征象相似,在 CT 图像上观察到食管壁缺损并伴有后纵隔气肿可以明确诊断(图 2-7-2-15);但前者有食管相关手术史。

对于胃肠道，放置在胃肠腔内的任何器械都有可能导致胃肠道穿孔。诊断性或治疗性操作，如食管胃十二指肠镜（EGD）和内镜逆行性胰胆管，对于大多患者都较为安全，据报道穿孔率为 0.03%～0.3%。对于 EGD 而言，食管是最常见的穿孔部位（51%），其次是十二指肠（32%），空肠（6%）和胃（3%）。胃壁较厚被认为具有保护作用。而对于 ERCP，腹膜后节段的十二指肠是最常见的穿孔部位，且在行括约肌切开术的患者中更常见。不幸的是，与其他病因导致的消化道穿孔相似，医源性胃十二指肠穿孔的死亡率亦较高。CT 成像在疑似医源性穿孔患者的正确诊断中起着至关重要的作用。腹腔镜腹部手术导致肠穿孔的最常见部位是小肠，但通常在术中就能发现并处理。当术中未能发现医源性小肠穿孔时，术后并发症发生率较高。术后 CT 平扫对医源性小肠穿孔的诊断价值相对较有限，因为腹腔镜术后通常可观察到腹腔游离气体，这并非小肠穿孔的特异征象。口服对比剂则可以提供诊断信息，若观察到吻合口无异常而腹腔内有对比剂漏出则提示合并肠穿孔。虽然结肠镜导致的结肠穿孔较为罕见，但与大多数其他原因导致的结肠穿孔相似有较高死亡率。本身病史存在较多并发症或以结肠镜用于治疗目的患者穿孔风险增加。进行结肠镜检查后怀疑穿孔的患者一般会进行平片检查，以发现腔外游离气体。结肠镜检查最常引起右半结肠破裂穿孔，多由气压伤造成。而左侧结肠穿孔一般是由于内镜直接损伤肠壁造成。需要注意的是，由于息肉切除部位的肠壁损伤会导致息肉切除后综合征，临床表现为类似腹膜炎及肠穿孔；在 CT 扫描可以发现息肉

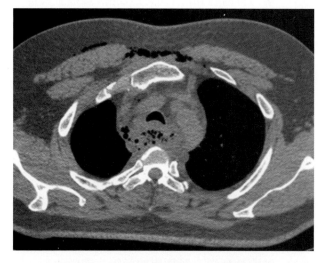

图 2-7-2-15 食管异物取出术后食管穿孔
CT 图像示食管管壁不连续，后纵隔见广泛积气

切除部位周围肠壁的局灶性壁增厚，肠系膜渗出及周围积液，但无腹腔游离气体，后者可与结肠穿孔鉴别。

【诊断要点】

腹部 X 线片：腹腔游离气体。

CT：①腹腔游离气体；②肠壁不连续；③肠壁增厚；④肠壁异常强化；⑤肠系膜脂肪间隙渗出；⑥腹腔积液；⑦腹腔脓肿。

【鉴别诊断】

①膈下脓肿或肝脓肿：病灶内多可见液平面，患侧膈肌抬高；腹腔无游离气体。②腹腔术后腹腔残留气体：成人腹腔手术后气体一般可持续 1～2 周；婴幼儿腹腔内气体吸收较快，一般 24 小时内吸收；复查腹腔积气吸收减少。③其他急腹症：腹腔游离气体及肠壁连续性中断可明确胃肠道穿孔的诊断。

（梁长虹 王秋实 黄燕琪）

第三节 肠 梗 阻

【临床概述】

肠内容物不能正常运行或通过受阻，称为肠梗阻。肠梗阻是外科急腹症中常见的疾病之一。肠梗阻根据病因分类可分为：机械性、动力性、血运性三类。

1. **机械性肠梗阻** 临床上最常见的肠梗阻类型，是由于机械性原因导致肠腔狭窄或堵塞，肠内容物无法通过而引起梗阻。根据引起梗阻的机械性因素起病部位不同，又可以将机械性肠梗阻归纳为肠壁外病变、肠壁病变及肠腔内病变引起的梗阻（表 2-7-3-1）。

2. **动力性肠梗阻** 又称麻痹性肠梗阻，是由于神经抑制或毒素刺激以致肠壁肌肉运动紊乱，它又可分为麻痹性梗阻与痉挛性梗阻，前者较后者常见。麻痹性梗阻是由于严重的神经、体液、代谢改变所导致，常发生于腹腔手术后、外伤或弥漫性腹膜炎患者。痉挛性梗阻是由于肠管肌肉痉挛、过度收缩，肠管暂时性通过障碍引起，临床少见。

3. **血运性肠梗阻** 由于肠系膜血管血栓形成或栓塞引起的肠管缺血或瘀血，继发肠道蠕动功能障碍而导致的肠梗阻。肠管由于血运障碍可迅速发生坏死，常常需要临床紧急处理。

此外，肠梗阻可根据梗阻程度分为完全性与不完全性肠梗阻。根据梗阻部位分为高位小肠梗阻，

表 2-7-3-1 机械性肠梗阻的病因

肠壁病变	肠壁外病变	肠腔内梗阻
（一）先天性	（一）粘连	（一）胆结石
1.转位不良	1.手术后	（二）粪石
2.梅克尔憩室	2.先天性	（三）毛发团
3.肠管重复畸形	3.炎症后	（四）异物
4.囊肿	（二）疝	（五）寄生虫（绦虫、蛔虫）
（二）炎症性	1.腹壁疝	
1.感染性	腹股沟、股、脐疝，腹壁上腹部、腰、腹壁间层、	
①结核	闭孔、坐骨孔与会阴疝	
②放线菌病	2.腹内疝	
③憩室炎	十二指肠旁沟、胃小网膜孔、膈肌、肠系膜、盲	
2.克罗恩病	肠旁、乙状结肠间、阔韧带	
3.嗜伊红肉芽肿	3.手术后	
（三）新生物	①切口	
1.原发性肿瘤	②造口旁	
①良性	③切口裂开	
②恶性	④肠系膜缺损内疝	
2.转移性肿瘤	（三）先天性	
3.Peutz-Jeghers综合征	1.环状胰腺	
（四）创伤性	2.扭转	
1.血肿	3.卵黄囊未闭	
2.缺血性狭窄	4.腹膜包囊	
（五）其他	（四）肿瘤	
1.肠套叠	1.癌症	
2.子宫内膜移位	2.肠外肿瘤	
3.放射性肠炎	3.软组织肿瘤复发（腹膜后，肠系膜）	
4.放疗后狭窄	（五）炎症	
5.应用抗凝药后肠壁血肿	1.腹腔内脓肿	
	2.淀粉样腹膜炎	
	3.脾组织植入	
	（六）其他	
	1.肠系膜上动脉压迫综合征	
	2.腹膜透析或腹腔化疗引起的硬化性腹膜炎	

低位小肠梗阻和结直肠梗阻。高位小肠梗阻指十二指肠和空肠梗阻，低位小肠梗阻指回肠梗阻。

【临床特点】

各种分类肠梗阻虽病因不同，但临床表现均为不同程度的腹痛、呕吐、停止排气、排便及腹胀等症状。

腹痛：单纯性肠梗阻的腹痛通常是一个逐渐加重的过程；腹痛减轻不一定是梗阻缓解，也可能由于肠管过度扩张、腹腔炎症导致肠管麻痹所致，此时虽腹痛减轻，全身症状会加重，特别是毒性症状明显。绞窄性肠梗阻常为持续性腹痛伴有阵发性加重，常伴有休克和腹膜炎症状。

呕吐：高位性梗阻呕吐症状出现较早，呕吐物多为胃内容物；低位性小肠梗阻呕吐症状出现较晚，早期为胃内容物，后期为经发酵、腐败呈粪样臭味肠内容物。

停止排气、排便：停止排气、排便是完全性肠梗阻的主要症状。但在肠套叠和肠系膜血管栓塞或血栓形成时，可排出血性黏液或果酱样粪便。

腹胀：低位性肠梗阻的腹胀较高位肠梗阻明显。低位性肠梗阻为全腹性胀气，以中腹部为主；高位性肠梗阻为上中腹胀气。

【病理特点】

肠梗阻大体病理表现为梗阻近端肠腔扩张，梗阻远端肠腔空虚、萎缩。而继发于肠管疾病的病理性肠梗阻，梗阻部位有原发性病理性改变，如炎性肠病，肿瘤性病变。肠梗阻的肠管病理学改变为肠壁充血、水肿。由于肠内压增加，肠壁静脉回流受阻，首先引起黏膜充血和淤血，其次肠壁全程充血、水肿、通透性增加。肠静脉回流障碍可激发小动脉回流受阻并继发血栓，使肠管缺血、缺氧，最后肠管缺血坏死、穿孔。肠梗阻时，肠内容物淤积会产生大量细菌，患者吸收其毒素，造成毒血症；发生肠梗阻时，肠道吸收功能障碍会导致体液的丢失。同时，肠壁由于充血水肿，进一步向腹腔渗出，加重患者体液和电解质的丢失和紊乱，进而导致休克。

【影像检查技术与优选】

通过影像辅助设备检查所需要回答临床的四个问题：①肠梗阻是否存在；②梗阻的部位和程度；③梗阻原因；④是否有绞窄和闭袢等并发症存在。肠梗阻的常用检查技术有常规 X 线检查、超声检查、CT 检查，MRI 和选择性血管造影检查。

1. **常规 X 线检查** 常规 X 线片是肠梗阻检查首选的影像检查方法。仰卧前后位和站立正位是肠梗阻 X 线片的常用检查体位，站立位可对肠道气液量、肠道张力及活动度、是否合并肠穿孔及腹腔积液进行观察。仰卧位可对肠管扩张程度是否均匀和对绞窄性肠梗阻的特殊征象的显示。然而，常规腹部 X 线片对明确肠梗阻是否存在其正确率仅为50%～60%，20%～30% 为可疑肠梗阻，其余 10%～20% 可表现为正常。能粗略对梗阻部位进行定位、对梗阻程度进行大致评估，但不能对梗阻病因作出诊断，更无法判断预后情况。

2. **超声检查** 超声检查作为一种无创性影像学检查，具有方便、简捷、低廉和可反复使用并动态观察的特点。具有对肠腔积液为主并少量或无积气的肠梗阻敏感，无需特殊肠道准备和检查中可动态观察病变与周围组织间关系的优点。肠梗阻患者超声检查的目的是排除其他急腹症，例如：泌尿系疾病、妇科疾病和胆道疾病。超声检查能容易探测到充满液体扩张的肠袢，作出是否有肠梗阻的诊断。但超声检查的缺陷在于易受肠道气体产生的高回声伴声影干扰，对小肠病变诊断特异性差。对于梗阻位置和原因的诊断依赖操作者个人经验和诊断水平。

3. **CT 检查** 随着 CT 设备和技术飞速发展，多排螺旋 CT（MSCT）具有快速、大范围容积扫描和强大后处理功能。具有较高的时间和密度分辨率，减少了肠蠕动和呼吸伪影，能更清楚显示肠道管腔和管壁形态结构，也可以显示肠管外和肠间病变，观察肠系膜、门静脉及腹腔的结构，帮助判断梗阻原因，评价肠壁缺血、穿孔等多种并发症。有研究表明 CT 诊断肠梗阻的敏感性高达 90%～100%，其特

异性为 96%～100%，准确度约 94%。而对于判断梗阻病因其正确率可达 73%～90%。

消化道对比剂的运用仍存在很大争议，有人认为肠梗阻时肠道积气、积液、扩张已经具有天然的对比度，无需对比剂引入，且检查前引入胃肠道对比剂会增加肠梗阻患者胃肠压力。特别是在胃已经扩张没有采取经鼻胃管减压的措施时会增加患者痛苦，甚至引起肠破裂的危险。有些学者认为，消化道 CT 由于肠道的容积效应及肠道的重叠和肠腔的塌陷导致其对病变显示及侵犯范围显示困难，口服消化道对比剂可以克服容积效应，避免伪影并能更好地将胃肠道与其他邻近脏器区别开；腹部 CT 检查前进行口服对比剂肠道准备能增加 CT 图像对比度，充分扩张消化道，有效区分病变与肠道组织，提高诊断正确率，减少消化道管壁假性增厚而导致的误判。口服对比剂可分为阳性对比剂和阴性对比剂。碘因其具有不透过 X 线的特征，成为阳性对比剂中的重要成分。在众多对比剂中，作为离子型单酸单体的泛影葡胺适用于各种血管造影剂及体腔造影，又因其廉价、便捷，成为最常用的对比剂。有国内外研究发现，部分肠梗阻患者在口服泛影葡胺后肠梗阻情况得到缓解，甚至梗阻解除，提示泛影葡胺对肠梗阻的诊断及中转手术的选择有一定的辅助作用，其原因为 76% 泛影葡胺是一种离子型高渗性对比剂，其在肠腔内的渗透压约 1 900mmol/L（为细胞外液渗透压的 6 倍），可将细胞外液、血管内液引入肠腔，增加肠内容物稀释度，同时减轻肠壁水肿，使梗阻段梯度压增加，从而刺激肠管扩张及蠕动，使稀释后的肠内容物更容易通过梗阻段，缓解肠梗阻。常用口服阴性对比剂为 2.5% 等渗甘露醇，2.5% 的等渗甘露醇价格低，口感好，易被患者接受；等渗甘露醇不被肠道吸收，能获得满意的小肠充盈效果，且其 CT 值接近 0HU，有较好的肠壁对比显示，尤其是增强扫描后肠壁显示进一步加强。而目前对于引用对比剂的种类也具有一定争议性，有研究表明阳性对比剂可准确地显示肠道充盈情况，对于肠腔内肿瘤形态、大小和侵及范围能较好地显示，同时有助于腹部囊性病变及腹腔内淋巴结的清晰显示。对于肠梗阻患者，腹部 CT 扫描前口服阳性胃肠道对比剂可提高诊断梗阻程度、部位正确率。但也有研究显示，口服阳性对比剂可因胆汁、胰液和小肠液的分泌而稀释，造成对比剂呈现等密度，使迂曲成团的小肠出现假肿块现象，同时由于对比剂与肠壁之间密度差别减小而无法清楚显示小肠壁。

即使静脉注射对比剂后也可能因强化的肠管壁与高密度对比剂之间密度差异小，而无法观察肠管壁的强化表现，导致对肠梗阻的病因漏诊，如较小肠道病灶和炎性病变。另外，阳性对比剂容易产生条状伪影，肠黏膜的辐射剂量也因高密度效应而增加。我们的经验发现，具体到每个患者应根据具体情况而定。临床怀疑绞窄性肠梗阻和存在肠破裂高风险的患者，完全性或高度不完全性小肠梗阻、闭袢性肠梗阻患者由于呕吐频繁，腹胀明显，无法口服对比剂，且由于梗阻近端或肠袢肠管肠道内大量积气、积液，与肠壁、周围软组织及梗阻远端塌陷肠管间形成天然对比，增强后肠壁密度增高，CT可清楚显示病变，此类患者无需在检查前引入肠道对比剂。而对于不全性小肠梗阻或不能明确的小肠梗阻，这类患者临床症状及体征一般较轻，为了更好显示病变，在条件允许的情况下，可以在检查前30～120分钟口服肠道对比剂，而我们推荐使用2.5%等渗甘露醇。

经静脉造影增强扫描可增加病变与正常组织间的对比度，并评估肠管血供情况，清晰显示肠道结构，明确肠梗阻的原因，了解病变与周围实质性脏器的关系。除此之外，对于肠系膜动、静脉病变造成的血运性肠梗阻能直接显示病变处。一般采用静脉团注法并采用双期扫描，对比剂使用300mgI/ml的非离子型对比剂，注射流率：3ml/s，注射量为1.5ml/kg。扫描延迟时间一般为动脉期：25～30秒；门脉期：55～60秒。

MSCT容积采集数据，强大的计算机处理能力为图像后处理提供保证。将原始数据进行适当后处理，多平面重建技术（multiplane reconstruction，MPR）、曲面重组法（curved planar reconstruction，CPR）、最大密度投影（maximum intensity projec，MIP）、CT仿真内镜（computed tomography virtual endoscope，CTVE）、CT血管造影（computed tomography angiography，CTA）均能显示病变细节、病因判别、血供情况。其中，MPR技术有利于诊断肠梗阻，通过冠状位、矢状位及横断位多方位观察能协助诊断梗阻部位，MPR结合MIP对肠系膜血管进行重建可是协助诊断肠道扭转及肠系膜病变引起的血运性肠梗阻；另外利用图像多种窗宽、窗位技术分别观察肠系膜和小肠管壁，协助诊断肠梗阻。

4. **MRI检查** MRI检查近年来随着MRI成像时间不断缩短，一系列新序列，新的MRI胃肠道对比剂不断研发出来，MRI在肠道炎性及肿瘤性病变的应用也逐渐开展。肠梗阻患者一般病情急、患者症状较重，而MRI检查速度相对较慢，而且费用较高，因此临床运用较少。

5. **选择性血管造影** 选择性血管造影和数字减影血管造影检查该方法为有创性检查，仅在血运性肠梗阻确诊和溶栓治疗或肿瘤引起肠梗阻时确定肿瘤部位和性质并同时进行介入治疗时采用。

通过影像学检查可以回答是否存在肠梗阻、梗阻部位和程度、梗阻原因和是否存在绞窄和闭袢这四大问题，来明确非手术或手术治疗及手术方案的选择。不能确诊肠梗阻和肠梗阻原因常耽误外科手术时间，这种耽误可能是致命的。影响肠梗阻病死率的主要因素是由于绞窄引起的肠缺血及梗阻程度，大约有42%的小肠梗阻存在绞窄，绞窄性肠梗阻从发病至手术间隔时间在36小时，其病死率为8%，超过36小时则增加到25%。而过度使用CT检查和增强检查，会造成医疗资源浪费，且众多影像学检查方法有各自优缺点，如何合理选择检查方法成为临床工作者十分关心的问题。对临床症状、体征及实验室检查怀疑肠梗阻的患者，首选X线检查。而对于X线检查为阳性，却原因不明的肠梗阻可进一步行CT平扫检查；X线检查为阴性但临床仍怀疑肠梗阻可密切观察，如X线复查，如梗阻症状及体征加重应进一步CT平扫检查，CT平扫能发现梗阻原因及判断有无绞窄的，可终止检查并积极治疗，对于CT平扫仍无法解释梗阻原因及判断绞窄的，可行CT增强检查。

【影像学表现】

1. **基本影像学表现** 基本影像表现为在梗阻后3～5小时，梗阻以上肠管扩张积气和积液，梗阻以下肠管空虚，气体较少或无气体。

（1）基本X线征象

1）确定是否有梗阻：①肠管积气、扩张：扩张肠管层状平行排列，在气体衬托下，"弹簧样"黏膜皱襞或皱襞稀少（图2-7-3-1）。②肠腔内积液，立位检查可见肠腔内有多个气液平面，呈阶梯状排列（图2-7-3-2）。

2）梗阻部位判断：积气、扩张肠曲少，液平面少、扩张的肠曲和液平面位置高，肠腔内皱襞显著，可提示梗阻的部位高。扩张肠曲多、液平面多、扩张的肠曲和液平面布满全腹，则提示梗阻部位低。十二指肠梗阻，卧位可见胃和十二指肠充气扩张，立位见胃和十二指肠有较大的液平面及"双泡征"；空肠梗阻，显示左上腹或中上腹偏左数量不多的扩

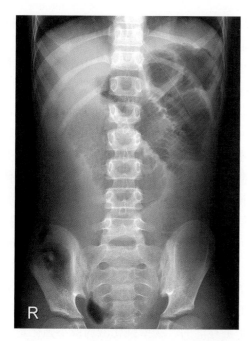

图 2-7-3-1　扩张空肠呈"弹簧样"黏膜皱襞

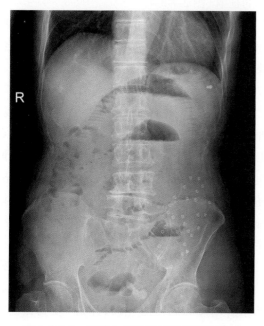

图 2-7-3-2　肠腔内呈阶梯状排列气液平面

张肠曲，肠曲黏膜皱襞排列密集；回肠梗阻，积气扩张的空回肠占满腹腔，立位见位置高低不平，呈阶梯状排列的气液平。

　　3）梗阻程度：梗阻复查梗阻点以下肠道内积气未见改变，而梗阻前端小肠积气、积液加重，可提示完全性小肠梗阻。不完全性肠梗阻，因肠内容物仍可部分通过梗阻点，因此梗阻点近端肠曲扩张较轻，且复查梗阻远端及近端肠腔气体位置和数量可改变。

　　4）是否存在绞窄或闭袢：①假肿瘤征：见于完全性绞窄性肠梗阻，是由于闭袢肠曲完全为液体充满造成，在周围肠曲衬托下，显示呈圆形的软组织

密度肿块影，称为假肿瘤征（图 2-7-3-3）。②咖啡豆征：见于绞窄性肠梗阻。近端肠管内大量气体和液体进入闭袢肠曲，致使闭袢肠曲不断扩大显示为椭圆形、边缘光滑、中央有一条分隔带的透亮影，因形如咖啡豆，故称为"咖啡豆征"。③多个小跨度卷曲肠袢：以肠系膜为轴心排列的小跨度卷曲肠袢，牵拉闭袢梗阻的两端，使之纠集、变位，产生各种特殊排列状态，如 C 形、花瓣形，一串香蕉形等（图 2-7-3-4）。④长液面征：在立位腹部平片上，扩大小肠内见几个长的液平面影（图 2-7-3-5）。⑤空回肠换位：回肠位于左上腹，空肠位于下腹或右下腹，此为小肠扭转征象。

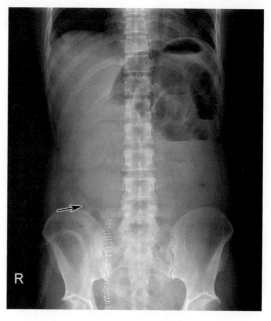

图 2-7-3-3　假肿瘤征

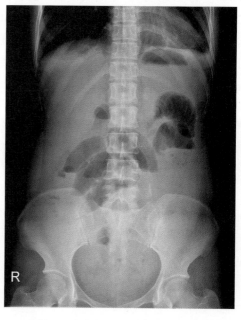

图 2-7-3-4　多个小跨度卷曲肠袢

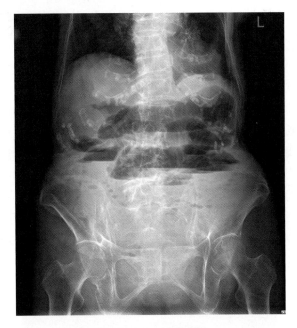

图 2-7-3-5　长液面征

（2）基本 CT 征象

1）肠腔大小、形态及内容物改变：肠管扩张：小肠直径大于 3cm，结肠直径大于 6cm 时可以诊断为肠腔扩张。扩张与凹陷肠管的交界处，称为移行带，这是诊断机械性肠梗阻最直接和最重要的依据。

U 形或 C 形肠袢：闭袢性肠梗阻时，根据闭袢肠管的长度、扩张程度以及 CT 切面的相对位置不同，扩张肠管表现为 U 形或 C 形扩张肠袢，或两个相邻凹陷肠袢呈圆形、卵圆形或三角形。

肠腔内容物的改变：正常肠腔内容物消失，小肠可表现为气体与某种物质的混合物的征象，类似 CT 中结肠粪便的表现，称为"小肠粪便征"（图 2-7-3-6）。

2）肠壁改变：肠壁增厚：肠腔扩张开始时，肠壁变薄。随着梗阻时间延长，肠内压逐渐增高导致静脉回流障碍，肠壁可见逐渐水肿增厚。小肠壁超过 3mm 可诊断为增厚，结肠壁大于 5mm 可被认为

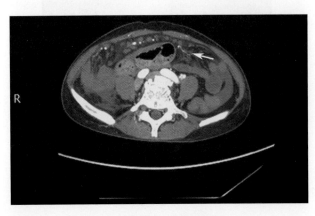

图 2-7-3-6　小肠粪便征

异常。肠壁增厚不能被认为绞窄性肠梗阻的特异表现，因为机械性肠梗阻的肠壁也可水肿增厚。而肠壁缺血、缺氧，肠壁向肠腔内和腹腔内渗液，可提示肠管存在绞窄。

肠壁密度改变：肠壁内出血导致肠壁高密度，CT 平扫表现为肠壁密度明显增高，CT 值大于 20HU；肠壁水肿时可以表现为低密度；而当肠壁缺血、坏死后期，肠壁气肿，肠壁内表现为极低密度气体影。

肠壁异常强化："晕征"在 CT 增强上显示为肠壁一层高密度和一层低密度的同心圆环，为黏膜下层水肿的征象。肠壁异常强化常见于静脉性缺血性肠壁，缺血肠壁可以是弥漫的，在 CT 上显示为"靶征"，为黏膜层及肌层为增强后高密度，黏膜下层水肿呈低密度。肠壁增强强化是预后较好的征象，表示肠壁是存活的。肠壁强化减弱或不强化是肠壁血供障碍和肠壁坏死的表现，肠壁全程不强化是预后不良的征象（图 2-7-3-7）。

3）肠管位置、分布改变：肠管向心性集中：扩张积气的肠管因系膜紧缩、牵引变短和肠系膜绞窄后痉挛缩短，而出现向心性集中的分布。

旋涡征：肠扭转所致的闭袢性肠梗阻的 CT 表现，其表现根据闭袢肠管长度、肠管扩张程度及 CT 切面的相对位置而不同。但特点为闭袢肠管呈 C 形或 U 形排列，越靠近梗阻点肠系膜血管越向梗阻点聚集。如果肠扭转闭袢的肠管较短，短于 50cm，当肠扭转的旋转轴与横断面不垂直，则不表现为"旋涡征"。有研究表明肠扭转 CT 表现中"旋涡征"的发生率仅为 13.5%（图 2-7-3-8）。

鸟嘴征：肠扭转扩张的肠袢在梗阻部位逐渐变尖，向某点集中，即为鸟嘴征，扭转时，因梗阻处肠壁的水肿增厚和肠系膜充血、水肿，变为锯齿状的"鸟嘴征"（图 2-7-3-9）。

肠管异位：小肠水平方向扭转度数为 180° 的奇数倍时，可表现为"空回肠异位征"，CT 表现为正常空肠位置为被回肠占据，而回肠位置为空肠影。肠管异位常伴有系膜异位，肠系膜上动脉 CTA 血管重建对其诊断有帮助。

4）肠系膜改变：肠系膜水肿：CT 显示肠系膜密度增高、模糊，呈云雾状，CT 值上升可达 -40～60HU（图 2-7-3-10）。

梳齿征：在 CT 增强上显示为回肠系膜缘呈梳齿状排列的肠系膜血管影，并增粗、扭曲，是受累肠系膜血管充血改变所致，常见于克罗恩病，是活动性克罗恩病肠系膜血管增生表现（图 2-7-3-11）。

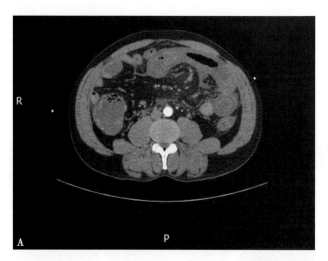
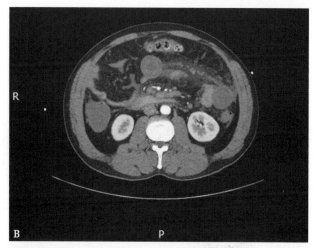

图 2-7-3-7 肠梗阻肠壁改变
A. 肠壁增厚、肠壁水肿；B. 肠壁异常强化并肠系膜水肿

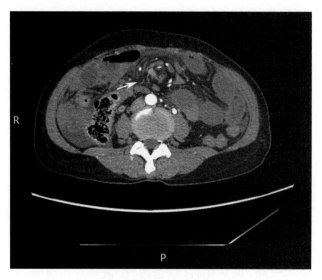

图 2-7-3-8 旋涡征

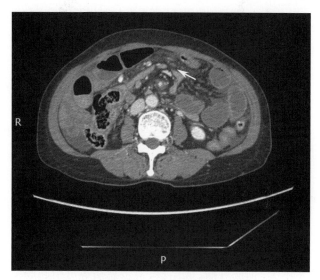

图 2-7-3-10 肠系膜水肿

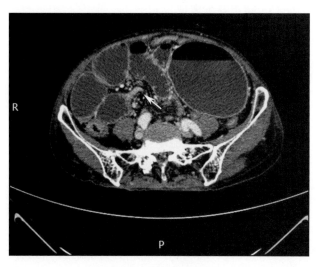

图 2-7-3-9 鸟嘴征

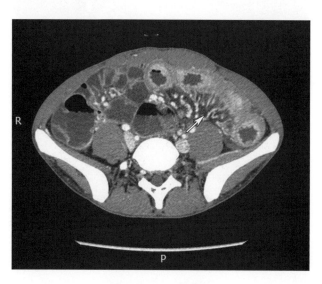

图 2-7-3-11 梳齿征

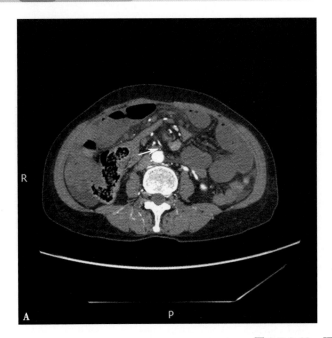

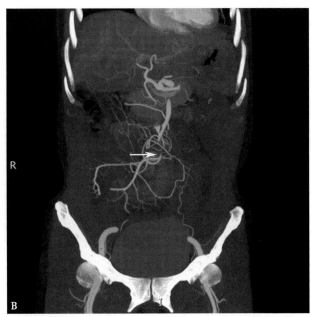

图 2-7-3-12 肠系膜血管栓塞

A. 增强轴位图显示肠系膜上动脉低密度充盈缺损；B. MPR 冠状位显示肠系膜上动脉中远段节段性截断

缆绳征：肠系膜血管发生梗死时，CT 表现为扇形缆绳状增粗，边缘毛糙。

肠系膜血管栓塞、积气：当 CT 平扫肠系膜血管内呈高密度影，增强使血管内呈低密度充盈缺损影时，则提示肠系膜血管栓塞（图 2-7-3-12）。肠系膜及门脉积气是由于肠腔穿孔，气体通过肠黏膜进入肠壁，再经毛细血管和小血管进入肠系膜血管形成。肠系膜静脉内气体是诊断肠梗死最特异性征象。

肠系膜淋巴结增大：肠梗阻与肠系膜淋巴结关系不大，但肠肿瘤、肠结核、克罗恩病等可引起肠梗阻的疾病，这一征象可以协助我们判断肠梗阻的病因（图 2-7-3-13）。

5）腹膜、腹腔及肠道周围脏器改变：腹腔积液：CT 可显示肠间积液和腹腔内有积液，腹水是绞窄性肠梗阻最常见的征象之一，但并非特异性征象。

腹膜改变：肠梗阻晚期引起急性腹膜炎时，腹膜可见渗出，CT 上呈水样密度影。当肠肿瘤晚期时，发生腹膜转移，CT 上腹膜可显示多发结节及絮状软组织密度影，称为"破棉絮征"（图 2-7-3-14）。

气腹：肠坏死时，肠道内气、液体进入腹腔，这是肠梗阻严重的并发症（图 2-7-3-15）。

肝脏：肠梗阻严重时，大量毒素经门静脉进入肝脏，肝脏可见继发性增大、水肿、密度降低。

（3）超声基本表现

1）肠管扩张伴积气、积液梗阻肠袢管径均在 3cm 以上，并可显示扩张肠管内的液体、气体及肠内容物，呈无回声、低回声及中强点状回声。

2）肠道蠕动异常声像图上可见到近端扩张的肠管有频繁的蠕动，伴有液体无回声及气体点状回声的往返流动和旋涡流动；麻痹性肠梗阻受累肠管蠕动减弱或消失时可见局限性境界较清晰的类似包块样低回声或无回声区，动态观察无明显蠕动样位移，无明显气液流动。

3）肠黏膜皱襞可见与肠壁近乎垂直的长短不一的肠黏膜皱襞的线状回声，有两侧肠壁向肠腔内延伸，称为"键盘征"。

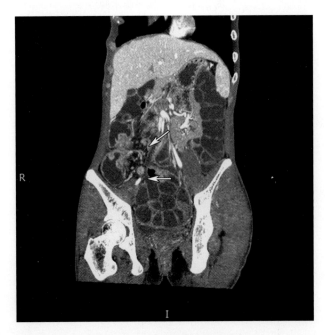

图 2-7-3-13 肠系膜淋巴结增大

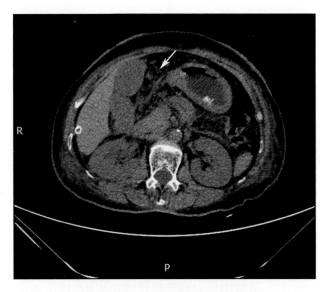

图 2-7-3-14 腹膜转移 "破棉絮征"

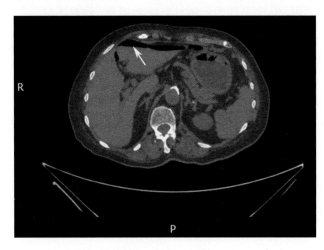

图 2-7-3-15 气腹

4）肠管张力状态的改变扩张的肠管外壁光滑、圆润、富有弹性感。肠坏死时局部肠管膨胀性及张力下降，肠管壁下塌，管壁线平直，弹性消失。

2. 不同疾病引起的肠梗阻表现

（1）先天发育异常所致肠梗阻：引起肠梗阻的消化道先天发育异常包括小肠发育性狭窄或闭锁、肠旋转发育异常，肛门直肠异常、消化道重复畸形以及先天性巨结肠等。熟悉消化道正常胚胎发育过程和在此期间可能发生的解剖发育异常有助于提高先天性肠梗阻的诊断水平。

胚胎发育过程中，当中肠旋转不全或不正确时可以发生肠旋转或发育异常，形成肠梗阻及内脏异位等病变。消化管上皮发生过程中经单层上皮发育呈复层上皮，并一度将肠管封闭，然后逐渐吸收，管腔通畅。在此过程中若吸收不全，则局部管腔可表现不同程度的狭窄；若上皮吸收过度，则该部分肠管无上皮，将导致该段肠管不发育，呈完全闭锁。

泄殖腔发育异常即可形成直肠肛门畸形，如肛门闭锁、泄殖腔畸形等。

1）先天性巨结肠

A．临床概述：先天性巨结肠是一种以不完全性或完全性结肠梗阻合并肠壁内神经节细胞缺如为特征的消化道畸形，占新生儿肠梗阻的 15%～20%，发病率约 1/5 000～1/2 000，男女之比约 4∶1。

正常肠管在无刺激时处于收缩状态，当受到刺激时，肠管呈自头侧向尾侧节律性出现管壁松弛及蠕动。先天性巨结肠患者病变段由于缺乏神经节细胞，肠管处于持续痉挛状态，缺乏松弛及蠕动而导致病变段肠腔内高压，形成功能性肠梗阻。病变段肠管腔内持续高压，近端肠管代偿性扩张及肥厚。

患儿常表现为在生后无胎便排出或仅排少量胎便，胎便排出延迟等。2～3 天内出现部分甚至完全性肠梗阻症状，表现为呕吐，呕吐物含胆汁或粪便样液体，腹胀以及反复的便秘、腹胀症状，或者腹泻与便秘交替。

B．病理特点：此病的病理特点为病变肠管肌间和黏膜下神经丛中神经节细胞缺如和相应的神经纤维肥大。病变可位于从肛门至盲肠、结肠内，范围长度不一。

病变分类：超短型：即肛门括约肌痉挛，病变仅占直肠末端 3～4cm；短段型：无神经节细胞段位于直肠近中段以下或乙状结肠；中段型：无神经节细胞段位于直肠乙状结肠交界处以下，此型常见，约占 80%；长段型：无神经节细胞段上界在脾曲至乙状结肠之间；全结肠型：病变段包括全部结肠及末端回肠；全肠型：病变上界超过末端回肠，甚至累及全部空回肠。

C．影像学表现：X 线片：X 线片示腹部低位肠梗阻，结肠明显扩张，立位片见气液平面，骶前直肠缺乏气体。

钡剂灌肠：远侧狭窄段、近端扩张段及其间漏斗状移行段的显示是最具特征性的 X 线表现（图 2-7-3-16、图 2-7-3-17）。病变段肠管无正常蠕动，黏膜光滑，肠管僵直无张力，肌肉收缩导致病变的远节段肠管出现锯齿样表现。钡剂潴留也是诊断先天性巨结肠的重要 X 线征象。扩张段可出现肠炎表现，如肠黏膜水肿肥厚呈沙砾状充盈缺损，或点、片状溃疡，肠壁轮廓毛糙，出现不规则尖刺状突出。

超声：远侧端狭窄肠管管腔细小、瘪陷，腔内仅见细线状气体或粪石回声；近端肠管扩张，肠腔内气粪潴留，呈混杂高回声，后壁回声衰减。

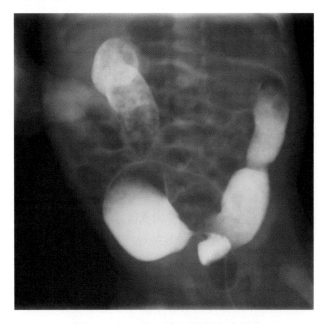

图 2-7-3-16 先天性巨结肠（短段型）

对比剂灌肠图像，经直肠插管注入适量碘溶液，显示结肠普遍稍增宽，最宽位于乙状结肠，病变段位于乙状结肠 - 直肠交界处，扩张肠管远端肠管狭窄呈漏斗状

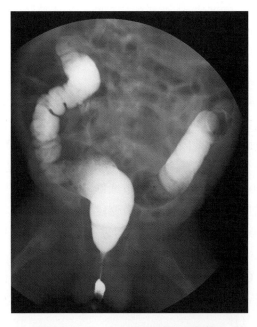

图 2-7-3-17 先天性巨结肠（超短型）

对比剂灌肠图像，经直肠插管注入适量碘溶液，显示直肠、结肠、盲肠普遍稍增宽，最宽位于直肠及乙状结肠，直肠远端呈漏斗状狭窄，拔管后对比剂滞留于肠腔内

D. 诊断要点：远侧端狭窄、近端扩张段及其间漏斗状移行段；钡剂潴留；肠炎表现。

E. 鉴别诊断：先天性巨结肠应与特发性巨结肠鉴别。特发性巨结肠表现为直肠以上结肠扩张，但是没有狭窄段和漏斗状移行段。

2）先天性肠闭锁和狭窄

A. 临床概述：先天性肠闭锁或狭窄是新生儿

外科较常见的肠管畸形，以闭锁多见，是新生儿肠梗阻的常见原因之一。病变可以发生于肠道任何部位，但以回肠最多见，十二指肠次之，结肠罕见。

十二指肠闭锁或狭窄多发生于降段，发病原因尚不清楚，有学者提出胚胎发育过程中肠管上皮过度增生，肠腔闭塞，在随后的肠管再通化过程中出现障碍，导致肠腔闭锁或狭窄。十二指肠闭锁常合并其他畸形，如环状胰腺、心血管、泌尿系统畸形以及唐氏综合征。空回肠闭锁以空肠近段和回肠远段闭锁多见。空回肠闭锁或狭窄的发病原因与胚胎期肠系膜血管意外导致坏死有关，另一发病原因可能为胎儿期肠管再通化障碍。

十二指肠闭锁为完全性梗阻，新生儿出生后出现呕吐伴胆汁，无胎便。十二指肠狭窄为不完全性梗阻，临床表现为间歇性呕吐并消化、营养不良。

空回肠高位闭锁表现为呕吐并胆汁，无胎便及黄疸，闭锁位置低者有明显腹胀。

B. 病理特点：十二指肠闭锁主要分三型：Ⅰ型为膜性闭锁，该膜含有黏膜层及黏膜下层，十二指肠肌层完整；Ⅱ型为十二指肠两个闭锁的盲端之间以一短纤维索相连；Ⅲ型为肠管两闭锁的盲端完全分开。

空回肠闭锁分为四型：Ⅰ型肠腔膜性闭锁，肠系膜正常；Ⅱ型肠腔一段闭锁，系膜正常；Ⅲ型肠腔闭锁合并系膜缺损；Ⅳ型多处闭锁。

C. 影像学表现：X 线片：十二指肠闭锁或狭窄最主要 X 线片征象为腹部"双泡征"，即腹部仅见两个大气泡影而其他肠管无气体显示，其中一个气泡为充气的胃腔，第二个为十二指肠，常位于腹中线右侧。

空回肠闭锁和狭窄腹部 X 线片见扩张肠袢和气液平面，闭锁远端低位小肠内无气体影。

钡剂造影：肠闭锁或狭窄导致高位肠梗阻行上消化道造影可直观显示肠腔狭窄的位置、程度和范围，可以提示黏膜闭锁征象。低位梗阻行钡剂灌肠可以观察是否存在微小结肠，微小结肠提示闭锁局限于回肠远端或多处闭锁。近端空肠孤立性闭锁行钡剂灌肠时结肠肠腔直径可以正常，因闭锁远端小肠产生的分泌物可以维持结肠管腔直径。

CT 多平面重建、仿真内镜等重建技术显示肠道对肠狭窄或闭锁帮助大，可直观显示肠腔狭窄的位置、程度和范围（图 2-7-3-18），可以诊断肠腔狭窄，观察肠壁是否增厚，邻近肠管扩张等征象。增强 CT可以观察肠壁强化情况，并可以观察到肠系膜上动

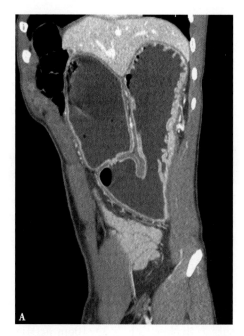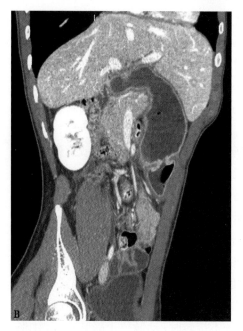

图 2-7-3-18　先天性十二指肠狭窄

A. 增强 CT MPR 重建，斜矢状位图像；B. 增强 CTMPR 重建，斜冠状位图像。斜矢状位图像可见胃及十二指肠球部大量积液、少量积气，管腔明显扩张，呈高位肠梗阻表现；斜冠状位图像可见扩张十二指肠球部 - 降部交界处肠腔局部见有强化的线状黏膜样结构相隔，病变远端十二指肠可见少量液体。病变十二指肠未见肠壁增厚，周围未见肿物或其他可引起外压性狭窄的病变

脉远端缺失，肠系膜局部缺损导致远端小肠围绕供血动脉盘旋，类似苹果皮样改变。

超声：小肠闭锁时超声检查可以观察到十二指肠 I 型闭锁肠管近端肠腔扩张，扩张肠管末端见强回声条状隔膜并随肠壁蠕动呈"风帆样"改变，其中间可有空隙。空回肠闭锁表现为闭锁近端肠腔扩张，远端肠管显示困难或充盈充气差，I 型闭锁可见扩张肠管末端强回声条状隔膜。II 型或 III 型肠闭锁可探及呈盲端样改变的闭锁处肠管。

D. 诊断要点：十二指肠闭锁最主要的 X 线片征象为腹部"双泡征"。肠闭锁导致高位肠梗阻行上消化道造影直观显示黏膜闭锁征象，低位梗阻行钡剂灌肠可以观察是否存在微小结肠。

CT 可直观显示肠腔狭窄的位置、程度和范围，并观察到肠系膜上动脉远端缺失，肠系膜缺损导致的远端小肠围绕供血动脉盘旋，表现为类似苹果皮样改变。

E. 鉴别诊断：先天性幽门肥厚上消化道造影表现为幽门管呈鸟嘴样或线条样狭窄。先天性肠旋转不良腹部平片无"双泡征"，肠旋转不良者 CT 或小肠造影见十二指肠空肠曲位于脊柱右侧，空肠及盲肠位置异常，空肠位于右上腹，盲肠上腹中部或右上腹；CT 增强见肠系膜上静脉围绕肠系膜上动脉旋转。

3）先天性肠旋转不良

A. 临床概述：先天性肠旋转不良是指胚胎期中肠以肠系膜上动脉为轴心的旋转运动发生障碍，使肠道位置发生变异，肠系膜的附着位置和方式发生异常，是婴幼儿先天性肠梗阻的常见原因。本病发病率约 0.2%，55% 患者在出生后第一周内被发现，80% 在第一个月内被发现。临床表现为胆汁性呕吐、腹痛并排便减少或消失，发生肠扭转者有血便，扭转坏死、穿孔者出现中毒性休克症状。

B. 病理特点：胚胎期中肠旋转过程异常，可以产生各种病理改变：①腹膜束带压迫十二指肠及空肠：盲肠与后腹膜之间形成束带，空肠上段形成束带，压迫十二指肠及空肠形成梗阻；②肠扭转：小肠系膜不能从左上向右下方固定于后腹膜，导致小肠系膜基底狭窄，极易发生肠管环绕肠系膜根部扭转；③肠不旋转；④盲肠位置正常的旋转不良；⑤其他异常：十二指肠反向旋转、高位盲肠、活动性盲肠、大网膜附着不全、十二指肠旁疝等。

C. 影像学表现

X 线片：腹部平片显示十二指肠高位梗阻，可见胃及十二指肠扩大，有时可见"双泡征"（图 2-7-3-19A）。空回肠充气减少。合并肠扭转时，肠管充气明显减少，出现绞窄性肠梗阻征象。

钡剂造影：钡餐检查见肠道位置异常或固定不

良,常见表现是十二指肠空肠曲位置异常,正常情况下十二指肠空肠曲位于左上腹,若发现十二指肠空肠曲位于脊柱右侧则提示中肠未转位,若与脊柱重叠则表示不完全转位。合并肠扭转时,空肠近端肠管变尖,钡剂呈"鸟嘴"或"螺旋"状流入小肠,呈绞索征。

钡剂灌肠可见盲肠位于右上腹部或上腹中部,盲肠活动度大,回盲部开口于盲肠右侧。结肠位于左腹提示中肠未扭转。

CT:提示中肠旋转异常的表现包括:肠道位置异常:结肠位于左边,小肠位于右边,盲肠位于右上腹或上腹中部(图2-7-3-19B);肠系膜上动静脉与十二指肠、结肠之间位置关系异常:正常情况下,静脉位于动脉右前方,肠系膜血管在十二指肠前方,结肠后方;中肠不旋转时,动脉位于静脉前方,中肠逆向旋转时,肠系膜血管位于结肠前方、十二指肠后方;肠扭转:可见旋涡征,即肠系膜上静脉围绕肠系膜上动脉旋转,小肠围绕肠系膜根部旋转,旋转的血管、肠祥呈旋涡状(图2-7-3-19B)。其他腹部畸形如胰腺钩突缺如、多脾等。

D.诊断要点:腹平片示十二指肠高位梗阻。

钡餐见十二指肠空肠曲位置异常。

钡灌肠提示盲肠、结肠位置异常。

CT提示肠道位置异常,肠系膜血管与十二指肠、结肠位置异常,肠扭转时出现旋涡征。

CT发现合并腹部其他畸形。

E.鉴别诊断:先天性小肠闭锁或狭窄腹部平片亦可见双泡征,但闭锁远端肠管无气体,上消化道造影鉴别两者容易,螺旋状改变提示中肠扭转。肠系膜上动脉压迫综合征钡餐见十二指肠水平段远侧线状斜行压迹,CT可直接显示血管压迫十二指肠。

(2)血运性肠梗阻:血运性肠梗阻是肠系膜血管缺血性疾病引起的肠运动功能障碍,肠系膜缺血性疾病主要包括肠系膜血管栓塞、血栓形成以及非闭塞性肠系膜血管缺血(如血管痉挛)。根据病因和病变发生发展的速度,可分为急性和慢性两大类。慢性肠缺血少见,本节主要论述急性肠系膜动静脉血栓或栓塞。

1)急性肠系膜上动脉栓塞或血栓形成

A.临床概述:肠系膜上动脉栓塞多见于结肠中动脉发出部或其下方3~10cm范围内,较小的栓子则堵塞远侧分支。栓子大多为心源性,可发生于心房颤动、心瓣膜病等病变,部分栓子来源血管源性疾病和感染性疾病的带菌栓子。肠系膜动脉血栓形成大多发生于肠系膜上动脉开口处,主要原因为动脉硬化并管腔狭窄。

肠系膜上动脉栓塞患者临床起病急骤,主要表现为剧烈腹痛,器质性心脏病及强烈的胃肠道排空症状,常有频繁呕吐及腹泻。肠系膜上动脉血栓形成则起病隐匿,通常先有慢性缺血的症状,即饱餐后腹痛、恶心,慢性腹泻,体重减轻等,急性发作时与肠系膜上动脉栓塞临床特征相似。

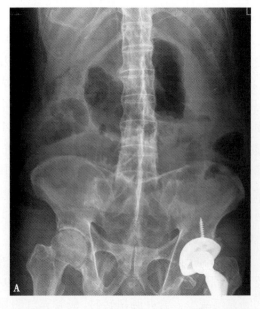
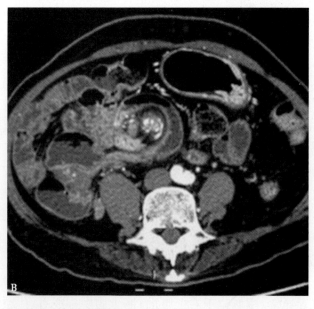

图2-7-3-19　肠旋转不良合并肠扭转

A.腹部卧位平片;B.增强CT。平片可见胃及十二指肠扩大,可见"双泡征";增强CT见空肠位于右上腹,十二指肠空肠曲位于脊柱前方,肠系膜血管旋转,空肠围绕肠系膜根部旋转呈旋涡状,即旋涡征

B. 病理特点：急性肠系膜上动脉闭塞时，肠黏膜上皮首先受累，表现为绒毛脱落，炎性细胞浸润，血管通透性增加导致黏膜肿胀，受累肠管呈收缩状态并出现肠梗阻；随后平滑肌及浆膜坏死，肠壁水肿，肠蠕动消失，梗阻加重。若缺血持续长时间存在，则肠壁肌肉及浆膜坏死、穿孔，出现腹膜炎和中毒性休克。

C. 影像学表现：X线片：早期平片多正常，有肠梗阻时腹部平片表现与其他肠梗阻类似。腹腔积液时腹部密度增高。肠系膜上动脉栓塞或血栓的典型腹部平片为脾区截断征，表现为脾区近端结肠及小肠扩张并积气、积液，远端结肠凹陷缩小。晚期肠坏死时肠壁内出现气体透亮影，门静脉可见积气。穿孔时见膈下游离气体。

CT：肠系膜上动脉闭塞直接征象：平扫见动脉致密征，即病变血管管径增粗，密度增高；增强检查见管腔内充盈缺损、闭塞（图2-7-3-20A）。直接显示动脉粥样硬化的动脉斑块。间接征象：肠壁增厚；部分病例由于发病急而无重复感染，黏膜内神经和肌层破坏后导致肠管扩张，肠壁变薄呈"薄纸样肠壁"；增强扫描受累肠壁强化减弱或不强化，黏膜线消失（图2-7-3-20B）；"双晕征"或"靶征"，即肠黏膜和黏膜下水肿导致肠壁增厚，水肿呈低密度环，外层强化呈高密度；肠系膜水肿、积液（图2-7-3-20A）；肠系膜血管呈"缆绳征"（图2-7-3-20A）；并发症征象：包括腹水、肠壁或门静脉积气，脾、肾等脏器梗死。

MRI：平扫见血管内血液流空信号消失，代之以条索状中等信号。增强或MRA见血管腔内充盈缺损。MRI检查亦可见肠管及肠系膜的改变，与CT表现类似。

超声主要表现包括：血管管腔扩大，内无回声被实体回声填塞；肠胀气时见腹腔内大量气体回声；病变肠袢不蠕动，管腔扩张，肠管绞窄时看到"8"形样结构；彩色多普勒、脉冲多普勒于闭塞动脉内未探及血流信号或血流频谱。

D. 诊断要点：临床起病急骤。CT平扫动脉致密征，增强或CTA见充盈缺损。肠壁增厚、水肿，强化减弱或不强化。

E. 鉴别诊断：非阻塞性肠系膜缺血临床表现与本病相仿，但增强或CTA及MRA无血管腔内充盈缺损。绞窄性小肠梗阻右侧结肠无积气扩张为主要鉴别点。

2) 肠系膜上静脉血栓形成

A. 临床概述：肠系膜上静脉血栓形成临床少见，高危因素有：血液高凝状态；感染；门脉高压或肿瘤压迫静脉导致局部淤血；创伤性因素，如外伤、手术、放疗后等。静脉血栓形成以后，静脉血液滞留可引起动脉痉挛并血栓形成，有时难以确定血栓形成的原发病是在静脉还是动脉。临床表现为腹痛和腹泻，肠壁全层坏死时可以肠道出血、穿孔和腹膜炎。该病可急性起病，亦可表现为亚急性和慢性病程。

B. 病理特点：血栓形成的部位与病因密切相

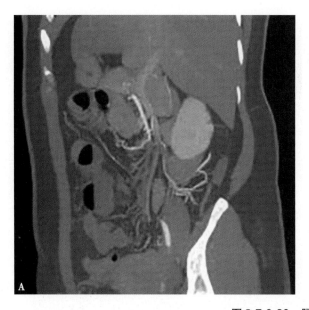
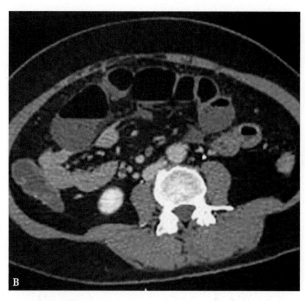

图2-7-3-20　肠系膜上动脉闭塞

A. CT增强MPR重建；B. 增强CT横轴位。CT增强MPR重建图像见肠系膜上动脉管腔闭塞，肠系膜水肿、积液，闭塞血管及远端肠系膜上动脉分支管腔增粗，边缘毛糙，呈"缆绳征"；增强CT横轴位见受累肠管扩张，肠腔积气、积液，肠壁缺血、强化不明显，黏膜线消失

关，由腹腔内因素导致的血栓形成往往起源于被压迫的大血管，然后向外周累及小静脉，而高凝状态导致的静脉血栓则起源于小静脉再进展到大静脉。缺血和正常肠管之间移行区是渐变的，无明显分界。

C．影像学表现

X线检查无特异性征象，仅见肠梗阻征象。

CT：肠系膜上静脉血栓直接征象：CT平扫于病变静脉内见高密度血栓；增强扫描于肠系膜上静脉内见低密度充盈缺损；增强扫描延迟期静脉壁环形强化，呈"靶征"改变。肠系膜上静脉血栓间接征象："晕征"，即增粗的肠系膜上静脉边缘模糊；病变静脉周围脂肪渗出、水肿或出血导致脂肪密度增高，呈"脂肪浑浊征"。肠梗阻征象：肠管积气、积液并扩张；小肠梗死，肠壁增厚水肿，增强扫描肠壁强化呈靶征，或肠壁强化减弱、不强化，腹腔大量积液，肠壁及血管内积气（图2-7-3-21）。

MRI：可直接观察到肠系膜上静脉及其分支内血栓信号，并能观察到肠壁增厚水肿、腹水等异常信号改变。实时MRI成像可以动态观察小肠阶段性蠕动不良等。

超声：陈旧性血栓表现为等回声充填于静脉内，肠系膜上静脉管径增粗。多普勒超声显示部分栓塞时局部血流束变窄，流速加快。彩色多普勒及脉冲多普勒超声在有侧支循环形成时可以探及异常血流信号。

D．诊断要点：CT、MRI发现血栓静脉增大，腔内无强化的充盈缺损；肠壁增厚；肠壁积气，肠系膜上静脉或门静脉积气提示肠坏死。

E．鉴别诊断：本病需与炎症性肠病如肠克罗恩病鉴别，克罗恩病主要位于回结肠，肠壁节段性增厚，病变段肠管黏膜下低密度脂肪线有鉴别意义。

（3）肠壁外病变导致的肠梗阻

1）粘连性肠梗阻

A．临床概述：粘连性肠梗阻是肠梗阻中最常见的类型，占肠梗阻的20%～80%。一般发生在小肠，盆腔疾病可以引起乙状结肠粘连性梗阻。主要病因有三类：手术后粘连，占粘连性肠梗阻的80%；炎症性粘连，占粘连性肠梗阻的10%～20%；先天性粘连，少见，占粘连性肠梗阻的5%。

临床表现可为完全性或不完全性梗阻，可以单纯性也可以绞窄性，与粘连的分类、产生梗阻的机制有关。主要临床表现为腹痛、呕吐、腹胀、便秘，发展为绞窄性肠梗阻时出现体温上升、心率加快、血压降低、尿量减少的休克症状。患者一般有腹部手术史，以阑尾切除、直肠癌根治术以及卵巢切除术等盆腔手术史等发生粘连性梗阻概率最高。

B．病理特点：粘连性肠梗阻实质为一种炎症反应，若梗阻不能及时解除，则可由局部炎症反应发展到肠坏死。粘连引起的肠梗阻一般分为以下几种类型：较长一段肠管粘连成团；肠管一部分与腹壁粘连，肠袢折叠成锐角；肠袢、肠系膜、腹壁之间形成粘连带，压迫或缠绕肠管形成梗阻；粘连带两端

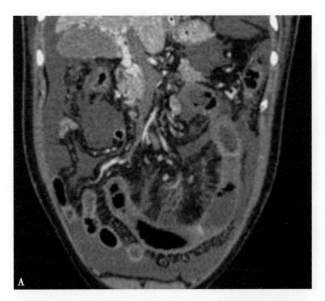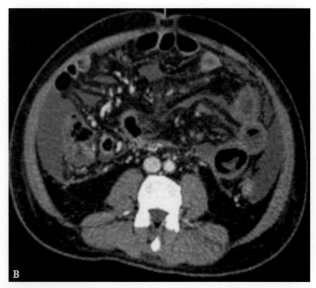

图2-7-3-21　肠系膜上静脉血栓形成

A．增强CT MPR冠状位重建；B．增强CT横轴位。增强CT冠状位重建图像见肠系膜上静脉、门静脉增粗，内见低密度充盈缺损，肝、脾周围及双侧结肠旁沟可见水样密度影；增强CT横轴位图像见病变静脉周围脂肪渗出，脂肪密度增高，呈"脂肪浑浊征"，肠壁增厚水肿，肠壁可见分层，呈靶征

固定形成环孔，肠袢通过环孔形成腹内疝；肠管以某一粘连点为支点卷曲，发生肠袢扭曲形成梗阻；肠管黏着远处腹壁或其他组织受肠系膜长度限制，肠管呈牵拉性扭折形成梗阻。

C．影像学表现

X线片：腹部立卧位平片可见肠管积气、积液，显示气液平面，肠腔扩张等肠梗阻征象，但若要确定是否为粘连所致则需行CT或MRI检查。

CT（图2-7-3-22）可见肠管积气、积液及气液平面，通过对肠道进行追踪，找到扩张-狭窄移行带，确定是否为粘连性肠梗阻。CT特征表现有：梗阻近端肠管扩张；梗阻部位移行带光滑；移行带呈鸟嘴征；梗阻部位周围局部粘连束带；假肿瘤征：即梗阻部位近端肠管内类似肿瘤的软组织密度影，增强扫描不强化；可伴有局部小肠扭转；增强扫描梗阻部位肠壁延迟强化。

D．诊断要点：有腹部手术史或炎症病史；CT示梗阻近端肠管扩张，积气、积液；梗阻部位移行带光滑；移行带呈鸟嘴征。

E．鉴别诊断：本病有时需与肠扭转鉴别，后者常有肠系膜血管移位、变形，可见旋涡征，而粘连性肠梗阻时一般无血管移位，无旋涡征表现。

2）肠扭转

A．临床概述：肠扭转是指一段肠管以系膜为长轴顺时针或逆时针扭转超过180°，既有扭转两端肠管的梗阻，更有肠系膜血管的扭转不通，因而肠扭转大多发展为闭袢或绞窄性肠梗阻。由于血供中断，受其供应的肠管迅速发生坏死、穿孔并发生腹膜炎，是肠梗阻中病情最凶险、发展最迅速的一类，如未及时处理，患者死亡率高（10%～33%）。

肠扭转分为原发性及继发性两类。原发性病因不清。继发性肠扭转常是下列三个因素同时存在而引起的：解剖因素：如术后粘连、梅克尔憩室、乙状结肠冗长等；物理因素：肠袢本身具有一定重量，例如饱餐后、肠管有较大肿瘤或大量干涸的粪便；动力因素：强烈蠕动或突然体位的改变。

临床发病急且发展迅速，起病时腹痛剧烈，腹胀明显，早期即可出现休克。症状继续发展逐渐加重，无间歇期，临床表现在不同部位有所不同。

B．病理特点：小肠扭转常以肠系膜的根部为中心旋转，扭转中心常常离脊柱近，肠管常常形成多发狭窄的移行段。结肠扭转好发于具有一定活动度的乙状结肠、盲肠、横结肠，而结肠肝曲、脾区及降结肠-乙状结肠移行区由于肠管固定，不易发生扭转。肠管扭转超过180°即可形成部分肠腔阻塞，扭转超过360°，肠系膜血管受到绞窄。在肠扭转初期肠蠕动增强，梗阻近端肠腔的气体、液体可进入闭袢肠腔，将进一步加快病情发展。随着肠袢静脉回流受阻，肠壁、系膜及肠腔内可以大量血性渗出液。动脉血管受阻及肠管高度膨胀，肠袢可出现出血、坏死甚至穿孔。患者常合并全身病理变化，如水、电解质、酸碱失衡，毒血症或败血症。

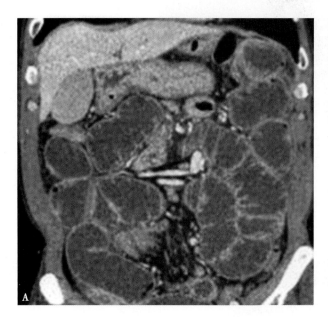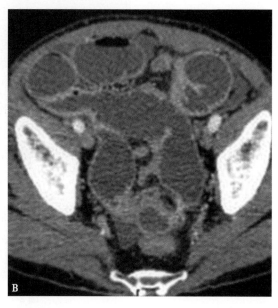

图2-7-3-22　小肠粘连性梗阻

A．CT增强MPR冠状位重建；B．CT增强横轴位。冠状位见腹腔多发小肠积液，肠腔扩张，呈梗阻表现；横轴位见梗阻肠管移行带位于盆腔，梗阻移行带光滑，呈鸟嘴状狭窄。患者有乙状结肠癌根治术病史

C. 影像学表现

a. 小肠扭转

X线片：空回肠换位，大段小肠沿其系膜根部扭转，空肠位于下腹偏右，回肠位于上腹偏左；小肠排列紊乱，出现多个小跨度蜷曲肠袢，如呈"8"字形、花瓣状、一串香蕉状等（图2-7-3-23A）。这是由于闭袢的系膜水肿、缩短而将闭袢肠管牵拉所致。

CT：可见肠管以肠系膜根部为中心旋转，并可见多个狭窄移行段，主要征象包括：空回肠换位；肠系膜血管旋涡征及走行失常、位置改变（图2-7-3-23B、C）；鸟嘴征：扭转紧邻旋涡缘的肠管呈鸟嘴状变尖

（图2-7-3-23B）；轮辐征：全小肠扭转时出现，肠系膜呈轮辐状，外围轮子为肠管；肠壁强化减弱，可出现靶环征；肠壁、肠系膜静脉和门静脉积气，提示小肠梗阻伴有绞窄坏死，为手术适应证。

b. 乙状结肠扭转：乙状结肠扭转是乙状结肠沿其系膜长轴扭转，好发于老年人。乙状结肠扭转常在肠管两端都形成梗阻，成为闭袢型梗阻。

X线片表现：闭袢的乙状结肠曲明显扩大，横径可达10～20cm，肠管内见不到结肠袋影；明显扩张的乙状结肠呈马蹄状，其圆顶向上，两支向下并拢，其顶端可达右上腹，与扩大的降结肠和肝下缘

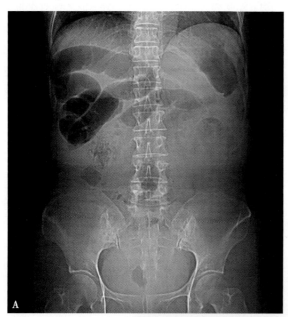
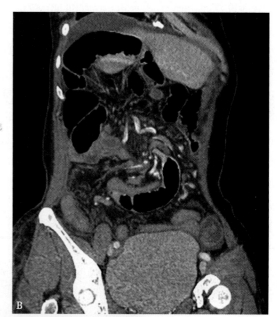
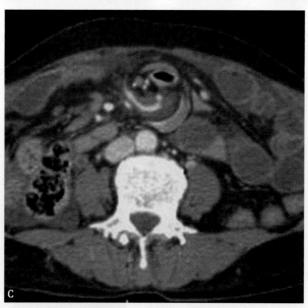

图2-7-3-23　小肠扭转

A. 腹部卧位平片；B. CT增强MPR冠状位重建；C. CT增强横轴位。腹部卧位平片见上腹部多发小肠积气扩张，小肠排列紊乱，出现多个小跨度蜷曲肠袢，呈一串香蕉状；CT增强MPR冠状位重建见肠系膜血管走行异常，扭转，扭转血管紧邻的肠管呈鸟嘴状变尖；CT增强横轴位见肠系膜血管、小肠扭转呈旋涡征

重叠，甚至可达膈下；扩大的乙状结肠曲内含有大量气体和液体，气多液少，立位在盆腔部见两个大液平面；马蹄状乙状结肠曲的肠壁显影如三条纵行致密线，向下集中于盆腔左侧。有些病例表现不典型，需作钡剂灌肠确定诊断，可见直肠乙状结肠交界处阻塞，阻断端如鸟嘴状，有时可见螺旋状黏膜皱襞。若梗阻不完全则少量钡可进入降结肠。钡剂灌肠压力不宜太大以防穿孔。

CT表现：乙状结肠扩张并积气积液；双"鸟嘴征"：乙状结肠扭转360°后两端形成的征象；旋涡征：乙状结肠血管旋转形成；肠壁强化减弱，可出现靶环征和腹水（图2-7-3-24）。

c. 盲肠扭转

X线片可见：扭转的盲肠明显扩大胀气如囊状，其内有长液平；右缘常有V形切迹，提示回盲瓣转向外侧；小肠胀气扩大；远端结肠无气或少气；有时扭转的盲肠内有大量积粪，是诊断的重要征象。钡剂灌肠时可见钡剂于扭转处受阻，阻塞端略尖或圆钝。

CT征象：盲肠周围肠管与盲肠共同形成旋涡征；

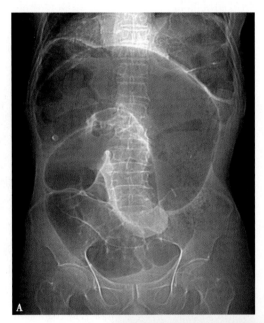
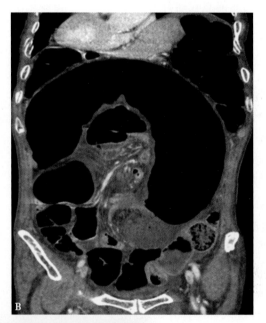
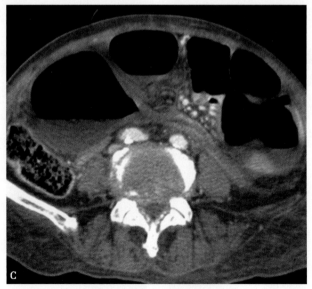

图2-7-3-24　乙状结肠扭转

A. X线腹部卧位；B. CT增强MPR冠状位重建；C. CT增强横轴位。腹部卧位平片见乙状结肠冗长，肠腔明显扩张，横径可达10cm，肠管内见不到结肠袋影；明显扩张的乙状结肠形成闭袢，肠曲呈马蹄状，其圆顶向上达膈下，两支向下并拢；CT示乙状结肠冗长，肠腔扩张并积气积液，并可见闭袢形成，闭袢两下支于中下腹中部聚拢，可见狭窄，形成双"鸟嘴"样狭窄；乙状结肠系膜及血管旋转形成"旋涡征"；闭袢乙状结肠肠壁强化明显减弱，周围腹膜渗出、积液

盲肠周围与盲肠共同形成囊袋状，内部肠管明显积气、积液。

D. 鉴别诊断：本病需要与肠旋转不良伴中肠扭转鉴别，后者亦可出现旋涡征，但肠旋转不良伴中肠扭转患者肠系膜上动、静脉换位，而且旋涡征位置相对较高，位于肠系膜根部。

（4）肠壁病变导致的肠梗阻

肠套叠

A. 临床概述：肠套叠多见于幼儿，成年人肠套叠较为少见。肠套叠的病因分为原发性与继发性，前者多见于儿童，称为原因不明型，可能与肠蠕动的节律失调或强烈收缩有关。继发性肠套叠多见于成年人，多继发于肠腔内或肠壁有病变的情况，病变使肠蠕动节律失调，近段肠管将病变连同肠管一起送入远段肠管中。常见的引起肠套叠的病变有肠息肉、肿瘤、憩室、肠粘连及肠腔内异物。

肠套叠临床表现为腹痛、呕吐、便血和腹部肿块。

B. 病理特点：一般肠套叠在垂直切面上可见三个筒状结构，外层称为肠套叠"鞘"，肠的近端套入其中；进入里面部分的两个筒称为套入部，分别为内筒和中筒，中筒又称返折部；肠套从外面卷入处称为"颈部"；肠套叠的套入部最远点，即中筒和内筒的卷折处，称为头部。肠套叠发生后，肠管连同系膜一同套入，系膜在内筒与中筒之间受到挤压，特别是颈部，因肠壁痉挛而产生狭窄。由于肠系膜受到挤压，套入部肠管开始水肿、充血、血液及黏液渗出造成典型的果酱样大便。若处理不及时，套入

部系膜绞窄，肠管缺血、坏死甚至穿孔并腹膜炎。

肠套叠根据套入、被套肠管部位可分为小肠-小肠套叠、回肠-结肠套叠、结肠-结肠套叠、阑尾-盲肠套叠、胃-空肠吻合术后偶尔可见空肠-胃套叠以及复杂型，其中最常见的为回结肠套叠，成年人小肠-小肠套叠也较常见。

C. 影像学表现

X线片：腹部立卧位平片无特异性，有时可见腹部见到套叠呈肿块影，套叠近端充气呈漏斗样，肿块影四周有薄壳样气体包围，有并发症者可以见到低位小肠梗阻、腹膜炎和肠坏死等征象。钡剂灌肠可明确回肠-结肠及结肠-结肠套叠部位，可见钡端在套入头部突然停止前进，在其近端触诊可及肿块。钡柱前端受阻呈杯口状，凹面向近侧，少量钡剂进入鞘部与套入部之间，则可见袖套状、平行环状或弹簧状表现。钡灌肠过程中，有时肠套叠可完全整复，此时见到大量钡剂突然涌入近端肠管。

CT：CT上通常可显示内筒、返折部及鞘部。若显示套叠的横断面，可表现为类圆形肿块，密度不等呈同心圆状，中心为内筒，中间层是返折部肠壁伴牵拉进去的肠系膜（低密度），外层是鞘部。CT显示肠套叠的直接征象包括：靶征或同心圆征（图2-7-3-25）：显示套叠的横截面，套叠肠管与CT扫描垂直，肿块内套入部和鞘部之间由于脂肪或肠壁水肿，造成密度对比，形成同心圆或靶征；肾形征：显示套叠的纵切面或斜切面，肿块呈椭圆形或圆柱形并附以血管影，鞘部、套入部可清晰显示（图2-7-3-26）；彗尾征

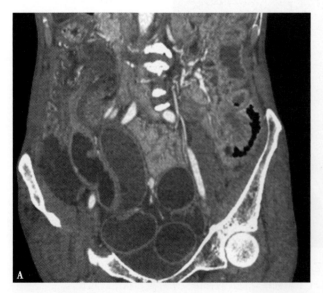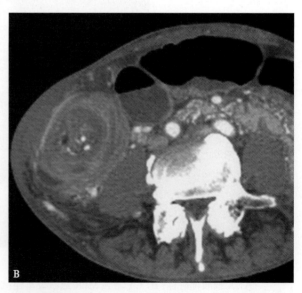

图2-7-3-25　回-结肠套叠

A. CT增强MPR冠状位重建；B. CT增强横轴位。CT增强MPR冠状位重建示右下腹回肠套叠入升结肠，鞘部、套入部可清晰显示，套入部呈椭圆形并附以血管影，近端小肠明显积液，肠腔扩张；横轴位显示套入回肠肠壁增厚分层，与肠系膜脂肪、系膜血管及鞘部一起形成靶征或同心圆征。该患者术后证实回盲部腺癌

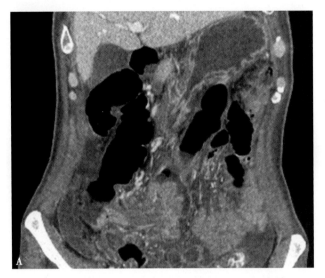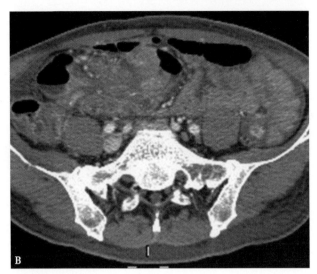

图 2-7-3-26　横结肠套叠

A. CT 增强 MPR 冠状位重建；B. CT 增强横轴位。CT 增强 MPR 冠状位重建见横结肠冗长，中部呈肿块状套入远端横结肠，套入部及鞘部清晰显示，近端横结肠及结肠脾区积气，肠腔扩张；CT 增强横轴位见套叠肠管呈肾形，套叠颈部可见血管及脂肪卷入。该患者术后证实横结肠腺癌

或血管卷入征：肠系膜血管卷入肿块内，呈旋转状、彗星尾状与病变外肠系膜血管相连（图 2-7-3-25、图 2-7-3-26）；脂肪卷入征：病变内见不规则脂肪并且可与腹腔脂肪相延续（图 2-7-3-25、图 2-7-3-26）。间接征象：肠梗阻；腹水；合并肠道恶性肿瘤者有时可见腹膜后或肠系膜淋巴结肿大，肿瘤造成邻近肠系膜浸润等。

超声：肠套叠横切面声像图见靶征或同心圆征，由于鞘部、套入部的中筒、内筒肠壁水肿、分层，造成超声横切面上高低相间非均质回声结构，形成鲜明的同心圆结构。纵切面呈套筒征或肾形征。

D. 诊断要点：钡剂灌肠可明确套叠部位，可见钡端在套入头部受阻呈杯口状，凹面向近侧，少量钡剂进入鞘部呈弹簧状；CT 观察到套叠的鞘及套入部，可见靶征及同心圆征，或肾形征；肠系膜血管及脂肪卷入；并发肠梗阻、腹水或合并肿瘤者有相应的腹部征象。

E. 鉴别诊断

与肠道肿瘤鉴别：血管及脂肪卷入是鉴别肠套叠及消化道肿瘤的重要征象。

与肠扭转鉴别：肠扭转可见肠系膜血管及肠管围绕腹腔某种中轴旋转呈旋涡征，而肠套叠则为肠管套入另一肠管，形成同心圆或靶征。

（5）肠堵塞：肠堵塞是由于肠腔内容物堵塞肠腔而引起的肠梗阻，是一种单纯机械性肠梗阻，常见的原因是胆石、粪石、寄生虫、异物、毛粪石、植物粪石及药物等。

1）胆石性肠梗阻

A. 临床概述：胆石性肠梗阻占全部肠梗阻的 1%～2%，患者多为老年女性，可能与老年女性胆囊结石发病率高有关系。患者常有胆道疾病病史，如胆绞痛、发热、黄疸等病史。胆石性肠梗阻的症状是强烈的肠绞痛，胆结石得以下行时，疼痛可有缓解，随着肠强烈蠕动时又引起腹痛，表现为单纯的机械性肠梗阻，当结石嵌顿于肠道某一狭窄部位时，可引起完全性肠梗阻表现，如腹痛、呕吐并腹胀。

B. 病理特点：胆肠内瘘是胆石性肠梗阻的病理基础。当有胆囊结石时，结石引起局部炎症的反复发作，胆囊的浆膜与肠袢（主要是十二指肠肠袢）黏着，胆囊结石的重量压迫周围组织使其缺血坏死，胃肠道壁缺血坏死形成瘘管，胆石可经瘘管进入肠道。胆石性肠梗阻的胆肠内瘘包括胆囊 - 十二指肠瘘、胆囊 - 结肠瘘、胆囊 - 胃瘘及胆囊 - 空肠瘘，最常见原因为胆囊 - 十二指肠瘘。结石嵌顿部位最常见为回肠，其次是空肠、胃及结肠。结石多为单个，体积小者不至形成堵塞而随粪便排出，体积较大者，一般直径大于 2.5cm 时可以造成堵塞，引起胆石性肠梗阻。偶有多发体积较小的结石聚集，或以结石为核心，其他物质附着引起体积增大而造成堵塞。

C. 影像学表现：X 线腹部平片除小肠积气、积液的梗阻征象外，有时可见肠腔内高密度胆石阴影。

CT：①胆肠内瘘瘘管，位于胆囊与消化道之间，尤其是胆囊与十二指肠之间；②梗阻段肠腔内圆形或同心圆状高密度结石；③肠梗阻，梗阻近端肠管

积气、积液并扩张；④胆囊或胆管内积气；⑤胆囊与十二指肠分界不清，关系密切。同时具有 ab 即可诊断胆石性肠梗阻。bcd 三个征象又被称为 Riglar 三联征，是胆石性肠梗阻的特殊 CT 表现（图 2-7-3-27）。

超声：可确定胆管积气和胃扩张，可清晰显示胆囊及胆管内结石，表现为高回声并彗尾征。

MRI：MRI 对显示 CT 上阴性结石有优势，可以显示同心圆状结石，与胆囊内结石信号类似。

D. 诊断要点：胆道系统疾病病史；肠道内结石；发现胆肠内瘘瘘管；胆囊或胆管积气。

E. 鉴别诊断

粪石性肠梗阻：粪石含气泡，无胆肠内瘘瘘管，无胆囊、胆管积气征象

肿瘤性肠梗阻：腹部软组织肿块，增强扫描有强化，无胆肠内瘘，无胆囊、胆管积气征象。

2）粪石性肠梗阻

A. 临床概述：粪（肠）石常可分为真性肠石、药物性肠石和混合性肠石，混合性肠石又称植物毛粪石，在粪石性肠梗阻中较多见。一般粪石大于 2.5cm

时才引起肠梗阻。进食过多含有鞣酸的食物如柿子、黑枣等之后，遇胃酸后成为胶状物，与其他高植物纤维如竹笋等凝聚成块状物可形成肠石。有精神障碍患者吞食长发、胃肠道检查吞服过量钡剂等也可产生不能消化的团块状物，引起肠堵塞症状。另外，植物性粪石引起肠梗阻患者中，大部分有胃大部切除术史或者迷走神经切断术史。

患者常有间歇性腹痛的特点，原因为粪石在完全嵌顿之前出现反复多次松动、嵌顿而引起症状反复。腹部触诊可及质硬、活动的腹部包块。引起肠梗阻时有肠梗阻的症状。

B. 影像学表现

X 线片：可见肠梗阻征象，可表现为肠胀气及多发小液平面，腹平片难以显示粪石。

CT：肠腔内圆柱形或类圆形病灶，密度一般呈等或稍低密度，CT 值一般 48～72HU；病灶内可见"气泡征"，与粪石形成过程缓慢有关（图 2-7-3-28）；增强扫描粪石无强化；肠梗阻征象，肠腔积液、积气，肠壁增厚水肿。

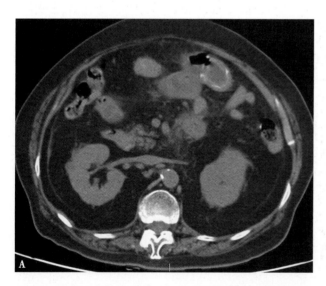

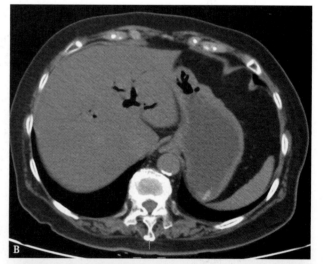

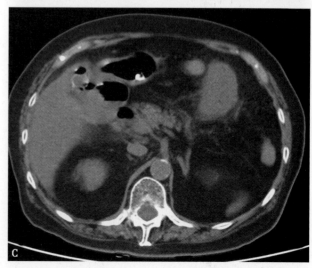

图 2-7-3-27 胆石性肠梗阻

A. CT 平扫；B. CT 平扫；C. CT 平扫。CT 平扫见胆囊腔内积气及圆形高密度结石，胆囊与十二指肠球部分界不清，可见内瘘；肝内胆管多发积气；近段空肠肠腔内可见类圆形高密度结石，结石近端肠腔积气积液并扩张，周围腹腔脂肪渗出

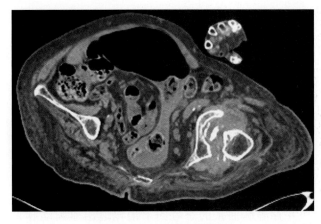

图 2-7-3-28　粪石性肠梗阻

CT 横轴位见乙状结肠肠腔内多发混杂稍低密度粪石,病灶内可见"气泡征",近端乙状结肠明显积气扩张

C. 诊断要点:发病前有过多食用富含纤维素、鞣酸的食物,或有行胃大部分切除或迷走神经干切断加幽门成形手术史;CT 检查见肠梗阻征象并梗阻移行段肠腔内含气泡的肿块。

D. 鉴别诊断

肿瘤性肠梗阻梗阻:引起梗阻的软组织肿块或肠壁增厚,软组织肿块不含气泡,增强有强化。

胆石性肠梗阻:有胆肠内瘘瘘管并胆囊、胆管积气征象。

3)蛔虫性肠梗阻

A. 临床概述:蛔虫性肠梗阻是蛔虫在肠腔内聚集成团引起机械性梗阻,同时虫体分泌化学物质刺激肠壁导致肠壁痉挛,造成肠内容物通过障碍的急腹症。多见于儿童,农村发病率高于城市。

患者表现为阵发性剧烈腹部绞痛,伴呕吐,有时可呕吐出蛔虫。患者由于蛔虫寄生感染,常消瘦、腹壁薄。由于梗阻多为不完全梗阻,腹胀常常不明显。

B. 病理特点:当肠道内蛔虫大量繁殖并受到某些刺激因素时,蛔虫聚集、扭结成团,可形成单纯机械性梗阻。当蛔虫分泌毒素刺激肠壁可引起肠壁肌层痉挛,使梗阻症状进一步加重。

C. 影像学表现

X 线腹平片:可见肠梗阻,有时还可见肠腔内蛔虫聚集形成的团块影,肠腔内充满圆点状、短柱状阴影,胀气肠管内有时可见条状蛔虫投影。在无气小肠内若有蛔虫虫体,可见虫腔内呈线状透明影,为蛔虫死前吞食肠气或死后自溶、厌氧菌产气造成虫腔积气而产生的征象。

超声:肠腔扩张、积气并积液等肠梗阻征象;肠腔液体内斑片状强回声,内容物来回移动,肠壁黏膜皱襞可见琴键征,肠道内蛔虫影及蛔虫团。超声直观显示蛔虫是诊断本病最简单而准确的方法。

CT:肠腔内见蛔虫或蛔虫团影,表现为条状或点状软组织密度影;肠腔扩张,积气并积液等肠梗阻征象。

D. 诊断要点:超声直观显示肠道内蛔虫;肠梗阻征象。

E. 鉴别诊断:发现蛔虫或蛔虫团及肠梗阻,一般无需鉴别。

(6)功能性肠梗阻

A. 临床概述:功能性肠梗阻又称动力性肠梗阻,肠道本身无器质性狭窄,但患者有腹胀、肠蠕动减少或消失、不排气排便等梗阻表现,是由于肠道本身的运行动力异常而造成的肠梗阻。根据发病原因不同,可分为麻痹性和痉挛性梗阻,其中痉挛性肠梗阻少见,因此如不特殊指出,临床常称动力性肠梗阻为肠麻痹。

患者临床表现为一开始诉有腹痛,但无腹绞痛、肠鸣音消失等机械性肠梗阻症状,无腹膜炎症状,除非患者原来已有腹膜炎。最突出的症状是腹胀,多均匀累及全腹。

B. 病理特点:很多原因都可以产生肠麻痹,概括起来可分为五大类,包括:①手术后、脊柱外伤、腹膜刺激造成的反射性肠麻痹;②代谢性原因:如低钾血症、尿毒症、电解质严重紊乱、甲状旁腺素不足等;③药物性原因:如抗胆碱能药物、自主神经阻滞剂、抗组胺药、鸦片类、菌类毒物、儿茶酚胺、长春新碱等;④感染性原因,包括全身性感染、肺感染、腹膜炎、带状疱疹、破伤风及小肠憩室炎等;⑤假性肠梗阻:指有肠梗阻症状,但又不同于其他类型肠梗阻,是可逆的自限性疾病,梗阻原因不清楚。

C. 影像学表现

X 线:卧位平片见小肠和结肠轻度至中度扩张,胃部也充气扩大,小肠、结肠均匀性胀气扩张。小肠充气扩张有时较重,呈连续管状,有时扩张较轻,与反射性肠淤张相仿的分格状扩张。腹部立位片见液平面,多表现为在同一高度的液平面。稀钡小肠造影可见对比剂可以到达结肠,表明无小肠梗阻,但对比剂到达结肠的时间长,可超过 4～6 小时。

CT:表现为小肠、结肠扩张,扩张程度成比例,无明确"移行带"。

D. 诊断要点:腹部小肠、结肠均匀性胀气扩张;扩张肠管无明确"移行带"。

E. 鉴别诊断:结肠下端梗阻时腹部 X 线或 CT

也可见小肠、结肠均匀性胀气扩张，需要与本病鉴别，但结肠下端梗阻者腹部体征不相同，有机械性肠梗阻表现，CT 可以发现结肠下端梗阻的原因，如恶性肿瘤等，可以与麻痹性肠梗阻鉴别。

【鉴别诊断】

肠梗阻的及时诊断很重要，特别对绞窄性肠梗阻和单纯性肠梗阻的鉴别诊断，因为明确绞窄性肠梗阻后，需要外科立刻手术治疗。另外，绞窄性肠梗阻需要与肠系膜动脉栓塞鉴别，肠系膜动脉栓塞的患者多有冠心病、动脉硬化、心房颤动病史，症状主要表现为腹痛，部分患者有腹泻和暗红色血便，在影像学表现上，肠系膜栓塞 CT 平扫上肠系膜血管腔内密度增高，增强显示肠系膜血管内低密度充盈缺损影为其特异性影像学表现。

（梁长虹　王秋实　胡　杉　刘　彬）

第四节　急性消化道出血

【临床概述】

急性消化道出血是较常见的急危重症，严重时可危及生命。据统计，急性消化道出血在美国每 10 万人约 47.7 人发病，每年约 30 万人因此入院接受治疗，在住院患者中占 1%～2%，男性较女性更多见，男：女约 2:1。急性消化道出血发生率随年龄增长而逐渐增高，其中 70% 左右患者为大于 65 岁的老年患者，且入院时通常作为其他疾病的合并症出现。急性消化道出血总体死亡率在 19%～40% 之间，与高死亡率密切相关的因素包括高龄、休克及合并其他疾病。

急性消化道出血按发生部位可大致分为上消化道出血及下消化道出血，位于 Treitz 韧带以上水平的消化道出血被视为上消化道出血（具体部位包括食管、胃与十二指肠），位于 Treitz 韧带以下水平其余节段的消化道出血被视为下消化道出血。不同部位的消化道出血发生率、常见病因存在差异。上消化道出血约占每年住院患者人数的 0.1%，死亡率约为 10%，相对于下消化道出血更常见于年轻患者；下消化道出血相对少见，占所有急性消化道出血患者的 30%。

按出血的血管来源分类，急性消化道出血包括动脉性出血和静脉性出血。动脉性出血通常来源于腹腔干和肠系膜上动脉两大腹主动脉分支。腹腔干和肠系膜上动脉间存在丰富的侧支血管网，为上消化道提供血液，在正常情况下可保护上消化道免受缺血性损伤，并保证肠道手术和血管栓塞手术可在相对低的缺血性损伤风险下进行。同理，肠系膜上动脉和肠系膜下动脉的分支血管形成了一系列相互连接的血管网，为下消化道提供了侧支循环的解剖基础。但要注意的是，腹部血管常常会出现解剖学变异，此类患者影像学表现可不典型。消化道出血也可来源于静脉。上消化道内静脉性出血最常见的例子是由门静脉高压经冠状静脉或胃短静脉引起的胃或食管静脉曲张。然而，约 30% 的门静脉高压症和并存静脉曲张的患者的上消化道出血为动脉来源。下消化道静脉性出血常来源于直肠内静脉丛或直肠静脉丛。

上消化道出血的最常见病因依次为消化性溃疡、静脉曲张出血、Mallory-Weiss 撕裂伤、其他血管性病变、肿瘤；下消化道出血最常见的病因依次为憩室病变、血管畸形、肿瘤、结肠炎、良性肛管直肠病变。随着幽门螺杆菌感染的控制、胃黏膜保护药的广泛使用、人口的老龄化、抗血小板药物及抗凝治疗的广泛使用，现消化道出血住院患者的流行病学正逐渐呈现出和以往不同的特点，总体上以老龄患者、下消化道出血患者多见。

【临床特点】

临床上，急性消化道出血并非一种特异性疾病，而是多种疾病累及消化道时出现的临床表现。根据出血的部位、速率、失血量及患者的基本状况，急性消化道出血的临床表现各不相同。长期缓慢、间歇性出血，轻者仅引起缺铁性贫血及大便潜血阳性。每日失血小于 100ml 的患者可能无任何明显的症状，急性失血超过 500ml 时，可表现为心动过速及低血压。一次性丢失 15% 或更多的循环血容量可出现低血容量性休克。急性失血的也可表现为心脏、肾脏、神经系统和肺功能紊乱，死亡率明显增高，特别是在患者出血不能自发停止的情况下。事实上，大多数死于胃肠道出血的患者为老年患者，此类患者常同时患有其他疾病，失血加重了原有的病情。急性消化道出血最直接的征象是呕吐鲜血或咖啡色样胃内容物，后者通常为经过部分消化的血液，黑便或便血是其他常见的可观察到的征象。由于黑便通常意味着血液在消化道中至少停留了 8 小时，所以黑便来源于上消化道出血的可能性是下消化道的四倍。便血意味着消化道中存在快速移动的活动性出血，因此便血来源于下消化道出血的可能性是上消化道的六倍。

临床评估和治疗的第一步是恢复正常血容量，

纠正凝血障碍，其次才是根据临床信息对上消化道或下消化道出血进行定位。然而，仅凭临床信息进行定位并不总是准确的。例如，由于血液具有导泻性质，快速、大量的上消化道出血可表现为便血。相反，在结肠转运时间和出血速率较慢的情况下，右半结肠出血也表现为黑便。此外，通过胃管抽吸胃液较难检测十二指肠出血。因此，常常需要申请临床会诊和影像学检查以准确定位出血灶。临床上，无症状或症状较轻的患者通常可先进行保守治疗，大约75%的上消化道出血病例和80%的下消化道出血病例中，单纯使用支持性疗法出血即可自行停止，在剩下的20%～25%病例中，出血不能自行停止，需行进一步的治疗，通常需要外科医师，消化内科医师和介入科、放射科医师共同协作。而止血的患者中，25%可复发，出血复发的患者院内死亡风险会明显增高。对患者进行风险评估可经济、高效地筛选需要进行复苏处理、行内镜检查或其他相关检查、需要重症监护的患者。

内镜（食管胃十二指肠镜与结肠镜）是目前上下消化道出血的一线诊疗手段，相对安全有效，可直接对上消化道大部分、结肠全程及回肠末端出血进行定位并实行局部处理，如采集病理组织标本、注射药物、热凝固治疗及激光治疗等。然而，内镜也有着相对的局限性：①首先，内镜难以到达十二指肠远端及小肠大部分节段，无法充分评估此类患者的出血状况，也难以进行局部干预治疗；②在严重出血的患者中，出血部位因大量血液遮挡而变得模糊，难以明确；③检查期间如出于出血间隙期，出血部位亦难以明确；④结肠镜检查前需要进行肠道准备，此过程大致需要3～4小时，有时可能耽误诊治。

因此怀疑该区域急性消化道出血或内镜检查未见阳性征象时，应当考虑影像学手段以对出血部位进行定位，并对病因进行定性。

【影像检查技术与优选】

非侵入性的影像学手段中，锝 Tc-99m 标记的红细胞或 Tc-99m 硫胶体显像可用于明确有无消化道出血及出血部位。静脉注射并进入血液循环的放射性示踪剂可被肝脏，脾脏和骨髓中的网状内皮吞噬系统快速清除，而通过出血点外渗至消化道的示踪剂则因局部浓聚或相对于背景清除较慢，从而用于检测急性消化道出血。因此，给药后几分钟内发生的活动性出血才有可能获得阳性检查结果。急性消化道出血的标准化扫描方案为，静脉注射 10mCi 的锝 Tc-99m 硫胶体，仰卧位大视野扫描腹部和骨盆，开始 1 分钟连续动态采集，然后进行 30 分钟连续性静态显像。该成像技术具备检测动态采集阶段间歇性出血或非活动性出血的能力，且能发现由于出血血流速率过缓而难以被其他手段检测的消化道出血。然而，锝 Tc-99m 标记的自体红细胞显像检查总时长受限于所使用的放射性示踪剂的半衰期和进入扫描仪的时间。向含有焦磷酸亚锡的小瓶中加入 5ml 抗凝处理的血液，降低红细胞膜的化合价，使添加的 25mCi（925MBq）Tc-99m 高锝酸盐锁定在细胞内，可成功标记 98% 以上的红细胞。消化道动静脉出血流率达到 0.04ml/min 时，Tc-99m 标记的红细胞显像上即可出现阳性征象，该法检测出血敏感度可达到 93%，特异性可达到 95%。然而，核素显像的空间分辨率有效，难以对消化道出血进行精确地解剖定位。由于上消化道出血中内镜被广泛用作一线检查手段，Tc-99m 标记的红细胞显像在怀疑上消化道出血的患者中应用相对有限，然而，当患者不适宜行内镜检查时，Tc-99m 标记的红细胞显像仍可起到辅助诊断的作用。相对而言，核素显像在下消化道出血中应用更广泛，因为内镜难以到达小肠大部分节段，为明确患者是否需要进一步行血管造影或手术，核素显像可作为初步筛查手段。总的来说，核素显像最大的优点是无创，对动静脉来源的消化道出血敏感性较高，尤其适合检测间歇性出血；而最明显的缺点是难以精确地对出血点进行解剖定位，检查耗时较长，且大部分医疗机构目前不提供24 小时急诊核素显像检查。

数字减影血管造影（digital subtraction angiography, DSA）属于有创性检查手段，可用于精确定位上消化道或下消化道出血点。临床上行 DSA 检查的患者多属于急性出血且病情不稳定者，尤其是内镜检查阴性、无法行内镜检查的患者。此外，DSA 本身亦可作为下消化道出血患者的一线检查手段。选择性的 DSA 可检出血流率低至 0.5ml/min 的动脉性出血，该法检测上消化道出血的敏感性可达 63%～90%，检测下消化道出血的敏感性可达 40%～86%，而检测两个部位有无出血的特异性均可达 100%。多种措施可帮助提高选择性血管造影的敏感性，如使用二氧化碳，或直接向目标血管灌注血管扩张药物、溶栓药物或抗凝药等。DSA 常常通过观察对比剂有无外渗明确是否存在活动性消化道出血，偶然可发现假性动脉瘤、动静脉瘘、充血、新生血管形成等间接征象，有助于明确出血病因。然而，大多数情况下，DSA 上只能观察到非特异性的出血表现，欲明确急性消化道病因常常需要结合患者临床信息或借助其他相关检查手段。DSA 作为一种介入手段，除了用于消化道出血的诊断，还可对出血患者进行局部治疗。对于非静脉曲张所致出血，主要的治疗方法是对出血血管进行栓塞，DSA 上即时止血的成功率为 91%～100%，对于上消化道出血患者，止血后 30 日内无再次出血的成功率为 68%～82.5%，而下消化道出血患者 30 日内无再次出血的成功率为 81%～91%。下消化道出血患者常使用微弹簧圈进行栓塞，而上消化道出血的最佳栓塞材料尚无定论，常使用的材料包括微弹簧圈、聚乙烯醇颗粒、明胶海绵、氰基丙烯酸正丁酯等，有学者认为多种栓塞材料结合使用的治疗效果比单一栓塞材料更佳。除此之外，动脉内直接灌注血小板或血管收缩药物也可用于消化道出血的局部治疗。总的来说，DSA 的优点包括准确对出血点定位并进行局部介入治疗，最主要的缺点包括有创性检查、对比剂过敏反应、无法进行多次延迟显像、血管解剖学变异可导致假阴性结果等。

近年来技术的进步，使得多层螺旋 CT 准直器的宽度更窄，扫描时间更快，覆盖解剖范围更广，时间空间分辨率大大提高，可在静脉注射对比剂后不同时相快速获取三维高分辨数据，使得 CT 评价急性消化道出血成为可能。

用于评价胃肠道出血最常见的两种 CT 检查手段包括 CT 血管造影（CT angiography，CTA）和多期 CT 小肠造影（CT enterography，CTE）。在大多数医疗机构，CT 血管造影已成为一种可行的急诊检查手段，可以快速确认有无活动性出血的存在，并在选择进一步治疗方案前对出血部位定位。虽然多期 CT 小肠造影更常用于怀疑隐匿性消化道出血患者的病因筛查，但对于内镜检查结果为阴性，又重点怀疑急性消化道出血来自小肠的患者，在血流动力学稳定，并能够耐受口服对比剂的情况下，有时可作为备选的检查方式。动物实验证实多层螺旋 CT 可检出血流率低至 0.3ml/min 的出血，比选择性 DSA 检测出血的血流速率阈值更低，CT 血管造影检测消化道出血的敏感性可达 90.9%，特异性为 99%。CTA 可通过对比剂外渗明确有无活动性出血，并明确出血的来源及病因。利用 CTA 明确有无急性消化道出血有着以下优势：①首先，CT 在急诊检查中广泛应用，检查时间较短，获取图像灵活、便捷；②CT 为无创性检查；③检查结果有较高的可重复性，可反复调阅；④CTA 扫描野内包含其他腹腔

脏器，除了对消化道出血进行准确定位、定性以外，还可用于排除胰腺、胆道等其他脏器来源的出血性病变。然而，CTA 中对比剂的外渗的观察受多种因素影响，例如：①出血量较小或速率较低时可出现假阴性结果；②间歇性消化道出血的患者在非活动性出血期行检查可能无阳性发现；③外渗的对比剂在肠腔内稀释导致密度减低可能会影响观察；④肠道高密度内容物可能会被误读为出血；⑤肠道舒张不良可能导致细小占位性病变漏诊；⑥肠道舒张不良时黏膜强化可能会误读为出血；⑦患者的血流动力学状态、CT 扫描方案、对比剂的碘浓度以及影像科医师的经验等因素也在一定程度上影响敏感性特异性。

多期 CT 小肠造影在不同医疗机构中增强扫描的时相及采集时间点各不相同，使用增强扫描动脉期、肠期和延迟期三期扫描方案可最大限度地捕捉病变强化特征和造影剂在肠腔中渗出、积累的过程。对于 CT 小肠造影，需要口服 1 500～2 000ml 中性对比剂 45～60 分钟，口服对比剂通常含有有不可被肠道吸收的糖醇（如山梨醇和甘露醇等）或低浓度钡剂。口服对比剂的作用是充分扩张小肠的肠腔，便于对肠壁和管腔进行仔细的评估。但对于少量出血的患者，口服对比剂有时反而会稀释渗出于肠腔的对比剂，含钡的对比剂也可与少量出血混淆，造成诊断困难。

CT 小肠造影对急性胃肠道出血的急诊评估的另一个主要的局限性是口服对比剂及肠道准备导致检查不能立刻进行，一定程度上可能耽误危重患者的诊治，因此，行检查前需要对检查带来的获益与检查时长带来的风险进行权衡。

磁共振成像检查，尤其是磁共振肠道造影（magnetic resonance enteroclysis，MRE），更多地应用于隐匿性消化道出血的病因诊断，此不赘述。

【影像学表现】

1. 核医学显像的影像学表现　正常情况下，锝 Tc-99m 标记的红细胞或 Tc-99m 硫胶体显像除了肝、脾等富血供病变及大血管显影以外，上消化道及下消化道全程不出现任何放射性浓聚区。只有当检查期间消化道存在活动性出血时，相应部位出现放射性浓聚，出血量越大，放射性浓聚程度越明显（图 2-7-4-1）。肠道蠕动可令积聚的显像剂形态产生改变，呈索条影或与局部节段肠腔形态相一致。

2. DSA 上的影像学表现　如前所述，DSA 常常在急性下消化道出血或核医学检查阳性的情况下进

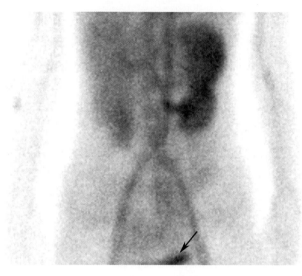

图2-7-4-1 盆腔区小肠见放射性浓聚

行,可同时用作定位以及治疗的手段。对于疑似上消化道出血的患者,评估时建议遵循一定的造影顺序,以减少漏诊可能。首先评估腹腔干动脉,其次为肠系膜上动脉(通过胰十二指肠下动脉供应十二指肠)。对于脾曲处或超过脾曲节段的出血点,需要对肠系膜下动脉进行造影评估。对于直肠乙状结肠交界区和直肠出血,需要髂内动脉进行造影评估。当标准造影方案未能显示出血来源时,需要考虑是否存在肠系膜血管分支闭塞,或血管起源先天变异(如直接起源于主动脉等)。

用于确诊急性消化道出血的最典型、最直接的征象造影剂渗入肠腔。其他有提示性的间接征象包括怀疑出血的区域出现假性动脉瘤改变,或沿着肠黏膜皱襞呈线状汇集的对比剂(又称为"假血管"征)。

在部分病例中,DSA偶尔可帮助确定消化道出血的病因。例如,当出血由血管增生性或动静脉畸形等血管性病变引起时,可能会出现引流静脉的早显、供血动脉和引流静脉近似同时显影的征象。当出血由肿瘤引起时,DSA可能观察到出血区附近新生血管形成。需要知道的是,大多数情况下其造影结果是非特异性的,往往需要进一步的检查才能明确病因。

3. CT上的影像学表现 CT在明确有无活动性出血、出血点定位及出血病因方面起着十分重要的作用。

(1)活动性出血:肠腔内高密度对比剂外溢是判断消化道出血与出血点定位的主要征象。但需要注意的是,该征象需要满足以下条件:首先,活动性出血的血流率不可低于检出阈值0.3～0.5ml/min,否则较难在CT上观察;其次,只有在行增强扫描检查时患者存在活动性出血才能被捕捉到,间歇性出血的患者在非活动性出血期行增强扫描可能无阳性发现。因此,患者消化道出血越严重(如出现血流动力学不稳定表现者),越有可能在CTA上被检测出阳性结果,反之CT上无阳性发现时,需要结合临床,除外患者是否为间歇性出血或出血血流率低于检测阈值。

典型的活动性出血在CT扫描动脉期上表现为出血点附近高密度对比剂渗出,根据出血的血流速率、出血点部位不同,可表现为线状喷出(图2-7-4-2)、旋涡状、团片状(图2-7-4-3)或边界相对欠清晰的云雾状形态(图2-7-4-4),甚至形成高密度液液平面。

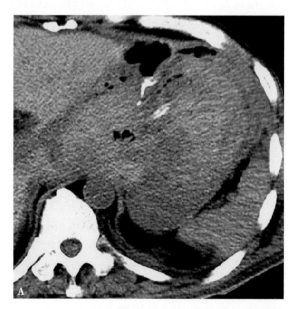
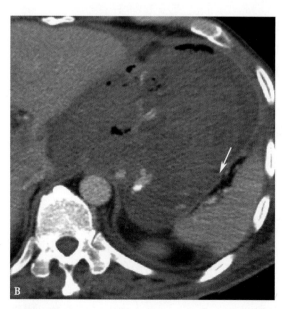

图2-7-4-2 对比剂呈线状喷出
胃癌术后,胃腔内出血,平扫(A)胃腔内见团片状稍高密度影填充,增强扫描(B)见对比剂呈线状喷出(箭头所示)

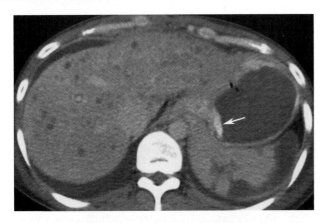

图 2-7-4-3　对比剂呈团片状喷出

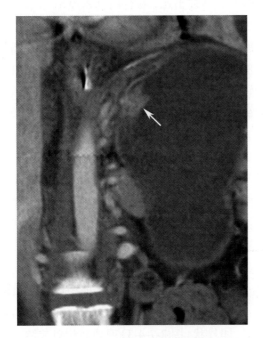

图 2-7-4-4　对比剂呈云雾状喷出

出血凶险的患者，迅速填满部分节段肠腔，表现为肠腔内铸型高密度影，边缘可勾画出肠黏膜皱褶形态。门脉期积聚于肠腔的高密度影范围逐渐增大（图 2-7-4-5），密度可有所减低，形态更不规则，此征象为对比剂于肠腔内逐渐扩散所致，肠道内容物的稀释或肠道蠕动可使肠腔内对比剂的密度减低。有研究认为，增强扫描测量 CT 值大于 90HU 可用于判断肠腔内高密度影是否为出血，但需要注意的是，由于容积效应存在，微量出血或小灶性出血测量值可能无法达到 90HU。动脉期对比剂渗出量较少时征象不明显，有时容易被忽略。门脉期早期由于对比剂外渗增多，检出出血的敏感性比动脉期高，随诊对比剂在肠腔内稀疏，敏感性转而下降。同时，部分静脉性出血患者，如门脉高压导致食管 - 胃静脉曲张破裂的患者，在门脉期上出血显示相对更清

晰。为了提高 CTA 检测活动性消化道出血的敏感度，阅片时需要同时结合动脉期及门脉期的图像，外渗对比剂从动脉期到门脉期形态的改变有助于明确有无急性消化道出血。对比平扫图像，相同部位无高密度影显示更可进一步支持出血的诊断（图 2-7-4-6、图 2-7-4-7）。

尽管常规的轴位图像通常可以满足诊断需求，使用三维算法对原始数据进行后处理有助于放射科医师更好地了解出血点附近的血管解剖结构（尤其是先天性血管变异），并直观地显示出血点的所处的部位。常用的后处理图像包括多平面重组及最大密度投影等。动脉期最大密度投影图像可模拟传统血管造影成像，有助于介入医师规划 DSA 介入治疗方案，例如，最大密度投影图像上若观察到早期引流静脉与血管簇可提示血管发育不良。

（2）新近出血：行 CTA 检查时若患者无活动性出血，或检查时出血血流率低于检出阈值时，部分患者中仍可找到新近出血的影像学证据。例如，平扫肠腔内见高密度影填充，而增强扫描未见强化或渗出的高密度对比剂时，要考虑新近出血的可能。正常情况下，肠腔内容物密度与水较接近（约 0～15HU），CT 平扫图像上肠腔内血液由于含有血红蛋白，通常高于此密度（图 2-7-4-8）（图 2-7-4-9）。未形成血栓的血液 CT 值大致在 30～45HU 之间，形成血栓的血液 CT 值大致在 45～70HU 之间。据报道，平扫肠腔内血液平均 CT 值约为 47HU，而新近出血大多大于 60HU。"前哨点征"（sentinel clot），即 CT 上血肿最高密度的区域，被视为离出血点最近的区域，相对而言，密度较低的区域离出血点相对较远。调窄窗宽并与周围液性密度结构对比有助于发现平扫图像上的稍高密度灶，当肉眼较难分别病灶密度差异时，可手动测量 CT 值辅助判断。

（3）出血原因诊断：CTA 检查不仅可检测是否存在急性消化道出血、出血部位，还能协助临床医生寻找出血原因。即使患者无活动性出血，CT 仍能通过观察肠壁及周围脂肪间隙改变帮助鉴别出血来源于憩室病变、血管性病变、炎性病变或肿瘤性病变，准确性超过 80%。阅片时要注意寻找肠周脂肪间隙密度增高、肠壁增厚、肠壁异常强化、息肉样病变、肿块、局部血管扩张或引流静脉早显等相关征象。

消化性溃疡患者占急性上消化道出血患者的55%～75%，通常表现为胃部或十二指肠黏膜连续性中断，部分患者可见胃壁或肠壁内腔隙，腔隙内可含气或食物残渣，合并穿孔时胃腔或肠腔外可见

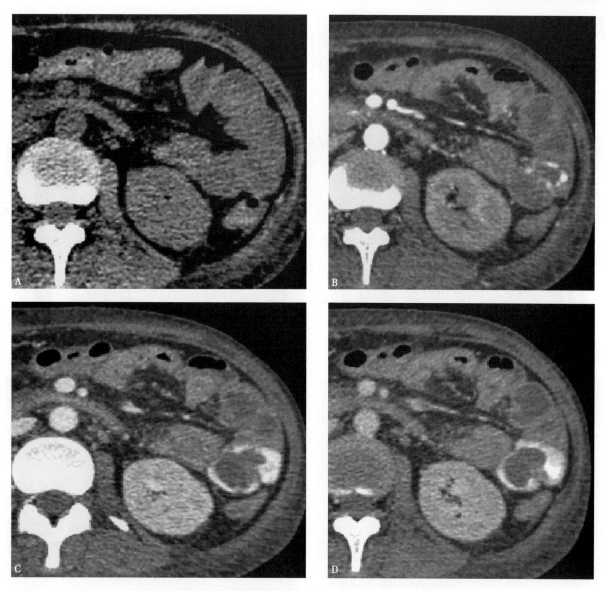

图 2-7-4-5　从动脉期到门脉期、延迟期对比剂渗出逐渐增多

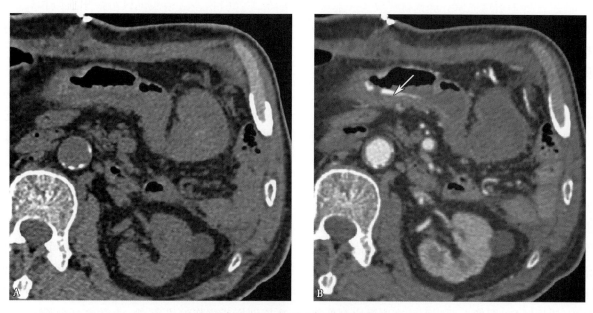

图 2-7-4-6　肠道术后活动性出血

对比平扫（A），增强扫描（B）肠腔内新出现的高密度对比剂影（箭头）提示肠道活动性活动性出血

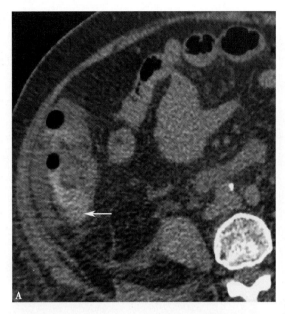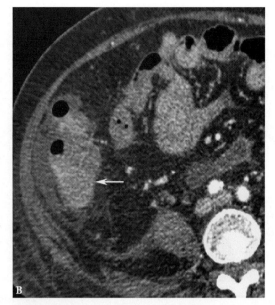

图 2-7-4-7 肠道活动性出血

对比平扫（A），增强扫描（B）肠腔内高密度影（箭头）范围明显扩大，提示肠道活动性活动性出血

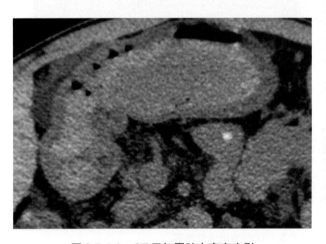

图 2-7-4-8 CT 平扫胃腔内高密度影

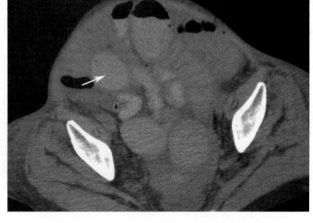

图 2-7-4-9 CT 平扫示小肠腔内高密度影

气体或液体积聚。需要注意的是，多数消化性溃疡患者仍较难在 CT 上观察到明显征象。即便未发现原发病因的相关征象，将高密度的血肿与活动性出血鉴别开来仍有临床意义，有助于临床医生决定是否重复进行内镜检查。

静脉曲张（图 2-7-4-10）占所有上消化道出血病例的 5%～14%，内镜检查未能发现出血点、怀疑动脉性出血或下消化道出血时，应考虑 CTA 检查。胃底和远端食管静脉曲张是最常见的征象，门脉期观察食管胃黏膜下曲张静脉最佳，肝硬化及脾大、腹水等影像学表现有助于静脉曲张的诊断。值得注意的是 30% 门静脉高压症患者的消化道出血并非来源于静脉曲张破裂，而来源于动脉（如溃疡导致的出血）。动脉期 CT 图像上观察到高密度对比剂外渗可避免误诊为静脉曲张破裂出血。

其他非静脉曲张性出血包括肿瘤、血管发育异常、Mallory-Weiss 撕裂症、胃糜烂和胰腺炎等。肿瘤性病变（图 2-7-4-11、图 2-7-4-12）可在消化道壁观察到不同血供的占位性病变，恶性肿瘤可同时伴有侵犯转移征象。Mallory-Weiss 撕裂症和食管胃糜烂在 CT 上可能无阳性发现。主动脉瘘是凶险性胃肠道出血的罕见原因之一，瘘道通常位于十二指肠的远端部分，最常见于腹主动脉术后。在 20%～100% 的病例中，凶险性大出血之前可能会出现先兆性的自限性出血。因此，有主动脉瘤手术史的患者，主动脉和十二指肠之间正常的脂肪间隙消失时，要注意考虑主动脉 - 十二指肠瘘的可能。因其他原因住院的患者也可能出现上消化道出血；对于遭受严重创伤或烧伤的患者，24 小时内可出现应力性溃疡。胆道出血是指起源于肝脏，胆管树或胰腺的出

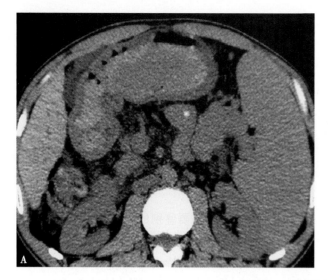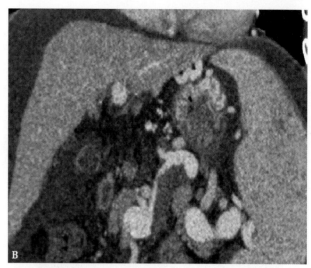

图 2-7-4-10　食管胃底静脉曲张所致胃出血

肝硬化患者。A. 示肝硬化及脾大，胃腔内高密度为出血；B. 胃底静脉曲张

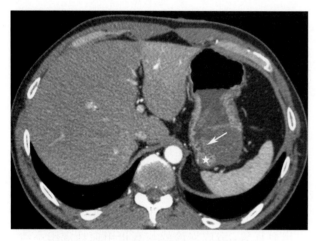

图 2-7-4-11　胃肠道间质瘤合并胃腔内出血

胃肠道间质瘤（星标）合并胃腔内斑片状出血（箭头）

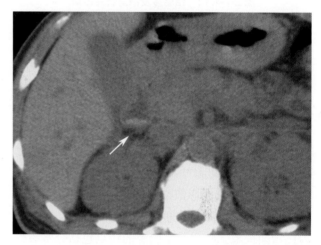

图 2-7-4-12　胃淋巴瘤合并出血

淋巴瘤患者，腹痛伴黑便病史，十二指肠高密度影考虑出血

血，血液可通过 Vater 壶腹进入十二指肠，胆道树见高密度对比剂渗出时要考虑胆道出血。

　　在约 90% 的病例中，结直肠是下消化道出血的主要来源。在剩余的 10% 中，出血部位位于小肠内。在急性下消化道出血中，憩室病变（20%～55%）、血管畸形（3%～40%）、肿瘤（8%～26%）、结肠炎（6%～22%）、良性肛管直肠病变（9%～10%）是常见的出血原因。在小于 50 岁的人群中，肛管直肠疾病（如痔疮、肛裂、溃疡）占出血的 67%。而在高龄患者中，憩室病变、血管扩张、结肠炎和新生物则相对常见。

　　结肠憩室出血（图 2-7-4-13）是下消化道出血最常见的原因。在肠道准备欠佳的情况下，内镜难以在数十到数百个憩室中寻找出血点，整个过程可能需要耗费数小时。术前使用 CT 定位出血的憩室十分重要，使内镜检查更具针对性。在 CT 上可表

现为薄壁结构，向肠腔外膨出，内可含气或肠内容物，合并出血是其内可见高密度影。引起结肠出血的血管性病变可分为高血流量病变（如动静脉畸形和 Dieulafoy 病），低血流量病变（如毛细血管扩张症），以及静脉来源的出血（如痔和门静脉高压引起的静脉曲张）。黏膜下的血管畸形可能难以在结肠镜检查中发现。动静脉畸形和 Dieulafoy 病在动脉期明显强化，尽管两者影像学表现有所重叠，引流静脉早显通畅更倾向于诊断动静脉畸形。典型的毛细血管扩张症通常在动脉期显示不清，而在肠期和门静脉期最为明显。门脉高压相关的静脉曲张常累及盲肠、升结肠或直肠。在直肠中，门脉高压相关的静脉曲张需要与痔鉴别，前者常位于齿状线上方，并且盆腔及腹部其他部位亦可找到门脉高压的证据。由于血管发育不良的再出血概率高达 85%，

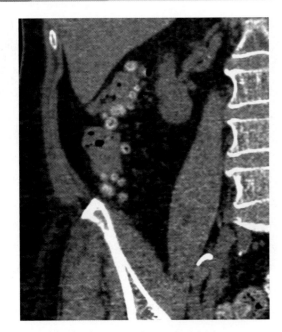

图 2-7-4-13　结肠多发憩室合并出血

而憩室出血仅为 25%，区分憩室出血和血管发育不良十分重要。肿瘤和结肠炎分别是下消化道出血的第三和第四大常见原因，CT 对发现此类病变及良性肛门直肠病变亦有帮助。结肠炎偶尔可导致急性下消化道出血。结肠炎表现为肠黏膜强化，肠壁水肿增厚，肠周脂肪间隙可模糊，肠系膜血管可扩张、增多。由于结肠炎的影像学表现为非特异性，常需要对所见征象进行鉴别诊断。病变主要累及结肠可作为提示的征象。缺血性结肠炎的特点包括分水岭性分布、动脉粥样硬化及低血压史。感染性结肠炎表现通常为非特异性。结肠炎症性肠病与放射性肠炎通常根据病变的分布和临床病史来确定。新生物可表现为局灶性或环壁占位。需要注意的是，缺乏肠道准备的情况下，结肠肿瘤常常由于肠管扩张不良在 CT 上难以识别。术后出血可发生在吻合部位或更远的位置。

与多期 CTE 相比，CTA 对小肠壁的评估能力相对欠佳，但对于出血速度较快且血流动力学不稳定的患者，CTA 更助于识别急性下消化道出血患者的出血点是否位于小肠，从而避免不必要的结肠镜检查。在年轻患者中，小肠出血的最常见原因是克罗恩病。轻度消化道出血在克罗恩病患者中很常见，但严重的胃肠道出血相对少见。弥漫性炎症是最常引起出血的原因，但溃疡或息肉也可能会引起小肠出血。肠壁增厚、强化和溃疡是常见的征象，在 CTE 上显示良好。炎性明显进展或出现窦道、瘘管和脓肿时，CTA 上亦较易识别。小肠的血管畸形和

新生物在年龄较大的患者中常见。无明显活动性出血时，这些病变更适合在多期 CTE 上评估。

【诊断要点】

①提示消化道出血的症状和体征，如呕血、便血、黑便、休克等。②影像学上见消化道局部放射性浓聚区或对比剂渗出，渗出区随时间进展而呈逐渐扩大趋势。③出血区观察到血管畸形、新生物等引起急性出血的病因。

【鉴别诊断】

1. **核素显像上需要鉴别的征象**　代表活动性出血的显像剂外渗区需要与背景性放射性浓聚区（如肝脏、脾脏等）鉴别，要特别的注意的是，外渗的显像剂（出血区）与背景性放射性浓聚区重叠时也可能会得出假阴性结果，采取斜位成像可减少这些重叠区的漏诊。副脾和腹膜后静脉曲张、月经期的女性子宫也可能出现放射性浓聚，造成假阳性结果。

2. **DSA 上需要鉴别的征象**　DSA 评价时需要注意某些可能导致假阳性检查结果的情况，包括肠黏膜充血、肾上腺充血以及与蠕动或呼吸运动相关的伪影。

3. **CT 上需要鉴别的征象**　部分征象在 CT 上和消化道出血容易混淆，在阅片时要注意鉴别，避免因误诊而令患者接受不必要的血管造影或手术。首先，要保证患者在行检查前未口服对比剂，尤其是阳性对比剂，因为含碘的口服对比剂可模拟胃肠道内出血征象，造成误诊或与真正出血灶混淆不清，为临床进一步诊治带来困难。即使是口服阴性对比剂（例如纯水），也可能为准确诊断带来困难，水会稀释外渗的对比剂，在出血量较少、出血血流率较低时出血点可能会显示不清。手术缝线影、钙化灶及高密度肠内容物同样需要与出血鉴别，对比平扫图像与增强扫描高密度区通常可将其区分开来。

（梁长虹　王秋实　叶维韬）

参 考 文 献

1. Millet I, Orliac C, Alili C, et al. Computed tomography findings of acute gastric volvulus. European Radiology, 2014, 24 (12): 3115-3122.

2. Rashid F, Thangarajah T, Mulvey D, et al. A review article on gastric volvulus: a challenge to diagnosis and management. International Journal of Surgery, 2010, 8 (1): 18-24.

3. Huang C C, Chen C K, Chiu H H, et al. Education and imaging: Gastrointestinal: Bochdalek's hernia associated with gastric volvulus. Journal of Gastroenterology & Hepa-

tology，2010，25（11）：1807-1807.

4. Lee N K，Kim S，Jeon T Y，et al. Complications of congenital and developmental abnormalities of the gastrointestinal tract in adolescents and adults：evaluation with multimodality imaging. Radiographics A Review Publication of the Radiological Society of North America Inc，2010，30（6）：1489.

5. Guniganti P，Bradenham C H，Raptis C，et al. CT of Gastric Emergencies. Radiographics A Review Publication of the Radiological Society of North America Inc，2015，35（7）：1909-1921.

6. 郭启勇. 实用放射学. 第 3 版. 北京：人民卫生出版社，2007.

7. Del Gaizo AJ，Lall C，Allen BC，et al. From esophagus to rectum：a comprehensive review of alimentary tract perforations at computed tomography. Abdom Imaging，2014，39：802-823.

8. 李炳荣，周利民，张文伟，等. 多层螺旋 CT 在胃肠道穿孔诊断中的价值. 医学影像学杂志，2013，23（5）：1434-1440.

9. 丁琴妹. X 线与 CT 在诊断胃肠道穿孔中的对比分析. 医学影像学杂志，2011，21（3）：162-163.

10. 中华医学会放射学分会腹部学组. 腹部 CT 扫描规范指南（试用稿）. 中华放射学杂志，2007（9）：999-1004.

11. 张联合，章士正，胡红杰，等. 口服甘露醇多层螺旋 CT 小肠造影的临床价值. 中华放射学杂志，2005（4）：423-427.

12. 史晓宝. 口服碘对比剂在胃肠道的吸收及其安全性进展. 放射学实践，2016，2：187-189.

13. 饶圣祥，曾蒙苏，张利军，等. 多层螺旋 CT 小肠造影对常见小肠肿瘤的诊断价值. 实用放射学杂志，2012（10）：1561-1564.

14. 颖文，柴汝昌，苏云杉，等. 口服甘露醇多层螺旋 CT 小肠造影的临床应用. 中国医学影像学杂志，2007（5）：375-377.

15. Angelelli G，Moschetta M，Cosmo T，et al. CT diagnosis of the nature of bowel obstruction：morphological evaluation of the transition point. La Radiologia medica，2012，117（5）：749-758.

16. Atri M，McGregor C，McInnes M，et al. Multidetector helical CT in the evaluation of acute small bowel obstruction：comparison of non-enhanced（no oral，rectal or IV contrast）and IV enhanced CT. European journal of radiology，2009，71（1）：135-140.

17. Boudiaf M，Soyer P，Terem C，et al. CT evaluation of small bowel obstruction. Radiographics：a review publication of the Radiological Society of North America，Inc，2001，21（3）：613-624.

18. Lappas JC，Reyes BL，Maglinte DD. Abdominal radiography findings in small-bowel obstruction：relevance to triage for additional diagnostic imaging. AJR American journal of roentgenology，2001，176（1）：167-174.

19. Atahan K，Aladagli I，Cokmez A，et al. Hyperosmolar water-soluble contrast medium in the management of adhesive small-intestine obstruction. The Journal of international medical research，2010，38（6）：2126-2134.

20. Wadani HA，Al Awad NI，Hassan KA，et al. Role of water soluble contrast agents in assigning patients to a non-operative course in adhesive small bowel obstruction. Oman medical journal，2011，26（6）：454-456.

21. Yeo SA，Chew MH，Eu KW. Systematic review and meta-analysis of the diagnostic and therapeutic role of water-soluble contrast agent in adhesive small bowel obstruction. Br J Surg，2010，97：470-478.

22. Branco BC，Barmparas G，Schnuriger B，et al. Systematic review and meta-analysis of the diagnostic and therapeutic role of water-soluble contrast agent in adhesive small bowel obstruction. The British journal of surgery，2010，97（4）：470-478.

23. 吴孟超，吴在德. 黄家驷外科学. 第 7 版. 北京：人民卫生出版社，2008.

24. Alexander S，Philips，Shaile. Imaging of uncommon causes of large-bowel obstruction. AJR Am J Roentgenol，2017，209（5）：W277-W286.

25. Jaffe T，Thompson WM. Large-bowel obstruction in the adult：classic radiographic and CT findings，etiology，and mimics. Radiology，2015，275（3）：651-663.

26. Paulson EK，Thompson WM. Review of small-bowel obstruction：the diagnosis and when to worry. Radiology，2015，275（2）：332-342.

27. Rami Reddy SR，Cappell MS. A systematic review of the clinical presentation，diagnosis，and rreatment of small bowel obstruction. Curr Gastroenterol Rep，2017，19（6）：28.

28. Gore RM，Silvers RI，Thakrar KH. Bowel obstruction. Radiol Clin North Am，2015，53（6）：1225-1240.

29. Wells ML，Hansel SL，Bruining DH，et al. CT for Evaluation of Acute Gastrointestinal Bleeding. Radiographics，2018，8：170138.

30. Steiner K，Gollub F，Stuart S，et al. Acute gastrointestinal bleeding：CT angiography with multi-planar reformatting. Abdominal Imaging，2011，36（2）：115-125.

31. Laing C J，Tobias T，Rosenblum D I，et al. Acute gastrointestinal bleeding：emerging role of multidetector CT angiography and review of current imaging techniques. Radiographics，2007，27（4）：1055-1070.

32. Artigas J M，Martí M，Soto J A，et al. Multidetector CT angiography for acute gastrointestinal bleeding：technique and findings. Radiographics A Review Publication of the Radiological Society of North America Inc，2013，33（5）：1453-1470.

33. Geffroy Y，Rodallec MH，Boulay-Coletta I，et al. Multidetector CT angiography in acute gastrointestinal bleeding：why，when，and how. Radiographics A Review Publication of the Radiological Society of North America Inc，2011，31（3）：E35.

第八章 功能性疾病

第一节 食管痉挛

【临床概述】

食管痉挛是指食管因运动功能失调紊乱所导致的食管暂时性狭窄；可分为节段性与弥漫性，目前以研究弥漫性食管痉挛多见。弥漫性食管痉挛（DES）属于原发性食管动力性疾病中的一种。其食管动力异常主要局限在食管中下段的平滑肌，表现为食管同时相性强烈的非推进性持续收缩或重复性收缩。弥漫性食管痉挛可见于任何年龄，平均年龄近50岁，女性多见，该病病因尚不明了。多数学者认为该病与食管神经肌肉变性、精神心理因素、感觉因素、食管黏膜刺激、炎症和衰老等有关。

【临床特点】

临床表现为胸痛、吞咽困难、反食、胃灼热，部分患者合并有焦虑、抑郁、恐病、神经过敏等心理紊乱表现。间隙性反复发作，抗痉挛药物可缓解。

【影像检查技与优选】

钡剂造影检查可明确大多数食管器质性病变，又能显示食管运动异常。而内镜只对黏膜性病变诊断敏感。食管测压只能了解食管的功能性变化，无法观察食管的形态改变。故诊断弥漫性食管痉挛应首选食管钡剂造影检查，当检查结果不明确或为阴性时，可加用食管测压法。

【影像学表现】

弥漫性食管痉挛是功能障碍，常间歇性发生，所以钡剂造影表现多种多样，多见于食管中下三分之二。在食管痉挛时，食管下段蠕动性收缩减弱，而出现无推进性的第三收缩波，非推进性收缩可在钡柱经过平滑肌部分时产生多个切迹；严重痉挛时，食管内钡柱或钡剂陷入强烈收缩波间或被收缩波隔断而呈螺旋状、串珠状、卷曲状，甚至假憩室形成（图2-8-1-1）。由于强烈的收缩致食管短缩可合并有裂孔疝的出现，多见于严重运动异常者。节

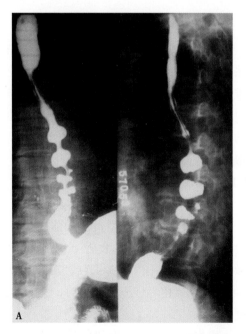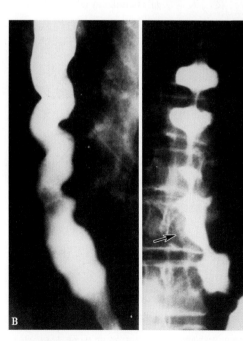

图2-8-1-1　弥漫性食管痉挛
食管内钡柱或钡剂陷入强烈收缩波间或被收缩波隔断而呈螺旋状、串珠状、卷曲状

段性食管痉挛多发生于食管中下三分之一,表现为4～5个间隔1～2cm的环形收缩环,食管柔软、黏膜皱襞正常。

【诊断要点】

本病诊断主要依赖于食管钡剂造影,特征性的收缩环、管壁光滑、柔软,黏膜皱襞正常及抗痉挛药物治疗有效是其诊断的有效依据。

【鉴别诊断】

1. 胃食管反流性疾病 反流常引起食管黏膜炎症、糜烂、溃疡等改变,造影示食管下段黏膜皱襞粗乱;较少出现强烈收缩波。

2. 贲门失弛缓症 根据症状很难鉴别,但贲门失弛缓症的钡剂造影表现多较典型,鉴别较容易。但在贲门失弛缓症的早期,它的造影表现多不典型,此时需测压来进行鉴别。

(伍 兵 刘 丹 方 鑫)

参 考 文 献

1. 白人驹,张雪林. 医学影像诊断学. 第3版. 北京:人民卫生出版社,2010.

2. 厉有名. 食管病学. 北京:人民卫生出版社,2010.

第二节 贲门失弛缓症

【临床概述】

食管动力性疾病有原发性和继发性两种,病因较多(表2-8-2-1)。贲门失弛缓症(achalasia of cardia),简称失弛缓(achalasia),是原发性食管动力性疾病中的一种。贲门失弛缓症也有原发性和继发性之分,原发性贲门失弛缓症临床多见;继发性贲门失弛缓症少见,主要由食管癌、胃癌、南美锥虫病以及特发性假性肠梗阻等所引起。该病病因至今仍不十分清楚,多数人认为系原发于食管远端2/3肌肉失去正常神经支配而引起的一种动力障碍性疾病。国内报道该病占食管疾病的6.56%,有发病率逐渐上升趋势,可见于各年龄组,但多见于20～40岁,男女发病率相当,约为1:1.15。本病最主要的病理变化是食管神经异常,食管壁内肌间神经丛发生变性,神经节细胞减少,甚至完全缺如,其中食管体部神经节细胞减少较食管下括约肌处明显。神经节细胞减少与病程呈正相关。吞咽时食管体部无推进性收缩、食管下括约肌松弛障碍是该病病理生理上最主要的特征。

表2-8-2-1 食管动力性疾病病因

原发性
贲门失迟缓症
胃食管反流病
弥漫性食管痉挛
胡桃夹食管
非特异性食管运动紊乱
老年性食管
易激食管
食管高幅蠕动收缩
食管长时限蠕动收缩
特发性食管下括约肌高压症
食管下括约肌低压综合征
继发性
结缔组织病:系统性硬化症
系统性红斑狼疮
混合性结缔组织病
代谢及内分泌病:糖尿病
甲状腺病
淀粉样变性
神经肌肉疾病:帕金森病
皮肌炎
肌营养不良
特发性假性肠梗阻
运动性终板疾病:重症肌无力

【临床特点】

临床表现为吞咽困难、胸骨后不适、食物反流,多在情绪激动或食刺激性食物后加重。常继发吸入性肺炎、食管炎、食管憩室,病程较长者还可继发癌变。

【影像检查技术与优选】

钡剂造影是食管贲门失弛缓症的首选检查方法,基本可明确诊断及病变程度。也是各种吞咽困难患者主要的筛选手段。测压检查是一种操作简便、安全的食管功能检查方法,常用于观察食管运动,有助于确定贲门失弛缓症的诊断。特别对X线造影阴性结果或贲门失弛缓症早期患者尤为重要。CT与MRI一般少用于本病诊断。

【影像学表现】

1. 钡剂造影 典型贲门失弛缓症钡剂造影时,食管体部缺少蠕动波,食管下端呈漏斗状狭窄,边缘光滑整齐,称作"鸟嘴状"或"萝卜根状"改变(图2-8-2-1)。立位吞钡充盈食管时,食管体部呈不同程度的扩张。

根据食管扩张程度放射学常分为3度:I度扩张直径<3.5cm,病变范围仅位于食管下段;II度扩

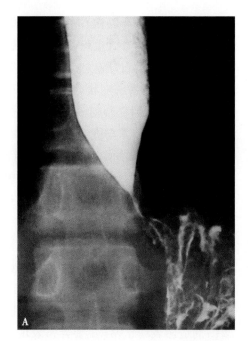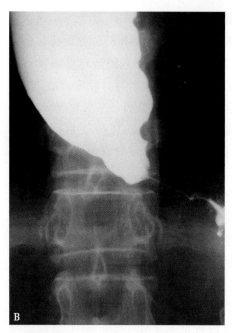

图 2-8-2-1　贲门失弛缓症

食管下端呈漏斗状狭窄，边缘光滑整齐，为"鸟嘴状"或"萝卜根状"改变

A. Ⅰ度扩张；B. Ⅱ度扩张

张直径 3.5～6cm，其范围波及食管下 1/3 段；Ⅲ度扩张直径 >6cm，其部位已达食管下 2/3 段。某些严重的食管扩张，整个食管高度扭曲，可呈结肠样改变。由于该病食管横纹肌很少受累，故食管上段轮廓多正常。

2. CT 表现　典型的贲门失弛缓症可见食管中下部直径明显增大，部分患者食管壁变薄；少数患者可见贲门管壁增厚；远端食管近食管胃连接部局部狭窄；贲门失弛缓症长期存在可癌变，远端食管僵硬、狭窄，包绕周围血管及组织，纵隔淋巴结肿大（图 2-8-2-2）。

3. MRI 表现　影像表现与 CT 表现类似。

【诊断要点】

典型 X 线表现结合临床吞咽困难、胸骨后沉重或梗阻感，且多在情绪激动或食刺激性食物后加重，一般易诊断。

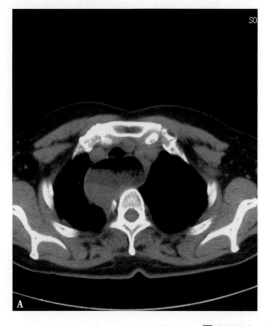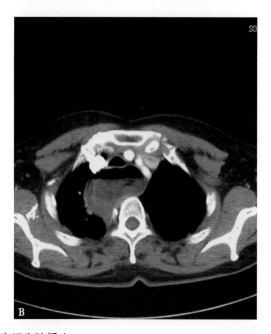

图 2-8-2-2　贲门失弛缓症

A、B. CT 平扫 + 增强示食管中下部管径明显增大，食管壁变薄，管腔内见大量内容物

【鉴别诊断】

1. 贲门癌和下段食管癌 贲门失弛缓症与食管癌症状相似，X线造影时给予亚硝酸异戊酯吸入或口服温水可使失弛缓症的狭窄暂时轻度开放，显示黏膜线完整，可与恶性肿瘤鉴别。

2. 食管良性肿瘤 有类似贲门失弛缓症的吞咽困难，病程较长，钡剂造影可见食管外压改变，黏膜光滑完整。

3. 食管化学烧伤性狭窄 多有化学烧伤史，钡剂造影可见不规则曲线狭窄。

4. 弥漫性食管痉挛 贲门失弛缓症临床以吞咽困难为主要症状；弥漫性食管痉挛以胸痛为主要特征，且疼痛剧烈，有时向背部、肩胛放射，酷似心绞痛。造影示食管迅速排空，蠕动波仅达主动脉弓水平，食管下2/3段可见多发第三收缩波，食管腔出现同食管腔出现同轴性狭窄，致食管呈串珠状，但食管下括约肌可松弛。

（伍 兵 刘 丹 方 鑫）

参 考 文 献

冯晓源. 现代医学影像学. 上海：复旦大学出版社, 2016.

第三节 小肠吸收不良

【临床概述】

小肠吸收不良是指各种原因引起的小肠消化、吸收功能减损，以致营养物质不能正常消化、吸收而从粪便中排出，从而引起营养缺乏的临床综合征。分为特发性和继发性两种。特发性包含小儿乳糜泻、成人乳糜泻等；继发性包含多种类型，如吸收面积不足，例如，短肠综合征，胃结肠瘘，胃肠吻合不当等；黏膜表面病变，例如，麦胶引起的肠病，热带脂肪泻，寄生虫病，内分泌病等；运送障碍，例如，小肠细菌过度繁殖等；肠壁浸润，例如，Whipple病、淋巴瘤、Crohn病等。小肠吸收不良以脂肪泻比较常见，脂肪泻也叫口炎性腹泻（sprue），是由于十二指肠和空肠黏膜萎缩而引起的一种吸收不良综合征，用无麦胶饮食治疗有效，是小肠慢性腹泻的最常见原因之一。儿童比成年人更常见，成年人以50岁以后多见。病理表现为绒毛变平、增宽或消失，上皮变短，腺窝加长，杯状细胞减少，黏膜和黏膜下层有炎症细胞浸润，有时伴淋巴结增生。

【临床特点】

腹泻是主要临床症状，在儿童占80%，成人占50%。成人表现为腹泻伴有乏力、消瘦、恶心、厌食、腹痛和腹胀，有时也可能这些症状不明显，而表现为舌炎、贫血、骨质疏松、出血、感染、下肢水肿、低钙抽搐、神经系统症状等。患者用无麦胶饮食控制症状后，若再用麦胶刺激后可再次出现症状。

【影像检查技术与优选】

小肠钡剂造影简单易行、经济，能了解小肠功能情况及钡剂通过时间，为首选检查方法。CT、MRI还能反映肠壁及肠外情况，MRI尤其适用于小肠炎症性肠病治疗后的多次追踪复查。

【影像学表现】

1. 腹部平片 可显示肠道内大量积气，有时表现为空肠扩张、巨结肠、肾结石和胆结石。

2. 小肠钡剂造影 5%～10%的患者，口服法小肠钡剂造影表现正常，主要异常表现有对比剂被稀释，钡剂涂布差，钡柱分离呈"雪花状"或"羽毛状"。插管法小肠钡剂造影表现有空肠扩张，空肠黏膜皱襞稀少，皱襞增宽。对比剂被稀释主要发生在远端空肠和回肠，可伴有钡柱中断分离。在弥漫性病变，十二指肠和回肠也扩张，肠间距增宽，75%的患者十二指肠黏膜皱襞增厚，5%的患者空肠黏膜皱襞增厚，在肠管边缘测量大于2mm，皱襞高度变平，黏膜皱襞稀少，皱襞间距离加宽。严重的患者十二指肠黏膜皱襞增厚并稀少，空肠皱襞几乎消失。绒毛萎缩在双对比造影时可见网格状影（图2-8-3-1）。此外还可发现原发疾病的改变。小肠钡剂造影时的空肠黏膜活检可提高病变的诊断率。

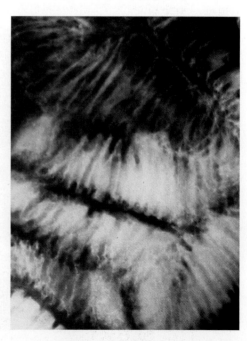

图 2-8-3-1 小肠吸收不良

小肠黏膜皱襞增宽、紊乱，表面呈"绒毛"样表现

3. CT 检查 可显示小肠壁增厚，小肠肠袢积液、扩张，肠腔内钡剂稀释，肠黏膜皱襞增宽，病变累及肠系膜及后腹膜淋巴结。此外还可发现原发疾病的改变。

4. MRI 检查 通过口服大量对比剂充盈小肠，再行 MRI 平扫及增强扫描，可观察肠腔内外、肠壁及周围组织情况，尤其适用于小肠炎症性肠病变治疗后的多次追踪复查，但对发现钙化不如 CT 敏感，且出现肠蠕动及气体影响图像质量较 CT 检查明显。

【诊断要点】

典型体征如慢性腹泻、体重减轻、乏力、维生素及矿物质缺乏症状，结合临床病史如短肠综合征、胃结肠瘘、胃肠吻合不当等，钡剂造影主要表现为小肠积气、积液、肠黏膜皱襞增宽、紊乱、减少甚至消失，肠壁呈"腊管状"，可提示该疾病诊断。通过肠镜取小肠黏膜活检可明确诊断。

【鉴别诊断】

1. 热带脂肪泻（tropical sprue） 常见于热带居民。病因不明，任何年龄均可发病，以成年人多见，男女均可发病。绒毛的变化为不完全性和局灶性。临床表现有腹泻，甚至可有脂肪泻、乏力、衰弱及体重下降、口炎、舌炎及大细胞性贫血。口服法小肠钡剂造影表现正常或肠管中度扩张，对比剂稀释絮凝，钡柱分节，黏膜皱襞和肠壁无明显变化。

2. Whipple 病 是一种原因不明的罕见的系统性疾病，主要累及小肠黏膜的固有层、心瓣膜及中枢神经系统、皮肤、关节和淋巴结等。多见于 50 岁以上的男性。发热、腹泻、关节疼痛和淋巴结肿大为其主要临床表现。小肠钡剂造影表现为十二指肠及空肠黏膜皱襞增宽呈螺旋状，绒毛增宽。小肠黏膜活检可证实有 PAS 阳性物质，电镜检查有阳性颗粒作为本病的诊断依据。

3. 短肠综合征（short bowel syndrome，SBS） 是指由于广泛的小肠切除，使小肠吸收面积极度减少，引起全身的营养不良等一系列表现。病变程度与保留肠管的长度、部位及患者的年龄等有关。小肠钡剂造影表现为小肠明显变短，通过时间明显加快。

4. 佐林格 - 埃利森综合征（Zollinger-Ellison 综合征） 钡剂造影表现为胃、十二指肠和空肠的异常，对比剂被稀释而呈絮状表现，胃和十二指肠蠕动减少，十二指肠淤积，在空肠动力突然加快。十二指肠和空肠管腔增宽，黏膜皱襞增宽，有时由于对比剂被稀释而使皱襞和溃疡很难显示，如果显示十二指肠和空肠溃疡，则应考虑佐林格 - 埃利森综合征。

5. 小肠淀粉样变性 口服法小肠钡剂造影表现为小肠动力减弱，通过时间延迟，间断性肠管扩张，有时可见肠套叠。肠壁明显增厚使肠间距增宽，黏膜皱襞增厚，但很少显示结节状改变，无对比剂稀释现象，未见明确狭窄。双对比造影可显示黏膜表面的微细异常，黏膜表面可见弥漫分布的凹凸不平的、细小的钡斑残留，为黏膜面细小溃疡的 X 线征象。正常的黏膜皱襞消失，此外，可见肠管边缘不规则，有的也可显示肠管狭窄。

（伍 兵 刘 丹 方 鑫）

参 考 文 献

冯晓源. 现代医学影像学. 上海：复旦大学出版社，2016.

第四节　肠易激综合征

【临床概述】

肠易激综合征（irritable bowel syndrome，IBS）是功能性胃肠道疾病中最常见的一种，主要症状有腹痛、腹胀或腹部不适等，排便后症状多改善，常伴排便习惯改变，并且缺乏临床常规检查可发现的能解释这些症状的器质性病变。中国人群 IBS 患病率为 1.0%～16.0%，总体患病率为 6.5%。各个年龄段均有发病，但以中青年更为常见，女性略多于男性。饮食因素可诱发或加重 IBS 症状；肠道感染是国人 IBS 的危险因素。其发病机制不详，核心发病机制被认为是内脏高敏感，此外遗传因素、精神心理异常、肠道感染、黏膜免疫和炎性反应、脑肠轴功能紊乱、胃肠道动力异常、食物不耐受和肠道菌群紊乱等多种因素也参与 IBS 发病；其中，胃肠道动力异常和内脏高敏感是 IBS 主要的病理生理基础，精神心理因素与部分 IBS 密切相关。

【临床特点】

IBS 不是一种单一的疾病，而是由多种病理导致的症状群。主要症状为腹痛、腹胀或腹部不适，排便后症状多改善，并常伴有排便习惯的改变。除腹部症状和排便异常外，IBS 患者常合并肠道外症状、精神心理异常，且生活质量明显下降，但通常全身健康状况不受影响。根据排便习惯的改变，可分为便秘型、腹泻型、混合型和不定型。腹泻型其病理生理特点表现为小肠张力极度亢进，肠蠕动活跃、增强；便秘型胃肠动力学改变主要在结肠，表现为结肠张力及收缩力减低、蠕动减慢，排空延迟。

【影像检查技术与优选】

影像检查主要包括全胃肠道造影、钡剂灌肠造影、结肠镜检查、腹部B超，其中钡剂灌肠造影、结肠镜检查是重要的检查手段，结肠镜检查常被认为是首选检查方法，主要目的为排除消化道器质性疾病。结肠镜检查时IBS患者极易感到腹痛，对注气反应敏感，肠道极易痉挛而影响操作、结肠袋消失或不明显、肠腔扭曲等表现对IBS诊断具有提示作用。

【影像学表现】

肠易激综合征的影像学所见无论是口服钡剂造影检查还是钡剂灌肠造影检查，都表现为一系列的结肠功能紊乱（图2-8-4-1、图2-8-4-2）。

1. **口服钡剂造影检查** 在肠易激综合征中，常可见钡剂在小肠与结肠中通过速度增快（图2-8-4-3）。也可见到小肠张力极度亢进而肠腔痉挛变细现象。结肠紧张力增高，结肠袋明显增多、增粗，有的整个结肠有明显缩短，变为方框形，各段结肠均拉直，肝曲和脾曲由原来的锐角曲折变为分开的小圆弧形。24小时后复查，钡剂大多全部排空，有时可见长细条状残存的钡剂，称为"线样征"。这仅仅说明肠管内存在大量黏液，少量钡剂附着在黏稠的黏液上，并无诊断意义。肠功能亢进者由于水分吸收后，钡剂的分布呈一串彼此分开的栗子状。

2. **钡剂灌肠造影检查** 主要表现为肠管痉挛、收缩、张力增高，并有频繁的、局部的肠壁刺激性增强现象。在钡剂注入乙状结肠、直肠交界处时常有痉挛收缩出现，使钡头进入发生短暂停顿，不易继续上升。有时可痉挛较长时间，待痉挛缓解后，钡剂可迅速到达乙状结肠和降结肠，甚至很快到达右半结肠。结肠张力高而肠管显示较细窄，有时少量钡剂即可在短时间内充盈整个结肠，结肠袋小而数量多，边缘呈不规则锯齿状改变。常可见多处肠管不规则收缩，形态可变、范围较广是其特征。分泌增加时，可见肠腔内有大量黏液存在的征象，如双层肠壁样表现，一时不易与钡剂混合的黏液将黏膜面上涂着的薄钡层与大部分沉积在肠管中央的钡剂相分离，使两者之间形成一条2~5mm宽的透明带。钡剂排出后，黏膜皱襞紧缩，稠密如花纹状，黏膜纹增粗，结肠袋浅而多。结肠功能亢进比较明显的患者常可在降结肠中见到一般长20~30cm，宽约数毫米至1cm的钡剂，其中可见黏膜纹。有时亦可出现纵行黏膜、竹节状黏膜。但无论是哪一种表现都是易变的。有时可见整个结肠内钡剂均迅速排出，只有在盲肠部留有少量钡剂，而回肠内则有较多钡剂的逆流。

3. **双对比造影** 可见结肠袋形明显增多，尤其是左半结肠。部分肠管收缩，钡剂沉附于黏膜表面如大理石样条纹影，在充盈像及黏膜像上所见到的异常，双对比造影上肠管扩张正常。当肠壁钡剂沉积在大量的黏液表面时，可形成扁平、无定形的边缘性或腔内的充盈缺损影，但用手推压或以钡剂冲洗后，其形态及位置均可改变。

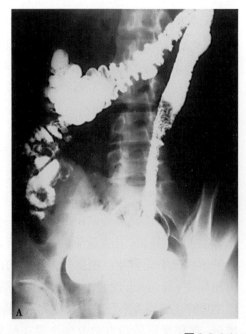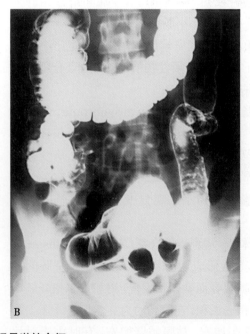

图2-8-4-1 肠易激综合征

A. 降结肠呈痉挛状态，肠壁不规则；B. 降结肠扩张良好，肠黏膜规则

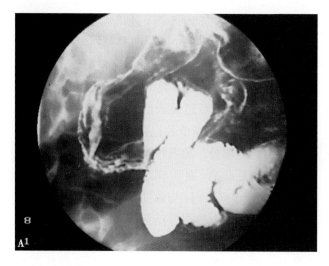

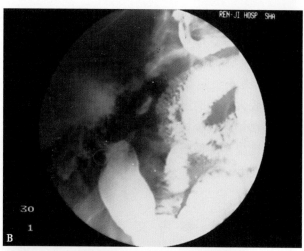

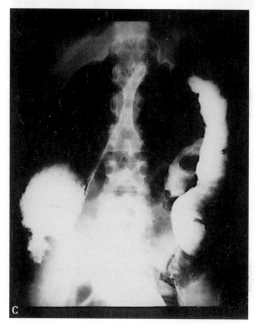

图2-8-4-2　血小板减少性紫癜所致肠功能紊乱
A. 十二指肠扩张，黏膜皱襞平坦；B. 10 小时后，部分对比剂刚入结肠，末段回肠扩张显著，蠕动明显减弱；C. 结肠呈节段性扩张，钡剂难以涂布

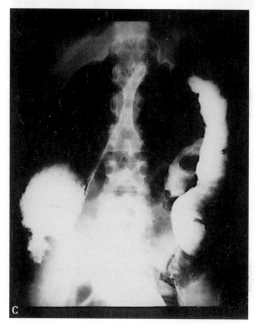

图2-8-4-3　肠易激综合征
口服钡剂后约 5 分钟到达回盲部，提示小肠蠕动活跃，小肠未见器质性病变

【诊断要点】

IBS 的诊断主要依据临床症状，当患者反复出现发作性腹痛，伴排便次数或粪便性状改变，肠道无器质性病变但是整个肠道对刺激的生理反应有过度或反常现象时应考虑 IBS 的可能。口服钡剂造影检查可见小肠与结肠中通过速度增快；钡剂灌肠造影检查，主要表现为肠管痉挛、收缩、张力增高，并有频繁的、局部的肠壁刺激性增强现象。

【鉴别诊断】

首先须将胃肠道功能性疼痛的患者从结构性病变，特别是从引起机械性肠梗阻的病变中鉴别出来，同样重要的是那些有真正梗阻的患者需进行手术，而那些无肠道梗阻的功能性疾病的患者则应避免手术。放射科医生应牢记肠功能性疾病广泛的鉴别诊断，并准备提出有关潜在的疾病、家族史、手术史、药物使用和代谢及电解质状态的问题。

平片和口服钡剂造影检查是鉴别肠功能性疾病或肠梗阻的 X 线检查的主要依据。腹部平片对显示所有肠段扩张的神经肌肉功能障碍具有很高的诊断价值，可是不一定能见到典型的弥漫性肠管扩张，因为有较大直径的近端结肠扩张（Laplace 定律）和掩盖远端结肠较少扩张的倾向，这种扩张的不一致可错误地提示肠梗阻，造影检查可确定存在或不存在结肠梗阻。

（伍 兵 刘 丹 方 鑫）

参 考 文 献

1. 中华医学会消化病学分会胃肠功能性疾病协作组. 中国肠易激综合征专家共识意见（2015 年，上海）. 中华消化杂志，2016，36（5）：299-312.

2. 张璐，段丽萍，刘懿萱，等. 中国人群肠易激综合征患病率和相关危险因素的 Meta 分析 [J]. 北京：中华内科杂志，2014，53（12）：969-975.

3. 唐旭东，卜兆祥. 肠易激综合征的基础与临床. 北京：科学技术文献出版社，2015.

4. O'Connor O J, Mcsweeney S E, Mcwilliams S, et al. Role of radiologic imaging in irritable bowel syndrome: evidence-based review. Easton: Radiology, 2012, 262（2）: 485.

5. Xie D P, Li S, Li L, et al. Beta-arrestin 2 is involved in the increase of distal colonic contraction in diabetic rats. Amsterdam: Regul Pept, 2013, 185: 29-33.

第五节　结直肠功能性病变

一、假性肠梗阻

【临床概述】

结肠假性梗阻是一种以机械性肠梗阻的症状和体征为特征，而肠管无明显器质性梗阻病变的临床综合征。其功能异常，常为多节段改变，往往可涉及全消化道（食管、胃、小肠及结肠）及其他内脏器官，如膀胱、胆囊等，主要为肠道动力异常。

【临床特点】

结肠假性梗阻分为原发性及继发性，又分为慢性及急性。原发性结肠假性梗阻的发病率很低，多发生于 50 岁以上人群。急性结肠假性梗阻常继发于某些疾病，主要是间断或持续性肠梗阻。典型的表现为明显腹胀，并有痉挛性腹痛，在短时间内进行性加重。恶心、呕吐少见，可有便秘、排气不能或腹泻。便秘严重时，常有严重的粪便嵌塞，患者腹部膨隆突出明显，肠鸣音低下或仍然存在。多数患者腹软，可有轻度压痛，但无明显反跳痛。少数患者可有腹部绞痛。当结肠严重扩张时，肠壁发生血供障碍，可导致结肠袋撕裂，引起结肠穿孔，随之发生化脓性腹膜炎，若延误诊治可能因此而死亡。慢性结肠假性梗阻很少单独存在，常表现为慢性小肠假性梗阻的一部分。原发性慢性结肠假性梗阻表现为复发性餐后腹痛、腹胀，常因惧食而消瘦，营养不良，常便秘，也可腹泻；与急性型不同之处在于慢性型很少穿孔。继发性慢性结肠假性梗阻常继发于平滑肌功能障碍和神经功能障碍，表现为消化道的张力降低，蠕动减慢，并有导致其发生的基础性疾病的表现。全层肠壁组织活检对明确病因、鉴别病变为神经源性亦或肌源性有重要意义。

【影像检查技术及优选】

腹部平片应作为常规检查，且应包括腹部直立位和仰卧位。钡剂造影能显示肠道运动、形态有无异常，但为避免肠穿孔，作钡剂灌肠检查应慎重。CT 检查能准确测量肠腔管径及肠壁厚度，并且能评估肠管以外情况。cine-MRI 作为一种无创检查方式，在评估胃肠道运动能力方面有很大优势。

【影像学表现】

腹部平片应作为常规检查，且应包括腹部直立位和仰卧位。平片可见盲肠、升结肠或右半结肠有明显的充盈扩张，一般无液平。结肠扩张呈分节状。在肝曲或脾曲处呈离心截断点的改变。在不扩张的降结肠或直肠内可见到一些气体，小肠内无气体或仅见少量气体。当病变累及降结肠及乙状结肠时则左半结肠也可有充气扩张，但不如右半结肠明显。当回盲瓣功能不全时小肠也可扩张。少数患者还可见到液平。

钡剂灌肠检查可见盲肠及升结肠扩张，但不存在远端结肠梗阻征象。为避免肠穿孔，作钡剂灌肠检查应慎重，可先用肛管排气，然后注入少量钡剂，如钡剂进入扩张的肠管则可排除机械性肠梗阻，即应停止注钡剂而结束检查。由于目前内镜检查已相当普遍，在这种情况下钡剂灌肠检查已很少应用。一般可用腹部平片检查进行随访，以决定是否进行手术处理。对以便秘为主的假性肠梗阻，不宜立即进行消化道钡剂检查，应安排在清洁肠道之后进行。

慢性结肠假性梗阻患者的腹部平片可见结肠和小肠均有不同程度的充气和扩张，钡餐造影检查可见消化道张力降低，蠕动减慢，肠曲扩张和肠管内液体潴留。慢性假性肠梗阻很少仅累及单一肠段，如仅有单一肠段受累，则应对这一部位做仔细的检查以除外这一部位的其他器质性病变。

CT检查主要表现为肠梗阻征象，肠管扩张，但壁不增厚，肠扩张和非扩张之间有一个明显的转变或"切断"（图2-8-5-1）。也有文献指出扩张结肠的移形带的位置具有一定的特殊性，倾向位于脾曲或其附近。CT检查能够对肠梗阻进行定位及定性，并且对排除穿孔、梗阻及中毒性巨结肠等方面有重要作用。盲肠是最有可能穿孔的区域，临床上是否行结肠减压，部分取决于盲肠的直径；其直径测量是非常重要的。当盲肠直径超过12cm时，则需要行结肠减压，而CT比腹部X线能更准确测量盲肠直径。

近年来，磁共振电影成像（cine-MRI）检查已经成为评估和监测胃肠道运动功能的一种无创方法，其主要测量平均肠管内径和收缩比率，有文献指出CIPO患者的肠管内径明显高于健康人群，收缩比率<60%即提示肠管收缩不良。

【诊断要点】

影像表现主要为机械性肠梗阻的征象，结合临床排除器质性梗阻病变可提示该病诊断；必要时可行全层肠壁组织活检明确诊断。

【鉴别诊断】

主要与器质性肠梗阻相鉴别。肠梗阻基本分三类，即机械性、动力性及血运性，虽然肠梗阻的基本影像表现主要为梗阻以上肠管的积气、积液和扩张。但各自有一定的特点：如麻痹性肠梗阻，临床表现为腹痛腹胀，肠鸣音消失，见于手术、腹部炎症等，大小肠呈均等积气扩张，可有一定液气平，肠管互相聚拢，但肠间隙一般正常；机械性肠梗阻可表现为梗阻部位以上的肠管充气、扩张并见气液平形

成，梗阻远端无气体；血运性肠梗阻除了基本肠梗阻征象外，还可出现假肿瘤征、咖啡豆征等特殊征象。此外CT检查还有助于明确梗阻部位及原因。

（伍 兵 刘 丹 方 鑫）

参 考 文 献

1. Bernardi M, Warrier S, Lynch AC, et al. Acute and chronic pseudo-obstruction: a current update. Anz Journal of Surgery, 2015, 85(10): 709-714.

2. Pereira P, Djeudji F, Leduc P, et al. Ogilvie's syndrome-acute colonic pseudo-obstruction. Journal of Visceral Surgery, 2015, 152(2): 99-105.

3. Levy A D. Colonic Pseudoobstruction: CT Findings. Yearbook of Diagnostic Radiology, 2009, 2009: 260.

4. Fuyuki A, Ohkubo H, Higurashi T, et al. Clinical importance of cine-MRI assessment of small bowel motility in patients with chronic intestinal pseudo-obstruction: a retrospective study of 33 patients. The Japanese Society of Gastroenterology, 2017, 52(5): 577-584.

二、直肠盆底功能性疾病

【临床概述】

盆底功能障碍性疾病（pelvic floor dysfunction，PFD）是一类由盆底支持结构缺陷、损伤及功能障碍引起的疾病。其中以排便障碍综合征（ODS）、盆腔器官脱垂（POP）和尿失禁为最常见。其病因多种，产科病变被认为是盆底损伤主要病因，而衰老、肥胖、导致腹内压升高的慢性疾病、子宫切除术、既往根治性盆腔手术以及患者的遗传易感性均可导致盆底支持能力降低，从而发生盆底功能障碍性疾病。

【临床特点】

盆底功能障碍性疾病临床症状与病变部分相关。盆腔分为三部分，分别为前、中、后区。当前区累及时，主要症状为排尿困难、尿失禁、膀胱突出；中区可表现为阴道穹窿或子宫脱垂等；后区则表现为肛门或盆腔疼痛、便秘、直肠脱垂、或大便失禁等；排便障碍综合征（ODS）是骨盆底后区功能紊乱的主要表现之一，是指直肠排泄不充分而导致严重便秘，常由直肠突出、直肠内套叠和脱垂导致。器质性病变（如直肠脱垂、直肠下降、直肠内套叠、直肠膨出和肠疝）或功能性病变（耻骨直肠肌综合征）均可导致ODS。区别器质性或功能性病变是至关重要的，因为器质性病变通常是采取外科治疗，而功能性病变是采取保守治疗。

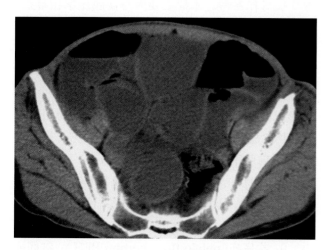

图2-8-5-1 假性肠梗阻
腹部CT平扫示肠腔扩张，可见多发宽大液气平面；肠壁未见明显增厚

【影像检查手段及优选】

盆底功能障碍性疾病的诊断是非常困难的，目前通过结合临床病史、体格检查、生理测试和影像检查来实现。评估盆底功能障碍性疾病的主要影像检查手段为常规排粪造影、盆底动态 MRI 或磁共振排粪造影。

排粪造影能对直肠肛门部的功能性和器质性病变特别是对功能性疾病所致的长期顽固性便秘患者作出明确的诊断，但并不能识别盆腔前中后区的异常；多重造影显著提高了其诊断价值，但这些方法操作复杂、辐射剂量较大、无法直接描述直肠周围软组织情况等缺点，不易被患者接受。以上方法都侧重功能检查，只能以一些间接征象来推断肛直肠及盆底功能性病变与周围情况，而不能直接对引起该疾病的解剖因素直观地观察并分析。动态 MRI 软组织分辨率高，其通过观察盆底肌肉及邻近结构的形态变化，能比排粪造影更精确、更全面直观发现盆底功能性疾病形成原因及盆底解剖结构的细微变化，有利于发现盆底功能障碍以及盆腔内脏下垂。现有的绝大多数报道均显示动态 MRI 检查优于传统排粪造影。

【影像学表现】

常规排粪造影表现分述如下：

1. **会阴下降**（perineum descending, PD）　为力排时肛上距≥31mm，经产妇≥36mm 者。肛上距为 31～80mm，多数伴有其他异常，故有会阴下降综合征（descending perineum syndrome, DPS）之称。有的单独出现会阴下降。

2. **直肠前壁黏膜脱垂**（anterior mucosal prolapse, AMP）　是增粗而松弛的直肠黏膜脱垂于肛管上部前方，排粪造影时该部呈凹陷状，而直肠肛管结合部的后缘光滑连续。

3. **直肠内套叠**（internal rectal intussusception, IRI）　又称直肠隐性脱垂（concealed procidentia）。它有两种情况，即直肠内黏膜套叠和直肠内全层套叠。前者为增粗而松弛的直肠黏膜脱垂，在直肠内形成厚约 3mm 的环形套叠。如环形套叠环的厚度 >5mm 者则应考虑为全层套叠（图 2-8-5-2）。两者的鉴别有时很困难，用盆腔（有机碘水）造影同时作排粪造影较有帮助。因可同时观察到直肠全层套叠的内外环形陷凹影像。依 IRI 的发生部位，可分直肠近段、远段套叠和直肠套入肛管 3 种情况。有的 IRI 与 AMP 并存或由 AMP 发展成 IRI。有的为多发套叠，有的为多重套叠。

4. **直肠外脱垂**（external rectal prolapse, ERP）　也称直肠脱垂、完全性直肠脱垂，即脱垂于肛门外，形成大小不等、长度和形态不一的肛门外脱垂块物。

5. **直肠膨出**（rectocele, RC）　或称直肠前突，为直肠壶腹部远端呈囊袋状突向前方（阴道）深度 >6mm 者，有的达 50mm 以上，有时其内可见液平面，是女性，特别是经产妇的常见病（图 2-8-5-2）。检查中 RC 的长度先后可变。深度不变，测量时要测量其深度和长度。

6. **盆底痉挛综合征**（spastic pelvic floor syndrome, SPFS）　为用力排粪时盆底肌肉收缩而不松弛的功能性疾病。力排时肛直角不增大，仍保持在 90° 左右或更小，且多出现耻骨直肠肌痉挛压迹（PRMI），即可诊断为 SPFS。本症常合并其他异常。如合并 RC 时，则 100% 出现"鹅征"。即将力排片竖摆显示：前突为鹅头，肛管为鹅嘴，痉挛变细的直肠远段似鹅颈，直肠近段和乙状结肠为鹅身尾，宛如一正在游泳中的鹅，我们称之为"鹅征"（goose sign）（图 2-8-5-3）。此征象对 SPFS＋RC 有确诊价值。

7. **耻骨直肠肌肥厚症**（puborectalis muscle hypertrophy, PRMH）　是"耻骨直肠肌综合征"（puborectalis syndrome, PRS）的主要原因，也是便秘的主要原因之一。其排粪造影表现有：肛直角变小、肛管变长、对比剂不排或少排和耻骨直肠肌搁架征。后者表现为静坐、提肛和力排时耻骨直肠肌部均平直不变或少变呈搁板状，我们称之为搁架征（shelf sign）（图 2-8-5-4）。经病理证明 PRMH 100% 有搁架征，所以搁架征对耻骨直肠肌肥厚症的诊断有重要价值。排粪造影时见到搁架征即可诊断为耻骨直肠肌肥厚症，不管是否合并其他异常，而肛直角小、肛管变长可作参考。本症主要应与盆底痉挛相鉴别，后者主要表现为耻骨直肠肌痉挛、肛直角小，但各排粪状态相先后有变化，且常见耻骨直肠肌压迹，而无搁架征。PRMH 手术切除后症状消失，排粪造影时搁架征也消失（图 2-8-5-5），但如切除太少，瘢痕形成时，症状可复发，排粪造影也可见到相应表现。切除瘢痕组织后，疗效良好。

8. **内脏下垂**（splanchnoptosis, SP）　盆腔脏器如小肠、乙状结肠和子宫等的下缘下垂在耻尾线以下者即为 SP，见于力排时。这时乙耻距、小耻距均为正值。

9. **盆底疝**（pelvic floor hernia, PFH）　盆底疝的名称很多，如道格拉斯陷窝疝、阴道疝、肠疝、乙状结肠疝、直肠生殖陷凹内疝、直肠前陷凹滑动性

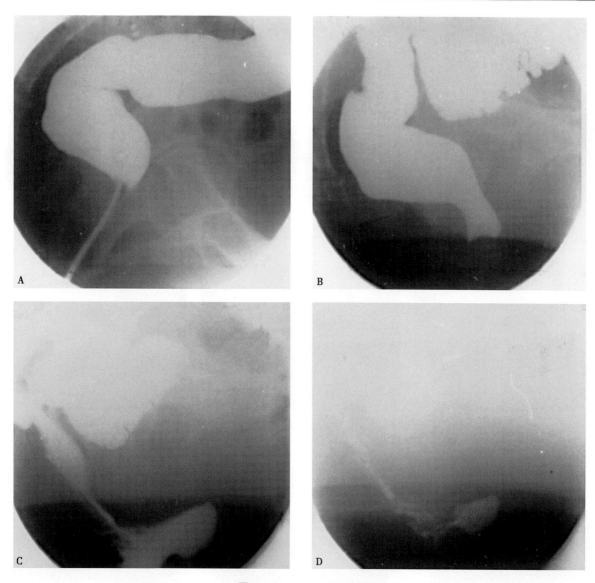

图 2-8-5-2　RC、IRI、PD

女，43 岁。A. 侧卧；B. 静坐；C、D. 力排充盈像及黏膜像，均显示 RC 及浅 IRI

内疝等。我们认为由于该疝发生于盆底，不管所见疝的内容如何均可称为盆底疝。疝的内容多为乙状结肠和小肠，可有附件及大网膜。疝囊的深浅不一，有的可达会阴皮下，引起排粪障碍和会阴下坠感。临床上诊断困难。

目前排粪造影多依疝的内容而分为小肠疝（enterocele，EC）和乙状结肠疝（sigmoidocele，SC）。力排时小肠或 / 和乙状结肠疝入直肠子宫窝内或直肠膀胱窝内，即成为 EC 或 / 和 SC。有的乙状结肠或 / 和小肠疝至会阴下皮下形成会阴疝（perineal hernia，PH）（图 2-8-5-6）。对盆底疝如治疗得当：抬高盆底、直肠悬吊、切除冗长的部分乙状结肠等，能取得满意的疗效（图 2-8-5-7）。

10. 骶直分离（sacrum rectal separate，S-RS）

力排时第 3 骶椎水平处骶直间距 ＞20mm，且直肠近段向前下移位，并折屈成角，部分小肠位于骶直间，直肠亦可有左右折屈而影响排粪。S-RS 常合并其他异常。以 RC、IRI、PD、SP、PFH 较常见。上述表现主要是多数患者直肠有系膜和盆底结构松弛所致。治疗得当，疗效良好（图 2-8-5-8）。

11. 直肠癌根治术加肛直肠成形术后排粪造影　通过静坐、提肛和力排各状态的显示，可判定其控便与排便的功能。对估价其成形术效果有特殊价值。功能性疾病大致可分为盆底痉挛综合征和盆底松弛综合征两大类，上述的 SPFS 和 PRMH 属前者；AMP、IRI、ERP、RC、PD、SP、PFH、S-RS 等则属后者，而这两大类的表现以后者多见，但有些患者可同时出现上述两类的表现。

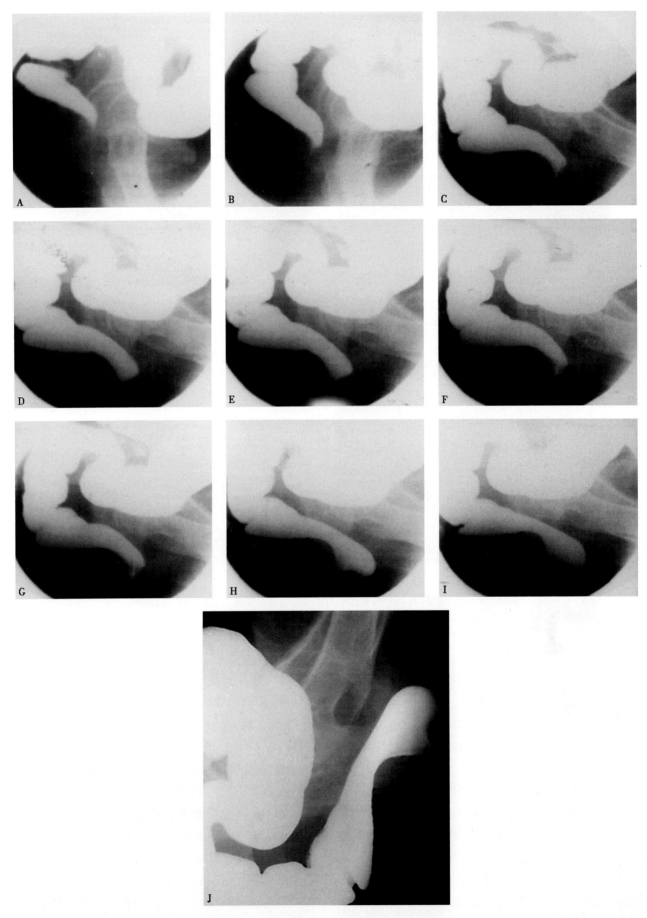

图 2-8-5-3　SPFS、RC

女，33 岁。A. 侧卧；B. 立位；C. 静坐；D～I 为每秒一张 ARA 渐小并出现耻骨直肠肌痉挛压迹和 RC，仅排出数毫升；J. 力排竖摆片显示"鹅征"

MRI 检查：MRI 可以更好地检测到解剖标志物，因此任何测量都更容易重现。

PCL 线：是耻骨联合下缘到尾骨尖的连线。使用 PCL 作为主要的解剖标志通常比较容易。在健康女性中，PCL 代表骨盆底的位置。在静止状态下，正常人的膀胱基部、阴道上部三分之一和腹膜腔应位于 PCL 线上方。通过测量从耻骨尾骨线到膀胱基部、子宫宫颈和直肠肛管交界处的距离，可反映脱垂的严重程度，轻度：PCL≤3cm；中度：3～6cm；重度：>6cm。

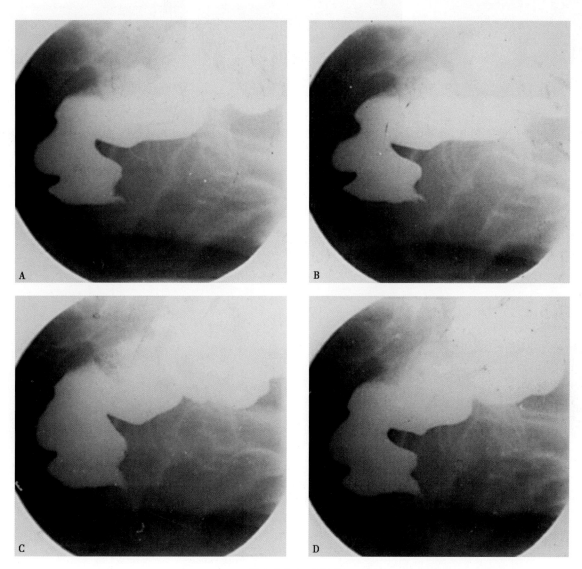

图 2-8-5-4 PRMH
男，68 岁，便秘 48 年，静坐、强忍、提肛、力排显示搁架征

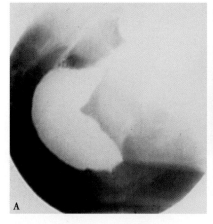 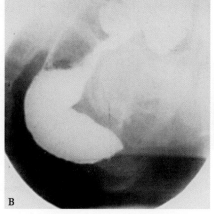 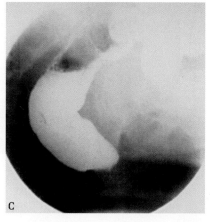

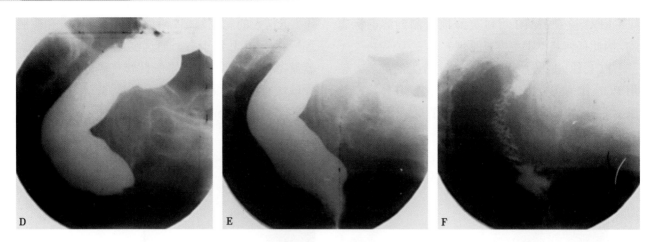

图 2-8-5-5 PRMH

术前后。男，71 岁，便秘 50 年。A～C. 术前：静坐、初排、力排，显示搁架征；D～F. 术后 2 个月：静坐、初排、力排，搁架征消失，排便顺畅

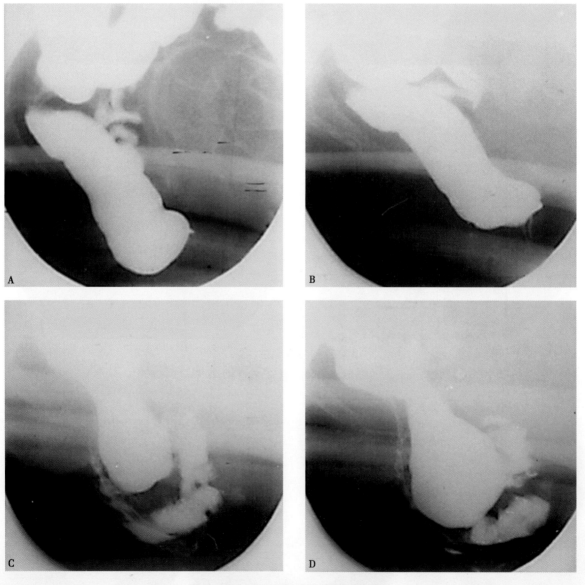

图 2-8-5-6 RC、IRI、PD、PH（EC、SC）

女，62 岁，生 3 胎，便秘 30 年。A. 静坐即显示 PD；B. 提肛尚好；C、D. 力排显示小肠、乙状结肠均疝至会阴皮下（PH），乙耻距 85mm，小耻距 100mm

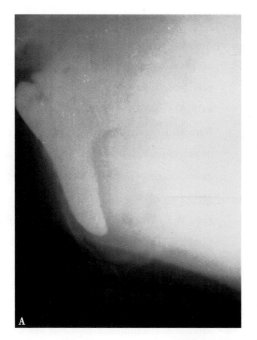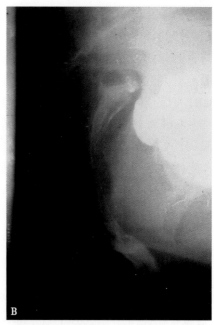

图 2-8-5-7 盆底疝术前后

男，53 岁。A. 术前力排显示 SC 乙耻距 30mm；B. 术后力排 SC 消失

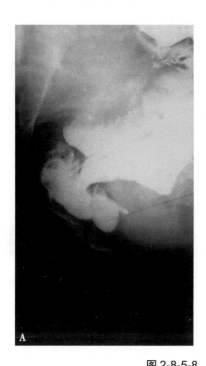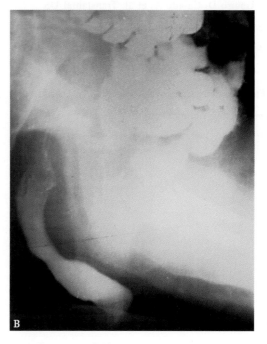

图 2-8-5-8 S-RS 伴 SC、SP 术前后

女，34 岁，便秘 5 年，曾因"IRI"手术 3 次无效，症状反加重。A. 术前力排，骶 4 水平直肠近段向前折屈成角伴 SC，其后上有小肠，子宫后倾屈。B. 术后力排，直肠近段贴近骶 2，子宫提高呈前倾位，排粪明显改善

H 线：是耻骨联合下缘到直肠后壁耻骨直肠肌附着点的连线，盆底解剖正常的女性约为 5cm。盆腔器官远端低于 H 线水平即诊断为"盆腔器官脱垂"。分度标准：0 度（无脱垂），H 线以上；1 度（轻度脱垂），低于 H 线 0～2cm；2 度（中度脱垂），2～4cm；3 度（重度脱垂），低于 H 线超过 4cm；4 度为盆腔器官完全脱出 H 线以下。

M 线：是直肠后壁耻骨直肠肌附着点到 PCL 线的垂线。盆底解剖正常的女性约为 2cm。

盆腔器官远端低于 PCL- 耻骨联合下缘到尾骨尖的连线的距离是被广泛认可的诊断盆腔脏器脱垂标准；轻度：低于 PCL 0～2cm；中度：2～4cm；重度：超过 4cm；该线与 H 线、M 线均用来评估盆腔器官脱垂情况，并可进行分度。

盆底功能性病变 MRI 具有与反映盆底功能的常规排便造影相类似的影像表现,如直肠前突均可发现肛门中线与直肠前壁之间的距离异常增大,或超出预期的直肠前壁突出的深度,但各自评估标准有所差异;在 MRI 平卧位时,如果前突的深度小于 2cm 则为轻度;2～4cm 为中度,>4cm 为重度;但在没有排便功能障碍的妇女中,当突出不足 2cm 时,可无临床症状。此外 MRI 还能发现更精确、更全面直观地反映盆底功能性疾病形成原因及盆底解剖结构的情况,具有独特的优势。

(伍　兵　刘　丹　方　鑫)

参 考 文 献

1. 熊坤林,龚水根,张伟国. 盆底影像解剖与盆底功能性疾病的关系. 北京:世界华人消化杂志,2005,13(1):76-79.

2. 贾翔,吴氢凯. 盆底磁共振成像在女性盆腔器官脱垂中应用的研究进. 国际妇产科学杂志,2016,43(2):199-202.

3. Chamié L P, Ribeiro D, Caiado A, et al. Translabial US and Dynamic MR Imaging of the Pelvic Floor: Normal Anatomy and Dysfunction. Radiographics, 2018, 38(1): 287-308.

4. Maccioni F. Functional disorders of the ano-rectal compartment of the pelvic floor: clinical and diagnostic value of dynamic MRI. Abdominal Imaging, 2013, 38(5): 930-951.

5. Kamal E M, Rahman F M A. Role of MR imaging in surgical planning and prediction of successful surgical repair of pelvic organ prolapse. Middle East Fertility Society Journal, 2013, 18(3): 196-201.

6. Darwish H S, Zaytoun H A, Kamel H A, et al. Assessment of pelvic floor dysfunctions using dynamic magnetic resonance imaging. Egyptian Journal of Radiology & Nuclear Medicine, 2014, 45(1): 225-229.

7. Song W L, Wang Z J, Zheng Y, et al. Application of pelvic floor dynamic MRI combining defecography with home-made high conformable sacculus in the management of obstructed defecation syndrome. Zhonghua Wai Ke Za Zhi, 2009, 47(24): 1843-1845.

8. Mortele K J, Fairhurst J. Dynamic MR defecography of the posterior compartment: Indications, techniques and MRI features. European Journal of Radiology, 2007, 61(3): 462-472.

9. Roos J E, Weishaupt D, Wildermuth S, et al. Experience of 4 Years with Open MR Defecography: Pictorial Review of Anorectal Anatomy and Disease. Radiographics A Review Publication of the Radiological Society of North America Inc, 2002, 22(4): 817.

第九章 其他疾病

第一节 食管胃底静脉曲张

【临床概述】

食管静脉曲张（esophageal varices）通常由肝硬化或其他肝脏疾病引起的门静脉高压所致，为上行性静脉曲张，少数患者也可因上腔静脉阻塞而发生食管静脉曲张，为下行性静脉曲张。

正常情况下，颈段和上胸段食管经上肋间静脉、甲状腺下静脉和支气管静脉进行静脉回流，中胸段食管经奇静脉和半奇静脉回流，下胸段食管由食管周围静脉丛汇入胃冠状静脉，然后引流入脾静脉近门静脉连接段。肝硬化、门静脉压力增高，上行的门静脉血流经过胃左静脉、胃短静脉和胃后静脉汇入扩张的下 1/3～1/2 食管静脉和食管周围静脉丛进入奇静脉而致上腔静脉，为上行性食管静脉曲张，很常见；肺癌、淋巴瘤或纵隔纤维化、中心静脉导管致上腔静脉阻塞，可引起食管上段静脉回流受阻下行的上腔静脉血流通过食管周围侧支循环进入奇静脉而致门静脉和下腔静脉，导致食管上中段 1/3 静脉曲张，为下行性静脉曲张，可见于 30% 上腔静脉阻塞患者。通常，当病变在奇静脉近端时，下行的血流通过纵隔静脉侧支循环引流入在阻塞病变下端奇静脉，这种情况下曲张的静脉局限在食管上段；如果阻塞在奇静脉远端，奇静脉也不能穿越病变，下行的血流只能通过食管静脉丛而累及食管全长，食管静脉曲张累及的范围也可能与阻塞的病变位置无关，与静脉内的压力相关。

轻度的食管静脉曲张可无明显的临床症状，仅在行钡剂和内镜检查时发现。比较明显的上行性静脉曲张，由于静脉曲张部位食管黏膜变薄，易于发生溃疡、糜烂而破裂，发生明显的呕血或黑便，食管静脉曲张破裂是上消化道出血最常见的原因之一。下行性食管静脉曲张，常有明显的上腔静脉综合征，面部、眶周、颈部和两侧上肢的水肿，胸部浅表静脉曲张。

【影像学表现】

1. **食管吞钡摄片** 上行性静脉曲张根据曲张程度可分为轻、中、重三种。轻度的静脉曲张最初局限于食管下段，表现为黏膜纹增粗，稍有迂曲，管腔边缘略呈小凹状，这种改变在食管舒张时较为明显；中度静脉曲张，其病变累及下段和中段食管，静脉增粗迂曲而凸入食管腔内，表现为纵行的粗大条状影和结节状影，病变进一步发展可表现为蚓状和串珠状，食管边缘可呈粗齿状或小凹状，形态柔软（图 2-9-1-1）。

钡剂通过时扩张良好，有时排空可稍延迟；重度的食管静脉曲张可扩展至食管的中上段，也可累及整个食管，食管常有较明显的扩张，食管黏膜明显增粗，其内可见类圆形或囊状充盈缺损，呈虫蚀状和曲链状。食管边缘呈粗齿状，管壁蠕动减弱，但食管扩张良好，严重的食管静脉曲张，常伴有胃底静脉曲张，表现为在胃底区呈蚓状的团块结构，形态软，如胃内充气较多，可使这种蚓状改变变得不明显。

2. **在 CT 和 MRI 表现**

（1）CT 平扫：食管壁增厚，结节状轮廓或锯齿状的食管壁肿块，食管周围软组织肿块。

（2）CT 增强：在横断面上清楚显示呈结节状、圆形、蚯蚓样的边界清楚的高密度结构影，强化均匀，强化程度同邻近的静脉（图 2-9-1-2）。

最常见汇入上腔静脉的曲张静脉，包括食管静脉、食管周围静脉丛、胃左静脉、胃短静脉、附脐静脉，这些扩张的血管分布在脾周、食管胃周围、镰状韧带周围；同时可见汇入下腔静脉的侧支循环（门静脉与体静脉间的异常分流）：脾静脉与左肾静脉；胃肾静脉分流；附脐静脉至腹壁浅静脉；腹膜后肠系膜左肾静脉或肠系膜髂静脉分流。通过最大密度投影或容积重建，可以清楚显示这些曲张血管的分布和走向。食管静脉曲张破裂较胃静脉曲张破裂常

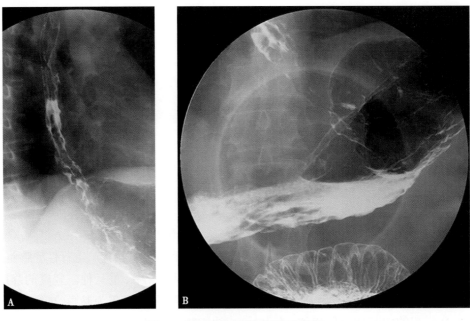

图 2-9-1-1 食管静脉曲张钡餐检查

男，57 岁，戊肝多年。食管钡剂检查示食管下段黏膜增粗呈蚓状和串珠状，食管边缘可呈粗齿状或小凹状，形态柔软

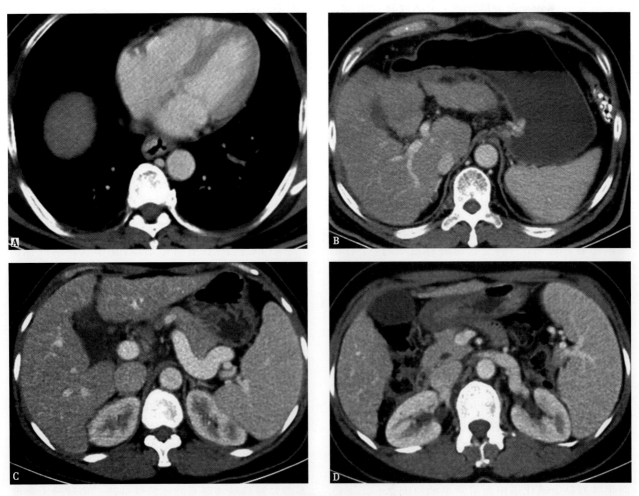

图 2-9-1-2 食管静脉曲张 CT 检查

A、B. CT 检查则显示食管下段、贲门区呈结节状、圆形、蚯蚓样的边界清楚的高密度结构影，强化均匀，强化程度邻近的静脉相同。同时可见增粗扩张的脾静脉、门静脉主干和左肾静脉

见（64%：25%），但后者的破裂要严重得多。此外，这类患者同时伴有脾大和腹水。下行性食管静脉曲张的表现与上行性食管静脉曲张的表现类似，但其病变主要累及食管上段，随着病程也可下行至食管中部并累及更多的部位。

值得注意的是，食管胃静脉曲张是消化道出血的常见原因，研究表明小或无副脐静脉、脾脏（冠状位或轴位）大于135mm和腹水是预示食管静脉曲张第一次出血的很好的预测值。副脐静脉扩张是门静脉减压的自然通道，脾肾静脉分流常导致肝性脑病。

（3）MRI：T_1WI、T_2WI可见多发呈流空信号的血管，增强扫描（门静脉期）可见扩张、增粗迂曲的静脉强化。

【鉴别诊断】

1. **静脉曲张样食管癌** 食管癌黏膜下转移可形成增厚扭曲增粗的黏膜皱襞，但其外观僵硬、固定，扩张受限，病变分界截然，CT检查发现胃壁增厚，周围肿大的淋巴结，有助于鉴别（图2-9-1-3）。

2. **反流性食管炎** 黏膜下水肿可致黏膜增厚，一般范围局限，需结合病史，必要时需内镜明确。

3. **食管淋巴瘤** 少见，主要是非霍奇金淋巴瘤，原发的食管淋巴瘤主要见于AIDS患者。常需要内镜下深穿刺明确。

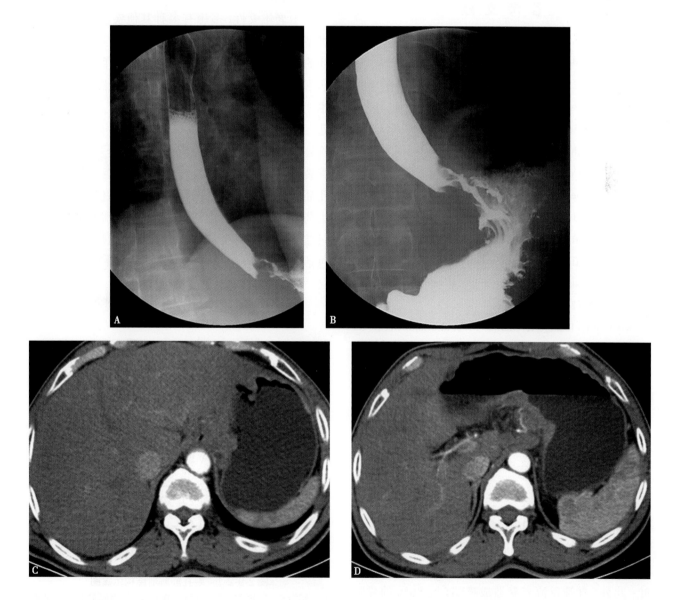

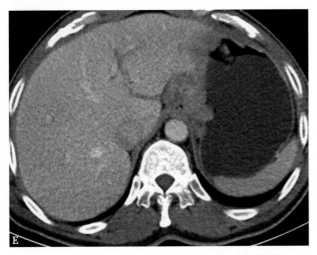
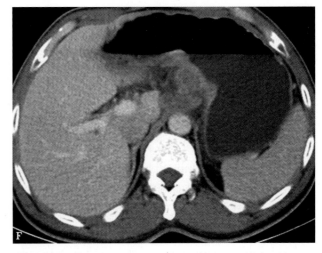

图 2-9-1-3 贲门癌侵犯食管下端

A、B. 食管钡剂检查示食管下段黏膜结节样增粗，其外观僵硬、固定，贲门扩张受限，病变分界截然；C～F. CT 检查发现贲门、胃底胃壁增厚伴异常强化，周围肿大的淋巴结

（赵俊功）

参 考 文 献

1. Federle MP, Jeffrey RB, Woodward PJ, et al. Diagnostic Imaging Abdomen. 2nd ed. Canada: AMIRSYS, 2010.

2. Moubarak E, Bouvier A, Boursier J, et al. Portosystemic collateral vessels in liver cirrhosis: a three-dimensional MDCT pictorial review. Abdom Imaging, 2012, 37: 746-766.

3. Siegel Y, Schallert E, Kuker R. Downhill esophageal varices: a prevalent complication of superior vena cava obstruction from benign and malignant causes. J Comput Assist Tomogr, 2015, 39: 149-152.

4. Calame P, Ronot M, Bouveresse S, et al. Predictive value of CT for first esophageal variceal bleeding in patients with cirrhosis: Value of para-umbilical vein patency. Eur J Radiol, 2017, 87: 45-52.

5. Kiyosue H, Ibukuro K, Maruno M, et al. Multidetector CT anatomy of drainage routes of gastric varices: a pictorial review. Radiographics, 2013, 33: 87-100.

第二节 疝

一、食管裂孔疝

【临床特点】

食管裂孔疝（图 2-9-2-1）患者最常见的临床症状为食管反流性疾病的临床表现，如胸骨后疼痛、腹痛、反流、消化不良、声音嘶哑、贫血、胸痛以及呕吐；此外，食管反流容易造成哮喘，近 80% 的哮喘患者存在异常反流；另有些患者可能无明显临床症状，在进行上消化道造影时偶然发现。食管裂孔疝多见于老年女性，多患有多种其他疾病。最常见的类型为滑动疝，占到所有病例的 90% 以上，食管旁疝的比例不到 10%。滑动疝的发病与食管反流性疾病密切相关，可以造成 Barrett 食管以及食管癌的发生。食管旁疝容易造成肠扭转、绞窄、缺血以及穿孔。临床上讲食管裂孔疝分为四型，Ⅰ型：滑动型食管裂孔疝、Ⅱ型：食管旁疝、Ⅲ型：混合型（滑动型食管裂孔疝与食管旁疝共同存在）、Ⅳ型：短食管型裂孔疝。胃食管滑动疝的治疗方法包括保守治疗，使用药物治疗及改变生活方式，目前腹腔镜修补术也日益普及。食管旁疝建议进行手术治疗，治疗内容包括疝囊切除、膈肌脚缝合及胃底折叠等操作。

【影像学表现】

1. **食管钡剂造影** 滑动型食管裂孔疝（Ⅰ型）：

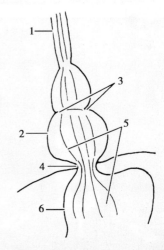

图 2-9-2-1 裂孔疝解剖结构示意图

1. 食管；2. 疝囊；3. 食管胃环（B 环）；4. 横膈裂孔；5. 疝囊内的胃黏膜皱襞；6. 胃

下食管黏膜环高于膈肌食管裂孔 2cm 以上；在滑动
疝的左侧及上方可以看到明显的切迹；食管裂孔疝
在食管裂孔处扭曲或狭窄；食管蠕动波在胃食管连
接处停止；扭曲的食管与疝囊偏心连接；直立位通
常可复位；超过 6 条胃黏膜皱襞通过疝孔与腹部的
胃腔相连；胃底疝入的区域可以看到胃区。

　　食管旁疝（Ⅱ～Ⅳ型）：胃在胸腔食管的前方
或侧面；多不能自行复位；在膈肌食管裂孔处可能
存在胃小弯侧溃疡；Ⅲ型和Ⅳ型有肠扭转的倾向
（图 2-9-2-2）。

　　2. CT 食管裂孔增宽　膈肌脚裂开，大于 15mm，
食管壁与膈肌脚的距离增加。大网膜通过膈肌食管
韧带疝入纵隔，表现为下纵隔的中间区存在局灶脂
肪，偶可见远端食管周围存在脂肪。在增宽的食管
裂孔处，CT 可以清晰地展示出食管旁裂孔疝的疝
囊，包括疝囊的大小、在胸腔中的位置以及其内的
内容物（图 2-9-2-3）。

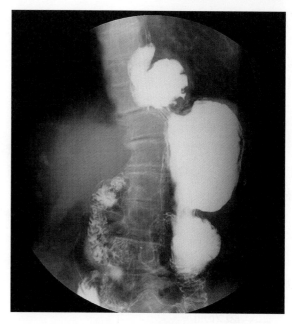

图 2-9-2-2　食管旁疝
消化道造影显示胃在胸腔食管侧面

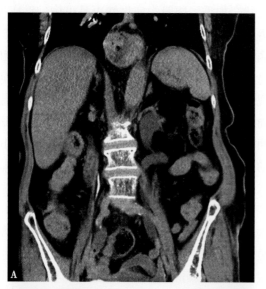

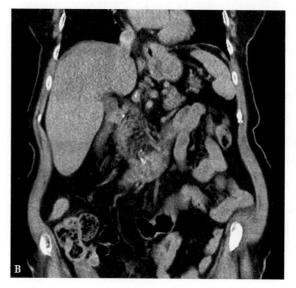

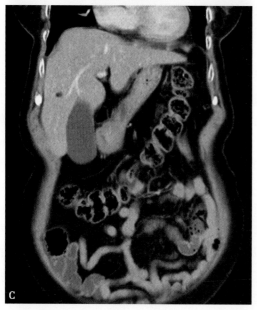

图 2-9-2-3　食管裂孔疝
CT 冠状位重建 MPR 图像分别显示位于胸腔的胃底、增
宽的裂孔以及位于腹腔的胃体

【诊断要点】

分为滑动型食管裂孔疝及食管旁疝，前者贲门可疝入胸腔、直立位可自行复位，后者胃底或胃的其他部分可疝入胸腔，疝囊内可见胃黏膜皱襞。

【鉴别诊断】

食管裂孔疝应与以下疾病进行鉴别：

1. **食管膈壶腹** 为正常生理现象，边缘光滑，上方无收缩环，随食管收缩，排空后出现纤细平行黏膜收缩。

2. **术后改变** 食管切除胃上提术后，胃腔代替了被切除的食管部分。

3. **内压性憩室** 横膈上方大的囊状结构，在钡剂排空后仍呈充盈状态，缺乏胃黏膜皱襞。

二、腹外疝

（一）腹壁疝

【临床特点】

腹壁疝指腹腔内容物由腹壁前方或侧方疝出的临床情况，主要分为先天性和获得性两种。先天性的腹壁疝可发生在脐以上或以下的腹白线，获得性腹壁疝主要为切口疝。切口疝多见于术后 4 个月，但也可以在术后多年出现。腹壁疝不能自愈，疝囊可能随着病程的增长而增大，并可能造成肠梗阻及肠缺血。尽管对于无症状的腹壁疝的治疗方法仍存在争议，但考虑到其可能造成肠梗阻及肠缺血等并发症，推荐进行手术治疗，疝环充填式无张力疝修补术是目前的金标准。

【病理特点】

主要依赖于腹壁疝的类型。切口疝为获得性，由于该区域既往进行过手术或腹壁外伤所致，如腹腔镜手术、腹膜透析或刀刺伤均可以造成切口疝。先天性腹壁疝，可能是腹白线先天发育肌肉薄弱等造成，也可能由于肥胖、腹内压增高以及腹壁张力增高等原因造成。

【影像学表现】

先天性腹壁疝，主要位于腹白线的正中位置。切口疝主要与既往的切口位置相关（图 2-9-2-4）。CT 是诊断腹壁疝的首选检查方法，可以看见腹壁的肌筋膜层缺损，大网膜和 / 或肠道由此疝出。

（二）腹股沟疝

【临床特点】

根据疝囊的大小临床表现多样。在疝囊较小时，多无临床症状，仅表现为腹股沟区团状软组织肿物，可能会引起腹股沟区疼痛；在站立、提重物或屏气时

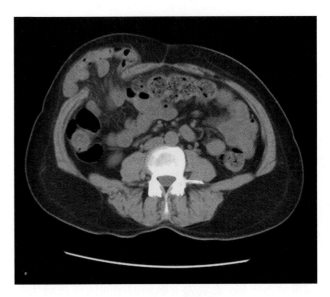

图 2-9-2-4 腹壁疝

右侧腹壁既往手术史，图示右前腹壁见肠道疝出，考虑为切口疝

症状会加重。腹股沟疝男性更易患病。斜疝各个年龄均可发病，但五十岁以上的人群更多见，直疝发病率随年龄增长而增加。并发症包括肠梗阻和肠缺血，直疝很少出现并发症，斜疝约有 15% 的病例出现嵌顿；此外，疝囊会合并憩室炎、阑尾炎、原发肿瘤或者转移瘤。临床上多通过体格检查即可进行诊断，在患者站立、咳嗽或进行瓦尔萨尔瓦（Valsalva）动作时在腹股沟区可以触及软组织肿物。有临床症状或出现并发症的患者，建议进行手术治疗。

【病理特点】

75%～80% 的疝出现在腹股沟区，斜疝发生率是直疝的 5 倍。斜疝多由于先天性鞘状突缺损或者腹股沟管侧脚薄弱所致。直疝多为获得性，由于腹股沟管后壁的腹横筋膜薄弱所致。

【影像学表现】

1. **X 线** 在受累侧的闭孔肌处可见软组织密度或含气密度影，提示存在疝；存在扩张肠道，并且扩张肠道向闭孔肌聚集提示腹股沟疝造成肠梗阻；消化道造影可见锥样狭窄或梗阻的肠道进入疝囊内。

2. **CT** 腹股沟疝比较小时，当患者仰卧位进行 CT 检查，疝囊可能会消失。腹股沟疝的主要解剖标志为腹壁下动脉，发自髂外动脉的旋髂深动脉。直疝的疝囊颈在腹壁下动脉前内侧（图 2-9-2-5），内侧壁为腹直肌，疝囊向前方突出；腹股沟管的内容物（睾丸血管、输精管）呈新月形改变；对周围的股动脉及股静脉无压迫。斜疝的疝囊颈从腹壁下动脉的上外侧发出（图 2-9-2-6），在腹股沟管内由外向内走

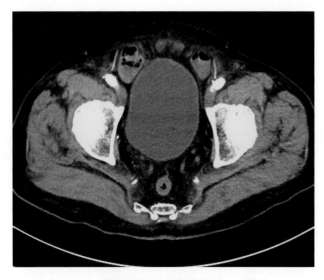

图 2-9-2-5　腹股沟直疝
CT 轴位增强图像可见，双侧腹股沟管内肠道擅入，疝囊颈位于腹股沟的前内侧

行，腹股沟管内容物未受压。CT 对于诊断疝囊内容物（大网膜脂肪、肠道、膀胱）以及腹股沟疝并发症（肠嵌顿、缺血、穿孔等）非常有帮助。在腹股沟疝患者出现急性症状时，首选 CT 检查。

3. BUS　可以通过瓦尔萨尔瓦动作或者直立位对患者进行检查，并可以确定疝是否为可复性，这一点优于 CT 检查。

【诊断要点】

1. X 线　在闭孔肌区域存在软组织密度影，其内可存在气体。

2. CT　上可见腹腔内容物疝入腹股沟管，并可造成嵌顿、缺血、穿孔等并发症。

【鉴别诊断】

1. **股疝**　多见于女性，是指腹腔内容物通过股环疝入股管内，疝囊颈位于腹壁下动脉及股静脉的内侧，股静脉多呈受压改变。根据与耻骨联合平面的关系，可以与腹股沟疝进行鉴别，股疝位于耻骨联合平面的后方，腹股沟疝位于前方。

2. **淋巴结肿大**　腹股沟韧带附近的软组织结节需要与腹股沟疝鉴别，淋巴结密度均匀，形态规则，可以通过影像检查进行鉴别。

3. **精索脂肪瘤或脂肪肉瘤**　为少见的含脂肪成分的占位，多发生在阴囊，但也可能累及腹股沟管，此时需要与腹股沟疝进行鉴别。分化较好的脂肪瘤或脂肪肉瘤难以与腹股沟疝囊中的大网膜脂肪鉴别，但脂肪肉瘤内成分较为混杂，可以作为鉴别要点。

（三）股疝

【临床特点】

老年女性容易发病，与腹股沟疝相比，股疝的发病率较低，较容易出现嵌顿及绞窄，由于出现并发症所造成的死亡率随年龄增加，70～79 岁的患者中，股疝的死亡率为 1%，80～90 岁的患者中则达到 5%。典型的临床表现包括腹股沟区肿胀、不适，肿物位于大腿，腹股沟折痕的下方，疼痛少见。当造成肠绞窄时，可出现恶心、呕吐、剧烈腹痛，由于股管位置深在，通过查体较难诊断。有症状的或新发的股疝建议尽早手术治疗，如果病程较长的无症状的股疝，可以采取观察的保守治疗方式。

【病理特点】

可能由于腹横筋膜插入髂耻束的先天缺陷所

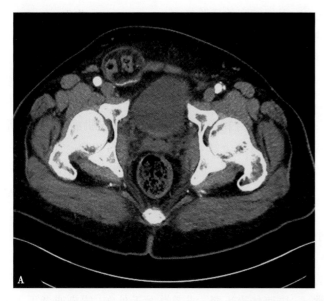

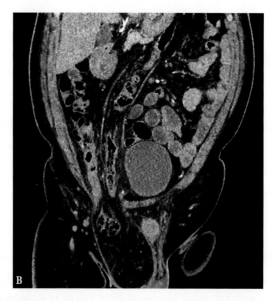

图 2-9-2-6　腹股沟斜疝
CT 轴位（A）及冠状位增强（B）图像显示右侧腹股沟肠道疝入腹股沟，疝囊颈位于腹壁下动脉的上外侧

致;此外,女性在怀孕时股环的结缔组织可能扩张,从而造成女性股疝的发病率增高;腹内压升高也是股疝的病因之一。

【影像学表现】

增强 CT 为诊断股疝的最佳成像方法,影像上可见大网膜脂肪或肠道由股静脉的内侧、腹壁下动脉的下方疝入股管,股静脉受压,疝囊在耻骨联合的侧后方,疝囊颈呈梨形或葫芦形。

【诊断要点】

CT 显示疝囊在股静脉的内侧疝入股管,位于耻骨联合的侧后方。

【鉴别诊断】

1. **腹股沟疝** 腹腔内容物在股静脉的前内侧疝入腹股沟管乃至阴囊,疝囊颈位于耻骨联合的前方,不累及股管或压迫股静脉。

2. **闭孔疝** 疝囊在闭孔管的侧上方,老年女性容易受累,嵌顿的风险较高(80%~90%)。

3. **淋巴结肿大** 当肿大淋巴结位于股静脉内侧时,临床上查体需要与股疝鉴别,影像上淋巴结密度均匀,形态规则,较易进行鉴别诊断。

(四)闭孔疝

【临床特点】

发病率较低,老年女性多见。最常见的临床症状为急性、复发性肠梗阻,完全性肠梗阻更多见。临床体征不特异,可表现为在进行阴道或直肠检查时,可以触及一个有张力的肿块;在大腿及臀部进行外展、延伸或内旋时,内侧出现疼痛,弯曲时疼痛缓解;大腿内收肌反射消失。由于其发病率较低、体征不特异,容易造成诊断延误,临床确诊率为10%~30%。死亡率高达 25%,最好的诊断方法为 CT 或 MRI。一旦出现绞窄,建议进行手术切除缺血肠道、腹股沟修复,并探查对侧。

【病理特点】

病因主要为盆底缺陷或骨盆肌肉、筋膜松弛。腹压增高会加重病情,包括 COPD、便秘、妊娠等;由于腹腔脂肪具有支撑闭孔管的作用,体型瘦弱的患者更易发病。可能与其他疝(腹股沟疝、股疝)并发。

【影像学表现】

1. **X 线** 在腹平片或消化道造影中可以看到小肠梗阻,伴有闭孔区固定的含气或含对比剂的肠袢。

2. **CT** 可以发现肠袢从闭孔疝出,最常受累的肠袢为回肠,也可累及盆腔脏器(如膀胱),疝囊常位于闭孔外肌与耻骨肌之间。疝囊共有 3 种类型,

第 1 种位于耻骨肌与闭孔肌之间,第 2 种位于闭孔外肌上纤维束与中纤维束之间,第 3 种位于闭孔内肌与闭孔外肌之间。

【诊断要点】

CT 显示肠袢由闭孔疝出,疝囊内可包含盆腔脏器。

【鉴别诊断】

1. **腹股沟疝** 疝囊内容物沿腹股沟管可疝入阴囊。

2. **坐骨疝** 疝囊沿坐骨大孔疝入臀下区域。

3. **会阴疝** 疝囊可通过尿生殖膈疝入前方,或通过肛提肌和尾骨肌疝入后方。

4. **股疝** 疝囊通过股环沿股静脉内侧疝入股管。

(五)半月线疝

【临床特点】

半月线疝发病率较低,占前腹壁疝的 1%~2%。半月线疝是指疝囊从腹横肌及腹内斜肌的筋膜缺损处疝出,由于位置深在,临床较难诊断。一旦确诊,由于半月线疝容易出现嵌顿及绞窄,建议手术治疗。

【病理特点】

病因主要为半月线筋膜缺陷,可能为先天因素,或者为获得性,如手术、多次妊娠、体重快速下降、COPD 和外伤等。

【影像学表现】

CT 为首选诊断方法。疝囊在弓状线水平沿腹直肌外侧缘、脐的内下缘疝出,位于腹外斜肌的深面,半月带的里面;常见疝囊内容物为大网膜、小肠及结肠,偶存在阑尾、膀胱及其他腹盆腔结构;缺损区域较小(多小于 2cm),因此容易造成疝囊颈较窄,引起绞窄的风险较高。

(六)腰疝

【临床特点】

腰疝是指腹腔内容从腰部突出,疝出现在腰部上方的格林费尔特三角或下方的腰下三角,腰下三角下界为髂嵴,外上界为腹外斜肌后缘,内上界为背阔肌前下缘,底为腹内斜肌,总体来说上方三角区域更多见。腰疝在临床查体上难以发现,多需要靠 CT 进行诊断。疝嵌顿或绞窄并不常见,因为疝口多较大。治疗上建议手术修复,因为随着疝口的增大,修复难度也随之增高。

【病理特点】

80% 的腰疝是获得性的,老年患者可能继发于快速体重下降,或者继发于外伤、感染或者手术,最常见的手术为肾脏手术。剩余的腰疝为先天性的。

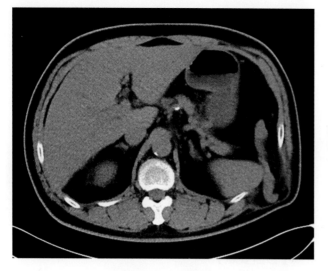

图 2-9-2-7　腰疝
左肾术后，左侧腰部软组织缺损，肠道由此疝出

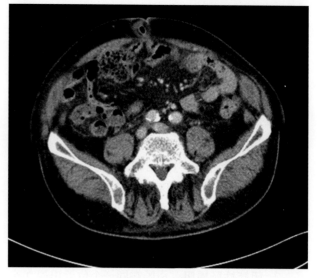

图 2-9-2-8　脐疝
图中肠道自腹中线处疝出

【影像学表现】

腹内斜肌和腹横肌的胸腰筋膜插入处破坏，疝囊内包含腹腔外脂肪、结肠、肾脏或腹腔内结构，例如小肠，其中结肠与小肠最常见（图2-9-2-7）。

（七）脐疝

【临床特点】

腹腔内容物包括大网膜、肠道通过脐环疝出腹腔。

【病理特点】

可能为先天性或者获得性，先天性多为脐环闭合不全所致，唐氏综合征、黏多糖贮积症、埃勒斯-当洛斯综合征和贝克威斯韦德曼氏症的患儿容易患病。获得性多与脐环组织的衰弱有关，如肥胖、多次妊娠和张力性腹水。

【影像学表现】

CT 多表现为腹中线、脐上 1/2 外凸疝囊（图2-9-2-8），疝囊内出现脂肪、液体提示嵌顿造成脂肪坏死，肠梗阻、肠壁增厚等提示肠缺血。

二、腹内疝

（一）十二指肠旁疝

【临床特点】

十二指肠旁疝是由于肠系膜缺损导致肠道在腹腔内疝出的一种最常见的腹内疝，多易累及 40～60 岁的男性，疝囊体积较小时多无临床症状，可自行缓解，疝囊较大时可出现腹部不适、腹胀或餐后腹痛，发生嵌顿与绞窄的概率超过 50%，并发症包括肠扭转、绞窄、肠坏死、休克乃至死亡，建议早期进行手术治疗。

【病理特点】

十二指肠旁疝多由于肠系膜先天发育异常所致。肠系膜在升结肠或降结肠的异常固定导致出现异常开口，从而造成内疝。获得性病因包括手术或外伤所导致肠系膜缺损，造成小肠或结肠运动异常，从而导致内疝。左侧十二指肠旁疝为小肠通过异常的 Landzert 窝疝出，肠祥疝入到远端横结肠及降结肠袋、肠系膜上动脉后方。右侧十二指肠旁疝为小肠通过异常的 Waldeyer 窝疝出，肠祥疝入升结肠袋。

【影像学表现】

1. X 线　立位腹平片显示左上腹或右上腹存在扩张的呈簇状分布的小肠。

2. CT　左侧十二指肠旁疝表现为小肠肠祥呈簇状或囊状分布于胰体、胰尾以及 Treitz 韧带以远端的胃腔，疝囊多穿过降结肠及远端的横结肠，结肠肝曲多位于疝囊的前方。疝囊会在胃后壁、十二指肠空肠连接处内下方以及横结肠的前下方产生占位效应。疝囊内会聚集供应肠道的肠系膜血管，肠系膜下静脉、左侧结肠动脉多位于疝囊的前内侧壁，肠系膜下静脉多位于左侧。右侧十二指肠旁疝表现为在右上腹呈簇状的小肠祥，位于十二指肠降段的内下方、升结肠旁，右侧输尿管受推压。疝囊内供应肠道的肠系膜上动脉及肠系膜上静脉呈环状，肠系膜上静脉向前方及左侧扭转，肠系膜上动脉主干及右侧结肠静脉位于疝囊的前内侧。疝囊内小肠出现梗阻时，扩张肠道与远端陷闭肠道之间有明确的移行点。当疝囊内小肠肠壁增厚、毛糙并出现强化异常时，需要考虑肠道缺血的可能。

3. 血管造影　肠系膜上动脉造影可发现正常的空肠动脉分支由主干的左侧发出，突然转向右侧，从疝出肠袢的后方穿过。

【诊断要点】

增强 CT 在右上腹或左上腹十二指肠周围出现扩张的小肠伴扭曲的肠系膜血管。

【鉴别诊断】

1. 肠系膜内疝　多由于手术导致，最常见的术式为胃空肠吻合术和肝移植术。可见腹腔周围成串聚集的小肠，靠近腹壁，分布在结肠的旁边。最常见于右腹部，不会出现疝囊内的包裹。当疝囊较大时，可以出现肠梗阻、绞窄或缺血。

2. 闭袢性肠梗阻　小肠在同一个位置出现 2 个梗阻点，通常由于粘连带所致，扩张的肠袢呈放射状分布，肠系膜血管向梗阻点聚集，呈旋涡征。易出现肠扭转、绞窄或梗死。

3. 盲肠周围内疝　由于盲肠周围筋膜缺损导致小肠疝入，异常分布在盲肠侧后方至结肠旁沟内。与右侧十二指肠旁疝相比，位置更靠下。

（二）肠系膜疝

【临床特点】

肠系膜疝是指先天性或者后天性腹部肠系膜缺损导致肠管疝出，占整个腹内疝的 50%。当疝囊较小时，可无临床症状；当疝囊较大时，可出现腹部不适、脐周痛、腹胀、腹部包块、恶心和呕吐等症状。症状可为慢性复发性，也可为急性发作。术后所致的肠系膜疝多发生在术后数月内，术后 1 个月以内发生的小肠梗阻多由于术后粘连所致。最常累及的人群为成年人和儿童，女性更为多见。儿童多为先天因素所致，先天性肠系膜缺损多位于 Treitz 韧带和回盲部韧带处。成年人多发于 40～60 岁，多为肥胖人群或胃空肠吻合术后。并发症包括肠扭转、缺血和绞窄。治疗方法以手术解除肠道压迫及肠系膜修复为主。

【病理特点】

肠系膜疝的主要病因为肠系膜的先天性或者获得性的缺损，导致小肠运动异常，从而引起小肠肠袢的疝出，肠系膜疝可能为一过性，肠系膜缺损由于反复的疝出或者体重快速下降会增大。根据病因，肠系膜疝可分为先天性肠系膜疝及术后肠系膜疝。成年人的术后肠系膜疝与腹部手术相关，胃空肠吻合术或肝移植最常见，也可见于其他小肠或大肠手术。先天性肠系膜疝多发生于儿童，缺损直径 2～5cm，多位于特赖茨韧带和回盲部韧带处。

【影像学表现】

1. X 线　立位腹平片见闭袢样肠梗阻表现，可以看见明显扩张的小肠伴多发气液平面，扩张小肠位置异常，多位于腹腔周围。

2. CT　可见小肠肠管扩张，存在明确的扩张肠管与非扩张肠管的移行段，远段肠管陷闭；疝出肠管的系膜脂肪移位，肠管靠近腹壁；小肠在结肠外侧，结肠多向后下方移位，偶见向中线移位；肠系膜主干移位伴远端分支牵拉；多见于右腹部。当出现旋涡征、系膜血管聚集扭曲时，提示出现肠扭转，当出现肠壁增厚、腹水时，提示出现肠缺血。

【诊断要点】

见影像学表现。

【鉴别诊断】

1. 闭袢肠梗阻　是指小肠两个位置出现闭塞，形成闭袢，多由于粘连所致，偶可见由于内疝或外疝所致。小肠多发扩张伴气液平面，扩张肠管向梗阻点牵拉肠系膜血管，有较高的风险出现肠坏死、绞窄及扭转。如果伴有肠扭转，与肠系膜疝较难区分。

2. 十二指肠旁内疝伴梗阻　在左侧或右侧上腹部出现聚集扩张的小肠肠管，表面多被覆膜，可以与肠系膜疝进行鉴别。

3. 盲肠周围内疝伴梗阻　右下腹小肠通过盲肠系膜缺损处疝出，在盲肠的侧后方可见聚集的小肠，并进入右侧结肠旁沟，无手术史。

（三）胸腹膜裂孔疝

【临床特点】

胸腹膜裂孔疝是一种先天发育缺损导致的腹腔内容物由膈肌后外侧疝入胸腔。通常无临床症状，成年人多为偶然发现；当缺损较大时，可能导致新生儿死亡。可能合并肺发育不良及其他先天畸形。

【病理特点】

发病机制为胸膜肺管的闭合失败导致的膈肌后外侧先天性缺损，偶可继发于怀孕（最常见）、外伤、肥胖、咳嗽及 COPD。

【影像学表现】

1. X 线　最常见于左侧，胸腔后外侧，可见看到肺基底部软组织影、脂肪或气体密度影，当缺损较大时肾脏、肠道、胃腔、脾脏或肝脏也可能疝入胸腔。

2. CT　胸腔内可见气体、脂肪及软组织密度影，冠状位、矢状位重建有助于显示膈肌缺损，增强 CT 有助于评价并发症，如嵌顿、绞窄。

【鉴别诊断】

1. 纵隔占位　纵隔脂肪瘤或脂肪肉瘤，膈肌肿瘤。

2. 肺或胸膜病变 肺不张,肺炎、脓肿。

(张大明 刘婧娟)

第三节 血管压迫综合征

一、肠系膜上动脉压迫综合征

【临床特点】

肠系膜上动脉压迫综合征是指肠系膜上动脉与腹主动脉夹角过小,导致十二指肠水平段受压迫所引起来的一系列临床症状,包括餐后腹痛、恶心、呕吐,俯卧位、胸膝位以及左侧卧位可缓解,长期可导致食欲不振、体重下降。女性更多见。治疗方法为使用肠内营养或肠外营养增加体重,当保守治疗失败时,可以考虑进行胃空肠吻合或者十二指肠空肠吻合术。

【病理特点】

病因为肠系膜上动脉与腹主动脉夹角过小,导致十二指肠水平段受压。主要为3种临床因素导致,包括体重下降、先天因素以及术后。体重下降可由慢性消耗性疾病如癌症、截瘫、心衰以及药物滥用所致,或者是神经性厌食、吸收不良或者分解代谢状态如烧伤等因素所致。先天因素包括特赖茨氏韧带插入点过高、肠系膜上动脉发出位置较低或者腰椎前凸。手术包括脊柱侧凸手术、减肥手术、主动脉瘤修补术等。

【影像学表现】

1. CT 推荐使用增强CT进行诊断,典型的影像表现为十二指肠水平段受压呈鸟嘴样改变,近段十二指肠及胃扩张;矢状位上主动脉-肠系膜上动脉夹角 $<22°\sim25°$,主动脉-肠系膜上动脉距离 $<8mm$(图2-9-3-1)。

2. X线 典型影像表现为十二指肠水平段突发狭窄,消化道造影上呈"笔杆"样改变,近段十二指肠、胃扩张,可见逆向蠕动波,俯卧位、胸膝位或者左侧卧位可减轻梗阻程度(图2-9-3-2)。

【诊断要点】

诊断要点包括增强CT矢状位肠系膜上动脉与腹主动脉夹角较小,十二指肠水平段受压并导致近段肠道梗阻扩张。

【鉴别诊断】

1. 其他原因导致的十二指肠梗阻 诊断肠系膜上动脉压迫综合征时需除外其他原因所导致的十二指肠梗阻,如十二指肠腔内肿瘤,因此需进行消化道内镜除外腔内因素所致的梗阻。

2. 肠道硬皮病 其他位置的小肠也可能受累,并伴有肺部、皮肤的表现。

3. 十二指肠狭窄 通常由于既往溃疡性疾病愈合后所致,在近段十二指肠更常见。

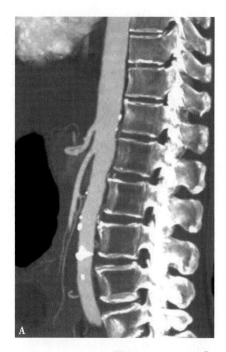
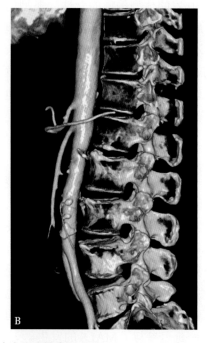

图2-9-3-1 肠系膜上动脉压迫综合征CTA

A、B. CTA矢状位MIP与VR重建图像。主动脉-肠系膜上动脉夹角为21°,主动脉-肠系膜上动脉距离为7mm

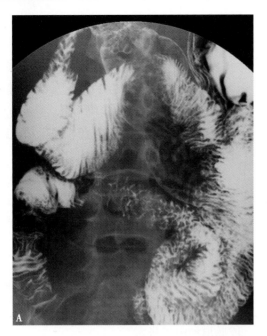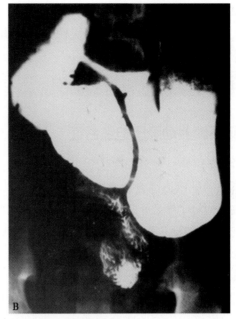

图2-9-3-2 肠系膜上动脉压迫综合征消化道造影

A. 消化道造影仰卧位可见十二指肠水平段横跨脊柱部位一条状透亮影垂直压迫其上，钡剂通过缓慢，其近侧十二指肠肠腔扩张；B. 俯卧位钡剂通过速度较仰卧位加快

二、中弓韧带压迫综合征

【临床特点】

中弓韧带压迫综合征（median arcuate ligament syndrome，MALS）是指由于中弓韧带压迫导致腹腔干管腔狭窄，从而引起相关脏器缺血的临床症状。好发于20～40岁的体型偏瘦的女性。典型的三联征为餐后腹痛、体重下降及腹部血管杂音，但三者同时出现并不常见；其他临床表现包括厌食、恶心、呕吐、腹泻、乏力等，活动或某些体位可加重症状。治疗主要以手术分离中弓韧带纤维及其他环绕腹腔干起始端的纤维结构，以解除腹腔干的受压状态。

【病理特点】

中弓韧带是一个弓状的纤维结构，在主动脉裂孔处连接左右两侧膈肌脚，一般位于腹腔干上方、腰1椎体水平。当中弓韧带位置较低或者腹腔干发出位置较高，或双侧腹腔神经节融合压迫腹腔干，则会导致腹腔干狭窄。当腹腔干狭窄引起血流受限，则会出现相关脏器缺血从而出现临床症状。也有理论认为腹痛等症状可能与内脏神经丛受压及间断缺血相关，胃排空延迟参与了MALS的发生。

【影像学表现】

1. **数字减影血管造影** 数字减影血管造影（DSA）可观察腹腔干是否存在近端狭窄及狭窄后血管扩张、扩张的侧支循环血管形态及动态的血流状态，在MALS患者可能观察到从肠系膜上动脉经扩张的胰十二指肠动脉弓、胃十二指肠动脉逆行灌注腹腔干的现象。DSA还可能同时测定跨腹腔干起源处的动脉压力梯度，有助于判断是否存在腹腔干受压。

2. **CTA** CTA是无创性观察腹腔干受压的影像手段，矢状位可见看到腹腔干近端前侧存在压迹、腹腔干呈鱼钩样狭窄，中弓韧带厚度超过4mm，可能存在侧支循环血管（图2-9-3-3、图2-9-3-4）。

3. **MRA** MRA也是无创性影像手段，与CTA相比，扫描时间长、价格高，空间分辨率及对钙化斑块的显示不如CTA，但是MRA无放射性且造影剂不含碘，适用于儿童、孕妇、对含碘对比剂过敏及肾功能不全的患者。

【诊断要点】

影像学表现腹腔干鱼钩样狭窄，同时需伴有相应的临床症状。

【鉴别诊断】

需除外其他可能导致类似症状的病因，如胆囊疾病、消化性溃疡、阑尾炎、炎性肠病等。

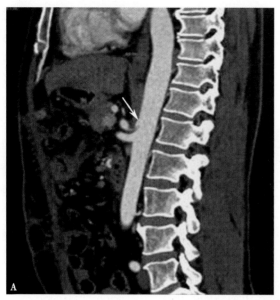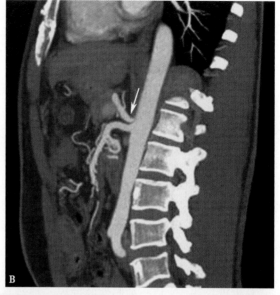

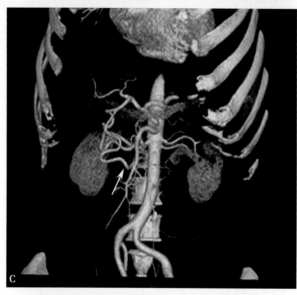

图 2-9-3-3 中弓韧带压迫综合征
A. CTA 矢状位 MPR 图像显示中弓韧带厚度
4.4mm；B. MIP 图像显示腹腔干起始处重度狭
窄；C. VR 图像显示肝总动脉 - 肠系膜上动脉
之间侧支循环开放

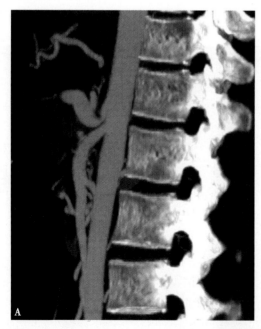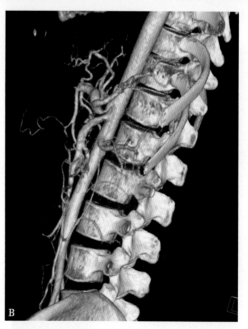

图 2-9-3-4 腹腔干起始处"鱼钩样"狭窄
A、B. CTA 矢状位 MIP 及 VR 重建图像显示腹腔干起始处呈"鱼钩样"狭窄

（张大明 刘婧娟）

第四节　胃及十二指肠其他疾病

一、胃扩张

【临床特点】

胃扩张（gastric dilatation）根据起病的急缓可分为急性和慢性两种。而根据发病的原因和性质又可分为梗阻性和麻痹性两大类，前者常为幽门附近的溃疡或肿瘤所致，后者常为手术后或应用某些药物后、胃内容物过多、胃蜂窝织炎等所致。本节主要讨论后者。

有20%～30%的糖尿病患者可因胃蠕动减少或消失而发生胃扩张，这是一种慢性的过程。神经系统疾病的患者也可发生慢性胃扩张，但这种蠕动减少和扩张更多累及食管。

慢性胃扩张的病程发展缓慢，症状可不明显，仅有上腹饱胀不适，达到一定程度时才会出现腹痛、恶心、呕吐等。

【影像学表现】

腹部平片可见胃腔明显充气扩大，严重者甚至可见胃腔扩大至盆底。胃腔内充满了大量的气体和液体，形成一个或两个宽大液平。钡剂造影检查可显示胃腔内滞留的大量固体食物。

二、胃扭转

【临床特点】

胃扭转（gastric volvulus）是指胃自身发生扭转，较为少见，可导致胃排空受阻。胃扭转根据扭转方式不同，可分成两大类型。一种是胃大弯绕胃的纵轴（贲门和幽门连线）向上旋转，以至胃大弯在上而胃小弯在下。根据扭转的胃位于结肠上方或下方，又可分为结肠上型和结肠下型两种亚型，以结肠上型多间见。另一种是绕胃的横轴（胃小弯中点和胃大弯中点的连线），即小网膜的纵轴从右向左或从左向右旋转，这种情况类似于肠扭转，常易殃及胃的血供。除与膈附着部分之外，整个胃都旋转称完全性扭转，只有一部分扭转者称部分性扭转，一般常为胃窦部扭转。扭转角度若超过180°，常可引起梗阻，甚至绞窄，出现急腹症的表现，称为急性胃扭转。扭转角度若小于180°，一般为慢性胃扭转，不会出现急腹症症状。

胃与腹膜固定的韧带（胃结肠韧带和肝胃韧带等）如有先天性缺陷，或松弛、延长者，容易发生胃扭转。膈疝、膈膨出、胃溃疡或肿瘤以及胃外肿瘤的推压均可继发胃扭转。

急性胃扭转可表现为上腹部阵发性绞痛，有严重的恶心，但并无胃内容物呕出。后期还可出现腹膜炎的症状和体征。慢性胃扭转可以不出现症状，或有发作性餐后紧压感、左上腹烧灼感、疼痛、嗳气、恶心和呕吐等症状。

【影像学表现】

急性胃扭转的腹部平片可显示胃显著充气扩大，可见两个液平。钡剂造影见食管下端梗阻，梗阻端尖削。绕胃纵轴旋转型胃扭转的钡剂造影可见食管和胃交界处位置降低，胃窦的位置升高（图2-9-4-1）。

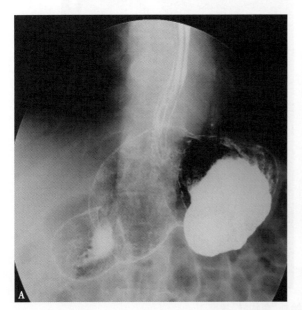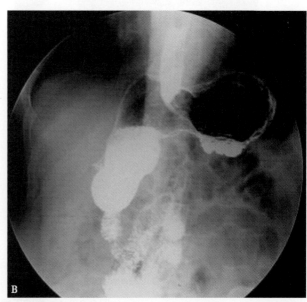

图2-9-4-1　胃扭转
胃大弯绕胃的纵轴向上翻转（A. 仰卧位；B. 立位）

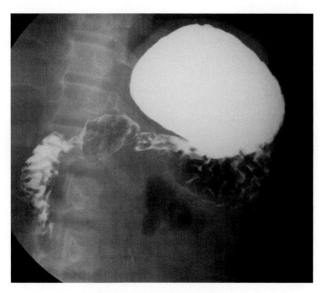

图 2-9-4-2　部分性胃扭转
胃部分绕横轴旋转，可见胃底前倾

胃大弯翻向上，形成凸面向上的弧形，而胃小弯向下。黏膜可见呈螺旋状。绕胃横轴旋转型胃扭转（图 2-9-4-2）较少见。扭转角度较小时，正位可见胃体和胃窦前后重叠，扭转角度较大时，正位可见胃窦位于胃体左侧，幽门前区或十二指肠上部与胃体重叠。

（张大明　刘婧娟）

参 考 文 献

1. Dahlstrand U.（2018）Femoral Hernia//LeBlanc K，Kingsnorth A，Sanders D. Management of Abdominal Hernias. London：Springer，2013.

2. Liang M K，Holihan J L，Itani K，et al. Ventral hernia management. Annals of surgery，2017，265（1）：80-89.

3. Bittner R，Montgomery M A，Arregui E，et al. Update of guidelines on laparoscopic（TAPP）and endoscopic（TEP）treatment of inguinal hernia（International Endohernia Society）. Surgical endoscopy，2015，29（2）：289-321.

4. Doishita S，Takeshita T，Uchima Y，et al. Internal hernias in the era of multidetector CT：correlation of imaging and surgical findings. Radiographics，2015，36（1）：88-106.

5. Roman S，Kahrilas P J. The diagnosis and management of hiatus hernia. bmj，2014，349：g6154.

6. Fink C，Baumann P，Wente M N，et al. Incisional hernia rate 3 years after midline laparotomy. British Journal of Surgery，2014，101（2）：51-54.

7. Burkhardt JH. Diagnosis of inguinal region hernias with axial CT：the lateral crescent sign and other key findings. Radiographics，2011，31（2）：E1-12.

8. Lassandro F. Abdominal hernias：Radiological features. World J Gastrointest Endosc，2011，3（6）：110-117.

9. Liao YH. Right paraduodenal hernia：characteristic MDCT findings. Abdom Imaging，2011，36（2）：130-133.

中英文名词对照索引

致　谢

继承与创新是一部著作不断完善与发展的主旋律。在本书付梓之际，我们再次由衷地感谢那些曾经为本书前期的版本做出贡献的作者们，正是他们辛勤的汗水和智慧的结晶为本书的日臻完善奠定了坚实的基础。以下是本书前期的版本及其主要作者：

《中华影像医学·消化系统卷》（2002 年出版，丛书总主编：吴恩惠）
主　编　尚克中

《中华影像医学·胃肠卷》（第 2 版，2011 年出版，丛书总主编：吴恩惠）
主　编　尚克中　程英升
编　者　（以姓氏汉语拼音为序）
陈克敏　上海交通大学医学院附属瑞金医院
陈九如　第二军医大学附属长征医院闸北分院
陈绍红　华中科技大学同济医学院附属同济医院
程英升　同济大学附属第十人民医院
郭俊渊　华中科技大学同济医学院附属同济医院
季博青　上海交通大学附属第六人民医院

卢　延　北京中日友好医院
卢任华　第二军医大学附属长海医院
闵鹏秋　四川大学华西医院
尚克中　上海交通大学附属第六人民医院
石木兰　中国医学科学院肿瘤医院
孙应实　北京大学肿瘤医院
王　铸　中国医学科学院肿瘤医院
王田力　北京大学第三医院
许达生　中山大学附属第一医院
杨仁杰　北京大学肿瘤医院
余深平　中山大学附属第一医院
张晓鹏　北京大学肿瘤医院
庄奇新　上海交通大学附属第六人民医院